효과적인 관리를 위한

간호 리더십 7판

Leadership Roles and Management Functions in Nursing: Theory and Application, 7th Edition
by Bessie L. Marquis, Carol J. Huston

효과적인 관리를 위한 **간호 리더십** 7판

2015년 6월 15일 1판 1쇄 인쇄
2015년 6월 25일 1판 1쇄 발행

지은이 | Bessie L. Marquis, Carol J. Huston
옮긴이 | 장금성 외
펴낸이 | 김진환
펴낸곳 | **정담미디어·(주)학지사**
121-838 서울특별시 마포구 양화로 15길 20 마인드월드빌딩
대표전화_ 02-330-5188 팩스_ 02-326-0338
등 록 | 2010년 2월 8일 제313-2010-36호
메 일 | jdmpub@jdmpub.com
홈페이지 | http://www.jdmpub.com

ISBN 978-89-6069-424-8 93510

가 격 | 36,000원

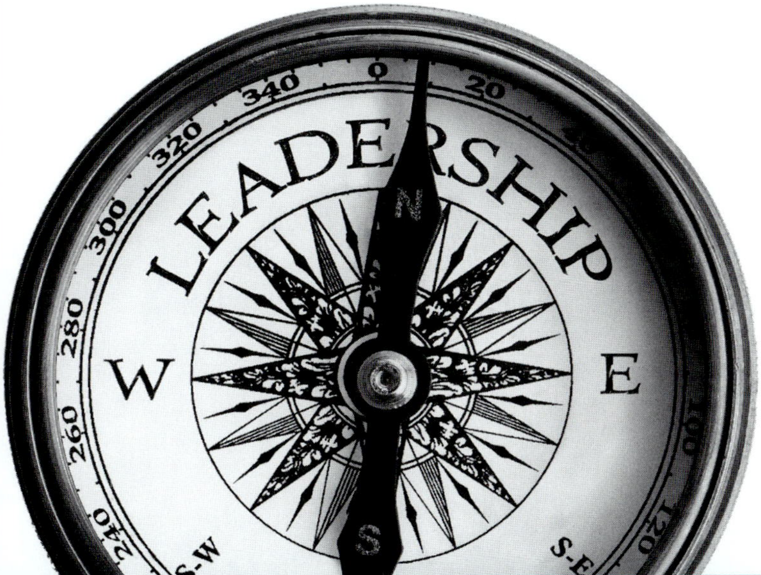

효과적인 관리를 위한

간호 리더십 7판

Leadership Roles and Management Functions in Nursing

Theory and Application

Seventh Edition

Bessie L. Marquis, Carol J. Huston 공저

장금성 김미영 김정아 박광옥 이병숙 강선주 강성례 권경자
김기경 김윤민 김은경 김은영 김정희 문인오 박선욱 황지인 공역

Wolters Kluwer

정담미디어

역자 소개

대표 역자

장금성 전남대학교

편집위원

김미영 이화여자대학교

김정아 한양대학교

박광옥 순천대학교

이병숙 계명대학교

참여 역자

강선주 제주한라대학교

강성례 꽃동네대학교

권경자 한세대학교

김기경 연세대학교 원주캠퍼스

김윤민 광주보건대학교

김은경 충북대학교

김은영 동아대학교

김정희 제주대학교

문인오 원광보건대학교

박선욱 강릉영동대학교

황지인 경희대학교

저자 서문

이 책의 철학은 리더십과 관리를 가르치는 지난 30년에 걸쳐 발전해 왔다. 우리는 보건의료 산업의 공동체로부터 간호관리 측면에서 학문의 장을 열기 시작하였다. 첫 번째 저서는 1987년에 출간된 *Management Decision Making for Nurses: 101 Case Studies*로, 일선 관리자와 중간 관리자에게 적합한 관리 기능을 강조하고 실험적 접근법을 사용하였다. 하지만 이 교재는 일차적으로 간호대학 학부생을 대상으로 집필하였다.

두 번째 저서인 *Retention and Productivity Strategies for Nurse Managers*는 관리자들의 마찰 감소와 생산성 향상에 필요한 리더십 기술에 초점을 두었다. 이 교재는 학생보다는 간호사와 관리자를 대상으로 한다. 두 번째 저서를 위한 연구 경험은 임상 관찰과 더불어, 리더십에 대한 더 많은 내용을 수업에 통합하고 이 교재를 집필할 수 있게 하였다.

『효과적인 관리를 위한 간호 리더십(*Leadership Roles and Management Functions in Nursing*)』 또한 리더십이 부족하다고 많은 사람들이 생각하는 경영과 금융 분야의 국가적 사건의 영향을 받았다. 빠르게 변화하는 보건의료 산업 내에서 관리자가 효과적인 역할을 하기 위해서는 향상된 리더십과 관리 기술이 요구된다는 것은 분명한 사실이다.

우리는 리더십과 관리라는 매우 중요한 두 가지 필수 요소를 겸비해야 한다. 리더십을 단지 관리를 위한 하나의 역할로 간주해서는 안 되며, 관리 역시 리더십의 단편적인 역할로 간주해서는 안 된다. 우리는 이 두 가지가 동등하게 중요하고 필수적으로 통합되어야 한다고 생각한다. 우리는 관리 과정의 모든 단계에 포함된 리더십 요소와 관리 기능을 정의함으로써 상호의존성을 확인하고자 한다. 몇몇 독자들은 관리 기능과 리더십 역할을 분리하는 것 자체에 문제가 있다고 생각할지도 모르지만, 우리는 독자들을 위해 두 가지 요소를 우선 인위적으로 분리하고, 그 다음 역할과 기능을 반복할 필요가 있다고 생각한다. 그러나 역할의 통합이 성공적인 관리를 위해 중요하다고 강력하게 믿고 있다.

이 책에서 다루는 두 번째 개념은 학습 경험을 통한 비판적 사고 기술 개발과 전뇌(whole-brain) 사고 촉진을 위한 노력이다. 우리는 리더십과 관리의 통합, 전뇌 사고의 사용이 학습 경험을 통해 성취될 수 있다고 생각한다. 학문적 가르침은 교사-강사-학생-청강생의 형태로 지속적으로 행해지고 있으며, 이는 사실 가장 비효과적인 교수전략이다. 이러한 교수법으로 최상의 학습 효과를 거두는 사람은 거의 없다. 대부분의 사람들은 구체적, 실험적, 자기주도적, 그리고 실제적인 학습 경험을 통해 최상의 학습을 경험한다.

간호학에서 이론적 수업은 구체적이고 실제적인 학습 경험이 가능한 임상실무에 의해 이루어져 왔다. 그러나 리더십과 관리 이론에 대한 탐색은 단지 제한된 실습교육 경험에 의해서만 이루어지기 때문에, 학습자들은 간호 실무 내에서 중간 수준과 최고 수준의 관리자들을 직접 관찰할 기회를 얻기 힘들다. 그 결과 초보 관리자들은 관리 직무를 처음 맡기 전에 그들의 기술을 실습할 기회를 대부분 갖지 못하고, 의사결정의 시행착오를 경험하게 된다.

우리는 강의실 내에서 강사-청강생의 모습에서 벗어나기 위해 소크라테스 철학적인 접근, 사례연구 토론, 그리고 문제해결을 강조하고 있다. 처음에 경험적 접근에 거부감을 느꼈던 학생들도 이제는 가장 열정적인 지지자가 되었다. 또한 우리는 워크숍과 세미나에서 간호사들을 위해 제공한 경험적 학습에 대해 이러한 열정이 분명해졌다는 것을 확인하였다. 경험적 학습은 관리와 리더십 이론을 재미있고 흥미롭게 할 수 있지만, 가장 중요한 것은 교훈적인 내용의 축적을 용이하게 한다는 점이다.

리더십과 관리 관련 도서는 무수히 많지만, 이 책은 리더십과 관리의 필요성을 모두 강조하며 경험적 접근법의 사용에 대한 요구를 충족시킨다. 다양한 보건의료 환경과 학습 방식에서 나온 다양한 학습과제는 독자들에게 이론을 적용할 수많은 기회를 제공하고 학습을 내면화시킬 수 있도록 돕는다.

교재 구성

이 책의 초판에서는 리더십과 관리의 공생적인 요소를 제시하고 문제해결과 비판적 사고를 강조하였다. 이번에 출간된 7판에는 경험적 학습 방법 내에서 다양한 실제 시나리오에 따른 탄탄한 이론 요소와 함께 앞서 출판된 내용을 포함하고 있다. 감수자들의 의견을 반영하여 장 구성을 새롭게 통합, 추가하였으며, 순서를 재배열하였다. 또한 제한된 자원과 최근에 개발된 기술로 인해 리더-관리자가 직면한 문제에 적합한 방법을 적용하기 위해 교재의 구성을 변경하였다. 그리고 학습 자료의 정확성을 위해 현존하는 연구와 이론을 포함하였다.

1부에서는 교재에 제시된 관리와 리더십 문제를 해결하기 위해 필요한 기술뿐만 아니라, 의사결정, 문제해결, 그리고 비판적 사고에 대한 기초를 제시하고 있다. 2부에서는 윤리, 법적 개념, 옹호에 대해 다루고 있으며, 3~7부까지는 관리 과정에 대한 기획, 조직화, 인력관리, 지휘, 통제에서의 역할과 기능을 설명하고 있다.

학습 구성요소

7판은 학습자와 교수자 모두에게 도움을 주는 학습 구성요소를 다수 포함하고 있다.

근거 조사: 리더십과 관리에 대한 새로운 연구 결과, 근거기반실무, 최상의 실무에 대해 설명한다.

학습과제: 독자들의 비판적 사고 기술을 향상시키고 상호 논의를 촉진시킨다. 부가적인 학습활동과 적용은 추후 연구와 논의를 위해 각 장의 끝부분에 제시되어 있다.

표, 보기, 그림: 복잡한 정보를 명확히 하고 학습을 강화할 수 있도록 교재 전반에 걸쳐 수록되어 있다.

핵심 개념: 각 장에서 중요한 정보를 요약하고 복습할 수 있도록 유도한다.

추가 · 보완된 내용

7판에서 추가하거나 보완한 내용은 다음과 같다.

- 각 장의 학습목표
- 리더십과 관리에서의 근거기반 의사결정
- 서번트 리더십, 위임자-대리인 이론, 인적 자본과 사회 자본 이론, 감성지능, 진성 리더십, 사고 리더십, 퀀텀 리더십 등 최신 리더십 이론
- IDEALS 모델과 직관적 의사결정 모델을 포함한 새로운 모델뿐만 아니라 전통적인 문제해결과 의사결정 모델에 대한 고찰
- 윤리적 문제해결과 환자, 전문가 그리고 직원 옹호에 대해 더욱 강조하는 새로운 모델
- 조직의 기능과 변화를 설명하기 위한 혼돈 이론, 시스템 이론, 그리고 비선형 이론에 대한 확장된 논의
- 현재의 간호인력 부족과 간호인력 부족이 환자 결과와 직원 만족에 미치는 영향에 대한 광범위한 논의
- 조직의 의사소통을 위한 새로운 기술과 대상자의 비밀을 유지하는 어려움의 영향에 대한 광범위한 논의
- 간호 제공자와 환자 또는 가족 사이의 의사소통을 촉진하기 위한 도구로서 SBAR(Situation, Background, Assessment, Recommendation)의 사용
- 인적 자원 개발과 생산성 증대를 위한 수단으로 학습조직에 대한 소개
- 환자와 직원의 안전을 극대화하고 의료 오류를 감소시키기 위한 조직문화 창조에 대한 내용
- 수행평가 도구인 360도 평가에 대한 소개
- 근무지 내의 괴롭힘과 수직적 폭력에 대한 논의

역자 서문

우리나라의 간호전문직은 다양한 분야로 그 범위가 확대되어 가고 있으며, 창의적 사고와 융복합적 사고를 통해 자신이 속해 있는 고유 영역과 다양한 분야의 네트워크를 형성하고 협업하면서 간호의 질과 결과를 효과적으로 관리해 나가야 하는 과제를 안고 있다. 이러한 관점에서 이 책은 관리와 리더십을 두 가지 중요한 요소로 설명하고 이들을 개발시켜 나가야 할 방향과 학습방법을 제시하고 있다. 아직까지 국내 간호학 분야는 관리와 리더십에 관해 체계적으로 학습할 기회가 매우 제한적이고 국가시험에 치중하고 있다. 따라서 실제 간호현장에 접목시킬 수 있는 학습교재가 부족한 상황인데, 이 책이 그러한 요구에 부합할 수 있는 유익한 교재라고 생각한다.

관리와 리더십이 여전히 특정 지위에 있는 간호관리자들에게만 필요한 영역이라고 생각하는 과거 산업사회의 패러다임에 우리가 머물러 있다면, 지식창조사회로 일컬어지는 현재뿐 아니라 미래 사회까지 준비해야 하는 간호교육을 다시 점검해야 한다고 본다. 관리와 리더십은 신규 간호사로서 직무를 시작하는 순간부터 그 역할을 함께 하며, 전통적으로 중시해 온 간호 고유의 지식을 현장 속에 적용 및 응용하는 방법, 업무 프로세스를 창의적으로 바꾸거나 간호 생산성과 간호 가치를 높이는 방법 등의 방법적 지식에 속한다. 따라서 관리와 리더십은 관리계층에 따라 수준과 범위가 다를 뿐이지 신규 간호사부터 발휘해야 할 핵심 기술이라 할 수 있다. 이러한 단계별 관리와 리더십 기술을 이해하고 학습하려면 다양한 교재들이 많이 개발되어 소개되어야 한다.

이 책은 간호대학 학부생들을 대상으로 관리와 리더십에 대한 학습을 통해 선진화된 체계적 경영 마인드를 갖추고 간호현장의 직무를 발전시키는 새로운 접근방법을 토의함으로써 생각을 자극하는 다양한 시도를 하고 있다. 그리고 각 장마다 관리 기능과 리더십 역할을 통합하여 다룸으로써, 간호사가 관리자의 역할과 리더십을 발휘하기 위해 어떠한 학습을 해야 하는지를 제시하고 있다. 특히 관리와 리더십이 간호에 어떠한 변화를 줄 수 있는지, 간호관리와 리더십의 토대가 무엇인지, 그리고 간호관리의 과정에서 리더십이 어떤 영향을 미칠 수 있는지를 실제 연구를 토대로 다루고 있어 간호현장의 간호사와 간호관리자가 실제로 이해하고 적용하기 쉽게 구성되어 있다.

오랜 시간 환자 곁에서 헌신을 다하는 간호사들이 이 책을 통해 간호관리와 리더십의 개념을 기반으로 업무 현장과 제도 운영의 개선 및 변화를 이끌어내고, 간호단위와 조직 차원에서 이러한 개념을 실천함으로써 지금까지의 전통적이고 정형화된 업무의 틀을 넘어 새로운 간호의 모습을 만들어 가기를 기대해 본다. 마지막으로 이 책의 번역을 위해 애써 주신 교수님들과 출판을 위해 힘써 주신 정담미디어 임직원 여러분께 깊은 감사를 드린다.

2015년 6월

대표 역자 **장금성**

차례

Unit I

3가지 핵심 요소: 의사결정, 관리, 리더십
The Critical Triad: Decision Making, Management, and Leadership

Chapter 01 의사결정, 문제해결, 비판적 사고: 성공적인 리더십과 관리를 위한 필요조건 _ 3

의사결정, 문제해결, 비판적 사고 _ 4

문제해결과 의사소통 기술을 향상시키는 간접 학습 _ 5

문제해결과 의사결정을 위한 이론적 접근법 _ 8

문제해결과 의사결정에서의 중요 요소 _ 13

의사결정에서의 개인적 변인 _ 19

조직에서의 의사결정 _ 21

의사결정 도구 _ 23

의사결정 도구 사용에서의 함정 _ 28

요약 _ 28

부가적인 학습활동과 적용 _ 30

Chapter 02 리더십과 관리에 관한 고전적 견해 _ 35

관리자 _ 36

리더 _ 37

관리 이론의 역사적 발전 _ 39

리더십 이론의 역사적 발전 _ 43

리더십과 관리의 통합 _ 52

부가적인 학습활동과 적용 _ 54

Chapter 03 리더십과 관리에 대한 21세기 사고 _ 59

리더십과 관리에 대한 새로운 사고 _ 60

산업시대 리더십에서 관계시대 리더십으로의 전환 _ 71

간호의 미래를 위한 리더십과 관리 _ 73

부가적인 학습활동과 적용 _ 75

Unit II

효과적인 리더십과 관리를 위한 기반: 윤리, 법, 옹호
Foundation for Effective Leadership and Management: Ethics, Law, and Advocacy

Chapter 04 윤리적 이슈 _ 81

윤리적 이슈의 유형 _ 83

의사결정을 위한 윤리적 틀 _ 85

윤리적 사고의 원칙 _ 86

간호사의 윤리강령과 간호전문직 표준 _ 89

윤리적 문제해결과 의사결정 _ 91

법과 윤리적 문제의 분리 _ 95

윤리에서의 리더십 역할과 관리 기능의 통합 _ 95

부가적인 학습활동과 적용 _ 97

Chapter 05 법과 입법적 쟁점 _ 101

법의 존재형식 _ 102

법과 재판의 유형 _ 104

법 원칙과 간호실무 _ 104

전문가 과실 _ 105

의료과오 소송 예방하기 _ 107

배상 책임의 확대 _ 109

사고보고서 _ 110

불법행위 _ 110

기타 관리자의 법적 책임 _ 112

면허제도 _ 117

법률과 입법 문제에서의 리더십 역할과 관리 기능의 통합 _ 118

부가적인 학습활동과 적용 _ 120

차례

Chapter 06 환자, 부하직원과 전문직 옹호 _ 123

옹호하기 _ 124

환자 관리와 옹호 _ 126

내부 제보자 옹호 _ 130

전문직 옹호 _ 132

옹호를 위한 리더십 역할과 관리 기능의 통합 _ 137

부가적인 학습활동과 적용 _ 139

Unit III

기획에서의 역할과 기능

Roles and Functions in Planning

Chapter 07 전략적 기획과 운영 기획 _ 147

미래의 전망 _ 148

능동적 기획 _ 151

전략적 기획 _ 153

조직의 기획: 기획의 계층 _ 156

비전 및 사명의 진술 _ 156

철학의 진술 _ 158

사회의 철학과 가치관 _ 160

개인의 철학과 가치관 _ 160

목적과 목표 _ 163

정책과 절차 _ 165

규칙 _ 167

기획의 장애 극복 _ 167

기획에서의 리더십 역할과 관리 기능의 통합 _ 168

부가적인 학습활동과 적용 _ 170

Chapter 08 계획된 변화 _ 173

변화이론: Kurt Lewin _ 174

Lewin의 추진력과 저항력 _ 176

Lewin 이론의 적용 _ 179

고전적 변화 전략 _ 179

저항: 변화에 대한 예견된 반응 _ 181

협동 과정으로서의 계획된 변화 _ 182

리더-관리자: 계획된 변화의 역할모델 _ 184

조직 변화: 비선형적 역동 _ 184

조직 노화: 쇄신 수단으로서의 변화 _ 187

계획된 변화를 위한 리더십 역할과 관리 기능의 통합 _ 187

부가적인 학습활동과 적용 _ 189

Chapter 09 시간관리 _ 193

시간관리의 3가지 기본 단계 _ 194

시간관리에서의 리더십 역할과 관리 기능의 통합 _ 207

부가적인 학습활동과 적용 _ 210

Chapter 10 재정 계획 _ 219

비용과 품질의 균형 _ 221

책임 회계 및 예측 _ 222

예산의 기본 _ 223

예산편성과정 _ 226

예산의 종류 _ 227

예산편성방법 _ 231

임상진료지침 _ 234

재무 기획에서의 리더십 역할과 관리 기능의 통합 _ 234

우리나라 보험제도와 의료비 지불제도 _ 236

부가적인 학습활동과 적용 _ 241

차례

Chapter 11 경력개발: 신입 간호사에서 은퇴까지 _ 245

경력단계 _ 247

경력개발에 대한 타당한 이유 _ 248

경력개발에 대한 개인적인 책임 _ 249

경력개발에 대한 조직의 책임 _ 250

경력코칭 _ 252

경력개발의 부분으로 능력평가 _ 255

개인적 특수자격 _ 256

직원의 이동 _ 257

승진 _ 259

관리자 개발 _ 261

이력서 준비 _ 263

전문적 포트폴리오 준비 _ 264

경력계획과 신입 간호사 _ 266

경력개발에서의 리더십 역할과 관리 기능의 통합 _ 266

부가적인 학습활동과 적용 _ 268

Unit IV

조직화에서의 역할과 기능
Roles and Functions in Organizing

Chapter 12 조직구조 _ 275

공식적 및 비공식적 조직구조 _ 276

조직이론 _ 277

조직구조의 구성요소 _ 279

조직구조의 유형 _ 284

조직 위계 내에서의 의사결정 _ 287

이해관계 당사자/제3자 _ 289

조직도의 한계 _ 290

조직문화 _ 291

공유 거버넌스: 21세기를 위한 조직 설계 _ 293

마그넷 지정과 탁월성을 향한 여정 _ 297

조직에서의 위원회 구조 _ 298

위원회 업무의 책임과 기회 _ 299

조직 효과성 _ 300

조직구조에 대한 리더십 역할과 관리 기능의 통합 _ 301

부가적인 학습활동과 적용 _ 304

Chapter 13 조직, 정치, 개인 차원의 권력 _ 309

권력 이해하기 _ 311

권한과 권력의 차이 _ 314

간호 권력 동원하기 _ 319

개인의 권력기반 형성 전략 _ 322

권력의 정치 _ 326

조직 내 권한과 권력 사용 시 리더십 역할과 관리 기능의 통합 _ 330

부가적인 학습활동과 적용 _ 331

차례

Chapter 14 환자간호 조직 _ 335

환자간호를 조직하는 전통적 방법 _ 337

질병관리 _ 347

차별화된 간호실무 _ 349

임상간호 지도자 _ 350

환자간호를 조직하는 데 최적의 방식 선택하기 _ 351

환자간호 조직에서의 리더십 역할과 관리 기능의 통합 _ 353

부가적인 학습활동과 적용 _ 356

Unit V

인력관리에서의 역할과 기능

Roles and Functions in Staffing

Chapter 15 직원모집, 선발, 배치, 교화 _ 363

인력수요 예측 _ 364

최근의 간호인력 부족 _ 366

모집 _ 369

선발도구로서의 면접 _ 370

면접요령 _ 380

선발 _ 381

배치 _ 385

교화 _ 387

신규직원 모집, 선발, 배치, 교화에서의 리더십 역할과 관리 기능의 통합 _ 391

부가적인 학습활동과 적용 _ 393

Chapter 16 학습조직 내 팀 구축을 위한 사회화와 직원 교육 _ 399

학습조직 _ 401

직원개발 _ 402

학습이론 _ 404

직원개발 요구 사정 _ 409

직원개발 활동 평가 _ 410

근거기반실무를 수행하기 위한 공유된 의무 _ 411

사회화와 재사회화 _ 412

동기 결핍 극복 _ 419

교수 전략으로서의 코칭 _ 420

문화적으로 다양한 직원의 교육 요구 충족 _ 420

팀 구축을 위한 직원의 사회화와 교육을 통한 리더십과 관리 통합 _ 423

부가적인 학습활동과 적용 _ 424

Chapter 17 간호인력 요구와 스케줄링 정책 _ 429

간호인력의 요구를 충족시킬 부서 관리자의 책임 _ 430

집권적 인사와 분권적 인사 _ 430

다양한 인사관리 _ 432

인력 법령의 준수 _ 433

간호사 관리와 일정관리 선택사항 _ 435

업무량 측정 도구 _ 438

간호시간, 인력배치 조합, 간호의 질의 관계 _ 443

인사관리에 대한 개론 _ 444

간호사 관리에서 간호사 부족의 영향 _ 447

인사관리를 위한 재정적 · 윤리적 책임성 _ 448

인사관리와 일정관리 정책 발전 _ 449

인사관리와 일정관리에서의 리더십 역할과 관리 기능의 통합 _ 451

부가적인 학습활동과 적용 _ 453

차례

Unit VI

지휘에서의 역할과 기능
Roles and Functions in Directing

Chapter 18 동기부여 환경 조성 _ 461

내적 동기부여 대 외적 동기부여 _ 464

동기부여 이론 _ 465

동기부여 환경 조성 _ 471

동기부여 환경 조성을 위한 전략 _ 473

관리자 전문 지원 시스템 _ 473

동기부여 환경 조성에서의 리더십 역할과 관리 기능의 통합 _ 475

부가적인 학습활동과 적용 _ 477

Chapter 19 조직, 개인 간, 집단 의사소통 _ 483

의사소통 과정 _ 484

조직 의사소통에 영향을 주는 변수 _ 487

조직 의사소통 전략 _ 488

의사소통 형태 _ 490

비언어적 의사소통 요소 _ 491

언어적 의사소통 기술 _ 493

언어적 의사소통 도구로서 SBAR _ 496

경청기술 _ 497

조직 내부에서의 서면 의사소통 _ 498

현대 조직 의사소통에 미치는 기술의 영향 _ 500

집단 의사소통 _ 502

집단 역동 _ 502

의사소통과 보안유지 _ 505

조직, 개인 간, 집단 의사소통에서의 리더십과 관리의 통합 _ 506

부가적인 학습활동과 적용 _ 509

Chapter 20 위임 _ 515

효과적으로 위임하기 _ 516

위임의 오류 유형 _ 520

전문직 간호에서의 위임 _ 522

위임에서의 리더십 역할과 관리 기능의 통합 _ 530

부가적인 학습활동과 적용 _ 532

Chapter 21 갈등관리 _ 537

갈등관리의 역사 _ 538

갈등의 분류 _ 541

갈등과정 _ 543

갈등관리 _ 545

간호단위 갈등관리 _ 548

협상 _ 550

대안적 분쟁해결방법 _ 557

합의 도출 _ 558

갈등관리에서의 리더십 기술과 관리 기능의 통합 _ 558

부가적인 학습활동과 적용 _ 560

차례

Unit VII

통제에서의 역할과 기능
Roles and Functions in Controlling

Chapter 22 질통제 _ 569

의료의 질 정의 _ 572
질관리 과정 _ 572
표준 개발 _ 575
감사: 질관리 도구 _ 578
질관리 모형 _ 581
누가 질향상 활동에 참여해야 하는가? _ 583
질평가: 조직의 책임으로서의 질 측정 _ 584
의료사고: 지속되고 있는 의료의 질 위협 요인 _ 589
질관리와 리더십 역할 및 관리 기능의 통합 _ 593
부가적인 학습활동과 적용 _ 597

Chapter 23 업무수행평가 _ 603

직원 동기화를 위한 업무수행평가의 사용 _ 604
업무수행평가의 정확성과 공정성 확보 전략 _ 607
업무수행평가 도구 _ 609
평가면담 계획 _ 618
평가면담의 어려움 극복 _ 619
평가관리 _ 622
코칭: 비공식적인 업무수행평가 기전 _ 622
효과적인 코칭 _ 623
업무수행평가에서 리더십 기술과 관리 기능의 사용 _ 623
부가적인 학습활동과 적용 _ 625

Chapter 24 문제 직원: 규칙 위반자, 비생산적인 직원, 화학적 · 심리적 장애 _ 629

건설적 규율 대 파괴적 규율 _ 631

자기 규율과 집단 규범 _ 632

공정하고 효과적인 규칙 _ 633

단계적인 과정으로서의 규율 _ 635

간호관리자를 위한 훈육 전략 _ 636

불평 처리 절차 _ 643

비생산적인 직원 _ 645

약물에 중독된 직원 _ 646

문제 직원 관리에서의 리더십 역할과 관리 기능의 통합 _ 654

부가적인 학습활동과 적용 _ 657

찾아보기 _ 661

Unit I

3가지 핵심 요소
의사결정, 관리, 리더십

The Critical Triad
Decision Making, Management, and Leadership

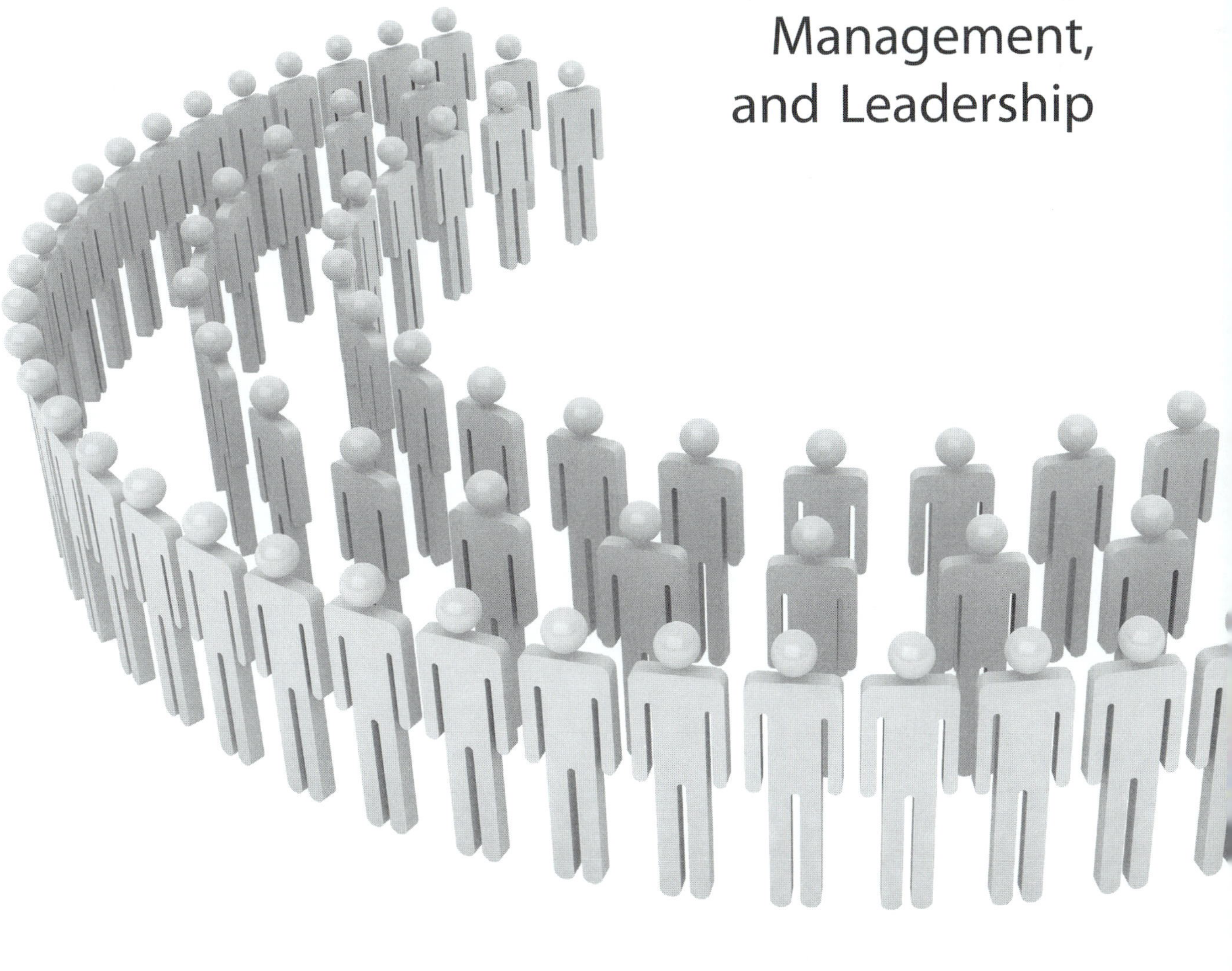

Chapter 1

의사결정, 문제해결, 비판적 사고
성공적인 리더십과 관리를 위한 필요조건

Decision Making, Problem Solving, and Critical Thinking
Requisites for Successful Leadership and Management

유능한 간호관리자는 바람직한 의사결정을 일관성 있게 내릴 능력이 있다.

- Thomas R. Clancy

의사결정을 위해 당신이 할 수 있는 최선은 바람직한 일을 하는 것이고
차선은 그릇된 일을 하는 것이며 최악은 아무것도 하지 않는 것이다.

- Theodore Roosevelt

학습목표

- 문제해결, 의사결정, 비판적 사고를 구별한다.
- 문제해결과 의사결정에 있어 직관과 체험적 학습의 강점 및 약점을 탐구한다.
- 성공적인 의사결정자의 특징을 기술한다.
- 특정 상황에서 의사결정을 내리기 위한 적절한 모델을 선택한다.
- 의사결정 과정에서 개개인의 중요성을 기술한다.
- 의사결정의 중요 요소를 기술한다.
- 위험 부담에 대한 개인의 성향을 탐구한다.
- 의사결정에 대한 조직적 권한의 영향을 논의한다.
- 의사결정에 있어 경제적 성향의 사람과 행정적 성향의 사람을 구별한다.
- 특정 의사결정을 내리는 데 도움이 될 수 있는 적절한 의사결정 도구를 선정한다.
- 독재적 · 민주적 · 자유방임적 의사결정 유형을 구별하고, 이들 중 하나의 유형에서 다른 유형으로 전환하는 데 필요한 상황적 변인을 기술한다.

의사결정은 관리와 유사한 것으로 생각되며 전문지식이 필요한 기준 중 하나이다. 관리자들은 특정 이슈를 비판적으로 조사하고 문제를 해결하며 의사결정을 내리는 데 많은 시간을 보낸다. 리더–관리자들이 내리는 의사결정의 질은 그들의 성공과 실패에 있어 비중 있게 다루어지는 요소이다.

따라서 의사결정은 리더십 활동의 가장 깊숙한 요소인 동시에 관리의 핵심이기도 하다. 이 장에서는 성공적인 관리와 의사결정을 위해 일차적인 필요조건인 의사결정, 문제해결, 비판적 사고를 탐구한다. 저자는 의사결정, 문제해결 및 비판적 사고가 연습을 통해 향상되고 습득되는 기술이라고 믿기 때문에 효과적인 의사결정을 위한 도구와 기술, 전략에 대한 소개를 포함하였다. 또한 이 장에서는 관리와 리더십, 의사결정 기술을 간접적으로 습득하기 위한 새로운 접근법을 소개하며, 마지막으로 개인적·전문적 의사결정을 위해 중요한 요인으로 근거기반 의사결정 방법을 소개하고자 한다.

의사결정, 문제해결, 비판적 사고

의사결정은 복잡한 인지적 과정으로 종종 특정 행동의 단계를 선택하는 과정으로 정의할 수 있다. 엔카르타 영어 사전(2009a)에서는 의사결정에 대해 '선택을 하고 결론에 이르는 과정'으로 정의하였다. 이 두 가지 정의는 특정 행동의 단계에 대한 의구심과 불확실한 것을 제거함으로써 선택이 이루어진다는 것을 제시한다.

문제해결은 의사결정의 한 부분으로 어려운 상황을 분석하는 데 초점을 둔 종합적 과정이다. 문제해결은 항상 의사결정 과정을 포함한다. 많은 교육자들은 문제해결과 의사결정을 동일하게 사용하지만, 이 두 개념 사이에는 중요한 차이점이 있다. 의사결정은 문제해결 과정의 최종 단계이지만 문제해결 과정에서 요구되는 분석 과정 없이도 수행될 수 있다. 문제해결은 상황에서의 근본적인 문제를 규명하고자 시도하기 때문에 실제 상황을 분석하는 데 더욱 많은 시간과 노력을 요구한다.

반면 의사결정은 특정 문제에 의해 그 행위가 촉발되지만 근본 문제를 제거하는 데 초점을 두지 않는 방법으로 문제를 다룬다. 예를 들면 갈등 위기를 해결하고자 할 때 갈등을 일으키는 원인 요인을 규명하지 않고 의사결정을 위한 기술만 사용될 수 있다. 의사결정자는 갈등의 실제 원인을 추후에 논의하거나 그 문제에 대한 어떠한 조치도 취하지 않는다. 의사결정은 문제를 해결하기 위해서 내려지는 것이 아니다. 이러한 대안은 실제 문제를 해결한 시간, 노력, 자원이 부족하기 때문에 선택될 수 있다. 몇 가지 상황에서 이러한 선택은 적절한 결정이라 할 수 있다. 예를 들면 간호관리자가 지난 3개월 동안 결근을 많이 한 일반 간호사를 데리고 있다고 가정해 보자. 보통 관리자는 이러한 상황에 대해 중재를 해야 한다. 그러나 관리자는 그 간호사가 직장을 곧 그만두고 다른 지역의 학교에 복귀할 것이라는 믿을 만한 정보를 가지고 있다. 이러한 문제는 곧 해결될 것이기 때문에 그

보기 1-1 비판적 사고를 가진 사람의 특징

새로운 사고에 열려 있음	지식이 풍부함	완곡한 사고
직관적	열정적	분석적
끈질김	자기주장적임	의사소통자
유연함	공감적 사고	돌봄
관찰력이 예민함	위험 감수자	자원이 풍부함
기존의 틀에서 벗어나서 생각함	창조적	통찰력 있음
행동 조치를 취하고자 함	결과 지향적	변화하고자 함

관리자는 문제를 해결하기 위한 시간과 노력이 필요하지 않다고 결정할 수 있다.

종종 반성적 사고로 일컬어지는 비판적 사고는 의사결정 및 문제해결보다는 더 광범위한 범위를 가지며 평가와 관련이 있다. Dictionary.com(2009)에서는 비판적 사고를 해답 혹은 결론에 도달하기 위해 정보를 능동적이고 기술적으로 개념화, 적용, 분석, 종합화, 평가하는 정신적 과정으로 정의하였다. 비판적 사고는 또한 명제의 의미를 반영하고 주어진 증거를 조사, 추론하고 사실에 대한 판단을 내리는 것을 포함한다. 비판적 사고에 대한 정의가 사용될 때마다 대부분은 비판적 사고가 의사결정 혹은 문제해결에 비해 더욱 복잡하고 상위 수준의 추론과 평가를 포함하며 인지적이고 정서적인 요소를 가지고 있다는 데 동의한다. 통찰, 직관, 공감, 행동을 조치하고자 하는 의지는 비판적 사고의 부수적인 요소이다. 이와 같은 기술이 의사결정과 문제해결에 어느 정도 필요하기도 하다. 비판적 사고를 가진 사람의 특징이 보기 1-1에 제시되어 있다.

통찰, 직관, 공감, 행동을 조치하고자 하는 의지는 비판적 사고의 구성요소이다.

문제해결과 의사소통 기술을 향상시키는 간접 학습

문제해결 과정 단계 중 하나인 의사결정은 비판적 사고에 상당히 의존하는 중요한 작업이다. 어떻게 문제해결과 의사결정을 효과적으로 수행할 수 있는가? 성공적인 의사결정은 삶의 경험을 통해 습득될 수 있지만 모든 사람들이 시행착오를 통해 문제를 해결하고 현명하게 판단하는 법을 배울 수는 없다. 일부 교육자들은 사람들이 다방면의 관점으로부터 문제를 어떻게 통찰력 있게 추론하는가를 배우지 않기 때문에 성공적으로 문제해결과 의사결정을 수행할 수 없다고 생각한다. 더욱이 정보와 새로운 학습법은 실제 상황의 맥락에서 거의 제시되지 않는다.

사례연구, 시뮬레이션, 문제중심학습

사례연구, 시뮬레이션, 문제중심학습(problem-based learning, PBL)은 간접적으로 문제를 연구하기 위해 개발된 전략 중 일부이다. Lunney(2008)에 의해 수행된 연구에서 사례연구는 적절한 건강 결과와 간호중재를 어떻게 진단하고 선별하는가를 배우는 데 긍정적인 경험을 제공한다고 진술하였다. Tanner(2009)는 사례를 기반으로 한 교육에 대해 "유사한 교육 접근법의 집합으로, 학생들이 경험을 통해 학습하기 때문에 생각하는 습관을 발전시킬 수 있는 가능성을 가진다"라는 진술에 동의하였다(p. 300).

이와 유사하게 시뮬레이션 모델은 간호학생들이 실무에서 급성 환자들을 직접 간호하기 전에 지식을 적용하고 기술을 연마하기 위한 기회를 갖도록 하기 위해 많은 학교에서 적용되고 있는 추세이다. Schiavenato(2009)는 환자 모형이나 마네킹의 사용을 정당화하는 증거가 비록 제한되어 있지만, 환자 모형이나 마네킹은 간호교육에서 시뮬레이션의 동의어로 변모하고 있다고 진술하였다. 또한 시뮬레이션의 역할이나 간호교육 장소와 관련하여 더 많은 지시 사항이 요구된다고 진술하였다.

PBL 역시 학생이 문제를 간접적으로 언급하고 배우기 위한 기회를 제공한다. PBL에서는 전형적으로 학습자가 실제 발생하는 문제를 논의하고 분석하기 위해 소집단을 구성하기도 한다. 학습과정은 교사가 학생들이 자기주도학습을 하도록 지도한다는 점에서 복합적이고, 많은 전문가들은 이러한 과정이 비판적 사고를 함양시키도록 돕는다고 진술하였다. 이는 Ozturk, Muslu, Dicle(2008)이 수행한 연구를 통해 확인할 수 있다(**근거 조사 1-1**).

Marquis-Hutson 비판적 사고 지도 모델

의사결정과 비판적 사고를 가르치고 학습하면서 기대할 수 있는 성과는 학습자와 다른 사람들 간의 상호작용이다. 이러한 상호작용은 관리와 리더십 쟁점들을 비판적으로 조사하

근거 조사 1-1

출처: Ozturk, C., Muslu, G., & Dicle, A. (2008). A comparison of problem-based and traditional education on nursing students' critical thinking dispositions. Nurse Education Today, 28(5), 627-632.

이 연구는 분석적이고 기술적인 연구로, 두 교육 기관을 선정하여 각 학교에 PBL 모델과 전통적 교육 방법을 적용한 후 간호학과 4학년 학생들의 비판적 사고 능력 수준을 비교하였다. 자료수집 도구로 California Critical Thinking Disposition Inventory가 사용되었고 t-test 분석을 이용하여 집단 간 비교를 하였다. 비판적 사고 영역 점수에서 두 집단 간의 유의한 차이가 있는 것으로 나타났다($p<0.05$). 항목별 하부 영역 점수에 있어서는 사실 추구와 개방적 사고 영역에서 유의한 차이가 있었다. 저자는 이 연구가 PBL의 능동적이고 자기주도적인 특성이 학생들의 비판적 사고, 타인의 생각을 받아들이고 결론에 도달하기 전에 모순되는 정보를 평가하는 능력을 향상시키는 근거를 제공하였다고 결론지었다.

는 능력을 갖게 한다. 이는 지식의 단순한 습득보다는 사회적·전문적 행위의 학습을 의미한다. 이러한 PBL 접근법을 도입한 학습 유형은 집단에 더욱 효과적이다. 또한 학습자는 지시적 자료가 개인적이거나 제시된 자료와 연관시킬 수 있을 때 이 자료들을 기꺼이 보유한다. 학습자가 사례연구를 이용하는 것은 이러한 지시적 자료를 보유하는 데 도움을 준다.

비판적 사고에서 공식적 지침은 중요하며, 공식적 의사결정 과정은 의사결정의 질과 일관성을 모두 향상시킨다. 새로 부임한 리더와 관리자들은 대부분 실제 관리자 위치로 승진하기까지 관리와 의사결정을 내리는 연습을 할 기회가 거의 없기 때문에 질적인 의사결정을 하는 데 어려움을 겪고 있다. 이러한 제한점은 관리자와 리더로서의 실제적 상황을 겪는 기회를 통해 개인적으로 극복할 수 있다.

Marquis-Hutson의 비판적 사고 지도 모델은 **그림 1-1**에 제시된 것처럼 학습자가 바람직한 성과를 달성하는 데 도움을 준다. 기본적으로 이 모델은 4가지 상호 중복되는 영역으로 구성되어 있으며, 각각은 리더십과 관리를 가르치는 데 핵심적인 요소이다. 첫 번째는 각 장에서 제시되는 자료와 같은 교훈적 이론 요소이고, 두 번째는 문제해결과 의사결정에서 사용되는 공식적 접근법, 세 번째는 대규모 혹은 소규모 집단과 학습 토의 과정을 통해 달성될 수 있는 집단과정, 마지막으로 자료가 학습자에게 실제적이어서 학습이 내면

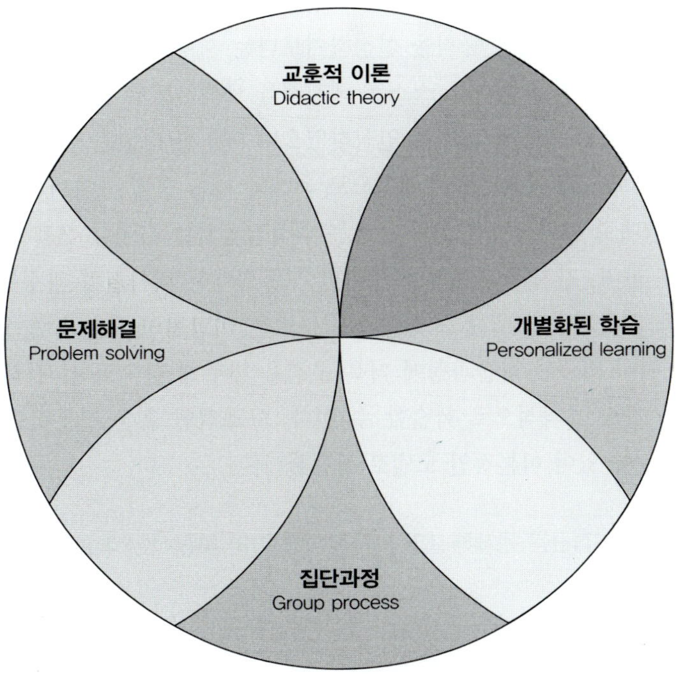

그림 1-1 Marquis-Hutson의 비판적 사고 지도 모델

화되어야 한다는 점이다. 이는 쓰기 연습, 개인적 탐구, 가치 분류, 위험 감수 등을 통해 성취될 수 있다.

경험적인 학습은 관리와 리더 이론을 적용하는 데 대리 경험을 제공한다는 점에서 가치가 크다.

리더십과 관리의 실제 상황을 경험할 수 있는 많은 기회를 제공하는 '학습과제'는 사례연구, 쓰기 연습, 특정 관리 및 리더십 문제, 인력 및 예산 산정, 집단 토의 혹은 문제해결 상황, 개인적 태도와 가치의 사정 등을 포함한다.

학습자들은 일부 사례연구를 통해 종합적 문제해결 혹은 의사결정 모델이 간호사-관리자들이 여러 문제를 해결하는 데 어떻게 도움을 주는지를 관찰할 수 있다. 그러나 해결된 사례에서 제시한 문제해결 방법만이 유일하게 올바른 해결책이나 타당한 해결책으로 고려되어서는 안 된다. 이 책에서 다루는 대부분의 학습과제는 성공적으로 문제를 해결하기 위해 수행할 수 있는 다양한 해결책을 제시하고 있다.

문제해결과 의사결정을 위한 이론적 접근법

대부분의 사람들은 의사결정을 성급하게 내려 문제에 대한 종합적인 조사나 대안적 해결안을 고려하지 못한다. 대신 사람들은 체험적이라 불리는 무의식적인 과정에 따라 문제를 신속하게 해결하고 개인적 생활에서 축적되는 경험에 근거한 신중한 결정에 의존한다. 따라서 체험적 학습은 규칙을 설정하기보다는 시행착오 방법 혹은 경험에 근거한 규칙을 사용하여 학습자로 하여금 스스로 해결책을 모색하도록 돕는다. Facione(2009)은 의사결정에서 체험적 학습의 가치를 인식하였으나 이러한 방법은 단기적으로 사용되며, 대부분 효율적으로 사용되면서도 절대적으로 최선의 학습 방법은 아니라고 지적하였다.

반대로 공식적인 과정과 구조는 의사결정자로 하여금 선택에 대한 특정 관심을 기울이도록 하며, 가치와 가능성을 분리한다는 점에서 의사결정 과정에 유익할 수 있다. 문제해결과 의사결정에 대한 구조화된 접근법은 비판적인 추론을 향상시키며 시행착오를 줄이고, 이미 입증된 학습과정에 더욱 초점을 맞추게 함으로써, 질적인 의사결정을 내리는 방법을 가장 효과적으로 학습할 수 있다. 구조적인 혹은 전문적인 접근법은 문제해결과 의사결정에 있어 이론적인 모델로 작용한다.

구조적인 접근은 문제해결과 의사결정에 있어 비판적인 추론을 향상시킨다.

의사결정 능력을 향상시키기 위해서는 비판적인 사고 기술을 이해하고 적용하기 위한 이론적 기초로 적절한 과정 모델을 사용하는 것이 중요하다. 문제해결 모델은 대부분의 경우 의사결정 단계를 포함한다. 여기에서는 4가지 모델을 살펴보겠다.

전통적 문제해결 모델

흔히 사용하는 문제해결 모델은 전통적 문제해결 모델로 이미 잘 알려져 있으며, 아래와 같은 7단계를 포함한다(의사결정은 다섯 번째 단계에서 수행됨).

1. 문제를 규명한다.
2. 문제의 원인과 결과를 분석하는 자료를 수집한다.
3. 대안적 해결을 모색한다.
4. 대안을 평가한다.
5. 적절한 해결방안을 선택한다.
6. 해결방안을 수행한다.
7. 결과를 평가한다.

전통적 문제해결 모델은 효과적인 모델이지만 적절한 수행을 위해 많은 시간이 소요되는 것은 제한점이라 할 수 있다. 따라서 이 모델은 시간적 제한이 고려사항일 때는 덜 효과적이라 할 수 있다. 또 다른 제한점으로는 초기 목표 형성 단계의 부족을 들 수 있다. 의사결정의 목적을 수립하는 것은 의사결정자로 하여금 목표에서 벗어나지 않도록 막아주는 역할을 한다.

관리적 의사결정 모델

전통적 문제해결 모델의 한계점을 보완하고 의사결정 관리를 위해 많은 현대적 모델이 목표설정 단계에 부가되었다. 이 모델들은 관리적 혹은 합리적 의사결정 모델이라 불린다. 이는 Decision-making-confidence.com(n.d)에 의해 제시된 모델로 다음의 단계를 포함한다.

1. 의사결정과 기대되는 결과를 규명한다(목표 설정).
2. 선택사항을 탐구하고 규명한다.
3. 각 선택사항과 결과를 비교 · 대조한다.
4. 의사결정을 내린다.
5. 행동 계획을 수립한다.
6. 결과를 평가한다.

첫 번째 단계에서 문제해결자는 누가 의사결정 과정에 참여할 필요가 있는지와 결정해야 할 사항, 의사결정을 내리는 데 걸리는 시간, 달성해야 할 목표나 성과 등을 규명해야 한다. 의사결정을 내리기 위한 지침이 되는 목표를 규명하는 것은 문제해결자로 하여금 어떤 기준이 의사결정을 내릴 때 비중 있게 다루어져야 하는지를 결정하는 데 도움을 준다. 대부분의 주요 결정은 주의 깊은 숙고를 요구한다.

두 번째 단계에서 문제해결자는 최대한 많은 대안을 규명하도록 시도해야 한다. 세 번째 단계에서는 대안이 분석되며 종종 SWOT(강점, 약점, 기회, 위협) 분석 방법을 사용한다. 의사결정자는 의사결정 그리드(grid) 혹은 예산 결정 테이블과 같은 양적인 의사결정 도구를 적용하며 대안의 바람직한 결과를 객관적으로 검토한다.

네 번째 단계에서는 세 번째 단계에서 수행한 분석에 기초하여 대안의 순위가 매겨지고 문제해결자는 선택을 할 수 있다. 다섯 번째 단계에서는 바람직한 대안 혹은 대안의 혼합을 수행하기 위해 계획이 이루어진다. 마지막 단계에서는 선택된 대안의 성공적인 수행에 장애가 되는 요인이 규명되고 이러한 위험에 대처하기 위한 전략이 개발된다. 평가는 과정과 성과 기준에 따라 수행되고 성과 기준은 보통 첫 번째 단계에서 설정한 목표를 반영한다.

간호과정

1950년대 후반에 Ida Jean Orlando에 의해 개발된 간호과정은 의사결정과 문제해결을 위한 이론적 체계를 제공하였다. 초기에는 사정, 계획, 수행, 평가의 4단계가 제시되었으나, 여기에 진단이 추가되면서 현대에 이르러 5단계로 정립되었다.

의사결정 모델로서 간호과정의 가장 큰 강점은 다양한 피드백을 얻을 수 있다는 점이다. 그림 1-2에 있는 화살표는 과정에서의 지속적인 투입을 보여준다. 의사결정 단계가 규명될 때 초기 의사결정이 내려지고, 피드백 메커니즘 과정을 통해 지속적으로 의사결정이 내려진다.

비록 과정은 환자간호와 간호사의 책임과 관련하여 간호실무를 위해 고안되었지만, 리더십과 관리상의 문제를 해결하기 위한 이론적 모델로 인정받고 있다. 표 1-1은 간호과정이 의사결정 과정과 어느 정도 유사한지를 보여준다.

간호과정의 단점은 전통적 문제해결 모델과 같이 명확한 목표설정을 요구하지 않는다는 점이다. 목적은 과정의 기획 단계에서 명확하게 제시되어야 하나 이 단계에서는 종종 생략되거나 의미가 모호해지기도 한다. 그러나 간호사는 간호과정을 통해 입증된 효과성에 익숙해 있기 때문에 리더십과 관리적 의사결정을 위한 이론적 과정으로 간호과정을 지속적으로 추천하고 있다.

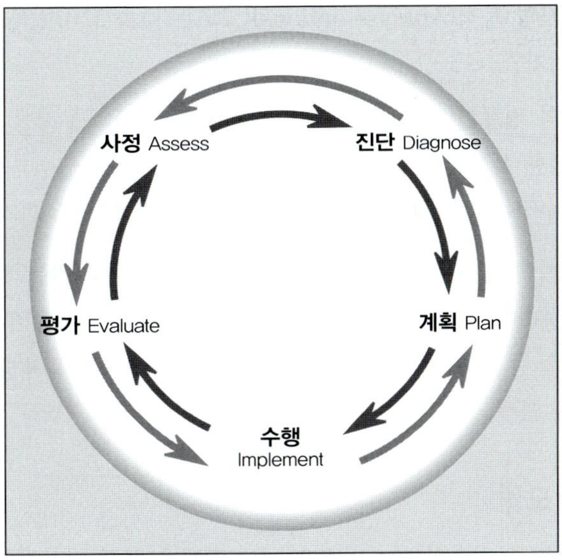

그림 1-2 간호과정의 피드백 기전

표 1-1 간호과정과 의사결정 과정의 비교

의사결정 과정	간호과정
결정 사항 규명 자료수집	사정
의사결정 사항의 기준 규명 대안 규명	계획
대안 선택 대안 수행	수행
의사결정 단계 평가	평가

IDEALS 모델

효과적인 사고와 문제해결을 위한 더 현대적인 모델은 Facione(2006)에 의해 개발되었다. IDEALS 모델은 효과적인 사고와 문제해결을 위해 6단계를 포함하고 있다. 앞서 제시된 모델과 흡사하지만, IDEALS는 약어로 쉽게 기억하고 사용할 수 있다.

문제 규명(Identify problem): "여기서 우리가 직면한 실제적인 문제는 무엇인가?"

상황 정의(Define the context): "이 문제를 구성하는 사실과 상황은 무엇인가?"

선택사항 열거(Enumerate choices): "가장 타당한 3, 4가지 선택사항은 무엇인가?

선택사항 분석(Analyse options): "모든 것을 고려했을 때 가장 좋은 선택사항은 무엇인가?"

이유의 명료한 나열(List reasons explicitly): "문제를 명확히 하자. 왜 우리는 이 특정한 사항을 선택했는가?"

자기수정(Self-correct): "다시 문제를 살펴보자. 우리가 놓친 것은 무엇인가?"

전문적인 문제 분석과 의사결정 모델 중 의사결정자는 익숙하고 문제해결에 적합한 모델을 선정해야 한다. 모델이나 과정을 일관성 있게 사용하는 것은 비판적인 분석의 가능성을 더욱 증진시킨다. 더욱이 리더십이나 관리상의 문제해결과 의사결정의 질은 과학적 접근법에 의해 상당히 향상될 것이다.

직관적 의사결정 모델

경험적이고 합리적인 의사결정 모델로 직관을 항상 사용해야 한다고 제안하는 이론가들이 있다. Ward(2002)는 개인이 본능과 직관을 이용하는 것은 일상생활의 모든 영역에서 더 나은 의사소통을 하는 데 도움을 준다고 하였다. Aloi(2006)는 많은 숙달된 간호사들이 문제해결 시 직관을 이용한다고 진술하였다. 경험이 많은 간호사는 본능적으로 떠오르는 직관이 적절한 전략 행동을 취하도록 하며 직관은 간호사의 과학적 지식의 근간을 이루는 의사결정에 보조 도구로 작용한다고 하였다.

직관적 의사결정 연구 분야에서 현대 리더로는 Gary Klein(2006)이 대표적이며, 그와 동료들은 1980년대 중반에 직관적 의사결정을 위한 모델로 인식 위주의 의사결정(recognition-primed decision, RPD) 모델을 개발하였는데, 이는 사람이 어떻게 시간적인 압박과 불확실성 가운데 효과적인 의사결정을 수행할 수 있는가를 다룬다. 자연적 의사결정 모델의 한 부분으로 RPD 모델은 다른 선택사항과 비교하지 않고 화재 진압이나 위중 환자간호와 같은 복잡하고 실제적인 상황에서 어떻게 상대적으로 빠른 의사결정을 내릴 수 있는가를 이해하고자 시도되었다(Klein, 2008).

Klein은 고전적인 합리적 · 종합적 의사결정 과정을 사용하는 대신에 '상상한 미래'가 그려지면 초기의 자극에 따라 행동할 것을 제시하였다. 만약 이러한 결정이 그 사례에 적합하지 않다면 다른 대안이나 생각이 떠오를 수 있고 성공적인 수행을 위해 사용될 수 있다. 따라서 RPD 모델은 분석과 직관을 혼합한 것으로, 패턴에 대한 인식과 경험은 종합적이고 합리적인 의사결정이 가능하지 않거나 시간이 제한될 때 의사결정자에게 지침을 제공한다. Patterson, Pierce, Fournier, Winterbottom과 Tripp(2009)에 의해 수행된 연구는 Klein의 연구를 보다 심화시켰고 RPD의 비용과 혜택을 포함한 모델이 잠재적으로 의사결정과 훈련상의 지지체계의 개발을 위해 사용될 수 있다고 결론지었다.

보기 1-2 **의사결정에서의 중요 요소**

1. 목표를 명확히 정의한다.
2. 자료를 주의 깊게 수집한다.
3. 많은 대안을 생각한다.
4. 논리적으로 생각한다.
5. 결정적으로 선택하고 행동한다.

문제해결과 의사결정에서의 중요 요소

의사결정이 지대한 결과를 초래하기 때문에 일부 의사결정과 문제해결은 질적으로 우수해야 한다. 문제해결과 의사결정에서 과학적 접근법만을 사용하는 것은 항상 질적인 의사결정을 수반하지 않는다. 보기 1-2에 제시된 요소들은 문제해결에서 중요한 요소들로, 질적으로 우수한 의사결정을 내리는 데 사용된다.

목표를 명확하게 정의한다

의사결정자들은 종종 첫 번째 목표나 목적을 결정하지 않고 문제해결 과정에 진입하곤 한다. 그러나 문제가 복잡해질 때 목표나 목적을 결정하는 것은 매우 중요하다. 의사결정이 빠르게 내려질 때조차도 시간적으로 잠시 중단하고 의사결정의 목적을 명확히 한다. 명확한 목적 없이 결정되는 사항이나 개인적 철학과 일관되지 않은 결정은 질적으로 낮은 결정이 될 것이다. 때때로 문제는 규명되었지만 목표가 잘못 설정되는 경우가 있다.

결정 시 명확한 목표가 부족하거나 목표가 개인 혹은 조직에서 진술하고 있는 철학에 부합하지 않으면 결정의 질이 저하되기 쉽다.

예를 들면 학습과제 1-1의 의사결정자에게 가장 중요한 목표는 자신의 직무 발전인지, 가족과 더 많은 시간을 보내는 것인지, 배우자의 요구를 충족시켜 주는 것인지를 결정하는 것이다. 위 결정 중 어느 것이 다른 것에 비해 더 바람직한 것은 아니다. 그러나 어떠한 목표가 가장 중요한 것인지를 명확하게 밝혀내지 못하는 것은 의사결정을 더욱 어렵게 만든다.

자료를 주의 깊게 수집한다

의사결정은 문제해결자의 접근 가능한 지식과 정보에 바탕을 두고 있기 때문에 우리는 정확한 정보를 어떻게 수집하는가를 배워야 한다. 정보의 축적은 문제를 규명하는 것 또는 의사결정을 내리는 순간부터 시작되고 문제해결 과정을 통해 지속된다. 정보가 종종 자연스럽게 수집되기도 하지만 대부분은 적극적인 탐색 과정을 거쳐 수집된다. 정보를 수집할

학습과제 1-1

의사결정에 과학적 모델 적용하기

당신은 3년 전에 간호대학을 졸업한 간호사이다. 지난 3년 동안 당신의 책임은 점차 막중해지고 있다. 당신은 가족과 즐거운 시간을 보내지만 직업 또한 매우 사랑하고 직업이 삶에 있어 중요한 영역이라 생각한다. 당신은 배우자와 함께 아이를 또 갖기로 결정하였다. 또한 직무 시간을 줄이고 보다 더 많은 시간을 아이들과 보내기로 하였다. 그런데 지난 주 당신의 상사는 주임 간호사가 곧 사임할 것이라 말했다. 상사가 그 주임 간호사 자리에 당신을 임용하기를 원한다고 말했을 때 당신은 순간 상당한 관심을 나타냈다. 그러나 배우자와 아이를 갖기로 한 약속을 상기하였다.

지난 밤 당신은 배우자에게 장래 직업에 대해 말하였다. 당신의 배우자는 변호사로서 최근 실무에서 역할이 더욱 커졌다. 당신과 배우자는 아이 양육을 동등하게 분담하지만 배우자의 일의 비중이 계속 커진다면 어느 정도까지 아이 양육을 도와줄 수 있는지 불확실한 상황이다. 만약 당신이 이러한 상황이라면 어떻게 하겠는가? 당신은 이 결정의 결과가 많은 사람에게 상당한 영향을 미치기 때문에 배우자와 함께 잘 숙고하여 결론을 내리기를 원한다.

과제

당신이 무엇을 해야 할지 결정해야 한다. 결정을 내렸으면 집단 토의(4~6명)를 통해 의견을 교환한다. 그들의 의견이 서로 같은가? 당신은 다른 사람들과 문제해결에 있어 어떻게 다른가? 합리적이고 종합적인 문제해결 방법이 사용되었는가? 아니면 직관에 더 기반하여 의사결정을 내렸는가? 얼마나 많은 대안이 제시되었는가? 집단의 일부 구성원은 당신이 생각하지 못한 대안을 제시하였는가? 목표나 목적이 규명되었는가? 당신의 개인적 가치는 결정에 얼마나 영향을 미쳤는가?

때는 항상 사람을 포함하며 어떠한 도구나 메커니즘도 사람의 실수보다 절대적이지 않음을 고려한다. 보기 1-3에 자료수집을 위한 질문이 제시되어 있다.

또한 우리의 가치체계는 우리의 인식에 상당한 영향을 미친다. 따라서 문제해결자가 자료를 수집할 때 그들의 선호도와 다른 사람의 선호도로 인해 사실을 오해하지 않도록 주의해야 한다.

보기 1-3 자료수집을 위한 질문

1. 상황은 어떠한가?
2. 문제가 무엇인가?
3. 문제가 어디서 발생했는가?
4. 문제가 언제 발생했는가?
5. 누가 그 문제의 영향을 받는가?
6. 무슨 일이 발생했는가?
7. 그 일이 왜 발생했는가? 문제의 원인이 무엇인가? 원인 중 무엇이 우선순위가 될 수 있겠는가?
8. 문제의 기저에 깔린 쟁점이 무엇인가? 갈등의 영역은 무엇인가?
9. 문제의 결과는 무엇인가? 그중에서도 가장 심각한 결과는 무엇인가?

사실이 상황에서 벗어나거나 과거에 집중되어 있으면 잘못된 방향으로 해석될 수 있다.

많은 부모들이 사실적 진술에 의해 혼란스러워 한다. "조니가 저를 때렸어요"라는 진술이 있는 상황에서 정보수집자는 더 많은 사실을 찾아낼 필요가 있다. 조니가 그를 때리기 전에 그가 비난 받을 짓을 했는가? 그는 무엇으로 맞았는가? 어디서 맞았는가? 언제 맞았는가? 이 부모처럼 적절하고 정확한 정보를 수집하는 데 능숙한 관리자는 능숙한 의사결정자와 문제해결자가 될 수 있을 것이다.

학습과제 1-2

필요한 정보수집하기

잘못된 자료수집 때문에 의사결정을 잘못 내린 상황을 규명해 본다. 필요한 정보가 의도적 혹은 비의도적으로 제거되었기 때문에 의사결정을 잘못 내린 적이 있는가?

근거기반 접근을 이용한다

관리를 위해 혹은 리더로서 의사결정에 대한 지식과 통찰력을 얻기 위해서는 제시된 문제를 해결하기 위한 지식 그 이상에 도달해야 한다. 자료수집의 출처는 교과서, 그 분야의 전문가, 정기 간행물, 동료, 연구 결과 등이다. 대부분의 전문가들은 환자간호와 의사결정에 있어 가장 좋은 실무체계는 근거에 기반한 실무라는 데 동의한다(Prevost & Salyer, 2010).

간호사들은 간호실무에 대해 의사결정을 내리기 위한 자료를 수집하기 위해 근거기반 접근을 이용해야 한다. 시그마데타타우 국제학회에서는 근거기반실무에 대해 '환자, 의료진, 기타 인력과 환자와 관련된 연구 근거, 환자의 경험과 선호도, 임상적인 전문지식, 기타 정보에 기반하여 공통된 의사결정을 내리는 과정'이라고 정의하였다(2008, p. 57).

그러나 Prevost와 Salyer(2010)는 많은 간호사들이 임상적인 질문에 응답하기 위해 문헌 자료를 탐색·분석하는 데 필요한 시간, 전문지식, 자원을 가지고 있지 않다고 지적하였다. 또한 임상에서 근무하는 대부분의 간호사는 학사 이하의 교육 수준이며, 공식적으로 연구를 위한 교육과정을 제대로 이수하지 않았다. 신입 간호사들이 근거기반실무 능력을 향상시키기 위해 사용할 수 있는 전략이 **보기 1-4**에 제시되어 있다.

근거기반 의사결정과 실무는 간호사뿐 아니라 일반적인 전문직에 필수적인 요소로 고려되어야 한다.

근거기반실무의 수행이 단지 개인적이고 간호사의 수준에 맞춘 것이 아니라는 것을 인식하는 것은 중요하다(Prevost & Salyer, 2010). 무엇이 가장 이상적인 실무이고 근거기

보기 1-4 근거기반실무를 증진시키기 위한 신입 간호사의 전략

1. 근거를 확보한다. 전문 저널을 구매하고 다양하게 구독한다.
2. 다양한 근거기반 출처를 사용할 것을 권장한다.
3. 임상적인 간호중재를 지지하는 것뿐만 아니라 교육 전략을 지지하기 위해 근거를 이용한다.
4. 전문 분야의 근거를 확립한다.
5. 국가적으로 승인된 임상 실무 지침을 수행하고 평가한다.
6. 기존의 간호 전통에 의문을 제기하고 도전한다. 위험 감수 정신을 촉진한다.
7. 근거에 의해 지지되지 않는 신화와 전통을 배격한다.
8. 국내외적으로 간호사들과 협력한다.
9. 간호에 근거를 제공해 주는 다른 학문 분야와 상호작용한다.

출처: Reprinted from Prevost, S., & Salyer, S. (2010). Defi ning evidence-based best practices. In C. Huston (Ed.), Professional issues in nursing. 2nd Edition. Philadelphia, PA: Lippincott Williams & Wilkins.

반실무인지를 이해하는 간호사들은 매우 적으며, 실제 많은 조직문화 역시 전통에 기반한 실무체계를 변화시키고자 연구 자료를 탐색하고 이용하는 간호사들을 지지하지 않는다. 행정적인 지지체계는 자료에 접근하고 지지적인 인력체계를 공급하며, 간호사들이 실무에 근거가 되는 자료수집을 위한 정책, 과정, 실무에서의 필요한 변화를 승인하기 위해 필요하다(Prevost & Salyer, 2010).

많은 대안을 생각한다

의사결정에 대한 정의는 모든 결정에 대해 적어도 두 가지 이상의 선택이 있다는 것을 암시한다. 불행하게도 많은 문제해결자들이 여러 대안을 고려할 수 있을 때 그들의 선택을 두 가지로 제한한다. 이때 의사결정 중에서 한 가지 대안은 아무것도 하지 않는 것, 즉 현상 유지이다. 공식적인 절차를 사용하여 의사결정을 할 때 때로는 현상 유지가 올바른 대안임을 알 수 있다.

더 많은 수의 대안을 생성할 때 최종 의사결정이 합리적일 가능성이 더욱 높다.

여러 기술은 더 많은 대안을 생성하는 데 도움을 줄 수 있다. 그 과정에 타인을 포함시키는 것은 '백지장도 맞들면 낫다'라는 속담을 상기시킨다. 모든 사람은 독특한 존재이기 때문에 문제에 더 많은 사람을 포함시키는 것은 더 많은 대안이 생겨날 수 있는 가능성을 높여 준다.

브레인스토밍은 흔히 사용하는 기법 중 하나이다. 브레인스토밍의 목적은 비록 그 대안이 문제의 본질을 벗어난 것처럼 보인다 할지라도 모든 가능한 대안을 생각해내는 것이다. 단지 명백하게 적절한 대안을 생각하는 것으로 제한하는 것이 아니라, 기존에 가지고

학습과제 1-3

문제해결에서 가능한 대안

학습과제 1-1에서 제시된 개인적 선택 시나리오에서 다음의 몇 가지 대안이 생성될 수 있다.

- 새로운 직책을 수용하지 말아야 한다.
- 전일제 가정부를 고용한다.
- 배우자에게 근무를 그만둘 것을 요청한다.
- 유산을 한다.
- 부모에게 도움을 요청한다.
- 직책을 수용하되 육아 도우미를 고용하지 않는다.
- 직책을 수용하되 육아 도우미를 고용한다.
- 배우자에게 법률 업무를 줄이고 육아에 도움을 주도록 요청한다.
- 배우자에게 4일 근무하고 그 직책을 수행할 수 있는지 요청한다.
- 직책을 수용하고 아이가 태어난 후에 무슨 일이 벌어지는지 지켜 본다.

과제

당신과 집단 구성원들은 얼마나 많은 대안을 생각하였는가? 당신이 생각한 대안 중 여기에 포함되지 않은 것은 무엇인가?

있던 습관이나 억압된 사고의 흐름을 깨고 새로운 생각이 수면 위로 떠오르도록 해야 한다. 브레인스토밍은 대부분 집단 토의 과정에서 쓰이지만 단독으로 의사결정을 내릴 때 쓰이기도 한다.

논리적으로 생각한다

문제해결 과정 동안 정보로부터 추론을 이끌어야 한다. 추론과정은 연역적 사고의 한 부분이다. 사람들은 정보와 대안을 통해 주의 깊게 사고를 해야 한다. 이 시점에서 잘못된 논리는 올바르지 못한 의사결정을 유도하기도 한다. 일차적으로 사람들은 세 가지 방법의 잘못된 사고를 한다.

1. **과도한 일반화:** 이러한 종류의 왜곡된 사고는 A가 특정한 특성을 가지고 있다고 할 때 다른 모든 A 역시 같은 특성을 가지고 있다고 확대 해석하는 것이다. 이러한 사고방식은 틀에 박힌 명제들이 의사결정과 주장들을 정당화시킬 때 예시화된다.
2. **결론의 단언:** 이러한 종류의 오류는 어떤 사람이 A를 하고 있을 때 A는 좋지 않고 B가 좋은 것이라고 단언할 때 발생한다. 예를 들면 만약 새로운 방법이 간호 절차를 수행하는 데 가장 좋은 방법이라고 알려졌을 때 병동에서 간호사가 그 기법을 사용하지 않는다면 그 기법이 잘못되었거나 나쁘다고 단언하는 것은 잘못된 논리라는 것이다.

3. **유사점에 근거한 주장:** 이러한 생각은 서로 다른 두 개의 개념에 공통된 요소가 존재할 때 적용된다. 이는 A가 B에 존재할 때 A와 B는 모든 면에서 동일하다고 주장하는 것이다. 이 오류의 예는 직관이 임상간호와 간호관리의 일부를 차지하기 때문에 좋은 임상간호사의 특징이 좋은 간호관리자에게도 존재해야 한다고 주장하는 것이다. 그러나 이것은 반드시 사실은 아니다. 좋은 간호관리자는 좋은 임상간호사가 가지고 있는 모든 특징을 동일하게 가지고 있지 않다.

관리자에게 중요한 분석업무를 하도록 돕는 다양한 도구가 고안되었으며, 이러한 여러 가지 도구를 이 장에서 다루고 있다. 해결안을 분석할 때 다음 질문을 살펴보기 바란다.

1. 당신은 어떠한 요인에 영향을 받는가? 긍정적인 요인을 어떻게 더욱 중요하게 만들며 부정적인 요인을 최소화할 수 있는가?
2. 각 대안에서 재정적인 의의는 무엇인가? 정책적인 의의는 무엇인가? 다른 누군가가 의사결정에 영향을 받으며 어떠한 지지체계를 받을 수 있겠는가?
3. 비중 있는 요인은 무엇인가?
4. 최선의 해결안은 무엇인가?
5. 평가의 의미는 무엇인가?
6. 각 대안의 결과는 무엇인가?

결정적으로 선택하고 행동한다

적절한 정보를 수집하는 것이 충분하지 않다면, 논리적으로 생각하고, 많은 대안들로부터 선택하며, 개개인의 가치의 영향력에 주의해야 한다. 그리고 마지막 분석에서 반드시 행동해야 한다. 많은 사람들은 자신의 선택 결과를 직접 대면할 자신이 없기 때문에 행동하기를 주저한다(만약 관리자가 모든 직원의 휴가 요구를 들어 준다면 그들은 대신 인력 부족으로 인한 문제를 다루어야 할 것이다).

많은 사람들은 자신의 선택 결과를 직접 대면할 자신이 없기 때문에 행동하기를 주저한다.

의사결정을 꺼려하는 사람에게는 의사결정이 장기적인 결과와 큰 파장을 야기한다 하더라도 그 의사결정이 고정된 것이 아니라는 것을 기억하는 것이 도움이 된다. 종종 판단이 효과적이지 않거나 부적절하다고 여겨지면 의사결정이 변경될 수도 있다. 추후에 의사결정을 평가함으로써 문제해결에 오류가 있을 때 관리자들은 그들의 능력과 어디에서 오류가 있었는지를 배울 수 있다. 그러나 일부 의사결정의 질이 좋지 않더라도 지속적으로 의사결정이 이루어져야 의사결정 기술이 향상될 수 있다.

의사결정에서의 개인적 변인

여러 사람이 같은 정보를 받고 문제를 해결하기 위해 같은 기법을 사용한다면 동일한 의사결정을 내리게 된다는 가정이 성립될 수 있다. 그러나 실제로 이러한 가정은 사실이 아니다. 의사결정은 인식하고 평가하는 것을 포함하기 때문에 감각과 직관을 통해 인식하고, 이성과 감정에 의해 그들의 인식을 평가하기 때문에 개별성은 의사결정의 일부를 차지한다. 모든 사람들은 각기 다른 가치와 삶의 기대를 가지고 있기 때문에 각 개인은 다르게 인식하고 생각하며 동일한 환경에서 다른 의사결정을 내리게 된다. 따라서 의사결정의 어떠한 논의도 의사결정자의 역할에 대한 주의 깊은 통찰 없이는 완전히 이루어질 수 없다.

성별

연구 자료에 따르면 성별은 의사결정에 중요한 역할을 수행한다고 한다. 예를 들어 Sanz de Acedo Lizarraga, Sanz de Acedo Baquedano와 Cardelle-Elawar(2007, p. 387)의 연구 결과에 따르면 여성들은 불확실성, 의구심, 의사결정에서 역동성에 대해 더욱 염려하는 경향이 있다. 또한 그들은 시간과 돈에 더 많은 가치를 두고 있으며 의사결정에 의한 결과를 염려한다. 또한 Sanz de Acedo Lizarraga 등은 여성들이 환경에 대한 제약과 주변의 가까운 사람들을 더욱 의식하는 경향이 있으며, 의사결정 시 남성에 비해 이성보다 감정에 더욱 영향을 받는다고 하였다. 반대로 남성들은 의사결정의 수행에 요구되는 정보 분석에 더욱 중요성을 두며 의사결정의 목표와 목적에 더욱 치중하는 경향이 있다고 하였다. 남성들은 과정에 있어 더욱 동기화되며 모든 업무 관련 요소로부터 압박을 강하게 받는 것으로 나타났다(Sanz de Acedo Lizarraga et al., 2007).

가치

개인적 의사결정은 각자의 가치체계에 기반한다. 기준이 얼마나 객관적인지에 관계없이 가치 판단은 의식적·무의식적으로 개인의 의사결정에 항상 영향을 미친다. 대안이나 최종 선택도 각자의 가치체계에 의해 제한을 받는다. 일부에게는 특정 의사결정이 개인적 이득 여부 때문에 가능하지 않다. 가치체계는 인식에 영향을 주기 때문에 자료수집, 정보처리과정, 최종 결과에 영향을 미친다. 가치체계는 또한 개인적·직업적 삶에 어떠한 문제점이 언급되고 간과될 것인지에 영향을 준다.

기준이 얼마나 객관적인지에 관계없이 가치 판단은 의식적·무의식적으로 개인의 의사결정에 항상 영향을 미친다.

삶의 경험

각 개인은 의사결정 시 이전의 교육과정이나 의사결정 경험과 같은 과거 경험의 영향을 받는다. 개인이 더욱 성숙할수록 그의 배경은 더욱 폭넓어지며 더욱 많은 대안을 규명할 수 있다. 새로운 행동이나 의사결정이 매순간 관찰될 때 개인이 그러한 행동이나 의사결정을 선택할 가능성은 높아진다.

또한 사람마다 자율성에 대한 소망이 다르므로 어떤 간호사는 타인보다 더욱 자율성을 원할 수 있다. 자율성을 추구하는 사람은 자율성을 두려워하는 사람에 비해 더 많은 의사결정 경험을 가지고 있다. 이와 같이 과거의 의사결정에 대한 긍정적 · 부정적 경험은 개인의 의사결정에 영향을 미치기도 한다.

개인적 선호

의사결정에서 개인이 고려하는 모든 대안 가운데 한 가지 대안이 다른 것에 비해 더 선호되기 마련이다. 예를 들면 의사결정자는 특정 의사결정에 대해 잠재적인 위험이라 간주하고 더 안전한 대안을 선택하고자 하는 경향이 있다. 물리적 · 경제적 · 감정적 위험과 시간 · 에너지 지출이 개인적 위험의 요인이며, 비용이 의사결정에 포함될 수 있다. 예를 들면 재정의 한계 혹은 감소된 에너지 수준이 문제해결을 위한 대안을 선정하는 데 영향을 줄 것이다.

주요 대뇌반구와 사고 유형

최종 의사결정에 기반을 둔 정보와 대안을 평가하는 한 가지 방법은 사고 기술을 구성하는 것이다. 사람들은 다양하게 생각한다. 일부는 종합적으로 생각하며 분석적인 사람이라 불리는 반면, 일부는 직관적으로 생각한다. 대부분의 사람들은 좌뇌 혹은 우뇌에 주도되어 생각하는 것으로 받아들여지고 있다. 분석적이고 직선적 · 좌뇌적인 사람들은, 창조적이고 직관적 · 우뇌적인 사람과 다르게 정보를 처리한다. 좌뇌적인 사람들은 언어, 논리, 숫자, 연속적 질서를 다루는 과정에 전형적으로 능숙한 반면, 우뇌적인 사람들은 비언어적 생각, 전인적인 종합화에 더 능숙하다(Rigby, Gruver, Allen, 2009). 결과적으로 좌뇌적인 사람들은 수학, 독해, 조직화, 기획화에 더 강한 반면, 우뇌적인 사람들은 이미지, 음악, 색깔, 패턴을 다루는 일에 더 능숙하다(Rigby et al.). 비록 좌 · 우뇌를 모두 사용하는 것을 권장하고 학생들이 상대적으로 덜 주도적인 뇌의 영역을 더욱 강화시킬 수 있다는 것이 연구 결과 밝혀졌지만 대부분의 사람들은 주도적인 뇌의 영역을 이용해 의사결정을 하는 경향이 있다.

노벨상을 수상한 Roger Sperry와 같은 일부 연구자들은 주도적인 뇌의 영역에 따라 4가지의 생각하는 유형이 있다고 진술하였다. 비판적인 사고와 전뇌 사용의 방법을 연구한 Ned Herrmann은 뇌가 네 부분으로 나뉘고 뇌의 영역에 따라 의사결정이 다양하다고 진술하였다(12 manage: the executive fast track, 2009). 예를 들면 Herrmann은 좌뇌 상부가 발달한 사람의 경우 사실적인 정보, 숫자를 다루는 작업을 좋아하는 분석적 사고가라고 하였다. 이러한 사람들은 문제를 논리적 · 합리적으로 해결하고자 한다. 좌뇌 하부 부위가 발달한 사람들은 매우 조직적이고 세부사항에 관심을 많이 두며, 안정된 직장 환경을 선호하고 위험 부담에 대한 안전, 보안에 매우 신경을 쓴다. 우뇌 상부가 발달한 사람들은 숨겨진 가능성을 찾고 미래적 사고에 관심을 두는, 보다 넓은 범위의 청사진을 지향하는 사람들이다. 그들은 문제해결을 위해 직관에 초점을 두고 새로운 해결책을 찾기 위해 위험을 기꺼이 감수하고자 한다. 우뇌 하부가 발달한 사람들은 위 3가지 유형에 비해 가장 감정적으로 문제를 해결하고자 하며 그들은 동정적 · 공감적이고 의사결정에 있어 대인적 관계 요소에 가장 비중을 둔다고 진술하였다(12 manage: the executive fast track, 2009).

과거 몇몇 기관에서는 논리적이고 분석적인 사람들에게 더욱 가치를 두었지만, 점차 가치있는 관리적 자원으로 직관적인 사람들을 인식하고 있는 추세이다. 조직에는 모든 유형의 사람이 필요하며, 현명한 리더들은 다른 사고유형을 가진 사람들이 조직을 구성하고 있다고 본다. Rigby 등(2009)은 자원이 제한되어 있을 때 성장을 위한 핵심 열쇠는 상상력 있는 우뇌 파트너와 함께 분석적인 좌뇌 성향의 사람들을 짝짓는 것이라고 하였다. 우뇌적 성향의 사람들은 혁신을 일으키는 데 창조적이고, 좌뇌적 성향의 사람들은 사고의 구조를 제공하여 이를 현실화할 수 있도록 한다.

우뇌 혹은 좌뇌 성향이 더 낫다는 근거는 없다.

학습과제 1-4

사고 유형

소규모 집단에서 각 구성원들이 어떻게 생각하는지 조사해 본다. 당신의 집단은 대부분의 조직원이 좌 · 우뇌형인가? 집단 구성원들은 Hermann에 의해 인지된 4가지 생각하는 유형 중 하나 혹은 그 이상을 가지고 있는가? 성별은 사고 유형 혹은 지배적인 뇌반구에 영향을 미치는가? 어떠한 사고 유형의 사람들이 집단 구성원을 대표하는가? 대부분의 집단 구성원은 변인을 긍정적으로 생각하는가?

조직에서의 의사결정

이 장의 시작에서 관리자와 리더로서 질적인 의사결정을 내릴 필요성을 강조하였다. 의사결정에서의 개인적 가치와 선호도의 영향이 논의되었으나 조직이 의사결정 과정에 어떻게 영향을 미치는지 이해하는 것 역시 중요하다. 조직은 다른 가치와 선호도를 가진 사람들로 구성되어 있기 때문에 조직의 의사결정 역동성에는 갈등이 발생한다.

조직 권한의 영향

조직에서 권한이 있는 사람은 자신의 선호도와 가치에 따라 의사결정을 잘 내린다. 그러나 조직에서 권한이 적은 사람은 의사결정 시 권한을 가진 사람의 선호도를 고려해야 한다. 조직에서의 선택은 많은 요소로 구성되고 제한되며 선택이 모든 사람에게 동일하지 않다.

또한 권한을 가진 사람의 선호도가 권한이 적은 사람의 선택에 영향을 미칠 뿐만 아니라 권한 있는 사람들은 권한이 적은 사람들의 선호도를 제한할 수 있다. 이는 조직에 남아 있고 발전하는 사람들은 조직에 일치하는 가치와 신념을 표현하고 느끼기 때문이다. 따라서 조직 내 권력 구조에 의해 나타난 선택적 제한과 조직의 혼란을 일으킬 수 있는 완전히 독립적인 의사결정 간에 균형을 이루어야 한다.

합리적·행정적 의사결정

오랜 기간 동안 대부분의 관리적 의사결정은 주의 깊고 과학적이며 객관적인 사고 과정에 기초한다고 여겨져 왔으며 관리자들은 합리적 방법으로 의사를 결정한다고 생각하였다. Herbert A. Simon은 대부분의 관리자들이 객관적인 합리성 이론에 맞지 않는 의사결정을 내린다고 하였다. Simon(1965)은 관리 의사결정자의 두 가지 유형을 제시하였다. 바로 경제적인 사람과 행정적인 사람이다.

표 1-2에서 제시된 것처럼 성공적인 의사결정자인 관리자들은 경제적 유형의 사람과 같이 종종 합리적 의사결정을 내리고자 시도한다. 그들은 제한된 지식과 대안이 직접적으로 의사결정의 질에 영향을 미친다고 인식하였기 때문에 이 관리자들은 가능한 한 많은 정보를 모으며 많은 대안을 생성한다. 그러나 Simon은 경제적 유형의 사람들은 조직적 의사결정에 있어 비현실적이라 하였다. 정보수집의 복잡성은 사람의 뇌가 각각의 의사결

표 1-2 경제적·행정적 유형의 인간 비교

경제적 유형	행정적 유형
매우 합리적인 방법으로 의사결정을 함	충분히 바람직하게 의사결정함
문제에 대한 지식이나 의사결정 상황에 대해 완벽히 알고 있음	완벽한 지식이 가능하지 않기 때문에 지식은 항상 분열되어 있음
가능한 대안을 완벽하게 나열함	대안의 결과가 미래에 나타나기 때문에 완벽하게 예측하기는 어려움
대안의 선호도를 조직화하는 데 합리적 체계를 가지고 있음	모든 가능한 것들이 아닌 몇 가지 소수의 대안을 통해 선택함
사용 기능성을 극대화하는 결정을 선택함	최종 결정은 극대화가 아닌 최소한의 필요조건을 추구함

정에 가능한 한 많은 양의 정보를 저장하고 유지하는 것이 불가능하게 하였다.

시간적 제한과 많은 정보 수용의 어려움 때문에 대부분의 관리 의사결정은 행정적 의사결정 모델을 사용하고 있다.

행정적인 유형의 사람들은 절대 완전한 지식을 가지고 있지 않으며 소수의 대안을 생산한다. Simon은 행정적인 유형의 사람들은 단지 만족스러운 의사결정만을 수행하며 의사결정이란 최상의 선택은 아니지만 적절한 결과를 가져올 수 있는 의사결정을 일컫는다고 지적했다. 이러한 관리자들은 의사결정이 '충분히 바람직하여' 업무를 수행할 수 있지만 채택된 대안이 최상의 선택이라는 것에 덜 염두를 두는 편이다. 의사결정의 상황에서 '최상의' 선택이란 시간이나 자원에 너무 많은 비용이 소요되는 편이라 비용이 적게 들고 현실 가능하게 수행할 수 있는 해결책을 찾곤 한다.

의사결정 도구

의사결정에는 항상 불확실성이 따른다. 그러나 관리 분석가들은 몇 가지 질서를 부여하고 정보를 얻고 사용하는 데 방향을 제공하며 누가 의사결정 과정에 참여해야 하는지 도움이 되는 도구를 개발하였다. 이 장에서는 이러한 의사결정 도구 중 의사결정 그리드, 예산 지불 테이블, 의사결정 나무, 결과 테이블, 논리적 모델, 프로그램 평가와 검토 기법과 같이 초보 혹은 중간 수준의 관리자에게 도움이 될 수 있는 기술을 선택하여 제시할 것이다. 그러나 의사결정 도구들을 사용하더라도 최종 결정의 몫은 그 당사자에게 있으며 이러한 도구를 사용함에도 불구하고 오류를 불러일으킬 수 있다는 점을 기억해야 한다.

의사결정 그리드

이 모형은 대안을 시각적으로 살펴보고 각각의 항목을 기준에 따라 비교할 수 있게 한다. 어떠한 기준이 선정되더라도 같은 기준이 각 대안을 분석하기 위해 사용된다. 의사결정 그리드의 예가 그림 1-3에 제시되었다. 많은 대안들이 생성되었거나 위원회에 의사결정을 위해 협력할 때 이러한 그리드는 의사결정 과정을 진행하는 데 효과적이다. 예를 들면 이러한 도구는 병동의 간호관리 방식을 바꾸거나 대규모의 인터뷰 응시자 집단에서 적절한 인원을 선발할 때 도움이 된다. 병동 관리자나 위원회는 이 도구를 사용하여 모든 대안을 평가할 수 있다. 이러한 점에서 모든 대안은 같은 기준을 사용하여 평가된다. 몇 가지 사항이 중요하다고 생각되면 다른 사항에 비해 그것을 더 강조할 수 있다. 이것을 실행하기 위해 각 기준의 가치 수준에 따라 점수를 부여하는 것이 필요하다.

대안 Alternative	재정적 효과 Financial effect	정치적 효과 Political effect	분야별 효과 Departmental effect	시간 Time	의사결정 Decision
#1					
#2					
#3					
#4					

그림 1-3 의사결정 그리드

예산 지불 테이블

이 의사결정 도구는 비용-이익-용적 관계를 가지고 있으며 한 품목의 비용이나 예상되는 용법과 같은 수량적 정보가 가능할 때 매우 유용하다. 이러한 도구를 사용하기 위해 가능성을 결정해야 하고 병원 인구조사 혹은 시행된 의료 시술 건수 등과 같은 역사적 자료들을 사용해야 한다. 명시화하기 위해서는 예산 지불 테이블이 얼마나 많은 참여자들이 비용적인 측면에서 병원 내 교육 프로그램에 참여할 수 있는가를 결정하는 데 적절하게 사용될 수 있다.

강사를 초청하는 비용이 400달러라면 병원 내 교육 프로그램 기획자는 각 20명의 참여자들로 하여금 각 20달러를 지불하라고 요청할 수 있으나 40명의 참여자들에게는 단지 10달러만이 소요된다. 교육 내 프로그램 기획자는 과거 그 강의의 참여자 수, 가능한 강당 크기를 결정하기 위해 추후 잠재적으로 참여할 수 있는 간호사의 수, 강의에 얼마가 소요되는지를 결정할 수 있다. 예산 지불 테이블은 올바른 의사결정이 내려질 것이라는 것을 보장하지는 않지만 자료들을 시각화하는 데 도움을 준다.

의사결정 나무

의사결정이 종종 다른 사건들의 결과와 관련이 있기 때문에 관리 분석가들에 의해 의사결정 나무가 개발되었다.

이 도구는 그림 1-4에 제시되었으며 임시 직원들을 고용하는 비용과 정규 직원들을 고용하는 데 소요되는 비용을 비교하였다. 여기서 의사결정은 종양병동에서 외래환자 시술을 시행하기 위해 정규적 비용이 드는 추가 간호사들을 고용할 것인지, 아니면 당직 간호사들을 고용하여 근무당 급여를 지불할 것인지를 결정할 수 있다. 절차상의 감소된 용적과 증가된 용적의 결과가 고려되어야 한다. 초기에 정규직 직원을 채용함으로써 증가하지만 시간이 지나면서 이러한 결정은 절차상의 용적이 급격하게 감소하지 않는다면 더 많은

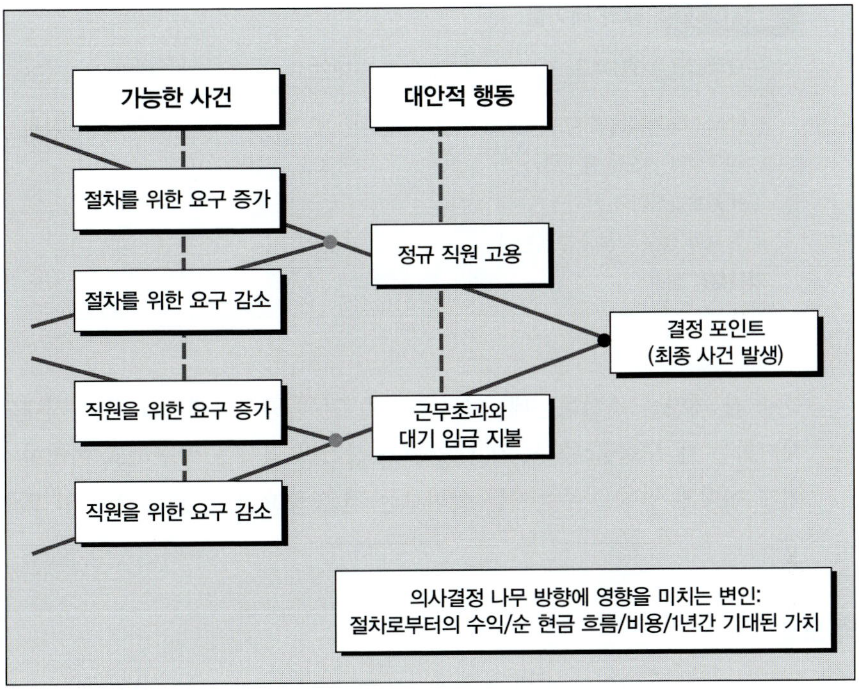

그림 1-4 의사결정 나무

비용을 절감할 수 있다.

결과 테이블

이 도구는 얼마나 다양한 대안이 다른 결과를 유발하는지를 제시한다. 이 도구는 테이블의 한 부분에 문제해결을 위한 목표를 나열하고 각각의 대안이 바라는 목표를 얼마나 충족시킬 수 있는지를 등급화한다. 예를 들면 이 문제를 생각해 보자. 지난 6개월 동안 낙상을 겪은 환자의 수는 평균보다 높게 나타났다. 분석 후에 다음 대안이 해결안으로 선택될 수 있다.

1. 직원들에게 낙상 예방에 대한 새로운 교육 프로그램을 제공한다.
2. 환자들이 높이가 낮은 침대에서 자고 침상 난간을 올리는지를 확인하기 위해 야간 체크를 수행한다.
3. 의식 혼란 환자들을 위해 부드러운 억제대를 사용하도록 하는 정책을 수행한다.

의사결정자는 문제를 해결하기 위한 목표에 해당하는 각각의 대안을 열거하는데, 여기에는 (a) 낙상 빈도의 감소, (b) 정규적 기준의 충족, (c) 비용효율적, (d) 현재의 정책 지침과의 부합 등이 있다. 의사결정자는 각각의 기대하는 목표를 열거하고 기준적인 핵심을

표 1-3 결과 테이블

문제해결을 위한 목표	대안 1	대안 2	대안 3
1. 낙상 빈도가 감소한다.	×	×	×
2. 정규적인 기준을 충족한다.	×	×	×
3. 비용효과적이다.		×	×
4. 현재의 정책 지침에 부합한다.			×
의사결정 점수			

통해 각 대안을 조사하는데, 이는 대안들 간에 공정하게 비교하고 기대되지 않는 선택을 제거하는 데 도움을 준다. 각 대안들의 장기적 영향을 탐구하고 이러한 의사결정이 타인에게 어떻게 영향을 주는지를 살펴보는 것은 중요하다. 표 1-3에 이 도구의 예가 제시되었다.

논리적 모델

이 도구는 프로그램이 어떻게 수행되는지에 대한 개요와 도식이라 할 수 있다. 개요는 전형적으로 자원, 과정, 기대 결과를 포함하고 위 세 가지 요소 간의 관계를 정확히 보여준다. Scheirer(2009)는 논리적 모델은 프로젝트 기획에 있어 프로젝트 요소를 구체화하고 더 잘 이해하기 위해 사용된다고 하였다. 이는 의사소통과 동의, 추론에서 가정 증명, 프로젝트 평가를 위한 도구 제안, 의사소통 향상 등을 위해서다.

프로그램 평가와 검토 기법

프로그램 평가와 검토 기법(program evaluation and review technique, PERT)은 의사소통의 시간을 결정하는 데 대중적으로 사용되는 도구이다. 이 도구는 최종 사건이 발생한다면 사건과 행동이 언제 발생해야 하는지를 예측하는 도식도라 할 수 있다. 그림 1-5는 종양내과 시술을 위한 새로운 외래환자 치료실을 설치하기 위한 도식도라 할 수 있다.

학습과제 1-5

프로젝트 관리를 위한 도식도 사용

자신이 현재 수행하는 프로젝트를 생각한다.

과제

맨 아래에 사건이 완성되기 위한 활동의 날짜를 삽입하고 도식도를 그린다. 거슬러 올라가서 중요한 업무와 완성 날짜를 삽입한다. 그리고 그 목표에 다다랐는지를 보기 위해 프로젝트를 통해 도식도를 참고한다.

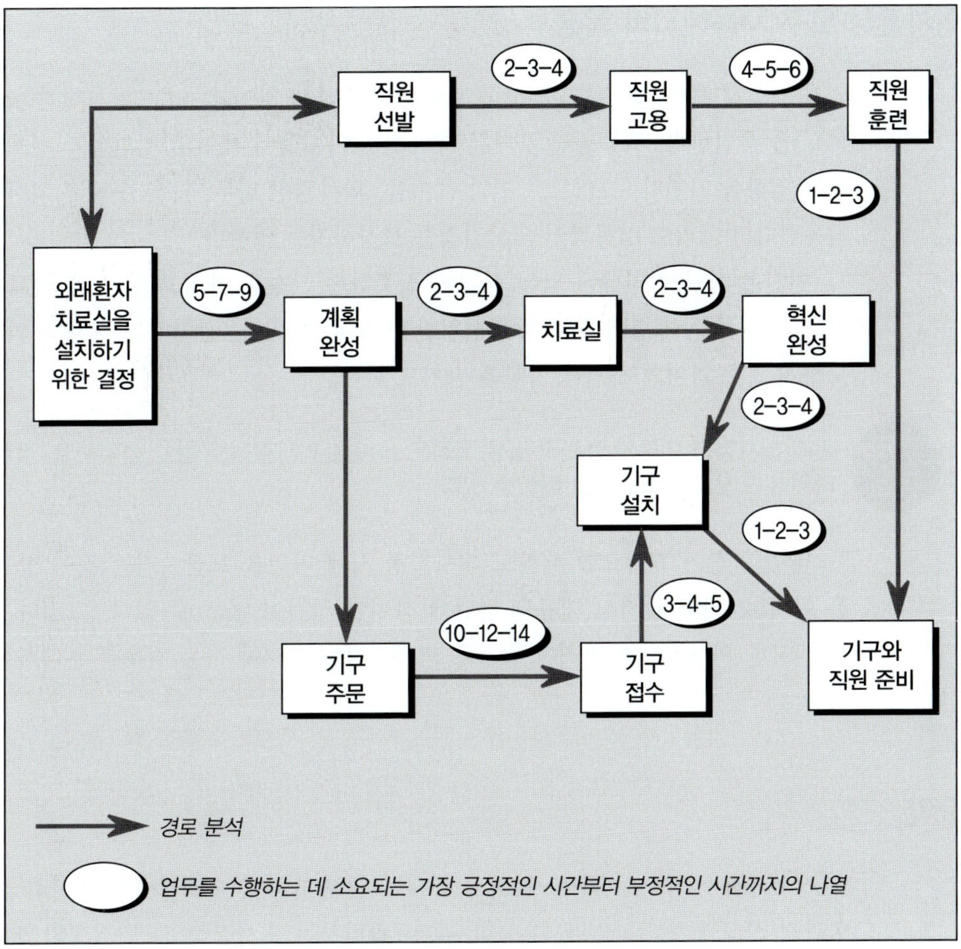

그림 1-5 PERT 흐름 도식도의 예

업무를 완성시키기 위한 시간은 긍정적인 시간, 평균 시간, 부정적인 시간에 따라 각각 소요될 수 있는 시간을 계산하여 나열한다. 중요한 경로는 한 사건이 발생하기 이전에 꼭 선행되어야 하는 것을 보여준다. 프로그램 평가와 검토 기법은 집단 내 구성원들이 특정 프로젝트를 대상으로 작업할 때 특히 도움이 된다. 도식도는 모든 사람이 문제에 대해 업데이트되도록 하며 첫 번째 문제가 발생할 때 쉽게 규명된다. 도식도는 대중적이며 개인적으로 의사결정을 할 때도 많이 사용된다.

의사결정 도구 사용에서의 함정

의사결정 시 흔한 실책은 첫인상을 토대로 결정하는 것이다. 이는 확증편견(confirmation bias)을 유발한다. 확증편견은 다른 대안이 평가되듯이 개인의 첫인상과 선호도를 확실시하는 경향을 가진다. 그러므로 결과 테이블, 의사결정 나무, 다른 수량적 의사결정 도구를 사용한다 하더라도 성공적인 의사결정을 보장하지는 않는다.

인간은 강하게 인상이 남는 사건에 집중하는 본성을 가지고 있다. 그러므로 의사결정에 영향을 주는 개념이나 편견에 선입관을 가질 수 있다. 관리자는 현재의 의사결정에 과도하게 자주 과거의 사건에 영향을 받기도 한다.

관리 의사결정 도구에 연관된 많은 함정은 올바른 의사결정 유형을 선택하고, 적절한 시기에 타인을 포함시킴으로써 감소될 수 있다.

타인의 참여가 필요할 때라도 의사결정 시에 타인을 포함시키는 것이 항상 필요한 것은 아니며, 관리자 역시 대규모 집단에 참여할 시간이 없을 수 있다. 그러나 타인의 참여가 필요한 의사결정과 관리자 스스로 의사결정을 내려야 하는 경우를 분리하는 것은 중요하다.

요약

이 장에서는 성공적인 리더–관리자가 되기 위해 요구되는 효과적인 의사결정, 문제해결, 비판적 사고를 논의하였다. 유능한 리더–관리자는 의사결정 시 민감성의 필요성을 인식하고 있다. 성공적인 의사결정자는 용기, 에너지, 창조성을 가지고 있다. 의사결정에 적절한 인재를 참여시키고 의사결정을 위한 적절한 이론적 모델을 사용하는 것이 리더십 기술이라 할 수 있다.

양질의 의사결정을 내리는 관리자가 유능한 리더라 할 수 있다. 관리자는 종합적이고 고정된 목표로 시작하여 평가 단계로 종결짓는 문제해결을 위한 종합적 · 과학적 방법을 발전시켜야 한다. 의사결정 도구는 더 효과적인 의사결정을 유도하기 위해 있다. 그러나 리더–관리자는 이러한 의사결정 도구가 절대적으로 안전하고 관리에서 인간적인 요소들을 적절하게 부합시키지 않는다는 점을 기억해야 한다. 또한 관리자는 연구 결과에 기반한 최상의 실무와 간호과학적 지식에 기초하는 의사결정을 내리도록 노력해야 한다. 그러나 질적인 의사결정과 관련된 직관적 역할을 결코 간과해서는 안 된다.

유능한 리더–관리자는 성, 개인적 가치, 개인적 경험, 선호도, 위험을 감수하려는 경향, 지배적인 뇌영역, 사고 유형이 의사결정을 내리는 데 선택된 대안에 대한 중요성을 이해한다. 의사결정을 숙고하는 비판적 사고자는 성공적인 의사결정을 방해하는 취약점에 대해 인식하며 논리적 오류와 자료수집의 함정을 피하기 위한 노력을 확대할 것이다.

관리자와 리더는 조직이 의사결정에 미치는 영향을 이해하며 조직 내에서 결정된 의사결정이 단지 최소한의 필요조건을 추구한다는 것을 이해한다. 또한 관리자는 가능한 최상의 의사결정에 도달하기 위해 적절하게 문제를 해결하고자 노력할 것이다.

핵심 개념

- 성공적인 의사결정자는 자기인식적이고 예민하며 열정적이고 창조적이며 용감하다.
- 문제해결을 위한 합리적 방법은 고정된 목표에서 시작하고 평가 과정을 통해 종결된다.
- 자연적인 의사결정은 분석과 직관이 혼합된 것이지만 패턴 인식과 경험은 시간이 제한되어 있거나 종합적인 의사결정이 가능하지 않을 때 의사결정자에게 지침을 제공한다.
- 근거기반실무는 최상의 접근 가능한 증거, 간호 전문지식, 개인, 가족, 지역사회의 가치와 선호도를 통합한다.
- 성공적인 의사결정자는 성, 개인적 경험, 가치, 선호도, 위험 감수 경향, 지배적인 뇌 영역, 사고 유형이 대안의 규명과 선택에서 중요한 요소임을 이해한다.
- 비판적 사고자는 성공적 의사결정을 방해하는 취약점을 인식하고 자료수집에서 논리적 오류의 함정을 피하고자 노력한다.
- 의사결정을 내리고 평가하는 행동은 의사결정자로서의 전문성을 더욱 증진시킨다.
- 의사결정을 위한 도구가 있으며, 종합적인 의사결정과 문제해결 모델을 사용하는 것은 시행착오를 줄이고 적절한 의사결정이 내려질 가능성을 더욱 증진시킨다.
- 좌·우뇌형과 사고 유형은 개인이 어떻게 생각하는가에 대해 어느 정도 영향을 미친다.
- 조직적인 의사결정에서 두 가지 주요 고려사항은 어떻게 권력이 의사결정에 영향을 미치는지와 관리 의사결정이 최소한의 필요조건을 충족할 것인가이다.
- 관리과학은 의사결정자가 더 바람직하고 객관적인 의사결정을 내리는 데 도움이 될 많은 의사결정 도구를 창출하였지만 모든 도구는 오류를 지니고 있으며, 많은 경우 인간적인 요소를 적절하게 고려하지 않는다.

부가적인 학습활동과 적용

학습과제 1-6

의사결정 평가

살면서 내렸던 가장 최상의 의사결정과 최악의 의사결정을 기술해 본다. 어떠한 요소들이 현명한 의사결정을 내리는 데 도움을 주었는가? 바람직하지 못한 의사결정을 내렸을 때에는 비판적 사고의 어떠한 요소에 문제가 있었는가? 자신의 의사결정 능력을 어떻게 평가하는가?

학습과제 1-7

경제적·행정적 인간

간호사가 되기 위한 의사결정에 사용된 과정을 탐구해 본다. 그 과정이 경제적 혹은 행정적 인간의 프로파일과 일치하는가?

학습과제 1-8

의사결정에서 중요한 요소 고려

당신은 간호학과 4학년이며 간호 동아리의 의장이다. 당신은 다음 연도의 임원을 선정하는 위원회에 있다. 현재 여러 임원들이 졸업할 것이며 새로운 임원 후보자들이 동아리를 위해 일하기를 원한다. 하지만 동아리 내의 동료들은 동아리에 가입한 현명한 후배 임원들을 선호하지 않는 것 같다.

과제

의사결정에서 중요한 요소들을 살펴본다. 임원 후보를 선택하는 의사결정에서 고려해야 할 가장 중요한 요인을 나열해 본다. 가장 주의해야 할 것은 무엇이고 문제해결을 위한 자료수집에는 어떻게 접근해야 하는가?

학습과제 1-9

의사결정 과정 평가

당신은 대학을 졸업한 지 3년이 지난 평간호사이다. 당신이 근무하는 병동은 간호인력이 모자라며 다른 기관에서도 많은 인력을 뽑고 있다. 또한 당신은 최근 주임 간호사로 일할 것을 권고받았다. 당신은 지역사회 간호사로서의 역할을 수행하기를 원하고 가능성이 있음을 알고 있으며, 지금이 변화를 위한 시기라는 것을 충분히 인식하고 있다. 그러면 어떠한 변화가 필요하며 어떻게 의사결정을 내릴 것인가?

과제

의사결정에서 개인적 측면과 중요한 요소를 조사해 본다. 목표, 정보수집에 필요한 자료, 의사결정 시 취약한 부분을 포함하여 계획을 수립해 보고, 각 대안의 결과를 조사해 본다. 이러한 작업을 끝내고 나서 작은 집단을 구성하여 집단의 구성원들과 의사결정 기획을 공유해 본다. 자신의 의사결정은 타인과 어떻게 비슷하며 어떻게 다른가?

학습과제 1-10

의사결정 모델 사용

당신은 문제를 해결하기 위해 문제해결이나 의사결정 모델을 사용하는가? 직관적 모델을 사용한 적이 있는가? 작년에 내렸던 중요한 의사결정을 생각해 보자. 어떠한 모델을 사용했는가?

과제

작년에 당신이 내린 의사결정이나 해결했던 문제에 대해 한 쪽 분량의 에세이를 작성해 본다. 이 과정에서 특정 모델이 당신에게 도움을 주었다면 어떠한 이론적 모델이 사용되었는지 기술하고, 당신이 의식적으로 모델을 사용했는지, 단순한 우연으로 사용했는지 생각해 본다. 문제를 해결하는 데 다른 전문가의 도움을 받았는가?

학습과제 1-11

의사결정과 위험 감수

당신은 3개월가량의 수련 기간을 마친 신입 간호사이다. 당신은 프리셉터와 함께 근무하면서 점점 독립적인 결정이 요구되는 업무를 훈련받아 왔다. 당신은 현재 다른 간호사처럼 환자간호를 분담하며 여러 주 동안 약물을 독립적으로 투여했다. 오늘 당신이 부여받은 환자들 중에는 고령자에 관상동맥질환이 있는 혼돈 상태의 환자가 있었다. 환자의 약물에는 고혈압제제, 부정맥 약물, 베타억제제 등이 포함되어 있다. 오늘 아침은 매우 바빴고, 당신은 생각을 다시 정립할 시간이 없었다.

지금은 오후 2시 30분이다. 당신은 근무를 마치고 인계 준비를 하고 있다. 담당 환자의 2시 활력징후를 확인하였을 때 환자의 혈압과 심박동수가 매우 높음을 확인하였다. 그러나 그 환자는 어떠한 불편 증상도 호소하지 않았다. 그 환자의 아침 약물을 투약하려 했을 때 환자는 목욕 중이었으며 당신에게 약물을 탁자 위에 올려놓으라고 요청하며 목욕 후에 그 약을 먹겠다고 하였다. 당신은 환자가 약물을 복용했는지 확인하기 위해 다시 돌아오겠다고 하였으나, 다른 환자 문제로 잊어버리게 되었다.

당신은 지금 그 환자의 방에 가서 환자가 그 약물을 복용했는지 확인하려 한다. 약물과 약을 먹기 위한 물컵은 원래 있던 자리에 없었으며 침대, 휴지통, 침상 옆 탁자에도 없었다. 결국 환자가 약을 복용했는지 확인할 수 없었다. 또한 당신 팀의 어느 누구도 그 환자가 약물을 복용했는지에 대해 모르고 있다.

이 시점에서 당신은 앞으로 무엇을 해야 할지 확신하지 못한다. 당신은 그 환자를 위해 좀 더 기다리지 못했던 것을 후회하고 있고 지금 아무것도 바꿀 수 있는 게 없다. 당신은 아침에 약물을 투약했다고 차트에 기록하였다. 당신은 아직 수련기간 중이고 환자가 확실하게 그 약을 복용했는지 여부를 확인할 수 없기 때문에 이러한 투약 오류를 저질렀다는 것을 보고하는 데 주저하고 있다. 수련기간은 당신이 바라던 만큼 원만하게 진행되지 않았고, 이 사건을 보고한다면 수련기간은 더욱 길어질 것이며 개인 프로필에 남는다는 것을 인지하고 있다. 환자의 주치의 역시 신경질적인 성격이고 당신이 그 환자가 처방된 약을 먹었는지에 대해 불확실성을 표현한다면 매우 흥분할 것이라는 것도 알고 있다. 말하자면 당신이 아무것도 보고하지 않는다면 어느 누구도 이 문제를 알지 못할 것이다.

그러나 당신은 환자의 안녕에 대해서는 염두에 두어야 한다는 것을 알고 있다. 환자가 만약 그 약을 복용하지 않았다고 하면 주치의는 추가 복용을 처방할 것이다. 또한 환자의 심박동수와 혈압이 두드러지게 증가할 것이며, 다음 근무시간에 더 악화될 수 있다. 환자는 약을 받으려면 저녁 9시까지 기다려야 한다.

과제

의사결정을 어떻게 진행할 것인지 결정해 본다. 종합적 문제해결 모델을 사용할 것인지, 직관적 모델을 사용할 것인지, 둘 다 사용할 것인지 결정한다. 의사결정을 내리는 데 가치체계, 선호도, 개인적 경험, 위험을 감수하려는 경향, 사고방식 등이 어떻게 영향을 미치는가?

학습과제 1-12

알 필요성 결정

당신은 간호학생이며, HIV 양성 환자이다. 당신은 현재 한 명의 파트너와 성관계를 유지하고 있다. 당신은 항바이러스제제로 인한 몇 가지 부작용이 있을 뿐 겉으로는 건강해 보인다. 당신은 보수적인 지역사회에서 추방되는 것에 대한 두려움으로 성적 취향, 과거 병력, HIV 상태에 대해 학급 동료 누구에게도 말하지 않았다.

오늘 학교에서 학생들 중 하나가 환자에게 약물을 투여하기 전에 실수로 주삿바늘에 찔렸다. 환자가 혈액으로 인한 전염성 질병에 노출되지 않았는가를 확인하기 위해 추후 검사가 이루어질 예정이다 . 당신은 오늘 저녁 처음으로 당신이 얼마나 주의해야 하는가와 관계없이 환자에게 자신의 체액을 조금이나마 전염시킬 수 있는 위험에 노출되어 있다는 것을 인식하게 되었다.

과제

무엇을 할지 결정해 본다. 당신이 학교에 HIV 상태를 알려야 할 필요가 있을까? 추후 고용인에게 알려야 할까? 환자에게 알려야 할까? 무엇이 '말할 필요성'과 '알 필요성'을 결정할까? 당신의 의사결정에서 가장 비중이 큰 목적은 무엇인가?

REFERENCES

Aloi, J. A. (2006, May 8). The power of intuition: Is your "sixth sense" a viable, reliable nursing tool? *NurseWeek (South Central), 13*(10), 47.

Beinhocker, E., Davis, I., & Mendonca, L. (2009). The 10 trends you have to watch. *Harvard Business Review*, 55–60.

Decision-making-confi dence.com (n.d.) Six step decision making process. Retrieved August 24, 2009, from *http://www.decision-making-confi dence.com/six-step-decisionmaking-process.html.*

Dictionary.com (2009). *Critical thinking. Defi nition.* Retrieved August 4, 2009, from *http://dictionary.reference. com/browse/Critical%20Thinking.*

Encarta World English Dictionary. (2009a). Decision making. Defi nition. Retrieved August 4, 2009, from *http://encarta. msn.com/dictionary_1861688906/decision-making.html.*

Encarta World English Dictionary. (2009b). *Heuristic. Definition.* Retrieved August 23, 2009, from *http://encarta. msn.com/dictionary_1861617729/heuristic.html.*

Facione, P. A. (2006). 2006 *update. Critical thinking. What it is and why it counts.* Retrieved July 13, 2006, from *http://www.insightassessment.com/pdf_ fi les/what&why2006.pdf.*

Klein, G. (2008). Naturalistic decision making. *Human Factors, 50*, 456 - 460.

Lunney, M. (2008, October-December). Current knowledge related to intelligence and thinking with implications for the development and use of case studies. *International Journal of Nursing Terminologies & Classifi cations, 19*(4), 158–162.

Ozturk, C., Muslu, G., & Dicle, A. (2008, July). A comparison of problem-based and traditional education on nursing students' critical thinking dispositions. *Nurse Education Today, 28*(5), 627–632.

Patterson, R., Pierce, B., Fournier, L., Winterbottom, M., & Tripp, L. (2009) *Modeling the dynamics of recognitionprimed decision making.* Proceedings of NDM9, the 9th International Conference on Naturalistic Decision Making, London, UK, June 2009. Published by the British Computer Society. Retrieved August 24, 2009, from *http://www.bcs.org/upload/pdf/ewic_ndm09_s1paper12.pdf.*

Prevost, S., & Salyer, S. (2010). Evidence-based best practices. In C. Huston (Ed.), *Professional issues in nursing.* 2nd Edition. Philadelphia, PA: Lippincott Williams & Wilkins.

Rigby, D. K., Gruver, K., & Allen, J. (2009, July/August). Innovation in turbulent times. *Harvard Business Review*, 79–86.

Saint-Amand, A. (2008, February 6). *Building an expert exchange. Networks in decision-making.* O'Reilly Media, Inc. Retrieved April 14, 2008, from *http://en.oreilly.com/money2008/public/schedule/detail/2187.*

Sanz de Acedo Lizarraga, M. L., Sanz de Acedo Baquedanol, M. T., & Cardelle-Elawar, M. (2007). Factors that affect decision making: Gender and age differences. *International Journal of Psychology and Psychological Therapy, 7*(3), 381–391.

Scheirer, M. A. (2009, March/April). *Using logic models for project evaluation & improvement.* MeHAF Integration Initiative. Grantee Web Seminar. Retrieved August 24, 2009, from *http://www.mehaf.org/pictures/RFPs/Logic-Models-Web-Seminar-2009-Revised-3-20-Final.pdf.*

Schiavenato, M. (2009). Reevaluating simulation in nursing education: Beyond the human patient simulator. *Journal of Nursing Education, 48*(7), 388–394.

Sigma Theta Tau International. Position statement on evidence-based practice: February 2007. (2008). *Worldviews on Evidence-Based Nursing, 5*(2), 57–59.

Simon, H. A. (1965). *The shape of automation for man and management.* New York, NY: Harper Textbooks.

Tanner, C. (2009). Editorial. The case for cases: A pedagogy for developing habits of thought. *Journal of Nursing Education, 48*(6), 299–300.

Ward, K. (2009). *Find your inner voice: Using instinct and intuition through the body-mind connection. Franklin Lakes, NJ. Career Press, Inc.*

12 Manage: The Executive Fast Track. (2009). *Whole brain model (Herrmann).* Retrieved August 26, 2009, from *http://www.12manage.com/methods_herrmann_whole_ brain.html.*

BIBLIOGRAPHY

Baxter, P., & Boblin, S. (2008, August). Decision making by baccalaureate nursing students in the clinical setting. *Journal of Nursing Education, 47*(8), 345–350.

Beagan, B., & Ells, C. (2009). Values that matter, barriers that interfere: The struggle of Canadian nurses to enact their values. *Canadian Journal of Nursing Research, 41*(1), 86–107.

Boblin, S., Baxter, P., Alvarado, K., Baumann, A., & Akhtar-Danesh, N. (2008). Registered nurses and licensed/registered practical nurses: A description and comparison of their decision-making process. *Canadian Journal of Nursing Leadership, 21*(4), 56–72.

Cramp, D., & Carson, E. (2009, May). Systems thinking, complexity and managerial decision-making: An analytical review. *Health Services Management Research, 22*(2), 71–80.

Forneris, S., & Peden-McAlpine, C. (2009). Creating context for critical thinking in practice: The role of the preceptor. *Journal of Advanced Nursing, 65*(8), 1715–1724.

Gigerenzer, G. (2008). Why heuristics work. *Perspectives on Psychological Science, 3*(1), 20-29.

Gillespi, M., & Peterson, B. (2009, May). Helping novice nurses make effective clinical decisions: The situated clinical decision-making framework. *Nursing Education Perspectives, 30*(3), 164–170.

Göransson, K., Ehnfors, M., Fonteyn, M., & Ehrenberg, A. (2008, January). Thinking strategies used by registered nurses during emergency department triage. *Journal of Advanced Nursing, 61*(2), 163-172.

Horton-Deutsch, S., & Sherwood, G. (2008, November). Refl ection: An educational strategy to develop emotionally-competent nurse leaders. *Journal of Nursing Management, 16*(8), 946–954.

Moser, A., Houtepen, R., van der Bruggen, H., Spreeuwenberg, C., & Widdershoven, G. (2009, March). Autonomous decision making and moral capacities. *Nursing Ethics, 16*(2), 203–218.

Nyatanga, B., & De Vocht, H. (2008, October). Intuition in clinical decision-making: A psychological penumbra. *International Journal of Palliative Nursing, 14*(10), 492–496.

O'Connor, A., Bennett, C., Stacey, D., Barry, M., Col, N., Eden, K., et al. (2009). Decision aids for people facing health treatment or screening decisions. *Cochrane Database of Systematic Reviews,* (3), Retrieved from CINAHL Plus with Full Text database.

Oetjen, R., Oetjen, D., & Rotarius, T. (2008, January-March). Administrative decision making: A stepwise method. *Health Care Manager, 27*(1), 4–12.

Pretz, J. E. (2008, April). Intuition versus analysis: Strategy and experience in complex everyday problem solving. *Memory & Cognition, 36*(3), 554–566.

Randell, R., Mitchell, N., Thompson, C., McCaughan, D., & Dowding, D. (2009, March). Supporting nurse decision making in primary care: Exploring use of and attitude to decision tools. *Health Informatics Journal, 15*(1), 5–16.

Rogal, S., & Snider, P. (2008, May). Rethinking the lecture: The application of problem based learning methods to atypical contexts. *Nurse Education in Practice, 8*(3), 213–219.

Ries, A., & Ries, L. (2009). *War in the boardroom: Why leftbrain management and right-brain marketing don's see eye-to-eye- and what to do about it.* New York, NY: Collins Business (Harper Collins Publisher).

Rycroft-Malone, J., Fontenla, M., Seers, K., & Bick, D.

(2009, May 15). Protocol-based care: The standardisation of decision-making? *Journal of Clinical Nursing, 18*(10), 1490–1500.

The Open University. Making good decisions: Part 1. (February 2008). *Nursing Management—UK, 14*(9), 32–34.

The Open University. Making good decisions: Part 2. (March 2008). *Nursing Management—UK,* 14(10), 34–35.

Weber, E., & Johnson, E. (2009). Mindful judgment and decision making. *Annual Review of Psychology, 60,* 53–85.

Wong, F., Cheung, S., Chung, L., Chan, K., Chan, A., To, T., et al. (2008, November). Framework for adopting a problem-based learning approach in a simulated clinical setting. *Journal of Nursing Education, 47*(11), 508–514.

Yuan, H., Williams, B. A., & Fan, L. (2008, August). A systematic review of selected evidence on developing nursing students' critical thinking through problem-based learning. *Nurse Education Today, 28*(6), 657–663.

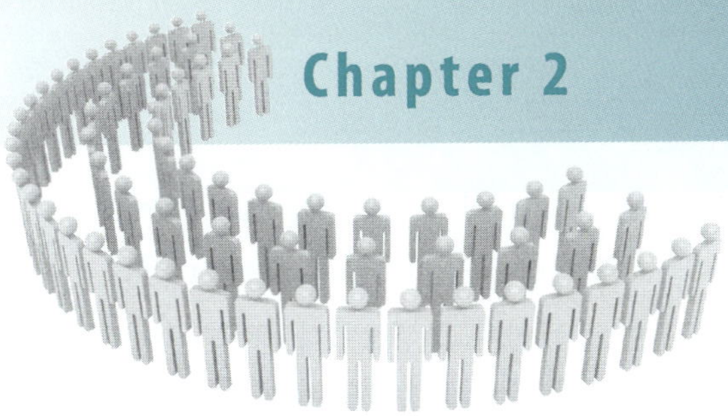

Chapter 2

리더십과 관리에 관한 고전적 견해

Classical Views of Leadership and Management

관리는 성공의 사다리를 오르는 데 효율적이다.
리더십은 그 사다리가 벽에 올바르게 놓여 있는지를 결정한다.

- Stephen R. Covey

어떠한 행정가도 부하직원이 강인하고 효과적으로 일하기 때문에 고통을 받지는 않는다.

- Peter Drucker

학습목표

- 변화하는 사회와 관련하여 관리 이론의 진화를 논의한다.
- 관리 이론가들과 그들의 적절한 이론적 기여도를 상호 연관시킨다.
- 헬스케어 관리자에게 있어 통합적 관리 기술의 필요성을 논의한다.
- 관리 과정의 요소를 정의한다.
- 리더십 역할과 관리 기능을 구별한다.
- 리더십 유형을 규명하고 각 유형이 어떠한 상황에서 적절하게 사용될 수 있는지 논의한다.
- 대인관계적, 변혁적 리더십 이론의 차이점을 기술한다.
- 리더십 이론의 역사적 발전을 분석한다.
- 권위적 · 민주적 · 방임적 리더십 유형을 구별한다.
- 리더십 이론에 기초하여 리더와 팔로워들 간의 관계에 영향을 미치는 요소를 규명한다.
- 상황적 이론에서 제시되는 변인을 기술한다.

리더십과 관리의 관계는 몇 가지 쟁점을 지속적으로 제기한다. 일부에서는 리더십이 관리의 여러 기능 중 하나라고 인식하는 반면, 다른 사람들은 리더십이 관리보다 더 복잡한 기술을 요하고 관리는 리더십의 한 가지 역할에 불과하다고 생각한다. 관리는 시간, 비용, 급여, 초과 근무 시간, 병가 사용, 재고, 공급 등의 통제에 초점을 두는 반면, 리더십은 노동력의 효과를 극대화함으로써 생산성을 증진시키는 데 초점을 둔다.

그러나 만약 관리자가 지침을 제공하고 지시하며 동기를 부여하는 반면, 리더는 타인들에게 권한을 부여한다면 모든 관리자는 리더가 되어야 한다고 말할 수 있다. 유사하게 관리가 없는 리더십은 혼란을 야기하며 조직적 · 개인적 행정업무에 실패를 초래한다. 따라서 관리를 할 수 없지만 리더의 위치에 있는 사람과 리더로서의 역할을 할 수 없지만 관리자 역할을 하는 사람의 개인차를 인식하고 있어야 한다. 이 장에서는 먼저 관리와 리더십을 구분하여 설명할 것이며, 각 이론이 어떻게 발전해 왔고 현대적 리더십과 관리는 어떻게 밀접하게 상호 관련되어 있는지 살펴볼 것이다.

관리자

엔카르타 영어 사전(2009)에서는 관리에 대해 '어떠한 것을 성공적으로 다루거나 통제하는 행위' 혹은 '자원과 같은 것을 기술적으로 다루거나 사용하는 것'이라 정의하였다. 이 두 가지 정의는 관리는 자원의 발전과 조작을 통해 조직, 특히 사업의 모든 혹은 일부를 주도하고 지시하는 과정이라는 것을 함축한다. 행위, 방식, 관리하고 다루는 실전, 감독 혹은 통제는 관리의 다른 진술이라 할 수 있다. 관리자는 전형적으로 다음과 같은 특성을 지닌다.

- 공식적 조직 내에서 할당된 지위가 있다.
- 위임된 권한에 의해 그 지위에 수반하는 합법적 권력을 가진다.
- 특정한 기능, 역할, 책임을 수행하도록 기대된다.
- 통제, 의사결정, 분석, 성과를 강조한다.
- 조직적 목표를 달성하기 위해 사람, 환경, 자본, 시간, 다른 자원들을 조정한다.
- 리더에 비해 합리성과 통제를 위한 공식적 책임을 더 가지고 있다.
- 적극적인 직원과 그렇지 않은 직원 모두에게 지시한다.

관리는 자원의 개발과 조정을 통해 조직의 전체 혹은 일부를 주도하고 지시하는 과정이다.

리더

리더라는 용어는 1300년대 이래로 사용되어 왔지만 리더십은 19세기 초반에서야 알려지기 시작하였다. 리더십은 영어 단어에서 새로 도입된 용어이지만 많은 의미를 내포하고 있다. Chapin(1924)은 리더십에 대한 기술적 정의로 '집단 협동을 위한 양극화 지점'이라 진술하였고 Ward(2009)는 '공통된 목적의 달성을 향해 사람들을 동기화하는 예술'이라 정의했듯이 리더십의 전체적 과정을 포괄하는 데 충분한 단일 정의는 없다.

그러나 리더라는 단어를 조사하는 것은 리더가 주도한다는 것을 인식하는 것이다. 더 단순하게 말하면 리더는 행동에 영감을 불어넣고 감독을 수행하는 사람이다. 리더는 집단 내에서 자신의 성격과 다른 사람들로 하여금 자신의 방향대로 따라주기를 원하는, 기술과의 조합 과정을 겪는 사람이라 할 수 있다(Ward, 2009).

리더는 현 상태에 대해 정면으로 나서고 앞으로 전진하며 위험을 감수하고 도전하는 사람이다.

직업 명칭만이 사람을 리더로 만들지 않는다. 그 사람의 행동이 그가 리더십의 지위를 가지고 있는지를 결정한다. 관리자는 업무를 수행하면서 책임을 가지고 어떠한 결과를 유도하고 목표를 성취한다. 리더는 조직원들에게 영향을 미치고 방향, 의견, 행동 과정 등을 제시하는 사람이다. 보기 2-1은 리더십 역할을 부분적으로 나열한 것이다.

리더의 다른 특성은 다음과 같다.

- 리더는 위임된 권한을 가지고 있지 않지만 영향력과 같은 다른 수단을 통해 권한을 가진다.
- 리더는 관리자에 비해 역할이 더 광범위하다.
- 리더는 공식적 조직의 부분일 수도 있고 아닐 수도 있다.
- 리더는 집단 과정, 정보수집, 피드백, 임파워먼트에 초점을 두고 있다.

보기 2-1 리더십 역할

의사결정자	코치	예측가
의사소통가	상담가	영향인
평가자	선생님	창조적 문제해결자
촉진자	비판적 사고자	변화 주도자
위험 감수자	완충자	외교가
멘토	지지자	역할모델
에너자이저	비전 제시자	혁신가

- 리더는 상호적 관계를 강조한다.
- 리더는 적극적으로 팔로워를 지도한다.
- 리더는 조직의 목표를 반영하거나 그렇지 않은 목표를 가지고 있다.

학습과제 2-1

리더십 역할 및 관리 기능

소규모 혹은 대규모 집단에서 관리와 리더십에 대한 견해를 논해 본다. 이 두 가지가 서로 비슷하다고 생각하는가? 아니면 다르다고 생각하는가? 만약 다르다고 생각한다면 이 두 가지가 간호의 미래에 있어 동일하게 중요하다고 생각하는가? 이 두 가지 중 어느 것이 더 중요하다고 생각하는가? 초보 관리자는 중요한 관리 기능을 어떻게 배울 것이며 리더십 기술을 어떻게 발전시킬 것인가?

리더십은 관리에 비해 더 역동적이지만, 리더는 팔로워에게 불이익을 유발하게 하는 실수를 저지를 수 있다. 예를 들면 Zenger와 Folkman(2009)은 450개의 포춘지에 실린 500명의 행정가로부터 360도 피드백을 사용하여 리더로서의 역할에 지장을 주는 10가지 실수를 규명하였다(보기 2-2). 이러한 실수들은 명백한 것이지만 역량이 부족한 리더들은 자신이 이러한 행동을 보이고 있는지를 인식하지 못한다.

보기 2-2 10가지 리더십 실수

1. 에너지와 열정의 부재
2. 평균 수준 혹은 그보다 못한 역할 수행
3. 명확한 비전과 방향의 부재
4. 서툰 판단력
5. 협동성의 부재
6. 말한 것을 실천하지 않음
7. 새로운 생각에 저항함
8. 실수로부터 배우지 못함
9. 상호 대인관계 기술의 부재
10. 타인을 발전시키지 못함

출처: Zenger, J., & Folkman, J. (2009). Ten fatal fl aws that derail leaders. Harvard Business Review, 18.

관리 이론의 역사적 발전

간호와 같은 관리 과학은 경영학, 심리학, 사회학, 인류학과 같은 여러 학문의 기초로부터 이론을 발전시켰다. 조직이 복잡하고 다양하기 때문에 무엇이 성공적인 관리인지, 그것이 어떻게 이루어져야 하는지에 대한 이론가들의 견해는 지난 100년 동안 지속적으로 변화하였다.

이론가들의 견해는 무엇이 성공적인 관리인지, 그것이 어떻게 이루어져야 하는지에 대해 지난 100년 동안 지속적으로 변화해 왔다.

과학적 관리(1900~1930)

과학적 관리의 아버지인 Frederick W. Taylor는 1800년대 후반 펜실베이니아의 Midvale과 Bethlehem 철강 공장의 기계 엔지니어였다. 소위 직원들의 '체계적인 군대생활'(최소한의 업무를 하면서 최소한의 기준만을 성취함)에 불만을 가진 그는 업무를 성취하기 위한 가장 이상적인 방법을 배운다면 생산성은 더욱 증가할 것이라는 가정을 내리게 된다. 그는 이러한 방법을 그의 동료인 Loius Brandeis가 만든 용어를 빌려 과학적 관리라 명명하였다. 다음은 Taylor에 의해 제시된 4가지 중요한 과학적 관리의 원칙을 나열한 것이다.

1. 조직 업무에 있어 전통적 경험에 의한 법칙은 과학적 방법으로 대체되어야 한다. 즉, 업무는 시간과 동작에 관한 연구와 숙련된 근로자의 전문성을 통해 시간과 에너지의 효율성을 촉진하기 위해 과학적으로 고안될 수 있다.
2. 과학적 인력 시스템이 형성되어 과학적 역량과 능력에 기초하여 근로자들을 고용 · 훈련 · 승진시킬 수 있다. Taylor는 각 근로자의 능력과 한계가 규명될 수 있고, 따라서 근로자들이 가장 적합한 업무를 부여받을 수 있다고 생각하였다.
3. 근로자들은 그들이 어떻게 조직에 부합하고 전반적인 조직 생산성에 기여하는가를 볼 수 있어야 한다. 이는 조직적 미션의 공통적인 목표와 배분을 제공한다. Taylor가 생각한 한 가지 방법은 성취된 업무의 보상으로 재정적 인센티브를 제공하는 것이다. Taylor는 인간은 단지 돈에 의해서만 동기화되기 때문에 경제적 동물이라 보았다. 따라서 근로자들은 그들의 시간당 급여보다 생산 수준에 따라 보상받아야 한다.
4. 관리자와 근로자와의 관계는 협력적이고 상호의존적이어야 하며 업무는 서로 동일하게 분배되어야 한다. 그러나 그들의 역할은 같지 않다. 관리자의 역할은 스스로 기능적인 감독자라고 지칭하듯이 계획하고 준비하고 감독하는 것이며, 근로자의 역할은 업무를 수행하는 것이다.

과학적 관리의 결과는 무엇일까? 생산성과 이익은 급격하게 증가하였다. 조직은 산업혁명의 에너지를 이용하는 합리적 수단을 이용하게 되었다. 일부 전문가들은 Taylor에 의해 휴머니즘이 상실되었고 그의 과학적 원리는 근로자와 노동조합의 최상의 관심이 아니라고 주장하였다. 그러나 Taylor가 시대에 맞게 업무를 하였다는 것을 기억하는 것은 중요하다. 산업혁명 동안 자유방임 경제체제 하에서 노동자와 관리자에게 금전적 보상이 적당하게 주어진다면 이들은 업무에 대해 만족할 것이고 생산성이 증가할 것이라 믿었다. 미국에서 인건비가 상승함에 따라 많은 기관에서는 과학적 관리에 대해 업무가 보다 효율적으로 수행되도록 전통적 업무 방식의 새로운 방법론을 생각할 필요가 있다고 여겼다.

학습과제 2-2

효율성을 위한 전략

소규모 집단을 통해 건강기관에서 수행하고 있는 일상 업무 중 비효율적인 업무라 생각하는 것에 대해 논해본다. 이러한 일상 업무나 업무 수행에 포함되는 시간 혹은 동작이 간호의 질에 위협을 가하지 않으면서 효율성을 향상시킬 수 있는가? 간호사들이 더욱 효율적으로 업무를 수행할 수 있는 방법을 나열해 본다. 단지 간호 시술이나 일상 업무에만 국한하지 말고 간호 업무 영역이 다른 부서나 업무에 미치는 영향이 간호사가 효율적으로 업무를 수행하는 데 방해되지 않는지 조사해 보고, 다른 동료와도 의견을 교환해 본다.

Taylor가 근로자 업무에 대해 연구하는 동안 독일의 사회학자인 Max Weber는 대규모 조직을 대상으로 어떠한 요소들이 근로자들을 더욱 효율적으로 만드는지를 연구하였다. Weber는 법적이고 공식적인 권한과 다양한 지위에서의 인력을 위한 일관된 규칙의 필요성을 인식하였다. 또한 조직을 형성하기 위해 관료제라는 제도를 도입하였다. 그는 기관의 효율성을 증진하기 위해 기관 내 구조, 규칙을 제공할 필요성으로 그가 인식하는 바를 1922년 '관료제'라는 이름으로 명명하였다.

관리 기능(1925)

Henri Fayol(1925)은 관리 기능인 기획, 조직, 명령, 조정, 통제에 대해 가장 처음 규명하였다. Luther Gulick(1937)은 Fayol의 관리 기능 이론을 더욱 확장하여 관리를 위한 7가지 활동을 소개하였다(기획, 조직, 인력관리, 지휘, 통제, 보고, 예산). 이들은 앞 글자의 철자를 따서 POSDCORB로 명명된다. 과정은 종종 변형되지만(관리 기능으로서 인력을 포함하거나 요소들을 변경함으로써) 이들의 기능이나 활동은 거의 변화하지 않는다. 결국 이론가들은 이러한 기능을 관리 과정으로 일컫게 되었다.

그림 2-1에 제시된 바와 같이 관리 과정은 이 책을 구성하는 틀이기도 하다. 아래에 관리 과정 각 단계의 다섯 가지 기능에 대해 간략하게 기술하였다.

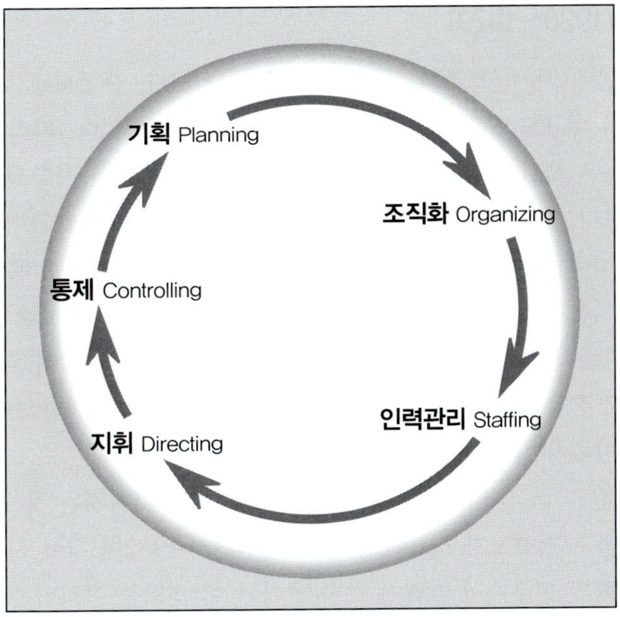

그림 2–1 관리 과정

1. 기획은 철학, 목표, 목적, 정책, 시술, 규칙을 포함한다. 단기 혹은 장기 계획을 실행하고, 행동의 재정적 과정을 결정하며, 계획된 변화를 관리한다.
2. 조직은 계획을 수립하기 위한 구조를 형성하고 가장 적절한 환자간호 전달 모형을 결정하며 단위 목표를 충족시키기 위한 활동을 집단화하는 것이다. 다른 기능들은 조직의 구조 내에서 근무하며 권력과 권한을 이해하고 적절하게 사용하는 것을 포함한다.
3. 인력관리는 인력의 채용, 인터뷰, 고용, 오리엔테이션 과정을 포함한다. 계획표와 인력개발, 근무자의 사회화, 팀 구축 역시 인력관리에 포함된다.
4. 지휘는 종종 여러 인력 기능을 포함한다. 그러나 이 기능은 동기화, 갈등 조절, 위임, 의사소통, 협력의 촉진화 등과 같은 인력관리 책임을 수반한다.
5. 통제 기능은 성과 평가, 재정 책임성, 법적 · 윤리적 통제, 전문적 · 직업적 통제 등을 포함한다.

인간관계 관리(1930~1970)

1920년대에는 근로자의 불만이 점차 증가되었다. 산업혁명으로 인해 수많은 비숙련 기술자들이 대규모 공장에서 특정 업무를 수행하게 되었다. 따라서 관리 과학자들과 조직 이론가들은 생산에서 근로자 만족도의 역할을 살펴보기 시작했다. 이러한 인간관계 시대는 기계보다는 인간에 더 초점을 두었고 참여와 인간적 관리의 개념을 더욱 발전시켰다.

Mary Parker Follet(1926)은 오늘날 참여적 의사결정 혹은 참여적 관리라 불리는 이론의 기본적 토대를 제시한 이론가 중 한 사람이었다. Follet의 저서인 『명령의 기부』에서 관리자는 근로자에게 권한을 행사하기보다는 권한을 같이 나누어야 한다고 주장하였다. 따라서 궁극적인 해결책은 한쪽이 다른 쪽에 주도적인 권력을 행사하는 것이 아닌 양쪽을 모두 만족시킨다는 것이다.

인간관계 시대에는 관료제의 주요 단점이라 여겨지는 것(인간적 요소를 포함하지 못한 것)들을 교정하고자 시도하였다. 1927년에서 1932년 사이 시카고 근처 서부 전자 회사에서 수행된 연구에서 알려진 호손 효과는 이 변화를 유도하는 데 주도적 역할을 수행하였다. Elton Mayo와 그의 하버드 동료들에 의해 수행된 이 연구에서는 공장에서의 조명 수준과 생산성 간의 관계를 살펴보고자 시도하였다.

Mayo와 그의 동료들은 근로자에게 특별한 관리가 주어졌을 때 환경적 근무 조건과 상관없이 생산성이 더욱 증가되는 것을 확인하였다. 이러한 호손 효과는 사람들이 자신이 연구 대상이 되고 있다는 사실에 반응을 보이며, 그들이 남들에게 보이는 행위에 더욱 주의를 기울이게 된다는 사실도 시사하고 있다. Mayo(1953)는 비공식적인 근무 집단과 사회적으로 비공식적 근무 환경은 생산성을 결정하는 요인이 되며, 더욱 많은 근로자가 의사결정에 참여해야 할 필요가 있다고 주장하였다.

Douglas McGregor(1960)는 이러한 주장에 대해 근로자에 대한 관리자의 태도가 직접적으로 근로자의 만족도와 연관된다는 것을 이론화함으로써 더욱 강화하였다. 그는 이를 X이론, Y이론으로 명명하였다. X이론 관리자들은 기본적으로 근로자들이 게으르고 지속적인 감시와 지시를 요구하며 조직적 요구에 무관심하다고 생각하는 반면, Y이론 관리자들은 근로자들이 자신의 업무에 대해 만족해하고 스스로 동기화되며 개인적 · 조직적 목표를 충족하기 위해 업무를 열심히 한다고 생각하였다.

Chris Argyris(1964)는 관리적 주도는 근로자로 하여금 사기를 잃게 하고 수동적으로 만든다고 주장함으로써 McGregor와 Mayo의 이론을 지지하였다. 그는 자존감과 독립적 요구가 충족되지 않는다면 근로자들은 사기를 잃고 문제를 야기하며, 결국 조직을 이탈하게 된다고 주장하였다. 그는 조직 내에서의 유연성의 필요성과 의사결정에서 근로자 참여의 중요성을 강조하였다.

표 2-1 관리 이론 발전과정(1900~1970)

이론가	이론
Taylor	과학적 관리
Weber	관료적 조직
Fayol	관리 기능
Gulick	관리의 행동
Follet	참여적 관리
Mayo	호손 효과
McGregor	X이론와 Y이론
Argyris	근로자의 참여

관리 과학에서의 인간관계 시대는 근로자에 대한 연구에 많은 흥미를 불러일으켰다. 많은 사회학자들과 심리학자들이 이 연구에 도전하였으며 관리 이론에서의 연구 결과는 18장에 제시할 근로자의 동기화에 대한 이해도를 증진시켰다. 표 2-1은 1970년까지 관리 이론의 변화를 요약한 것이다. 1960년대 후반에 사람들은 점차 인간관계 접근법에 대해 문제가 있음을 알게 되었다. 대부분의 근로자들이 관료적 환경에서 근무하기 때문에 관리에서 참여적 접근을 적용하는 것이 어렵다는 것을 확인하게 되었다. 인간관계 접근법은 시간이 많이 소요되며, 이 이론의 적용을 통해서는 조직의 목표에 도달하기 어렵다. 또한 모든 근로자들이 덜 구조화된 업무 환경을 선호하지 않는 것으로 나타났다. 이것은 이전에 비해 관리와 리더십이 얽히게 되는 필요성에 대한 인식을 더욱 불러일으켰다.

리더십 이론의 역사적 발전

강력한 관리 기술은 강력한 리더십 기술에 비해 역사적으로 더 많은 가치를 인정받았기 때문에 리더십의 과학적 연구는 20세기에 들어서야 시작되었다. 초기 근무자들은 리더의 특징 혹은 행동과 같은 리더십의 더욱 광범위한 개념화에 초점을 두었다. 현대의 연구는 조직적 문화에서 타인에게 영향을 주는 과정과 리더와 팔로워 간의 상호관계에 더욱 초점을 두게 되었다. 리더십에 대한 새로운 견해를 더욱 잘 이해하기 위해 리더십 이론이 지난 세기 동안 어떻게 발전해 왔는가를 살펴볼 필요가 있다.

관리 이론과 마찬가지로 리더십 이론은 역동적이다. 리더십은 시간이 지나면서 지속적으로 변화한다.

위인이론 혹은 특성이론(1900~1940)

위인이론 혹은 특성이론은 1940년대 중반까지 대부분의 리더십 연구의 근간을 이루었다. 아리스토텔레스의 철학에서 비롯된 위인이론은 주도적인 성향을 가진 사람과 타인에 의해 주도되는 사람 모두 타고난 것이라고 주장한다. 이 이론은 또한 상황이 요구된다면 위대한 리더가 도래할 것이라고 제안한다.

특성이론에 따르면 특정 사람은 다른 사람에 비해 더 나은 리더가 될 선천적 특성이나 성격을 타고났다고 한다. 위대한 리더를 특징짓는 성격을 결정하기 위해 연구자는 역사적으로 특별한 인물의 삶을 연구하였다. 팔로워의 영향이나 상황이 미치는 영향은 간과되었다. 특성이론은 명백한 단점(리더십 역할에서 타인이나 상황에 대한 무시)에도 불구하고 연구할 만한 가치가 있다. 보기 2-3에 제시한 것처럼 특성이론에서 규명된 여러 특성이 오늘날 성공적인 리더를 기술하는 데 쓰이기도 한다.

이 이론을 반대하는 사람들은 리더십 기술은 타고난 것이 아니라 시간에 따라 발전될 수 있다고 주장한다. 그러나 Avolio, Walumbwa와 Weber(2009)는 지난 세기 동안 리더십 기술이 실제로 발전될 수 있는지에 대한 연구 결과는 매우 미비하다고 진술하였다. 최근 메타 분석에 따르면 201개 리더십 연구의 1/3만이 리더십 기술을 발전시키는 내용이라고 하였다.

학습과제 2-3

효과적인 리더십

효과적인 리더가 지니고 있다고 생각되는 특성을 나열해 본다. 당신은 이 중 어떠한 특성을 가지고 있는가? 당신은 리더십 기술이 타고난다고 생각하는가? 아니면 시간이 지나면서 의식적으로 발전된다고 생각하는가? 만약 그렇다면 어떻게 발전하는가?

보기 2-3 리더십과 관련된 특성

지능이 높음	상황에 적응할 수 있음	능력 있음
지식이 많음	창조적	협동심
판단력	대인관계 기술	의사결정에 확고함
깨어 있음	센스 있음	언변의 유창함
자신감	외교적 능력	정서적 지능
개인적 통합성	신망	독립적
정서적 균형과 통제	사회적 참여	개인적
위험 감수	카리스마	협동을 이끌어냄

행동이론(1940~1980)

인간관계 시대 동안 관리를 연구한 많은 행위적 · 사회적 과학자들은 리더십에 대해서도 연구하였다. 예를 들면 McGregor(1960)의 이론은 관리 과학에서와 같이 리더십 연구에 많은 영향을 주었다. 리더십 이론이 발전함에 따라 연구자들은 리더가 어떠한 특성을 가지고 있는지에 대한 연구에서 벗어나 리더십의 유형에 더 초점을 두게 되었다.

Lewin(1951), White와 Lippitt(1960)가 리더십 유형을 공통적으로 분류하면서 더욱 발전되었으며, 나중에 이러한 유형은 권위적 · 민주적 · 자유방임적으로 분류 되었다.

권위적 리더는 다음의 행동 양상을 보인다.

- 업무 집단에 대해 강한 통제를 유지한다.
- 구성원은 강제적으로 동기화된다.
- 구성원은 명령에 의해 지시된다.
- 의사소통은 위에서 아래로 진행된다.
- 의사결정에 타인을 포함하지 않는다.
- 지위에서의 차이점에 초점을 둔다('나'와 '너').
- 비판은 처벌적이다.

권위적 리더는 예측 가능하고 실패를 줄이는 잘 정돈된 집단 행동을 유발하며 구성원들에게 안정감을 주기도 한다. 생산성은 매우 높지만 창조성, 동기, 자율성은 저하된다. 권위적 리더십은 군대와 같은 매우 큰 관료적 조직에서 흔히 볼 수 있다.

또한 Amar, Hentrich와 Hlupic(2009)은 혼란스러운 시대에 리더는 효율성을 증진시키고 통제력을 강화하기 위해 더욱 권위적이 된다고 하였다. 그러나 권위를 버리고 근로자에게 더욱 많은 자율성을 부여하는 리더는 위기 상황에서도 혁신과 성공을 증진시킨다고 주장하였다. 근로자가 극도의 권위와 감시로 제한되어 있으면 조직이 기회를 상실하고 시장 요구에 반응하지 못하기 때문이다.

민주적 리더는 다음의 행동 양상을 보인다.

- 통제는 적게 유지된다.
- 경제적 보상, 자아에 대한 보상이 동기화에 이용된다.
- 제안과 지침에 의해 지도한다.
- 의사소통은 위아래 양 방향으로 진행된다.
- 의사결정에 타인을 포함한다.
- '나'나 '너'보다는 '우리'에 더욱 초점을 둔다.
- 비판은 건설적이다.

민주적 리더십은 확대된 기간 동안 함께 일하는 근로자들에게 적합하며, 근로자의 개인적인 성장과 자율성을 촉진한다. 이러한 유형의 리더십은 집단 간에 협동과 조정이 필요할 때 특히 효과적이다. 그러나 연구 결과에 따르면 민주적 리더십은 권위적 리더십에 비해 양적으로 덜 효율적인 것으로 나타났다.

민주적 리더십에서는 많은 사람들이 상담을 받기 때문에 더 많은 시간이 소요되며, 빠른 의사결정을 원하는 경우 불만을 초래할 수 있다.

자유방임 리더는 다음의 행동 양상을 보인다.

- 통제가 매우 적거나 거의 없으며 수동적이다.
- 집단이나 개인에 의해 요청되었을 때 지지체계에 의해 동기화된다.
- 지도가 매우 적거나 거의 없다.
- 집단 구성원 간에 상·하향 의사소통 방법 모두를 사용한다.
- 집단을 통해 의사결정이 분산된다.
- 집단에 더 초점을 둔다.
- 비판을 하지 않는다.

리더십에 특별한 방향이 없기 때문에 자유방임 유형은 불만스러울 수 있다. 즉, 집단의 무관심과 무반응이 야기된다. 그러나 모든 집단 구성원은 매우 동기화되고 자기주도적이기 때문에 이 리더십 유형은 더 많은 창조성과 생산성을 유발한다. 자유방임 유형은 문제가 미비하게 규명되었거나 대안을 생성하기 위한 브레인스토밍이 요구될 때 적합하다.

개인의 리더십 유형은 업무 집단의 분위기와 결과에 많은 영향을 준다.

학습과제 2-4

당신의 리더십 유형은 무엇인가?

당신에게 주도적인 리더십 유형을 정의해 본다. 같이 근무하는 동료에게 당신이 어떠한 리더십 유형을 가장 많이 사용하는지 솔직하게 대답하도록 요청해 본다. 어떠한 리더십 유형이 가장 효과적인가? 당신의 현재 혹은 이전의 관리자는 어떠한 리더십 유형을 나타냈는가?

이론가들은 리더들이 주도적인 리더십 유형을 가지고 있고 그것을 지속적으로 사용하고 있다고 믿고 있었다. 그러나 1940년대 후반에서 50년대 초반에 이론가들은 대부분의 리더들이 특정 리더십 유형에 완전히 일치되기보다는 위의 세 가지 유형의 연속선상의 한 지점에 위치한다고 보았다. 또한 리더들이 새로운 상황에 따라 연속선상에서도 역동적으로 이동한다고 보았다. 이러한 인식은 상황적 혹은 상황적합 리더십 이론의 선구적 역할을 수행하도록 이끌었다.

상황 리더십/상황적합 리더십 이론(1950~1980)

초기의 관리 상담가인 Mary Parker Follett은 리더십 유형이 상황 혹은 개인에 따라 매우 다양하게 나타난다는 것을 100년 전 처음 제시하였다. 1896년부터 1933년까지 Follett 의해 저술된 이론은 1970년대에 와서야 비로소 인식되었다. 상황적합 리더십은 Follett의 '상황 법칙'에서 비롯되었으며, 이 이론에 따르면 문제를 인식한 후 상황에 따라 어떠한 결정을 내려야 하는지를 결정한다는 것이다.

Fiedler(1967)의 상황적합 접근은 이러한 결과를 더욱 강화하면서 기존의 리더십 유형은 모든 상황에 최선이 아니라고 제시하였다. Fiedler는 집단의 리더와 그 구성원 간의 대인적 상호관계는 좋은 리더가 되려는 관리자의 능력에 의해 영향을 받는다고 진술하였다. 성취될 업무와 리더로서의 지위와 연관되는 권력 역시 핵심 변인으로 작용한다.

권위적에서 민주적인 연속선상과 반대로 Blake와 Mouton(1964)의 그리드는 생산성, 업무, 사람, 관계에 대해 관리자가 가지고 있는 관심이나 초점이 다양하게 조합되어 있다는 것을 보여준다. 상황과 근로자의 요구에 따라 다양한 형태의 리더십이 효과적일 수 있다.

Hersey와 Blanchard(1977)는 리더십에 대한 상황적 접근을 발전시켰다. 이들의 3차원 리더십 효과성 모델은 팔로워의 성숙도 수준에 근간하여 각 상황에 따라 어떠한 리더십 유형이 가장 적합한지를 예측한다. 사람이 성숙해짐에 따라 리더십 유형은 점차 업무 중심에서 관계 중심으로 지향한다.

상황·상황적합 리더십 이론은 리더십 이론의 복잡성을 더욱 심화시키고 1970년대 후반에 관리자들에 의해 효과적으로 적용되었으나, 이론가들은 효과적인 리더십이 조직문화, 리더와 팔로워들의 가치체계, 업무, 환경, 리더–관리자의 영향, 상황의 복잡성 등 다양한 변인에 의해 영향을 받는다고 주장하였다. 오늘날 상호작용·변혁적 리더십 이론에서 이러한 변인들을 통합하려는 노력이 더욱 명백하게 드러나고 있다.

상호작용 리더십 이론(1970~현재)

이 이론의 기초는 리더십 행동은 일반적으로 리더의 성격과 특정 상황의 관계에 의해 결정된다는 것이다. 상호작용 이론가인 Schein(1970)은 복잡한 존재로서의 인간 모델을 처음으로 제시하였으며 인간은 업무 환경에 따라 개방적으로 반응한다고 하였다. 체제는 목표 간, 속성 간의 관계에 따른 목적의 집합이라 정의할 수 있다. 이 체제는 물질, 에너지, 정보, 환경과 함께 교환된다면 개방적이라 할 수 있다. 체제 이론의 기초를 이루고 있는 Schein의 모델은 다음 가정을 따른다.

- 사람은 매우 복잡하고 가치 있는 존재로서, 어떠한 일을 하기 위해 다양한 동기를 가지고 있다. 예를 들면 급여 상승은 어떤 사람에게는 지위 상승일 수 있고, 직업 안정일 수 있으며, 이 두 가지 모두일 수 있다.
- 개인의 동기는 고정적이지 않고 시간이 흐르면서 변화한다.
- 목적은 다양한 상황에 따라 변화한다. 예를 들면 비공식적 집단의 목적은 공식적 집단의 목적과 매우 다를 수 있다.
- 개인의 역할 수행과 생산성은 업무의 특성, 개인적 능력, 경험, 동기에 의해 영향을 받는다.
- 어떠한 단일 리더십 전략이 모든 상황에 효과적이지는 않다.

Ouchi(1981)는 미국 기업에 일본식 경영 유형을 접목시킴으로써 상호작용적 리더십을 소개한 선구자라 할 수 있다. 그는 이러한 경영유형을 Z이론이라 명명하였고 McGregor의 Y이론을 보다 확장하였으며 민주적 리더십을 지지하였다. Z이론의 특징은 의사소통의 합치, 직업 안정성, 적절한 직무 배치, 지연 승진, 의사소통 관리의 장기적 결과 조사, 질적인 순환, 평생 고용 보장, 상사와 부하직원과의 강한 책임감 연대 형성, 근무자에 대한 전인적 배려라 할 수 있다(Ouchi, 1981). 그는 미국의 성공한 많은 기업에서 일본식 경영 요소를 확인할 수 있었다.

1990년대에 Z이론은 많은 경영 이론가들의 관심에서 벗어났다. 미국의 관리자들은 Z이론을 미국의 현실에 적용할 수 없다는 것을 알았다. Z이론이 초기 이론에 비해 더 포괄적임에도 불구하고 리더십 효과성에 영향을 주는 몇 가지 변인들을 지나치게 간과하였다는 것이다. 이 이론은 근로자와 리더와의 상호 관계의 역동성을 부적절하게 인식함으로써 상황적 이론과 같은 결점을 가지고 있다.

Nelson과 Burns(1984)는 조직과 리더는 4단계의 발전 수준을 거치며, 이러한 단계는 생산성과 근로자의 만족도에 영향을 준다고 하였다. 첫 번째 단계는 반응(reactive)하는 것이다. 반응하는 리더는 과거에 초점을 두며 직원들에게 종종 모욕적인 태도를 보이기도 한다. 다음 단계인 대응(responsive) 단계에서는 리더가 대부분의 의사결정에 책임을 가지고 있지만 직원들로 하여금 집단의 일원으로서 근무할 수 있도록 이들을 단련시킨다. 전향성(proactive) 단계에서는 리더와 팔로워 모두 미래지향적이며 공통의 가치체계를 갖는다. 관리와 의사결정 과정은 모두 참여적이다. 마지막 단계인 높은 성과 조직(high-performance team)은 생산성과 근무자의 만족도가 극대화되는 단계라 할 수 있다.

거래적 · 변혁적 리더십

Burns(2003)는 리더-팔로워의 상호관계에 주목하여 이 둘은 서로 높은 수준의 동기부여와 도덕성을 향상시킬 능력을 가지고 있다고 주장하였다. Burns는 이러한 개념을 거래적 리더십이라 규명하고 관리에는 두 가지 기본 유형이 있다고 하였다. 전통적으로 일일 업무에 주로 초점을 두는 관리자는 거래적 리더라 하였고, 비전을 가지고 타인을 임파워시킬 때는 변혁적 리더라 명명하였다.

거래적 리더는 업무와 업무의 완성에 초점을 둔다. 변혁적 리더는 비전과 임파워먼트에 초점을 둔다.

마찬가지로 Bass와 Avolio(1994)는 변혁적 리더십은 리더가 바람직한 이유를 가지고 올바른 업무를 추진하고 타인들을 관심과 열정으로 대하며, 팔로워가 더욱 창의적이고 혁신적이 되도록 격려하며 비전을 가지고 타인에게 영감을 주기 때문에, 팔로워가 더 높은 수준의 사기를 가지도록 이끈다고 하였다. 이러한 새로운 비전은 미래를 향하는 데 필요한 에너지를 부여한다. 이것은 Mielnicki, Murphy와 Globel(2009)의 연구 결과에서도 명백하게 나타났으며 변혁적 리더십의 원칙은 서로 다른 두 병동을 하나로 합쳤을 때 사용된다고 하였다(**근거 조사 2-1**). McIntosh와 Tolson(2009) 역시 변혁적 리더십은 중재자로서의 역할, 복잡한 변화 계획에 대한 통제를 수행하는 것을 포함한다고 하였다. 두 가지 다른 리더십 유형에 대한 구성은 **표 2-2**에 제시되었다.

비전은 변혁적 리더십의 핵심이라 할 수 있다.

변혁적 리더가 현재 이상적이라 받아들여지고 있지만 많은 관리 이론가들은 이에 대해 우려를 표명하고 있다. 변혁적 자질은 매우 바람직하지만, 이것은 전통적인 거래적 자질과 반드시 결부되어야 한다. 또한 이 두 가지 자질은 한 개인에게 다양한 정도로 나타난다. 변혁적 리더는 전통적 관리 기술 없이는 실패한다. 또한 Avolio 등(2009, p. 428)은 1980년대 초반의 연구 결과에서 리더십 이론과 관련하여 각성해야 할 점은 '대부분의 리더십 모델과 도구들이 생산성, 효과성과 같은 업무 성과에서 상대적으로 낮은 비율의 변인을 차지한다는 사실'과 관련이 있다는 점에 주목했다.

변혁적 특성은 상당히 이상적이지만 일상적인 관리자의 역할은 전통적인 거래적 특성에 더 많은 관련성을 가져야 한다. 그렇지 않으면 리더는 실패할 것이다.

또한 Badaracco는 "우리는 영웅들을 존경하기 때문에 일부 리더들이 비전이나 영감을 가지고 있지 않더라도 매우 효과적이라는 불편한 사실을 간과하기 쉽다"라고 하였다. 마찬가지로 노스캐롤라이나에 위치한 윤리와 공공 서비스를 위한 학생 리더십 센터(2009)는 변혁적 리더는 사실과 이상 사이에서 열정과 자신감을 놓치지 않도록 주의해야 한다고 하였다. "위대한 일은 열정적인 리더십을 통해 성취되는 것이 사실이지만, 많은 열정적인 사람들은 벼랑에서 끝도 없는 협곡으로 나아가도록 임무를 부여받는다. 이는 일부 사람들이 자신은 맞다고 주장하지만 그 주장이 꼭 맞는 것은 아니기 때문이다."

Avolio 등(2009)은 경계 조건에 있는 변혁적 리더십은 팔로워의 태도나 행동을 예측하는 데 더 효과적이거나 덜 효과적일 수 있다고 비판하였다. 예를 들면 변혁적 리더가 팔로워들과 갖는 관계를 중재하고 완화시키는 데 여러 맥락적 변인들이 있다. 이러한 예들은 환경적 불확실성, 사회적 네트워크, 집단 의사결정을 지지하기 위한 기술 사용, 집단주의 같은 문화적 지향성으로 인지된 사회적 혹은 구조적 차이라 할 수 있다(Avolio et al, 2009).

근거 조사 2-1

출처: Mielnicki, M., Murphy, P., & Globel, B. (2009). Transformational leadership: Successful merging of a hematology/oncology unit with a palliative care/oncology unit. Oncology Nursing Forum, 36(3), 69-70.

이 사례연구는 두 개의 내과 병동을 합쳤을 때를 연구하여 보고한 것이다(종양내과/혈액내과, 완화치료 병동/종양내과). 이 병동들은 지리적으로 서로 가깝게 위치하거나 병동을 서로 분리하여 사용하였다. 여기에는 병동마다 분리된 리더십 팀, 고유한 조직문화, 개별적 직원 지침이 따로 있었다. 병동을 합쳤을 때 환자 역시 통합되었기 때문에 이들에 대한 간호를 위해 단일 리더십으로 두 개의 서로 다른 기술 및 역량을 가진 직원을 하나로 통합시키는 것을 계획하였다. 이러한 작업은 직원의 업무 일정, 교육, 업무흐름, 팀 구축 등의 작업을 요구하였다.

변혁적 리더십의 중요 요소인 이상적인 영향력, 영감적 동기, 개인적 배려, 지적 자극 등을 강조한 4시간 가량의 리더십 훈련 후에 이 두 병동은 서로 협력하여 업무하기 시작하였으며 팀을 구성하는 활동들과 새로운 업무 흐름 계획을 제안하였다. 모든 병동 직원들은 주간 의사소통 간담회, 설문지, 팀 구축 활동, 이메일 등의 프로그램을 통해 새로운 팀 구축 과정에 참여하였다. 3개월이 채 안 되어 새로운 병동 업무 일정이 만들어졌고 완화치료와 원격 교육이 완수되었으며, 팀 구축 활동 역시 달성되었고 새로운 업무 흐름이 생성되었다. 두 병동이 합쳐진 후 이직은 3% 감소하였으며, 이는 병원 전체와 국가적 수준보다도 낮은 것이었다. 저자는 변혁적 리더십은 변화를 촉진하고 혁신과 창조를 증진시키며 더욱 성공적이고 응집력 있는 병동을 창출한다고 결론지었다.

표 2-2 거래적 리더와 변혁적 리더

거래적 리더	변혁적 리더
관리 업무에 치중한다.	공통적 가치를 규명한다.
관리인이다.	헌신적이다.
목적을 달성하기 위해 거래, 교환을 사용한다.	타인에게 비전으로 영감을 준다.
공통된 가치를 규명하지 않는다.	장기적 비전을 가지고 있다.
원인을 조사한다.	효과를 본다.
우연적 보상을 사용한다.	타인을 임파워시킨다.

전범위 리더십 이론

맥락이 변혁적 리더십의 주요 조정자라는 생각은 21세기 초반의 전범위(full-range) 리더십 이론을 창조하게 된 계기로 작용하였다. 이 이론은 Antonakis, Avolio와 Sivasubara-maniam(2003)에 의해 개발되었으며 리더십 유형과 팔로워들에게 미치는 영향을 9가지 요인으로 분류하였다. 여기서 5가지는 변혁적 리더십, 3가지는 거래적 리더십, 1가지는 리더십 부재 혹은 자유방임 리더십 요인이라 불린다(Rowold & Schlotz, 2009). 보기 2-4에 전범위 리더십 이론의 9가지 요인을 제시하였다.

이러한 요인을 기술하는 데 Rowold와 Schlotz(2009)는 첫 번째 변혁적 요인으로 영감적 동기를 들었는데, 이는 리더의 비전을 명료하게 묘사하는 특징을 갖는다. 두 번째 이상적 영향력(태도)은 팔로워의 신뢰와 자신감을 확립하도록 정서적 유대감을 생성하는 리더의 카리스마에 의지한다. 세 번째 이상적 영향력(행동)은 리더에게 미션과 가치의 집단성을 창조하고 팔로워들에게 그 가치를 따르도록 촉진하는 것을 유발한다. 네 번째 요인은 지적 자극으로 리더는 팔로워들의 신념의 가정에 도전하고 직원들의 문제점을 분석한다. 마지막 변혁적 요인은 개별적 고려로, 이는 리더가 자신의 팔로워들을 개별화시키며, 그들의 독특한 가치, 강점, 문제점을 인식하고 받아들이는 것이다.

마찬가지로 Rowold와 Schlotz(2009)의 첫 번째 거래적 요인은 우연적 보상으로, 리더는 업무 중심적이고 팔로워들의 성공적인 업무 수행에 따라 의미 있는 보상을 제공한다. 두 번째 요인인 예외에 의한 능동적 관리에서 리더는 기준이나 규칙으로부터 능동적으로 예외적인 것을 찾고 필요할 때 이를 교정하는 조치를 취한다. 반면 세 번째 요인인 예외에 의한 수동적 관리에서는 리더가 실수나 오류를 발견하거나 규칙에서 어긋난 행동을 발견하였을 때만 조치를 취한다. 마지막으로 자유방임적 요인은 능동적인 변혁적 · 거래적 요인들과 대비되는 개념으로 리더십의 공백을 의미한다.

보기 2-4 전범위 리더십 이론의 9가지 요인

요인 1	영감적 동기	변혁적 리더십
요인 2	이상적 영향력(태도)	변혁적 리더십
요인 3	이상적 영향력(행동)	변혁적 리더십
요인 4	지적 자극	변혁적 리더십
요인 5	개별적 고려	변혁적 리더십
요인 6	우연적 보상	거래적 리더십
요인 7	예외에 의한 능동적 관리	거래적 리더십
요인 8	예외에 의한 수동적 관리	거래적 리더십
요인 9	리더십 부재	자유방임 리더십

리더십과 관리의 통합

간호와 보건의료 산업이 빠르고 역동적으로 변화하기 때문에 간호사는 리더로서의 역할과 관리 능력을 향상시키는 것이 무엇보다 중요하다. 리더와 관리자로서 최대한 잠재성을 발휘하기 위해서는 이 두 가지가 통합되어야 한다.

Gardner(1990)는 통합된 리더-관리자는 다음의 6가지 특징을 갖는다고 주장하였다.

1. 리더-관리자는 장기적으로 생각하며, 비전을 가지고 있고 미래지향적이다. 그들은 의사결정 시 지금 당장 미치는 결과와 미래에 미칠 영향을 고려한다.
2. 리더-관리자는 더 큰 조직을 바라보며 협소한 것에만 관심을 두지 않는다. 그들은 조직이나 병동이 어떻게 더 큰 규모의 조직과 어울리는지 이해할 수 있다.
3. 리더-관리자는 조직을 넘어서 타인들에게도 영향을 미친다. 효과적인 리더-관리자는 조직의 관료적 경계를 넘어설 수 있다.
4. 리더-관리자는 비전, 가치, 동기에 강점을 둔다. 그들은 타인과 교류하면서 무의식적인 것과 비합리적인 것을 직관적으로 이해한다. 또한 타인과 각 상황의 차이점에 대해 예민하다.
5. 리더-관리자는 정치적으로 능숙하며 다양한 지역 구성원의 모순적 요구와 기대를 다루는데 능숙하다.
6. 리더-관리자는 변화와 갱신에 의거해 생각한다. 전통적 관리자는 조직의 구조와 과정을 받아들이지만 리더-관리자는 끊임없이 변화하는 세계 현실을 탐구하고 이에 대응하여 조직을 변화시키고자 한다.

리더십과 관리 기술은 학습되면서 통합할 수 있고 통합되어야 한다. **표 2-3**은 20세기 후반을 거쳐온 리더십의 발전을 요약한 것이다. 21세기 이후의 새로운 리더십은 3장에서 다룰 것이다.

리더십과 관리를 다루면서 이 두 가지 개념은 공생적이고 시너지 관계를 맺고 있다는 것이 분명해졌다. 모든 간호사는 관리자이면서 리더이다. 간호사의 역할은 리더십과 관리 기술을 요구한다. 간호에서 비전 있는 리더와 효과적인 관리의 필요성은 한 가지 역할만 강조하는 것을 지양한다. 고도로 발전된 관리 기술은 건강한 조직을 유지하는 데 필요하며, 조직의 리더십을 통해 직원에게 비전과 임파워먼트를 제공한다. 간호와 헬스케어 산업이 빠르고 역동적으로 변화하기 때문에, 간호사는 리더십과 관리적 기술을 발전시키고 관리 과정의 모든 단계로부터 리더십 특성을 통합하도록 노력하는 것이 매우 중요하다.

표 2-3 리더십 이론가와 이론

이론가	이론
Aristotle	위인이론
Lewin & White	리더십 유형
Follett	상황 이론
Fiedler	상황적합 이론
Blake & Mouton	리더십 유형 결정에 있어 업무 대 리더십
Hersey & Blanchard	상황적 리더십 이론
Tannenbaum & Schmidt	상황적 리더십 이론
Kanter	조직적 구조의 리더의 효과성에 대한 영향
Burns	거래적 · 변혁적 리더십
Bass & Avolio	변혁적 리더십
Gardner	통합적 리더-관리자

핵심 개념

- 관리 기능은 기획, 조직, 인력관리, 지휘, 통제를 포함하며 관리 과정으로 통합된다.
- 고전적 · 전통적 관리 과학은 노동력의 생산성과 이에 방해가 되는 조직적 장애요소를 기술하는 데 초점을 둔다. 근로자들은 단지 경제적 보상에 의해서만 동기화되며 이들의 만족도는 거의 고려되지 않는다.
- 관리 과학의 인간적 관계는 참여와 인본적 관리의 개념을 강조하고 있다.
- 세 가지 주요 리더십 유형은 권위적 · 민주적 · 자유방임적 리더십이다.
- 연구 결과 리더-관리자는 다양한 리더십 유형을 발휘해야 하는데, 이는 근로자의 요구, 수행 업무, 상황 혹은 환경에 의한다. 이것을 상황적 · 상황적합 리더십 이론이라 한다.
- 리더십은 목적을 향해 타인을 설득하고 영향을 미치는 과정이라 할 수 있으며, 다양한 역할로 구성되어 있다.
- 초기의 리더십 이론은 리더의 특성과 성격에 초점을 두었다.
- 상호작용적 리더십은 조직문화 내에서 타인에게 영향을 주는 과정으로 리더십, 리더와 팔로워의 상호적 관계에 초점을 둔다.
- 헌신적 리더는 비전을 가지고 있으며 타인에게 임파워먼트를 부여할 수 있는데, 이를 변혁적 리더라 한다. 반면 전통적 관리자로서 일상 업무에 초점을 두는 리더를 거래적 리더라 한다.

- 효과적인 리더-관리자가 되기 위해서는 관리 기능을 수행하기 위한 능력을 가지고 리더십 기술을 통합하는 것이 필요하다.

부가적인 학습활동과 적용

학습과제 2-5

문화와 규정이 충돌할 때

당신은 내과 병동의 간호관리자이다. 최근 병동에 인슐린 의존성 당뇨 진단을 받은 동인도 출신의 16세 소년이 입원하였다. 간호사들은 그에게 흥미를 가졌으며, 그가 밝고 예의바르며 여유 있는 소년이라는 것을 알았다. 그러나 곧 그의 병동을 방문하는 가족들이 점점 늘어나고 그가 먹어서는 안 될 음식들을 가져왔다.

그러자 간호사는 당신에게 찾아와 면회 시간을 어기고 허락되지 않은 음식을 가져오는 소년의 가족에 대한 불만을 토로하였다. 일반적으로 간호사들은 특정 문화적 요소를 가진 환자들의 문화를 존중하기 때문에 이러한 간호사의 불만이 매우 놀라웠다.

그러던 중 어제는 가족 중 두 사람이 당신에게 찾아와 병원의 방문 규정에 대한 불만과 자신들을 예의 없다고 여기는 두 간호사에 대한 불만을 말하였다. 당신은 가족들과 이야기를 나누었으며 그들이 이해심이 많고 기꺼이 규정에 따르고자 한다는 것을 파악하였다.

어제 밤 간호사들 중 한 사람이 소년의 가족에게 단지 두 사람만 병원에 머물 수 있으며 그 이외의 가족들이 떠나지 않을 경우 보안팀에 연락하겠다고 통보하였다. 오늘 아침 소년의 부모가 당신에게 찾아와 이 문제가 해결되지 않으면 소년을 집으로 데리고 가겠다고 하였다. 소년의 혈당은 아직 조절되지 않은 상황이며 당신은 이러한 사태가 적절하지 못한 상황이라 생각하고 있다.

과제

리더십은 이러한 사태가 악화되는 것을 막기 위해 필요하다. 집단으로 나누어 이 문제를 해결하기 위한 방안을 논의해 본다. 먼저 문제해결을 위한 세 가지 목표를 선정하고 문제를 해결하기 위해 무엇을 해야 할지 결정한다. 여기에서 당신은 누가 팔로워가 되어야 하는지, 그들로부터 무엇을 기대할 수 있는지에 대해 명확히 해야 한다.

학습과제 2-6

리더십 역할 및 관리 기능

학습과제 2-5의 시나리오를 살펴본다. 이러한 상황에서 리더십 역할과 관리 기능을 어떻게 분류할 수 있는가? 예를 들면 당신은 간호관리자로서 병동 방침에 따르는 것은 관리 기능이지만 간호사들과 상담하는 것은 리더십 역할이라 생각할 수 있다.

과제

이 시나리오에서 리더십 역할과 관리 기능을 각각 5가지씩 규명해 보고, 다른 구성원들과 의견을 교환한다.

학습과제 2-7

당신의 관리 유형은 무엇인가?

당신이 관리자가 되었을 때를 생각해 본다. 이는 단지 간호관리자만을 의미하는 것은 아니다. 인명구조원일 수도 있고 패스트푸드점의 저녁 근무 관리자가 될 수도 있다. 당신은 좋은 관리자가 될 수 있겠는가? 당신은 적절하게 의사결정을 내리는 데 타인을 포함시키는가? 당신의 의사결정 능력을 어떻게 평가하는가? 당신의 관리 강점과 부족하다고 느끼는 관리 기술을 나열해 본다.

학습과제 2-8

어떠한 의사결정 유형이 사용되는가?

과제

다음 시나리오에서 권위적, 민주적, 자유방임적 의사결정 유형이 적절한지 생각해 본다. 환경, 수행 업무, 포함해야 할 사람에 대한 논의를 포함하여 당신이 내린 선택에 대해 합리적 이유를 제시해 본다.

1. 당신은 중환자실의 저녁 근무 주임 간호사이다. 당신의 상사는 인근 도시에서 열리는 중환자간호학회에 2명의 간호사를 보낼 것이다. 상사는 주임 간호사로 하여금 2주 후에 학회에 참여할 간호사를 선정하여 이름을 제출하도록 하였다. 저녁 시간에 근무하는 12명의 간호사들은 모두 이 학회에 참석하기를 원한다. 간호사 입장에서 보면 이 학회에 참석하지 못할 이유가 없다. 모든 간호사는 중환자실에서 적극적으로 근무하고 있다. 그러나 재정적인 제한으로 당신은 두 사람을 선택해야 한다. 이 문제를 어떻게 해결할 것인가? 가장 이상적인 의사결정 유형을 선택해 보자.
2. 당신은 외과 병동의 오전 근무 주임 간호사이다. 당신의 전문적 지식과 관련하여 상사는 당신에게 새로운 유형의 혈액가온 장치를 선정하라고 지시하였다. 당신이 선택한 장치가 올바른 것이기를 바란다. 여러 기업이 병동 간호사에게 시범 장치를 제공하고 있다. 그러나 당신은 간호사들로부터 어떤 장치를 선호하는지에 대한 피드백을 많이 받지 못하였다. 당신은 내일 오후 4시까지 최종적으로 선호하는 장치를 선정하여 제출해야 한다. 이 경우 가장 적합한 의사결정 유형은 무엇인가?
3. 당신은 30개의 침상이 있는 내과 병동의 관리자이다. 협의 후에 간호진단을 간호계획에 포함시키는 정책을 도입하였다. 새로운 정책에 따라 교대 근무 시간에 인계하는 시간이 줄어들고 간호의 질이 향상되었지만 그 정책이 실제 잘 운영되지 않는다는 것을 확인하였다. 당신은 자신의 생각이 잘못되었다고 생각하지 않는다. 다른 많은 병원에서 간호진단을 성공적으로 사용하고 있다. 당신은 다른 병원에서 컨설턴트를 초청하여 현 병동의 간호사들에게 그 정책의 사용에 대해 업데이트하도록 요청하였다. 그 컨설턴트는 간호사들이 정책을 실행하는 데 필요한 지식을 갖추고 있고 당신의 책임에 대해서도 이해한다고 하였다.

   당신은 일부 간호사들이 당신이 계획하고 있는 변화에 방해가 된다고 생각하지만, 주임 간호사들은 이에 동의하지 않는다. 그들은 이 정책이 실패한 이유가 인센티브가 부족하거나 간호사들의 사기가 저하되었기 때문이라고 생각한다. 간호관리자는 이 정책을 다른 병동에도 도입하기를 원하지만, 우선 당신 병동에서 잘 운영되기를 바라고 있다. 당신은 방금 관리자 회의에 다녀오는 길이며, 행정가로부터 문제를 해결하기 위한 조치를 1주 내로 보고하라는 지시를 받았다. 당신은 행정가의 염려에 동의하지만 어떻게 문제를 해결할 것인가? 적절한 의사결정 유형을 선택해 보자.

REFERENCES

Amar, A. D., Hentrich, C., & Hlupic, V. (2009). To be a better leader, give up some authority. *Harvard Business Review, 87*(12), 22–24.

Antonakis, J., Avolio, B. J., & Sivasubramaniam, N. (2003). Context and leadership: An examination of the nine-factor full-range leadership theory using the Multifactor Leadership Questionnaire. *Leadership Quarterly, 14*, 261–295.

Argyris, C. (1964). *Integrating the individual and the organization.* New York, NY: John Wiley and Sons.

Avolio, B., Walumbwa, F., & Weber, T. (2009). Leadership: Current theories, research, and future directions. *Annual Review of Psychology, 60*, 421–449.

Bass, B. M., & Avolio, B. J. (Eds.) (1994). *Improving organizational effectiveness through transformational leadership.* Thousand Oaks, CA: Sage.

Blake, R. R., & Mouton, J. S. (1964). *The managerial grid.* Houston, TX: Gulf Publishing.

Brandt, M. A. (1994). Caring leadership: Secret and path to success. *Nursing Management, 25*(8), 68–72.

Burns, J. M. (2003). *Transforming leadership.* New York, NY: Grove/Atlantic, Inc.

Chapin, F. S. (1924). Socialized leadership. *Social Forces, 3*, 57 - 60.

Encarta World English Dictionary (2009). *Management. Definition.* Retrieved August 24, 2009, from *http://encarta.msn.com/dictionary_1861628101/management.html.*

Fayol, H. (1925). *General and industrial management.* London, UK: Pittman and Sons.

Fiedler, F. (1967). *A theory of leadership effectiveness.* New York, NY: McGraw-Hill.

Follett, M. P. (1926). The giving of orders. In H. C. Metcalf (Ed.), *Scientific foundations of business administration.* Baltimore, MD: Williams & Wilkins.

Gardner, J. W. (1990). *On leadership.* New York, NY: The Free Press.

Gulick, L. (1937). Notes on the theory of the organization. In L. Gulick & L. Urwick (Eds.), *Papers on the science of administration* (pp. 3–13). New York, NY: Institute of Public Administration.

Hersey, P., & Blanchard, K. (1977). *Management of organizational behavior: Utilizing human resources.* 3rd Edition. Englewood Cliffs, NJ: Prentice Hall.

Hollander, E. P. (1978). *Leadership dynamics: A practical guide to effective relationships.* New York, NY: The Free Press.

Kanter, R. M. (1977). *Men and women of the corporation.* New York, NY: Basic Books.

Kanter, R. M. (1989). The new managerial work. *Harvard Business Review, 67*(6), 85–92.

Lewin, K. (1951). *Field theory in social sciences.* New York, NY: Harper & Row.

Mayo, E. (1953). *The human problems of an industrialized civilization.* New York, NY: Macmillan.

McCrimmon, M. (n. d.). *What's wrong with leadership theory?* Retrieved August 3, 2006, from *http://www.leadersdirect.com/What%27s%20wrongV4.pdf.*

McGregor, D. (1960). *The human side of enterprise.* New York, NY: McGraw-Hill.

McIntosh, J., & Tolson, D. (2009, January). Leadership as part of the nurse consultant role: Banging the drum for patient care. *Journal of Clinical Nursing, 18* (2), 219–227.

Mielnicki, M., Murphy, P., & Globel, B. (2009, May). Transformational leadership: Successful merging of a hematology/oncology unit with a palliative care/oncology unit. *Oncology Nursing Forum, 36*(3), 69–70.

Nelson, L., & Burns, F. (1984). High-performance programming: A framework for transforming organizations. In J. Adams (Ed.), *Transforming work* (pp. 225 - 242). Alexandria, VA: Miles River Press.

North Carolina Center for Student Leadership in Ethics & Public Service (2009). *Leadership resources: Transformational Leadership.* Retrieved August 30, 2009, from *http://www.ncsu.edu/csleps/leadership/Resource%20-%20Transformational_Style.htm.*

Ouchi, W. G. (1981). *Theory Z: How American business can meet the Japanese challenge.* Reading, MA: Addison-Wesley.

Rowold, J., & Schlotz, W. (Spring 2009). Transformational and transactional leadership and followers' chronic stress. *Leadership Review, 9*, 35–48. Retrieved August 29, 2009. Available online at *http://www.leadershipreview.org/2009spring/article1_spring_2009.asp.*

Schein, E. H. (1970). *Organizational psychology.* 2nd Edition. Englewood Cliffs, NJ: Prentice-Hall.

Tannenbaum, R., & Schmidt, W. (1958). How to choose a leadership pattern. *Harvard Business Review, 36*, 95–102.

Taylor, F. W. (1911). *The principles of scientific management.* New York, NY: Harper & Row.

Ward, S. (2009). *Leadership.* About.com. Canada: Small Business. Retrieved August 26, 2009, from *http://sbinfocanada.about.com/od/leadership/g/leadership.htm.*

White, R. K., & Lippitt R. (1960). *Autocracy and democracy: An experimental inquiry.* New York, NY: Harper & Row.

Zenger, J., & Folkman, J. (2009). Ten fatal flaws that derail leaders. *Harvard Business Review*, 18.

BIBLIOGRAPHY

Batson, V., & Yoder, L. (2009, March). Implementing transformational leadership and nurse manager support through coaching. *Perioperative Nursing Clinics, 4*(1), 57–67.

Cummings, G., Lee, H., MacGregor, T., Davey, M., Wong, C., Paul, L., et al. (2008, October). Factors contributing to nursing leadership: A systematic review. *Journal of Health Services Research & Policy, 13*(4), 240–248.

Failla, K., & Stichler, J. (2008, November). Manager and staff perceptions of the manager's leadership style. *Journal of Nursing Administration, 38*(11), 480–487.

Farag, A., Tullai-McGuiness, S., & Anthony, M. (2009, January). Nurses' perception of their manager's leadership style and unit climate: Are there generational differences? *Journal of Nursing Management, 17*(1), 26–34.

Graham, I., & Jack, E. (2008, November). Promoting leadership: The development of a nurse executive team in an acute hospital trust. *Journal of Nursing Management, 16*(8), 955–963.

Huston, C. (2008, November). Preparing nurse leaders for 2020. *Journal of Nursing Management, 16*(8), 905–911.

Jackson, J., Clements, P., Averill, J., & Zimbro, K. (2009, May/June). Patterns of knowing: Proposing a theory for nursing leadership. *Nursing Economic$, 27*(3), 149–159.

Linton, J., & Farrell, M. (2009). Nurses' perceptions of leadership in an adult intensive care unit: A phenomenology study. *Intensive & Critical Care Nursing, 25*(2), 64–71.

Milton, C. L. (2009). Transparency in nursing leadership: A chosen ethic. *Nursing Science Quarterly, 22*(1), 23–26.

Nielsen, K., Randall, R., Yarker, J., & Brenner, S. (2008, January - March). The effects of transformational leadership on followers' perceived work characteristics and psychological well-being: A longitudinal study. *Work & Stress, 22*(1), 16–32.

Nurse managers have growing influence. (2009, July 21). *Nursing Times, 105*(28), 34.

Raup, G. (2008). The impact of ED nurse manager leadership style on staff nurse turnover and patient satisfaction in academic health center hospitals. JEN: *Journal of Emergency Nursing, 34*(5), 403–409.

Riley, W. (2009, March). High reliability and implications for nursing leaders. *Journal of Nursing Management, 17*(2), 238–246.

Sankelo, M., & Åkerblad, L. (2008, October). Nurse entrepreneurs' attitudes to management, their adoption of the manager's role and managerial assertiveness. *Journal of Nursing Management, 16*(7), 829–836.

Snodgrass, J., & Shachar, M. (2008, November). Faculty perceptions of occupational therapy program directors' leadership styles and outcomes of leadership. *Journal of Allied Health, 37*(4), 225–235.

Stanley, D. (2008, July). Congruent leadership: Values in action. *Journal of Nursing Management, 16*(5), 519–524.

Suliman, W. (2009). Leadership styles of nurse managers in a multinational environment. *Nursing Administration Quarterly, 33*(4), 301–309.

Swearingen, S. (2009). A journey to leadership: Designing nursing a leadership development program. *Journal of Continuing Education in Nursing, 40*(3), 107–112.

Tomey, A. (2009, January). Nursing leadership and management effects work environments. *Journal of Nursing Management, 17*(1), 15–25.

Wolf, G. A., Boland, S., & Aukerman, M. (1994). A transformational model for the practice of professional nursing. Part II. *Journal of Nursing Administration, 24*(5), 38–46.

Xirasagar, S. (2009, November). Transformational, transactional among physician and laissez-faire leadership among physician executives. *Journal of Health Organization & Management, 22*(6), 599–613.

Chapter 3

리더십과 관리에 대한 21세기 사고

Twenty-First Century Thinking About Leadership and Management

21세기 리더는 '어떻게 되어야 하는지'에 연연하기보다는 의구심을 품고 비즈니스 도전과 기회에 접근한다(새로운 가능성을 위한 여지를 갖는 것).

- Shirlaws Pty Ltd

우리는 상황의 창조물이 아니라, 상황의 창조자이다.

- Benjamin Disraeli

학습목표

- 현재와 미래의 보건의료 패러다임이 21세기에 간호사들에게 요구되는 리더십에 미치는 영향을 분석한다.
- 서번트 리더의 특성을 확인하고, 타인의 서비스 성향을 장려하는 전략을 제안한다.
- 조직에서 자원 할당에 영향을 미치는 인적 및 사회적 자본의 요소를 탐색한다.
- 팔로워들이 위임자(리더나 고용주)의 최선의 관심 속에서 행동하도록 동기부여될 수 없는 상황을 기술한다.
- 생산적인 업무 팀의 개발을 촉진하는 감성지능의 구성요소를 기술한다.
- 진성 리더십의 특성을 확인하고, 진성 리더십이 아닐 때의 리더-팔로워 관계에 대한 결과를 논의한다.
- 사고 리더십과 혁신적 사고의 모범이 되는 현재의 간호사 리더들을 확인한다.
- 리더들이 문화적 가교로서 해야 할 역할을 제시한다.
- 퀀텀 리더들이 환경과 업무 환경의 맥락 간에 존재하는 복잡한 관계에 반응할 때 융통성이 필요한 이유를 기술한다.
- 팔로워와 리더 간의 관계에 존재하는 복잡성을 기술한다.
- 산업시대 리더십으로부터 관계시대 리더십으로의 이동 사례를 제시한다.
- 자신의 개인적 리더십의 강점에 대한 식견을 개발한다.

역사적으로 간호는 변화하는 기술적 · 사회적 힘에 반응하도록 요구되어 왔다. 지난 20년의 역사를 살펴보더라도, 대부분의 보건의료기관은 관리의료의 확산, 보건의료 개혁의 추진력 갱신, 정부의 변화하는 의료비 상환 전략, 그리고 간호의 질에 대한 새로운 책임으로 인해 조직을 재설계하였다. 또한 돌봄의 현장이 급성기 병원에서 지역사회와 외래 환경으로 이동하였고, 혁신과 기술발달은 근무지를 변화시켰으며, 조직문화는 점차 안전지향의 고객에 초점을 둔 의료로 이동하였다. 이러한 모든 변화는 리더-관리자에게 새로운 역할을 학습하고 새로운 기술을 개발할 것을 요구하고 있다.

조직화된 간호서비스에 대한 새로운 관리 책임은 간호관리자들이 관리의 모든 측면에서 지식과 기술, 그리고 능력을 갖출 것을 요구하고 있다. 관리자들은 부서의 재무 및 마케팅 측면에 관여하고 있으며, 어느 때보다 보건의료의 비즈니스가 강조되고 있다. 관리자들은 숙련된 의사소통자, 조직자, 팀 구축자뿐 아니라, 테러리즘, 생물학적 전쟁, 세계적인 유행병과 같은 위협에 대비하여 비전을 갖고 전향적이 되도록 준비되어야 한다.

간호리더십 기술을 개발하기 위한 요구 또한 매우 높다. 국가적 수준에서 간호리더와 간호관리자는 보건의료 개혁의 높은 요구와 지속적으로 증가하는 국제적인 간호 부족을 해결하는 데 참여하고 있다. 조직 및 업무 단위 수준에서 간호리더들은 응집력 있고 생산적인 업무 환경을 유지하면서, 직원들의 높은 이직률, 자격을 갖춘 최고 수준의 간호관리자의 부족, 증가하는 조합화(unionization) 경향, 최소한의 스태핑 비율을 입법화하고 시간외근무를 없애기 위한 의무적인 노력과 함께 이를 해결하기 위해 노력하고 있다.

이처럼 증대하는 책임과 요구에 직면하면서, 많은 리더-관리자들은 확대된 역할 영역에 부합하기 위한 도구나 전략에 대한 전문가로 변모하고 있다. 그들이 발견한 것은, 19세기 후반부터 일부 리엔지니어링 상호작용 리더십 이론뿐만 아니라, 조직을 관리하고 사람들을 이끄는 최선의 방법에 대한 몇 가지 새롭고 혁신적인 사고이다. 이 장에서는 21세기 사고에 구체적인 관심을 두고, 리더십과 관리에 대한 최근의 사고를 탐색할 것이다.

리더십과 관리에 대한 새로운 사고

Zinni와 Koltz(2009)는 21세기에 미국에서 리더십 위기가 초래하여 심각하며, 최근에 등장하는 리더들은 시대에 맞춰 변화하지 못하고 있다고 제시하였다. 그들은 세계가 급변하고 전통적인 하향식 위계적 리더십 접근이 21세기의 복잡성에 부응할 정도로 신속하게 전개되지 못하기 때문에 이러한 상황이 발생한 것으로 주장하였다. Zinni와 Koltz는 또한 획일적이고 지시적인 지도에 대한 접근은 더 이상 작동하지 않으며, 개발하기 쉽지 않지만 참여적 기업 모델이 이러한 것들을 대체해야 한다고 하였다. Osborn과 Marion(2009)은 전범위(full range) 리더십 이론을 포함해서 리더십에 대한 새로운 연구들은 조직 맥락, 분석 단위, 변혁적 리더십에 대한 잠정적인 경계 조건의 중요성을 재발견하고 있다고 제시하고 있다.

상당수의 리더십과 관리 개념은 리더와 팔로워 간의 관계의 복잡성에 초점을 맞추고 있다. 사실 2010년대에 접어들면서 대두되고 있는 리더십 연구의 대부분이 20세기 후반에 개발된 상호작용적 리더십 이론으로부터 구축되었다. 그 결과, 서번트 리더십, 주요 에이전트 이론, 인적 및 사회 자본 이론, 감성지능, 진성 리더십, 퀀텀 리더십, 사고 리더십, 그리고 문화적 가교와 같은 개념이 21세기를 위한 리더-관리자의 레퍼토리의 일부로 제시되고 있다.

서번트 리더십

Greenleaf(1977)는 30여 년 전에 서번트 리더십(servant leadership) 아이디어를 개발하였지만, 21세기에도 리더십 사고에 지대한 영향을 미치고 있다. Greenleaf는 AT&T 회사의 리더십 개발 관리자로서 40년 이상 일하면서, 성공적인 관리자들은 전통적인 관리자와 다른 방식으로 지도하는 것을 알게 되었다. 이러한 관리자들을 서번트 리더라는 용어로 정의하였는데, 이들은 타인(고용인, 고객, 지역사회 포함)을 섬기는 것을 최우선순위로 두었다. 또한 서번트 리더들은 타인들에게 협력, 팀워크, 그리고 집합적인 행동주의를 장려하여 그들의 서비스 성향을 증가시켰다.

Greenleaf는 훌륭한 리더가 되기 위해서는 먼저 서번트가 되어야 한다고 주장하였다.

Sutton(2009)은 권한을 가진 지위에 있는 개인들이 다른 사람의 느낌과 요구를 등한시한다는 것을 지적하였다. 한편, 그들의 부하직원들은 리더의 행동을 주시하고 해석하는 데 상당한 에너지를 투자하고 있었으며, 결과는 고용인들이 평가절하되고 과임통제되었다고 느낌으로써 도움이 되지 않았다. Sutton은 좋은 리더는 보다 많은 예측 가능성, 이해, 통제 그리고 열정을 고용인들에게 제공하기 위한 방법을 찾으며, 고용인들의 장기간 충성은 그 보상이라고 제시하였다.

사실상 Takaba(2009)는 Greenleaf의 작업에 기반하여, 서번트 리더십이 오늘날 민첩한 조직의 상위 10가지 특성 중 하나라고 제시하였다. Takaba는 서번트 리더십이 전통적인 리더보다 목표 설정에 더 큰 분별력를 경청 기술의 향상과, 불완전함을 인내하고, 때때로 일들이 "충분히 좋다"라고 할 필요가 있음을 인식하였다. Takaba는 수용과 공감 또한 전통적인 리더십보다 서번트 리더십에서 더 자주 드러난다고 언급하였다.

Sturm(2009)의 연구에서는 서번트 리더십 행동을 세 가지 주제 영역으로 분류하였다. 세 가지 주제는 바로 고유한 개인으로서 사람에 대한 존경과 가치 있음, 전문적인 판단과 업무 부담에 대한 공정한 처리의 확인, 그리고 기꺼이 수행하는 정신에서 감독자와 행정가와 협력이다. Sturm은 서번트 리더십 모델이 개인과 전문적인 성장을 지원하고,

보기 3-1 서번트 리더십의 정의적 속성

- 깊은 수준에서 경청하고 진정으로 이해하는 능력
- 개방적인 마음을 유지하고 판단 없이 듣는 능력
- 애매모호함, 패러독스, 복잡한 문제를 다루는 능력
- 모든 당사자들과 중요한 도전을 정직하게 공유하고 적절하게 투입을 요청하는 것은 개인적으로 해결책을 제시하는 것보다 더 중요하다는 신념
- 목적에 대해 분명히 하고, 지시하지 않으며 목적 달성을 향한 방향을 능숙하게 제시하는 것
- 먼저 서번트, 조력자, 교수가 되고 나서 리더가 되는 능력
- 반응하기 전에 항상 사고하는 것
- 지도하는 사람들에게 해가 가지 않도록 신중하게 단어를 선택하는 것
- 식견과 직관을 사용하는 능력
- 대상을 전체로 보고 관계와 연결을 감지하는 것

학습과제 3-1

서비스 성향 개발

서번트 리더십의 중요한 부분이 다른 사람에게서 서비스 성향을 창출하는 서번트 리더의 능력이다. 그렇게 함으로써 그 조직에 보다 많은 리더들이 양성된다.

과제

함께 일하고 있는 서번트 리더가 있는지 확인해 본다. 그들은 팔로워들이 서비스 지향적이 되도록 동기부여 하였는가? 그렇다면, 그들은 어떤 전략을 사용하였는가? 서번트 리더십은 조직 내에 보다 많은 리더들을 양성했는가? 그렇다면 이것이 왜 이루어졌다고 생각하는가?

학습과제 3-2

간호와 의학에서의 서번트 리더십

최근 연구에서 Garber, Madigan, Click, Fitzpatrick(2009)은 높은 수준의 협력과 서번트 리더십은 의사나 수련의보다 간호사가 더 높게 가지고 있음을 발견하였다. 간호사 집단에서 협력과 서번트 리더십 간에 약한 정적인 상관성이 있었지만, 의사/수면의 집단에서는 두 변수 간에 유의한 상관성이 없는 것으로 나타났다.

과제

어떤 요소들이 이러한 차이를 설명할 수 있는가? 다음을 설명하는 한 쪽의 에세이를 작성해 보자.

1. 간호와 의학은 타인을 돕는, 서비스 지향적인 전문직이다. 전문직으로서 의학보다 간호학을 선택한 사람들 간에 서비스 성향에 고유한 차이가 있다고 믿는가?
2. 간호교육이 의학교육보다 서비스 성향을 더 많이 장려한다고 믿는가?
3. 간호 전문직에서 여성이 다수라는 것(성별)이 이러한 차이에 영향을 미친다고 믿는가?

간호사들이 리더십 역할을 수행함을 격려하며, 그렇게 함으로써 간호사 협력, 만족, 유지를 증가시킬 수 있다고 결론지었다. 서번트 리더십의 다른 정의적 속성은 보기 3-1에 제시되어 있다.

리더와 팔로워에 대한 새로운 사고

오늘날 많은 학자들은 특히 팔로워들이 어떻게 리더의 행동에 영향을 미치는지에 대해 Greenleaf의 작업을 확대하고 있다. 팔로워들의 리더에 대한 긍정적인 효과가 변혁적 리더십의 대다수의 논의에서 상당히 잘 기술되어 왔지만, 잠정적인 부정적 영향에 대한 기술은 활발하게 이루어지지 않았다. 예를 들면, 팔로워들은 의도하는 바와 상관없이, 리더를 오도할 수 있다. 그러나 리더들은 비전에 초점을 두고, 진실을 말하기를 권장하며, 팔로워들에게 자신들이 동의하지 않다는 것을 확실히 느끼도록 함으로써, 이에 반대할 수 있다.

팔로워들은 리더를 의도적 혹은 비의도적으로 오도할 수 있고 오도한다.

Avolio, Walumbwa, Weber(2009)도 팔로워십과 리더십에 대한 이론과 연구에서 흥미로운 생략이 있음을 제시하고 있다. 예를 들면, Avolio 등은 비록 이 관계의 역동성이 충분히 이해되지 않을지라도, 많은 리더십 연구자들은 팔로워 속성을 리더십의 투입 요소로 고려하지 않으며 팔로워 속성을 리더십 과정의 결과로 다루고 있다고 지적하였다.

위임자-대리인 이론

위임자-대리인 이론(principal agent theory)은 1960년대와 1970년대에 발표되었으며, 21세기에 활발하게 연구되고 있는 또 다른 상호작용 리더십 이론이다. 이 이론은 모든 팔

학습과제 3-3

대리인의 동기

당신은 바쁜 내과 병동에서 10명의 환자를 돌보는 팀 리더이다. 팀은 투약과 환자 치료를 보조하는 로리(Lori)와 활력징후, 환자 이동, 위생간호 보조는 물론 기본간호를 제공하는 톰(Tom)을 포함한다. 때때로 톰은 당신이 발견할 때까지 혹은 상당한 시간이 지체될 때까지 환자의 활력징후의 의미 있는 변화를 보고하지 않는다. 보고의 필요와 보고할 필요가 있는 구체적인 활력징후 파라미터에 대해 톰에게 주의를 주었지만, 그의 이러한 행동은 계속되었다. 당신은 이러한 행동 양상을 계속 허용하면 환자에게 위해가 발생할 수 있다는 것을 우려하고 있다.

과제

톰(대리인)이 당신(위임자)에게 이러한 정보를 공유하지 않음으로써 가질 수 있는 원인 동기를 규명해 보자. 그의 행동을 수정하기 위해 당신은 어떤 인센티브를 사용할 수 있는가?

로워(에이전트/대리인)가 위임자(리더 혹은 고용주)의 최고의 관심사에서 행동하도록 근본적으로 동기부여되지 않는다는 것을 제시한다. 이는 팔로워가 자신의 선호도(위임자의 선호도에서 동떨어진 것일 수 있는)뿐만 아니라, 리더를 넘어서는 정보적(전문성 혹은 지식) 이점을 가질 수 있기 때문이다. 그리고 그 위험은 대리인들이 위임자의 목표나 관심사 대신에 자신의 목표를 추구한다는 것이다.

위임자는 대리인들이 조직의 최상의 관심사에서 활동하도록 적절한 인센티브를 확인하고 제공한다. 예를 들면, 좋은 건강보험에 본인부담 비용이 적은 고객이 보건의료 자원에 접근할 때 신중하게 행동하는 동기부여가 없을 수 있다. 왜냐하면 사용된 서비스에 대한 비용을 보험자가 주로 지불하기 때문이다. 그래서 보험은 단지 필요한 서비스에 접근하는 대리인을 위해 인센티브를 제공해야 한다.

인적 자본과 사회 자본 이론

인적 자본은 경제적 맥락에서 생산적인 사람의 속성으로서 사회적 수익뿐만 아니라 개인의 사적인 수익으로 고려된다(About.com-Economics, 2009). 예를 들면, 인적 자본이란 용어는 '교육이 임금, 봉급 혹은 다른 보상의 형태로 반환되는 투자라는 함축성'을 가지고, 종종 공식적인 교육 달성을 조사할 때 사용된다(About.com-Economics, para 1). 그러나 인적 자본은 조직 관점에서도 파악할 수 있다. 이러한 경우에 인적 자본은 집합적인 기반 지식 혹은 경험을 말한다.

인적 자본은 한 집단의 집합적인 지식, 기술, 능력을 말한다.

인적 자본 이론은 개인이나 조직이 교육과 전문직 발전에 대한 투자가 미래 이익(payoff)을 가져온다는 믿음을 가진다면, 이에 투자할 것이라고 제시한다. 예를 들면, 보다 높은 학위를 얻기 위해서 학교에 가는 간호사들에게 수업료 상환을 제공하는 보건의료 조직은 보다 많은 교육을 받은 간호 직원들이 향상된 질적 간호와 보다 높은 고용 유지율을 보일 것이라는 기대를 가지고 그렇게 할 것이다. 이는 보다 높은 생산성과 재무 수익으로 이어질 수 있다.

2003년 펜실베이니아 대학교의 Linda Aiken과 그 동료들은 4년제 학사 이상의 학력을 지닌 간호사들의 비율이 높은 병원에서 수술 환자들이 실질적인 생존 이익이 있었다고 제시하였다. 그리고 BSN 학위를 가진 간호사의 비율이 10% 증가하면 환자 사망과 구조 실패의 위험이 5% 감소하였다(American Association of Colleges of Nursing, 2009, para 12). Aiken과 그 동료들의 연구에서도 보다 나은 의료 환경, 최상의 간호사 수준, 그리고 가장 높은 수준의 교육을 받은 간호사들이 가장 낮은 외과적 사망률을 나타났다. 또한 병원 직원 중 간호학 학사 학위(BSN)를 가진 간호사 비율이 10% 증가할 경우 사망

위험이 4% 감소한다는 관련성을 나타냈다(Aiken, Clarke, Sloane, Lake & Cheney, 2008).

감성지능

21세기에 부각되는 또 다른 리더십 이론은 감성지능(EI, EQ)이다. 폭넓게 정의되는 감성지능은 '자신과 다른 사람의 능력, 지각, 태도에 대한 이해와 인식'이다(Momeni, 2009, p35). Van Wagner(2009)는 감성지능을 감성을 인식하고 통제하며 평가하는 것으로 간단히 정의하였다.

1990년 EI에 대한 초창기 작업에서 Mayer와 Salovey(1997)는 EI는 나이와 함께 개발되며, 세 가지 정신 프로세스로 구성된다고 제시하였다.

- 자신과 타인의 감정(감성)을 평가하고 표현하는 것
- 자신과 타인의 감정을 조절하는 것
- 적응적인 방식으로 감정을 사용하는 것

1997년 그들은 EI를 4가지 정신적 능력으로 더 세분화하였다. 감정을 지각/확인하기, 감정을 사고 과정과 통합하기, 감정을 이해하기, 그리고 감정을 관리하기이다.

Goleman(1998)은 1995년 베스트셀러인 『Emotional Intelligence』에서, 이에 기초한 다섯 가지 구성요소인 자기인식, 자기조절, 동기부여, 공감, 사회적 기술(보기 3–2)을 규명하였다. Goleman은 모든 개인들이 합리적인 사고 마인드와 감성적인 느낌 마인드를 가지며, 이 둘 모두가 행동에 영향을 미친다고 하였다. 그리고 EI에 있어 그 목적은 감성을 읽는 능력(literacy, 누군가의 감정에 대해 자기를 인식하고 그것이 어떻게 연속적인 활동에 영향을 미치는지를 인식하는 것)이다. 그러나 Goleman은 Mayer와 Salovey와는 달리, 비록 감성지능이 나이와 함께 발달하지만, EI는 학습될 수 있다고 주장하였다.

또한 감성지능을 연구하는 대부분의 이론가들은 감성지능이 협동적이고 효과적인 팀을 구축하는 데 중요하다는 것에 동의한다. 실제로 Momeni(2009, p. 38)는 "조직 분위기에 대한 고용인들의 70% 이상이 관리자의 리더십 스타일과 행동에 의해, 특히 관리자가

보기 3–2 감성지능의 5가지 구성요소

1. **자기인식.** 타인에 대한 영향뿐만 아니라 자신의 무드, 감정, 그리고 욕구를 인식하고 이해하는 능력
2. **자기조절.** 판단을 연기하는 성향뿐만 아니라 파괴적인 충동이나 무드를 통제하고 재지시하는 능력
3. **동기부여.** 돈이나 지위를 넘어선 동인에 대해 일하는 열정. 에너지와 몰입을 가지고 목표를 추구하는 성향
4. **공감.** 다른 사람의 감성적인 구성을 이해하고 수용하는 능력
5. **사회적 기술.** 관계를 다루고 네트워크를 구성하는 숙련성. 공통된 기반(ground)을 찾는 능력

출처: Adapted from Goleman, D. (1998). Working with emotional intelligence. New York: Bantam Books.

근거 조사 3-1

출처: Momeni N. (June, 2009). 관리자의 감성지능과 조직 분위기간의 관계. Public Personnel Management, 38(2), 35-48.

이 연구는 이란에서 유사 기관에 근무하는 관리자들 중 무작위로 표출된 30명을 대상으로 시행하였다. EI는 360도 다면 평가 접근을 사용해서 측정되었으며, 조직 분위기는 설문지로 측정되었다. 그리고 관리자의 평가 결과는 관리자에 대한 140명의 감독자와 동료들의 결과와 비교를 하였다.

회귀분석은 관리자의 감성지능과 조직 분위기 간에 정적인 상관성이 있음을 보였다. 사실 회귀분석은 조직분위기의 55%가 관리자의 감성지능에 의해 야기됨을 나타냈다. 감성지능 요소 중에서 자기인식과 사회적 인식은 조직 분위기에 가장 큰 영향을 미쳤다. 또한 신뢰성은 관리자의 감성지능에 의해 강력하게 영향을 받는 것으로 나타났다. 연구자들은 조직 특히 관리 직위에 있어서 사회적 기술을 요하는 직무를 위한 직원을 모집할 때 감성지능을 고려해야 한다고 결론지었다. 이것은 조직에서 보다 큰 효율성과 생산성을 가져올 것이다.

학습과제 3-4

감성과 의사결정

보통 때보다 감성적이었던 최근의 의사결정을 되돌아보자. 어떤 감정이 당신의 사고에 영향을 미치고, 당신의 감성이 당신이 선택한 활동 과정에 어떻게 영향을 미치는지에 대해 스스로 인식하였는가? 당신은 다른 사람들이 경험하고 있는 감성을 객관적으로 규명하고 이러한 감성들이 어떻게 그들의 행동에 영향을 미칠 수 있는지를 객관적으로 규명할 수 있었는가?

고용인들의 업무성과를 향상시키고 이를 보상하는 방법에 의해서 직접적으로 형성된다." 라고 하였다. 또한 Momeni에 의해 수행된 연구는 감성 행동이 조직 분위기를 창출하는 주요 요소임을 발견하였으며, 고도로 감성지능이 높은 관리자들이 보다 긍정적인 조직 분위기를 창출할 수 있다고 결론지었다(근거 조사 3-1).

진성 리더십

현재 부각되고 있는 또 다른 리더십 이론은 진성 리더십(Authentic leadership)이다. 진성 리더십은 리더가 스스로와 자신의 가치에 대해 진실해야 하고 이에 따라 행동해야 한다는 이론이다. Stanley(2008)는 이러한 현상을 조화로운(congruent) 리더십으로 부르며, 리더의 활동(activities), 행동(actions), 행위(deeds)와 리더의 가치, 원칙 그리고 신념이 조화로운 것으로 정의하였다.

진성 리더십 이론이 보다 전통적인 변혁적 리더십 이론들과 다소 다름을 기억하는 것은 중요하다. 후자의 이론들은 리더의 비전 혹은 목적이 종종 외적인 힘에 의해 영향을 받으며, 적어도 팔로워들의 비전에 대한 '매입(buy-in)'이 있어야 한다. 진성 리더십은 리더의 원칙과 확신이 결과적으로 팔로워들을 고무시켜 행동하게 하는 것이다. 따라서 진정한 팔로워들은 진실한 본래 모습을 깨닫게 된다.

진성 리더십에서는 리더의 원칙과 확신이 결과적으로 팔로워들을 고무시켜 행동하게 한다.

진성 리더십은 쉽지 않다. 외적인 힘이나 동료의 압력이 한 개인에게 그들이 도덕적으로 느끼기에 부적절한 어떤 것을 하도록 격려할 때 자신의 확신에 이것을 맞추는 것은 상당한 용기가 필요하다. 예를 들면, 몇몇 간호사 리더들이 도덕적으로 적절하다고 믿는 것과, 성과지불제에 의해 점차 특징화되고 비용 절감에 의해 보상되는 보건의료 시스템에서 결과들을 전달하는 요구 간에 내적인 가치 갈등을 경험하는 것은 의심의 여지가 없다(Huston, 2008). 이는 기금과 예산이 간호 경영진에게 가장 큰 리더십 도전으로 규명되었다는 O'Neil, Morjikian, Cherner(2008)의 연구에서 뒷받침되었다. 대조적으로, 비간호사 리더들이 평가하였을 때 시니어 리더십 역할에서 간호사들이 직면하고 있는 가장 중요한 리더십 도전으로 보았던 것은 상위 5위 중 하위로 평가되었다. 이러한 이분화는 조직이해 당사자들의 다른 기대와 우선순위에 부합하고자 시도할 때 간호관리자들이 직면할 수 있는 개인적인 갈등을 가리킨다.

많은 이론가들은 지난 10년간 진성 리더십의 이론적인 구성요소를 정의하고자 하였다. Shirey(2006)는 진정한 리더에게는 다섯 가지 구별되는 특징이 있으며 바로 목적, 가치, 마음, 관계, 자기훈육(보기 3-3)이다. 그러나 Avolio 등(2009)은 문헌상의 일반적인 합의로, 진성 리더십의 구성요소를 포괄하는 4가지 요소가 있다고 제시하였다. 이는 균형 잡힌 프로세싱, 내면화된 도덕적 관점, 관계 투명성 그리고 자기인식이다. 균형 잡힌 프로세싱이란 의사결정 전에 자료를 합리적으로 분석하는 것을 말한다. 내면화된 도덕적 관점이란 진정한 리더가 내적인 도덕적 표준에 의해 안내되고 이에 따라 자신의 행동을 안내함을 제시한다. 관계 투명성은 상황에 적절한 느낌과 정보를 개방적으로 공유함을 말하며, 자기인식은 세계를 분별하기 위해 자신을 아는 것을 말한다(Avolio et al.). 그러나 Avolio 등은 진성 리더십을 정의하고 측정하는 작업은 개발의 초기 단계에 있으며, 이 구

보기 3-3 진성 리더의 구별되는 특징

1. **목적.** 진성 리더는 지속적인 자기반성과 자기인식의 결과로 자신의 목적과 열정을 이해한다.
2. **가치.** 진성 리더는 신념과 행동을 일치시킴으로써 목적과 열정을 연계한다.
3. **마음.** 진성 리더는 자기 자신과 자신이 이끄는 사람들을 돌보며, 그들의 열정은 진심에서 우러난다.
4. **관계.** 진성 리더는 관계 구축과 타인과의 연결을 설정하는 것을 가치 있게 여긴다. 보상을 받기 위해서가 아니라 인적 연결을 강화하기 위해서이다.
5. **자기훈육.** 진성 리더는 개인적, 전문적 생활에 균형을 맞춤으로써 자기훈육을 훈련한다.

출처: Shirey, M. R. (2006). Fostering leadership through collaboration. Reflections on Nursing Leadership (third quarter). Sigma Theta Tau International. Retrieved October 2, 2006, from http://www.nursingsociety. org/RNL/3Q_2006/features/feature5.html.

학습과제 3-5

말과 행동 간의 불일치

자신이 말한 것과 불일치하는 행동 때문에 팔로워들을 잃게 되는 국제적으로 혹은 국가적으로 알려진 리더들이 많다. 한 예로 건강한 생활양식의 지지자이자 세계수준의 운동선수가 신체 수행을 향상시키기 위해 스테로이드를 사용하는 것이 밝혀진 경우가 있다. 또 도덕성을 전도하는 정치적 인물이면서, 금욕을 장려하는 종교적 리더가 혼외정사에 관련되고 성 스캔들에 연루되는 경우가 있다.

과제

자신이 한 말과 다른 방식으로 행동하는 리더를 생각해 본다. 그것이 효과적인 리더가 되는 능력에 어떻게 영향을 미치는가? 그 리더에 대한 생각은 어떻게 변화되었는가? '진정성'을 잃은 리더들이 팔로워들의 신뢰를 다시 얻을 수 있다고 생각하는가?

성개념의 타당성을 평가하기 위한 추후 연구가 필요하다고 지적하였다.

마지막으로, 모든 리더들이 진정성을 가지려고 노력한다고 가정하는 것은 이상적이지 않다. 실제로 많은 사람들이 흠을 가지고 있다. 리더들은 속임수를 쓰지만 신뢰할 수 있고, 탐욕스러우면서 관대하고, 비겁하면서 용기가 있을 수 있다. 모든 좋은 리더들이 좋은 사람이라고 가정하는 것은 어리석고, 우리를 인간적 조건에서 눈멀게 만든다. 미래 리더십 이론은 리더들이 왜 나쁘게 행동하는지의 이유와 팔로워들이 나쁜 리더들을 계속해서 따르는 이유에 초점을 맞추는 것이 당연할 수 있다.

사고 리더십

21세기에 출현한 비교적 새로운 리더십 이론은 사고 리더십으로, 동료들 사이에서 혁신적 아이디어로 인식되고 그러한 아이디어를 독려하는 데 자신감을 보이는 사람에게 적용된다. 사고 리더십(thought leadership)은 한 개인이 새로운 아이디어, 생산물 혹은 어떤 것을 보는 방식을 고려하기 위해 또 다른 것을 확신시키는 상황이다. 사고 리더들은 균형상태에 도전하고, 표현이나 임파워먼트의 어떤 약속이 아니라 위험 감수와 혁신성의 비전에 의해 팔로워들을 끌어당긴다.

사고 리더들이 제시한 아이디어는 전형적으로 미래 지향적이며 중요한 영향력을 가진다. 또한 그것은 일반적으로 문제 지향적이며, 개인과 조직 모두를 위한 가치를 향상시킨다. Dyer, Gregersen, Christensen(2009)은 사고 리더들을 성공적으로 만드는 것은 창조적 지능이라 불리는 것으로, 이것은 새로운 아이디어를 창출할 때 좌우 두뇌 모두를 사용 한다고 제시하였다. 사실 Dyer 등은 우리 중에서 실제 혁신가를 구분하는 다섯 가지 '발견 기술'을 제시하였다. 바로 연관시키기, 질문하기, 관찰하기, 실험하기, 네트워크하기이다. 혁신가들은 이러한 발견 기술에 적극적으로 그리고 일관되게 관여한다. 그 결과 자신의 창의력에 확신을 얻고 궁극적으로 그것에 의해 정의된다. "혁신적 기업정신은 유전

학습과제 3-6

기술 혁신과 사고 리더십

기술 혁신은 보건의료의 모든 측면을 지속적으로 변화시키고 있으며, 그러한 혁신의 속도는 계속해서 빨라지고 있다. 예를 들면, 무선 커뮤니케이션, 전산화된 차팅, 그리고 투약에 대한 바코드 스캐닝은 모두 간호실무에 큰 영향을 미치고 있다.

과제

다음의 기술 혁신 중에서 적어도 하나를 선택하고, 이러한 기술이 향후 10년간 간호와 보건의료에 어떻게 영향을 미칠지에 대해 한 쪽 분량의 보고서를 작성해 보자. 이러한 기술을 개발할 것으로 여겨지는 사고 리더를 발견해 보고 그들이 혁신을 개발하고 마케팅하는 데 사용하는 프로세스를 탐색한다.

- 환자 신원을 확인하는 생체인식
- 전산화된 의사 처방 입력 시스템
- 현장 검사
- 블루투스 기술
- 전자의무기록
- 간호사로봇

적인 성향이 아니다. 이것은 적극적인 노력이다" (Dyer et al. p 67).

조직 또한 사고 리더가 될 수 있다. 예를 들면, Blue Cross and Blue Shield는 1920년대 후반에 민간 의료보험의 발전에서 초창기 사고 리더였다. Johnson and Johnson은 2010년대 초창기에 간호 전문직을 옹호하며, 간호사 모집과 유지를 장려하기 위해 Discover Nursing 캠페인에 착수하였다. 그러나 Dyer 등(2009)은 대부분의 회사에서, 최고 경영진들이 사고 리더가 되도록 개인적으로 책임을 느끼지 않은 것은 흥미롭다고 하였다. 대신에 그들은 혁신적 프로세스를 촉진하는 데 책임을 느끼고 있었다. 대조적으로, 가장 혁신적인 회사(Dyer 등의 연구에서 약 15%)의 시니어 경영진들은 스스로 창의적인 일을 하고 있었다.

향후 10년 내에 사고 리더들은 간호와 보건의료에서 매우 중요한 지속적인 문제에 초점을 둘 것이며, 의미 있고 새롭게 출현하는 문제들을 해결할 것이다. 예를 들면, 환자와 보건의료 근로자들에게 위해의 위험을 실질적으로 줄이기 위한 혁신적인 안전과 질 향상 접근을 확인하고 채택하는 데 사고 리더십이 상당히 요구된다. 또한 국제적인 간호사의 부족은 지속적으로 급박한 양상을 보이며, 향후 5~10년 내에 발생할 것으로 예상되는 간호학 교수진 부족을 해결하기 위해 부적절한 수의 혁신적 해결책이 제안되어 왔다.

퀀텀 리더십

퀀텀 리더십(quantum leadership)은 보건의료와 같은 환경의 역동성을 보다 잘 이해하기 위해 리더-관리자에 의해 사용되는 비교적 새로운 리더십 이론이다. 이 이론은 1990년대에 출현하였으며, 변혁적 리더십에 기초한다. 리더들이 부하직원들에게 공통된 목적을 확인하고, 기회를 탐색하며, 직원들이 조직 생산성을 가져오는 의사결정을 하도록 임파워먼트하기 위해 리더는 부하직원들과 함께 일해야 한다고 제안한다. 이것은 특히 급격한 변화와 전환이 필요한 시기에 해당된다.

퀀텀 리더십은 양자물리학에 기초해서 현실이 종종 불연속적이며 심오하게 역설적임을 제시하는데, 사람들이 일하는 환경과 맥락이 복잡하고 역동적이며, 조직 생산성에 직접적인 영향을 미친다. 또한 이 이론은 변화에는 일관성이 있다고 제시하고 있다. 오늘날의 근무지는 매우 유동적이며, 융통성이 있고 움직이는 환경이며, 리더십과 함께 전적으로 혁신적인 상호작용과 관계를 요구한다(Porter-O & Malloch, 2007).

퀀텀 리더십은 사람들이 일하는 환경과 맥락이 복잡하고 역동적이며, 조직 생산성에 직접적인 영향력을 가진다고 제시하고 있다.

보건의료 산업이 급격한 변화에 의해 특징화되기 때문에, 조직 내 갈등의 가능성은 높다. Porter-O'Grady와 Malloch(2007)는 기대하지 않았던 것들이 정상적인 것이 되고, 퀀텀 리더들이 현재와 미래 간의 해결되지 않은 공간을 설명할 수 있어야 하며, 보건의료 제공자와 고객 모두를 위한 보다 나은 치유 환경을 창출하면서 이러한 갈등을 적절하게 해결할 수 있어야 한다. 또한 그들은 "위기와 변화의 역동에 반응하기 위한 능력은 고유한 리더십 기술만이 아니라, 조직과 운영의 구조 내에서 고취되어야 한다고"라고 제시한다(p 161).

문화적 가교

새롭게 부각되는 리더십 이론으로, 이 장에서 제시하는 마지막 이론은 문화적 가교(cultural bridging) 이론이다. 문화적 가교의 리더-관리자의 새로운 역할은, 우리 사회가 보다 다양화되면서 하나의 필요조건이 되고 있다.

사회가 보다 다양해지면서, 문화적 가교로서의 리더-관리자의 새로운 역할이 필요조건이 되고 있다.

인종적 다양성이 증가하면서, 전체로서의 인구집단과 인력 모두에서 간호사-리더 그리고 간호사-관리자에게 문화적 가교가 되도록 하는 요구가 증가하고 있다. 실제로 현재의 인구학적 자료에 따르면, 미국 인구집단은 계속해서 인종적으로 다양화되고 있다. 더 빠른 속도로 소수 인구집단이 증가하고 있음을 보인다(Huston, 2010). 간호사의 국제적 이동이 증가하고, 현재의 간호 부족을 해결하기 위해 국제적 모집이 증가하면서 이러한 현상은 간호인력 집단에도 해당된다.

어떤 사람들은 간호인력이 봉사하는 인구집단만큼 환자간호가 문화적으로 다양하지 않다면 문화적으로 민감할 수 없다고 제시한다. 사람들은 문화적으로 역량이 있는 간호는, 간호사가 환자와 동료의 세계관뿐만 아니라 자신의 세계관을 이해하고, 과학적 지식에 대한 고정관념과 오적용을 피한다면 가능할 것임을 제시하고 있다("Cultural diversity in nursing", 2009). 무엇이든지 간에, 문화적 가교로서 봉사하는 것은 간호사-리더가 다른 사람의 관점을 찾고 존중하며, 문화적 차이가 인식되고 가치 있게 여겨지는 업무 환경을 창출할 것을 필요로 한다.

산업시대 리더십에서 관계시대 리더십으로의 전환

리더십 이론을 모두 고려하면, 패러다임 이동이 21세기 초반에 발생하였다는 것은 분명하다. 산업시대 리더십에서 관계시대 리더십으로의 전환이 이루어지고 있다(Scott, 2006).

Scott는 산업시대 리더십은 기본적으로 전통적인 위계적 관리 구조, 기술 획득, 경쟁 그리고 통제에 초점을 두었다고 하였다. 이러한 것은 전통적으로 관리와 관련된 동일한 기술이다. 관계시대 리더십은 일차적으로 리더와 그 팔로워 간의 관계에 초점을 두며, 공통된 목적을 분별하고, 협력해서 함께 일하며, 부(wealth)보다는 정보를 추구한다(표 3-1). 서번트 리더십, 진성 리더십, 인적 및 사회 자본, 감성지능, 문화적 가교는 리더(팔로워 관계의 복잡성을 설명하는 모든 관계) 중심적인 이론이다.

그러나 현재 보건의료조직의 리더-관리자들은 관계 구축에만 초점을 두지는 않는다. 생산성을 확실히 하고 바람직한 결과를 달성하는 것은 조직 성공에 필수적이다. 그리고 그 열쇠는 두 가지 패러다임을 통합하는 데 있다. Scott(2006)는 그러한 통합이 가능하다고 제시한다(그림 3-1).

표 3-1 산업 및 관계시대 리더십 비교

	산업시대 리더십	관계시대 리더십
기술	기술적 기술	사람 기술
권한	명령과 통제	초대와 상호의존
전략	이익을 얻기	목적을 분별하기
방법론	경쟁	협력
초점	사실을 모으기	의미를 발견하기
가치	가지는 것(부)	아는 것(정보)
구조	위계(하향식)	원형(평등주의)
리더십 의미	리더십: 직위	리더십: 신뢰

출처: Adapted from Scott (2006).

21세기 초반에 패러다임 이동이 발생하였다. 바로 산업시대 리더십에서 관계시대 리더십으로의 전환이다.

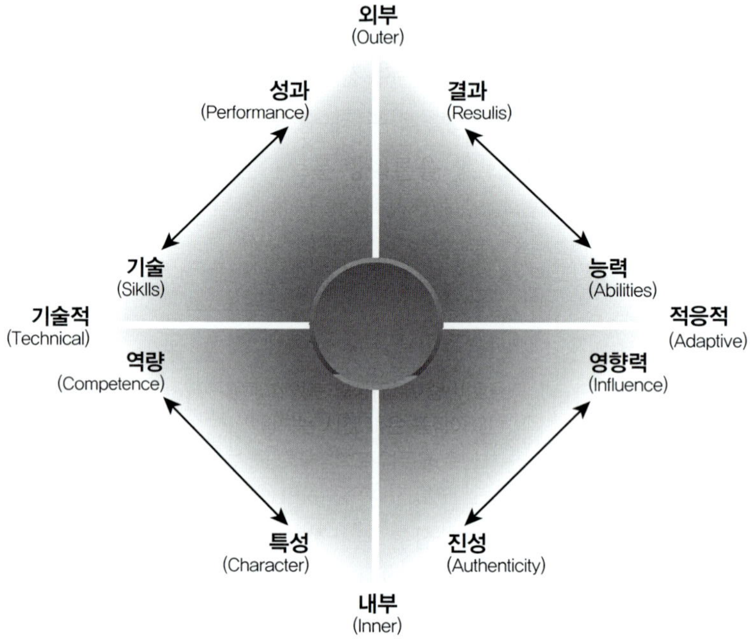

그림 3-1 리더십의 통합 이론

학습과제 3-7

생산성과 관계 간의 초점의 균형 이루기

당신은 대형 의료기관의 최고 수준 간호관리자이다. 많은 급성기 병원에서처럼, 연간 간호 이직률은 25% 이상이다. 간호사 직위에 많은 공석이 있고, 이 자리를 채우기 위한 지역 모집 노력은 대개 성공적이지 않았다.

오늘 CEO와의 면담에서 당신은 3개월간의 새로운 최소 스태핑 비율의 구축과 함께 간호사의 병원 공석률이 35%까지 상향될 것으로 예상된다고 들었다. CEO는 당신이 즉시 이직을 줄이거나 고용 노력을 향상시켜야 하며, 새로운 간호사 비율이 효력을 발생할 때 병원은 이용 가능한 침상을 줄이거나 병동을 폐쇄해야 할 것이라고 말한다.

당신은 다음과 같은 '산업 리더십' 패러다임을 고려해야 한다.

1. 적어도 즉각적인 스태핑 문제를 해결하기 위해 적극적으로 국제 간호사를 모집할 수 있다.
2. 고용계약 시 보너스를 증가시킬 수 있고 신입 간호사를 모집하기 위해 다른 인센티브를 제공할 수 있다.
3. 비면허 보조 인력과 LVN을 간호사들이 업무의 일부를 경감할 수 있도록 직무 기술서를 확대할 수 있다.
4. 새로 고용된 간호사들이 고용 시에 최소 2년간 근무하도록 계약에 서명하도록 할 수 있다.

학습과제 3-7(계속)

당신은 또한 다음과 같은 '관계 리더십' 패러다임을 고려한다.

1. 현재의 직무 만족 수준에 영향을 미치는 주요 변수를 결정하기 위해서 현재의 직원들과 비공식적인 미팅을 가질 수 있고, 근로자 만족도를 증진시키기 위한 변수들을 향상시키고자 노력한다.
2. 업무 환경에 대한 관심사 혹은 문제를 논의하고 자하는 근로자들의 접근성을 높이기 위한 노력의 일환으로 오픈 도어 정책을 개발할 수 있다.
3. 근로자들이 자신이 일하는 단위에서의 의사결정에 대한 참여를 높이기 위해서 공유 거버넌스 모델을 구축할 수 있다.
4. 일대일 기반으로 간호인력들을 더 잘 알기 위한 노력의 일환으로 모든 단위를 매일 회진할 수 있다.

과제

처음으로 할 것을 정하고 그에 따라 순서를 정해 본다. 그 목록은 산업 리더십 패러다임 혹은 관계 리더십 패러다임 중 어느 것을 더 많이 반영하였는가? 당신의 리더십 기술에 의해서 매겨진 순서로부터 어떤 추론을 이끌 수 있는가? 등급 순서가 당신의 나이에 따라서 변화할 수 있다고 생각하는가? 당신의 경험은 어떠한 영향을 미치는가?

기술적 기술과 역량 추구는 팔로워들에게 영향을 미치고 그들의 역량을 장려하는 적응적인 기술과 균형을 이루어야 한다. 수행과 결과의 우선순위는 진성 리더십의 특성과 균형을 이루어야 한다. 달리 말하면, 리더십과 역사 이래로 존재하고 있는 관리 사이의 미약한 균형을 리더-관리자는 추구해야 한다.

간호의 미래를 위한 리더십과 관리

극복할 수 없는 것처럼 보이는 문제들, 이러한 문제를 해결하기 위한 자원의 부족, 개인적인 무감동은 현재 리더-관리자들이 직면하고 있는 지속적인 문제이다. 효과적인 리더십은 21세기 조직 성공을 위해 절대적으로 중요하다. 보다 나은 리더-관리자가 되는 것은 리더십과 관리가 무엇인지에 대한 폭넓은 이해와 이러한 기술이 어떻게 개발되는지로 시작된다. 문제는 이러한 기술들이 역동적이며, 우리가 리더십과 관리에 대해 사실이라고 알고 믿었던 것들이 계속해서 새로운 연구와 비전 사고에 반응하여 변화한다는 것이다.

현재의 리더-관리자들은, 고전적인 리더십과 관리이론을 알고 적용할 수 있을 뿐만 아니라, 새로운 식견, 새로운 관리 의사결정 도구, 그리고 해당 분야의 새로운 연구들을 따라잡도록 도전받고 있다. 리더-관리자가 리더십 역할과 관리 기능을 통합하고 산업시대 리더십과 관계시대 리더십 기술 간에 균형을 달성하도록 하는 것은 그 어느 것보다 더 중요하다. 21세기에 지휘하고 관리하는 것은 지금보다 더 복잡할 것으로 예견되며, 리더-관리자들은 더 큰 기술세트를 가질 것을 기대할 것이다. 조직 성공에 대한 열쇠는 이러한 과정을 조종하는 충분한 자격과 비전을 갖춘 리더-관리자를 보유하는 것이다.

핵심 개념

- 리더-팔로워 관계와 업무를 달성하고 목적이 성취되는 환경의 복잡성을 설명하기 위해 새로운 리더십과 관리 이론들이 21세기에 출현하고 있다.
- 서번트 리더십은 다른 사람을 섬기는 것을 최우선으로 하는 리더십 모델이다.
- 팔로워는 긍정적인 혹은 부정적인 방식으로 리더에게 영향을 미칠 수 있고, 실제로 영향을 미친다.
- 위임자-대리인 이론은 팔로워들이 자신의 선호도뿐만 아니라 리더들에 대한 정보적 이점(전문성 혹은 지식)을 가질 수 있다는 것을 제시하며, 이는 위임자의 선호도로부터는 벗어날 수 있다. 이것은 목적의 부조화를 야기할 수 있다.
- 인적 자본은 개인의 역량을 나타낸다. 사회 자본은 한 집단이 함께 달성할 수 있는 것을 대표한다.
- 감성지능은 감성을 효과적으로 사용하는 능력을 말하며 성공을 강화시키기 위해 리더-관리자에 의해 요청되는 것이다.
- 진성 리더십은 리더가 리드하기 위해서, 스스로와 자신의 가치에 진실하고 그 결과에 따라 행동해야 한다.
- 사고 리더십은 한 개인이 새로운 아이디어, 생산물 혹은 어떤 것을 찾아보는 방식을 고려하기 위해 다른 사람을 확신시키는 상황을 말한다.
- 사고 리더십은 표현이나 임파워먼트의 약속에 의해서가 아니라, 혁신성에 의한 위험감수와 비전에 의해 팔로워들을 끌어당기는 것을 말한다.
- 퀀텀 리더십은 사람들이 일하는 환경과 맥락이 복잡하고 역동적이며, 조직의 생산성에 직접적인 영향을 미친다는 것을 제시한다.
- 리더-관리자들은 점진적으로 다양한 사회와 근무지에서 문화적 가교의 역할을 채택해야 한다.
- 21세기에는 산업시대 리더십에서 관계시대 리더십으로의 전환이 일어나고 있다.

부가적인 학습활동과 적용

학습과제 3-8

자신의 감성지능 살펴보기

당신은 감성지능이 있다고 느끼는가? 당신은 환자를 돌볼 때 공감과 같은 적절한 감정을 표현하는가? 감성적으로 충만한 상황에 있을 때, 자신의 감성을 확인하고 통제할 수 있는가?

과제

최근의 정서적 경험을 기술하고, 이러한 경험에서 당신이 어떻게 반응하였는지를 2~4개 문단으로 작성해 본다. 다른 사람의 감정을 읽을 수 있었는가? 당신은 어떻게 반응하였는가? 그리고 이 사건에 대해 나중에 반성할 수 있었는가?

학습과제 3-9

자기조절과 감성지능

당신은 6개월의 수행평가 후에 책임 간호사가 되었다. 감독은 당신이 새로운 역할을 어떻게 수행하고 있는지에 대해 전반적으로 매우 만족한다고 하면서, 바쁜 임상 상황에서 더 차분하게 행동하기를 제안하였다. 그는 당신의 불안이 당신을 역할모델로 생각하는 동료들과 부하직원들에게 전달될 수 있다고 하였다. 그는 스태핑이 부족할 때 당신이 특히 불안해하고 때때로 스태프들에게 좌절을 드러낸다고 느낀다. 이는 간호단위의 일반적인 불안 수준을 심화시키는 것이다.

과제

스트레스 시기 동안 자기조절에 의해 감성지능을 지원할 수 있도록 6~10가지 구체적인 계획을 수립한다.

학습과제 3-10

인적 · 사회적 자본

여러분이 일하는 기관이나 학교를 조사하고, 기존의 인적 및 사회 자본을 평가한다. 어떤 것이 더 큰가? 어떤 것이 미션과 목적을 달성하는 데 더 많이 기여할 것으로 생각되는가?

REFERENCES

About.com–Economics. (2009). *Definition of human capital*. Retrieved November 21, 2009, from http://economics.about.com/cs/economicsglossary/g/human_capital.htm

Aiken, L., Clarke, S. P., Sloane, D. M., Lake, E. T., & Cheney, T. (2008, May). Effects of hospital care environment on patient mortality and nurse outcomes. *Journal of Nursing Administration, 38*(5), 223–229. American Association of Colleges of Nursing.. (2009). *Fact sheet. Creating a more highly qualified nursing workforce*. Retrieved November 21, 2009, from http://www.aacn.nche.edu/Media/FactSheets/NursingWrkf.htm.

Avolio, B., Walumbwa, F., & Weber, T. (2009). Leadership: Current theories, research, and future directions. *Annual Review of Psychology, 60*, 421–449.

Cultural diversity in nursing. The basic concepts of transcultural nursing. Retrieved November 21, 2009, from http://www.minorityjobs.net/article/813/The-Basic-Concepts-of-Transcultural-Nursing-Cultural-Diversity-In-Nursing.html

Dyer, J. H., Gregersen, H. B., & Christensen, C. M. (2009, December). The innovator's DNA. *Harvard Business Review*, pp. 60–67.

Garber, J., Madigan, E., Click, E., & Fitzpatrick, J. (2009). Attitudes towards collaboration and servant leadership among nurses, physicians and residents. *Journal of Interprofessional Care, 23*(4), 331–340.

Goleman, D. (1998). *Working with emotional intelligence*. New York: Bantam Books.

Greenleaf, R. K. (1977). *Servant leadership: A journey in the nature of legitimate power and greatness*. New York: Paulist.

Huston, C. (2008, November). Preparing nurse leaders for 2020. *Journal of Nursing Management (UK), 16*(8), 905–911.

Huston, C. (2010). *Professional issues in nursing: Challenges and opportunities*. 2nd Edition. Philadelphia: Lippincott Williams &Wilkins.

Mayer, J. D., & Salovey, P. (1997). What is emotional intelligence? In P. Salovey & D. Sluyter (Eds.), *Emotional development and emotional intelligence: Implications for educators* (pp. 3–31). New York: Basic Books.

Momeni, N. (2009, June). The relation between managers' emotional intelligence and the organizational climate they create. *Public Personnel Management, 38*(2), 35–48.

O'Neil, E., Morjikian, R. L., & Cherner, D. (2008, April). Developing nurse leaders. An overview of trends and programs. *Journal of Nursing Administration, 38*(4), 178–183.

Osborn, R. N., & Marion, R. (2009). Contextual leadership, transformational leadership and the performance of international innovation seeking alliances. *The Leadership Quarterly, 20*(2), 191–206.

Porter-O'Grady, T., & Malloch, K. (2007). *Quantum leadership: A resource for healthcare innovation*. 2nd Edition. Boston: Jones & Bartlett.

Scott, K. T. (2006, September 29). *The gifts of leadership*. Keynote presented at the Sigma Theta Tau International Chapter Leader Academy, Indianapolis, IN.

Shirey, M. R. (2006). Promoting sustainability through collaboration. *Reflections on Nursing Leadership* (third quarter).

Stanley, D. (2008, July). Congruent leadership: Values in action. *Journal of Nursing Management, 16*(5), 519–524.

Sturm, B. A. (2009, February). Principles of servant-leadership in community health nursing: Management issues and behaviors discovered in ethnographic research. *Home Health Care Management & Practice, 21*(2), 82–89.

Sutton, R. I. (2009, June). How to be a good boss in a bad economy. *Harvard Business Review*, pp. 42–50.

Takaba, J. (2009, April 18). *#9 Servant and leader—Top 10 characteristics of an agile organization*. Agileblog. Retrieved August 30, 2009, from http://www.rallydev.com/agileblog/2009/04/9-servant-and-leader-top-10-characteristics-of-an-agile-organization/.

Van Wagner, K. (2009). *What is emotional intelligence?* About.com–Psychology. Retrieved November 21, 2009, from http://psychology.about.com/od/personalitydevelopment/a/emotionalintell.htm.

Zinni, T., & Koltz, T. (2009). *Leading the charge: Leadership lessons from the battlefield to the boardroom.*: New York: Palgrave Macmillan.

BIBLIOGRAPHY

Alyn, K. (2008). Real leaders create more leaders, not more followers: Developing more leaders within your department starts with developing yourself. *Firehouse, 33*(1), 80–81.

Black, J. (2008). Clinical transformation through the application of chaos theory. *Nurse Leader, 6*(6), 38.

Borges, N., Stratton, T., Wagner, P., & Elam, C. (2009). Emotional intelligence and medical specialty choice: Findings from three empirical studies. *Medical Education, 43*(6), 565–572.

Buerhaus, P. (2009). Messages for thought leaders and health policymakers. *Nursing Economic$, 27*(2), 125–127.

Codier, E., Kamikawa, C., Kooker, B., & Shoultz, J. (2009). Emotional intelligence, performance, and retention in clinical staff nurses. *Nursing Administration Quarterly, 33*(4), 310–316.

Cummings, G., Lee, H., MacGregor, T., Davey, M., Wong, C., Paul, L., et al. (2008). Factors contributing to nursing leadership: A systematic review. *Journal of Health Services Research & Policy, 13*(4), 240–248.

Doherty, L. (2009, July 22). Emotional intelligence vital for patient safety, nurse leaders told. *Nursing Standard, 23*(46), 5–5.

Haigh, C. (2008). Using simplified chaos theory to manage nursing services. *Journal of Nursing Management, 16*(3), 298–304.

Jackson, J., Clements, P., Averill, J., & Zimbro, K. (2009). Patterns of knowing: Proposing a theory for nursing leadership. *Nursing Economic$, 27*(3), 149–159.

Kearney, E. (2008, December). Age differences between leader and followers as a moderator of the relationship between transformational leadership and team performance. *Journal of Occupational & Organizational Psychology, 81*(Part 4), 803–811.

Lowe, J., & Archibald, C. (2009). Cultural diversity: The intention of nursing. *Nursing Forum, 44*(1), 11–18.

Moore, S., Daniel, M., Gauvin, L., & Dubé, L. (2009). Not all social capital is good capital. *Health & Place, 15*(4), 1071–1077.

Neill, M., & Saunders, N. (2008, September). Servant leadership: Enhancing quality of care and staff satisfaction. *Journal of Nursing Administration, 38*(9), 395–400.

Rondeau, K., Williams, E., & Wagar, T. (2009). Developing human capital: What is the impact on nurse turnover? *Journal of Nursing Management, 17*(6), 739–748.

Shirey, M. (2009). Authentic leadership, organizational culture, and healthy work environments. *Critical Care Nursing Quarterly, 32*(3), 189–198.

Stanley, D. (2009). Leadership: Behind the mask. ACORN: *The Journal of Perioperative Nursing in Australia, 22*(1), 14.

Wong, C., & Cummings, G. (2009). Authentic leadership: A new theory for nursing or back to basics? *Journal of Health Organization & Management, 23*(5), 522–538.

Unit II

효과적인 리더십과 관리를 위한 기반
윤리, 법, 옹호

Foundation for Effective Leadership and Management
Ethics, Law, and Advocacy

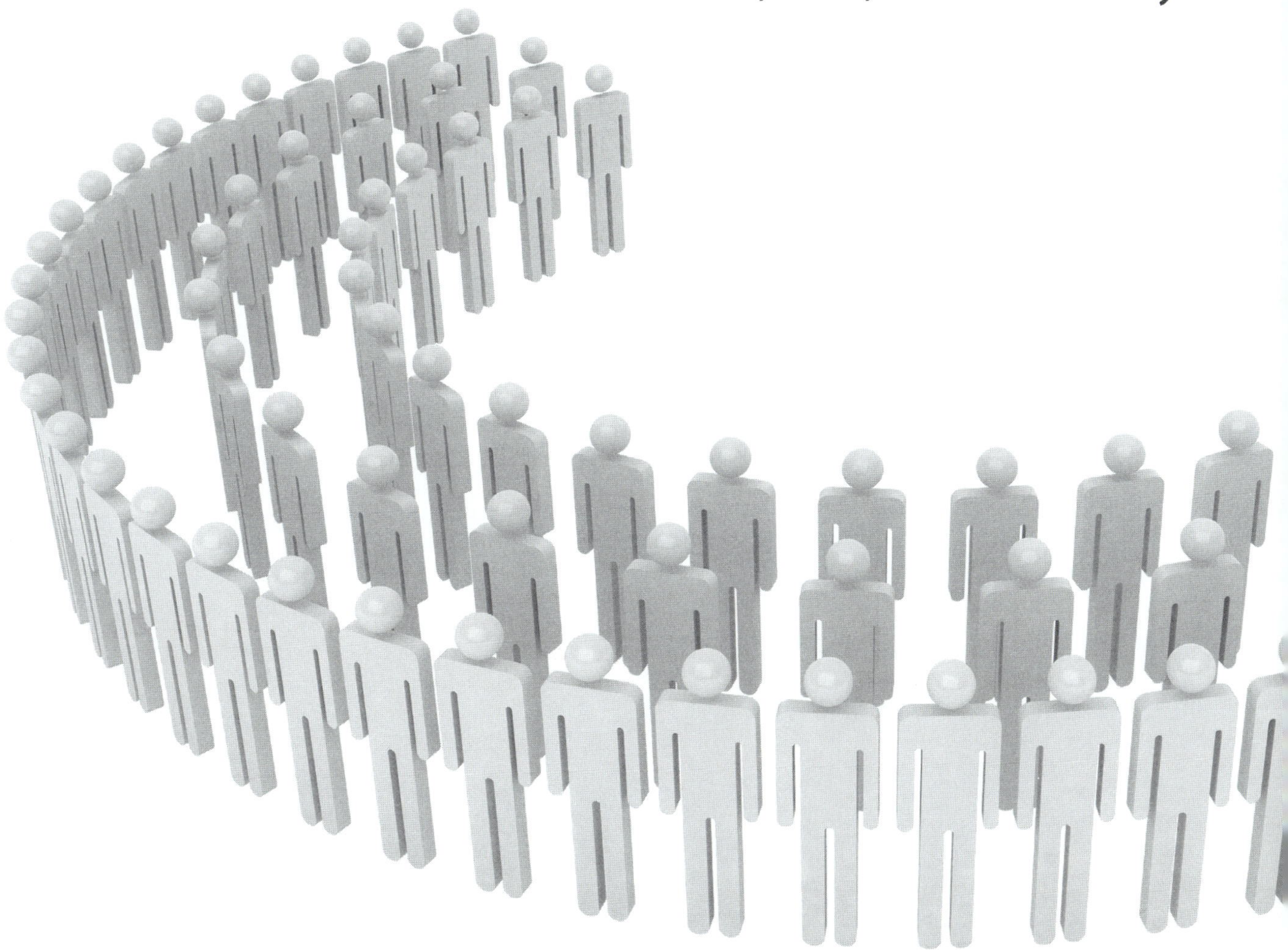

Chapter 4

윤리적 이슈

Ethical Issues

조직과 그 리더들이 순이익에만 집중하고 가치를 무시하기 시작할 때,
윤리적 실패를 가져오는 환경이 만들어진다.

- J. G. Bruhn

나의 모든 성장과 발달은 당신이 정말 옳은 일을 규율에 맞게 하고
견고한 판단력과 상식 등 좋은 자질을 충분히 갖추었다면,
당신의 삶에서 하고 싶은 일을 할 수 있도록 이끌 것이다.

- Barbara Jordan

학습목표

- 윤리와 윤리적 딜레마를 정의한다.
- 공리주의, 의무 기반, 권리 기반, 직관론적 윤리적 의사결정 틀을 비교하고 대조한다.
- 6가지 윤리적 추론의 원칙을 확인하고 정의한다.
- 윤리적 문제에 대하여 적절한 행동을 결정하기 위해 체계적인 문제해결 또는 의사결정모델을 사용한다.
- 윤리적 의사결정을 평가하는 데 성과가 유일한 기준일 때의 제한점을 기술한다.
- 의사결정에서 법적 의무와 윤리적 의무의 차이를 구분한다.
- 개인, 조직, 간호사, 환자 간 의무의 차이가 윤리적 의사결정에서 개인 간의 갈등을 어떻게 증가시키는지를 기술한다.
- 윤리적 의사결정에 가장 큰 영향을 미치는 윤리적 틀과 원칙에 대한 자기 인식을 설명한다.
- 윤리적 의사결정모델이 미국간호사협회(ANA) 윤리강령과 해설문 그리고 전문직 표준과 일치함을 확인한다.

2부에서는 리더십과 관리에 영향을 미치는 윤리적, 법적, 입법적 이슈와 전문직의 옹호를 조명할 것이다. 4장은 관리자의 중요한 리더십 역할 중 하나인 윤리적 의사결정이다. 5장은 리더십과 관리에 대한 법령의 영향을 다룰 것이며, 6장에서는 환자와 간호사, 그리고 간호전문직 일반을 위한 옹호에 초점을 둘 것이다.

윤리는 자신, 타인과 환경을 위하여 개인이 어떠한 행위를 하여야 하는지를 체계적으로 연구하는 것으로, 무엇이 정당하거나 옳은지를 밝히고, 개인의 삶과 인간관계가 어떠해야 하는지를 연구하는 것이다. 윤리는 옳고 그름과 관련되거나 넓게는 개인과 사회를 위한 개인의 행동을 이끄는 체계적인 도덕적 지침과 원칙을 말한다.

윤리는 자신, 타인과 환경을 위하여 개인이 어떠한 행위를 해야 하는지를 체계적으로 연구하는 것을 말한다.

응용윤리는 매일 일어나는 문제에 규범윤리이론을 적용하는 것을 말한다. 전문직에서 규범윤리이론은 전문직의 본래 목적에서 비롯한다. 간호전문직의 가치와 규범은 어떤 윤리적 의사결정을 내려야 하는지를 판단하고 그 기반을 제공한다. 그러나 간호관리자는 실무간호사와 다른 윤리적 책임을 지는 반면, 윤리적 추론을 위해 명확히 정의된 기반을 가지고 있지 않다.

관리는 하나의 원칙이지 전문직종이 아니기 때문에, 의술이나 법처럼 정의된 목적을 가지고 있지 않으므로 윤리적 의사결정을 이끄는 특별한 규범이 부족하다. 대신 조직은 관리자에게 그들의 규칙과 가치를 반영시키며, 관리자의 개인적 가치는 조직을 통해 반영된다. 관리자의 윤리적 의무는 조직의 목적내에 있으며, 조직의 목적은 사회에서의 역할과 연계되어 있다. 따라서 간호관리자의 책임은 다양한 상호작용 속에서 발생된다. 사회는 다양한 기관들의 목적을 정의하도록 도우며, 결과적으로 그러한 목적들은 기관들이 특별한 기능을 수행하도록 돕는다. 어떤 기관이 결정한 특별한 가치과 규범은 그들의 자원배치와 조직의 형성을 결정하게 되며, 기관내 사람들의 가치는 실제 관리활동에 영향을 준다. 복잡한 일련의 상호작용을 보면, 윤리적 사안에서 적절히 관리적 의사결정을 한다는 것은 어려운 일이다.

간호관리에 있어서 윤리적 문제는 일반 간호사의 윤리적 문제와 구별될 뿐만 아니라, 다른 관리영역의 문제들과도 구분된다. 간호관리자와 간호사가 아닌 관리자의 책임에는 유사성이 많지만, 간호관리자는 비간호 영역의 관리자가 다루지 않아도 될 독특한 의무와 윤리적 딜레마를 다루어야 한다.

또한 개인, 조직, 부하직원 그리고 소비자에 대한 책임이 다르기 때문에, 간호관리자는 개인들 간의 갈등을 경험할 가능성이 매우 크다. 다양한 대상을 옹호하고 책임져야 한다는 것은 모든 간호관리자가 업무 중에 윤리적 딜레마에 직면할 가능성이 높다는 것을 시사한다. 간호사는 의사와 환자, 조직을 옹호해야 할 역할에 동시에 직면하지만, 각자의 요구와 목적은 모두 다르다.

간호사는 동시에 환자, 의사, 조직을 위해 일하기를 기대하는 상황에 직면하지만, 그들의 요구와 필요, 그리고 목표는 서로 상충되어 왔다.

적절한 윤리적 의사결정을 위하여 관리자는 윤리적 원칙과 틀을 알아야 하며, 입증된 윤리적 의사결정모델과 같은 시행착오를 줄이는 전문적 접근을 사용하고, 이러한 의사결정을 지원하는 유용한 조직적 절차를 활용하여야 한다. 이러한 조직적 절차로는 기관의 위원회(IRBs), 윤리위원회, 전문직 윤리강령 등이 있다. 체계적인 접근과 공인된 윤리적 방법과 기술을 사용하는 것은 관리자가 보다 나은 의사결정을 하고 그들이 한 의사결정에 대해 자신감을 가지게 될 가능성을 높인다. 윤리와 관련하여 리더십 역할과 관리 기능은 보기 4-1과 같다.

윤리적 이슈의 유형

간호사들이 경험하는 도덕적 문제를 기술하는 데 다양한 용어들이 사용되는데, 이는 도

보기 4-1 윤리와 관련된 리더십 역할 및 관리 기능

리더십 역할

1. 권리, 의무 그리고 인간 존재의 목적에 대한 자신의 가치와 기본 신념에 대해 자각한다.
2. 약간의 애매함과 불확실함이 윤리적 의사결정의 일부임을 수용한다.
3. 윤리적 의사결정에서 최선의 문제해결과 의사결정을 했음에도 불구하고 부정적인 결과가 발생할 수 있음을 받아들인다.
4. 윤리적 의사결정에 있어 위험을 감수해야 함을 안다.
5. 윤리적 의사결정의 역할모델은 미국간호사협회의 윤리강령과 해설집, 전문직 표준과 일치한다.
6. 윤리적 행위 표준에 부합되도록 의사소통을 분명히 한다.

관리 기능

1. 윤리와 관련된 관리문제에 직면하였을 때 문제를 해결하고 의사결정하기 위한 체계적인 방식을 사용한다.
2. 윤리적 의사결정을 함에 있어서 항상 추구하거나 피해야 할 결과를 명확히 한다.
3. 가치와 신념을 명확히 하기 위하여 윤리적 틀을 사용한다.
4. 의사결정에 기초를 형성하는 신념 또는 가치를 정의하기 위해 윤리적 추론의 원칙을 적용한다.
5. 윤리적 의사결정을 이끄는 법적 판례를 알고, 법적 판례에 반하여 의사결정을 할 경우 법적 책임의 가능성이 있음을 인식한다.
6. 의사결정 또는 문제해결과정에 기초하여 자신의 의사결정의 질을 계속 평가한다.
7. 부하직원의 윤리적 행동을 인정하고 보상해 준다.
8. 부하직원이 비윤리적인 행동을 했을 때 적절한 행동을 취한다.

덕적 불확실성(moral uncertainty), 도덕적 갈등(moral conflict), 도덕적 소진(moral distress), 도덕적 분노(moral outrage), 윤리적 딜레마(ethical dilemmas) 등이다. 도덕적 불확실성 또는 도덕적 갈등은 개인이 어떤 도덕적 원칙이나 가치가 적용되는지 확신하지 못하는 경우와 도덕적 문제가 무엇인지에 대한 불확실성을 포함한다.

도덕적 소진은 개인이 해야 할 옳은 것을 알고 있으나 조직적인 제한 때문에 옳은 행위를 하는 데 어려움이 있는 경우를 말한다. 예를 들면 많은 의사와 간호사가 행정가, 보험사, 변호사, 환자 가족 등의 요구에 의해 그들이 옳다고 믿는 것을 실현하는 데 압력을 받는 경우이다. Corley 등(2008)의 연구에 따르면 이직하는 간호사의 15%가 도덕적 소진이 원인임을 밝혔다. 펜실베이니아 간호대학의 연구에 따르면 간호사와 사회복지사의 25%가 '도덕적 소진'을 경험하며, 이는 현 직장을 떠나게 하는 이유로 작용하였다(**근거 조사 4-1**).

도덕적 분노는 개인이 다른 사람의 부도덕한 행동을 목격하였으나 이것을 중지시킬 힘이 없음을 느끼는 경우를 말한다. 예를 들어 뉴 멕시코의 한 병원에서 6명의 간호사들은 6년 동안 간호관리자에게 의사의 부적절한 치료에 관하여 문제제기를 하였다. 그러나 나중에 담당 환자가 패혈증과 심각한 손상으로 사망하자 이에 대한 과실책임으로 이 의사가 기소되었다. 정황이 불확실하다는 이유 때문에 병원은 간호사의 문제제기에 대해 적절히 조치하지 않았으며, 오히려 간호사의 행동을 지적하고 징계를 주기까지 하였다.

윤리적 문제 중에서 가장 어려운 것은 도덕적 또는 윤리적 딜레마로서 이는 두가지 또는 그 이상의 대안들 중에 한 가지를 선택해야 하는 상황을 말한다. 예를 들면 간호사가 자신의 종교적 신념과 상충되는 상황에서 간호를 제공해야 할 경우 윤리적 딜레마를 경험하게 된다.

Bosek(2009)은 간호사가 환자의 관점에서 돌봄을 제공하지 않을 때, 환자가 고통스러

근거 조사 4-1

출처: Nurses want to leave hospitals due to "moral distress." EndoNurse (2008, April 18) Retrieved November 30, 2009 from http://www.endonurse.com/hotnews/nurses-leave-hospitals-moral-distress-104.html.

이 연구는 생명윤리와 사회복지부에 소속된 국립보건센터에서 지원한 연구로, 윤리와 이직의도에 관한 최초의 연구이다. 이 연구의 대상은 캘리포니아, 메릴랜드, 매사추세츠, 오하이오에 있는 1,215명의 간호사와 사회복지사들이다.

2/3에 가까운 조사자들이 스스로 통제할 수 없는 윤리적 이슈에 직면하고 있다고 보고하였다. 연구자들은 이러한 "도덕적 고뇌"의 결과로 무기력(32.5%), 압도되는 느낌(34.7%), 좌절감(51.8%), 피로감(40%)을 경험하였다. 간호사들의 이직은 윤리적 스트레스 외에도 기관의 윤리적 의사결정에 대한 지원이 부적절하였기 때문일 수도 있다. 간호사나 사회복지사들이 경험한 도덕적 고뇌의 원인이 되는 문제로는 환자의 권리를 보호하는 것, 생의 말기에 어려운 결정을 지지하는 것, 자원의 공평한 배분 등에 관한 것이다.

존중과 신뢰의 부족 또한 간호사들과 사회복지사들의 이직에 큰 영향을 준다. "오직 58.3%의 응답자가 본인과 의사들이 서로를 존중한다고 답했으며, 55.4%의 응답자가 간호사, 사회복지사, 의사 간의 신뢰가 존재한다고 대답하였다.

워할 때, 팀의 협력, 동의, 지지가 부족할 때, 절차가 너무 오래 걸릴 때에 윤리적 의사결정에 대해 불만스러워한다고 밝혔다. 윤리적 딜레마는 해결하기 어렵기 때문에, 이 장에서 이와 관련하여 많은 학습 예제가 주어질 것이다.

개인의 가치, 신념과 철학은 관리자가 일상에서 직면하는 도덕적 또는 윤리적 의사결정을 하는 데 중요한 역할을 한다.

어떻게 관리자는 무엇이 옳고 그른가를 결정할 수 있는가? 모든 해결방법이 옳지 않게 보인다면 어떻게 할 것인가? 관리자가 윤리적 문제를 해결하는 방법은 권리와 의무, 인간 존재의 목표에 대한 그들의 가치와 기본신념에 영향을 받는다는 것을 기억하라. 자기인식(self-awareness)은 윤리적 의사결정에서 가장 중요한 지도자의 역할이다. 모든 윤리적 문제를 해결할 수 있는 윤리적 규칙, 지침, 이론은 존재하지 않는다.

그럼에도 불구하고 관리자는 윤리적 문제해결과정에 대해 이해하여야 하며, 윤리적 틀과 원칙과 전문직 윤리강령을 잘 알고 있어야 한다. 이러한 기준이 효과적으로 윤리적 문제를 해결하는 데 도움이 되며 병원에서 윤리적 실패를 예방한다. 관리자들이 옳고 그름을 결정하기 위한 윤리적 의사결정을 하는 과정에서 비판적 사고과정이 일어난다.

의사결정을 위한 윤리적 틀

여러 가지 윤리적 틀은 개인이 윤리적 딜레마를 해결하도록 이끌어준다. 윤리적 틀은 윤리적 문제를 해결하지 않지만 관리자들이 개인의 가치와 신념을 명확히 하는 데 도움을 준다. 윤리적 틀로 가장 일반적으로 사용되는 4가지는 공리주의, 의무기반 사고, 권리기반 사고와 직관론이다(표 4-1).

윤리적 틀은 윤리적 문제를 해결하지 않지만 관리자들이 개인의 가치와 신념을 명확히 하는 데 도움을 준다.

표 4-1 윤리적 틀

틀	기본 가정
공리주의(목적론)	최대 다수에게 최대의 행복 제공
권리기반(의무론)	개인은 간섭받을 수 없는 기본적이며 내재적인 권리를 가진다.
의무기반(의무론)	무엇을 할 의무 또는 무엇을 하지 않을 의무
직관론(의무론)	목적, 의무, 권리를 결정하기 위하여 각 사례의 상황에 따라 상대적으로 비중을 두어야 한다.

윤리의 목적론적 이론은 공리주의 또는 결과주의 이론으로 불린다. 공리주의라는 윤리적 틀을 사용하는 것은 무엇이 최대 다수에게 최대 선(good)을 제공하는가에 기초하여 의사결정하도록 한다. 이러한 과정에서 개인의 요구와 필요는 약화된다. 또한 공리주의는 결과가 수단을 정당화한다. 예를 들면, 공리주의에 따르는 관리자라면 국가단위의 학술대회 참여를 독려하기 위해 1~2명의 사람을 지원하는 것보다, 많은 직원들이 지역의 워크숍에 참여하도록 하는 예산지원을 우선시할 것이다. 다른 예로, 많은 사람들의 요구를 충족하는 보험 프로그램을 지원하는 대신 반대로 고액의 장기이식에 대한 지원은 거부할 것이다. 지원자들에 대한 거짓말은 그들의 고용으로 인하여 병원이 개원하고 다양한 병동이 유지되면 결과적으로 많은 직원들에게 좋기 때문에 공리주의적 입장에서는 정당화된다.

의무론적 윤리이론은 결과와 상관없이 그 행동이 옳은지 또는 그른지를 판단하는 것으로 18세기의 임마누엘 칸트의 철학에 기반을 두고 있다. 이 이론은 의무기반 사고와 권리기반 사고로 구분되는데, 의무기반 사고는 무엇을 해야 할 의무가 있거나 하지 말아야 할 의무에 따라 의사결정하여야 한다는 것을 말한다. 관리자는 가장 자격을 갖춘 지원자를 고용하여야 한다는 의무감을 가져야 한다. 비록 이들의 고용비용이 높다 하더라도 말이다.

권리기반 사고는 어떤 경우 사람들이 당연히 주장할 수 있어야 한다는 신념에 기초를 두고 있다(예: 개인의 기본 청구권, 자격, 간섭이 용납되지 않는 것). 권리는 요구, 필요 또는 갈망과 다르다.

직관론적 사고의 틀은 의사결정자가 윤리적 문제나 이슈를 사례별로 검토하고 목적, 의무, 권리를 상대적 비중으로 비교하는 것을 말한다. 이러한 무게의 가늠은 주로 직관(의사결정자가 믿는 것이 그 특정 상황에서 맞을 때)에 의해 결정된다.

최근에 어떤 윤리이론가는 직관론이 윤리적 틀로 적합한 것인가에 대한 의문을 제기하였는데, 그 이유는 주관성과 편견의 가능성 때문이다. 이 장에서 다루어지는 모든 사례는 어느 정도 직관에 의한 의사결정을 포함하고 있다.

윤리적 사고의 원칙

목적론과 의무론에 해당하는 이론들은 윤리적 추론에 사용되는 도덕적 원칙들을 개발하여 왔다. 윤리적 사고의 원칙들은 어떠한 신념 또는 가치가 의사결정의 기초를 형성하는지를 탐색하여 왔다. 인간에 대한 존엄은 가장 기본적이고 보편적인 윤리적 원칙이다. 이러한 기본적인 원칙들로부터 생겨나는 주요한 윤리적 원칙들은 **보기 4-2**와 같다.

보기 4-2 윤리적 원칙

자율성: 자기결정과 선택의 자유 증진

선행: 선의 증진을 위해 노력함

악행 금지: 해악을 방지하기 위해 노력함

선의의 간섭주의: 다른 사람을 위해 의사결정할 권한을 가정함

공리: 다수의 선이 개인의 요구와 필요를 능가함

정의: 공평함의 추구. 같은 것은 같게, 같지 않은 것은 차이에 따라 대함

정직: 진실을 말할 의무

성실: 약속 이행

신의: 사적인 정보의 보호

인간에 대한 존엄은 가장 기본적이고 보편적인 원칙이다.

자율성(자기결정)

개인의 자유를 의미하는 자율성은 선택의 자유 또는 선택에 따른 책임을 수용하는 것으로 알려졌다. 자기결정의 법적 권리는 이러한 도덕적 원칙을 지지한다. 직원의 자율성에 대해 이러한 원칙을 적용하면, 직원은 조직의 기대에 부응하거나 징계를 받거나를 선택할 기회를 가진다. 만약에 직원의 계속되는 행동이 해고를 야기한다면, 자율성의 원칙은 관리자가 아니라 직원이 해고되는 것을 선택했다는 것을 의미한다. 간호관리자는 개인의 의사결정능력이 의심되는 경우에는 언제나 현존하는 윤리적 요소를 고려하여야 한다. 자기결정할 수 있는 개인의 권리를 제한하는 것은 심각한 상황이지만, 경우에 따라서는 필요할 수 있다.

선행

이 원칙은 선을 증진하기 위해 노력하라는 것이다. 악행 금지라는 개념은 선행과 관련되는데, 사람이 선행을 할 수 없으면, 최소한 위해를 가해서는 안 된다는 것을 말한다. 예를 들면 관리자가 직무평가를 계획하는 데 이러한 윤리적 원칙을 사용한다면, 관리자는 직원 성장을 증진하기 위한 수단으로 직무평가를 고려할 것이다.

선의의 간섭주의

이 원칙은 선행의 원칙에 입각하여 다른 사람을 위하여 의사결정을 할 권한이 있음을 가정하는 것을 말한다. 간섭은 선택의 자유를 제한하기 때문에, 대부분의 윤리적 이론은 선

의의 간섭주의가 다른 사람에게 다가올 위해를 예방하는 경우에만 유일하게 정당화된다고 믿고 있다. 불행히도, 어떤 관리자는 부하직원의 경력관리 계획에 선의의 간섭주의 원칙을 사용한다. 이는 직원의 장단기 목표가 무엇이어야 하는지에 대해 해당 직원보다 관리자가 더 많이 알고 있다는 것을 의미한다.

공리

이 원칙은 공리주의에 대한 신념을 반영한 원칙이다. 대중에게 가장 좋은 것이 개인에게 가장 좋은 것을 능가한다. 공익은 개인 자유를 제한하는 수단으로서 선의의 간섭주의를 정당화한다. 관리자는 공익의 원칙을 사용하는 경우 인본주의를 감퇴시키는 집단성과에 과도하게 초점을 두고 있지 않은지를 살펴야 한다.

정의(공평하게 대우하라)

이 원칙은 평등이란 같은 것은 같게 대우하며, 같지 않은 것은 그들의 차이에 따라 대우하라는 원칙이다. 이 원칙은 자원 또는 편익에 대한 희생과 경쟁이 불가피할 때 적용된다. 정의의 원칙을 사용하는 관리자는 서비스 제공 시간이 아닌 업무 수행을 임금 인상에 반영할 것이다.

정직(진실만을 말하라)

이 원칙은 진실만을 말하는 것에 대한 요구 또는 속임을 허용하는 것에 대해 사람들이 어떻게 느끼는지 설명하는 데 사용된다. 속임이 선행의 목적을 위한 것이었다면 도덕적으로 용납될 수 있다고 여기는 관리자라면, 선발에서 누락된 모든 지원자들에게 그들이 채용심사에서 사실이든 아니든 매우 긍정적으로 채용이 고려되었다고 말할 것이다.

성실(약속을 지켜라)

성실은 개인이 그들의 약속 이행에 충실해야 한다는 도덕적 의무를 말한다. 약속을 위반하는 것은 많은 윤리학자들에 의해 결과와 상관없이 옳지 못한 것으로 여겨진다. 다른 말로 하면, 약속을 어겨서 부정적인 결과는 없지만, 이는 어떠한 약속을 무의한 것으로 만들 수 있기 때문에 잘못된 것이라는 것이다. 그러나 약속을 지키는 것이 항상 다른 사람의 입장에서는 최선이 아닐 수 있다. 간호사들이 환자, 의사, 기관, 전문직, 그리고 자신과의 복합적인 성실의 의무를 가지고 있고 그들간의 상충이 있을 수 있지만, 미국간호협회 간호윤리 강령에는 간호사에게 가장 우선하는 것은 환자와의 약속이행임을 밝히고 있다(미국간호협회, 2001).

신의(개인정보 보호)

다른 사람의 사생활을 존중하고 비밀을 간직해야 할 의무는 의학과 간호윤리 모두에서 기본이 되는 윤리적 원칙이자 기반이다. 그러나 기만과 마찬가지로 정보 누출을 해야 하는 상황이 있을 수 있다. 예를 들면 보건의료의 관리자는 법에 의하여 직원의 약물남용, 노인학대, 아동학대와 같은 상황에 대한 보고를 해야 한다.

간호사의 윤리강령과 간호전문직 표준

관리자가 윤리적 문제를 해결하는 데 지침으로 사용할 수 있는 또 다른 방법이 전문직 윤리강령이다. 윤리강령은 전문직에 의해 설립된 간호실무자 개개인을 이끌어 주는 원칙들

학습과제 4-1

가족관

당신은 회복실 저녁 근무 책임 간호사이다. 2시간 전 지프차에서 떨어진 32세 여성 탑승자는 응급실을 경유하여, 응급 천두술과 두개내 모니터링을 하고 회복실로 막 입실했다. 그녀의 광범위하고 심각한 신경학적 손상으로 인해 더 이상의 치료는 의미 없다고 판단된다. 그녀는 당신의 근무시간 동안 버티지 못하고 사망할 것으로 생각된다. 의료진은 그녀를 1시간 동안 회복실에서 지켜보고, 그때도 그녀가 살아 있다면 중환자실로 옮길 계획이다.

그녀가 회복실에 온 지 얼마 되지 않아, 저녁 근무 관리자가 와서는 그녀의 언니가 그녀를 만나기를 간절히 원하고 있다고 말했다. 가끔 예외적인 경우가 있기도 하지만, 보통은 회복실 보호자 방문은 절대 허락되지 않는다. 오늘밤 회복실에는 그녀 외에 다른 환자는 없다. 당신은 규칙을 어기고 그 젊은 환자의 언니를 회복실로 들어오게 하였다. 그녀의 언니는 그녀를 보고 거의 기절하였다. 그녀의 언니가 지프차 운전자임이 분명해 보였다. 방문객이 코마상태인 환자에게 계속 이야기하는 동안, 당신은 그 방문객의 행동과 말을 통해 방문객이 정말 환자의 언니가 맞는지 의심하기 시작했다.

15분 후 관리자가 돌아와서 "아! 내가 정말 심각한 실수를 했어. 그 환자의 가족들이 지금 막 도착했는데, 그 방문객은 가족이 아니고 애인이래. 그 가족들은 지금 몹시 화가 났고, 그 방문객이 환자를 만나지 않기를 원해."라고 하였다.

당신은 그 방문객에게 다가가 환자의 가족들이 당신이 환자를 만나는 것을 원하지 않음을 잘 설명했다. 그녀는 하염없이 눈물 흘리며 말하길, "맞아요, 사실이에요. 저는 그녀의 언니가 아니에요. 메리(Mary)와 저는 6년을 함께 했어요. 그녀의 가족은 그 이유로 그녀와 의절했고, 우리는 서로에게 전부였어요. 그녀가 나였고, 내가 그녀였어요. 부탁입니다. 제발 그녀 옆에 있게 해주세요. 이게 마지막일지 몰라요. 그녀의 가족들은 나를 장례식에도 참석하지 못하게 할 거예요. 그녀에게 작별인사를 하고 싶어요. 제발 그녀 옆에 있게 해주세요. 내가 지금껏 메리를 사랑하고 돌봐 주었는데, 그들이 가족이 될 법적 권리를 가진다는 것은 불공평해요."

과제

당신은 어떻게 행동해야 할지 결정해야 한다. 당신의 결정에 당신의 가치관이 영향을 미친다는 것을 인식하고, 여러 가지 대안을 열거한다. 어떤 윤리적 틀이나 원칙이 당신의 의사결정에 가장 영향을 미쳤는지 확인한다.

의 모음이다. 미국간호협회는 1950년에 간호윤리강령을 제정하여 다섯 차례 개정하였다. 미국간호협회의 간호윤리강령은 간호사의 특별한 역할에서 오는 중요하고 일반적인 가치, 의무와 책임을 명시하고 있다. 간호윤리강령에 대한 역사적 · 이론적 분석에 따르면 이 윤리강령은 윤리적 사고를 대신하는 것이 아니라 윤리적 사고를 도와주는 것으로 나타났다. 윤리강령은 법적 구속력을 가지는 것은 아니며, 최상의 윤리적 실무표준을 이끌어 주는 역할을 한다.

간호윤리강령의 기능은 간호사가 최상의 표준에 이르는 윤리적 실무를 하도록 이끌어 주는 것이며, 법적 구속력을 가지는 것은 아니다.

2001년 간호윤리강령의 개정에 따르면 고객(client)이라는 용어 대신 그 전의 환자(patient)를 다시 사용하였다. 환자라는 용어는 건강 문제를 지닌 개개인을 돌본다는 간호

보기 4-3 American Nurses Association Code of Ethics for Nurses

The ANA House of Delegates approved these nine provisions of the new Code of Ethics for Nurses at its June 30, 2001, meeting in Washington, DC. In July 2001, the Congress of Nursing Practice and Economics voted to accept the new language of the interpretive statements resulting in a fully approved revised Code of Ethics for Nurses with Interpretive Statements.

1. The nurse, in all professional relationships, practices with compassion and respect for the inherent dignity, worth, and uniqueness of every individual, unrestricted by considerations of social or economic status, personal attributes, or the nature of health problems.
2. The nurse's primary commitment is to the patient, whether an individual, family, group, or community.
3. The nurse promotes, advocates for, and strives to protect the health, safety, and rights of the patient.
4. The nurse is responsible and accountable for individual nursing practice and determines the appropriate delegation of tasks consistent with the nurse's obligation to provide optimum patient care.
5. The nurse owes the same duties to self as to others, including the responsibility to preserve integrity and safety, to maintain competence, and to continue personal and professional growth.
6. The nurse participates in establishing, maintaining, and improving healthcare environments and conditions of employment conducive to the provision of quality healthcare and consistent with the values of the profession through individual and collective action.
7. The nurse participates in the advancement of the profession through contributions to practice, education, administration, and knowledge development.
8. The nurse collaborates with other health professionals and the public in promoting community, national, and international efforts to meet health needs.
9. The profession of nursing, as represented by associations and their members, is responsible for articulating nursing values, for maintaining the integrity of the profession and its practice, and for shaping social policy.

사의 주업무를 더욱 정확히 반영하기 때문이다. 윤리강령은 간호사의 가장 기본적인 책무는 개인, 가족, 집단, 지역사회이건 아니건 환자에게 있음을 명확히 밝히고 있다.

간호관리자가 윤리적 업무환경을 조성하고 유지하는 데 특별한 도움을 주는 다른 문서는 간호관리업무의 범위와 표준(The Scop and Standards of Practice of Nursing Administration Practice, 2009)으로 관리자 윤리의 전문직 표준을 기술하고 있다.

윤리적 문제해결과 의사결정

사람들이 윤리적 의사결정을 할 때 겪는 어려움의 대부분은 문제해결에 대한 정규 교육의 부족으로 인한 것이다. 미국 펜실베이니아 대학의 연구에 따르면 간호사와 사회복지사의 25%가 윤리에 대한 교육을 전혀 받지 않았다.

많은 사람들은 복잡한 윤리적 문제를 해결하는 데 필요한 사고기술이나 위험감지 능력이 부족하다. 4개 국가에서 이루어진 9개 연구의 메타분석연구에 따르면 비전문적 간호사들이 환자의 개인적 요구나 안녕에 초점을 두기보다는 전통적인 윤리적 사고와 업무의 정형화된 패턴을 따르고 있음을 보여주고 있다. 이는 윤리적 의사결정에서 창조적이고 비판적 성찰이 부적절하게 이루어지고 있음을 보여준다.

많은 간호사들은 의사결정의 결과를 의사결정의 질을 평가하는 유일한 기준이라고 생각하고 있다. 비록 의사결정자들이 의사결정의 결과를 확인하여야 하지만, 문제해결의 질을 평가하는 데 결과물이 유일하게 사용되어서는 안 된다. 다양한 변수들이 결과에 영향

보기 4-4 Standards of Practice for Nurse Administrators

Standard 12. Ethics

The nurse administrator integrates ethical provisions in all areas of practice.

Measurement Criteria

1. Incorporates Code of Ethics for Nurses with Interpretive Statements (ANA, 2001) to guide practice.
2. Assures the preservation and protection of the autonomy, dignity, and rights of individuals.
3. Maintains confidentiality within legal and regulatory parameters.
4. Assures a process to identify and address ethical issues within nursing and the organization.
5. Participates on multidisciplinary and interdisciplinary teams that address ethical risks, benefits, and outcomes.
6. Demonstrates a commitment to practicing self-care, managing stress, and connecting with self and others.

출처: American Nurses Association. (2009). Nursing administration: Scope and standards of practice. Silver Springs, MD: American Nurses Publishing.

을 주며, 그것들의 일부는 문제해결자의 통제와 예상을 넘어선다. 가장 윤리적인 조치가 취해졌지만 원치 않았으나 불가피한 결과가 야기될 수 있다. 가장 최선의 의사결정은 구조화된 문제해결, 즉 적절한 자료수집, 다양한 대안의 조명으로부터 비롯된다. 비록 결과가 미비하더라도 말이다.

전통적 문제해결 과정

윤리적 문제해결모델로, 가장 오래되고 가장 자주 사용된 문제해결 방식이 전통적 문제해결 과정(제1장에서 논의된 5개의 단계로 구성된 과정)이다. 비록 다수의 개인들이 의사결정하는 데 이러한 단계의 일부를 사용했지만 그들은 적절한 대안을 일반화하거나 결과를 평가하는 데 실패했다.

간호과정

윤리적 문제를 분석하기 위해 특별히 고안된 것은 아니지만 적절하게 활용될 수 있는 또 다른 문제해결모델이 간호과정이다. 대부분의 간호사들이 간호과정을 알고 있으며, 그 요소는 사정, 진단, 계획, 수행 및 평가로 구성되어 있다. 이 과정은 어떠한 단계에서도 환류가 가능하며, 의사결정을 위해 적절한 정보가 수집될 때까지 순환이 반복된다. 그러나 이는 명확한 문제인식을 요구하지 않는다.

도덕적 의사결정모델

Crisham(1985)는 생명의료윤리의 원칙과 간호과정을 결합하여 윤리적 의사결정모델을 개발하였다. 이 모델은 의무가 상호 충돌하여 발생하는 윤리적 문제를 명확히 하는 데 특히 유용하다. 이 모델은 MORAL의 첫 글자에 따라 다음과 같이 기술된다.

딜레마 다루기(Massage the dilemma): 윤리적 문제에 대한 자료를 수립하고 의사결정과정에 누가 포함되어야 하는지 생각하라.

대안의 제시(Outline options): 대안을 마련하고 각 대안의 원인과 결과를 분석하라.

범주의 검토와 결정(Review criteria and resolve): 의사결정에 포함되는 가치에 따라 선택안에 가중치를 부여하라.

입장과 행동의 확정(Affirm position and act): 이행할 수 있는 전략을 개발하라.

되돌아보기(Look back): 의사결정을 평가하라.

학습과제 4-2

없어지지 않는 불안

당신은 소아과 병동 간호사이다. 당신의 환자 중 한 명은 성장장애 진단을 받은 15개월 환아이다. 어머니는 아이가 감정적이고, 많이 울며 울음을 쉽게 그치지 않는다고 한다. 당신은 입원 후 2일 동안 환아를 간호했는데, 아이는 미소 짓고, 소리내어 웃고, 모두에게 팔을 벌려 안기려는 모습을 보였다. 식사도 잘 하였다. 다만 엄마의 남자친구에게 보이는 환아의 반응이 좀 신경쓰였다. 환아는 그가 방문하자 그에게서 떨어져 있으려는 모습을 보였다. 환아의 엄마는 매우 어렸지만 미숙하다기보다는 아이를 잘 돌보는 것처럼 보였다.

이번이 환아에게 있어 두 번째 입원이다. 6주 전 환아가 처음으로 입원했을 때 당신은 근무 중이 아니었지만, 기록을 확인하면서 환아가 그때도 같은 진단명으로 입원했었다는 것을 알았다. 오늘 당신의 근무시간에, 환아의 친아빠가 당신을 불러서는 아이의 상태에 대해 질문했다. 그는 수백 마일 떨어진 곳에 살고 있으며, 그가 상황을 파악할 수 있게 환아를 이번 주말까지 입원시켜 달라고 했다(그날은 수요일이었다). 그는 아이가 학대 받는 것 같다고 했다. 그의 전 부인이 다른 사람과 결혼에서 낳은 4세 아이 역시 걱정된다고 했다. 그는 그의 친자뿐 아니라 그 4세 아이의 양육권까지 가져오기 위해 노력하고 있다고 했다. 환아 아버지와의 대화를 통해 부부의 이혼과정이 격렬했으며, 전 부인에게 단독친권이 있음을 알았다.

당신은 이 문제를 주치의와 자세히 의논했다. 주치의는 환아의 첫 번째 입원 후 지역보건공단(the Community Health Agency)과 아동보호국(Child Protective Services)에 그 가족에 대한 조사를 의뢰했고, 그들은 4세 아이가 행복하고 좋아 보이며, 15개월 유아도 저체중이긴 하지만 이상은 없어 보인다는 보고를 받았다고 했다. 아동학대의 흔적은 보이지 않지만 지역보건공단에서 그 아이들을 지속적으로 관리할 계획이라고 했다. 그는 환아의 엄마가 지금껏 병원 예약도 잘 지키고, 아이들의 예방접종도 잘 한다고 했다. 비록 그도 뭔가 우려되는 점이 있지만, 입원을 지속시키는 것이 정당하지 않고, 주의료지원(the state medical aid)도 추가 입원일에 따른 비용을 지불하지 않을 것이라면서 퇴원을 처방했다.

환아의 엄마와 남자친구가 환아를 집으로 데려가려 하자, 그 아이는 당신에게 매달리면서 엄마의 남자친구에게 가려고 하지 않았다. 뿐만 아니라 엄마에게 가는 것도 꺼리는 듯이 보였다. 환아를 퇴원시키는 동안 당신은 뭔가 상당히 찜찜하고 걱정되었다. 그들의 차가 떠났을 때, 당신은 매우 슬펐다.

병동으로 돌아와 당신은 관리자와 상담했는데, 그녀는 당신의 말을 주의 깊게 듣고, 상세히 질문했다. 그러고 나서, "당신은 어떤 행동을 취할 구체적인 근거 없이, 단지 의심만 하는 것 같아 보여요. 만일 당신이 지금 성급하게 행동한다면, 많은 문제들이 발생해 당신과 병원을 상당히 위험하게 만들 거예요. 증거 없이 사람들을 신고하고 그들이 그런 충격적인 경험을 하게 만든다는 것은 상당히 마음에 걸리네요"라고 하였다.

당신은 여전히 심란한 상태로 관리자의 방을 나왔다. 그녀는 당신에게 아무것도 하지 말라고는 안 했지만, 당신이 그들을 신고하는 것은 승인하지 않는 것처럼 보였다. 주치의 역시 그들을 다시 신고할 만한 어떠한 증거도 없다고 생각한다. 앞으로 그 환아는 지역보건공단 간호사가 관리할 것이다. 전 남편은 단지 전 부인과 지금의 남자친구를 곤란하게 하려 했던 것일 수도 있다. 당신 역시 다른 사람이 당신의 아이들과 관련해서 당신을 신고하거나 문제를 만드는 것을 원하지 않는다. 당신은 당신의 5세 아이가 그 나이 때 얼마나 자주 스스로 멍을 만들었는지 기억한다. 당신의 아들은 자주 그 멍 때문에 학대받는 아이 같이 보였다. 당신은 업무로 복귀했고, 그 찜찜함을 떨쳐내려 했다. 당신은 무엇을 해야 하나?

과제

1. 소집단을 만들고, 전통적 문제해결법을 이용해 이 사례를 해결해 보자. 문제를 확인하고 이 윤리적 딜레마를 풀기 위한 여러 가지 대안을 제시한다. 무엇을 해야 하며 왜 그래야 하는가? 어떤 위험성이 있는가? 당신의 가치관이 당신의 결정에 어떻게 작용하는가? 당신의 해결책을 정당화한다.
2. 이 상황이 실제 상황이라고 가정해 본다. 퇴원 24시간 후, 그 환아가 심각한 머리부상으로 재입원했다. 경찰은 엄마의 남자친구가 아이를 벽에 집어 던져서, 아이의 머리뼈가 많이 골절되었다고 한다. 아이는 살 수 있을 것 같지 않다. 이 결과가 당신의 1번 과제 해결법을 바꾸는가? 이 결과가 당신이 소집단의 문제해결의 질에 대해 어떻게 느끼는지에 영향을 미치는가?

학습과제 4-3

작은 선의의 거짓말

샘(Sam)은 심각한 간호사 부족을 겪는 메트로폴리탄 병원의 간호사 모집 담당자이다. 그의 병원은 간호사 부족으로 몇 개의 병동을 닫게 생겼기 때문에, 그는 간호사들을 모집하는 데 필요한 일은 무슨 일이든 하라는 지시를 받았다. 더욱이 그는 다음주에 열리는 간호국의 날(the nursing career days)까지 지원자를 많이 모집하지 못할 경우 해고될 것이라는 이야기도 들었다. 샘은 그의 직업을 사랑했고, 가족의 유일한 부양자이다. 많은 병원이 심각한 인력난을 겪고 있기 때문에 간호사를 구하는 경쟁은 치열했다. 셋째 날까지 한 명의 지원자도 없어, 그는 절망적이었다. 넷째 날이자 마지막 날, 샘은 지원자들에게 선호 근무시간, 선호 근무병동, 월급, 승진과 관련된 지키지 못할 약속들을 하고 말았다. 마지막 날, 샘은 많은 지원자를 확보했지만 커다란 내적 갈등을 느꼈다.

딜레마 다루기

비록 일자리를 유지하기 위한 필사적인 노력이었다고 해도, 그가 취한 행동은 그 자신의 심각한 내면의 가치 갈등을 만들었다. 그는 그가 지킬 수 없는 약속을 하는 것과 직업을 잃는 것 중에 선택을 해야만 했다. 이것은 관계된 모든 사람에게 지대한 영향을 미친다. 샘은 자신의 가치관을 알고 가치체계에 따라 행동해야 할 궁극적인 책임이 있다. 그러나 조직의 가치관과 기대가 샘의 가치관과 기대와 모순되어 가치갈등을 일으켰다. 이 갈등을 일으키는 가치들 중 하나가 책임의 정확한 본질이지만, 샘과 조직 모두 그 지원자들에게 어느 정도 책임이 있다. 샘은 그의 문제와 내적 갈등을 해결하기 위해 적절한 행동 방침을 정해야 한다. 그의 주요한 역할은 그의 가치관을 검토하고 그에 부합되게 행동하는 것이다.

대안 제시

대안 1. 즉시 직장을 그만둔다. 샘은 그의 가치관을 알게 되고 앞으로 그의 가치관과 일치하게 행동할 것이기 때문에 미래의 내적 갈등을 예방할 수 있다. 그러나 이 선택은 샘이 이미 한 행동과 관련된 현재의 갈등을 해결하지 못한다. 그리고 이 선택은 샘의 생계수단을 잃게 한다.

대안 2. 아무것도 하지 않는다. 샘은 그의 행동에 책임지지 않을 수 있다. 샘은 조직의 철학이 사실 수용 가능한 것인지, 그의 행동은 선택의 여지가 없었는지에 대해 합리화해야 할 것이다. 사실 새 직원의 필요와 요구를 들어줄 책임은 조직에게 있다. 비록 샘은 새 직원들에게 신뢰를 잃겠지만, 그것은 단지 그의 경력에 무시할 만한 일시적인 영향을 미칠 것이다. 샘은 직업을 유지할 수 있고, 가족을 부양할 수 있을 것이다.

대안 3. 만일 그가 가치관을 명확하게 한 후, 그의 가치관이 직원을 모집하기 위해 어떠한 것이든 하라는 조직의 지시와 모순된다고 결론 내린다면, 상급자에게 찾아가 이 문제에 대해 논의할 수 있다. 그의 가치관이 무엇이고, 어느 정도까지 그의 가치관과 타협할 수 있는지 샘은 매우 분명히 할 필요가 있다. 그는 이 회의에 새 직원들의 필요를 만족시키기 위해 어떤 행동(만일 있다면)을 취해야 하는지를 포함시켜야 한다. 샘은 한 조직의 가치관과 신념을 변화시키기 위해 보통 요구되는 시간과 노력에 대해 현실적이어야 한다. 만일 조직이 타협을 통한 해결을 원하지 않는다면 그는 그가 받아들일 수 있는 마지노선을 생각해야만 한다.

대안 4. 샘은 각각의 지원자에게 몇몇의 채용공약이 지켜지지 않을 수 있다고 말해 줄 수 있다. 그러나 그는 그 약속들이 이행될 수 있게 그가 할 수 있는 일을 할 것이다. 이 대안은 위험하다. 지원자들은 모집 담당자와 조직 모두를 의심스러워 할 수 있고, 샘은 이 시점에서 그들의 요구를 들어줄 만한 권한이 없다. 이 대안은 샘에게 시간과 에너지를 요구하고 직원 모집에서 오는 문제들을 예방하지 못한다.

대안 검토

가치관을 명확히 하는 동안, 샘은 진실을 말하는 것이 옳다고 결정했다. 3번 대안은 샘이 자신의 가치관을 위반하지 않는 선에서의 채용계획을 상급자에게 제안할 수 있게 한다.

학습과제 4-3 (계속)

입장과 행동의 확정

샘의 상급자는 그의 신념은 이상적이나 심각한 인력난을 겪는 이 시점에는 부적합하다고 말했다. 샘은 해고되었다. 그러나 샘은 올바른 결정을 했다고 믿었다. 그는 그의 가치관에 관하여 자각하게 되었고, 그와 조직이 서로가 마음에 드는 계획을 만들기 위해 이 가치들에 대해 조직과 의사소통 하려고 시도하였다.

되돌아보기

비록 샘은 해고되었지만, 그는 당면한 재정적 문제를 해결할 몇 개의 직장을 찾을 수 있다는 것을 알았다. 그는 자신의 가치관과 관련되어 자각하게 되었고, 이번 의사결정 과정에서 배운 것들을 적용할 수 있게 되었다. 새로운 직장을 선택하기 전에 자신의 가치관과 관련하여 조직의 채용 철학을 좀 더 신중히 평가할 계획이다.

법과 윤리적 문제의 분리

법과 윤리적 문제는 같지 않지만 분리하여 다루는 것은 어려운 일이다. 법적 규제는 일반적으로 명료하고 공정하다. 윤리적 규제는 이보다 덜 명료하고 개별화되어 있다. 많은 윤리적 문제에서 법원은 의사결정을 하였으며, 이는 관리자의 의사결정을 이끌어 준다. 그러나 이러한 지침은 포괄적이지 않거나 관리자 자신의 철학에 따라 다르게 적용될 수 있다. 관리자는 제시된 법적 표준을 반드시 알고 있어야 하며 이러한 법적 판례를 따르지 않았을 경우에 가능한 법적 책임과 결과를 인식하고 있어야 한다.

법적 판례는 차후에 바뀌게 되고 사회의 변화요구에 부응하지 못할 때가 많다. 게다가 어떠한 상황에서는 옳은 것을 행하기 위하여 불법적인 행위를 하게 되는 경우가 생긴다. 예를 들면 매우 아픈 부인을 병원으로 이송하기 위하여 교통법규를 위반하는 경우이다. 관리자는 법은 행위의 가장 기본적인 표준이라 생각해야 하며, 윤리적 행위는 더욱 크게 문제에 대한 검토를 요하는 것으로 인식해야 한다.

관리자는 민감한 법적·윤리적 문제를 다루는데, 치료의 거부 및 종료·대리권·유산·불임수술·아동학대·인간실험 등이다. 대부분의 보건의료기관은 이러한 문제들에 대한 관리자의 의사결정을 돕는 법적 조언자를 두고 있다.

윤리에서의 리더십 역할과 관리 기능의 통합

윤리에 있어서 리더십의 역할은 윤리적 의사결정을 함에 있어 인간적 요소에 초점을 두는 것이다. 리더는 그들이 권리, 의무, 인간됨의 목표에 대한 가치와 기본적 신념과 관련하여 자기인식이 있어야 한다. 자기인식이 있는 윤리적인 사람으로서의 리더는 부하직원이 의사결정을 할 때 역할모델이 된다. 리더는 또한 현실주의자이며, 모호하고 불확실한 요소들이 의사결정에 수반됨을 알고 있다. 그들은 의사결정이 매우 훌륭했음에도 불구하고 부정적인 결과가 나올 수 있다는 것을 기꺼이 감내한다.

윤리적 문제에서 관리자는 종종 의사결정자가 된다. 잘못된 의사결정이 고비용을 야기시키기 때문에 관리자의 기능은 비용을 최소화할 수 있는 최상의 의사결정을 하는 것에 초점을 두고 있다. 관리자는 체계적인 문제해결 또는 의사결정의 방법에 능숙할 것이 요구된다.

리더이자 관리자는 모든 리더십과 관리영역에 윤리적 문제가 스며들어 있다는 것을 인식하고 그들의 한계에도 불구하고 필요할 때 조언을 구하며 가용한 정보와 자원을 가지고 적시에 최선의 의사결정을 수행한다.

핵심 개념

- 윤리는 자신, 다른 인간과 환경을 위하여 개인이 어떠한 행위를 하여야 하는지를 체계적으로 연구하는 것을 말하며, 무엇이 옳거나 좋은지를 정당화하며, 개인의 삶과 관계가 어떻게 되어야 하는지를 연구한다.
- 전문직의 복합적인 옹호 역할과 책무성은 관리자가 윤리적 딜레마에 직면하게 될 가능성을 증가시켜 왔다.
- 윤리적 문제를 해결하는 것을 도와주는 체계적인 방법이 많이 있다. 이론적 문제해결과 의사결정모델, 윤리적 틀 그리고 윤리적 원칙들이 이에 해당한다.
- 결과를 윤리적 문제해결의 우수성을 평가하는 유일의 기준으로 사용해서는 안 된다. 그 이유는 결과에 영향을 주는 많은 변수들이 윤리적 문제해결의 적절성과 관련이 없기 때문이다. 우수성은 의사결정에 사용되는 결과와 과정 모두에 의해 평가되어야 한다.
- 윤리적 틀로 가장 일반적으로 사용되는 4가지는 공리주의, 의무기반 사고, 권리기반 사고와 직관론이다. 윤리적 틀들은 윤리적 문제를 해결하지 않지만 관리자들이 개인의 가치와 신념을 명확히 하는 데 도움을 준다.
- 윤리적 원칙들은 윤리적 의사결정에 기반이 되는 신념과 가치가 무엇인지를 조명하고 정의한다. 이러한 원칙에는 자율성, 선행, 악행 금지, 선의의 간섭주의, 공리, 정의, 정직, 성실, 신의가 포함된다.
- 법과 윤리적 문제는 같지 않지만 분리하여 다루는 것은 어려운 일이다. 법적 규제는 일반적으로 명료하고 공정하다. 윤리적 규제는 이보다 덜 명료하고 개별화되어 있다.

부가적인 학습활동과 적용

학습과제 4-4

술 취한 직원

35세 비버리(Beverly)는 병원에서 근무한 지 10년 된 정규직 주간 근무 간호사이다. 당신은 그녀가 술을 마신 상태로 직장에 나온다는 소문을 들었다. 직원들은 그녀가 숨쉴 때 알코올 냄새가 나고, 무단결근하고, 의료 과실이 증가했다고 보고했다. 병동 수간호사는 비록 비버리가 술에 취해 있다는 의심은 가나, 직접적으로 그러한 행동을 목격할 수는 없었다고 한다.

지난주 병동에 도착해 간호사실로 들어간 수간호사는 비버리가 그녀의 로커에 있는 어두운 색 병에 든 음료를 은밀히 마시는 것을 목격했다. 수간호사는 즉시 비버리에게 가서 그녀가 근무 중에 술을 마셨는지를 물었다. 비버리는 울면서 술을 마셨음을 인정했지만 단 한 번뿐이었고, 제발 없던 일로 해달라고 애원했다. 그녀는 다시는 근무 중에 술을 마시지 않겠다고 했다.

감정을 조절하고, 그녀에게 생각할 시간을 주기 위해 수간호사는 비버리를 귀가시키고, 오후 늦게 그녀와의 컨퍼런스 일정을 잡았다. 컨퍼런스에서 비버리는 방어적이었고 "나는 절대 음주와 관련된 문제가 없어요. 당신이 과민반응을 보이는 것이에요."라고 했다. 수간호사는 지금껏 조사해온 비버리가 근무지에서 술에 취했다는 것을 뒷받침할 자료를 제시했다. 비버리는 이러한 증거 자료들에 대해 해명하지 않았다. 수간호사는 비버리를 주정부 산하 간호국의 치료 프로그램에 의뢰하고, 프로그램을 완료할 것을 요구할 계획이다. 비버리는 격하게 울면서 다시 한 번 고려해 줄 것을 수간호사에게 애원했다. 그녀는 4명의 아이들을 유일하게 부양하는 자이며, 그녀의 빈번한 병가로 인해 사용 가능한 휴가와 병가를 모두 사용했다고 했다. 수간호사는 이 결정은 적절하다고 말했고, 다시 한 번 비버리에게 음주 상담을 받을 것을 격려하였다. 4일 후, 수간호사는 비버리가 그 모임 다음날 자살했다는 신문을 읽었다.

과제

수간호사의 문제해결방법을 평가한다. 만일 당신이 관리자였다면 당신의 행동은 달랐을까? 법적 의무와 도덕적 의무간 갈등이 존재하는가? 관리자는 환자, 부하직원, 조직 중 누구에게 가장 큰 의무를 갖는가? 이 결과를 예방할 수 있었는가? 이 결과가 문제해결의 질을 반영하는가?

학습과제 4-5

소중한 직원

지나(Gina)는 8년 동안 도시에 있는 병상 200개 규모 병원에서 16병상 중환자실/집중치료실의 관리자로 근무하고 있다. 병동의 간호사들은 그녀를 좋아하고 존경한다. 그녀의 병동은 이 병원의 다른 어떤 병동보다 간호사 이직률이 낮고, 생산성이 높다. 지난 6년간, 지나는 주간 근무팀의 상근직 책임 간호사인 마크에게 많이 의존해 왔다. 그는 총명하고 의욕이 넘치고, 훌륭한 임상기술과 관리기술을 가지고 있다. 마크의 장기경력 목표를 상의하기 위한 어떠한 공식적인 면담을 하지는 않았지만, 현재의 업무가 그의 도전의식을 북돋우고, 현재의 업무에 만족하는 것처럼 보인다. 사실 마크로 인해 지나의 권한범위가 많이 증가했고, 병동의 평판이 높아졌다.

최근 의사 중 한 명이 지나에게 외래 심장재활 프로그램을 개설할 계획이라고 했다. 그 프로그램을 위해 자가 동기부여가 되는 강한 지도자이자 관리자가 필요하다고 하였다. 물론 해야 할 많은 업무가 있지만, 승진을 위한 많은 기회가 제공된다고 한다. 비록 그가 지나에게 최종 결정권을 주었지만, 그 의사는 마크가 그 일에 적임자라고 하였다.

지나는 그 일에 매우 관심이 있을 것 같은 심장외과병동의 총명하고 활발한 간호사 린(Lynn)이 생각났다. 린은 이 병원에 입사한 지 일 년 밖에 되지 않았지만, 실력이 입증됐고, 아마 그 일을 성공적으로 수행할 것이다. 게다가, 심장외과병동은 두 명의 심장외과의가 그만두는 바람에 간호사 인력의 과잉문제를 겪고 있다. ICU/CCU 책임 간호사인 마크를 교체하는 것은 어렵고 시간소모가 클 것이다.

과제

누구를 그 자리에 채용할 것인가를 결정하기 위해 관리자는 어떤 과정을 추구해야 하는가? 모집공고를 게시해야 하나? 보상을 위한 부서이동과 승진이라는 이득이 생산성 감소로 인한 손해보다 더 큰가?

학습과제 4-6

보았든 안 보았든

지난 며칠 동안, 당신은 28세 말기 낭포성 섬유증 환자인 콜(Cole)을 돌보고 있다. 당신은 콜과 그의 부인과의 돌봄 관계를 발전시켰다. 그들은 그 질환의 예후를 알고, 그가 살 날이 얼마 남지 않았음을 깨달았다.

아침 회진 시, 의사 존스(Jones)는 콜에게 그의 상태가 안정적이라면 오늘 퇴원해도 좋다고 했다. 이야기를 들은 둘은 매우 신이 났는데, 남은 삶을 그가 사랑하는 사람들과 함께 보내기 위해 의사가 집에 보내주기를 간절히 바라고 있었기 때문이다.

그의 약물과 치료에 대해 검토하기 위해 콜의 퇴원처방을 가지고 그의 방에 갔을 때, 선홍색 객혈을 하는 콜과 이를 부축하고 있는 그의 부인을 발견했다. 당신이 다가가자 그들 둘 다 처음 있는 일이라면서 이 일을 의사에게 이야기하거나 기록하지 말아달라고 애원했다. 그들은 집으로 돌아갈 권리가 있고, 콜이 가족들과 함께 죽음을 맞이할 권리가 있다고 믿고 있다. 그들은 주치의의 의견을 따르지 않고 자퇴서약서를 작성하고 퇴원할 수도 있지만, 만일 그렇게 된다면 그들의 건강보험이 가정간호 비용을 지불하지 않을 것이라고 한다.

과제

이 경우 당신의 의무는 무엇인가? 무엇이 콜의 권리인가? 이 일을 주치의에게 알리지 않는 것이 정당화될 수 있는가? 차트에 그 사건을 기록하겠는가? 그리고 다른 사람에게 이 일을 알리겠는가? 이 사례를 해결하고, 윤리적 원칙에 따라 당신의 결정을 정당화한다.

REFERENCES

American Nurses Association. (2001). *Code of ethics for nurses with interpretive statements.* Washington, DC: American Nurses Publishing.

American Nurses Association. (2009). *Nursing administration: Scope and standards of practice.* Silver Springs, MD: American Nurses Publishing.

Bitoun Blecher, M. (2001–2009). *What color is your whistle?* Minoritynurse.com. Retrieved November 30, 2009, from http://www.minoritynurse.com/features/nurse_emp/05-03-02c.html.

Bosek, M. (2009). Identifying ethical issues from the perspective of the registered nurse. *JONA's Healthcare Law, Ethics & Regulation, 11*(3), 91–101.

Chen, P. W. (2009, February. 5). *When doctors and nurses can't do the right thing.* New York, NY: Times, Health. Retrieved November 30, 2009. from http://www.nytimes.com/2009/02/06/health/05chen.html?_r=2&emc =etal.

Corley, M. C., Elswick, R. K., Gorman, M., & Clor, T. (2008). Development and evaluation of a moral distress scale. *Journal of Advanced Nursing, 33*(2), 250–256.

Crisham, P. (1985). MORAL: How can I do what is right? *Nursing Management, 16*(3), 42A–42N.

Dahnke, M. (2009, March - April). The role of the American Nurses Association Code in ethical decision making. *Holistic Nursing Practice, 23*(2), 112–119.

de Casterle, B., Izumi, S., Godfrey, N., & Denhaerynck, K. (2008, September). Nurses' responses to ethical dilemmas in nursing practice: Meta-analysis. *Journal of Advanced Nursing, 63*(6), 540–549.

Nurses want to leave hospitals due to "moral distress." (2008). *EndoNurse.* Retrieved November 30, 2009, from http://www.endonurse.com/hotnews/nurses-leave-hospitals-moral-distress-104.html.

Pope, T. (2008, April). Multi-institutional ethics committees: For rural hospitals, and urban ones too. *American Journal of Bioethics, 8*(4), 69.

Sorbello, B. (2008, December). The nurse administrator as caring person: A synoptic analysis applying caring philosophy, Ray's ethical theory of existential authenticity, the ethic of justice, and the ethic of care. *International Journal for Human Caring, 12*(1), 44–49.

BIBLIOGRAPHY

Callister, L., Luthy, K., Thompson, P., & Memmott, R. (2009, July). Ethical reasoning in baccalaureate nursing students. *Nursing Ethics, 16*(4), 499–510.

Edwards, S. (2009). Three versions of an ethics of care. *Nursing Philosophy, 10*(4), 231–240.

Erdil, F., & Korkmaz, F. (2009). Ethical problems observed by student nurses. *Nursing Ethics, 16*(5), 589–598.

Garity, J. (2009). Fostering nursing students' use of ethical theory and decision-making models: Teaching strategies. *Learning in Health & Social Care, 8*(2), 114–122.

Grady, C., Danis, M., Soeken, K., O'Donnell, P., Taylor, C., Farrar, A., et al. (2008, April). Does ethics education influence the moral action of practicing nurses and social workers? *American Journal of Bioethics, 8*(4), 4–11.

Helft, P., Bledsoe, P., Hancock, M., & Wocial, L. (2009). Facilitated ethics conversations: A novel program for managing moral distress in bedside nursing staff. *JONA's Healthcare Law, Ethics & Regulation, 11*(1), 27–33.

Hodkinson, K. (2008). How should a nurse approach truth-telling? A virtue ethics perspective. *Nursing Philosophy, 9*(4), 248–256.

Hunink, G., van Leeuwen, R., Jansen, M., & Jochemsen, H. (2009, July). Moral issues in mentoring sessions. *Nursing Ethics, 16*(4), 487–498.

Milton, C. (2009). Leadership and ethics in nurse-nurse relationships. *Nursing Science Quarterly, 22*(2), 116–119.

Robichaux, C., & Parsons, M. (2009, July). An ethical framework for developing and sustaining a healthy workplace. *Critical Care Nursing Quarterly, 32*(3), 199–207.

Rodney, P., Varcoe, C., Storch, J., McPherson, G., Mahoney, K., Brown, H., et al. (2009). Navigating towards a moral horizon: A multisite qualitative study of ethical practice in nursing. *Canadian Journal of Nursing Research, 41*(1), 292–319.

Slowther, A. (2009, October). Ethics case consultation in primary care: Contextual challenges for clinical ethicists. *Cambridge Quarterly of Healthcare Ethics, 18*(4), 397–405.

Sovacool, B. (2009, December). Exploring scientific misconduct: Isolated individuals, impure institutions, or an inevitable idiom of modern science?. *Journal of Bioethical Inquiry, 5*(4), 271–282.

Weaver, K., Morse, J., & Mitcham, C. (2008, June). Ethical sensitivity in professional practice: Concept analysis. *Journal of Advanced Nursing, 62*(5), 607–618.

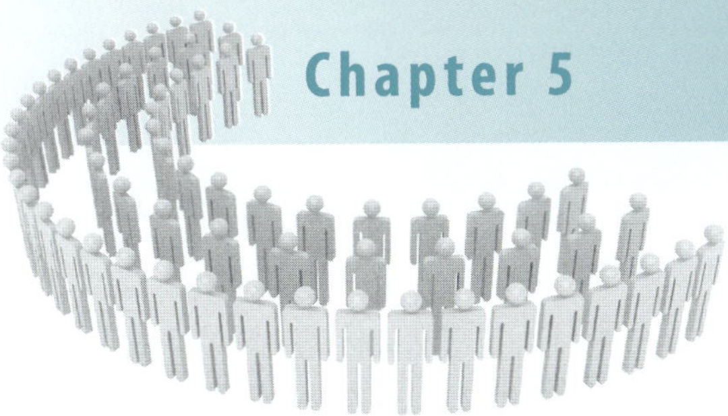

Chapter 5

법과 입법적 쟁점

Legal and Legislative Issues

아픈 사람에게 해를 입히지 말라는 논리가 병원에서 제일 먼저 요구된다고하면
다소 이상한 것처럼 여겨진다.

- Florence Nightingale

현실에서 접할 수 없거나 부분적으로만 적용되는 법 또는 명령은
만들어지지 않는 것이 바람직하다.

- George Washington

학습목표

- 간호실무와 간호과정의 법적 권한을 연관시킨다.
- 민감한 임상 상황에서 법적으로 적절한 간호행위를 선택한다.
- 환자의 권리에 대한 소비자 의식의 향상이 보건의료팀 활동에 어떤 영향을 주는지 설명한다.
- 전문직 면허의 중요성을 평가한다.
- 충분한 설명에 근거한 동의를 보장하는 적절한 방법을 기술한다.
- 민법이 간호실무에 주는 영향을 분석한다.
- 법과 윤리적 의무를 구별한다.

4장에서는 인간의 행위와 간호실무의 내적인 통제로서 윤리를 설명하였다. 윤리는 사람들이 취해야 하는 행동과 관련되지만, 법적으로 준수해야 하는 필수적인 행동은 아니다. 그렇지만 법에 표현된 윤리적 행위는 희망사항이 아니라 명령으로서 준수해야 하는 것이다. 이 장은 법과 입법행위 등 외적인 통제에 중점을 두고 있다.

법률과 입법행위의 주된 목적은 환자와 간호사를 보호하는 것이다. 법과 입법행위는 허용되는 실무범위를 정하고 개개인의 권리를 보호한다. 법적인 문제에서 간호사들이 자신들의 권리와 의무를 아는 만큼 법적 책임의 부담과 간호사 면허 상실로부터 스스로를 더 잘 보호할 수 있게 된다.

이 장은 다섯 개의 절로 구성되어 있다. 첫 번째 절은 법의 주요 원천과 이것이 간호실무에 어떻게 영향을 주는지 소개하고 있다. 간호실무에 영향을 주는 법률의 제정과 개정에 주도적으로 참여하는 간호사의 책임을 강조하고 있다. 두 번째 절은 간호사들이 직면할 수 있는 법적 사례 유형을 소개하고 간호사가 유죄로 판명될 경우의 결과와 증명책임을 구별하여 설명하고 있다. 세 번째 절은 판사가 간호실무에 대한 법적인 범위를 정의할 때 사용하는 특수한 법리를 확인할 수 있다. 네 번째 절은 간호사와 관리자 또는 감독자에게 적용되는 간호과오의 구성요소를 다루고 있다. 다섯 번째와 여섯 번째 절은 충분한 설명에 근거한 동의, 간호 및 진료기록, 고의, 환자의 자기결정권, 선한 사마리아인법 그리고 개인정보보호 등에 대한 쟁점을 다룰 것이다.

이 장은 간호실무를 위한 완전한 법적 지침을 제공하는 장이 아니다. 이러한 목적을 위해서는 많은 훌륭한 법률 서적들이 있기 때문이다. 이 장의 주된 기능은 다양하고 광범위하게 변화하는 법의 특성과 간호관리자가 간호와 관리실무에 영향을 주는 법과 입법에 대하여 잘 알고 있어야 하는 것을 설명하기 위함이다. 법과 입법 과정에서 쟁점이 되는 리더십 역할과 관리 기능은 **보기 5-1**과 같다.

법의 존재형식

법의 원천은 헌법, 제정법(공법과 사법), 행정기관과 법원의 결정이다. 각 법원의 비교는 **표 5-1**과 같다.

헌법은 국가, 사회, 기업 또는 사단법인을 통치하는 근본적인 법 또는 원리체계이다. 헌법의 목적은 현재와 미래의 통치체계의 근본을 확립하는 것이다. 헌법은 정부 조직을 수립하고 고유의 권한 범위와 한계를 담고 있다.

두 번째 법의 존재형식은 제정법이다. 입법기관인 국회는 법률을 제정한다. 제정법은 입법기관에 의해 공식적으로 제정되고 법전으로 집성된다.

행정기관은 세 번째 법의 존재형식이며 입법기관에 의해 법을 제정한 권한을 부여받아 제정법이 실효성 있도록 시행령과 규칙 등을 만든다.

보기 5-1 법 및 입법적 쟁점과 연관된 리더십 역할 및 관리 기능

리더십 역할

1. 간호실무 표준에 도달하고 능가하기 위해서 적용되는 간호제공의 역할모델로 활용된다.
2. 실무분야의 최신 지식과 기술을 유지하고 특수한 분야의 전문성을 증진하기 위한 전문자격을 추구한다.
3. 명령체계를 준수하여 간호실무 표준을 적절한 권한자에게 보고한다.
4. 간호사-환자의 관계를 존경받을 만하고 투명하게 하여 장래의 법적 소송 가능성을 줄이도록 조성한다.
5. 다양성을 격려하고 지지하는 근무환경을 만든다.
6. 의사결정을 할 때 환자의 권리와 복지를 최우선으로 한다.
7. 비전과 위험감수 그리고 간호실무에 적합한 법적 영역을 결정하는 에너지, 즉 간호가 무엇이며 나아갈 방향에 대한 정의를 제시한다.

관리 기능

1. 간호실무에 영향을 미치는 법의 원천과 법적 원리에 관한 지식을 함양한다.
2. 관리자의 업무 범위와 관리자의 감독하에 있는 간호사들의 실무범위를 살펴보아 현명하게 권한을 위임한다.
3. 기관의 정책과 절차를 이해하고 준수한다.
4. 모든 간호사들이 장비와 비품 사용법을 숙지하도록 하여 제조물 책임의 위험을 최소화한다.
5. 간호사들이 간호실무에 적합한 유효한 면허를 보유하도록 보장하고 모니터링한다.
6. 위임과 인사결정에서 해로울 수 있는 상황을 예견한다.
7. 불법행위에 대한 인식을 향상시키고 이러한 책임발생을 줄이기 위해 전략을 개발하여 지원한다.
8. 간호사들에게 간호실무에 영향을 주는 입법적 쟁점에 대하여 교육 및 훈련 기회를 제공한다.

표 5-1 법의 존재형식

법원	활용	간호실무와의 관계
헌법	국가의 최상위법	의료과오 영역과 직접적인 관계는 적음
제정법	제정법 또는 법률. 국회에서 의결된 법으로 대통령의 공포가 있어야 함	우리나라는 국회에서 의결된 법률안에 대하여 원칙적으로 대통령이 공포권을 가짐
행정기관	정부 집행기관에 의해 제.정된 규칙과 명령	노동부 또는 보건복지부 등의 규칙들은 간호실무에 영향을 줌
법원 결정	불법행위법. 법원이 제정법을 해석하여 남긴 선례	대부분의 의료과오법은 법원의 판결에 의한 것임

네 번째 법의 존재형식은 법원의 결정이다. 재판 또는 결정법은 법원이 분쟁해결을 위해 법적 쟁점을 해석함에 따라 생성된 법이다. 법원의 유형에 따라 관련된 재판 또는 결정법이 한 사람의 판사 또는 배심원단과 함께 만들어질 수 있다.

법과 재판의 유형

대부분의 간호사들이 의료과오 소송에 연루될까 매우 염려스러워 하지만, 실제로는 세 가지로 구분되는 재판 유형에 관련될 수 있다. 바로 형사, 민사 그리고 행정재판(표 5-2)이다. 각 재판절차에서 판결을 선고하기 위해서는 증명책임이 부여되며, 그 결과인 처벌은 서로 상이하다.

형사상 공소는 검사가 제기하여 수행하는 국가소추 및 기소독점주의이므로 개인은 검사가 특정한 죄를 범했다고 기소한 죄명에 직면하게 된다(형사소송법 제246조). 형사재판에서는 피고인에게 무죄추정의 원칙이 적용되므로 기소한 검사에게는 형사소송법 제307조에 따라 범죄사실의 인정은 합리적인 의심이 없는 정도(beyond a resonable doubt)의 증명 책임이 주어진다. 형사사건에서 유죄로 인정되면 징역 또는 사형에까지 처할 수 있다. 형사재판에서는 환자에게 고의로 치명적인 용량의 약물을 주사한 간호사에게 유죄판결이 내려지게 된다.

민사사건은 개인이 개인을 상대로 손해당한 만큼의 금전배상을 요구하기 위해 소를 제기하는 것이다. 민사사건에서의 증명책임의 정도는 상대적인 증명의 우월성(preponderance of evidence)만 있으면 된다. 즉 판사에게 피고가 손해에 대한 책임이 있을 개연성이 있을 것이라고 믿게 하면 된다. 민사재판에서는 금전에 의한 손해배상이 원칙이다. 대부분의 의료과오 소송은 주로 민사재판으로 다루어진다.

법 원칙과 간호실무

두 개의 중요한 법 원칙이 민사, 형사 및 행정재판에서 판결을 내릴 때 자주 적용된다. 첫 번째가 선례구속성의 원칙(stare decisis)이다. 선례구속성의 원칙은 선례가 의사결정의

표 5-2 법과 재판유형

유형	증명책임	처벌
형사	합리적인 의심의 여지가 없는 정도	사형, 징역, 금고, 벌금 등
민사	증명의 우월성 정도	손해액에 대한 금전배상
행정	쉽고 분명한 표준	면허취소 또는 자격정지

학습과제 5-1

유죄 또는 무죄

간호사가 민사재판과 행정재판에 동시에 관련된 사례를 문헌검색을 통해 찾아본다. 민사재판에서는 책임이 인정되었는데 면허가 취소되지 않은 경우를 찾을 수 있었는가? 또는 이와 반대되는 경우의 사례를 확인할 수 있었는가?

지침으로 사용되는 것이다. 이 원칙은 간호사들에게 법원이 심리 중인 사안에 대하여 이전 판결의 입장과 동일한 입장을 내놓는다는 통찰력을 주게 된다. 그러나 간호사는 선례 구속성의 원칙이 적용될 수 있는 사안에서 범하기 쉬운 두 가지 위험을 피해야만 한다.

선례는 대개의 경우 법적인 의사결정에 지침으로 사용된다.

두 번째로 법원의 결정에 지침이 되는 원칙은 기결사건(res judicata)으로, 이미 '판결이 선고된 사건이나 쟁점'을 의미하는데, 우리나라의 경우 기판력으로 이해할 수 있다. 이 원칙은 관할법원이 분쟁사건에 대하여 판결을 내리고 이에 대한 항소가 가능하지 않을 때 적용된다. 민사소송법 제205조 내지 제218조는 동일한 사건에 대하여 확정 판결에 대한 범위를 규정하고 형사소송법에도 이 원칙은 원래 소송의 당사자가 재차 동일한 법적 쟁점으로 다툴 수 없음을 의미한다. 간호실무에 지침이 될 법원칙을 적용할 때, 간호사는 모든 법률이 유동적이고 변화할 수 있음을 기억해야만 한다.

전문가 과실

역사적으로 의사는 간호를 원인으로 하는 의료사고에서 주로 책임을 부담하였다. 미국의 경우 간호사들이 권한, 자율성과 책무를 얻게 됨에 따라 역할이 확대되었고 전통적으로 진료에 속하였던 업무를 수행하게 되었다. 간호사들도 책임(responsibility)과 책무(accountability) 및 법적 책임(liability)을 부담하게 되었다. 실무 범위가 증가한 결과, 많은 간호사들은 이제 개인 의료과오보험에 가입하게 되었다. 이는 양날의 검과 같다. 간호사들은 확장된 실무역할에서뿐만 아니라 기본적인 간호실무를 위해서도 의료과오보험이 필요해졌다. 그들은 의료과오 소송에 더 많이 휩싸일 우려가 있지만, 의료과오보험이 있으므로 피해자는 재정적 자원이 가능한 상대방에게 손해배상을 받으려 할 것이다. 이는 안타깝게도 지난 수십 년간 간호사 상대의 의료과오 손해배상 청구소송의 수가 매우 증가하게 만들었다. 특히 의료과오(malpractice)는 전문 간호사(nurse practitioner)와 조산사 등에게는 더 큰 고민거리가 되었다. 미국의 경우 상급 실무간호사들은 고가의 보험료를 지불해야 하고 의사들이 무보험으로 고용되는 것과 달리 엄격한 전문가책임보험(professional liability practice insurance)에 가입할 것을 요구받는다.

의료과오의 요소

민사상 모든 소송의 당사자는 원고와 피고이다. 의료과오 소송에서 원고는 상해를 입은 쪽이고 피고는 상해를 일으켰다고 원고가 주장하는 전문가이다. 주의의무 위반 또는 과실(negligence)은 사회통념상 합리적이고 신중한 사람이라면 마땅히 해야 할 고려를 하지 않은 경우이다. 합리적이고 신중함(reasonable and prudent)의 의미는 유사한 훈련과 경험을 하고 있는 사람들에게서 일반적으로 기대할 수 있는 평균적인 판단, 예견, 지능 및 기술이다. 의료과오 소송에서 전문적인 훈련을 받은 사람으로서 합리적이고 신중한 태도로 수행해야 할 것에 도달하지 못한 경우를 일명 전문가 과실(professional negligence)이라고 한다. 의료과오 책임이 성립하기 위해서는 다섯 가지 요소가 필요하다(표 5-3).

첫째, 간호표준(standard of care)은 전문직에서 제공하는 서비스의 질이나 수준을 대변할 수 있는 것으로 설정되어야 한다. 간호표준은 피고의 의무로서 원고에게 또는 간호사가 고객인 환자에게 수행해야 할 것을 제시해 준다. 이러한 표준은 전문가 구성원들에 의해 공유되는 기술이나 학습으로서 일반적으로 간호의 수준을 정의하는 데 적절한 최소한의 요구임을 나타내 준다. 간호표준은 기관의 정책과 절차규정, 직무기술서 및 학생지침 등을 포함하여 환자인 고객들에게 안전한 간호를 보장해 준다.

둘째, 간호표준이 마련되면 간호표준이 침해당했을 때 '의무의 위반'으로 보여질 수 있어야 한다. 이러한 위반 또는 침해는 피고와 동일한 전문분야에 속한 다른 간호사들을 전문증인으로 증언하도록 하여 밝힐 수 있다.

표 5-3 전문가 과실의 구성 요소

책임의 요소	설명	투약 사례
1. 주의의무(간호표준으로 정의됨)	제공되어야 하는 간호(합리적이고 신중한 간호사가 수행하는 것)	간호사는 투약을 정확하고 완전하게 제 시간에 수행해야 한다.
2. 간호표준 수행 실패(의무의 위반)	제공되어야 할 것으로 여겨지는 간호를 제공하지 못함	간호사가 투약을 정확하고 완전하게 제 시간에 수행하지 않았다.
3. 나쁜 결과 예견 가능성	나쁜 결과가 발생할 가능성에 대한 정보가 합리적으로 접근 가능함	약품설명서에 용량이나 투여경로가 잘못되었을 경우에 손상을 입을 것이라고 명시하고 있다.
4. 간호표준 수행 실패와 상해 사이의 직접적인 인과관계	적절한 간호가 제공되지 않음으로써 환자가 입은 손상	환자에게 투약할 때 용량을 잘못 주어 경련이 발생하였다.
5. 상해	환자에게 발생한 실제적인 손상	경련 또는 다른 심각한 합병증이 발생하였다.

셋째, 간호사가 간호표준을 준수하지 못하게 될 경우에 상해를 가져올 것이라는 지식이나 정보를 얻을 가능성이 있어야 한다. 이를 상해에 대한 예견 가능성(foreseeability of harm)이라고 한다. 만약 평균적이고 합리적인 사람이 피고라면, 원고의 손상이 그 자신의 행위로 인한 것임을 예견할 수 있었을 것이며 따라서 원고의 손상은 예견 가능하다는 것이다. 무지는 변명이 될 수 없지만 정보 부족은 상해의 예견 가능성에 대해 부정적인 영향을 줄 수 있다.

무지는 정당한 변명이 될 수 없지만, 정보 부족은 상해의 예견 가능성에 부정적인 영향을 미칠 수 있다.

예를 들면, 책임 간호사가 일반 간호사에게 중환자를 간호하라고 배치하였다. 중환자 간호를 맡은 간호사가 투약과오를 일으켜 환자에게 손상이 발생하였다. 만약 일반 간호사가 그 환자에게 간호를 제공하는 데 불충분하다고 책임 간호사가 판단했다거나 적합한 감독을 하지 못한 경우라면, 상해의 예견 가능성은 명백하고 책임 간호사도 책임을 함께 지게 될 것이다. 만약 책임 간호사가 그 일반 간호사가 중환자간호를 제공할 정도로 충분한 역량이 있다고 믿을 합리적인 이유가 있다면, 책임 간호사는 책임을 면할 수 있다.

의료과오 소송의 상당수는 간호사가 다른 의료제공자에게 환자상태의 변화를 지속적으로 충분하게 보고하였는지 또는 환자상태의 심각성을 납득시켰는지의 여부에 달려 있다. 이와 같은 상황에서 간호사는 예견 가능성이 있으므로 지속적으로 보고를 하지 않은 경우에 간호사에게 기대되고 있는 중재를 수준 이하로 수행한 것이 된다.

네 번째 요소는 간호표준을 준수하지 못하여 환자에게 상해가 발생한 것이다. 부적절한 간호와 환자에 대한 상해 사이에 증명 가능한 상관관계가 있어야 한다.

마지막 요소는 실제로 환자에게 발생한 손상이다. 이 손상은 일시적인 것 이상이어야 한다. 원고는 피고의 행위가 직접적으로 손상을 야기하였고 피고의 행위가 없었다면 손상이 발생하지 않았을 것을 밝혀야 한다. 여기에서 중요한 것은 취하여야 할 행위를 하지 않은 부작위도 행위로 인정된다는 것이다. 결국 간호사는 위해로부터 적절하게 환자를 보호하지 못하여 발생한 환자의 손상에 대하여 책임을 부담하게 될 것이다.

의료과오 소송 예방하기

간호사와 환자의 상호작용이 사무적이지 않고 친밀하다면 양자 모두에게 만족감을 준다. 그러나 간호사로서의 역량이 있음에도 불구하고, 환자 및 가족과 긍정적인 대인관계를 형성하는 데 어려움을 겪는 간호사들은 소송을 당할 위험성이 큰 것으로 나타났다. 그런데 간호사가 환자를 배려하고 전문성을 갖춘 태도로 의사소통하는 경우에는 환자 측에게 충분한 승소 이유가 있음에도 소송을 제기하지 않는 주요한 원인이 되었다.

2005년 Healthcare in the Crossroads라는 보고서에서 미국의 의료기관신임위원회(JCAHO)가 권고한 전략을 제시하고 있다. 세 가지 주요 영역은 상해를 예방하고, 의사소통을 개선하며, 상해에 따른 손해배상 방법을 검토하는 것이다. 간호사는 다음과 같은 행동을 취함으로써 의료과오 소송의 위험성을 줄일 수 있게 된다.

- 보건의료 관련 법상 간호업무 범위 내에서 간호할 것
- 기관의 정책과 절차를 준수할 것
- 근거기반실무를 적용하여 마련된 간호실무표준을 모델로 할 것
- 항상 환자의 권리와 복지를 최우선으로 할 것
- 관련 법과 법의 원리를 숙지하고, 모든 합리적인 간호 관련 의사결정의 기초를 형성하는 기초간호과학, 심리과학, 사회과학을 접목시킬 것
- 개인의 능력범위 안에서 간호할 것
- 평생교육 프로그램에 참가하고 전문자격을 추구하여 전문역량을 지속적으로 향상시킬 것

간호사는 또한 개인적으로 책임보험에 가입해야 하고, 간호사 관련 정책의 한계를 이해해야만 한다. 이것이 의료과오 소송에서 제외되는 것은 아니더라도 의료과오라는 주장이 제기되었을 때 재정적 파탄에서 간호사를 보호하는 데 도움이 될 것이다.

학습과제 5-2

환자의 손상에 대한 책임이 누구에게 있는가?

당신은 외과에 근무하는 간호사이다. 오후 4시에 회복실에서 고관절전치수술을 받은 환자를 인수받았다. 당신은 환자의 수술부위 거즈가 피로 흠뻑 젖어 있는 것을 확인하였지만 고관절전치수술 후에는 수술부위로부터 피가 스며 나오는 일이 자주 있으므로 대수롭지 않게 여겼다. 의사의 지시서에도 필요하다면 거즈를 위에 덧대어 주라고 적혀있었기 때문에 그대로 수행하였다. 오후 6시에 다시 확인해 보니 덧대어 준 거즈 뿐만 아니라 침대 시트까지 흠뻑 피에 젖어 있는 것을 발견하였다. 당신은 의사에게 전화하여 환자의 출혈이 심한 것 같다고 보고하였다. 의사는 그 정도는 과다한 출혈이 아니므로 환자를 세밀히 관찰하라고만 하였다. 저녁 7시와 8시에 재차 확인하였고 의사에게 환부에서 피가 계속 스며 나온다고 보고하였지만 의사는 세심히 관찰하라고만 할 뿐이었다. 저녁 10시경 환자의 혈압은 측정되지 않았으며 쇼크에 빠졌다. 당신은 의사를 불렀고 의사는 즉시 병동으로 달려왔다.

과제

이 사례에서 법적 쟁점은 무엇인가? 표 5-3에 있는 전문가 과실의 요소를 활용하여 의료과오 책임의 성립 여부를 결정하고 그러한 주장의 근거를 제시한다. 이 상황에서 간호사와 의사의 역할 중 환자에게 발생한 나쁜 결과를 감소하기 위해 변화가 필요한 것이 있다면 무엇인가?

배상 책임의 확대

최근 몇 년간 간호사, 의사, 고용 기관이 모두 책임을 지는 공동 책임의 개념이 대두하였다. 이것은 아마도, 더 정확하게는 간호 관련 직업에서 현재 나타나고 있는 고차원의 책임을 반영하는 것이다.

미국의 경우 1965년 이전에 간호사는 자신의 행위에 대한 책임을 거의 지지 않았고, 병원은 자선적 면책(charitable immunity)으로 인해 대부분 면제되었다. 그러나 1960년대에 형성된 판례들에서 고용주는 사용자 책임(vicarious liability)으로 알려진 개념하에서 간호사의 행위에 대해 책임을 진다. 사용자 책임의 한 형태는 상위자 책임(respondeat superior)이라고 불리는데, 이것은 "주인에게 하인의 행위에 대한 책임이 있다"는 것을 의미한다. 이 원칙은 고용주는 자신이 관리 감독할 권한이 있는 피고용인의 행위에 대해 법적 책임을 져야 한다는 것이다.

우리나라의 경우 민법 제756조에 사용자 책임을 규정하고 있는데 그 목적은 의료기관에 피고용인의 책임 부담을 전가하는 것은 아니다. 주된 목적은 피해자에게 확실한 재정적 보상 가능성을 제공하고 피고용인의 불법행위에 대하여 그 책임을 공유하는 것에 있다. 그러나 사용자가 배상을 한 경우에 사용자는 피해자가 가해자에게 있었던 권리를 원상회복 차원에서 피고용인에게 행사할 수 있는 민법 제756조 제3항에 규정된 구상권을 갖게 된다.

모든 간호사가 알고 이해해야 하는 한 가지 규칙은 모든 사람이 자신의 행위에 대해 책임이 있다는 개인책임(personal liability)이다. 법은 다른 누군가가 피소되고 법적으로 책임지는 경우에 있어, 자신의 불법행위에 대한 법적 책임을 피하려는 범법자는 허용되지 않는다. 예를 들어, 관리자와 하급자 양자가 모두 부적절하다는 것을 인식한 상황에서 관리자가 하급자에게 이를 지시하는 경우, 만약 상급자가 그 당시에 위임에 대한 모든 책임

학습과제 5-3

의료과오 소송과 책임

소집단으로 나누어 다음 질문에 대하여 토론한다.

1. 보건의료 산업 분야에서 불필요한 소송들이 발생하고 있다고 생각하는가? 적절한 또는 부적절한 소송을 구별하는 기준(criteria)은 무엇이 될 수 있을까?
2. 주변에 있는 가족이나 친지들에게 의료기관에서 제공된 의료의 질이 열악하여 발생한 상해이므로 의료소송을 통해 손해배상을 받으라고 조언한 적이 있는가? 그렇게 조언하게 된 동기는 무엇인가?
3. 간호사로서 당신도 실수를 범할 수 있을 것이라고 생각하는가? 그렇다면 실수 중 어떠 것은 용인될 수 있고, 어떤 것은 용인될 수 없는가?
4. 최근에 국가적으로 조명 받고 있는 투약과오 인식 및 예방활동이 실제로 투약과오가 발생하였을 때 보고율을 더 높일 수 있다고 생각하는가?

을 지기로 합의했다고 하더라도 피해자는 하급자에 대해서 손해배상을 받을 수 있다. 결국 각 간호사는 항상 자신의 과실행위에 책임이 있다. 관리자는 자신이 감독하는 하급자의 모든 과실행위에 대하여 자동적으로 책임을 지는 것은 아니다. 그렇지만 자신이 감독하는 자들이 과실행위를 할 당시에 그들에 대한 감독에 부주의나 과실이 있었다면 관리자들도 책임을 질 수 있다.

과실책임은 일반적으로 관리자의 감독 소홀로 발생하는데, 환자의 요구 중 어떠한 것을 간호사에게 안전하게 맡길 수 있는지 판단하는 데 소홀한 경우와 일반 간호사가 배정된 간호업무를 적절히 수행하는지 감독에 실패한 경우를 기반으로 한다(Huston, 2010a). 적정한 관리 및 감독의 유형과 정도를 결정할 때, 간호사의 능력과 배정된 업무의 복잡성이 모두 고려되어야 한다.

병원 역시 병원평가보고서에서 나타나는 바와 같이 의무를 이행하기에 역량이 부족한 간호사들에게 일을 배정할 경우 책임이 있다고 밝혀졌다. 관리자들은 기관정책을 무시하거나 또는 업무수행능력이 없는 간호사들에게 일을 배정하는 데 책임이 있다고 판단될 수 있기 때문에, 업무를 배정하고 인사발령하는 데 자신들의 책임을 인식할 필요가 있다. 이러한 경우에, 간호사는 관리자에게 누군가가 업무에 자질이 없다는 정보를 제공해야 한다. 관리자는 간호사들이 기대한 직무수행을 완수할 수 있는 한 기존 간호사들을 재임시킬 권한을 갖는다. 미국의 경우 의료기관에서 간호사를 채용할 때 더욱 상세히 신원조회를 하도록 요구해 왔고 일부 주에서는 전과기록 확인 결과를 받기 전에는 임시 면허증을 발급하지 않는다.

사고보고서

사고보고서(incident reports)는 환자의 치료 과정에서 발생하는 비정상적이거나 예기치 않은 사고의 기록이다. 환자가 제기한 소송에 대해서 변호사가 의료기관을 대변하기 위해 사고보고서를 활용하기 때문에, 이 보고서는 일반적으로 비밀정보로 간주되어 소송의 증거로 사용될 수 없다. 그러나 부주의로 원고에게 공개된 사고보고서는 더 이상 비밀로 간주되지 않는다. 따라서 사고보고서의 사본은 진료기록부 등에 남기지 말아야 한다. 그리고 사고보고서의 존재에 대해서 어떠한 내용도 환자의 기록지에 기재되어서는 안 된다. 그렇지만 진료기록부 등에는 사고나 그 발생에 관한 충분한 정보를 제공하여 적절한 치료가 이루어질 수 있도록 해야 한다.

불법행위

불법행위란 고의 또는 과실로 인한 위법행위로 타인에게 손해를 가하는 경우에 성립되고

학습과제 5-4

제한 및 규정 이해하기

당신은 경험이 부족한 간호를 수행하도록 지시받은 적이 있는가? 당신은 그 일을 수행했는가? 지금 그와 같은 상황이 발생한다면 다르게 행동하겠는가? 의사나 상급자의 지시를 이행하지 않는다면 어떠한 위험이 수반될 수 있는가? 당신이 안전하지 않을지도 모른다고 생각하는 업무를 수행할 때 발생할 수 있는 위험은 무엇인가?

그 결과 피해자에게 민사상 손해배상책임이 있다(민법 제750조). 고의의 불법행위는 다른 사람의 법적 권리를 직접적으로 침해하는 것이다. 관리자는 간호사들이 고의에 인한 불법행위 관련 법률을 인지하도록 감독할 책임이 있다. 또한 관리자는 근무 환경에서 발생하는 이러한 문제에 대한 정책과 절차를 명백하게 설명해야 한다.

환자의 신체를 억제대로 묶는 것 또한 불법감금이라는 주장이 제기되었다. 불법감금은 법적 권한이나 그렇게 할 정당성을 결여한 다른 자에 의해서 어떤 개인의 거주 이전의 자유를 제한하는 것이다(Criminal Law Lawyers Source, 2009). 간호사가 환자의 거주 이전의 자유를 불법적으로 구속하면, 불법감금에 대한 책임이 있다. 신체적 구속은 오직 의사의 직접적인 지시가 있어야만 한다. 마찬가지로, 의사의 진단에 반해 퇴원하기를 원하는 환자는 자신의 의지에 반해 입원을 유지해서는 안 된다. 특히 정신보건의료기관에서 관리자는 반드시 입원과 관련하여 모든 법률의 규정에 유의하여 환자를 입원시키도록 해야 한다.

미국에서 업무상 과실은 고의가 아닌 과실 불법행위로 간주되지만, 폭행위협(assault), 폭행(battery), 불법 감금, 사생활 침해 및 명예훼손(defamation, slander)은 고의의 불법행위에 해당한다. 간호사는 폭행위협으로 피소될 수 있는데 폭행위협이란 사람을 두렵게 만들고, 위해가 있을 것이라는 합리적 우려를 야기하는 행위를 말한다. 기본적으로 폭행위협은 “협박의 내용을 실제 이행할 능력을 현재 갖추고, 사람을 위협하는 것”이다(Frederick, 2009, para 1).

폭행은 부상이나 불쾌한 접촉을 수반하는 어떤 사람과의 고의적이고 부당한 신체접촉을 말한다. 만약 협박만 있고 신체적인 접촉이 없었다면, 혐의는 단순 폭행위협이다. 신체적 피해가 있을 때, 그것이 얼마나 경미한지와 무관하게 혐의는 단순폭행이 된다(Frederick, 2009, para 1). 병동 관리자들은 자신을 거칠게 다룬다거나 환자를 억제하는 데 과도한 유형력이 행사되었다는 환자들의 불만을 주의깊게 살펴야 한다. 사실 환자의 동의나 충분한 설명에 근거한 동의(informed consent) 없이 행하는 어떠한 치료도 폭행죄를 구성할 수 있다. 게다가 많은 폭행소송이 혼돈환자(confused patients)를 다룰 때 감금했다는 이유에 기초해서 승소했다. 또 다른 고의적 불법행위는 명예훼손이다. 명예훼손은 어떤 사람의 명성을 손상시키는 거짓 정보를 제3자에게 전하는 것이다. 명예훼손이

글로 작성되었을 때에는 그것을 문서에 의한 명예훼손(libel)이라 하고, 말로 명예훼손한 경우는 비방(slander)이라고 한다.

기타 관리자의 법적 책임

관리자들은 또한 각 과 차원에서 간호실무의 질 관리에 대한 법적 책임을 지는데, 간호사 수가 부족한 경우에 위험수준 상황을 보고하고, 간호사 면허 등 간호사의 적격 여부를 규율할 의무도 포함된다. 또한 간호사가 장비를 안전하게 작동시키는 방법을 알고 있는지 감독할 책임이 있다. 관리자들의 책임은 의료기관의 종별에 따라 다양하다.

예를 들어, 정책과 절차에 설명된 치료의 기준은 만약 그 정책과 절차를 준수하지 않을 경우 간호사에게 배상책임을 야기할 수 있다. 의사의 부적절한 치료를 보고함에 있어서 명령체계는 간호사가 적절한 프로토콜을 배우지 못한 경우 발생할 수 있는 책임과 다른 영역이다. 관리자들은 명시된 프로토콜, 정책 및 절차가 책임을 감소시키기 위해 준수되고 있는지 감독할 책임이 있다. 또한 관리자는 부적절하거나 실무표준 이하의 간호, 어린이 및 노인 학대, 감염성 질환을 구체적으로 보고할 책임이 있다.

간호사 개인들도 제조물 책임을 질 수 있다. 제품이 관련되는 경우, 과실을 증명할 필요가 없다. 이와 같은 엄격한 책임은 간호실무의 애매한 영역이라 할 수 있다. 기본적으로 엄격한 책임은 제조물이 사람보다 더 높은 수준의 책임을 질 수 있음을 내포한다. 다시 말하면, 제조물 책임은 장비 또는 물건에 손해를 야기한 결함이 있는 것으로 증명될 수 있는 경우에, 의무위반과 같이 과실에 필수적인 모든 요소를 이용하여 법정에서 논의될 것이다. 따라서 장비 및 기타 물품은 간호의 책임 범위 내로 들어온다. 일반적으로 간호사들이 장비고장을 인식하는 경우, 간호사는 장비사용을 거부할 의무가 있다. 장비의 결함이 명백하지 않은 경우, 간호사가 사용의 결과에 대해 책임이 있다고 볼 위험은 낮다.

충분한 설명에 근거한 동의

많은 간호사들이 수술이나 절차에 대한 동의서에 환자의 서명이 있다면 환자가 충분한 설명에 근거하여 동의를 한 것으로 잘못 생각한다. 엄밀히 말하면, 충분한 설명에 근거한 동의(보기 5-2)는 환자가 수술, 절차, 또는 치료에 대한 전체 설명을 듣고, 그와 관련된 위험과 이익을 이해하고 있음을 표시한 후에만 동의를 받았다고 할 수 있다.

환자가 충분한 설명에 근거한 동의는 환자가 수술이나 절차에 대한 모든 관련 정보에 대하여 충분하게 안내받은 후 또는 환자가 수술 등과 관련한 잠재적인 이익이나 위험을 이해한 경우에만 얻을 수 있다. 정보는 환자가 이해할 수 있는 언어로 되어 있어야 하고, 침습적인 절차를 담당하는 의료진이 전달해야만 한다. 또한 환자는 질문을 할 수 있을 뿐만 아니라 선택권에 대해 명확하게 이해를 하고 있어야 한다.

보기 5-2 충분한 설명에 근거한 동의의 기준

동의를 표할 사람은 다음에 대하여 반드시 충분히 이해해야 한다.

1. 수행될 절차
2. 관련된 위험
3. 예상되는 결과
4. 치료의 결과로 발생할 수 있는 예상되는 합병증 또는 부작용
5. 가능한 대안 치료

동의는 다음 사람들에게 받을 수 있다.

1. 의사결정능력이 있는 성인
2. 대리인으로 지정을 받은 사람
3. 미성년 자녀의 부모
4. 법원의 명령

의사결정능력이 있는 성인만이 설명에 근거한 동의를 표시하는 서류에 법적으로 서명할 수 있다. 의사결정능력이 있다고 하기 위해서는 환자는 병증과 결정의 결과를 이해할 수 있고, 그 결정에 대해 소통할 수 있어야 한다. 지정후견인 또는 법정대리인이 없거나 배우자나 다른 가족 구성원에게 대리인 선임권한이 없다면, 배우자나 다른 가족 구성원은 법적으로 서명할 수 없다.

응급 상황에서는 의사는 진료기록부 등에 환자가 서명할 수 없는 상태이지만 치료가 즉시 필요하고 그것이 환자에게 최선의 이익이라고 언급해 놓은 경우, 의사는 묵시적 동의(implied consent)를 주장할 수 있다. 대개 이러한 묵시적 동의의 유형은 다른 의사에 의해 검증되어야 한다. 현행 응급의료에 관한 법령에는 그 의료기관에 있는 의료인 1인 이상의 동의를 얻도록 하고 있다(응급의료에 관한 법률 시행규칙 제3조 제3항).

간호사는 흔히 표준동의서 양식에 환자가 서명하는 것을 지켜봄으로써 명시적 동의(express consent)를 얻으려고 한다. 명시적 동의에서 간호사의 역할은 환자가 충분한 설명에 근거해 동의를 한다는 점을 확실히 하고, 만약 그렇지 않다면 이에 대한 처리방안을 모색해야 한다.

충분한 설명에 근거한 동의가 있으면 간호사에 대하여 윤리적 문제를 제기하지 못한다. 간호사는 의사가 환자에게 제공한 정보를 알려주고 명확하게 할 의무가 있기는 하지만, 의사가 제공한 정보와 모순되는 새로운 정보를 주지 않도록 주의해야만 한다. 간호사는 시행될 절차를 설명할 책임은 없지만, 오히려 간호사의 역할은 환자의 이해도가 어느 정도인지 판단해서 환자의 질문에 적절하게 응할 수 있는 옹호자가 되어야 한다. 때때로

근거 조사 5-1

출처: Jefford, M., & Moore, R. (2008). Improvement of informed consent and the quality of consent documents. Lancet Oncology, 9(5), 485–493.

충분한 설명에 근거한 동의에 대한 지침은 설명된 치료와 그에 따른 발생 가능한 부작용에 대한 충분한 설명 및 자유로운 동의 요건을 통해 환자를 보호하고, 윤리적 연구 행위를 촉진하기 위한 것이다. 그렇지만 연구 결과는 충분한 설명에 근거한 동의 양식에 사용되는 언어가 문제가 될 수 있음을 보여준다. 그 결과 많은 참가자들이 임상시험의 다양한 특성에 대해 불완전하게 이해하고 있으며, 문서화된 충분한 설명에 근거한 동의서의 길이, 형식 및 언어 등에서 문제가 있다고 한다.

연구자들이 문서화된 충분한 설명에 근거한 동의서를, 특히 임상연구의 관점에서 분석하였고, 의사와 환자 또는 연구자와 환자 사이에 발생하는 대화 및 토론을 분석했다. 연구자들은 동의서의 형식을 개선하되, 특별히 쉬운 언어를 사용하는 전략을 제시하였다. 연구자와 환자 사이의 대화에 있어서도 충분한 설명에 근거한 동의 절차를 통해서 참가자의 이해와 만족도를 높일 것을 권장했다. 연구 결과 연구자 또는 임상연구전문가와 환자 사이의 대화의 중요성과 동의는 절차이지 사건이 아님을 강조했다. 그리고 전문직 종사자들과 연구 참가자들은 충분한 이해, 만족 및 지속적인 연구 참여 동의를 보장하도록 의사소통을 유지해야 한다.

이것은 법적으로나 윤리적으로나 모호한 문제가 될 수 있다. 근거 조사 5-1은 충분한 설명에 근거한 동의를 제대로 이해하였는지 살펴보기 위해 관련 문제를 제시하고 있다.

의무기록

사람들이 자신의 건강에 대한 결정을 내릴 때 도움을 얻으려는 정보 중 하나가 자신의 의무기록이다. 간호사는 환자의 정보를 정확하게 기록할 법적 책임이 있다. 간호 또는 진료기록의 거짓 작성 또는 고의로 사실과 다르게 추가 기재하거나 수정하는 것은 현행 의료법상 면허취소 사유에 해당한다(의료법 제22조).

환자는 의무기록에 있는 정보를 소유하고 있지만, 실제 진료기록부들은 의료기관에서 보관한다. 환자는 자신의 기록에 대한 접근권이 있으므로 진료기록부 등에 대한 열람이나 사본을 요청할 수 있다(의료법 제21조).

일반적으로 자신의 기록을 열람하려면 신청서를 작성하고 일정한 비용을 수수료로 납부하여야 한다. 간호사들은 자신이 근무하는 기관에서 어떻게 이러한 열람절차를 처리하는지 알고 있어야 한다. 종종 의무기록을 입수하려는 환자의 의도는 간호사에 대한 불신 때문인 경우가 있다. 따라서 환자와 의료인 간에 개방적인 신뢰관계를 형성하는 것이 중요하며 환자와 의료인 간에 상호협력과 그에 관한 문서화는 의료의 질을 향상시키는 좋은 지표가 된다. 결국 서면화되지 않은 것은 아무것도 수행되지 않은 것이 된다.

환자의 자기결정법

환자의 자기결정권은 우리나라 헌법 제10조와 보건의료기본법 제12조 및 관련 의료법령

학습과제 5-5

충분한 설명에 근거한 동의인가?

당신은 외과 간호단위의 간호사이다. 존스(Jones) 부인은 36세 여성으로 양측 난관-난소절제술(salpingo-oophorectomy)과 자궁적출술(hysterectomy)이 예정되어 있다. 대화하는 과정에서 존스 부인은 이 수술결과로 인해 폐경을 겪지 않을 것이므로 기쁘다고 말했다. 그녀의 친구 중 하나가 수술을 받은 후 "외과적 폐경기(surgical menopause)"가 되었고, 그것이 그 친구에게는 엄청난 충격이었다는 것을 당신에게 자세히 설명하였다. 당신은 차트로 눈을 돌려 수술 동의서와 의사의 치료경과기록지를 확인한다. 수술동의서에는 "양측 난관-난소절제술과 자궁 적출술"이라고 쓰여 있었고, 존스 부인의 서명이 있었다. 의사의 경과기록지에는 "환자와 수술 방법에 대하여 논의함"이라고 적혀 있다.

당신은 존스 부인의 병실로 돌아가 어떤 종류의 수술을 받기로 했는지 묻는다. 그녀는 "나는 내 자궁을 제거하기로 했어요."라고 말한다. 당신은 주치의에게 전화를 걸어, 외과의사가 당신에게 말한 내용인 "존스 부인은 필요하면 내가 난소를 제거할 것이라는 걸 알고 있어요. 그녀와 상의했고, 동의서에 사인도 그녀가 했어요. 이제 존스 부인의 수술을 준비해 주세요"라고 말한 내용과 환자 상황을 그대로 전달하였다.

과제

이 시점에서 무엇을 해야 하는지에 대해 토론한다. 당신이 이러한 행동을 취한 이유를 설명한다. 여기에 어떤 문제가 관련될까? 이 사례의 법적 결과에 대하여 논의한다.

등에서 명시적으로 규정하고 있다. 환자의 자기결정권과 관련하여 의료윤리 분야에서 쟁점이 되는 것은 연명치료의 중단 여부로서 사전에 환자가 의사결정능력이 있을 때 자신의 생명연장과 관련된 치료 및 처치에 대하여 사전에 의향을 밝혀두는 것이 필요하여 실무적으로 사전의료 의향서가 사용되고 있다. 대부분의 사전의료 의향서는 투석 및 호흡기의 사용법, 호흡이나 심장 박동이 멈췄을 때 소생술을 받기 원하는지 여부, 위관 영양, 장기나 신체 조직의 기증에 대해서 다룬다(Medline Plus, 2009). 사전의료 의향서는 또한 보건의료를 위한 대리인 선임권, 환자 스스로 건강 관련 결정을 내릴 수 없는 경우에 이를 대신해 줄 대리인을 지정할 수 있는 권한에 대한 내용도 포함한다. 또한 환자 자기결정법은 의료기관에 환자가 사전의료 의향서를 남겼는지 여부에 대하여 서면화하도록 환자에게 서면화된 정보를 제공하도록 요구한다.

선한 사마리아인 법

우리나라는 응급의료에 관한 법률에서 선의의 응급의료에 대한 면책 조항을 두고 있다(응급의료에 관한 법률 제5조의 2). Knight(2008) 또한 응급의료 종사자가 근무시간 이외에 응급환자에게 응급처치를 할 때, 자신의 면허 또는 자격의 범위내에서 수행하였다면 선한 사마리아인 법을 적용해야 한다고 하였다. 따라서 "간호사들은 갑자기 맞닥뜨린 응급상황에 대하여, 그들이 도움을 주기 위해 필요한 기술이 있는지 여부를 스스로 결정하는 데 각 응급상황을 평가해야 한다"(Knight, p. 19).

학습과제 5-6

브라운 부인의 진료기록

브라운(Brown) 부인은 침윤성 암(invasive cancer)으로 진단받았다. 그녀는 매일 방사선치료를 받는다. 그녀의 남편은 자주 방문하며, 헌신적인 남편으로 보인다. 부부 모두 병의 진행 및 예후에 관심이 많다. 의사가 간호사들에게 환자에 대한 정보를 많이 공유하지 않기 때문에 당신은 조금 밖에 알지 못하지만, 부부는 많은 질문을 하고 당신은 진실된 답변을 하고 있다. 오늘 당신이 브라운 부인의 병실에 들어갔을 때, 남편이 그녀의 차트를 읽고 있는 것을 발견하였다. 왜냐하면 방사선치료를 마친 후 방사선과 직원이 브라운 부인을 병실로 모시고 왔을 때 실수로 그녀의 차트를 놓고 갔기 때문이다.

과제

당신이 생각하고 있는 몇 가지 대안을 제시한다. 당신이 무엇을 할지 그리고 왜 그것을 하는지 토론한다. 이 상황에서 문제가 되는 것은 무엇인가? 어떤 결과가 예상되는가? 아래의 분석 예를 읽기 전에 스스로 이 문제를 해결해 본다.

분석

간호사는 이 상황에서 가장 중요한 목표를 결정해야 한다. 가능한 목표에는 (a) 가능한 한 차트를 브라운 씨에게서 돌려받는 것, (b) 브라운 부인의 사생활을 보호하는 것, (c) 더 많은 정보를 수집하는 것, (d) 브라운 부부의 입장을 옹호하는 것이다.

이 사례를 해결하는 데 충분한 정보가 수집되지 않았다는 것은 명백하다. 브라운 씨가 현재 차트를 갖고 있으며, 그에게서 그것을 빼앗는 것은 무의미해 보인다. 대개 차트를 읽는 환자가족들에게 나타나는 위험요소는 차트 내용을 제대로 이해하지 못하는 것, 그래서 혼란스런 정보를 얻는 것, 또는 환자가 동의한 적이 없어 벌어지는 환자의 사생활 침해이다.

합리적인 근거의 기초로서 간호사는 다음 방법을 사용한다.

1. 브라운 씨가 차트를 읽을 수 있는 권한이 있는지 브라운 부인에게 직접 질문하여 분명히 할 것
2. 브라운 씨가 이해하지 못했거나 질문할 것이 있는지 브라운 씨에게 질문할 것. 브라운 씨에게 자신이 읽은 것을 요약하라고 요청해도 좋음. 전문 용어, 절차 또는 간호와 같이, 간호사가 설명하기에 적절한 것을 명확히 할 것
3. 간호사가 대답하기 부적절한 질문을 언급하고, 브라운 씨가 진료계획 및 예후에 대하여 의사와 대화하는 데 당신이 그를 도울 것이라는 점을 알게 할 것
4. 브라운 씨와 대화를 마쳤을 때, 간호사는 차트를 요청하고 적절한 위치에 놓아야 함. 그 일을 간호관리자에게 보고해야 함
5. 간호사는 이 사건에 관하여 의사와 상의하고 브라운 씨의 걱정과 관련해서 브라운 부부가 요청한 정보를 얻도록 그들을 도와야 함

결론

간호사는 우선 많은 정보를 수집했다. 브라운 부부가 의사와 환자 사이의 의사소통 부족이 아니라 간호사와 환자 사이의 의사소통 결여로 단순한 의문이 들을 수 있다. 법적으로 환자는 자신에게 무슨 일이 일어나고 있는지 알권리가 있으며 이 사례에서 판단의 기초가 되어야 한다.

선한 사마리아인 법은 응급의료 종사자들이 근무시간이 아닌 때에 수행한 의료행위에 대해서는 고의 또는 중과실이 아닌 한 배상책임으로부터 보호받도록 규정하고 있다.

의료정보보호법

의료기관에서 다루고 있는 환자의 진료정보는 개인정보보호법이 적용되고 이외에도 보건의료 관련 법령에서 비밀누설 금지에 대하여 규정하고 있다. 간호사가 이해해야만 하는 법의 또 다른 영역은 비밀에 대한 권리이다. 간호 또는 진료기록에 있는 정보나 사진의 무단 방출은 그 정보를 공개한 사람에게 사생활 침해, 명예훼손 등으로 민사상 책임을 지게 할 수 있다. 그러한 공개가 허용되기 위해서는 정보공개를 위한 환자의 서면동의가 필요하다.

많은 간호사가 환자의 상태에 대한 정보를 요청하는 전화통화에 의해 자신도 모르게 정보를 제공하는 경우가 있다. 요청하는 사람의 절박함에도 불구하고, 권한 없이는 정보를 제공하지 않는 것이 매우 중요하다. 또한 의도치 않게 누군가 우연히 듣거나, 읽거나, 전송되거나, 부주의로 폭로될 수 있는 장소에서 환자 정보에 대하여 이야기하지 않도록 주의해야 한다. 예를 들어, 엘리베이터, 병원 선물가게 안에서 또는 점심 식사를 하는 식당에서 이야기하는 간호사는 자신의 주변을 의식하고 있어야 하고, 공공장소에서 환자정보를 공개하지 않도록 명심해야 한다.

면허제도

면허란 원칙적으로 국민이 누리는 자유를 위험의 방지를 위해서 전면 금지시킨 후, 일정한 조건에 해당하는 사람에게만 금지를 해제하고 자유를 회복시켜주는 것이다. 면허제도의 목적은 의료인의 독점적인 활동영역을 보장함과 동시에 비의료인의 의료행위를 금지하여 국민의 피해 발생을 예방하기 위함이다.

모든 간호사는 자신의 작업 환경에 적용되는 치료의 기준을 알아서, 면허의 특권을 보

근거 조사 5-2

출처: Ozanne, E., Partridge, A., Moy, B., Ellis, K., & Sepucha, K. (2009, June). Doctor-patient communication about advance directives in metastatic breast cancer. Journal of Palliative Medicine, 12(6), 547-553.

이 연구는 전이성 유방암 환자들의 사전의료의향 여부를 조사하고, 만약 그렇다면, 누구와 함께 연명치료중단을 논의했는지 조사한 것이다. 미국내 2개의 대학병원에서 전이성 유방암을 앓고 있는 32명의 여성 환자들과 그들에게 정보를 제공한 자들에게 1차적으로 횡단적 기준 조사가 실시되었다. 3개월 후, 사전의료 의향서, 의사결정목표, 그리고 그들의 기대치에 대해서 조사하였다.

기준 조사 시점에서, 대다수의 여성이 사전의료 의향서에 대한 정보를 수집하였거나(75%), 사전의료 의향서를 이미 작성해둔 상태였다(66%). 이 비율은 3개월째에 증가했다. 공급자들은 오직 소수의 사례에서만 사전의료 의향서의 존재를 인식하고 있었다(14%). 연구진은 시한부 환자 치료에 있어서 사전의료 의향서에 대한 명시적인 논의가 부족하므로 시한부 환자 치료에서 비록 의료진과 환자 간에 의사소통이 다소 어려울지라도 질적인 의료서비스 제공을 위해 정보를 제공하는 것이 필요하다고 하였다.

보기 5-3 간호면허 취소와 자격정지의 일반적인 사유

- 결격사유
- 면허증을 빌려준 경우
- 자격 정지 처분 기간 중에 의료행위를 하거나 3회 이상 자격 정지 처분을 받은 경우
- 무면허 간호행위
- 태아 성 감별 목적으로 진찰하거나 검사하는 행위를 도운 경우
- 간호기록부 등을 거짓으로 작성하거나 고의로 사실과 다르게 추가기재 · 수정한 경우
- 의료인의 품위를 심하게 손상시키는 행위를 한 경우

호해야 한다. 그 기준의 편차는 배상책임과 면허취소의 견지에서 간호사가 자기 행동의 결과를 받아들일 준비가 되어 있는 경우에만 동의해야 한다.

사기로 면허 유지, 간호실무법이 금지하는 특정 행위 수행, 비전문가적 행위나 불법행위 시행, 의료과오, 알코올이나 약물 남용 등 특정 행위규범을 위반한 간호사는 면허발급위원회에 의해 모든 주에서 면허가 정지되거나 취소될 수 있다. 면허취소의 빈번한 원인들은 보기 5-3에 있다.

우리나라의 경우 면허취소는 의료인에게 결격사유가 발생한 경우 절대적 취소사유로 하고 있으며, 이외에는 상대적 취소사유로 규정하고 있다. 특히 자격정지와 관련된 의료인의 품위손상행위는 중앙회인 대한간호협회 윤리위원회의 심의를 거치게 되고 이는 전문직으로서의 자율적 규제에 해당한다.

법률과 입법 문제에서의 리더십 역할과 관리 기능의 통합

간호실무를 위한 입법범위를 명확히 하고 환자를 보호하기 위한 것이다. 지도자는 자신의 영역에서 전공을 살리고 전공 자격증을 취득하기 위한 역할모델이기도 하다. 아마도 법률과 입법에서 가장 중요한 리더십 역할은 비전, 위험 감수, 에너지이다. 지도자는 무엇이 간호이고 전망은 어떠한지 정의하고 예측하는 전문 기관 및 단체에 대해서 적극적이다. 간호전문직이 정치 분야에서 인정받고 중요한 영향력이 생기게 된다면, 더 많은 간호사가 감당해야 하는 내부적 책임이다.

법률 및 입법 문제에서 관리 기능은 보다 더 발휘되어야 한다. 관리자는 자신과 직원의 업무가 법적 지침을 준수하는지 감독할 책임이 있다. 관리자는 간호실무에 영향을 미치는 현행 법률과 법적 원칙에 대한 지식이 있어야 한다. 왜냐하면 제정된 법률은 개정되기 때문에 관리자는 조직, 환자, 간호실무에 영향을 미치는 법률, 규칙 및 규정을 적시에 인식하고 준수할 의무가 있다.

관리자는 다양한 문화적 배경을 지닌 구성원을 대할 때 공정하고 차별없이 대우할 책임이 있다. 효율적인 리더는 단지 공평하다는 데 그치지 않고, 문화적으로 다양한 직원의 필요성에 대하여 민감하도록 노력한다.

통합적인 관리자는 환자의 필요와 복지를 우선하는 환경을 만들어 개인적인 법적 책임의 위험을 감소시킨다. 또 간호사–환자 관계의 일환으로 배려, 존중, 정직이 강조된다. 이러한 기능과 역할이 진정으로 통합되면 환자의 피해나 간호 책임 위험이 크게 줄어든다.

핵심 개념

- 법의 원천은 헌법, 제정법, 행정기관과 법원의 결정이다.
- 유죄 판결 및 범죄에 대한 처벌에 필요한 증명의 부담은 형사, 민사 및 행정법원에 따라 크게 다르다.
- 전문기관은 일반적으로 법률에서 요구하는 기준보다 높은 간호표준을 설정한다.
- 선례 구속의 원리나 기판력 같은 법원칙은 종종 법원의 의사결정에 지침이 된다.
- 의료과오 또는 업무상 과실은 합리적이고 신중한 태도로 간호 수행을 하지 못한 것이다. 형사상 의료과오로 유죄판결이 내려지기 위해서는 다섯 가지 구성요건이 충족해야 한다.
- 간호사의 고용인은 사용자 책임에 의해 피고용인의 행위에 대해 책임을 질 수 있다.
- 그러나 각 개인은 자신의 행위에 대해 원칙적으로 개인책임을 진다.
- 관리자는 자동적으로 자신이 감독하는 영역에서의 모든 과실행위에 대해 책임을 지는 것은 아니다. 그렇지만 자신이 감독하는 고용인들이 과실행위를 하는 동안 감독에 태만했다면 책임을 질 수 있다.
- 동의는 충분한 설명에 근거하거나, 묵시적이거나, 명시적일 수 있다. 간호사는 이러한 동의 유형의 차이점을 이해하고, 적절한 유형을 사용해야 한다.
- 환자가 자신의 의무기록 정보를 소유하지만, 실제 진료기록 등은 생산된 의료기관에서 보관한다.
- 간호실무 역량이 우수하더라도 환자와 그 가족들과 긍정적인 대인 관계를 구축하는 데 어려움이 있는 간호사는 고소당할 위험이 높다.

부가적인 학습활동과 적용

학습과제 5-7

당신의 책임은 어디까지인가?

신 씨 부인은 68세의 간암 환자이다. 그녀는 병원의 종양과에 입원해 있다. 그녀는 화학요법이 효과가 거의 없을 것이라고 생각하고 있지만 주치의는 화학요법을 권유하였다. 당신 앞에서 환자가 화학요법 대신 다른 치료법이 있는지 의사에게 물었다. 의사는 "다른 어떤 것도 효과적이라고 입증되지 않았으며 다른 치료들은 무의미한 것이며 그런 것을 한다면 돈을 낭비하는 짓이다."라고 말했다. 의사가 떠난 후 환자와 가족이 당신에게 대체치료법에 대해 아는 것이 있는지 물었다. 당신이 최근 문헌을 찾아볼 수 있다고 답하였고 그들은 정보를 공유해 줄 것을 간청했다.

과제

당신은 무엇을 해야 하는가? 당신의 환자, 의사, 병원에 대한 법적 책임은 무엇인가? 당신이 어떻게 할 것인지 설명해 본다.

학습과제 5-8

자신의 업무한계를 벗어난 경우와 법적 문제

당신은 지난 2년 동안 병원의 응급실에서 저녁 담당 간호사였다. 당신 외에도 4명의 간호사와 2명의 간호조무사가 근무하고 있다. 2명의 간호사와 1명의 간호조무사가 월요일부터 목요일까지, 주말 동안에는 3명의 간호사와 1명의 간호조무사가 근무한다.

간호조무사인 매기(Maggie)는 임상경험이 10년 정도인데, 최근 들어 간호조무사의 업무가 간호보조업무와 진료보조업무로 한정된 것에 분개하고 있다. 응급의학과 의사들은 그녀를 신임하고 있고 외상환자 치료 시에는 그녀에게 도움을 요청하곤 했다. 다른 근무자들은 그녀가 마치 전공의처럼 행세한다고 말하곤 하며 당신 또한 의사들이 가끔씩 그녀에게 면허 범위를 벗어난 의료행위를 지시하는 것은 아닌지 의심하였다. 그러나 이 문제를 조사하거나 실제로 직접 본 적은 없다.

어느날 당신이 저녁 식사를 마치고 병동으로 돌아와 보니, 의사가 지켜보는 가운데 매기가 환자의 심부 열상을 봉합하고 있었다. 의사는 당신이 화가 난 것을 눈치 채고는 서둘러 매기로부터 봉합도구를 받아 봉합을 마무리하였다. 의사는 당신에게 "걱정하지 마세요. 그녀는 일을 잘해요. 내가 그녀의 행동에 대해 책임을 질게요"라고 하였다. 당신은 무엇을 해야 할지 확신이 서지 않는다. 매기는 좋은 직원이고, 어떤 조치를 취하게 된다면 병동 내에 갈등을 일으키게 되기 때문이다.

과제

이 사례의 법적 쟁점은 무엇인가? 당신은 무엇을 해야 하는가? 어떤 책무와 배상책임이 의사, 매기, 당신에게 발생하는가? 그러한 의사결정을 내리게 된 이론적 근거를 제시한다.

REFERENCES

American Association of Colleges of Nursing. (2009, March 11). *Fact sheet: Enhancing diversity in the nursing workforce*. Retrieved November 9, 2009, from http://www.aacn. nche.edu/Media/pdf/diversityFS.pdf.

Criminal Law Lawyers Source. (2009). *Terms. False imprisonment*. Retrieved november 9, 2009, from http://www. criminal-law-lawyer-source.com/terms/false-imprisonment.html.

FindLaw for Legal Professionals. (2009). Docket No. 95409-Agenda 9-November 2003. JUANITA SULLIVAN, Indiv.and as Special Adm'r of the Estate of Burns Sullivan, Deceased, Appellant, v. EDWARD HOSPITAL *et al*. Appellees. Opinion filed February 5, 2004. Retrieved November 8, 2009, from http://caselaw.lp.fi ndlaw.com/scripts/getcase.pl?court=il&vol=/sc/2004/95409&invol=3.

Florida Coalition of Advanced Practice Nurses. (2008, November). Advanced practice nurses: Improving access to health care and containing costs. Retrieved November 9, 2009, from http://www.floridanurse.org/ARNPCorner/ARNPDocs/CoalitionAPNsWhitePaper2008.pdf.

Frederick, B. G. (2009). *Assault and battery*. Retrieved November 9, 2009, from http://www.grandstrandlaw.com/lawyer-attorney-1266243.html.

Hartnett, T., & Mather, J. (2009). HIPAA revisited: Stimulus law expands requirements; IOM and others push for revisions in current law. *Research Practitioner, 10*(3), 86-93.

HIPAA compliance becoming even harder. (2009, June). *Healthcare Risk Management, 31*(6), 66-67.

Huston, C. J. (2010a). Unlicensed assistive personnel and the registered nurse. In C. J. Huston (Ed.), *Professional issues in nursing*. 2nd Edition. Philadelphia, PA: Lippincott Williams & Wilkins.

Huston, C. J. (2010b). Diversity in the nursing workforce. In C. J. Huston (Ed.), *Professional issues in nursing*. 2nd Edition. Philadelphia, PA: Lippincott Williams & Wilkins.

Huston, C. J. (2010c). Assuring provider competence through licensure, continuing education and certification. In C. J. Huston (Ed.), *Professional issues in nursing*. 2nd Edition. Philadelphia, PA: Lippincott Williams & Wilkins.

Jefford, M., & Moore, R. (2008, May). Improvement of informed consent and the quality of consent documents. *Lancet Oncology, 9*(5), 485-493.

Jezewski, M. A., Meeker, M. A., Sessanna, L., & Finnell, D. S. (2007). The effectiveness of interventions to increase advance directive completion rates. *Journal of Aging and Health, 19*(3), 519-536.

Joint Commission on Accreditation of Healthcare Organizations. (2005). *Health care in the crossroads: Strategies for improving the medical liability system and preventing patient injury*. Oakbrook Terrace, IL: Author.

Knight, F. (2008). The "Good Samaritan" Law: Are nurses covered? *ASBN Update, 12*(2), 19.

Medline Plus. (2009). *Advance directives*. Retrieved November 9, 2009, from http://www.nlm.nih.gov/medlineplus/advancedirectives.html.

Nursing malpractice: Understanding the risks. (2003, June). In *Travel nursing* 2003: Supplement to *Nursing* 2003, *33*(6), 7-12.

Ornstein, C., & Weber, T. (2009, August 11). California will require criminal background checks before granting temporary licenses to nurses. *Propublica: Journalism in the Public Interest*. Retrieved November 9, 2009, from http://www.propublica.org/feature/california-will-require-criminal-background-checks-before-granting-temp-811.

Ozanne, E., Partridge, A., Moy, B., Ellis, K., & Sepucha, K.(2009, June). Doctor-patient communication about advance directives in metastatic breast cancer. *Journal of Palliative Medicine, 12*(6), 547-553.

Professional liability checkup: Four common gaps often found in employer-provided liability coverage. (2009, February). *ISNA Bulletin, 35*(2), 9.

U.S. Census Bureau (Nov. 19, 2007). Nation's population: One-third minority. Press Release May 10, 2006. Retrieved July 21, 2008. Available at http://www.census.gov/Press-Release/www/releases/archives/population/006808.html.

BIBLIOGRAPHY

Abbo, E., & Volandes, A. (2008, June). A forced choice: The value of requiring advance directives. *Journal of Clinical Ethics, 19*(2), 127–140.

Bal, B. (2008, May). Medical legal advisor. Criminal vs. civil liability: What is the difference? *Orthopedics Today, 28*(5), 40.

Brooke, P. (2008). Legal questions. Good Samaritan laws: Prudent nurse to the rescue. *Nursing, 38*(5), 22.

Diamond, C., Goldstein, M., Lansky, D., & Verhulst, S. (2008, October). An architecture for privacy in a networked health information environment. *Cambridge Quarterly of Healthcare Ethics, 17*(4), 429?440.

Dixon, M. E. (2008). Diversity in nursing. *Advance for Nurses.* Retrieved July 21, 2008, from http://nursing.advanceweb.com/editorial/content/editorial.aspx?cc=57273.

EMRs might reduce malpractice liability, but effects not certain. (2009, June). *Healthcare Risk Management, 31*(6), 61–64.

Fullam, F., Garman, A., Johnson, T., & Hedberg, E. (2009). The use of patient satisfaction surveys and alternative coding procedures to predict malpractice risk. *Medical Care, 47*(5), 553–559.

Holden, J. (2009, February 14). Apologies and legal liability: Saying sorry is not the same as admitting legal liability. *BMJ, 338*(7691), 370.

Informed consent: Nursing notes compel dismissal of medical battery lawsuit. (2008, November 8). *Legal Eagle Eye Newsletter for the Nursing Profession, 16*(12), 6.

Lagnado, D., & Channon, S. (2008, September). Judgments of cause and blame: The effects of intentionality and foreseeability. *Cognition, 108*(3), 754–770.

Legal liability: New study alerts RNs to daily practice risks. (2009, September). *Nursing, 39*(9), 21.

Matiasek, J., & Wynia, M. (2008). Reconceptualizing the informed consent process at eight innovative hospitals. *Joint Commission Journal on Quality & Patient Safety, 34*(3), 127–137.

Morrell, E., Brown, B., Qi, R., Drabiak, K., & Helft, P. (2008, September). The do-not-resuscitate order: Associations with advance directives, physician specialty and documentation of discussion 15 years after the patient self-determination act. *Journal of Medical Ethics, 34*(9), 642–647.

Professional liability checkup: Four common gaps often found in employer-provided liability coverage. (2009, February). *ISNA Bulletin, 35*(2), 9.

Scott, D. (2008, April). When the state board calls: Guidance from nurse attorney, Latonia Denise Wright. *Tar Heel Nurse, 70*(2), 15.

Segal, J., & Sacopulos, M. (2009, February). A modified no-fault malpractice system can resolve multiple healthcare system defi ciencies. *Clinical Orthopaedics & Related Research, 467*(2), 420–426.

Williams, A., Herman, D., Moriarty, J., Beebe, T., Bruggeman, S., Klavetter, E., et al. (2008). HIPPA costs and patient perceptions of privacy safeguards at Mayo Clinic. *Joint Commission Journal on Quality & Patient Safety, 34*(1), 27–35.

Xu, X., Lori, J., Siefert, K., Jacobson, P., & Ransom, S. (2008, January/February). Malpractice liability burden in midwifery: A survey of Michigan certifi ed nurse-midwives. *Journal of Midwifery & Women's Health, 53*(1), 19–27.

Chapter 6

환자, 부하직원과 전문직 옹호

Patient, Subordinate, and Professional Advocacy

옳은 일을 알면서도 실행하지 않는 것은 용기 또는 원칙의 부재이다.

\- 공자

언론의 관심과 지탄은 고통받는 사람들에 대한 불완전한 양심 깨우침 상태로부터 이들에 대한 관심을 높이는 최고의 방책이다.

\- Florence Nightingale

학습목표

- 환자와 부하직원, 조직, 전문직 및 자기 옹호에 대한 관리자의 책임을 구분한다.
- 옹호의 중심이 되는 가치를 확인한다.
- 제시된 옹호 상황에 적절한 실천방안을 선택한다.
- 환자권리장전의 환자 보호 방법을 확인한다.
- 관리자가 부하직원을 지지할 수 있는 방법을 기술한다.
- 간호사 개인이 전문직을 옹호할 수 있는 방법을 확인한다.
- 법안에 영향을 미치는 직 · 간접적인 전략을 명시한다.
- 간호사가 언론과 성공적으로 상호작용할 수 있는 전략을 기술한다.

옹호는 타인을 성장시키고 자아실현할 수 있도록 돕는 것으로, 리더십의 매우 중요한 부분이다. 다른 장에서 언급한 위험감수, 비전, 자신감, 요구 표현 능력, 자기주장과 같은 리더십 기술은 옹호자 역할에서 사용된다.

관리자에게 요구되는 수많은 역할 중에서도 관리자는 전문직과 부하직원, 환자를 지지해야만 한다. 옹호는 타인에게 그들의 권리를 알려주고, 그들이 의사결정하는 데 충분한 정보를 가지고 있는지 확인하는 역할을 한다. 옹호는 자신과 타인의 믿음을 보호하고 지키는 것이다(MacMillan Dictionary, 2009). 환자가 의사를 표현할 수 없을 때 간호사는 환자를 옹호해야만 한다. 나이팅게일 시대 이후부터 옹호는 간호전문직의 가장 필수적이고 기본적인 역할로 인식되고 있다.

옹호자 역할은 대상자들이 정보에 기반한 의사결정을 할 수 있도록 도와주거나, 환경 내에서 중재자로서 활동하거나 다른 사람을 대신해서 직접적으로 개입하는 것이다.

이 장에서는 리더-관리자가 환자, 부하직원, 전문직을 옹호할 수 있는 방법과 옹호를 배워가는 과정을 조사한다. 그리고 옹호자로서의 '내부 제보자(whistle-blower)'역할에 대해 논의한다. 또한 보건정책에 영향을 미치는 국회의원 및 언론과의 상호작용을 위해 특별한 제안을 하고자 한다. 옹호를 위한 필수적인 리더십 역할과 관리 기능을 **보기 6-1**에 제시하였다.

옹호하기

모든 임상실무 현장에서 옹호가 필요하지만 간호문헌에서 제시하고 있는 간호사의 옹호자 역할에 대한 학습방법은 극히 제한되어 있다. 심지어 일부 전문가들은 옹호를 가르칠 수 있는지에 대해 의문을 제기한다. 일부 학습자들은 간호교육에서 윤리적인 내용의 일부분으로 옹호자 역할을 학습한다. Radius와 Galer-Unti, Tappe(2009)의 연구에 따르면 대부분의 학부 및 대학원 과정의 보건의료 교육 프로그램에 옹호 관련 수업이 포함되어 있지만, 대부분의 교수들은 옹호와 관련된 전문적인 준비와 개발 경험이 부족한 실정이다. 이로 인해 많은 간호사들은 입문 수준의 간호교육을 마친 후 근무 중에 옹호자의 역할을 학습하고 있는 것으로 보인다(Hanks, 2008). 옹호를 학습하는 방법이나 시기에 관계없이 옹호는 간호가치의 중심이 되며 이러한 가치는 돌봄, 자율성, 존경, 임파워먼트를 강조한다(**보기 6-2**).

옹호의 중심인 간호가치는 돌봄과 자율성, 존경 및 임파워먼트를 강조한다.

보기 6-1 옹호와 관련된 리더십 역할 및 관리 기능

리더십 역할

1. 옹호를 가능하게 하는 환경을 조성하고 이와 관련된 위험부담을 평가한다.
2. 스스로를 옹호할 수 없는 사람들을 위해 공명정대(公明正大)를 추구한다.
3. 자율적이고 정보에 근거한 의사결정을 독려할 수 있는 환자 및 부하직원 지원 시스템을 강화하도록 촉구한다.
4. 대상자들이 자율적으로 행동할 수 있도록 임파워하는 데 필요한 정보를 제공한다.
5. 중재자가 필요한 환자와 부하직원들을 위해 적극적으로 옹호한다.
6. 전문 간호단체 및 간호전문직의 발전을 추구하는 단체에 참여한다.
7. 언론과 입법 대표자와의 공식적 · 비공식적 상호작용을 통해 보건의료정책에 주도적으로 참여하는 역할모델이 된다.
8. 국가차원의 법적 구속력이 있는 환자권리장전을 수립하는 데 참여한다.

관리 기능

1. 부하직원과 환자들이 정보에 근거한 의사결정을 할 수 있는 적절한 정보를 가지고 있는지 확인한다.
2. 환자의 권리와 가치를 우선시한다.
3. 옹호의 결과가 개인 내 또는 개인 간 갈등을 초래할 때 적절한 상담을 요청한다.
4. 업무환경 안전과 부하직원 및 환자의 건강을 촉진하고 보호한다.
5. 부하직원들이 고용환경에 관심을 갖도록 격려하고, 내부 제보자들이 처벌받지 않도록 한다.
6. 간호 및 보건의료 이슈와 관련된 언론인 및 입법자들과 상호작용하는 데 필요한 기술을 교육한다.
7. 간호실무와 조직 · 병동 관리에 영향을 미치는 최근의 법적인 시도들을 파악한다.

보기 6-2 옹호의 중심이 되는 간호가치

1. 모든 개인은 자신의 건강목표를 충족시킬 수 있는 최선의 행동방침을 자율적으로 결정할 권한이 있다.
2. 모든 개인은 인간으로서 가치가 있으며, 이에 따라 건강과 관련된 의사결정을 할 권한이 있다.
3. 모든 개인은 정보에 근거한 의사결정과 선택에 필요한 정보에 접근할 수 있어야 한다.
4. 간호사는 스스로 옹호할 수 없는 환자를 대변해야만 한다.
5. 환자와 부하직원이 스스로 의사결정하고 행동할 수 있도록 임파워하는 것이 옹호의 본질이다.

학습과제 6-1

가치와 옹호

간호에서 옹호자의 역할이 얼마나 중요하다고 생각하는가? 옹호자의 역할을 기꺼이 하려는 마음이 학습된 가치라고 믿는가? 당신이 성장하는 동안 가족 및 지역사회 내에서 돌봄과 서비스의 가치가 강조되었는가? 환자 또는 부하직원, 전문직을 위한 옹호자 역할모델을 확인해 보았는가? 신입 간호사들에게 당신과 함께 일하는 동료와 간호학생을 위한 옹호의 필요성을 전달하기 위해 어떠한 전략을 사용하고 있는가?

환자 관리와 옹호

미국간호협회의 전문직 성과 표준에 따르면 "표준 5. 환자를 대변하는 간호사의 결정과 행동은 윤리적인 범주에서 결정되어야 한다"고 기술하고 있다. 질병은 독립심 감소와 자유의 손실, 자율적인 선택 능력에 대한 간섭 등을 초래하므로 이러한 환자 옹호는 필수적이다. Hanks(2008)의 내 · 외과 간호사들의 환자를 대변한 생생한 경험에 대한 연구에서 '환자의 미충족 요구에 반응하는 것', '성취와 좌절감', '환자의 변화', '근무 중에 주로 학습되는 것', '실무를 통해 획득한 신뢰'를 확인하였다. 따라서 옹호는 간호의 토대이자 본질이며, 간호사는 인간을 옹호할 책임이 있다.

또한 관리자들은 자원분배와 테크놀로지 사용 측면에서도 환자를 옹호해야 한다. 과학의 발전과 경제자원의 제한으로 인해 새로운 문제와 윤리적 딜레마가 제기되고 있다. 예를 들면 포괄수가제(DRGs)는 정부의 재정자원을 완화시키는 반면, 환자 덤핑(patient dumping)과 조기 퇴원(premature patient discharge), 불평등한 치료와 같은 윤리적인 문제를 제기한다. 간호사가 환자를 옹호해야 할 일반적인 영역을 **보기 6-3**에 제시하였다.

보기 6-3 일반적으로 환자 옹호가 필요한 영역

1. 생의 말기 의사결정
2. 기술적 진보
3. 의료 환급
4. 의료 접근성
5. 기대와 원하는 결과 측면에서의 의료 제공자와 환자의 갈등
6. 정보를 주지 않거나 고의적으로 환자에게 거짓말하는 상황
7. 보험 보장의 승인, 거절, 지연
8. 의료사고
9. 환자 정보 노출(사생활 및 비밀)
10. 불만 및 항소 처리과정
11. 문화 및 인종의 다양성과 감수성
12. 환자의 존엄성
13. 부적절한 동의
14. 무능한 의료인
15. AIDS, 10대 임신, 폭력, 빈곤과 같은 복합적인 사회문제
16. 노인

환자 옹호를 위해서는 선택을 대신하는 것과 환자가 선택한 것을 지지하는 것 사이의 차이를 구별하는 것이 중요하다. 간호사는 환자의 자율성을 감소시키는 온정주의(paternalism)를 사용해서는 안 된다(Zomorodi & Foley, 2009). 환자의 경험과 가치, 신념, 소망 등을 진정으로 알아가기, 정보를 명확히 하기, 관련된 모든 사람을 교육하는 것은 온정주의의 위험을 줄일 수 있다고 제안하였다.

환자 옹호를 위해서는 환자의 선택을 통제하는 것(지배와 의존)과 지원(자유를 허락하는 것)을 구별하는 것이 중요하다.

학습과제 6-2

문화와 의사결정

당신은 내과 병동 간호사이다. 다우(Dau) 씨는 4년 전 미국에 이민 온 56세 몽족(Hmong)으로 2년 전에 미국 시민이 되었으나 영어가 서툴며, 요로감염으로 인한 패혈증으로 입원하였으나, 현재 상태는 안정적이다.

오늘 주치의는 CT 결과 전립선에 암이 의심되는 거대 종양을 발견하였으며, 요정체와 긴박뇨 증상을 완화하기 위해서 즉시 추후 검사와 외과적 수술을 해야 한다고 판단하였다. 혹시 암으로 판정되어도 전통적인 항암치료가 효과적일 것으로 생각되어 완치할 수 있을 것으로 기대하고 있다.

1시간 후 당신이 다우 씨에게 갔을 때 다우 씨는 짐을 싸고 집에 갈 준비를 하며 침대에 앉아 있었다. 그는 몽족 영적 치유자의 기도(신앙요법)와 허브로 치유할 수 있을 것이라 생각하고 퇴원하겠다고 하였다. 자신이 죽는다는 의미라면 어떤 누구도 해줄 수 있는 것이 없다고 말하였다. 아침에 주치의로부터 들은 희망적인 소견을 이야기했지만 다우 씨는 의사는 자신에게 절망감만 주었다며 집에 가서 죽음을 준비하겠다고 하였다.

과제: 당신은 어떻게 해야 하는가? 환자를 위한 최선의 옹호 방법은 무엇일까? 정보 결핍의 문제가 있는가? 환자의 의사결정을 위해 문화적인 측면에서 어떠한 역할을 할 수 있는가? 환자에 대한 이해가 부족한 가운데 의사결정을 대신해 주는 온정주의가 타당한가?

1998년 미국 보건의료 소비자 보호 및 질 자문위원회(Advisory Commission on Consumer Protection and Quality)에서는 환자권리장전으로 소비자의 권리와 책임 장전(Consumer Bill of Rights and Responsibilities)을 채택하면서 3가지 주요 목적을 제시하였다. (1) 미국 보건의료 시스템 내에서 더욱더 자신 있게 환자를 돕기 위함이다. (2) 환자와 의료 제공자 간의 긴밀한 관계의 중요성을 강조하기 위함이다. (3) 모든 환자와 의료 제공자들에게 권리와 책임을 제시함으로써 건강유지에 있어 환자의 역할이 중요함을 강조하기 위함이다(American Cancer Society, 2009). 환자권리장전은 법적 근거에 따라 환자에게 제공해야 하므로 서류보다는 법적 권한을 가져야 하지만 환자 권리를 보호하고 승인하는 국가 차원의 법률은 없는 실정이다.

현재 환자 권리 보호와 관련된 국가 차원의 직접적이고 종합적인 법은 없다.

보기 6-4 환자권리장전(캘리포니아)

California Administrative Code 70707에 따라 병원 직원과 의료인들은 다음 환자권리장전을 채택했다.

1. 성별, 문화, 경제, 교육, 종교, 의료수가 지불방법에 관계없이 자신의 권리를 행사할 수 있다.
2. 사려 깊고 정중한 간호를 받을 수 있다.
3. 환자 치료의 일차적인 조정 책임이 있는 의사의 이름, 치료에 관여하는 의료진 간의 전문적 관계와 이들의 이름에 대한 정보를 제공받을 수 있다.
4. 질병, 치료과정, 회복 가능성에 대해 환자가 이해할 수 있는 용어로 설명을 들을 수 있다.
5. 사전동의나 거절에 필요한 치료방법이나 절차에 관한 다양한 정보를 충분히 받을 수 있다. 응급상황을 제외하고 제공받는 정보에는 치료 시의 위험과 대안적인 치료방법 및 위험, 치료거부 시 위험 그리고 치료자 · 시술자의 이름이 포함되어야 한다.
6. 의학적 치료와 관련된 의사결정에 적극적으로 참여할 수 있다. 법이 허용하는 범위에서 치료거부를 할 수 있는 권리도 포함된다.
7. 의료 프로그램과 관련된 사생활은 충분히 고려되어야 한다. 사례토론, 상담(의뢰), 검진, 치료 시 비밀이 보장되어야 하며, 신중하게 진행되어야 한다. 환자는 다른 사람의 참여에 대해 설명 들을 권리가 있다.
8. 환자 치료와 관련된 모든 의사소통과 기록은 기밀성이 보장되어야 하며, 병원 밖으로 유출되어서는 안 된다.
9. 합리적인 서비스를 요구하고 적절한 서비스를 받을 수 있다.
10. 의사의 충고에 반해서 퇴원할 수 있다.
11. 사전에 진료예약 시간과 장소를 알고 적절히 치료를 지속할 수 있다.
12. 병원이나 의사가 제안하는 임상실험에 대한 정보를 안내받고, 이를 수락하거나 거절할 권리가 있다.
13. 퇴원 후에는 지속적인 치료에 대해 의사로부터 정보를 제공받을 수 있다.
14. 의료비 지불처에 관계없이 권리에 대한 설명을 검토하고 제공받을 수 있다.
15. 환자에게 적용되는 규정과 정책을 알 권리가 있다.
16. 환자를 대신하여 의학적 치료와 관련된 의사결정을 할 법적 책임이 있는 사람은 환자의 모든 권리를 갖는다.

출처: Prepared by Consumer Watchdog (n.d.) and available at http://www.calpatientguide.org/index.html.

환자들은 자신의 권리에 대해 점점 자각하게 되고 자신의 건강에 대해 좀 더 적극적으로 참여하게 된다. 환자들은 자신의 치료 선택사항에 대해 이해하고 자신의 건강에 대한 결정에 참여하길 원한다. 의학적 치료 결정에 관한 정보요구와 참여 권리는 사전동의와 의학적 기록에 대한 접근과 관련해서 갈등을 유발하기도 한다. 리더–관리자는 헌법으로 보장된 모든 환자들의 사생활과 개인의 자유에 대한 권리를 충족시키도록 보살필 책임이 있다.

부하직원 옹호

부하직원 옹호는 관리이론에서 외면당하고 있는 개념이지만 리더십 역할 중 중요한 영역이다. 간호행정을 위한 ANA 범위와 표준(2009)에서는 "표준 16. 간호행정가는 환자와 마찬가지로 부하직원을 포함한 다른 의료인들을 옹호해야 하며, 특히 건강과 안전 측면에서 옹호가 필요하다"고 제안하고 있다.

업무현장 옹호(workplace advocacy)는 부하직원 옹호를 향상시킬 수 있는 중요한 관리자의 역할이다. 여기에서 관리자의 역할은 직원이 전문적 · 개인적 성장을 하는 데 업무환경이 안전하고 도움을 주는지 확인하는 것이다. 예를 들어, 관리자는 산업안전과 보건 측면에서 직원들이 직장폭력이나 바늘 찔림, 혈액 · 체액 노출을 줄일 수 있도록 확실한 조치를 취해야 한다. 또한 부하직원들은 다음을 기대할 수 있어야 할 것이다. 첫째, 합당한 근무시간과 근무스케줄, 둘째, 안전한 환자간호를 위한 충분한 직원배치율, 셋째, 공정한 임금, 넷째, 간호사들의 조직 의사결정 참여이다. 이러한 업무환경이 조성되지 않는다면 관리자는 문제를 해결할 수 있도록 상위 관리자에게 지원을 요청해야 한다.

상위 관리자는 다른 방법으로 부하직원을 옹호할 수 있다. 예를 들면, 의료기관에서 부적절한 인적 자원과 간호사 부족의 위기에 직면했을 때, 많은 조직에서 장기간의 심각한 문제를 위해 단기적인 해결방안을 찾아 신속한 의사결정을 내린다. 그러나 새로운 직원을 높은 연봉으로 모집해도 문제의 원인이 되는 경력자 부족은 쉽게 해결되지 않는다. 따라서 상위 관리자는 제한된 자원을 최상으로 사용할 수 있도록 의사결정 및 문제해결을 하여 부하직원을 옹호해야 한다. 이러한 결정은 정치적, 사회적, 경제적 및 윤리적 비용에 대한 철저한 조사를 통해 신중하게 이루어져야 한다.

관리자는 위험부담과 리더십을 향상시키는 업무환경을 조성하여 부하직원을 옹호할 수 있다. 예를 들어, 관리자는 부하직원의 임파워먼트를 촉진하는 업무환경을 조성하여 직원들이 환자와 자신 그리고 각자의 전문직에 대해 당당히 말할 수 있도록 격려한다. 또한 관리자는 자신의 의료팀 구성원들이 윤리적인 문제를 해결할 수 있도록 돕고 부서수준에서 해결방법을 같이 모색해야 한다.

다음은 부하직원의 옹호를 촉진하는 환경 조성을 위한 제안 사항이다.

- 협동적인 의사결정 요청하기
- 직원의 요구 경청하기
- 사적으로 직원들과 친해지기
- 간호직원이 직면한 문제를 이해하기 위해 시간 투자하기
- 함께 도전하고 문제해결하기
- 필요 시 직원을 도와주기

- 공유된 지배구조 촉진하기
- 직원들을 임파워하기
- 간호사의 자율성 촉진하기
- 실행 가능한 시스템 제공하기

관리자는 부하직원이 추구하는 목적과 가치가 무엇인지 파악해야 한다. 리더-관리자는 부하직원이 스스로 자율성을 지닐 수 있도록 안내해야 한다. 간호사들이 임상실무의 윤리적 딜레마를 해결할 수 있도록 돕기 위해 간호관리자는 적절한 지지집단과 윤리위원회, 윤리적 문제 처리 절차를 확립하여 이용할 수 있도록 해야 한다.

내부 제보자 옹호

대중들은 최근 50년 동안 일어난 다양한 스캔들을 접하면서 기관과 법인조직 내에서 야기된 윤리적 부정행위를 더욱잘 인식하게 되었다. 대기업과 정치활동에서 범법행위가 끊이지 않고 있으며, 심지어 의료조직 내에서도 발생하고 있다. 의료조직 내의 사기 및 허위진술, 윤리적 불법행위의 위험성이 고조되면서 내부 제보자(whistle-blowing)에 대한 요구가 높아지고 있다(Huston, 2010a).

Huston(2010a)은 내부 제보자 유형을 2가지로 분류하고, 조직 내의 명령체계를 통해 보고하는 경우를 내적 내부 제보자, 언론이나 국회의원 같은 조직 밖으로 알리는 경우를 외적 내부 제보자라고 명명하였다. 내부 제보자의 일례로 다른 의료인의 환자 학대를 간호사가 고발한 사례를 들 수 있다.

많은 대중들은 범법 또는 부정행위가 보고되길 원하면서도 이러한 고발행위를 불신하기도 하고, 내부 제보자들이 선의를 가지고 보고했음에도 그들을 의리 없는 사람으로 취급하거나 경력에 불이익을 주기도 한다. 내부 제보자에 대한 대중들의 감정은 매우 복합적이기 때문에 내부 제보자는 자신과 비슷한 옹호에 대한 신념체계를 가진 의료인들도 신뢰할 수 없다(Huston, 2010a, p. 271) (**근거 조사 6-1**). 따라서 리더-관리자는 내부 제보자들이 자신의 전문범위 내에서 활동한다면 보복 없이 적절한 절차를 통해 해결방안을 마련할 수 있다는 확신을 가지도록 이들을 옹호하려고 노력해야 한다.

내부 제보자로서 옹호하는 것은 대개 실제보다는 이론상으로 더 명예롭게 여겨진다.

전문 의료인으로서 간호사는 대상자들을 위협하는 문제를 밝혀내고 공개적인 논의를 통해 해결할 책임이 있지만, 아직도 공동의 침묵을 유지하고 있는 경우가 많다. 내부 제보자들에게 상황 변화나 문제 개선 등 아무런 보장도 해주지 않는 것이 현실이다. 내부 제

근거 조사 6-1

출처: Blowing the whistle. (2008, June). Nursing Management UK, 15(3), 7.

이 연구는 간호표준 및 내부 고발 자선 공공단체에서 수행한 연구로 내부 제보자에 대한 영국 간호사들의 신념을 측정하기 위해 752명 간호사를 대상으로 조사연구 설계를 이용하여 수행되었다.

조사 대상 중 68%의 간호사들이 지난 3년 동안 환자안전이 심각하게 우려된다고 하였다. 이 중 87%의 간호사들은 직속상사에게 이를 보고했으나, 57%는 부정적으로 취급받고, 보고한 안전 문제가 무시되었다고 응답하였다.

안전 문제를 보고한 간호사 중 38%는 내부 고발 결과, 심각하고 부정적인 업무평가(professional consequences)로 지속적으로 고통 받았다고 하였다. 64%는 내부 고발 후 보복에 처하면 자신의 조직이 보호해 주지 않을 것이라고 생각하였다. 그리고 내부 고발에 대한 부정적 업무평가를 경험한 간호사들의 환자에게 해를 주는 위험요소에 대한 언급이 말하지 않은 사람보다 2배 많았다. 내부 제보자로 부당한 처우를 받은 응답자 중 37%는 자신의 소속 기관이 문제제기하는 것을 포기하도록 내부 고발 절차를 만들었다고 하였다. 그럼에도 불구하고, '다음 주에 위험요소를 보고해야 할 것이 있다면 어떻게 할 것인가?'라는 질문에 응답자의 85%는 보고하겠다고 대답하였다.

보자로 낙인 찍히는 부정적인 결과가 있을 뿐이다. 이러한 이유 때문에 일반 간호사가 내부 제보자로 나서는 것은 대단한 용기가 필요하다. 내부 제보자는 채택 가능한 해결안에 도달하기까지 지속적으로 문제를 해결하는 데 전념할 뿐만 아니라 옳고 그름을 판단할 수 있는 탁월한 감각 역시 필요하다"(p. 271).

정부 차원에서 내부 제보자를 보호할지라도 많은 직원들은 보복이 두려워서 위험한 상황을 보고하는 것을 주저한다. 간호사는 자신이 속한 지역의 내부 제보자 보호 상황을 평가하는 지역단체를 확인해야 한다. 그러나 내부 제보자를 위한 일반적인 법적 보호는 아직 없는 실정이다.

학습과제 6-3

어떻게 하면 최선의 옹호를 할 수 있을까?

당신은 노인전문 요양시설의 수간호사이다. 최근 조무사인 마사(Martha)가 몇 주 전부터 노인 환자를 들어 올릴 때 허리 통증을 호소하였다. 당시 그녀는 이를 심각하게 생각하지 않고 보고하지 않았다. 게다가 환자 이동을 마무리하고 그 이후에 정상적인 업무를 모두 수행하였다.

오늘 마사는 진료 결과 4~6주 동안 휴식할 것을 권고받았으며, 만성 통증 때문에 물리치료와 전기적 신경자극 치료를 처방받았다고 하였다. 마사는 신입사원으로 병가를 쓸 수 있는 연차가 아니었다. 그녀는 병가 처리 및 치료비는 산재처리해 줄 것을 요구하였다. 당신은 산재보상 사례 관리자에게 문의하자 검토해 보겠으나 허리를 다친 시점에 문서나 구두보고를 하지 않았으므로 요구가 기각될 가능성이 높을 것이라고 하였다.

과제: 이 부하직원을 옹호하기 위한 최선의 방법을 생각해 본다.

리더-관리자는 유해하거나 부적절한 조직의 실무를 고발하는 내부 제보자를 옹호해야 한다.

전문직 옹호

관리자는 간호전문직을 옹호해야 한다. 간호전문직 옹호는 긴 역사를 지니고 있다. Beyers(Huston, 2010b 인용)에 따르면 간호 리더는 전문직을 정의하고, 간호전문직을 법적으로 인정받으며, 현재까지 전승되고 있는 간호전문직 문화를 수립하는 데 협력해 왔다. 따라서 간호전문직 옹호는 리더의 역할이라 하겠다.

전문직에 종사한다는 것은 사회적으로 정의된 역할체계에 자발적으로 참여하겠다는 개인적 의사결정을 필요로한다. 따라서 전문직에 입문한다는 것은 특별한 전문지식과 기술을 타인을 위해 사용하겠다고 개인적 · 공적으로 약속하는 것을 의미한다.

전문직 이슈에는 항상 윤리적인 이슈가 존재한다. 간호사가 인지하고 있는 역할과 사회적 기대의 차이를 발견했을 때, 전문직 옹호에 대한 책임감을 지녀야 한다. 가끔씩 간호사들은 전문직 문제는 간호사 개인이 해결하기에는 너무 큰 문제라고 여기지만, 문제가 전문직에 미치는 영향에 대해 고민하는 것은 전문직업인의 책무이다. 간호사는 무기력하고 속수무책으로 아무것도 변화시킬 수 없다고 생각하지 말고, 전문직 내 동료의식을 고양시켜 한 목소리를 낼 수 있어야 한다.

전문직 책무는 전문직에 당면한 문제를 피하지 않고 심사숙고하여 해결해 나가는 것이다.

간호가 전문직으로 성장하기 위해서는 간호실무자와 관리자가 그들이 속한 관료체계를 이해하고 사회정치적 지식을 넓혀야 한다. 이는 간호소비자의 문제를 당당히 이야기하고 입법에 영향을 주도록 지속적으로 시도하며 확장해 나가야 함을 의미한다. 또한 정부 보건정책 수립위원회 및 의회에 간호사 출신 위원이 증가할 수 있도록 힘써야 한다. 이러한 방법을 통해 간호사는 오늘날 직면한 노숙자, 10대 임신, 약물 및 알코올중독, 취약 계층과 노인들의 부적절한 치료, 의료과실과 같은 사회적인 문제에 영향을 미칠 수 있으며, 이는 전문직 옹호를 위한 필수적인 역할이다.

사회적 문제를 해결하기 위해 간호사 개인과 간호전문직을 함께 옹호하는 방법은 다양하다. 예를 들면, 좀 더 다양한 측면에서 간호를 지지하고 조직 내 다양성을 옹호하고 지지하는 것 또한 리더십의 역할이다. 2002년 미국간호협회와 60개 이상의 파트너 단체들은 미래의 간호 아젠다(Nursing's Agenda for the Future)라는 주제를 선포하고, 현재의 간호사 부족을 초래하고 악화시키는 복잡한 요인들을 상세히 제시하였다. 또한 간호사 부족이 간호의 질과 직원 배치율, 초과근무를 포함한 간호사 업무환경에 미치는 영향에 대한 문제를 제기하였다.

학습과제 6-4

어떻게 변화해야 하는가

간호 · 의료체계에서 변화시키고 싶은 사항을 5개 기술하고, 우선순위를 정해 본다. 가장 필요하다고 생각되는 변화에 대해 한 쪽 분량의 에세이를 작성하고, 변화 창출을 위해 전문직으로서 개인과 집단이 사용할 수 있는 전략을 확인해 본다. 계획을 충분히 수행할 만큼 시간과 에너지, 재정 능력을 가지고 있다고 전제한다.

공공정책 및 법 제정을 위한 간호 옹호자 역할

사람들은 투표를 통해 쟁점과 후보자들에 대한 의견을 표현할 권리가 있다. 이러한 방법은 국회의원 및 정책 입안자와 비교적 쉽게 접촉할 수 있어 개인의 요구와 필요를 알릴 수 있다. 따라서 원칙적으로 누구나 정책 입안과정에 영향을 줄 수 있다. 하지만 현실에서는 이러한 경우가 드물기 때문에 정책결정은 집단의 요구나 필요에 초점을 두게 된다.

최근에 간호사와 간호전문직의 중요성 및 건강관리체계에 간호사가 미치는 영향에 대한 관심이 증가하고 있다. 이는 특히 환자안전과 간호사 부족 측면에서 두드러지고 있다. 의료정책에 영향을 미치는 연구를 활용하는 것은 간호사가 사용할 수 있는 또 다른 방안이다. 근거 조사 6-2는 공공정책에 영향을 줄 수 있는 근거기반 옹호의 사례를 보여주고 있다.

간호사는 정치적이고 법적인 결과에 중요한 영향력을 미치기 전에 정책 입안자에게 영향력을 발휘하여 우리의 관심사를 알려야 한다.

근거 조사 6-2

출처: Ingram, M., Sabo, S., Rothers, J., Wennerstrom, A., & de Zapien, J. (2008). Community health workers and community advocacy: Addressing health disparities. Journal of Community Health, 33(6), 417–424.

애리조나 지역사회 보건봉사인 네트워크(the Arizona Community Health Outreach Worker Network, AzCHOW)와 협력하여 지역사회 보건요원을 대상으로 횡단적 조사연구가 수행되었다. AzCHOW는 이들을 고용하거나 지역사회 보건인의 영역을 지원하는 단체, 지역사회 보건인 활동 · 비활동 회원의 우편 수신자 명단을 제공하였다. 영어와 스페인어로 작성된 43개의 설문을 보건요원(N=97)과 기관장(N=118)에게 직접 우편 발송하였다. 총 86부가 회수되었으며 기관 34부(39.5%), 개인 33부(38.4%), 발신자 불분명 19부(22%)였다.

조사결과 보건요원의 과반수 이상이 지역사회 옹호에 참여하고 있었으며, 대부분 국가 차원보다는 지역 차원에서 옹호가 이루어졌다. 지역 차원의 옹호에는 교육위원회장, 시의회장, 자치위원회장 그리고 의료 서비스 제공자와의 상호교류가 포함되었다. 응답자의 1/4은 주상원의원이나 주지사에게 편지나 전화를 한 것으로 나타나 기대 이상의 비율을 차지하고 있었다. 숙련된 보건요원은 다양한 차원의 지역사회 옹호에 참여하고 있었으며, 기관들은 융통성 있는 업무환경 조성, CHWs의 지속적인 리더십 훈련 및 베테랑 보건요원과 지역사회 리더들과의 협력 기회를 통해 이들이 지역사회 옹호를 할 수 있도록 지원하였다.

학습과제 6-5

현실적인 간호전문직 옹호

당신은 가입한 간호협회가 있는가? 가입한 이유 또는 가입하지 않은 이유는 무엇인가? 자신이 전문직 옹호를 위해 할 수 있는 6가지를 적어 본다. 자신의 에너지와 간호에 대한 헌신 측면에서 확실히 실현 가능한가?

국내 간호조직에 활발하게 참여함으로써 다양한 방법으로 보건정책과 법 제정에 영향력을 발휘할 수 있다. 직접적인 참여를 하고자 하는 간호사들은 국회의원을 방문하거나 편지를 보내 영향력을 행사할 수 있다. 이러한 과정이 신입 간호사에게는 힘들 수 있으나 관련 주제나 일반 양식을 다룬 책 또는 워크숍을 이용할 수 있다. 오래 전부터 미국에서는 입법정책에 영향력을 행사하기 위해 간호사들의 조직화된 집단 노력이 필요함을 인식하였다.

전문단체들은 일반적으로 법에서 요구하는 수준 이상의 간호표준을 지지한다. 자율적 통제는 법적 통제보다 우선하기도 한다. 현재와 미래의 간호는 간호전문단체에서 활발히 활동하고 있는 간호사들에게 달려 있다.

종합해 보면, 간호전문직은 아직까지 집단적 정치활동의 잠재력이 최대한 발휘되지 않은 상태이다. 간호사들은 공동의 영향력을 행사하여 정책 입안자들이 주요한 정치적·법적 결정을 하기 전에 그들에게 간호사의 입장을 알려야 한다. 간호사들은 정치적 참여를 꺼려하기 때문에 과거에도 법적인 의견을 강하게 표출하지 못했다. 국회의원과 정책 입안자들은 개인 간호사보다는 간호집단을 상대하려고 하기 때문에, 간호사법이나 전문 간호사의 역할 조성 및 확장에 관한 로비활동을 할 수 있는 전문단체에 가입하거나 후원하는 것이 필요하다.

전문직 옹호에 간접적으로 참여하고자 하는 간호사들의 역할은 의료개혁을 위한 간호와 간호 아젠다에 대해 대중들을 상대로 교육하고 영향력을 미치는 것이다. 이는 전문가 집단 및 지역사회 집단과 의료와 간호문제에 대해 이야기하고, 언론과 직접적으로 교류함으로써 가능하다. 개인 간호사가 신문사 편집자에게 보낸 편지나 친구와 가족, 이웃, 선생님, 성직자, 사회지도자들과 의료문제에 대해 이야기하는 것의 영향력을 과소평가해서는 안 된다.

간호와 언론

간호사는 간호문제에 대해 가장 뛰어난 전문가임에도 불구하고 중요한 간호 및 의료 이슈에 대해 언론과 거의 교류하려 하지 않는다. 하지만 언론과 대중 모두 간호사에 대해 높은 신뢰를 가지고 의료문제에 대한 간호사의 입장을 듣기 원한다. 한편으로는 간호사와 간호에 대한 잘못된 고정관념이 언론에 존재하기도 한다.

많은 간호사들은 자신이 전문기술이 부족하다고 여기거나 자신감 부족으로 언론노출을 피하고 있다. Kemmer와 da Silva(2007)에 따르면, 라디오, TV, 출판업, 광고업, 이벤트 업종에 종사하는 전문가들은 간호업무 영역, 취업시장, 간호전문직 유형에 대해 무지하다. 또한 언론과 사회 참여 면에서 간호사를 찾아볼 수 없다면서 전문직 인식과 가시성은 간호사 자신의 책임이라고 주장하였다.

대중의 간호 이미지는 간호전문직을 주장하는 사람들이 책임져야 한다. 간호사들이 원하는 이미지가 형성될 때까지 대중에게 그것이 무엇인지 이야기하고 보여 주려고 노력해야만, 간호 이미지는 조금씩 변화해 나갈 것이다(Huston, 2010d, p. 350). 간호사들은 모든 기회를 이용하여 신문, 라디오, TV와 같은 언론에 나서야 한다. 또한 기자와 언론사 대표들과 함께 일하는 데 자신감을 얻기 위한 특별한 훈련을 받을 필요가 있다. 다음은 언론에 접근하려는 간호사들에게 유용한 팁이다(**보기 6-6**).

- 마감시간이 짧다는 것을 기억한다. 인터뷰 요청에 대한 응답이 지연될 경우 기자들은 다른 사람을 찾는다.

보기 6-5 국회의원에게 보내는 편지 예시

March 15, 2011

The Honorable John Doe
Member of the Senate
State Capitol, Room ____
City, State, Zip Code

친애하는 상원의원님께

저는 간호협회의 회원 간호사이자, 의원님의 지역 유권자입니다. 저는 SBXXX 지원에 대해 이야기하고자 합니다. 이곳은 응급기관 최소 간호사 배치율 확립이 필요합니다. 우리 지방병원의 항암병동 일반 간호사들의 경우, 급성환자들의 복합적 요구를 충족시키기에는 간호사가 충분하지 않아 의료사고, 환자 및 간호사 불만족, 산업재해와 같은 문제가 발생하고, 무엇보다도 죽어가는 환자가 편안하게 임종을 맞이할 수 있도록 충분한 시간을 할애하기 힘든 실정입니다.

John Smith가 〈Nursing Today〉 2011년 1호에 발표한 논문을 동봉합니다. 이 연구에는 법적 간호사 배치율 유지가 의료사고, 환자 낙상, 병원 감염률에 미치는 긍정적인 영향에 대해 자세히 기술되어 있습니다.

다음 주 비즈니스 전문위원회에서 의원님께서 SBXXX에 투표해 주시길 강력히 요청합니다. 간호와 의료문제에 대해 지속적인 관심을 가져 주시고, 의료인 배치 향상을 위한 법안에 지지해 주심에 감사드립니다. 만약 질문사항이나 추가적인 정보가 필요하시면 언제든지 연락주십시오.

Nurse Nancy
Nurse Nancy, R.N., B.S.N.
Street
City, State, Zip Code
Phone number including area code
E-mail address

보기 6-6 언론과 상호작용하는 요령

1. 기자들의 마감시간을 존중하고 지킨다.
2. 다른 것이 증명되지 않는 한 기자들은 자신의 보도가 공정하고 정확하다고 생각한다.
3. 인터뷰를 위해 자세한 정보를 준비한다.
4. 2~3개의 요점을 가지고 중요 항목과 같은 틀을 잡는다.
5. 전문적이고 학술적인 용어는 피한다.
6. 자신 있게 말한다. 질문에 대답할 전문지식이 없거나 다른 사람에게 질문이 집중되더라도 두려워하지 않는다.
7. 선동적인 주장이나 비난을 피하고 주요 요점을 반복한다.
8. 추후 관리나 필요한 설명을 위해 기자에게 연락처를 남긴다.

- 기자들은 자신의 보도가 가장 공정하고 정확하다고 생각한다.
- 인터뷰를 할 때는 통계자료나 중요한 날짜, 일화(사례), 공유하고 싶은 정보를 준비한다.
- 요점은 2~3개로 제한하고 이것으로 중요 항목의 틀을 잡아 잘못 듣거나 해석할 수 있는 가능성을 줄이도록 한다. 명료하고 간결한 요점이 장황한 주장보다 더 설득력 있다.
- 전문적이고 학술적인 용어는 사용하지 않는다.
- 자신 있고 신뢰감 있게 말한다. 질문에 대답할 수 없거나 다른 사람이 더 잘 응답하

학습과제 6-6

언론 인터뷰를 위한 준비

당신은 지역병원에서 일하는 인사담당 코디네이터이다. 해당 지역에서는 2004년 1월부터 최소 인력 배치가 적용되었다. 당신은 법적 의무에 충족하는 범위에서 병원의 일일 직원배치 요구에 따라 큰 변화를 시도하였다고 생각하고 있다. 또한 당신은 주간호협회 회원으로서 직원 배치율과 관련한 법안을 후원하고 법안 통과를 위해 편지를 작성하였다. 그러나 근무 병원과 주병원협회는 최소 직원 배치율 법안 통과를 반대하였다.

오늘 아침 지역신문사에서 일반적인 직원 배치율과 지역병원에 미치는 영향에 대해 인터뷰하고 싶다는 연락을 받았다. 간호부장에게 상의한 결과 당신이 인터뷰에 응하고 싶으면 하되, 병원을 대표한다는 것을 명심하라고 당부하였다.

과제: 인터뷰를 한다고 가정해 보자.

1. 어떻게 인터뷰 준비를 할 계획인가?
2. 인터뷰 동안 이야기할 수 있는 3가지 요점을 확인한다. 핵심 포인트는 무엇인가?
3. 직원 배치율에 대한 당신의 개인적 감정과 사측 입장 차이를 조정할 방안이 있는가? 만약 기자가 직원 배치율이 좋은 방안인지 질문한다면 어떻게 대답하겠는가?

더라도 두려워하지 않는다. "의견이 없다"라고 단순히 말하기보다 대답할 수 없는 이유를 간략하게 제시하는 것이 좋다.

- 선동적인 주장이나 비난을 피한다. 만약 다른 방향으로 빠졌다면 대화를 재조명할 수 있도록 자신이 의도한 요점을 간단히 반복한다. 자신이 받은 질문에 응답할 수 없을지라도 자신의 태도는 통제할 수 있다는 것을 명심하자.
- 기자가 추가 정보나 설명이 필요할 때 연락 가능한 연락처를 남긴다. 하지만 대부분의 기자들은 보도 전 자신의 기사를 미리 보여주지 않는다.

옹호를 위한 리더십 역할과 관리 기능의 통합

간호리더와 관리자는 전문직 목표를 적극적으로 달성할 뿐만 아니라 환자, 부하직원 및 자신의 요구를 옹호할 의무를 인식해야 한다. 이러한 옹호를 위해서는 간호사들은 자율성과 임파워먼트를 가치 있게 생각해야 한다.

하지만 환자와 부하직원, 전문직 옹호를 위한 리더십 역할과 관리 기능은 상당히 차이가 있다. 환자를 옹호하기 위해 관리자는 환자의 요구와 목적을 파악할 수 있는 근무환경을 조성하는 것이 가장 중요하다. 이는 환자를 존중하고 이해하며, 임파워할 수 있는 조직문화 조성을 의미한다. 대상자 옹호가 의료인이나 기관의 목적과 직접적으로 상충할 때 위험을 감수하는 것은 리더십의 역할이다. 또한 리더는 자신의 생각과 다른 환자의 선택을 수용하고 지원해야 한다.

부하직원 옹호 시 관리자는 직원들이 가치 있다고 인정하는 안전하고 공정한 업무 환경을 조성할 필요가 있다. 근무여건이 열악하다면 직원들의 변화 요구를 옹호하여 상위 관리자에게 이를 전달할 책임이 있다. 리더는 직원의 요구와 필요가 조직과 상충될 때 환자 옹호와 마찬가지로 위험부담을 감수해야 한다. 조직 차원에서는 이러한 옹호를 골치아프고 성가신 일로 간주하는 경향이 있지만, 관리자에게 현실에 안주하라는 빌미를 제공하지는 않는다. 관리자들은 윤리적 관심과 요구, 딜레마를 공개적으로 논의하고 해결할 수 있는 환경을 조성하여 부하직원을 옹호해야 한다.

전문직을 옹호할 때 간호관리자는 부서와 조직, 전문직에 영향을 미치는 모든 법률에 관해 정통해야 하며, 이러한 과정에 참여해야 한다. 또한 언론을 대상으로 노련한 홍보 담당자가 되어야 하고, 전문기술에 대해 설명할 수 있어야 한다. 또한 리더는 주도적으로 앞장서서 역할모델이 되어야 하며, 일반인 교육과 정치적 활동을 통해 의료향상에 기여해야 한다.

핵심 개념

- 옹호는 다른 사람의 성장과 자아실현을 돕는 것으로 리더의 역할 중 하나이다.
- 관리자는 환자와 부하직원, 전문직을 옹호해야 한다.
- 환자 옹호를 위해서는 환자의 선택을 통제하는 것(지배와 의존)과 지원(자유를 허락하는 것)을 구별하는 것이 중요하다.
- 환자권리장전은 법적 구속력이 있는 것은 아니지만 전문직 실무 가이드로 활용할 수 있다.
- 업무현장 옹호 측면에서 관리자는 근무환경이 부하직원의 개인적 · 전문적 성장을 위해 안전하고 도움을 주는지 살펴야 한다.
- 수많은 대중은 범법행위나 부패 사실이 밝혀지길 원하면서도 고발 행위에 대해 불신감을 갖는다. 내부 제보자는 종종 배신자 취급을 받으며 자신들의 활동에 대한 부정적과를 경험하게 된다.
- 리더-관리자는 위험하고 부적절한 조직실무를 이야기하는 내부 제보자를 옹호해야 한다.
- 전문직 이슈는 윤리적 이슈이다. 간호사들은 자신이 인지한 역할과 사회의 기대 간의 차이를 인식했을 때 전문직을 옹호할 책임이 있다.
- 간호전문직 발전을 위해 간호실무자와 관리자는 관료체계를 좀 더 이해할 수 있도록 사회정치적 지식을 넓혀야 한다.
- 국회의원과 정책 입안자들은 개인보다는 집단을 상대하고자 하므로 의료 및 전문직 문제에 대해 간호사가 강력하게 의견을 제시할 수 있는 전문단체에 가입하고 적극적으로 활동해야 한다.
- 간호사들은 공동으로 대처하여 정책 입안자들이 정치적 · 입법적 결과에 주요한 영향을 미치기 전에 우리의 입장을 전달할 필요가 있다.
- 간호사들은 대중을 교육하고 언론을 통해 정책에 영향을 줄 수 있는 엄청난 잠재력을 지니고 있다. 대중은 간호사에 대한 신임이 높고, 간호사 입장에서 의료문제에 대해 듣기를 원하기 때문이다.

부가적인 학습활동과 적용

학습과제 6-7

윤리와 옹호

당신은 가정간호시설의 신입 간호사이다. 지방의 급성 정신건강시설에서 72시간 동안 있다가 나온 급성 정신분열증인 23세 남성이 있다. 비보험 상태이고, 가족과 연락이 두절되었으며, 평생직장을 구하기 힘든 실정이다. 그는 처방받은 정신분열증 약을 먹으려 하지 않는다. 노숙자로 가끔씩 지역 노숙자 쉼터에서 숙식을 해결해 왔는데, 최근 불안이 증가하고 난폭해져서 쉼터에 들어갈 수 없게 되었다. 오늘 그가 당신에게 "내 머릿속에서 도와달라는 음성이 들린다"고 이야기하였다.

당신은 대상자가 선택할 수 있는 정신건강 서비스를 확인하기 위해 선임 간호사인 사례관리자에게 도움을 요청하였다. 그녀는 환자에게 오늘 오후 3시에 편의점 카운터로 가도록 한 후, 경찰에 연락해서 그가 그 편의점을 털려고 한다고 신고하라고 제안하였다. 자신은 비보험 정신질환자들은 이러한 방식으로 처리하여 구속시킨다고 하였다. Medicaid 프로그램은 제한된 정신건강 서비스를 제공하지만, 국가 형벌제도는 감금을 위해 모든 정신건강 서비스를 제공한다면서 이것이 '환자를 호전시킬 수 있는 유일한 방법'이고, 상점 주인과 경찰도 이해하고 그 생각을 지지한다고 하였다. 끝으로 당신이 신입 간호사여서 현실적인 업무수행 방법을 이해하기 힘들겠지만, 이것이 현실에서 환자를 옹호할 수 있는 유일한 방법이므로 환자를 위해 그녀가 말한 대로 해야 한다고 당부하였다.

과제

1. 당신은 선임 간호사인 사례관리자의 충고를 따르겠는가?
2. 만약 따르지 않는다면, 어떻게 환자를 옹호할 수 있겠는가?

학습과제 6-8

옹호 관련 편지 쓰기

최근 국회에서 논의하고 있는 간호 관련 법안 3가지를 확인하고, 이 중 1개를 선택하여 법안에 대한 자신의 생각을 정리하여 국회의원이나 주지사에게 보낼 편지의 초안을 작성해 본다.

학습과제 6-9

간호 입문 수준 결정하기

기득권 옹호는 특정인에게 면허시험 없이 특권을 부여하여 일정 기간 동안 전문직 내에서 종사할 수 있도록 인정하는 데 사용하는 용어이다. 기득권 옹호 조항은 간호대학을 졸업하지 않고 훈련과정 중인 전시 간호사를 대상으로 승인되어 왔다.

일부 전문 간호단체들은 간호전문직을 위한 입문수준을 BSN으로 제안하고 있다. 일각에서는 현재 전문학사 간호사에게 조건을 내세워 새로운 법안이 통과되기 전 주간호사 면허시험에 통과한 모든 간호사들이 별도의 교육이나 경력 없이 간호전문직 명칭을 유지할 수 있도록 제안하였다. 그 이후에는 4년제 과정이 아닌 간호사는 전문 간호사라는 명칭을 사용할 수 없도록 하였다.

과제

당신은 BSN으로 입문수준을 제안하는 것이 간호전문직을 옹호한다고 생각하는가? 이러한 목적 달성을 위해 기득권 옹호가 도움이 되는가? 간호전문직의 수준을 BSN으로 결정하는 것에 대한 오랜 시간 동안의 내부 불화는 간호전문직의 위치를 쇠퇴하게 하는가? 국회의원과 대중은 이러한 딜레마를 이해하거나 관심을 가질 것인가?

학습과제 6-10

당신은 어떤 선택을 할 것인가?

당신은 보험회사의 사례관리자인 간호사이다. 실라(Sheila)는 두 아이가 있는 34세 여성이다. 그녀는 6개월 전 전이성 유방암을 진단받고 항암요법과 방사선요법으로 암이 퍼지는 속도를 늦추긴 했으나 예후가 좋지 않았다. 오늘 아침 실라가 찾아와 국내에서 가장 혁신적인 의료센터의 의사와 연결되었다고 이야기하였다. 그러나 실험적 유전자 치료에서 효과를 볼 수 있을 것 같지만 암이 꽤 진행되어 무료 임상시험 대상에서 제외된다고 하였다. 치료비용은 대략 15만 달러이다. 그녀는 치료비를 지불할 돈이 없으니 보험에서 지불할 수 있도록 해 달라고 당신에게 애원하였다. 그렇지 않으면 그녀는 죽게 될 것이다. 보험에서는 실험처치에 대한 비용을 거의 지불한 적이 없다. 또한 실험적 치료를 한다 하더라도 치유 가능성이 매우 희박하다.

과제

이 환자를 지원할 수 있는 최선의 방법은 무엇인가?

학습과제 6-11

가치 충돌

당신은 다양한 만성질환이 있는 72세 샘(Sam)의 간호요구를 조정하는 질병관리 프로그램의 사례관리자이다. 그는 심근경색증, 심장박동기 삽입, 개심술, 수술 불가능한 복부동맥류, 울혈성 심부전 재발 등의 과거력이 있다. 허약한 건강상태로 인해 작은 일도 혼자서 할 수 없으며, 정원을 가꾸거나 취미생활이 불가능하다.

샘은 당신에게 죽음은 지속적인 고통과 우울증에서 벗어나게 해줄 것이라고 이야기했지만, 그의 부인은 말도 안 되는 소리라며 아직까지 그녀에게 남편이 필요하고 그녀가 옆에 있는 동안 항상 그를 지켜줄 것이라고 하였다. 샘은 부인의 의사를 존중하여 대리인 지정이나 유언장 작성에 필요한 법적 절차를 밟지 않았다. 오늘 샘은 당신을 따로 불러 생명유지를 위한 어떠한 장치도 하지 않겠다는 서류 작성을 원한다면서 부

학습과제 6-11(계속)

인은 모르므로 당신에게 증인이 되어줄 것을 요청하였다.

과제

샘에 대한 당신의 의무는 무엇인가? 샘의 아내에 대한 당신의 의무는 무엇인가? 당신 자신에 대한 의무는 무엇인가? 누구의 요구가 가장 중요한가? 이 사례에서 고려해야 할 자율성 원칙과 의무, 진실은 무엇인가?

학습과제 6-12

동료 옹호

당신은 간호학생이다. 다른 간호학생들과 마찬가지로 가끔씩 공부해야 할 게 많아 친구들과 여가를 즐길 기회를 놓치기도 하고 정기적으로 동료들과 해야 할 많은 일들이 있다. 오늘 매우 힘든 시험이 끝난 후 3명의 동기들이 밤에 매트(Matt)와 함께 캠퍼스 밖에서 주최하는 파티에 가자고 하였다. 파티에 참석하는 모든 사람이 합법적으로 술을 마실 수 있는 성인은 아니지만 이미 술도 준비하였다고 한다. 당신은 술을 마시고 싶지 않아 운전을 하겠다고 하였다.

파티에 도착하자마자 3명의 동기들은 술을 마시기 시작하였다. 처음에는 위험해 보이지 않았지만, 몇 시간 후 파티의 취지가 변하고 통제력을 잃어간다고 판단되어 친구들을 집으로 데려가기로 결정하였다. 2명의 친구는 집에 가는 걸 동의했으나 제니(Jenny)가 보이지 않았다. 그녀를 찾기 시작했을 때 파티 참석자들은 그녀가 밤새 술을 많이 마셨으며, 꽤 지쳐보였다고 하였다. 그리고 제니가 속이 좋지 않다고 했으니, 화장실로 가보라고 하였다.

화장실에 들어가 보니 구석에 꼬꾸라져 있는 제니가 보였다. 그녀는 옷과 바닥에 구토를 하고 술 냄새를 풍기고 있었다. 그녀를 깨웠을 때 눈꺼풀이 떨리긴 했지만, 일어나지도 질문에 대답도 하지 못했다. 호흡은 규칙적이고 힘들어 보이진 않았지만, 의식이 없는 상태에서 구토를 계속하였다. 피부는 축축하고 혼자서 일어서거나 걸을 수 없었다. 제니가 술을 얼마나 마셨는지, 얼마 동안 기절해 있었는지 확실하지 않았다.

당신은 제니가 급성 알코올중독이 아닌지 걱정스러웠으나 이러한 경험은 익숙하지 않았다. 다른 2명의 동기들은 제니가 술을 너무 많이 마셨고 돌볼 필요가 있는 상황이나, 당신이 너무 과민반응 한다고 여겼다. 동기 중 한 명이 며칠 전 학생들이 술을 마시게 되면 차를 태워 주겠다던 젊은 임상교수에게 전화하자고 하였다. 당신도 그녀가 도움을 줄 수 있을 것이라고 생각하였다. 다른 한 명은 자고 일어나면 회복될테니 본인도 술을 마셨지만 제니가 호전될 때까지 밤새 같이 있겠다고 하였다.

당신은 제니가 응급실에서 진찰을 받도록 구급차를 요청하고자 하였다. 파티 참석자 중 한 명도 병원 진찰을 받는 것에 동의하면서 문제가 생기지 않도록 응급실 문 밖에 조용히 내려놓고 오자고 제안하였다. 매트는 제니를 응급실에 데려가는 것에 반대하였다. 제니가 미성년자이기 때문에 경찰에 보고될 것을 두려워하였다. 실제로 미성년자에게 술을 제공하는 것은 문제가 된다. 그는 학교에서 자신과 제니의 진급에 문제가 될 것이라고 하였다. 그는 오늘 밤 집에서 자신이 그녀를 주기적으로 체크하겠다고 하였다.

이제 30분 내에 기숙사 문이 잠길 것이다. 모든 인력을 동원해도 제니를 차에 태우고 잠긴 기숙사 방으로 올라가는 데 적어도 20분은 소요될 것이다. 만약 당신이 기숙사를 선택하지 않는다면 밤을 보낼 다른 장소를 찾아보아야 한다. 게다가 기숙사에서는 술에 취한 학생은 되돌려 보낼 것이다.

과제

동료가 스스로 자신을 지지할 수 없을 때 최선의 옹호방법은 무엇인가? 자신에게 초래한 위험이 중요한가? 한 사람을 옹호하는 것이 다른 사람에게 해가 되거나 위험을 초래할 때 어떻게 손익계산을 할 것인가?

REFERENCES

American Cancer Society. (2009). *The patient's bill of rights. What is the patient's bill of rights?* Retrieved December 6, 2009, from http://www.cancer.org/docroot/mit/content/mit_3_2_patients_bill_of_rights.asp.

American Nurses Association. (2004). *Standards of clinical nursing practice*. Silver Springs, MD: Author.

American Nurses Association. (2009). *Nursing administration: Scope & standards of practice*. Silver Springs, MD: Author.

Consumer Watchdog. (n.d.) *The California patient's guide. Your health care rights and remedies*. Retrieved December 7, 2009, from http://www.calpatientguide.org/index.html.

Hanks, R. (2008). The lived experience of nursing advocacy. *Nursing Ethics, 15*(4), 468–477.

Huston, C. (2010a). Whistle–blowing in nursing. In C. Huston (Ed.), *Professional issues in nursing*. 2nd Edition. Philadelphia, PA: Lippincott Williams & Wilkins.

Huston, C. (2010b). Nursing's professional associations by Marjorie Beyers. In C. Huston (Ed.), *Professional issues in nursing*. 2nd Edition. Philadelphia, PA: Lippincott Williams & Wilkins.

Huston, C. (2010c). Nursing and public policy: Getting involved. In C. Huston (Ed.), *Professional issues in nursing*. 2nd Edition. Philadelphia, PA: Lippincott Williams & Wilkins.

Huston, C. (2010d). Professional identity and image. In C. Huston (Ed.), *Professional issues in nursing*. 2nd Edition. Philadelphia, PA: Lippincott Williams & Wilkins.

Ingram, M., Sabo, S., Rothers, J., Wennerstrom, A., & de Zapien, J. (2008). Community health workers and community advocacy: Addressing health disparities. *Journal of Community Health, 33*(6), 417–424.

Kemmer, L. F., & da Silva, M. J. P. (2007, March–April). Nurses' visibility according to the perceptions of the communication professionals. *Revista Latino–Americana De Enfermagem, 15*(2), 191–198.

MacMillan Dictionary. (2009). *Defi nition of advocacy group*. Accessed October 14, 2009, from http://www.macmillan dictionary.com/dictionary/british/advocacy–group.

Narvid, L. (2009, June). New laws clamp down access to medical records. *Healthcare Risk Management, 31*(6), 67–69.

Patient Privacy Rights. (2009). *Legislation. 111th Congress(2009–2011)*. Retrieved December 6, 2009, from http://www.patientprivacyrights.org/site/PageServer?pagename=Legislation.

Radius, S., Galer–Unti, R., & Tappe, M. (2009). Educating for advocacy: Recommendations for professional preparation and development based on a needs and capacity assessment of health education faculty. *Health Promotion Practice, 10*(1), 83–91.

Waters, A. (2008). Blowing the whistle. *Nursing Standard, 22*(25), 20–23.

Zomorodi, M., & Foley, B. J. (2009, June). The nature of advocacy vs. paternalism in nursing: Clarifying the 'thin line.' *Journal of Advanced Nursing, 65*(8), 1746–1752. Retrieved October 9, 2010, from http://onlinelibrary. wiley.com/doi/10.1111/j.1365–2648.2009.05023.x/pdf.

BIBLIOGRAPHY

Brewer, B. (2008). Do not abandon, do not resuscitate: A patient advocacy position. *Journal of Nursing Law, 12*(2), 78–84.

Bross, D., & Krugman, R. (2009). Child maltreatment law and policy as a foundation for child advocacy. *Pediatric Clinics of North America, 56*(2), 429–439.

Brown, D. (2008). Business of dietetics. Becoming a mediasavvy registered dietitian… reprinted from the August 2006 issue of the Journal (2006;106:1163–1164). *Journal of the American Dietetic Association, 108*(5), S14–S15.

Bu, X., & Wu, Y. (2008). Development and psychometric evaluation of the instrument: Attitude toward patient advocacy. *Research in Nursing & Health, 31*(1), 63–75.

Curia, M. (2008). *Nursing advocacy: Perceptions of/and recollections of acquisition of the role by practicing nurses.* Capella University. (PhD dissertation).

Dawson, K. (2008). Palliative care for critically ill older adults: Dimensions of nursing advocacy. *Critical Care Nursing Quarterly, 31*(1), 19–23.

Garcia–Iriarte, E., Kramer, J., Kramer, J., & Hammel, J. (2009). 'Who did what?': A participatory action research project to increase group capacity for advocacy. *Journal of Applied Research in Intellectual Disabilities, 22*(1), 10–22.

Heubeck, E. (2008). The new face of nursing: Expanding patient advocacy with leadership, creativity, and vision. *Johns Hopkins Nursing, 6*(1), 28–37.

Jugessur, T., & Iles, I. (2009). Advocacy in mental health nursing: An integrative review of the literature. *Journal of Psychiatric & Mental Health Nursing, 16*(2), 187–195.

Lachman, V. (2008, April). Whistleblowers: Troublemakers or virtuous nurses? *Medsurg Nursing, 17*(2), 126–128, 134.

Lilley, R. (2009). When is it safe to blow the whistle?. *Primary Health Care, 19*(5), 10.

Simmonds, A. (2008). Autonomy and advocacy in perinatal nursing practice. *Nursing Ethics, 15*(3), 360–370.

Soltner, C., Lassalle, V., Galienne–Bouygues, S., Pottecher, J., Floccard, B., Delapierre, L., et al. (2009). Written information that relatives of adult intensive care unit patients would like to receive—a comparison to published recommendations and opinion of staff members. *Critical Care Medicine, 37*(7), 2197–2202.

Sorensen, R., Iedema, R., & Severinsson, E. (2008). Beyond profession: nursing leadership in contemporary healthcare. *Journal of Nursing Management, 16*(5), 535 – 544.

Supporting self–advocacy. (2008, January 31) *Community Care,* (1707), 34–35.

Thacker, K. (2008). Nurses' advocacy behaviors in end–oflife nursing care. *Nursing Ethics, 15*(2), 174–185.

Vaartio, H., Leino–Kilpi, H., Suominen, T., & Puukka, P. (2008). The content of advocacy in procedural pain care—patients' and nurses' perspectives. *Journal of Advanced Nursing, 64*(5), 504–513.

Unit III

기획에서의 역할과 기능
Roles and Functions in Planning

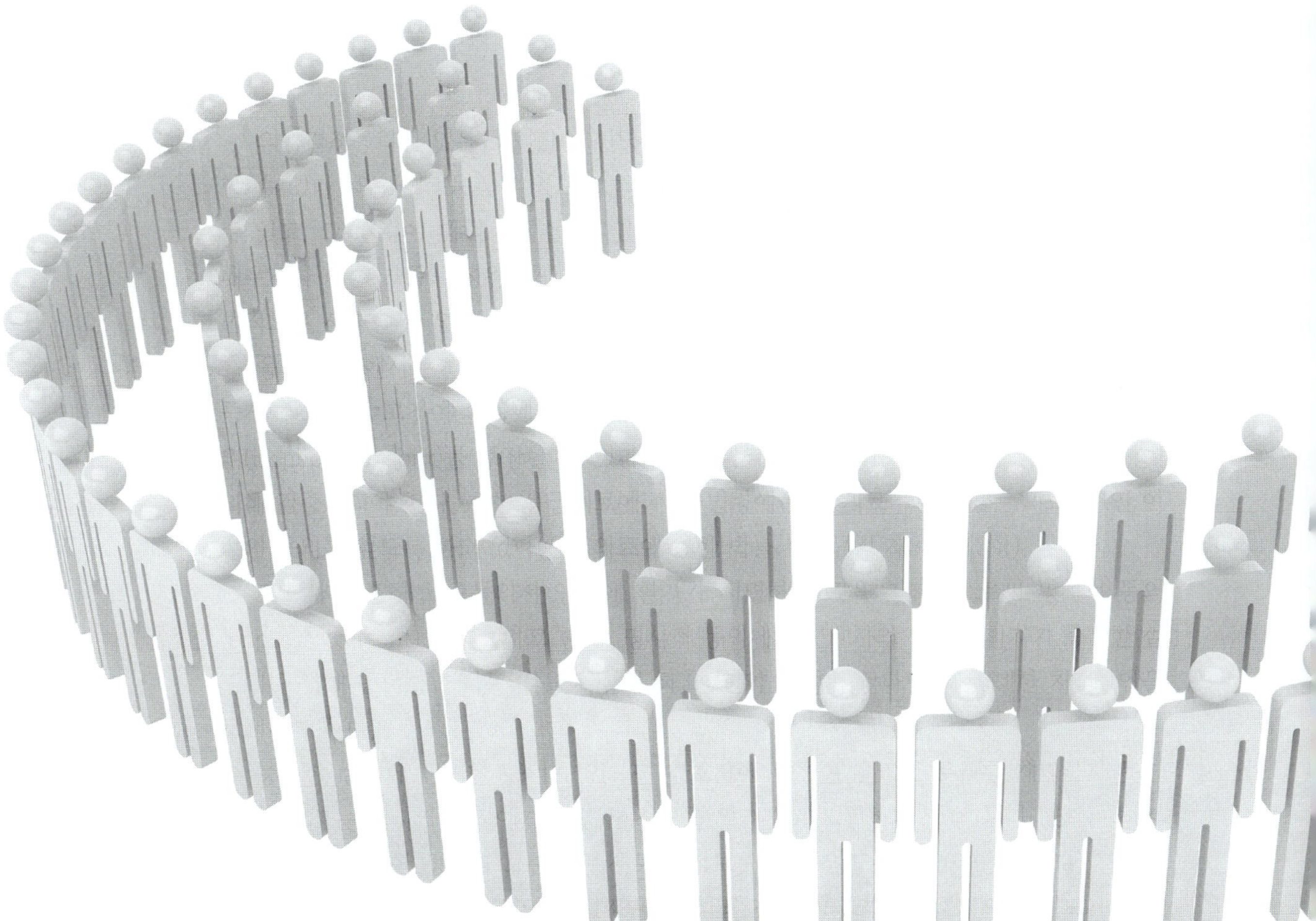

Chapter 7

전략적 기획과 운영 기획

Strategic and Operational Planning

명확히 정의된 목표가 없을 경우 우리는 활동에 집중하게 되고
궁극적으로는 그것의 노예가 된다.

- Chuck Conradt

계획에 실패하는 것은 실패를 위해 계획하는 것이다.

- 미상(未詳)

학습목표

- 의료기관에 영향을 주는 최근의 패러다임 변화와 경향을 확인한다.
- 21세기 의료기관의 전략적 기획 시 정확한 예측을 가능하게 하는 사회적 · 정치적 · 문화적 영향 요인을 분석한다.
- 성공적인 전략적 기획에 필요한 단계를 기술한다.
- 기획의 장애요인과 이들을 감소시키기 위한 활동을 제시한다.
- 중간평가 지표를 전략적 기획에 포함한다.
- 조직의 사명, 철학, 목적, 목표, 정책, 절차, 그리고 규칙의 관계를 설명한다.
- 실제 또는 가상의 의료기관을 선택하여 사명과 철학, 간호부서 철학, 목적, 목표를 설정한다.
- 우리나라의 의료에 대한 사회적 가치관과 지불제도를 다른 나라의 것과 비교한다.
- 개인과 조직의 가치관이 갈등을 일으킬 때 취할 수 있는 적절한 행동을 제시한다.
- 가치관에 대한 자각 증진을 위해 주기적 가치 명료화의 필요성을 인식한다.
- 자신의 기획 스타일을 설명한다.

기획은 모든 관리 기능을 진행하는 데 있어 가장 중요하다. 정확한 기획 없이 관리과정은 실패하게 되고 조직의 요구나 목표는 성취될 수 없다. 기획은 앞으로 무엇을 할 것인가, 누가 할 것인가, 언제, 어떻게, 어디서 할 것인가에 대한 결정이다. 따라서 모든 기획은 여러 대안 중에 선택하는 행위를 포함한다.

모든 기획은 선택을 포함한다: 대안으로부터의 선택 필요성

기획은 위험과 불확실성을 줄이는 매우 적극적이며 세심한 과정이다. 기획은 목표의 통일성과 인력 및 재정적 자원 활용의 연속성, 그리고 조직목표에 대한 직접적인 관심을 촉진한다. 적절한 기획은 통제의 수단이 되며, 자원의 적절한 사용도 촉진시킨다.

효과적인 기획을 위해 관리자는 장단기 목표와 함께, 이들 목표를 달성하기 위해 필요한 변화도 확인하여야 한다. 조직의 장단기 목표를 설정하기 위해서는 목표를 구상하게 할 수 있는 비전과 창의성 같은 리더십 기술이 필요하다. 기획을 위해서는 리더십의 또 다른 특성인 융통성과 에너지가 필요하다. 또한 기획에는 자료수집, 예측, 변혁적 사고의 실행 등과 같은 관리기술도 필요하다.

3부에서는 전략적 기획, 운영기획, 계획된 변화, 시간관리, 재정기획, 경력계획이 포함된다. 이 장에서는 전략적 기획과 운영기획의 실행을 위해 리더-관리자에게 필요한 기술과 기획의 계층을 개발 · 수행 · 평가하는 데 필요한 리더십 역할과 관리 기능을 다룬다.

미래의 전망

급격한 과학 · 기술의 발전과 변화, 보건의료분야 및 의료기관에 대한 정부 개입의 증가로 인해, 장기적 변화를 확인하는 것이 어렵기 때문에 향후를 위한 장기 기획은 매우 어렵다.

1960～70년대의 20년짜리 전략적 기획과 달리 최근에는 5년을 내다보는 기획도 어렵다.

경영의 세계와 마찬가지로 의료계도 혼돈 중에 있으며, 전통적인 관리 해법은 더 이상 통하지 않는다. 강력한 리더십의 부재는 미래의 새롭고 복잡한 문제에 대한 창의적 해법을 만들어내는 데 필수적인 혁신의 한계로 작용하고 있다. 변화가 매우 빨리 일어나고 있기 때문에 관리자들이 주로 단기 계획에 초점을 맞추면서 장기적 변화를 위한 기획은 외면받고 있다.

그러나 보건의료분야는 외부적인 사회적 · 경제적 · 정치적 힘에 의해 많은 영향을 받기 때문에 이러한 역학관계 변화에 대처할 수 있는 장기 기획이 중요하다. 따라서 장기적인 기획은 외부의 힘이 의료기관에 미치는 영향의 변화를 허용할 수 있을 정도로 융통성이 있어야 하며 가능한 범위에서 미래에 대한 구상을 통해 형성되어야 한다. 미래에 대한 구상이 필요한 이유는 조직의 발전에 미치는 영향을 알 수 있기 때문이다. 우리는 미래에 대해 알아가는 과정에서 무엇이 필요한지 알 수 있으며, 이에 따라 사업의 방향도 정확히 결정할 수 있다.

급변하는 보건의료 시스템 속에서 의료기관의 미래를 위해 기획에 포함시켜야 할 요소가 많이 있다. 다음은 미래를 위한 기획에 고려해야 할 요소 중 하나인 최근의 패러다임 변화이다.

- 새로운 업무관계를 형성해야 한다. 예를 들어 오늘날의 의료는 개인보다는 모집단을 관리하는 방향으로 나아가고 있다.

보기 7-1 전략적 기획 및 운영 기획에 관련된 리더십 역할 및 관리 기능

리더십 역할

1. 보건의료에 영향을 미치는 최근의 패러다임 변화 및 경향에 관한 지식을 비전과 통찰력에 접목한다.
2. 전략적 기획에 영향을 미치는 주도적 힘과 장애요인을 파악하기 위해 조직의 내적·외적 환경을 사정한다.
3. 혁신적·창의적 사고를 조직과 단위의 기획에 반영함으로써 능동적인 기획에 영감을 불어 넣는다.
4. 조직구성원이 장·단기 기획에 적극적으로 참여하도록 자극하고 영향력을 행사한다.
5. 조직의 사명에 대한 자각을 증가시키기 위해 조직의 가치를 정기적으로 확인하도록 한다.
6. 조직구성원이 조직의 가치를 명확히 인식하도록 적극적인 경청과 피드백을 사용한다.
7. 조직의 목표와 가치를 조직구성원들에게 명확히 알리고 의사소통한다.
8. 조직구성원이 조직의 철학, 목표, 정책, 규정과 규칙을 개발하는 과정에 참여하도록 격려한다.
9. 새롭고 다양한 의견을 수용한다.
10. 능동적인 기획에 있어 조직구성원들에게 역할모델이 된다.

관리 기능

1. 의료기관에서의 기획에 영향을 미치는 법적·정치적·경제적·사회적 요인을 파악한다.
2. 조직과 개인의 기획에 적절한 지식과 기술을 적용하고 사용한다.
3. 조직구성원과 경쟁자, 관련 기관 및 일반 대중이 기획에 참여할 수 있는 기회를 제공한다.
4. 단위 수준의 기획이 조직의 목표와 일관성 있게 이루어지도록 조정한다.
5. 기획에 필요한 가용자원을 결정하기 위해 활용 가능한 자산과 방해요인을 주기적으로 사정한다.
6. 조직의 철학과 일치하는 단위 수준의 철학을 개발·설정한다.
7. 단위의 철학을 반영한 단위 수준의 목적과 목표를 개발·설정한다.
8. 단위의 목표를 실행하기 위한 단위의 정책, 절차, 규범을 개발·설정한다.
9. 단위의 철학, 목표, 정책, 절차, 규범을 정기적으로 검토하고 단위의 변화 요구에 맞추어 수정한다.
10. 조직의 전략적 기획과 이 기획이 집행되는 과정에 적극적으로 참여한다.

- 의료산업이 질병 간호로부터 비용과 급성기 치료를 줄이는 건강중심 서비스로 이동하고 있다.
- 소비자 대중의 보완대체의학에 대한 요구와 활용이 증가하고 있다.
- 의료재정 관리가 한정된 자원의 활용을 극대화하고 비용을 최소화하기 위해 수입관리에서 비용관리로 변화되고 있다.
- 전문직 자율성보다는 전문직의 상호의존성, 즉 협력이 강조되고 있다. 특히 매니지드 케어의 도입으로 전문직의 자율성에 대한 강조가 약화되었다.
- 환자가 비용과 질을 통제하는 소비자로 변화하고 있다. 최근 환자, 의료제공자, 지불자 사이의 역학 관계가 변함에 따라 환자가 지불한 비용에 대한 결과의 질에 대한 제공자의 책임이 증가되고 있다.
- 관심의 초점이 제공자의 연속성보다 정보의 연속성으로 변화되고 있다. 과거에는 간호의 연속성이 제공자의 연속성에 의해 유지되었으나 미래에는 환자와 함께 움직이는 정보의 완전성, 정확성, 적시성에 의해 영향을 받을 것이다. 예를 들어 전자의무기록은 환자의 침상 옆에서 환자에 대한 모든 자료를 의료인에게 실시간으로 제공할 수 있다.
- 기술은 상호작용과 운용과정의 이동성을 증가시킴으로써 고도의 기능적 조직에서 필수요소가 될 것이다. 예를 들어 전자의무기록과 임상 의사결정 지원시스템은 환자 자료의 수집, 활용, 전달, 그리고 저장에 영향을 미칠 것이다.
- 상업적인 전문가 네트워크, 예를 들어 고위 관리자, 과학자, 전문가의 네트워크가 복잡한 문제를 설명하고 의사결정의 질을 높이기 위해 활용될 것이다. 이러한 전문가 네트워크는 연구자, 의료전문가, 변호사, 경영자 등으로 이루어질 것이다.
- 의료팀은 고도의 교육을 받은 다학제적 전문가로 구성될 것이다. 이러한 팀은 비생산적 갈등과 교착상태에 빠지게 되기 쉬우므로 많은 리더십 기술이 필요할 것이다. 다학제적 전문가 의료팀이 비효율적이기 쉬운 것은 전문가들의 경우 지식을 자유롭게 나누거나 서로 배우고 업무분담을 융통성 있게 하기 어려우며, 기한 내에 업무달성을 위해 서로 돕고, 서로의 자원을 나누는 협동이 어렵기 때문이다. Gratton과 Erickson(2007)은 리더는 이러한 상황을 다루기 위해 멘토링, 효과적 갈등해결 및 명료한 의사소통을 통해 협동에 헌신하는 것을 보여주고, 스스로 협동 행동의 모델이 됨으로써 공동체 의식을 창조해 나아가야 한다고 하였다.

Huston(2010)은 다음과 같은 추가적 요인이 의료의 미래에 영향을 준다고 하였다.

- 로봇기술과 너스봇(nursebot)이라 불리는 간호사 로봇이 의료분야에서의 부족한 인력을 보충하기 위해 사용될 것이다.

- 지문, 홍채 인식, 목소리 인식, 안면 구조 등과 같은 신체적 특성을 통해 사람을 확인하는 생물측정학이 환자기록 접근에 사용될 것이다.
- 노인 인구의 증가, 의학의 발전, 입원환자의 중증도 증가, 상업주의, 의료시스템 확장 등이 간호사에 대한 수요를 증가시킬 것이다.
- 노동인구의 노령화, 경제적 상태의 호전, 간호학과 지원자 감소, 외래나 지역사회에서의 간호사 고용 증가, 직무 불만족으로 인한 이직 증가, 장기고용 인센티브 감소 등으로 인해 급성기 병원의 간호사 부족이 더욱 심화될 것이다.
- 의료정보에 대한 인터넷과 전자 접근성의 확장은 제공자와 환자의 상호작용 방법을 변화시키고 소비자는 점차 전문가로서의 역할을 감당하게 될 것이다.

이와 같은 패러다임 변화와 경향은 이미 일어나고 있다. 따라서 성공적인 리더-관리자는 능동적이며 비전이 있는 기획을 통해 이러한 변화를 기획에 반영함으로써 의료기관이 21세기에도 성공적으로 기능할 수 있도록 해야 할 것이다.

학습과제 7-1

의료에 영향을 주는 힘

최근 의료시스템에 영향을 주는 힘을 앞에 설명한 힘 외에 더 제시해 본다. 법적·정치적·경제적·사회적 또는 윤리적 힘이 포함될 수 있다. 이 힘들이 간호사인 당신에게 미치는 영향에 따라 우선순위를 정리한다. 이 힘 중 하나를 선택하여 이 힘이 의료기관의 단위관리자 또는 중간 및 최고 관리자에게 어떻게 영향을 미치는지 설명한다.

능동적 기획

기획은 구체적인 목적을 가지고 전략을 개발하기 위한 방법이다. 기획은 목표 달성에 도움이 되는 구체적인 활동을 제시하기 때문에 목적 지향적이며 능동적이다. 조직에서 이루어지는 기획에는 여러 유형이 있지만, 다음과 같은 4가지 유형의 지향성을 가진다.

반응적 기획: 문제가 발생한 후 일어난다. 현 상황에 대한 불만에서 시작되기 때문에 기획은 조직이 이전의 평온했던 상태로 돌아가는 방향으로 이루어진다. 발생한 문제는 흔히 전 조직에 통합되기보다는 분리되어 다루어진다. 이 기획은 위기에 대한 반응으로 일어난 것이므로 성급한 의사결정이나 실수를 초래할 수 있다.

무반응적 기획: 관습적 기획의 한 유형으로 안정을 추구하고 변화를 방지함으로써 현 상태를 유지하기 위해 노력한다. 변화가 일어나면 천천히 반응한다.

선행동적 기획: 미래 지향적이며 변화를 촉진하기 위해 기술을 사용한다. 과거 또는 현재에 만족하지 않기 때문에 경험에 큰 비중을 두지 않으며, 미래는 항상 현재보다 좋을 것이라고 생각하며 기획한다.

상호적 또는 능동적 기획: 과거, 현재, 그리고 미래를 함께 고려하여 조직의 미래를 설계한다. 조직의 상황이 자주 바뀌기 때문에 적응성은 능동적 기획의 주요 필요조건이다. 능동적 기획은 변화에 대한 요구가 예상되거나 조직의 성장을 촉진하기 위해 일어나며 조직의 요구와 목표 달성을 위해 모든 리더-관리자에게 필요한 일이다.

학습과제 7-2

당신의 기획 스타일은?

올해 기획을 세워 본다. 자신의 기획을 어떻게 평가할 수 있는가? 당신은 어떤 유형의 기획자인가? 당신의 기획 스타일을 설명할 수 있는 간단한 에세이를 써 본다. 구체적인 예를 제시하면서 자신의 생각을 다른 사람과 나누어 본다.

능동적 기획은 역동적인 작업으로서 환경의 변화가 자주 일어나기 때문에 적응성이 핵심적인 요소이다.

예측하기

능동적 기획을 완벽하고 정확하게 할 수 없다는 점이 초보 관리자에게 흔히 발생하는 문제이다. 이들은 문제의 실마리를 놓치거나 미래의 요구를 사정하기 위해 필요한 통계 자료도 준비하지 못하는 경우가 많다. 즉, 예측에 실패하는 것이다. 예측은 여러 조건이 어떻게 변화될 것인가를 가늠하는 것이다. 예측은 다른 사람들로부터의 투입을 유도하고 활동의 연속성을 유지하며 바람직하지 못한 변화로부터 조직을 보호하는 기능을 한다.

기술, 지불제도, 자원 가용성 등의 변화에 대한 예측이 정확하지 않을 경우, 조직의 능률성과 단위의 효과성은 위협 받게 된다. 경쟁이 심화되고 정부의 지불정책이 바뀌고, 병원의 지출 예산이 줄어듦에 따라 관리자의 직관적 의사결정은 줄어든다. 관리자는 전문적·재정적 계획의 성공을 위해서 보건의료에 영향을 미치는 법적·정치적·사회경제적 요인에 대해 잘 알고 있어야 한다.

보건의료에 영향을 미치는 법적·정치적·경제적·사회적 요인에 대해 파악하지 못한 관리자는 기획 시 자신의 전문직업적 발전은 물론 조직의 재정적 상태에 치명적인 영향을 주는 실수를 범하게 된다.

전략적 기획

기획에는 많은 영역이 있다. 이 영역들 중 두 개는 기간과 복잡성 또는 포괄성이다. 일반적으로 3~10년의 장기간에 걸친 복잡한 기획을 장기 또는 전략적 기획이라고 한다. 그러나 전략적 기획은 빠르게 변하는 조직의 경우 일 년에 한 번 또는 두 번 이루어지기도 한다. 단위 수준에서는 6개월 이상의 미래를 내다보는 기획을 장기 기획이라고 한다.

전략적 기획은 목적, 사명, 철학, 그리고 조직의 외부 환경과 관련된 목표에 초점을 맞춘다. 전략적 기획은 매일의 관리 활동 및 운용 활동과 달리, 조직이나 단위를 다른 수준으로 바꾸는 획기적이고 주도적인 기획이다. 이런 의미에서 '전략적'이라는 말은 정교하고 의도적이며 사전에 짜여진 '기획'이라는 말과는 다르다. 전략적이라는 말의 속성은 '비전, 의사결정, 브레인스토밍'이며, 결과는 '미션을 달성하기 위한 통찰력 있는 접근법'이어야 한다.

전략적 기획은 특히 조직의 목적, 사명, 철학, 그리고 조직의 외부 환경에 관련된 목표를 다룬다.

전략적 기획은 조직의 역량과 외적 기회를 비교하고 맞추어 봄으로써 조직의 성공 가능성을 예측한다. 전략적 기획의 예로는 간호인력 부족에 대처하기 위한 기획, 관리자 계승을 위한 기획, 마케팅 기획, 직무 재설계, 파트너십 개발, 조직의 성공을 위한 기획 등이 있다.

SWOT 분석

전략적 기획을 돕는 여러 효과적인 도구가 있는데, 의료기관에서 가장 흔히 사용되는 도구는 SWOT, 즉 강점(strengths), 약점(weaknesses), 기회(opportunities) 및 위협(threats)의 분석이다. SWOT 분석은 TOWS 분석이라고도 하는데 1960~70년대 스탠퍼드대학교의 Albert Humphrey에 의해 개발되었다.

SWOT 분석의 첫 단계는 기대되는 최종 상태 또는 목표를 확인하는 것이다. 기대되는 목표를 확인한 후에는 SWOT의 목록을 만들고 목표가 SWOT의 관점에서 달성할 수 있는

보기 7-2 SWOT 정의

Strengths: 조직의 목표 달성을 돕는 조직의 내적 속성

Weaknesses: 조직의 목표 달성을 어렵게 하는 조직의 내적 속성

Opportunities: 조직의 목표 달성을 촉진하는 조직의 외적 조건

Threats: 조직의 목표 달성을 어렵게 하거나 위협하는 조직의 외적 조건

보기 7-3 SWOT 분석의 규칙

- 조직의 강점과 약점을 현실적으로 인정하라.
- 현재의 조직과 장래의 가능성 있는 조직의 차이를 명백히 하라.
- 달성하기 원하는 것을 구체화하라.
- 경쟁자들과의 관계에서 항상 SWOT을 적용하라.
- SWOT을 짧고 간단히 유지하라.
- SWOT은 주관적이라는 것을 기억하라.

것인지를 확인한다. 만일 달성할 수 없을 경우에는 다른 목표를 선택하여 같은 과정을 반복한다. SWOT 분석의 결과는 (1) 성취하고자 하는 것에 적용하고, (2) 객관적이어야 하며, (3) 활동계획에 반영하여야 하며 (4) 주기적으로 점검하여야 한다.

SWOT이 정확히 분석되면 앞으로 특정 조직이나 상황에 영향을 미칠 수 있는 문제를 파악할 수 있을 뿐만 아니라 적절한 활동계획을 개발할 수 있다. 그러나 성공적인 SWOT 분석을 위해서는 **보기 7-3**에 제시된 몇 가지 규칙을 지켜야 한다. 특히 정직함, 구체성, 단순성, 그리고 자기인식은 성공적인 SWOT 분석의 핵심적 요소이다.

균형성과표

균형성과표(balanced scorecard)는 1990년대 초, Robert Kaplan과 David Norton이 개발한 것으로서 전략적 기획에 도움을 주는 또 다른 도구이다. Harvard Business Review는 균형성과표를 지난 75년 동안 가장 중요한 발상 중 하나로 인정하고 있다. 균형성과표를 이용하기 위해서는 성과측정 지표의 매트릭스를 개발하고 자료를 수집하며, 4가지 조직적 관점에 따라 자료를 분석한다. 4가지 조직적 관점은 재정, 소비자, 내부 과정, 그리고 학습과 성장이다.

균형성과표는 개인, 부서, 조직의 목표를 열거하고 소비자와 정책결정자의 목표에 부합하기 위해 전적으로 새로운 과정을 확인한다. 4가지 관점의 측정은 서로 관련되어 있고, 함께 목표 달성에 기여하기 때문에 재정적 지표의 측정에 과도한 비중을 두는 것은 피해야 하며, 말 그대로 '균형' 있게 다루어져야 한다. 균형성과표는 조직이 전략적 기획과 함께 전략적 활동을 생각하게 한다. 가장 좋은 균형성과표는 단순히 측정 지표의 모음이라기보다는 조직 환경의 역동적 특성을 반영해야 한다. 균형성과표는 전략을 활동으로 전환시키기 때문에, 조직의 전략적 비전을 명확하고도 현실적인 목표로 전환시키는 효과적인 도구라 할 수 있다.

관리 과정으로서의 전략적 기획

SWOT과 균형성과표는 다른 도구지만 이들은 모두 조직이 무엇을 잘 할 수 있고, 무엇을 계속 유지해야 하며, 재정적 상태는 어떠한지를 사정할 수 있도록 해야 한다. 이는 여기에 언급되지 않은 다른 전략적 기획 도구들도 마찬가지이다. 사용되는 도구와 상관없이 전략적 기획은 관리 과정으로서 일반적으로 다음과 같은 단계를 포함한다.

1. 조직의 목적을 명확히 정의한다.
2. 조직의 사명과 일치하는 현실적인 목표를 설정한다.
3. 조직의 외부 요인과 이해 관계자를 확인하고 조직에 대한 이들의 평가를 확인한다.
4. 조직의 요인들과 조직 목표에 관해 명확히 의사소통한다.
5. 계획에 대한 주인의식을 발전시킨다.
6. 목표 달성을 위한 전략을 개발한다.
7. 조직의 자원을 가장 효과적으로 사용하기 위한 방법을 확인한다.
8. 일의 진척이 측정될 수 있는 기본 자료를 제공한다.
9. 필요한 변화를 위한 기전을 제공한다.
10. 조직이 나아가는 방향에 대한 합의를 만들어낸다.

그러나 전략적 기획은 이와 같은 단계에 따른 계획된 순서보다는 계획되지 않은 다양한 행동과 반응을 포함한다.

전략적 기획에 포함해야 하는 것

의료기관의 장기 기획은 일반적으로 고위관리자와 이사회에서 설정되며 중간관리자로부터의 투입은 거의 없다. 그러나 전략적 기획에 의미를 부여하고 이를 성공적으로 수행하

학습과제 7-3

장기 계획 세우기

당신이 간호관리자로 근무하고 있는 병원의 인력 관리자가 간호직원의 퇴직 계획에 대해 조사한 결과, 앞으로 5년 내에 45%의 간호사가 퇴직할 것으로 파악되었다. 과거와 현재의 통계에 따르면 매년 10~20% 정도가 신입 간호사로 충원 가능하다. 간호직원 충원에 대한 요구가 새롭게 증가된 상황을 어떻게 다룰 수 있겠는가?

과제

5년 기한의 장기 계획을 세움으로써 이와 같은 새로운 간호인력 요구에 효과적으로 대처해야 한다. 이 경우 해당 의료기관의 다른 단위뿐만 아니라 다른 의료기관의 사정도 비슷한 상황이라는 점을 기억해야 한다.

기 위해서는 모든 관리계층의 구성원으로부터 투입이 이루어져야 한다. 일선관리자는 일반적으로 단위 수준의 장기 기획에 참여하게 된다.

최고 관리자는 전략적 기획이 단위 수준 기획에까지 영향을 미치기 때문에, 모든 계층의 관리자들에게 조직의 장기 기획을 알림으로써 모든 기획이 서로 연결되도록 해야 한다. 조직은 모든 부서와 계층의 관리자가 참여하는 전략적 기획 회의를 일 년에 한 번씩 개최해야 한다. 이런 활동은 직원들의 효과성과 의사소통을 증가시키고 문제해결을 위한 협동심을 기를 뿐만 아니라 여러 부서들이 하나가 되었다는 느낌을 줌으로써 구성원들이 조직의 사명과 목표 달성을 위해 맡은 임무에 최선을 다하게 만든다.

조직의 기획: 기획의 계층

기획은 대부분의 조직에서 계층적으로 이루어진다. 상위 계층에 있는 기획은 아래의 모든 기획에 영향을 미친다. 그림 7-1에서 보는 바와 같이 기획의 계층은 아래로 갈수록 넓어지며 기획 과정의 요소도 많아진다. 또한 기획은 상위 계층에 가까울수록 더욱 광범위하고 하위 계층에 가까울수록 더욱 구체적이다.

비전 및 사명의 진술

비전(vision)은 조직의 장래 목적과 지향점에 대한 진술로서, 조직구성원들이 함께 성취하

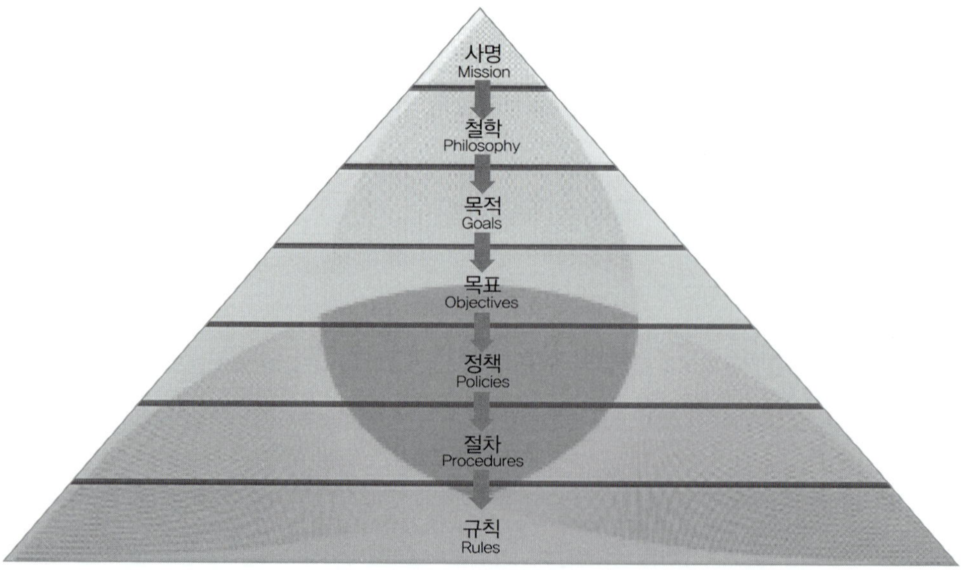

그림 7-1 기획의 계층

기 원하는 것에 대한 청사진을 그려 보도록 만들어 준다. 조직의 리더는 조직이 비전에서 인도하는 것 이상을 달성할 수 없음을 인식해야 한다. 보기 7-4는 병원의 적절한 비전 진술을 보여준다.

보기 7-4 비전 진술의 예

C병원은 지역에서 가장 우수한 외상 전문병원이 될 것이다.

조직은 비전에서 제시한 것 이상이 될 수 없다.

목적(purpose) 또는 사명은 간단한 진술로서 세 개 또는 네 개의 문장으로 이루어지며, 조직이 존재하는 이유를 알려준다. 사명은 조직의 설립이념을 나타낼 뿐만 아니라 실무의 윤리, 원칙 및 표준에 관한 조직의 입장을 설명해 준다. 간호부서의 사명을 진술한 예로 교육병원인 C병원 간호부서의 사명이 보기 7-5에 제시되어 있다.

사명 진술은 기획의 계층에서 가장 우선적인 것으로 조직의 철학, 목적과 목표, 정책, 절차, 규칙의 개발에 영향을 미친다. C병원에 고용된 관리자는 자신의 기획에서 (a) 양질의 전인적 간호와 (b) 의학, 간호학 및 관련 학문 학생들에게 학습기회 제공이라는 두 개의 우선적인 목적을 가지게 될 것이다. 이러한 목적을 달성하기 위해 적절한 재정적 · 인적 자원이 프리셉터 운용과 임상연구에 배정되며, 직원에 대한 성과 평가도 조직과 단위의 목표 달성도에 따라 이루어지게 된다.

따라서 사명 진술은 단순한 수사적 표어를 넘어서는 가치를 지니고 있다. 조직의 모든 계층에서 일어나는 활동은 진술된 사명과 일관성 있게 이루어져야 한다. 이것이 조직의 사명 진술에 조직의 모든 구성원들이 참여해야 하는 중요한 이유이다.

조직은 진술된 사명을 전적으로 신뢰하고 이에 따라 움직여야 한다. 만일 그렇지 않을 경우, 이 진술은 아무런 가치가 없다.

보기 7-5 미션 진술의 예

C병원은 3차 병원으로서 치료를 원하는 모든 대상자에게 포괄적이고 전인적인 간호를 제공한다. C병원 간호부서의 목적은 양질의 전인적 간호 제공과 의학, 간호학 및 기타건강과학의 학생들에게 학습기회를 제공하는 것이다. 본 병원 간호부서에서는 연구를 권장함으로써 새로운 간호법을 개발하고 다양한 대상자에 대한 양질의 간호를 촉진한다.

철학의 진술

철학은 목적(purpose) 또는 사명으로부터 나오는 것으로서 조직의 모든 활동을 인도하는 가치와 신념의 집합이다. 철학은 기획의 모든 과정을 사명으로 향하게 하는 기초를 제공한다. 일반적으로 철학은 기관의 매뉴얼에 진술되어 있다. C병원의 사명에서 도출된 철학은 보기 7-6에서 볼 수 있다.

조직의 철학은 간호부서 철학은 물론 간호단위의 철학을 개발하는 데에도 기초를 제공한다. 전체 조직의 철학과 함께 진술된 간호조직의 철학은 간호에 대한 기본적인 신념과 간호서비스의 양, 질 및 범위, 그리고 조직목표 달성에 대한 간호의 기여 방법을 설명하고 있다. 일반적으로 간호부서의 철학에는 전인간호, 교육, 연구 등의 개념이 포함된다. C병원의 사명과 철학에 기초하여 작성된 간호부서 철학은 보기 7-7에 제시되어 있다.

간호단위의 철학은 간호부서 철학으로부터 나오며 간호부서와 조직의 목표에 부응하는 것으로서 간호단위에서 어떻게 간호가 제공되는지를 구체적으로 제시한다. 조직, 간호부서, 그리고 간호단위의 철학, 목적 및 목표의 일관성은 그림 7-2에서 볼 수 있다. 간호

보기 7-6 철학 진술의 예

C병원의 이사회와 진료, 간호 및 행정 직원은 인간은 유전적 배경, 물리-사회적 환경에서의 개인적 경험, 그리고 생리적 · 사회심리적 · 영적 스트레스에 대해 적응하는 능력에 있어 유일무이한 존재임을 믿는다. 따라서 각 환자는 독특한 욕구를 지닌 독특한 개인으로서 고려된다. 결과와 목표의 설정, 우선순위 결정, 전략적 옵션의 구상, 적절한 전략의 선택은 환자, 의사 및 의료팀에 의해 협의되어야 한다.

독특한 개인으로서 환자는 진료, 간호 및 관련 학문의 학생들에게 소중한 학습 기회를 제공한다. 이사회, 진료, 간호 및 행정 직원들은 미래 의료의 질이 이 학생들에 대한 교육의 질에 의해 영향을 받는다고 믿기 때문에 이들이 가능한 한 많은 학습 기회를 가질 수 있도록 노력을 다할 것이다. C병원에서는 양질의 의료는 과학적 발견과 기술의 진보에 의해 이루어진다는 믿음 하에 과학적 탐구의 수단으로서 연구를 장려할 것이다.

보기 7-7 간호부서 철학의 예

C병원 간호부서의 철학은 개인의 존엄성과 가치에 대한 존중에 기초하고 있다. 우리는 모든 환자들이 효과적인 간호를 받을 권리가 있다고 믿으며, 이 간호는 환자의 요구와 임상적 질병 또는 상태에 근거한 개인적 서비스이다. 우리는 간호가 환자로 하여금 최상의 신체적 · 정신적 · 정서적 상태를 회복하고 영적 상태와 사회적 안녕감을 유지하도록 돕는 것이라는 인식을 가지고, 진료 및 관련 전문가들과의 협력 과정에 간호서비스를 통합한다. 간호부서는 환자간호의 질을 향상시키기 위해 연구와 교육의 중요성을 인식하고 이러한 활동을 지원하고 촉진하며, 간호직원의 참여를 장려할 것이다. 우리는 인간 행동에 대한 지식을 활용하여 간호팀 구성원의 잠재력을 최대한 개발하고 간호부서와 간호직원 간에 서로 신뢰하는 문화를 조성하기 위해 최선을 다할 것이다. 우리 간호직원은 환자와 그 가족에게 제공한 간호의 질과 열정, 그리고 간호의 표준을 지키는 데 있어 의무를 다할 것이다.

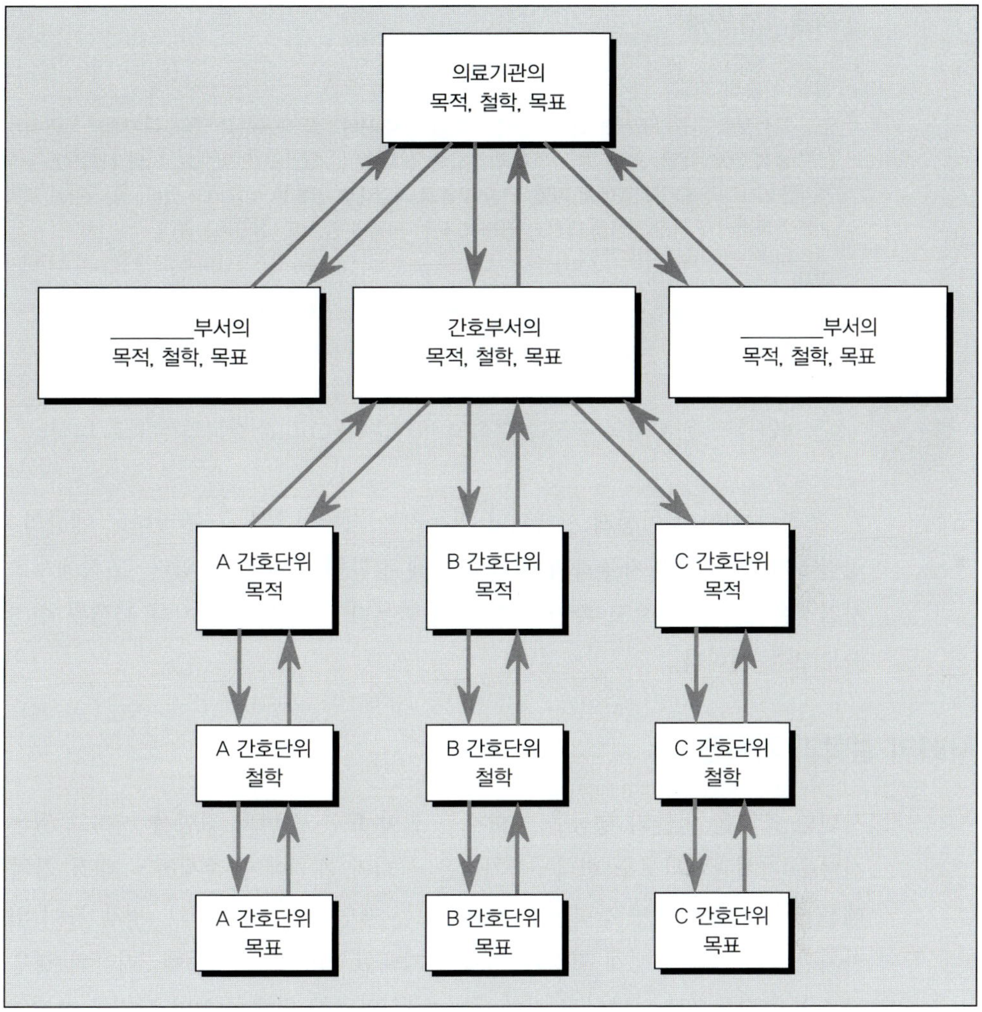

그림 7-2 기획 계층에서의 일관성

단위수준의 관리자는 조직차원의 철학 개발에 직접 참여하는 데에는 한계가 있지만, 단위수준에서는 철학을 결정하고 수행·평가하는 데 중요한 역할을 담당한다. 간호단위의 철학을 개발할 때 단위관리자는 내·외부 환경에 대한 자신의 지식과, 조직목표 달성에서의 단위의 역할에 대한 자신의 이해도를 반영하게 된다.

관리자는 기획의 계층을 이해하고 이를 기획에 적용해야 한다. 리더-관리자는 혁신적이면서도 창의적인 비전과 생각을 가지고 목적(purposes)과 목표(goals)에 적합하면서도 현재의 실무뿐만 아니라 미래에 대한 구상을 반영할 수 있는 철학을 개발해야 할 것이다. 철학의 진술도 사명의 진술과 마찬가지로 조직을 특정의 구체적인 목표로 인도할 수 있어야 도움이 된다. 철학의 실용성은 부서의 결정과 우선순위, 그리고 성취도로 나타난다.

학습과제 7-4

철학 진술의 개발

영리 가정간호 기관인 R사는 완벽한 가정간호와 지지 서비스를 제공하고 있다. 여기에서 제공하는 서비스에는 기술적 간호, 목욕, 쇼핑, 물리치료, 작업치료, 식사 준비, 집안일, 언어치료, 기타 사회활동 등이 있다. 이 기관은 K지역의 도시 지역에서 매일, 연중 무휴로 시간대별 간호를 제공하고 있다. 이 기관은 지역사회의 요구를 충족시키기 위해 최선을 다하고 있으며, 이는 탁월한 간호로 나타나고 있다.

과제

이 정보에 기초하여 창의력을 발휘해 R사에 적합한 철학을 간단히 진술한다.

실용적인 철학은 부서의 결정과 결정의 우선순위, 그리고 결정의 성취로 나타난다.

조직의 철학이 어떻게 시행되고 있는지는 직원의 행동을 관찰하고 예산의 우선순위를 점검하며, 의료 소비자들과의 대화를 통해 정확히 파악할 수 있다. 조직에서 이루어진 의사결정은 철학을 눈으로 확인할 수 있게 만든다. 시행되지 않거나 시행될 수 없는 철학은 쓸모 없는 것이다.

사회의 철학과 가치관

사회와 조직은 이들의 행동을 인도하는 철학 또는 신념의 집합을 가지고 있는데, 이러한 신념을 가치관이라고도 한다. 가치관은 사회와 개인에게 존재하는 내적 가치를 말한다. 예를 들어 미국인에게 강력한 가치관으로는 개인주의, 자본주의, 경쟁 등이 있다. 이러한 가치관은 보건의료 정책 결정과 시행에 지대한 영향을 미치는데, 미국의 경우 그 결과는 구조적 불평등으로 나타나고 있다. 즉, 매년 의료를 위해 수천만 달러를 쓰고 있는데도 불구하고 수백만에 달하는 미국인들이 의료보험의 혜택을 받지 못하고 있는 것이다.

가치관이 의료정책 개발 및 분석에 지대한 영향을 미침에도 불구하고 이에 대한 사회적 논의는 간과되고 있다. 대신 미국의 의료정책에 대한 분석은 기술, 비용편익 분석, 비용효과 등에 초점을 맞추고 있다. 그러나 이러한 분석은 중요한 부분이기는 하지만 의료의 불평등을 초래하는 가치관을 설명하지 못하고 있다.

개인의 철학과 가치관

앞에서 논의한 대로 가치관은 인간의 의사결정에 지대한 영향을 미친다. 개인의 가치관은 그 사람의 경험에 의해 형성된다. 따라서 간호지도자는 자신의 가치관과 이것이 자신의 의사결정에 미치는 영향을 인식하여야 하며, 부하직원들에게도 이러한 자각을 증진시킬 수 있는 학습기회와 경험을 제공해 주어야 한다. 어떤 가치가 진정한 가치인지 평가하

학습과제 7-5

의료 비용

캐나다와 독일의 의료가 모든 국민에게 의료를 제공하고 있다는 점에서 미국 의료개혁의 모델이 되고 있다. 미국은 캐나다나 독일보다 더 많은 재정을 의료에 지출하고 있지만 국민들은 충분한 양질의 의료서비스를 받지 못하고 있다. 미국의 의료가 특정 전문 분야로 구분된 의료에 초점을 맞추고 있는 반면, 캐나다와 독일은 의사 선택에 제한 없이 어떤 의사라도 자유롭게 이용할 수 있는 일차 의료와 건강증진에 초점을 맞추고 있다. 이 두 나라는 전문분야보다는 건강증진에 국가적 예산의 초점을 맞춤으로써 미국에 비해 전문의보다 일반의가 훨씬 더 많다. 그러나 캐나다와 독일의 문제는 환자가 일부 고도의 기술적 의료를 받는 데 불편함이 있고, 기술적 의료의 확산이 어렵다는 단점이 있다. 반면 미국의 문제로는 높은 영아 사망률과 저체중 신생아의 증가, 출생 시 낮은 기대수명을 들 수 있다.

과제

소집단 모임을 통해 다음 주제를 토론해 본다. 당신은 한국의 의료시스템이 한국 사회의 가치관을 반영하고 있다고 생각하는가? 만일 그렇다면 어떤 가치관을 반영하고 있는가? 이에 대한 당신의 가치관은 무엇인가?

학습과제 7-6

가치관 반영하기

가치관, 가치지표, 가치 명료화에 대해 학습한 것을 사용하여 다음 질문에 답한다. 답하기 전 당신의 가치관에 대해 깊이 생각해 본다.

1. 간호에 대한 당신의 기본 신념 중 세 개 또는 네 개를 제시한다.
2. 당신이 현재 아는 것을 인정하면서 스스로 자신이 간호를 가치 있게 여기는지, 간호에 대한 신념을 숙고한 후 여러 대안 중 자유롭게 선택한 것인지, 간호를 훌륭하고 소중한 것으로 여기고 있는지, 기회가 주어진다면 다시 간호를 직업으로 선택할 것인지에 대해 질문해 본다.
3. 당신의 개인적 · 전문직업적 가치관은 일관된 것인지, 당신의 가치관과 일치하는 더 중요한 가치가 있는지, 당신은 어떻게 그 갈등을 해결하고 있는지 점검해 본다.

는 것은 어려운데, 진정한 가치의 특성은 다음과 같다.

1. 여러 대안 중에서 반성을 통해 자유롭게 선택된 것이다.
2. 훌륭하고 소중한 것이어야 한다.
3. 의식적으로 일관성 있게 반복되는 것이다.
4. 긍정적으로 지지되고 규정되는 것이다.

어떤 가치가 이 네 특성을 충족하지 못할 때, 그것은 가치지표가 된다. 대부분의 사람들은 진정한 가치보다는 훨씬 더 많은 가치지표를 가지고 있다. 예를 들어 많은 간호사가 간호협회의 중요성을 인정한다고 말하지만 협회비를 내지 않거나 협회 활동에 참여하지 않고 있다. 진정한 가치는 사람의 행동을 요구하지만 가치지표는 그렇지 않다. 인간의 가치는 시간에 따라 변하기 때문에 우리의 가치관이 변화되었는가를 명확히 하기 위해 정기적인 점검이 필요하다. 가치관의 명확화에는 가치의 규명, 가치의 우선순위 확인, 가치가 우리의 행동에 미치는 영향의 확인이 포함된다. 때때로 인생 경험이나 새롭게 획득된 지식에 의해 가치관의 변화가 일어나기도 한다. 우리가 가지고 있는 가치의 대부분은 어린 시절 우리 부모의 가치관에 영향을 받은 것으로서 이후 동료나 역할모델에 의해 변형된다. 가치관은 학습되는 것이지만 강제로 주입될 수는 없으며, 내재화를 통해 자리를 잡는다. 그러나 다양한 관점에 노출될 기회가 적을 경우, 개인이 형성할 수 있는 가치 선택의 범위는 좁아진다. 따라서 경험의 범위가 넓어질수록 우리가 선택할 수 있는 가치 선택에 대한 범위도 넓어진다.

때때로 개인의 가치가 조직의 가치와 갈등을 일으킬 수 있다. 조직의 철학이 목표의 선택과 자원의 분배에서 우선순위를 차지하기 때문에 간호사는 조직의 철학을 이해해야 한다. 예를 들어 교육이 일차적인 목적이라고 철학에 명백히 진술된 C병원에 고용된 간호사가 있다고 가정해보자. 이 병원에서는 의과대학 학생들에게 병원에서 사망하는 모든 환자들에 대한 기관 삽관 실습을 허용함으로써 응급의료에서 꼭 필요한 경험을 얻도록 할 수 있다. 그러나 이 실습이 간호사의 업무를 크게 방해하고 이것이 간호사 개인의 가치관과 일치하지 않기 때문에 심각한 개인적 갈등을 일으킬 수 있다.

자신의 개인적 가치관과 일치하지 않는 의사결정을 자주 하게 되는 간호사들은 갈등과 불안을 경험하게 된다. 이러한 개인 내 갈등은 궁극적으로 직무스트레스와 불만족을 초래하며, 이러한 현상은 가치 명료화가 적절히 이루어지지 않은 초보간호사들에게 특히 심각하다. 간호사가 환자간호와 관련해 하는 선택은 전략적 옵션이 아닌 도덕적 선택이다. 내적 갈등과 소진은 개인과 조직의 가치관이 서로 조화롭지 않을 때 발생한다.

간호사가 개인과 조직의 가치관 사이에 인지적 부조화를 경험할 때, 그 결과는 개인 내 갈등과 소진으로 나타난다.

관리자는 리더십 역할의 한 부분으로서 모든 예비 직원이 직무를 받아들이기 전에 조직의 사명과 철학을 읽고 숙지하도록 해야 한다. 관리자는 면접 전에 모든 지원자에게 조직의 철학을 알려 주어야 한다. 관리자는 지원자로 하여금 조직의 다양한 직위에서 철학이 그 직무 수준에 어떻게 적용되는지에 관해 말하도록 해야 한다. 예를 들어 어떤 예비 직원은 조직이 문화적 다양성을 어떻게 생각하고 있는지, 다양한 문화와 언어를 가진 환자들에게 필요한 통역서비스 시스템이 있는지 알고 싶어 할 수도 있다.

마지막으로 신규 직원은 간호에 대한 조직의 명성을 지역사회 구성원들에게 말하도록 해야 한다. 조직의 철학을 이해하고 있는 신규 직원은 기관의 목적과 목표에 대해 더욱 명확한 기대를 가지게 될 뿐만 아니라 자신을 조직에 더욱 적합하게 만드는 방법을 더 잘 이해할 수 있다.

모든 간호사들이 조직의 철학과 일치하는 철학을 가지는 것이 좋지만, 특히 신입 간호사는 조직의 철학과 일치하는 철학을 갖는 것이 중요하다. 간호관리자의 가치관과 일치하는 기관의 변화는 이들 가치관이 갈등을 일으키는 경우보다 더 많은 관심을 받게 되고 더 높은 우선순위를 점유하게 될 것이다. 조직의 철학을 자신의 철학에 맞추어 변화시킬 수 있다고 생각하는 관리자는 실망할 가능성이 많다.

조직의 철학을 자신의 철학에 맞추어 변화시킬 수 있다는 관리자의 생각은 이루어지지 않을 가능성이 많다.

조직의 철학은 기관의 역사적 발전과 여기에 참여했던 사람들의 신념으로 형성된 것이기 때문에 이러한 철학의 변화는 특별한 에너지를 요구하며 피할 수 없는 갈등을 유발하기도 한다. 간호관리자는 자신의 철학이 현재의 사회적 · 경제적 장애요인에 의해 도전 받을 수 있음을 이해하여 그 신념의 적절성을 유지하기 위해 주기적으로 점검하고 수정하여야 한다.

목적과 목표

목적(goals)과 목표(objectives)는 조직이 추구하는 종착점이다. 모든 철학은 구체적인 목적과 목표로 전환되어 실행에 옮겨져야 한다. 따라서 목적과 목표는 철학을 조작화한 것이다. 목적은 노력이 지향해 나가며 기대하는 결과로서 철학의 목적이다.

기관의 목적은 일반적으로 조직의 최상위 계층에서 설정되지만 최근에는 일반 직원의 참여를 강조하는 경향이 증가하고 있다. 목적은 철학이나 가치관과 마찬가지로 시간에 따라 변화하기 때문에 주기적인 재평가를 통해 그 우선순위가 조정되어야 한다. 목적은 광범위한 경향이 있지만 측정 가능해야 하며, 야심찬 것이어야 하지만 현실적이어야 한다. 목적은 기대하는 최종 산물을 명확히 진술해야 한다.

목적이 명확하지 않은 경우에는 단순한 오해가 심각해지고 의사소통이 마비되기도 한다. 목적은 장기 · 단기 목적으로 구분되며, 서비스 · 재정 · 자원의 활용 · 시설 · 혁신 · 사회적 책임 등에 관한 목적으로 설정된다. 보기 7-8은 목표 진술의 예이다.

모든 목적은 조직 구성원의 행동에 방향을 제시하고 유지하지만 조직 유효성을 평가하기 위한 일차적 수단으로 목표를 평가하는 데에는 몇 가지 위험이 있다. 첫 번째 위험은 목적이 서로 일치하지 않아 직원과 소비자들에게 갈등을 유발하는 것이다. 예를 들어 목적에 이윤의 극대화를 위한 것이 있다면 이는 환자를 위한 목적이나 질을 위한 목적과 갈등을 일으킬 수 있다. 두 번째 위험은 대중적으로 공표된 목표는 조직의 진짜 목표가 아닐 수 있다는 점이다. 어떤 경우에는 조직의 목적이 단순히 개인적 목적의 추구를 위해 설정되기도 한다. 마지막 위험으로는 목적이 광범위하기 때문에 그것이 달성되었는지 확인하기 어렵다는 점을 들 수 있다.

보기 7-8 목표 진술의 예

- 모든 간호직원은 독립성과 사생활 보호에 대한 환자의 요구를 인식하고 환자가 자신의 질병에 관해 알기 원하는 수준을 사정할 것이다.
- 간호직원은 병원이나 지역사회 기관이 허용하는 범위 내에서 간호계획의 사용, 개별화된 환자간호, 퇴원계획, 그리고 추후간호를 통해 환자의 요구에 적합한 효과적인 간호를 제공할 것이다.
- 간호부서는 환자와 직원의 사기를 높여 인간적 성장을 촉진시키는 풍토를 조성하기 위해 지속적으로 노력할 것이다.
- 간호부서는 소속된 모든 직원의 성장과 간호표준 향상을 위해 이들의 성과를 평가할 것이다.
- 모든 간호단위는 병원의 사명, 철학, 그리고 목적을 달성하기 위해 다른 부서와 협력할 것이다.

목적이 조직의 행동을 지시하고 유지하기도 하지만, 조직 유효성 평가를 위한 일차적 도구로 이용될 경우에는 몇 가지 위험이 따른다.

목표는 구체적 결과를 향해 직원을 동기화시키고, 명확하고 측정 및 관찰 가능하며, 추적 가능하고 성취 가능하다는 점에서 목적과 유사하다. 그러나 목표는 목적이 언제, 어떻게 달성되는지를 확실히 기술하기 때문에 목적보다 더 구체적이며 더 측정 가능하다.

목적은 일반적으로 달성 시한이 제시된 여러 개의 목표를 가진다. 목표가 구체적일수록 목적 달성에 관련된 사람들이 구체적인 역할 행위를 이해하고 수행하기 쉬워진다. 이는 직무기술서를 개발할 때 특히 중요한데, 만일 직무기술서가 명확하게 진술되어 있다면 직원들의 역할갈등이나 왜곡이 일어나지 않을 것이다. 명확히 진술된 목적과 목표는 이들의 달성에 관련된 모든 사람들에게 알려져야 하며, 이것이 간호관리자에게 필수적인 리더십 역할이라 하겠다.

목표는 기대되는 과정 또는 결과, 양쪽에 초점을 맞출 수 있다. 과정 목표는 사용될 방법의 용어로 기술되는 반면, 결과 목표는 기대되는 결과로 기술된다. 과정 목표의 예로는 "일반 간호사의 100%는 새로운 환자가 입원한 지 30분 내에 호출신호에 관한 교육을 하기 위해, 사용법에 대한 시범을 보이고 이를 따라해 보도록 함으로써 호출방법을 숙지시킬 것이다"가 있다. 결과 목표의 예로는 "모든 수술환자는 비경구 투약을 통해 수술 후 통증이 완화될 것이다"가 있다. 목표를 잘 기술하기 위해서는 시간과 훈련이 필요하다.

목표를 측정하기 위해서는 구체적 준거와 목표가 달성되어야 할 구체적 시한이 제시되어야 하고, 행동 용어로 진술되어야 하며, 객관적으로 평가되어야 하고, 부정적 결과보다는 긍정적 결과로 진술되어야 한다.

다음은 M병원의 "모든 간호사는 정맥 수액주입에 능숙할 것이다"라는 목적에서 도출된 몇 개의 목표를 제시한 예이다.

- 모든 간호사는 취업 후 1개월 내에 M병원의 '정맥요법 자격증 과정'을 이수하며 병원은 이에 대한 비용을 부담한다.

학습과제 7-7

목적과 목표 진술

C병원의 사명과 철학을 참고로 목적과 목표를 작성해 본다. 세 개의 목적을 선택하여 각 목적마다 세 개의 목표를 설정한다.

- '정맥요법 자격증 과정' 시험에서 90점 미만의 점수를 취득한 간호사는 4시간의 추가 코스인 '기초 정맥요법 원리'를 '정맥요법 자격증 과정' 후 2주일 이내에 이수한다.
  - '정맥요법 자격증 과정' 시험에서 90점 이상의 점수를 취득한 간호사는 환자에게 정맥요법을 시행할 수 있다.
  - 간호단위 관리자는 시험에서 기준 점수에 도달하지 못한 간호사에 대한 개별적 재교육을 계획한다.

리더-관리자는 목적과 목표의 확인 및 기록에 능숙해야 한다. 유능한 관리자는 목적과 목표를 세우기 전에 단위의 장애요인과 자산을 사정하고 가용자원을 확인한다. 따라서 지도자는 목적이 목표로 전환되고 시행되는 방법을 고안해 낼 수 있도록 창의적이고 미래 지향적이어야 한다. 새롭고 다양한 아이디어를 기꺼이 받아들이려는 의지는 중요한 리더십 기술이다. 잘 발달된 대인관계 기술도 부하직원들을 목적 설정에 참여하도록 만드는 리더의 중요한 기술이다. 목적과 목표는 명확히 진술되어 직원들에게 알려져야 하며, 주기적인 평가를 통해 수정되어야 한다.

정책과 절차

정책은 조직의 의사결정을 유도하는 진술문 또는 지시문으로 축약된 계획이다. 정책은 포괄적 진술로서 조직의 철학, 목적 및 목표에서 도출되며 목적이 어떻게 달성되는지를 설명하고, 조직 활동의 방향과 범위를 유도한다. 따라서 정책은 직원 개인의 활동을 조직의 사명으로 향하도록 하고 일상적으로 반복되는 업무에서 광범위한 한계와 기대되는 결과를 정하며, 정책을 수행해야 하는 사람들에게 판단과 주도권을 주기도 한다. 대부분의 정책은 각 기관에 해당되는 것으로서 내적 통제의 수단으로 활용되기도 하지만, 일부 정책은 인증기관에서 요구하기도 한다.

정책은 명시적 또는 묵시적일 수 있다. 묵시적 정책은 성문화되거나 구두로 언급되지 않은 것으로서 오랜 기간에 걸쳐 개발되어 전례에 따르는 것을 말한다. 예를 들어 병원은 직원들이 지역사회나 국가 기관에서 활동하는 것을 권장하고 지원하는 묵시적 정책을 가질 수 있다. 또한 간호사들이 출산휴가를 3개월 동안 갖고 원래의 업무로 복귀하는 것을 예로 들 수 있다.

근거 조사 7-1

출처: Long, L., Burkett, K., & McGee, S. (2009). Promotion of safe outcomes: Incorporating evidence into policies and procedures. Nursing Clinics of North America, 44(1), 57–70.

이 논문은 미국 중서부에 위치한 대형 소아병원에서 근거를 정책과 절차에 통합하는 과정을 보여준다. 병원의 비전과 사명은 안전과 최상의 실무에 맞추어져 있으며, Magnet 병원 추진을 위해서 기존의 정책과 절차에 근거를 통합할 필요성을 인식하고 있다. Rosswurm & Larrabee 모형을 적용하여 근거기반실무(evidence-based practice: EBP)의 멘토가 근거기반 정책과 절차의 양식과 시스템, 이들을 임상 단위에 전파하기 위한 교육계획을 개발하였다. 멘토는 EBP에 대한 추가 교육을 받은 전문실무간호사로서 6개월 동안 32개 정책과 절차를 검토하고 수정하고 여기에 근거를 통합하였다. 다음과 같은 EBP의 다섯 단계가 기대되는 결과에 도달하기 위해 적용되었다.

1. 가장 논란이 되고 있는 임상 질문을 확인한다.
2. 관련성이 가장 크고, 좋은 근거를 수집한다.
3. 수집원 근거를 비판적으로 평가한다.
4. 실무적 의사결정과 변화를 위해 모든 근거를 멘토의 전문적 지식, 환자의 선호도, 가치와 통합한다.
5. 실무적 의사결정과 변화를 평가한다.

결정된 정책과 절차는 조직 내의 승인과 확산을 위해 간호실무위원회에 제출한다.

명시적 정책은 구두 또는 진술에 의해 공표된 것이다. 대부분의 조직은 모든 직원에게 적용되어 업무의 일관성을 촉진할 수 있는 많은 성문화된 정책을 가지고 있다. 명시적 정책에는 복장 규정, 병가나 휴가 규정, 훈육절차 등이 포함되기도 한다.

모든 조직은 전 직원들의 활동을 유도할 수 있는 정책과 절차를 개발해야 한다. 정책과 절차는 모든 수준의 직원으로부터 의견을 수렴하여 개발되는 것이 바람직하다. 그러나 많은 의료기관에서는 정책 및 절차 개발 위원회에서 이 역할을 담당하고 있다. 따라서 이들이 바람직한 방향으로 실행되기 위해서는 많은 직원들이 이 과정에 참여할 수 있도록 해야 한다.

고위 관리층이 조직의 정책 설정에 많이 참여할수록 단위 관리자는 이 정책들이 단위 수준에서 어떻게 실행될 것인가를 확실히 해야 한다. 정책의 형성, 실행, 평가에서 직원의 참여가 많으면 직원들이 이를 지지하고 따를 가능성이 높아진다. 일반 직원이 정책 결정에 직접 참여하지 못한다 해도 정책에 대한 이들의 피드백은 성공적인 실행에 결정적인 영향을 미친다. 협동을 통한 균등한 정책과 절차의 개발이 중요하다.

정책과 절차는 근거에 기반해야 한다. 근거에 기반한 정책과 절차는 마그네트 병원 인증을 위한 필요조건으로서 가장 좋은 실무를 유지하게 해주고 환자결과의 향상을 촉진한다. 정책과 절차에 근거를 통합하는 과정에는 일관성과 엄격성이 요구되며 안전한 간호실무를 보장하는 과정의 개발을 포함해야 한다. 정책이 형성되면 관리자는 이를 관련된 모든 직원에게 구두와 문서로 알려야 한다. 정책의 가치는 이것이 직원에게 얼마나 잘 알려져 있느냐에 의해 영향을 받는다.

절차는 구체적 과업의 달성 방법에 대한 계획으로서, 필요한 행동을 단계적으로 묘사해 놓은 것이다. 절차는 시간 절약, 위임 촉진, 비용 절감, 생산성 향상을 제고하여 통제의 수단을 제공하기도 한다. 절차는 정책 수행에 필요한 과정이나 단계를 기술한 것으로 단위수준의 매뉴얼에서 확인할 수 있다. 한편 많은 의료기관에서는 전문 실무영역의 실무표준과 범위를 규정한 안내서를 개발하기도 한다. 간호사는 자신이 수행하는 간호실무의 절차가 법적 범위 안에서 일관성 있게 이루어지고 있다는 것을 확인시켜줄 필요가 있다.

관리자는 정책과 절차를 시의적절성과 적용 가능성 측면에서 정기적으로 검토하고 수정할 책임이 있다. 최근 근거기반 연구가 강조되고 있는 상황에서 정책과 절차를 시의적절하게 유지하는 것은 매우 중요하다. 특히 간호단위의 상황은 끊임없이 변화하고 있기 때문에 단위의 요구를 충족시킬 수 있는 적절한 방법을 개발해야 한다. 예를 들어 단위 관리자는 휴일과 휴가에 관한 정책을 명확히 성문화하여 관련된 직원 모두에게 이를 알려줄 뿐만 아니라 휴가 신청 방법에 대한 절차도 함께 명확히 진술하여 알려 주어야 한다. 또한 단위 관리자는 환자통계의 변화와 인적자원의 가용성을 사정하여 이를 정책과 절차에 반영하여야 한다.

규칙

규칙과 규정은 구체적 행동을 할 것인가, 하지 않을 것인가를 정해 놓은 계획이다. 규칙은 일반적으로 정책과 절차 진술의 부분으로서 특정 행위에 대해 하나의 선택만을 허용한다. 규칙은 융통성이 없기 때문에 적을수록 더 좋다. 그러나 기존의 규칙은 조직의 유지를 위해 지키도록 직원들에게 교육해야 한다.

기획의 장애 극복

효과적인 기획의 장점으로는 양질의 업무를 기한 내에 달성할 수 있도록 하고 재정적·인적 자원의 효율적인 활용을 들 수 있다. 관리자는 기획을 위협하는 장애를 극복할 수 있어야 한다. 다음은 성공적인 기획을 위해 관리자가 기억해야 할 점이다.

- 조직은 모든 활동이 목적과 목표를 지향할 때 더욱 효과적이 된다. 초보 관리자는 목표와 목적의 설정을 놓치기 쉽다. 계획에서 목적의 설정은 관리자가 더 큰 그림에 초점을 맞추게 하여 세부적인 것들에 방해 받지 않도록 한다. 간호계획이 중재를 만들기 전에 환자에 대한 목적을 설정하는 것임과 마찬가지로 간호관리자는 상급 계층에서 설정한 목적에 맞추어 전략적 기획의 목적을 설정해야 한다.

- 기획의 결과인 계획은 목적에 도달하기 위한 지침이기 때문에 기대하지 않았던 사건에 대응할 수 있도록 융통성이 있어야 한다. 융통성은 모든 기획 단계와 관리과정에서 관리자에게 필요한 속성이다.
- 관리자는 시간이 더 걸리더라도 기획에 영향을 받을 수 있는 모든 사람과 단위를 기획과정에 포함시켜야 한다. 기획과정에 직원의 참여가 많을수록 목적 달성에 대한 이들의 헌신도 증가된다. 조직이나 단위의 모든 사람이 참여를 원하지 않더라도 일단 모든 사람에게 참여를 제안해야 한다. 관리자는 계획 수행에 책임이 있는 모든 사람에게 목적과 함께 구체적인 개인의 책임에 대해서도 알려 주어야 한다.
- 계획은 구체적이고 간단하며 현실적이어야 한다. 모호한 계획은 실행하기 불가능하며, 너무 광범위하고 비현실적인 계획은 직원에게 동기를 부여하기보다는 사기를 저하시킨다. 명료하지 않은 계획은 명료화하여 다시 진술되어야 한다.
- 기획이 필요한 시기와 필요하지 않은 시기를 구별하여 과도한 기획과 미흡한 기획을 피하도록 한다. 예를 들어 과도한 기획은 그대로 시행해도 좋을 세부사항들을 매만지는 데 너무 많은 시간을 낭비하게 한다. 반면 미흡한 기획은 직원이나 사건이 저절로 기대만큼의 효율적인 생산을 해낼 것으로 가정하는 경우 발생한다.
- 좋은 기획은 중간에 수정될 수 있도록 평가할 수 있는 체크포인트를 가지고 있다. 최종 평가는 기획의 마지막에 일어난다. 목적이 달성되지 않았으면 실패한 이유를 조사해야 한다. 평가과정은 관리자가 다음 기획을 할 때 참고자료로 사용된다.

기획에서의 리더십 역할과 관리 기능의 통합

기획은 관리자에게 의료와 관련된 경제, 인적자원 관리, 정치적·법적 문제 및 기획 이론에 관한 전문적 역량을 요구한다. 기획은 또한 환경에 민감하게 반응하고, 사회적·정치적 분위기를 정확하게 평가하며, 위험을 기꺼이 감수하는 리더십 기술을 요한다.

리더-관리자는 조직의 사명을 실현하기 위해 중심이 되는 위치에 있기 때문에 모든 계층에서 이루어지는 다양한 형태의 기획에 대한 사정, 수행, 기록, 평가에 필요한 기술을 가지고 있어야 한다. 간호관리자는 조직과 간호서비스에 대한 철학과 목적을 단위 수준의 기획을 실행할 때 구현할 수 있도록 하여야 한다. 이를 위해 먼저 관리자는 기획 시 조직의 장애요인과 자산 및 활용 가능한 자원을 확인해야 한다. 다음으로 관리자는 창의적이고 혁신적이면서 미래지향적인 사고를 통해 기획이 계층을 따라 내려가면서 철학이 목적으로, 목적이 목표로 전환되어 문제가 해결될 수 있도록 리더십을 발휘해야 한다. 관리자는 직원들이 기획에 참여하도록 촉진하기 위해 필요한 대인관계적 리더십 기술을 개발해야 한다. 또한 관리자는 새롭고 다양한 아이디어를 기꺼이 받아들일 수 있는 리더십 기술도 보여주여야 한다.

이 과정의 마지막 단계는 확인된 목적과 목표를 명확히 공표하는 것으로서, 이는 기획의 성공에 결정적인 부분이라고 할 수 있다. 간호단위 관리자에게 관리 또는 리더십 기술이 없을 경우, 계층적 기획은 실패하게 된다는 점을 인식해야 할 것이다.

핵심 개념

- 관리과정에서 기획 단계는 다른 모든 기능의 진행에 결정적 영향을 미친다.
- 기획은 모든 간호사에게 요구되는 능동적 기능이다.
- 기획은 목적에 도달하는 활동의 지침서로서 융통성이 있어야 한다.
- 기획은 구체적이고 단순하고 현실적이어야 한다.
- 모든 기획은 평가 단계를 가지고 있어야 하며 주기적으로 재평가되어야 한다.
- 기획에 영향을 받을 수 있는 모든 직원과 부서단위는 기획에 참여하여야 한다.
- 기획에는 중간에 수정할 수 있도록 중간 평가시점이 포함되어 있어야 한다.
- 리더-관리자는 새로운 패러다임과 경향을 계속 지켜보면서 능동적으로 전략적 기획을 마련하여야 한다.
- 급변하는 기술과 의료부문에 대한 정부 개입의 증가, 인구분포의 변화, 의료인의 자율성 감소 등으로 인해 의료기관은 장기 계획을 세우기가 어려워지고 있다.
- 조직과 기획자가 활용하는 기획은 반응적 · 수동적 · 선행동적 · 능동적 형태로 구분할 수 있으며, 이 중 능동적 기획이 가장 바람직하다.
- SWOT이나 균형성과표와 같은 전략적 기획 도구들이 특정 조직이나 상황에 영향을 미치는 문제들을 파악하여 적절한 활동 계획을 세우도록 하는 데 도움이 된다.
- 모든 기획은 조직 계층의 최상위부터 하위층까지 일관성 있게 흘러 내려가야 한다.
- 기획은 조직의 비전과 사명, 철학, 목적, 목표, 정책, 절차, 그리고 규칙의 순서에 따라 계층적으로 이루어진다.
- 실행되지 않는 조직의 철학은 쓸모없는 것이다.
- 직원은 개인 내 가치관의 갈등을 피하기 위해 조직의 철학에 적합한 철학을 가져야 한다.
- 규칙은 융통성이 허용되지 않는 것으로, 그 수가 적을수록 좋지만 존재하는 규칙은 사기를 진작시키고 조직의 구조를 유지하기 위해 반드시 지켜져야 한다.

부가적인 학습활동과 적용

학습과제 7-8

관리 활동에 있어 철학의 영향

S는 150개 병상 규모의 M병원 내, 22개 병상 종양 간호단위의 관리자이다. 단위의 사기와 직무 만족도는 높지만 지난 6개월간 병상 가동률은 50% 미만이었다. 단위의 환자 만족도는 다른 병동에 비해 높다. S는 종양 환자는 다른 환자와 다른 신체적·사회적·영적 욕구를 가지고 있다는 개인적인 철학이 있으며 이는 단위나 간호부서의 철학도 마찬가지이다. 따라서 이 간호단위에서 근무하는 간호사는 종양환자간호에 적합한 역할과 책임을 감당하기 위한 추가적 교육과 오리엔테이션 및 사회화 프로그램을 받고 있다.

오늘 아침, 정기 관리자회의에서 간호부서장은 병원의 재정난과 종양 간호단위의 낮은 병상가동률을 고려하여 이 병동을 폐쇄하고, 환자들과 간호인력을 다른 내·외과 간호단위에 재배치하고, S는 공동 단위관리자가 되는 안을 제안하였다. 이 안에 대해 내·외과 관리자는 자신의 병동에 간호인력이 부족한 상태임을 고려하여 즉각 찬성하였다. 그러나 S는 일단 받아들일 수 없음을 분명히 하고 2주간의 유예기간을 요청하여 허락을 받았다.

과제

어떤 가치관과 신념이 S와 간호부서장, 그리고 내·외과 간호단위 관리자의 행동에 영향을 미치고 있는가? S의 활동 계획을 세워 본다. 간호부서나 단위의 철학이 관리활동이나 직원의 행동에 어떤 영향을 미치는가?

학습과제 7-9

목적 및 목표 설정

자신의 직업적 목적이 간호사 겸 변호사가 되는 것이라고 가정해 보자. 당신은 대도시의 대형 종합병원에서 근무하는 간호사이다. 학사학위를 가지고 있지만 법학전문대학원에 들어가기 위해서는 12학점의 선수과목을 이수해야 한다. 당신이 통학 가능한 법학전문대학원에는 저녁반이 있기 때문에 현재 근무하는 병원에서 시간제 낮번 근무를 할 수 있지만, 간호사 직업을 완전히 포기하는 것은 경제적인 사정상 불가능하다.

과제

당신의 직업적 목적을 달성하기 위해 필요한 목표를 4개 이상 설정한다. 이 목표는 명확하고 측정 가능하며, 관찰 및 추적 가능하고 성취 가능한 것으로 설정해야 한다. 각 목표마다 이를 달성하기 위해 필요한 활동을 3개 이상 제시한다.

학습과제 7-10

지역보건소 관리자인 당신은 오늘 아침 지역신문에서 결혼이민여성이 계속 유입되고 있다는 기사를 읽었다. 작년에도 결혼이민여성 인구가 10% 증가하였으며, 앞으로도 계속 증가될 것이 예상된다. 당신은 이러한 상황이 기관과 대상자군에 어떻게 영향을 미칠 것인지 생각하고 있다. 당신은 대상자의 인구분포 변화를 반영하기 위해 관련 직원과 함께 이 상황에 대처하기 위한 전략적 기획을 하려고 한다.

과제

전략적 기획 개발의 10단계를 적용할 때, 기획 과정에 참여해야 할 사람들과 당신이 해야 할 일을 제시한다. 새로운 대상자 집단을 위한 기획에 도움이 될 수 있는 전략을 10~12개 제시한다. 기획에 필요한 통계자료는 무엇인가? 당신의 계획에 영향을 미칠 수 있는 지역사회의 발전 계획에는 어떤 것들이 있는가?

REFERENCES

Camillus, J. C. (2008, May). Strategy as a wicked problem. *Harvard Business Review*, 99–106.

DeSilets, L., & Dickerson, P. (2008, May). SWOT is useful in your tool kit. *Journal of Continuing Education in Nursing, 39*(5), 196–197.

Gratton, L., & Erickson, T. J. (2007, November). 8 ways to build collaborative teams. *Harvard Business Review, 85*(11), 100–109.

Huston, C. (2008, November). Preparing nurse leaders for 2020. *Journal of Nursing Management (UK), 16*(8), 905–911.

Huston, C. (2010). Technology in the health care workplace: Benefits, limitations, and challenges. In C. J. Huston (Ed.), *Professional issues in nursing*. 2nd Edition. Philadelphia, PA: Lippincott Williams & Wilkins.

JaxWorks. (2009). *The balanced scorecard concept*. Retrieved November 10, 2009, from *http://www.jaxworks.com/thebalancedscorecardconcept.htm*.

Kleier, J. (2009). Procedure competencies and job functions of the urologic advanced practice nurse. *Urologic Nursing, 29*(2), 112–117.

Long, L., Burkett, K., & McGee, S. (2009). Promotion of safe outcomes: Incorporating evidence into policies and procedures. *Nursing Clinics of North America, 44*(1), 57–70.

Marketing Teacher. (2000 - 2009). SWOT analysis: Lesson. Retrieved November 10, 2009, from *http://www.marketingteacher.com/Lessons/lesson_swot.htm*.

McNally, M. (1980). Values. Part 1. *Supervisor Nurse, 11*, 27–30.

Saint-Amand, A. (2008, February 6). *Building an expert exchange. Networks in decision-making*. O'Reilly Media, Inc. Retrieved April 14, 2008, from *http://en.oreilly.com/money2008/public/schedule/detail/2187*.

BIBLIOGRAPHY

Bush, M., Lederer, A., Li, X., Palmisano, J., & Rao, S. (2009). The alignment of information systems with organizational objectives and strategies in health care. *International Journal of Medical Informatics, 78*(7), 446–456.

Camden, C., Swaine, B., Tétreault, S., & Bergeron, S. (2009). SWOT analysis of a pediatric rehabilitation programme: A participatory evaluation fostering quality improvement. *Disability & Rehabilitation, 31*(16), 1373–1381.

Chernew, M., Hirth, R., & Cutler, D. (2009). Increased spending on health care: Long-term implications for the nation. *Health Affairs, 28*(5), 1253–1255.

Desmidt, S., Prinzie, A., & Heene, A. (2008). The level and determinants of mission statement use: A questionnaire survey. *International Journal of Nursing Studies, 45*(10), 1433–1441.

Duff, E. (2008). Vision and mission: 'Think straight, have knowledge of the past, some vision of the future, some skill to do useful service'. *MIDIRS Midwifery Digest, 18*(3), 349–350.

Hamel, R. (2009). Ethics. Fostering an ethical culture: Rules are not enough. *Health Progress, 90*(1), 10–12.

Husbands, D. (2008, Spring). Leadership & professional perspectives in ORL nursing. Policy and procedure development: A novel approach. *ORL-Head & Neck Nursing, 26*(2), 18–22.

Kalisch, B., & Curley, M. (2008). Transforming a nursing organization: A case study. *Journal of Nursing Administration, 38*(2), 76–83.

Lorden, A., Coustasse, A., & Singh, K. (2008). The balanced scorecard framework–a case study of patient and employee satisfaction: What happens when it does not work as planned? *Health Care Management Review, 33*(2), 145–155.

Naranjo-Gil, D. (2009, April–June). Strategic performance in hospitals: The use of the balanced scorecard by nurse managers. *Health Care Management Review, 34*(2), 161–170.

Newhouse, R., Morlock, L., Pronovost, P., Colantuoni, E., & Johantgen, M. (2009). Rural hospital nursing: Better environments = shared vision and quality/safety engagement. *Journal of Nursing Administration, 39*(4), 189–195.

Oman, K., Duran, C., & Fink, R. (2008). Evidence-based policy and procedures: An algorithm for success. *Journal of Nursing Administration, 38*(1), 47–51.

Portenoy, R. (2008). Creating a shared vision. *Journal of Palliative Medicine, 11*(3), 410–412.

Rabow, M., Wrubel, J., & Remen, R. (2009). Promise of professionalism: Personal mission statements among a national cohort of medical students. *Annals of Family Medicine, 7*(4), 336–342.

Schaffner, J. (2009). Roadmap for success: The 10-step nursing strategic plan. *Journal of Nursing Administration, 39*(4), 152–155.

Schalm, C. (2008). Implementing a balanced scorecard as a strategic management tool in a long-term care organization. *Journal of Health Services Research & Policy, 13*(1), 8–14.

Small, D., & Miller, B. (2009). Role of policies and procedures: Plaintiff's attorneys are incorrectly attempting to repurpose nursing facilities' policies and procedures into the standard of care. *Provider, 35*(2), 45–47.

Stark, D., Mould, D., & Schweikert, A. (2008). 5 steps to creating a forecast. *Healthcare Financial Management, 62*(4), 100–105.

Wiggins, C., Hatzenbuehler, L., & Peterson, T. (2008). Hospital missions and the education of our future health care workforce. *Journal of Allied Health, 37*(3), 132–136.

Young, C. (2008). Establishing a nursing strategic agenda: The whys and wherefores. (3), 200–205.

Chapter 8

계획된 변화

Planned Change

관리와 혁신은 잘 맞지 않는 경우가 많다. 관리자는 질서를 좋아하며 계획한 대로 나타나는 예측을 좋아한다. 관리자는 흔히 질서 유지로 평가받는다. 그러나 혁신은 무질서한 과정으로서 대부분의 경우 계획한 대로 나타나지 않는다. 결과적으로 관리자와 혁신 사이에는 긴장이 발생하게 된다.

- Lewis Lehro

나는 사람들이 새로운 생각에 놀라는 이유를 이해할 수 없다. 오히려 나는 낡은 생각에 놀라게 된다.

- John Cage

학습목표

- 계획된 변화와 시류에 따르는 변화를 구별한다.
- 변화촉진자의 책임을 설명한다.
- 구체적인 계획된 변화를 위한 해빙, 이행, 재동결 전략을 개발한다.
- 주어진 상황에서 변화를 위한 추진력과 방해력을 사정한다.
- 효과적인 변화를 위한 합리적-경험적, 규범적-교육적, 권력적-강압적 전략을 적용한다.
- 변화에 대해 예상되는 자연스러운 반응으로서 저항을 설명한다.
- 변화에 대한 저항을 관리할 수 있는 전략을 개발하고 적용한다.
- 변화에 의해 영향 받을 수 있는 사람들을 기획에 참여시킨다.
- 오래된 조직의 특성과 이 조직의 끊임없는 혁신을 위해 필요한 전략을 제시한다.
- 개인적 변화를 위한 계획을 한 개 이상 제시한다.
- 장·단기 기획에서 카오스와 나비효과의 영향을 설명한 복잡적응계 변화이론의 주요 특성을 설명한다.

현대에는 많은 힘, 예를 들어 의료비 상승과 지불 감소, 인력 부족, 지식과 기술의 확대, 노인 인구의 증가 등이 의료의 변화를 주도한다. 최근 의료기관은 조직구조를 시대에 맞게 바꾸고 질을 향상시키며, 직원을 유지하기 위해 지속적으로 변화를 추구하고 있다. 대부분의 의료기관은 조직의 구조조정, 질 향상, 직원 유지를 위해 지속적인 변화를 꾀하고 있다. 이 경우 대부분의 변화는 계획된 것이다. 계획된 변화는 숙고와 정교한 노력을 거쳐 나온 것으로, 우연한 변화나 시류에 따라 흘러가는 변화와 다르다. 계획된 변화를 유도하기 위해서는 필요한 지식과 기술의 세심한 적용이 필요하다. 따라서 계획된 변화가 성공하기 위해서는 관련 변화이론을 잘 선택하여 적절히 적용할 수 있어야 한다.

오늘날 대부분의 의료기관은 조직의 구조조정, 질 향상, 직원 유지를 위해 지속적인 변화를 꾀하고 있다.

변화는 쉽지 않다. 변화의 유형과 상관없이 모든 변화는 성취감과 자부심뿐만 아니라 상실감과 스트레스도 유발한다. 인간의 삶에서 예측력은 매우 중요하다. 리더는 발전적·정치적, 그리고 관계적 능력을 사용하여 필요한 변화가 제때에 일어날 수 있도록 하여야 한다. 성공적인 변화와 그렇지 않은 변화 사이의 중요한 차이는 변화촉진자의 능력으로, 여기에는 계획된 변화의 이론과 실행에 능숙하고, 인간의 감정을 적절히 다룰 줄 알며, 변화에 영향을 받게 될 조직의 모든 부분을 조화롭게 연결할 수 있는 능력이 포함된다.

그러나 최근 대형 의료기관에서는 조직의 주요 정책결정자로 구성된 다학제적 팀이 변화과정을 관리하기 위한 책임을 감당하고 있다. 이러한 경우에는 이 팀이 변화 노력을 이끌어가는 사람들과 새로운 전략을 실행해야 할 사람들 사이의 의사소통을 관리한다. 이 팀은 변화가 일어나는 조직의 상황과 혁신적인 변화를 위해 필수적인 감정적 교류를 관리하기도 한다.

변화를 시작하고 조정하는 일에는 잘 개발된 리더십과 관리기술뿐만 아니라, 비전과 탁월한 기획 기술도 필요하다. 목적을 여러 번 능동적으로 검토하지 않고 변화를 시작하게 되면 재정적·인적 자원의 낭비만 가져오게 된다. 변화는 관리자가 직접, 또는 다른 사람을 활용하여 간접적으로 시작할 수 있다. 리더-관리자는 비전을 가지고 조직 내에서 변화가 필요한 부분을 찾아야 하며 변화를 시작하고 적응하는 데 유연한 자세를 취하여야 한다. 보기 8-1은 리더-관리자가 변화촉진자 또는 계획된 변화 팀의 조정자 역할을 수행할 때 필요한 리더십 역할과 관리 기능이다.

변화이론: Kurt Lewin

변화에 대한 근래의 연구는 대부분 Kurt Lewin이 20세기 중반에 개발한 전통적 변화이론의 토대 위에 이루어진 것이다. Lewin(1951)은 계획된 변화가 관리의 한 부분이 되기

보기 8-1 계획된 변화에 관련된 리더십 역할 및 관리 기능

리더십 역할

1. 조직이나 의료체계에서 변화가 필요한 부분을 확인한다.
2. 변화촉진자 역할을 수행하는 동안 위험을 감수한다.
3. 빠르게 변화하는 의료시스템에서 유연한 목적을 설정한다.
4. 변화에 대한 저항을 예측, 인식하고 창의적으로 문제해결을 한다.
5. 변화를 도전과 성장의 기회로 보여 줄 수 있는 역할모델이 된다.
6. 빠르고 어려운 변화에서 지지를 제공하는 대인관계, 의사소통 기술에서의 역할모델이 된다.
7. 문제해결을 위한 대안 개발 시 창의력을 발휘한다.
8. 계획된 변화를 제기하는 시점에서 민감성을 발휘한다.
9. 간호조직의 노후를 방지하고 간호실무에 새로운 현실을 반영한다.

관리 기능

1. 간호조직과 단위의 법적 · 정치적 · 경제적 · 사회적 풍토에 대한 이해를 기초로 단위의 요구를 예측한다.
2. 계획된 변화에 대한 요구를 인식하고 이를 수행하기 위해 필요한 옵션과 자원을 파악한다.
3. 변화를 계획할 때 추진력과 방해력을 정확히 사정하여 이에 대비한다.
4. 변화에 대한 저항을 최소화하거나 극복하기 위해 전략을 마련하고 시행한다.
5. 계획된 변화에 대해 부하직원의 참여를 구하고, 변화과정 동안에는 통제감을 주기 위해 적절한 정보를 제공한다.
6. 변화과정 동안 부하직원의 개별적 노력을 지지하고 강화시킨다.
7. 필요시 부하직원의 행동을 변화시키기 위한 전략을 구상하고 사용한다.
8. 조직의 노후 증상을 주기적으로 사정하여 새롭게 할 수 있는 전략을 계획한다.

전 변화촉진자가 진행해야 할 변화의 단계를 해빙, 이행, 재동결의 세 단계로 제시하였다.

해빙은 변화촉진자가 구성원들에게 변화해야 한다는 점을 납득시키거나, 구성원 내에서 죄의식, 불안 또는 염려가 일어날 때 발생한다. 이때 사람들은 불만을 품게 되고 변화하고자 하는 욕구가 생긴다. 효과적인 변화를 일으키기 위해서 변화촉진자는 변화에 대한 관심과 그 정도, 동기부여의 성격과 깊이, 그리고 변화가 일어날 환경에 대해 포괄적이고 정확한 사정을 해야 한다.

인간은 대부분 인생의 여러 변화에서 통제할 수 없었던 경험이 있기 때문에 변화촉진자는 직장에서도 직원들에게 변화와 안정 사이의 균형이 필요하다는 점을 기억해야 한다. 변화를 위한 변화는 직원에게 불필요한 스트레스를 유발시킬 뿐이다.

변화는 좋은 목적을 추구하기 위해 실행되어야 한다.

학습과제 8-1

불필요한 변화

자신의 인생에서 불필요한 변화를 맞이했던 상황을 떠올려 본다. 당신은 그 변화가 왜 불필요한 것이라고 생각하는가? 그것은 어떤 종류의 혼란을 일으켰는가? 이 상황에서 해빙을 촉진하기 위해 변화촉진자가 해야 했던 행동에는 어떤 것이 있는가?

계획된 변화의 두 번째 단계는 이행이다. 이 단계에서 변화촉진자는 추진력이 저항력을 능가하도록 할 수 있는 전략을 확인·설정·시행해야 한다. 변화는 복잡한 과정이기 때문에 많은 기획과 복잡한 타이밍을 요구한다. 변화 요구에 대한 인식, 설명, 저항의 극복은 시간이 걸리는 과정으로서 변화는 점진적으로 추진되어야 한다. 인간 행동이나 태도, 지각, 가치관의 변화는 시간이 걸린다. 이러한 변화의 특성을, 그것이 심리적인 수준에서 일어난다고 해도, Lewin은 단순한 단계보다는 여행으로 설명하였다. 이 여행은 단순하지 않으며, 목적에 도달할 때까지 여러 번의 오해를 극복해야 할 경우도 있다(Warrilow, 2009).

마지막 단계는 재동결이다. 이 기간 동안 변화촉진자는 체계의 변화를 고정시켜 안정된 상태로 통합시키기 위해 노력한다. 재동결이 불완전하게 이루어질 경우 변화는 비효과적인 것이 되며 이전의 단계부터 다시 시작되어야 한다. 재동결을 위해 변화촉진자는 관련된 직원 개개인의 적응 노력을 지지하고 강화시켜 주어야 한다. 변화에는 받아들여진 후 적어도 3~6개월의 시간이 필요하기 때문에, 변화촉진자는 변화가 완결될 때까지 계속 함께 할 것인가를 명확히 해야 한다.

복잡한 변화는 시간이 걸리고 기대하는 결과를 성취하기 전, 여러 가지 다양한 시도가 필요한 경우가 많기 때문에 변화촉진자는 인내할 줄 알아야 하며, 재동결의 기간 동안 새로운 기회를 받아들일 수 있어야 한다.

관리자는 재동결이 더 개선될 필요성을 배제하는 것을 의미하지 않는다는 점을 기억해야 한다. 재동결 단계에서는 변화의 영향에 대한 측정이 이루어져야 한다. 보기 8-2에서 계획된 변화의 여러 단계에서 필요한 변화촉진자의 책임을 열거하고 있다.

Lewin의 추진력과 저항력

Lewin의 이론에 따르면 인간은 변화의 추진력(촉진 요인)과 저항력(장애 요인)을 동시에 발생시킴으로써 안정한 상태와 평온한 상태를 유지하려 한다. 추진력은 체계를 변화로 진행하도록 하며 저항력은 변화를 방해한다.

체계가 변화하도록 몰고 가는 힘을 추진력이라고 하며, 체계를 변화하지 않도록 잡아당기는 힘을 저항력이라고 한다.

보기 8-2 변화 단계에 따른 변화촉진자의 책임

1단계: 해빙

1. 자료를 수집한다.
2. 문제에 대해 정확한 진단을 내린다.
3. 변화의 필요성을 확인한다.
4. 변화 요구에 대한 인식을 확산한다. 집단 구성원의 불만 수준을 높이기 위해 세심한 기술이 적용된다. 안정상태가 깨지고 변화 욕구가 다른 사람들에 의해 감지되기 전에는 2단계로 진행해서는 안 된다.

2단계: 이행

1. 계획을 세운다.
2. 목적과 목표를 설정한다.
3. 지지와 저항을 확인한다.
4. 기획과정에 변화와 관련된 모든 사람들을 참여시킨다.
5. 달성할 시한을 정한다.
6. 적절한 전략을 개발한다.
7. 변화를 수행한다.
8. 변화의 전 과정에서 지지와 격려를 제공한다.
9. 저항을 극복하기 위한 전략을 사용한다.
10. 변화를 평가한다.
11. 필요하다면 변화를 변경한다.

3단계: 재동결

변화가 유지되도록 관련된 사람들을 지지한다.

Lewin의 이론에 의하면 인간은 안전하고 편안하며 자신의 환경을 통제할 수 있는 것을 좋아하며, 직장을 포함한 환경으로부터 강한 정체감을 이끌어낸다(Worrilow, 2009). Sutton(2009)에 따르면 사람들은 무력감을 느끼는 일에 종사하고 싶어 하지 않으며, 자신의 일을 통해 목적을 성취하고 영향력을 행사하고 싶어 한다. 따라서 변화를 일으키기 위해서는 추진력과 저항력의 균형을 깨뜨려, 추진력이 저항력보다 더 커지도록 해야 한다.

추진력에는 상관을 만족시키려는 욕구, 생산성을 저해하는 문제의 해결, 봉급 인상, 인정 받고자 하는 욕구 등이 포함된다. 저항력에는 규범에의 고착, 위험을 감수하지 않으려는 의도, 모르는 것에 대한 두려움 등이 포함된다. **그림 8-1**에는 공부를 계속하고자 하

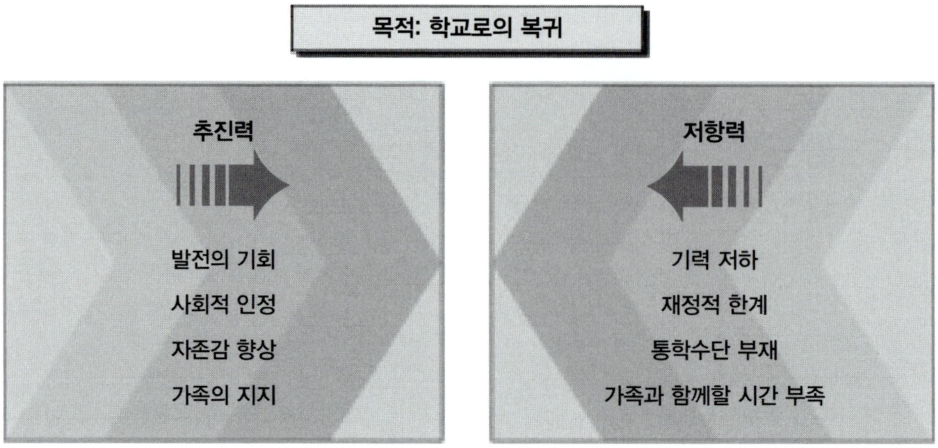

그림 8-1 추진력과 저항력

는 사람에 있어 힘의 균형 상태를 깨기 위해 증진시켜야 할 추진력과 감소시켜야 할 저항력이 제시되어 있다. 힘의 균형이 깨지지 않는 한 변화는 일어나지 않는다. 따라서 조직 내 변화촉진자의 업무 중 하나는 조직 내 추진력을 증가시키고 저항력을 감소시켜 힘의 불균형 상태를 일으키는 것이다.

여러 요인이 계획된 변화의 성공적 수행에 영향을 미친다. 좋은 아이디어들이 부적절한 시점과 변화촉진자의 힘 부족 때문에 실현되지 못하는 경우가 많다. 조직이나 개인은 외부인을 현재의 조직 상황에 대한 지식이 부족하고 그 동기도 믿을 수 없는 것으로 생각해 변화촉진자로 받아들이기를 거부하는 경향이 있다. 변화촉진자는 내부자인 경우 그 저항이 더 광범위하게 나타나기도 한다. 외부 변화촉진자는 상황에 대한 평가가 보다 객관적인 경향이 있는 반면, 내부 변화촉진자는 조직의 기능에 대해 개인적 편견에 영향을 받는 경향이 있다.

변화촉진자가 변화 시기에 대한 민감성이 없는 경우에는 변화 요구가 큰 경우라 해도 변화가 실행되지 않을 수 있다. 조직이나 조직 구성원이 최근 큰 변화나 스트레스를 겪었다면 변화는 이들의 저항이 줄어들 때까지 기다려야 한다.

학습과제 8-2

변화를 가능하게 만들기

당신의 인생에서 변화를 원하는 부분(예를 들어 체중 감소, 운동, 금연 등)을 파악한다. 변화를 방해하는 저항력과 변화를 원하게 만드는 추진력을 열거한다. 현재의 안정 상태를 깨고 변화를 가능하게 할 수 있는 방법을 도출하라.

Lewin 이론의 적용

Burrowes와 Needs(2009)는 Lewin의 변화이론을 그들의 다섯 단계 '변화단계 이론'(stages of change model, SCM)에 적용하였다. 이 모델에 따르면 변화의 첫 단계는 숙고 이전 단계로, 이 시기에 사람은 행동의 변화에 대한 의도를 가지고 있지 않다. 다음은 숙고 단계로, 이 시기는 사람이 변화를 생각하지만 행동으로 옮길 노력은 하지 않는 단계이다. 이 단계에는 Lewin이 말한 해빙이 일어난다. 해빙에서 이행으로의 전환은 세 번째 단계인 준비단계에서 일어난다. 이 단계에 사람은 가까운 장래에 행동을 취하려는 의도를 가진다. 네 번째 활동 단계는 사람이 자신의 행동을 적극적으로 변화시키는 단계이다. 마지막은 유지단계로서 활동 단계에서 이루어진 변화를 유지하고 이전으로 돌아가는 것을 막기 위한 노력이 이루어진다. 이 단계는 재동결과 동일하다. 보기 8-3에서는 SCM의 단계를 설명하였다.

Burrowes와 Needs(2009)는 변화과정을 몇 단계로 분리함으로써 사람의 변화에 대한 준비 정도를 더 쉽게 사정할 수 있다고 하였다. 예를 들어 변화촉진자는 숙고 단계에 있는 사람에 대해서는 동기강화 전략의 적용을 계획하지만, 변화를 시작할 준비가 된 사람에 대해서는 활동 중심의 중재를 계획하게 된다. 활동 단계에서 일어나는 변화촉진자의 활동은 Lewin의 이행 단계에서 일어나는 변화촉진자의 활동과 유사하다.

보기 8-3 변화의 단계 이론(Burrowes & Needs, 2009)

1단계	숙고 이전 단계(Precontemplation)	변화 의지가 없다.
2단계	숙고(Contemplation)	변화를 생각한다.
3단계	준비(Preparation)	가까운 장래에 변화하려는 의도가 있다.
4단계	활동(Action)	행동을 변화시킨다.
5단계	유지(Maintenance)	변화가 유지되고 이전으로 돌아가지 않는다.

고전적 변화 전략

변화촉진자는 변화 단계에 대한 지식과 함께 다른 사람의 변화를 촉진할 수 있는 행동 전략을 능숙하게 사용할 수 있어야 한다. Bennis, Benne 및 Chinn(1969)은 효과적인 변화를 위한 고전적 전략과 함께, 변화촉진자의 힘과 예상되는 부하직원의 저항을 고려할 때 가장 효과적인 전략이 무엇인가를 설명하였다. 이런 전략 중 하나는 최신 연구 결과를 변화를 지지해 줄 수 있는 근거로 제시하는 것이다. 이런 종류의 전략을 합리적-경험적 전략이라고 부른다. 이 형태의 전략을 사용하는 변화촉진자는 인간은 합리적 존재로서 보고 변화의 필요성에 대한 사실적 정보가 주어지면 인간이 변화하게 되며, 변화에 대한 저항은 지식의 부족으로 일어난다는 가정을 가지고 있다. 이 형태의 전략은 변화에 대한 저항이 거의 예상되지 않거나 변화가 합리적이라고 받아들여질 때 사용된다.

효과적인 변화에는 동료의 압력과 같이 규범적-교육적 전략이라고 불리는 집단적 과정의 전략이 사용된다. 이 전략에서는 개인이 변하도록 만드는 집단적 규범과 동료의 압력을 사용한다. 이 경우 변화촉진자는 사람은 사회적 동물로 보고 사실보다는 다른 사람에 의해 영향을 받는다는 가정을 가지고 있다. 이 전략은 변화촉진자에게 합법적 권력 기반을 요구하지 않는다. 대신 변화촉진자는 대인관계 기술을 통해 힘을 얻는다. 변화촉진자는 변화를 더 잘 받아들이도록 하기 위해 역할과 관계, 감각, 태도, 감정과 같은 행동의 비인지적 결정요인에 초점을 맞춘다.

전략의 세 번째 유형은 권력적-강제적 전략으로서 변화촉진자는 합법적 권한, 경제적 제재, 정치적 영향력을 변화에 사용한다. 이 전략에는 새로운 법의 제정, 파업이나 연좌 시위에 대해 집단적 힘을 사용하는 것이 포함된다. 변화를 위해 지위에 부가된 권한을 사용하는 것도 이 형태의 전략에 해당된다. 이러한 전략을 사용하는 변화촉진자는 인간은 일반적으로 변화에 대한 보상이 있거나 권력적-강제적 방법에 의해 강제로 내몰릴 때 변화한다는 가정을 가지고 있다. 이 경우 저항은 권한에 의해 처리되며, 이를 받아들이지 않는 사람은 조직을 떠나야 한다.

변화촉진자들은 상황에 따라 이 세 전략 중 하나를 선택하거나 두 가지 이상을 함께 사용하기도 한다. 예를 들어 변화촉진자가 어떤 사람의 금연을 유도하려 할 때 흡연과 암의 관계에 대한 최근 연구를 제시하는 합리적-경험적 전략과 함께 그 사람의 가족이나 친구로 하여금 설득하고 격려하도록 하는 규범적-교육적 전략을 사용하기도 한다. 변화촉진자는 또한 그 사람이 운전 중 흡연할 때에는 차에 동승하는 것을 거부하는 권력적-강제적 전략을 활용하기도 한다. 이와 같이 각 유형의 전략을 활용함으로써 변화촉진자는 변화의 성공 확률을 높인다.

학습과제 8-3

S의 이행을 증진시키기 위한 변화 전략

당신은 가정 간호사이다. 당신의 환자인 S는 제1형 당뇨병을 가진 38세 남성으로, 질병으로 인해 시력을 상실하고 두 개의 발가락을 절단한 상태이다. S는 하루 네 번의 혈당검사와 인슐린 투여를 잘 이행하지 못해온 데다, 최근에는 더 나빠진 상태이다. S는 인슐린 펌프 사용은 거부하고 있으나 처방된 당뇨식이는 따르고자 하는 의지가 있으며 체중은 바람직한 수준을 유지하고 있다. S의 부인은 당신에게 혈당검사와 인슐린 투여에 대한 S의 이행도를 높이기 위한 계획을 함께 세워 주기를 원하고 있다. S는 간호사를 만나 이 계획에 대해 의논하는 것에는 동의했으나, 자신이 원치 않는 것을 하도록 압력 받고 싶지는 않다고 말했다고 한다.

과제

어떤 변화 전략이 S의 이행도를 높이는 데 가장 효과적이라고 생각하는가? 누가 이 변화 과정에 포함되어야 하는가? S가 이 계획된 변화에 좀 더 적극적으로 참여하도록 하기 위한 '해빙'을 위해 당신은 어떤 전략을 사용하려 하는가?

저항: 변화에 대한 예견된 반응

저항은 집단의 균형을 변화시키기 때문에 변화에 항상 동반되는 것이다. 저항의 수준은 일반적으로 제안된 변화의 유형에 의해 결정된다. 기술적 변화는 사회적 변화나 기존에 형성된 관례나 규범을 바꾸는 것보다 저항이 훨씬 적다. 예를 들어 간호사들은 IV 펌프 기종을 바꾸는 것을 누가 새로운 형태의 IV 치료를 맡을 것인가에 대한 변화보다 더 쉽게 받아들인다. 따라서 간호지도자는 변화에 지대한 영향을 미칠 수 있는 부하직원의 가치관, 교육수준, 사회-문화적 배경, 그리고 변화에 대한 긍정적·부정적 경험을 파악해야 한다. 또한 개인의 행동을 변화시키는 것이 집단의 행동을 변화시키는 것보다 훨씬 쉬우며, 태도보다는 지식 수준을 변화시키는 것이 훨씬 쉽다.

전통적으로 관리자는 직장에서의 변화에 대한 저항을 줄이기 위해 업무에 대한 구체적 지침과 많은 규칙, 그리고 강압적 훈육방법을 적용한 권위적 리더십을 사용해 왔다. 이 경우 저항은 업무의 지연이나 수동적-공격적 행동과 같이 은밀하게, 그리고 직접적인 명령에 대한 이행 거부와 같이 공공연하게 나타나게 되며, 그 결과는 행정적 에너지 및 시간 낭비와 심한 좌절로 연결된다.

변화는 집단의 항상성과 균형을 깨뜨리기 때문에 저항은 항상 예기된다.

오늘날 저항은 변화에 대해 자연스럽고 예상되는 반응으로 인식되고 있기 때문에, 리더-관리자는 변화에 저항하는 사람을 비난함으로써 계획된 변화를 실패로 이끄는 분위기를 차단해야 한다(Ford & Ford, 2009). 대신 관리자는 변화에 대한 저항을 최소화하거나 관리할 수 있는 전략를 파악하고 시행하는 데 힘을 기울여야 한다. 이러한 전략 중 하나는 부하직원들이 자신의 의견을 자유롭게 말할 수 있는 분위기를 만듦으로써 반대를 극복하는 것이다. 따라서 관리자는 직원들에게도 계획된 변화를 주도하는 힘에 대한 자신들의 생각을 자유롭게 말할 수 있도록 함으로써 변화에 대한 지지와 자원을 정확히 사정해야 한다. 변화 노력이 어려움에 처했을 때가 현명한 리더에게는 도약할 수 있는 기회가 될 수 있다. 만일 관리자가 위협이라고 감지한 행위에 대해 주의를 집중하고, 이해하고 학습함으로써 통찰력을 얻게 된다면, 그는 더 좋은 결과를 얻게 될 것이다(Ford & Ford, 2009).

위험 감수와 변화를 받아들이고자 하는 의지에는 개인적 편차가 존재한다. 어떤 사람은 나이가 비교적 어림에도 불구하고 기꺼이 위험을 감수하려고 하는데, 여기에는 기질이나 성격이 부분적으로 영향을 미친다. 그러나 Wang, Kruger, & Wilke(2009)의 연구에 따르면 개인적 특성이나 경험도 집단 간 경쟁이나 집단 내 경쟁, 환경변화, 자원의 재배치, 산출과 재생산 같은 구체적인 위험 상황 영역에서 위험을 감수하고자 하는 경향에 영향을 미친다. 예를 들어 남성은 이 다섯 영역에서 모두 여성보다 더 큰 위험감수 경향을 보인다. 또한 남성은 이 다섯 영역에서 여성보다 위험을 덜 지각한다. 나이가 많은 사람은 집단 간, 집단 내 경쟁에서 낮은 위험감수 경향을 보이고, 자녀가 있는 경우에는 집단 내, 집단 간 경쟁에서 낮은 위험감수 경향을 보인다. 형제가 많은 경우에는 환경변화, 재생산, 집단 간 경쟁에서 낮은 위험감수 경향을 보인다. 출생 순위가 늦은 사람은 환경 위험에서 높은 위험감수 경향을 보인다. 따라서 변화촉진자는 개인이나 집단의 변화에 대한 의지를 사정하려 할 때, 이들의 개인적 경험과 마찬가지로 위험감수 경향을 함께 파악해야 한다.

계획된 변화 초기에 리더-관리자는 언제 직원들이 어떤 구체적인 변화를 촉진하거나 저항하는지를 관찰과 직접적인 의사소통을 통해 사정해야 한다. 이로써 관리자는 변화촉진자와 함께 저항하는 직원들을 변화하는 방향으로 돌려 놓을 수 있는 방법을 적용할 수 있다. 이때, 가장 기본적인 것은 관리자가 위험을 감수하는 것이다. 왜냐하면 관리자는 현재의 상황에 만족하지 않고, 비전을 가지고 행동에 영감을 줄 수 있는 미래와 신세계를 내다 볼 수 있으며, 위험을 가치 있는 것으로 만들 수 있기 때문이다(Ambler, 2009).

학습과제 8-4

변화에 대한 당신의 태도는 어떠한가?

당신이 변화에 반응하는 특징적인 방식은 무엇인가? 당신은 그것을 좋아하는가? 아니면 싫지만 받아들이고 있는가? 이러한 행동 양식은 가족이나 친구에게 동일하게 나타나는가? 당신의 행동은 언제나 이 양식과 일치하는가? 또는 계속적으로 변해 왔는가? 어떤 생활 사건이 변화에 대한 당신의 관점과 반응 방법을 변화시켰는가?

변화에 대한 저항에 가장 큰 영향을 주는 요인은 관리자 또는 조직과 직원 사이의 불신이라고 할 수 있다. 직원은 안정과 예측 가능성을 원하기 때문에 기본적인 규칙이 변화되면, 자신이 조직과 맺었던 계약이 변화되었다는 생각에 조직에 대한 신뢰가 허물어지게 된다. 변화 관리를 위한 변화촉진자의 능력에 대한 부하직원의 신뢰는 변화촉진자가 변화에 대한 충분한 자원을 가지고 있다는 믿음에서 시작된다. 또한 직원들은 일반적으로 변화가 조직에 어떤 영향을 미칠 것인가보다는 변화가 자신들의 삶과 지위에 어떤 영향을 미칠 것인가에 더 관심을 가지고 있다.

협동 과정으로서의 계획된 변화

변화 과정은 현재의 안정 상태에 대해 불만을 이야기하는 소수의 사람들에 의해 시작된다. 그러나 문제를 다른 사람들과 이야기하는 과정에서 잘못된 방향으로 가기 쉽다. 사람들은 정보의 공백을 싫어하기 때문에 변화과정에 관한 의사소통이 지속적으로 이루어지지 않을 경우, 소문이 이를 채우게 된다. 이러한 소문은 일반적으로 어떤 사건이 발생하는 것보다 더 부정적인 영향을 미친다.

변화에 영향을 받게 될 사람은 변화 계획에 포함되어야 한다. 예를 들어 Sutton(2009)은 해고와 같은 충격적인 일이 예상될 경우 관리자는 이에 대한 정보, 예를 들어 직원과 그들의 업무, 그리고 조직에서 발생할 수 있는 일들을 가능한 한 많이 제공해야 한다. 이러한 정보제공은 변화에 영향 받게 될 사람들에게, 할 수 있는 한 많은 준비를 하도록 하여 변화로 인한 괴로움을 덜 느끼도록 해준다.

변화에 영향을 받게 될 사람은 가능한 한 변화 계획과정에 포함되어야 한다.

변화촉진자가 조직 구성원과의 의사소통에 실패할 경우, 구성원은 변화 추진 전에 알아야 할 변화의 원칙을 이해하지 못하게 되기 때문에 효과적인 변화가 일어나기 어렵다. 따라서 변화에 관련된 구성원은 변화와 그것이 미칠 영향에 대해 완전히 이해해야 한다. 변화 과정에서 일어나는 개방적인 의사소통은 저항을 줄일 수 있다. 리더는 구성원들이 변화의 방향, 참여할 사람들과 이들의 역할, 변화가 구성원에 직·간접적으로 미칠 영향 등에 대한 의견을 자유롭게 나눌 수 있는 분위기를 만들어야 한다. 여기에 제시한 Erwin

근거 조사 8-1

출처: Erwin, D. (2009). Changing organizational performance: Examining the change process. Hospital Topics, 87(3), 28–40.

병원은 주기적으로 필요한 변화를 해오고 있다고 일반적으로 알려져 있지만, 성공적인 변화에 대한 보고는 흔치 않다. 이 연구는 일개 병원조직에서 변화를 주도한 과정과 그 결과 나타난 조직 구성원 개개인의 반응을 조사한 것이다. 저자는 action research 접근법을 적용한 사례연구를 통해 조직의 재정적 전환(즉 환자진료의 질은 유지하면서 비용은 절감하는)과 관련된 계획된 변화에 대해 연구하였다. 저자는 상담자 역할을 담당하면서 조직의 변화 주도 과정을 조사하였다. 변화과정은 변화에 대한 요구의 확인, 변화 계획, 변화 수행, 그리고 변화 유지의 네 단계로 이루어졌다.

이 조직의 경영진과 관리자는 변화 계획을 실행한 경험이 없었기 때문에 이번 전환 과정은 이들에게 큰 도전이었다. 사전에 변화를 기획할 경영진과 관리자에게 지지를 보내고 계획 과정에 대해 의사소통하며, 이들 모두를 의사결정에 참여시킴으로써 앞으로 진행될 일들에 대한 동의와 협조를 얻을 수 있었다. 그러나 저자는 변화에 있어 가장 큰 난관은 사람, 특히 변화에 적응하지 못하거나 변화에 동반된 불안과 고통을 감내하려 하지 않는 경영진과 관리자를 다루는 것이었다고 결론을 내리고 있다. 두 번째 난관은 경제적인 성과는 의료인의 책임이 아니며, 환자진료의 질과 함께 추구할 수 없다는 구성원들의 기본적인 생각과 가정이었다.

관리자가 구성원들과 이러한 생각을 나누도록 만드는 가장 쉬운 방법은 이들을 변화 과정에 포함시키는 것이다. 정보교환과 의사결정이 함께 이루어질 때, 구성원은 자신이 변화에 중요한 역할을 담당하고 있다고 느낀다. 따라서 변화촉진자와 조직 구성원은 함께 목적과 전략을 개발해야 한다. 변화에 관련된 모든 사람은 변화에 대한 자신의 관심과 변화 결과에 대한 기대, 그리고 변화 달성 전략에 대한 의견을 정리할 수 있는 기회를 가져야 한다.

변화 계획에서 부하직원들의 참여를 끌어내는 것은 쉽지 않다. 관리자가 변화가 필요하며 구성원의 의견이 필요하다고 이야기해도, 이 메시지가 전달되지 않는 경우가 많다. 어떤 구성원에게는 메시지를 이해시키고 신뢰하도록 하기 위해 여러 번 반복적으로 메시지를 보내야 한다. 만일 메시지가 그들이 듣고자 하는 내용이 아닐 경우, 예상되는 변화에 더 오랜 시간이 걸리기도 한다.

의 연구(2009)는 변화 시행에 필요한 리더십 역량과 위험감수의 사례를 조사한 것으로서 이상과 같은 내용을 실증적으로 지지하고 있다.

리더-관리자: 계획된 변화의 역할모델

리더-관리자는 변화 과정에서 부하직원의 역할모델이 되어야 한다. 리더-관리자는 변화를 긍정적으로 보고 이러한 관점을 부하직원에게 전파해야 한다. 관리자는 변화를 위협으로 보기보다는 새롭고 혁신적인 도전과 기회로 인식해야 한다. 리더는 간호실무에서 변화 촉진을 위해 다음과 같은 두 개의 책임을 가진다. 첫째, 리더-관리자는 자신의 업무와 관련된 변화에 적극적으로 참여하여 직원들의 모범이 되어야 한다. 둘째, 리더는 직원들이 그들의 업무에서 필요한 변화를 만들어가도록 도와줄 수 있어야 한다.

관리자가 변화를 위협으로 보지 않는 것이 중요하다.

관리자는 자신이 변화를 만들어 갈 수 있다고 믿어야 하는데, 이러한 통제감은 급변하는 환경에서 성공하기 위한 가장 중요한 자질이다. 관리자는 변화과정 동안 자신의 스트레스를 인식하여, 스트레스가 너무 심할 경우 이를 관리할 수 있는 방법을 알고 있어야 하며, 이를 위해 친구, 가족, 동료를 지지망으로 사용해야 한다.

조직 변화: 비선형적 역동

21세기의 조직은 대부분, 강력한 변혁 때문에 안정된 상태로 있는 기간이 매우 짧다. 실제로 최근의 조직이론가들은 안정 상태를 이루려는 Lewin의 재동결 단계가 현대의 조직 변화에는 해당되지 않는데, 그 이유는 변화가 지속적으로 일어나고 있고 이를 예측할 수 없기 때문이라고 말한다. 장기적인 결과를 거의, 항상 예측할 수 없는 요즈음의 의료기관을 볼 때 이러한 지적은 타당하다고 할 수 있다.

과거에 조직은 변화와 조직 역동을 연속적인 단계에 따라 일어나는 선형적인 것으로 보았다. 그러나 현대의 이론가들은 세계는 예측할 수 없고, 그 역동성은 비선형적인 것임을 강조하고 있다. 그 결과 최근에는 복잡적응계(complex adaptive systems, CAS)이론과 카오스(chaos)이론과 같은 비선형적 변화이론이 조직 변화에 적용되고 있다.

복잡적응계 변화이론

복잡과학(complex science)은 원자보다 작은 세계에 대한 탐구와 양자물리학으로부터 발생한 것으로 이 세계와 이 안에서 작동하는 인간은 복잡하다고 설명한다. 이에 따르면 통제와 질서는 사전에 정해지기보다는 불시에 나타나며, 기계론적 공식은 어떤 행동이 어떤 결과를 초래할 것인지 예측하는 데 필요한 융통성을 제공하지 못한다.

CAS이론은 복잡이론에서 파생된 것으로서 어떤 시스템 내에서 요소와 촉진자의 관계는 비선형적이며, 이들 요소는 환경이나 결과의 변화에서 중요한 역할을 담당한다고 설명한다. CAS는 조직 요소의 자기조직화(self-organization)에 기초하고 있으며 복잡성과 변화에의 적응을 보여주는 복합적인 요소로 구성되어 있다(Katerndahl, 2009).

CAS이론은 어떤 시스템 내에서 요소와 촉진자의 관계는 비선형적이며, 이들 요소는 환경이나 결과를 변화시키는 데 계속적으로 작용한다.

예를 들어 CAS는 과거에 사용했던 행동 전략이 미래의 행동에 동일하게 적용되지 않으며, 그 결과를 예측할 수도 없다고 말한다. 그 이유는 개인의 과거 경험과 학습이 미래의 선택에 변화를 가져오기 때문이다. 또한 각 상황마다 규칙과 변수들이 다르며, 미세한 차이는 행동 선택에 큰 변화를 가져올 수도 있다. CAS이론에 따르면 시스템 내 한 요소의 활동은 다른 모든 요소에 영향을 주며 이들의 활동과 상황은 서로 연결되어 있다. 이에 따라 시스템 내에는 선형적인 사고로는 예측할 수 없는 숨겨진 요소가 항상 존재하게 된다.

Katerndahl(2009)은 비선형성을 예외가 아닌 법칙이라는 인식을 가지고 환자와 그 가족을 볼 때, CAS는 건강과 질병을 더 잘 이해할 수 있게 한다고 말한다. Olson과 Eoyang(2001)에 따르면 복잡한 조직에서 인간 상호작용의 자기조직화(self-organizing) 성향은 놀라운 결과를 나타낸다. 복잡이론은 조직의 중요한 변화가 조직 전체의 광범위한 수준보다는 미세한 수준의 관계, 상호작용 속에서 패턴을 만들어가면서 발생한다고 설명한다. CAS 변화이론의 주요 특성에 대한 설명은 **보기 8-4**에 제시되어 있다.

CAS이론을 계획된 변화에 적용하면 의료기관과 그 안에서 일하는 사람들의 다차원적 속성을 더 명확히 이해할 수 있다. 따라서 변화촉진자는 조직 내 요소들을 따로 분리하여 살펴보기보다는 그들의 관계를 주의 깊게 조사하여야 한다. 또한 변화촉진자는 해빙을 시작하기 전, 충분한 시간과 관심을 가지고 조직 요소들의 관계와 상호작용을 이해해야 하

보기 8-4 Olson & Eoyang(2001) 복잡적응계 변화이론의 주요 특성

- 변화는 위에서부터 이루어지기보다는 변화촉진자들 간의 연결을 통해 성취된다.
- 발전단계를 예측하기보다는 변화 동안의 불확실성에 대한 적응이 필요하다.
- 목적, 계획, 구조는 명백하고 상세하게 미리 진술되기보다는 자연스럽게 발생하도록 해야 한다.
- 가치의 차이는 합치에 이르려 하기보다는 오히려 증폭시켜 탐구되어야 한다.
- 한 부서의 패턴은 다른 부서에 반복 적용되기 때문에 부서마다 다른 전략을 사용할 필요는 없으며, 오히려 스스로 유사성을 발견하여 적용하도록 하는 것이 효과적이다.
- 성공적인 변화는 바람직한 것이라기보다는 현대적 조직환경에 적합한 것이라 할 수 있다.

며, 변화의 이행 및 재동결 단계에서도 이들을 지속적으로 모니터링하고 적응해 나가야 한다.

카오스이론

카오스이론은 Edward Lorenz가 1960년대에 기상예측 기술을 향상시키기 위해 개발한 이론으로서 일부 학자들은 이 이론을 복잡과학의 하위이론으로 생각하고 있다. Lorenz는 미세한 변화가 종종 결과에 지대한 영향을 미치며, 이러한 혼돈스러운 변화가 무질서하게 일어나는 것 같지만, 그렇지 않음을 발견하였다. 또한 그는 무질서하게 보이는 자연에도 결정적인 연속적 과정과 물리적 법칙이 있음을 발견하였다. 이러한 점 때문에 카오스이론은 무질서한 자료 속에 존재하는 질서를 발견하기 위한 이론이라고 평가된다.

카오스이론은 무질서한 자료 속에 존재하는 질서를 발견하기 위한 이론이다.

그러나 질서를 규명하는 것은 어려운 일이며, 그 질서도 끊임없이 변화한다. 이러한 혼돈이 미래에 대한 예측을 어렵게 만든다. 카오스이론은 상황의 미세한 변화가 시스템의 장기적인 행동에 엄청난 영향을 미친다고 설명한다. 결과에서 나타나는 변화는 초기 상태 변화에 비례적으로 나타나지 않는다. 이러한 현상은 일반적으로 나비효과로 알려져 있다. 따라서 혼돈을 보이는 시스템의 행동은 시스템이 잘 정리되어 있고 무질서한 변수들이 없는 확실성을 가지고 있다고 해도 무질서하게 나타난다.

카오스이론과 복잡성이론은 의료 분야에의 적용 가능성이 높다. 예를 들어 기획단계에 많은 시간과 에너지를 들여 개발한 계획과 전략, 목표가 비효과적일 경우가 많다. 이것은 밝혀 내지 못한 감추어진 변수가 있거나 일반적인 목적과 경계가 정해지지 않았기 때문이다. 예를 들어 개인이나 단위의 변화에 대한 저항 행동이 밖으로 드러나지 않을 경우에는 드러나 있을 때보다 더 많이 계획된 조직변화를 훼손시킬 수 있다. 그러므로 변화촉진자는 파괴적인 행동의 결과에만 초점을 맞추기보다는 그 문제의 근본 원인을 확인해야 할 것이다. 변화촉진자는 21세기 조직의 기능과 변화를 설명하기 위한 비선형적 이론으로 복잡성이론과 카오스이론의 적용이 늘어나고 있으므로, 이에 대해 이해하는 것이 중요하다.

카오스이론은 아직 밝혀져야 할 것들이 많음에도 불구하고 이미 과학 분야에서 지속적인 효과를 보여주고 있다. 많은 이론가들이 앞으로 적용 가능성이 많은 세 가지 이론으로 상대성이론, 양자물리학, 그리고 카오스이론을 들고 있다. 카오스현상은 해수의 흐름에서부터 혈관내 혈액의 흐름까지 세상의 모든 현상에서 감지할 수 있다. 카오스이론은 이미 현대 과학의 핵심적인 부분이 되었으며 광범위한 대중성을 확보하고 있다.

조직 노화: 쇄신 수단으로서의 변화

조직은 사람과 마찬가지로 탄생에서 노화에 이르는 발달단계에 따라 진화한다. 조직은 나이를 먹어감에 따라 더욱 효과적인 통제와 조정을 위해 구조가 확장된다. 젊은 조직은 높은 수준의 에너지와 활동, 그리고 지속적인 변화와 적응을 특징으로 한다. 노화된 조직은 고유의 영역을 확립하여 질서 있고 예측 가능한 방법으로 기능하며, 규칙과 규정에 초점을 맞추는 대신 변화는 제한적이다.

조직은 침체와 카오스, 그리고 생성과 소멸 사이에서 균형점을 찾아야 한다. 조직은 성숙 과정에서 본연의 목적을 잊어버리고 절차의 노예가 되기 쉬우며, 이후에는 소멸되기 쉽다. 변화가 없으면 조직은 침체되어 죽게 된다. 따라서 조직은 앞으로 나아가야 할 바에 있어서는 선도적이어야 할 필요가 있다.

현대의 리더는 사람들이 조직을 새로운 세계로 인도할 수 있는 차세대 실무를 개발하도록 도울 뿐만 아니라 변화에 따른 불안정 상태를 포용할 수 있어야 한다. 이렇게 함으로써 리더는 변화를 이끌어낼 수 있는 불편한 상태를 적정 수준으로 계속 유지할 수 있다. 오늘날 리더십의 예술은 변화의 불가피한 갈등 및 혼돈을 잘 지휘함으로써, 문제를 파괴적인 것이 아닌 생산적인 것으로 만드는 것이라 할 수 있다(Heifetz, Grashow & Linsky, 2009).

학습과제 8-5

젊은 조직? 노쇠한 조직?

자신이 몸담고 있는 조직을 생각해 본다. 이 조직은 젊은 조직 또는 노쇠한 조직 중, 어떤 조직의 특성을 더 많이 가지고 있는가? 생성에서 소멸까지의 연속선 위에 이 조직이 위치하고 있는 위치에 점을 그린다. 이 조직이 역동적이고 혁신적이기 위해서는 어떤 노력이 필요한가? 대부분의 조직이 예측할 수 없게 변화하고 있다고 생각하는가? 이상과 같은 의견을 뒷받침할 수 있는 예를 제시한다.

계획된 변화를 위한 리더십 역할과 관리 기능의 통합

리더십 기술과 관리 기술은 성공적인 계획된 변화에 필수적인 요소이다. 관리자는 기획과정과 표준을 이해함으로써 이들을 해당 상황에 적용하여야 한다. 유능한 관리자는 또한 주어진 특정한 변화 환경에서 구체적인 추진력과 저항력을 인식함으로써 변화 수행에 적합한 도구와 자원을 제공한다. 이와 같이 관리자는 계획된 변화의 기전이 작동하도록 만드는 사람이다.

반면 리더는 창조자이며 발명가여야 한다. 오늘날의 리더는 급변하는 혼돈의 의료시스템 내에서 사업의 기획을 강요받고 있다. 이러한 혼돈 속에서 리더는 조직과 단위에 영향을 주는 경향과 변화를 파악하고 이들에 능동적으로 대처해야 한다. 리더는 시스템의 각 부분을 다루어 나가는 한편, 큰 그림을 그릴 줄 알아야 한다. 발명자 또는 창조자로서의 역할을 수행하기 위해 리더는 융통성, 자신감, 끈기, 그리고 다양한 사고를 통해 비전을 실현시킬 수 있는 능력을 갖추어야 한다. 리더는 복잡과학이론에 의해 밝혀진 요소들과 환경적 요인들 간의 예측할 수 없는 상호작용을 인식하면서 변화에 적응하기 위한 방법을 끊임없이 모색하고 시도하여야 한다.

변화촉진자는 관리 기술을 사용하여 언제, 어느 부분에 변화가 필요한지, 변화에 영향을 주는 추진력과 저항력은 무엇인지 확인하여야 한다. 리더는 계획된 변화에 있어 역할모델로 기능한다. 리더는 변화를 성장을 위한 도전과 기회로 인식하고 잘 받아들여야 한다. 계획된 변화에 필요한 리더십 기술에는 대인관계 및 의사소통 기술, 집단 관리, 문제해결 기술 등이 포함된다.

리더는 조직변화에서뿐만 아니라 전문직 변화에서도 촉매 역할을 감당해야 한다. 예를 들어 간호분야에 지원하는 사람들의 관점과 가치관이 간호전문직의 현실과 많이 다를 경우, 리더는 이들이 간호실무의 현실적인 기회와 도전을 잘 이해하고 효과적으로 대처할 수 있도록 도와주어야 한다. 뿐만 아니라 리더는 간호전문직을 혁신할 수 있는 열정을 창조하고, 의료시스템 변화의 주체로 참여하고 있는 의료소비자를 포용하며 간호실무를 위한 새로운 사회적 환경 마련에 능동적으로 참여하여야 한다.

핵심 개념

- 변화는 위협이 아닌 도전으로서 새롭고 혁신적인 것을 추진할 수 있는 기회이다.
- 변화는 좋은 이유를 위해서만 시행되어야 한다.
- 변화는 안정과 균형을 깨기 때문에 저항은 변화의 자연스러운 부분이다.
- 변화에 대한 저항의 수준은 일반적으로 변화의 형태에 달려 있다. 기술적 변화에 대한 저항은 사회적 변화나 관습 및 규범의 변화에 대한 저항보다 더 작다.
- 변화에 대한 저항의 가장 큰 요인은 직원과 관리자 또는 조직간에 신뢰가 없는 것이다.
- 개인행동의 변화가 전체 조직행동의 변화보다 더 쉬우며, 지식 변화가 태도 변화보다 더 쉽다.
- 변화는 갑자기 산발적으로 이루어지기보다는 계획을 통해 점진적으로 이루어져야 한다.
- 변화에 영향을 받을 수 있는 사람은 변화 계획에 참여하여야 하며, 변화의 과정과 영향에 대해 잘 이해하여야 한다.

- 변화 환경의 조성을 위해서는 통제감이 중요하다.
- 친구, 가족 및 동료는 변화 동안의 지지망으로서 사용되어야 한다.
- 변화촉진자는 문제해결 및 의사결정, 대인관계를 위한 리더십 기술을 가지고 있어야 한다.
- 계획된 변화와 달리 시대의 흐름에 따른 변화는 우연적인 것이다.
- 이제까지 간호분야에 있었던 대부분의 변화는 시대의 흐름에 따른 변화의 결과이다.
- 추진력과 저항력이 동일한 정도로 작용할 때에는 안정 또는 균형 상태를 유지한다. 따라서 변화를 일으키기 위해서는 이들 힘의 균형을 변화시켜야 한다.
- 조직은 계속적인 쇄신을 통해 유지되며, 그렇지 않을 경우 침체되고 소멸한다.
- 복합과학과 같은 최신 이론은 변화가 예측 불가능하며 무작위적인 것으로, 시스템 내의 여러 요소와 요인간의 빠르게 변화하는 관계에 기인한다고 설명한다. 작은 변화는 전체 조직에 영향을 미칠 수 있다.

부가적인 학습활동과 적용

학습과제 8-6

가족계획 클리닉에서의 계획된 변화

당신은 최근 대도시 빈민가에서 가족계획 클리닉 개설을 위해 2년짜리 후원금을 받았다. 이 프로젝트는 후원금의 계속적인 지원을 위해 프로젝트 종료 시 평가를 받는다. 프로젝트 책임자로서 당신은 세 명의 의료종사자를 고용할 수 있으며, 당신이 원하는 대로 클리닉을 관리할 수 있다.

클리닉 환자의 평균 연령은 14세로 예상되며 이들 대부분이 편부모 가정을 가지고 있다. 당신이 다루게 될 사람들은 대부분 직업이 없거나 높은 범죄율을 보이며, 권위적 존재에 대한 의심과 불신을 가지고 있다. 당신은 변화에 대해 많은 저항력이 존재하고 있음을 알고 있으나 당신은 이 변화에 전력을 다하고자 하는 의지가 강하다. 당신은 높은 십대 임신율과 신생아 사망률이 감소될 수 있을 것이라고 확신한다.

과제

1. 이 상황에서의 추진력과 저항력을 확인한다.
2. 변화를 실행하기 위한 현실적인 장·단기 목적을 설정한다. 2년 안에 달성할 수 있는 목적은 무엇인가?
3. 프로젝트 관리자는 이 상황에서 권한을 사용하여 어떻게 추진력을 증가시킬 수 있는가?
4. 2년 후 후원금이 다시 들어오지 않을 경우, 변화가 계속될 수 있는 계획된 변화의 재동결은 가능한가?

학습과제 8-7

안정 상태를 유지할 것인가? 또 변화를 시행할 것인가?

당신이 새로운 관리자로 부임한 단위의 사기와 생산성이 낮다고 가정한다. 당신은 직원을 비공식적으로 만나 단위의 기능에 대한 이들의 생각과 불안의 원인을 확인하였다. 당신은 이 불안의 가장 큰 원인 중 하나가 간호사의 발전 기회가 제한되어 있는 점이라고 생각한다. 각 단위에는 고정된 책임 간호사가 있다. 당신은 책임 간호사의 위치를 순환시키고 싶지만 간호사들이 이를 어떻게 생각할지에 대해서는 알 수 없다.

과제

Lewin(1951)의 변화 단계를 적용하여 해빙, 이동, 재동결 단계에서 필요한 활동을 확인한다. 이 변화에서 가장 큰 장애요인은 무엇인가? 가장 강력한 추진력은 무엇인가?

학습과제 8-8

변화에 대한 반응을 어떻게 다룰 것인가?

당신은 심혈관수술 간호단위의 관리자이다. 단위의 간호사실은 작고 구식이며, 정리되어 있지 않다. 책상 너머에 위치한 환자기록 보관함은 사용하기 불편하게 배치되어 있으며, 간호사 호출장비도 오래된 것이다. 당신은 단위 간호사들에게 효율적이고 효과적인 업무수행을 위해 가장 필요한 것이 무엇이고, 간호사실은 어떻게 재배치되어야 하는지에 대한 의견 목록을 받았다.

간호사실 재건축이 몇 달에 걸쳐 이루어졌다. 새 간호사실은 간호사들의 의견 중 가장 많았던 세 가지를 반영하여 이루어졌다. 기록 보관함은 여러 직원들의 접근성을 고려하여 간호사실 중앙에 새로 배치되었고 새로운 간호사 호출장비도 설치되었다. 간호사들의 회의나 집담회를 위한 방도 마련되었다.

그러나 당신은 이러한 변화에 대해 많은 불평을 듣게 되었다. 불평 중에는 새로운 간호사 호출장비의 컴퓨터 시스템이 과부하될 경우 작동을 하지 않는 점, 기록 보관함의 위치가 실제 업무 장소에서 멀리 떨어져 있어 관리하기 어려운 점 등이 있다. 어떤 간호사들은 당신이 일부 간호사의 의견을 다른 사람들의 의견보다 더 반영했다고 불평하였다. 계획된 변화에 부하직원들의 의견을 반영하려 했던 당신의 의도에도 불구하고 저항은 높고 사기는 떨어지고 있다.

과제

저항의 수준은 정상적이고 예상되었던 것인가? 당신은 이러한 저항에 개입할 것인가? 만일 그렇다면 어떻게 개입할 것인가? 저항의 수준을 사전에 감소시킬 수 있었는가?

학습과제 8-9

간호전문직과 변화

과제

간호전문직을 조직이라고 할 때, 당신은 간호전문직이 (a) 노쇠한 조직, (b) 지속적으로 새로워지는 조직, (c) 변화에 적절히 반응하지 못하는 폐쇄적 조직 중 어디에 해당된다고 생각하는가?

학습과제 8-10

변화에 대한 저항의 극복

당신은 내 · 외과 간호단위의 책임 간호사이다. 최근에 병원은 투약사고를 줄이고 환자안전 문화를 촉진하기 위해 바코드 시스템 구축에 많은 비용을 지불하였다. 이 시스템에서 간호사는 환자의 투약이 처방대로 정확히 수행되었는지를 확인하기 위해 간호사는 휴대용 기구를 사용하여 약의 바코드를 스캔하여야 한다. 간호사는 환자가 착용하고 있는 인식표를 스캔하여 환자의 기록 시스템에 입력하고, 자신의 이름표를 스캔하여 투여자를 입력해야 하며, 만일 일치하지 않을 경우 경고음이 나도록 되어 있다.

그러나 당신은 일부 간호사들이 이 시스템의 안전장치를 무시하고 있는 것을 발견하였다. 예를 들어 어떤 간호사는 환자가 자고 있는 중에 정맥으로 투약할 경우 바코드 시스템에서 나는 소리 때문에 이를 끄고 있었으며, 어떤 간호사는 환자의 손목에 있는 인식표 대신에 기록에 있는 인식표를 스캔하고 있었다. 또한 투약할 약을 사전에 미리 스캔해 놓아 투약을 하지 않았는데도 투약한 것으로 기록하는 경우도 있었다.

과제

새로운 바코드 시스템에 대한 완벽한 오리엔테이션과 훈련이 있었는데도 일부 간호사들이 이를 무시함으로써 투약사고의 위험성이 증가되고 있다. 간호사들은 이 시스템이 투약사고의 위험성을 감소시킬 수 있음을 알고 있지만 부가적인 업무로 인해 투약시간이 길어짐으로써, 투약이 지연될 수 있다고 말한다. 간호사들은 앞으로 새로운 바코드 시스템을 더 잘 사용하겠다고 이야기하지만 당신은 이에 대한 저항을 계속적으로 조사해야 한다.

새로운 바코드 시스템 사용의 재동결을 촉진하기 위해 사용할 수 있는 전략은 무엇인가? 합리적-경험적, 권력적-강제적, 규범적-교육적 전략 중 어떤 것이 더 효과적인가? 선택에 대한 근거를 제시한다.

REFERENCES

Ambler, G. (2009, November 1). Leaders take risks! *The Practice of Leadership*. Retrieved November 12, 2009, from *http://www.thepracticeofleadership.net/2009/11/01/leaders-take-risks/*.

Bennis, W., Benne, K., & Chinn, R. (1969). *The planning of change*. 2nd Edition. New York, NY: Holt, Rinehart, & Winston.

Burrowes, N., & Needs, A. (2009, January/February). Time to contemplate change? A framework for assessing readiness to change with offenders. *Aggression & Violent Behavior, 14*(1), 39-49.

Erwin, D. (2009). Changing organizational performance: Examining the change process. *Hospital Topics, 87*(3), 28-40.

Ford, J. D. & Ford, L. W. (2009). Decoding resistance to change. *Harvard Business Review*, Retrieved November 12, 2009, from *http://hbr.harvardbusiness.org/2009/04/decoding-resistance-to-change/ar/1*.

Heifetz, R., Grashow, A., & Linsky, M. (2009). Leadership in a (permanent) crisis. *Harvard Business Review*, 62-69.

Katerndahl, D. (2009). Lessons from Jurassic Park: Patients as complex adaptive systems. *Journal of Evaluation in Clinical Practice, 15*(4), 755-760.

Lewin, K. (1951). *Field theory in social sciences*. New York, NY: Harper & Row.

Massachusetts Institute of Technology (MIT) News. (2008, April 30). *Edward Lorenz, father of chaos theory and butterfly effect, dies at 90*. Retrieved November 12, 2009, from *http://web.mit.edu/newsoffice/2008/obit-lorenz-0416.html*.

Olson, E. E., & Eoyang, G. H. (2001). *Facilitating organization change: Lessons from complexity science*. San Francisco, CA: Jossey-Boss/Pfeiffer.

Rae, G. (n.d.). *Chaos theory: A brief introduction*. Retrieved September 13, 2006, from *http://www.imho.com/grae/chaos/chaos.html*.

Sutton, R. I. (2009). How to be a good boss in a bad economy. *Harvard Business Review*, 42-50.

Wang, XT, Kruger, D. J., & Wilke, A. (2009). Life history variables and risk-taking propensity. *Evolution and Human Behavior, 30*, 77-84. Retrieved October 8, 2010 from http://www-personal.umich.edu/~kruger/Wang_Kruger_Wilke_LHT_and_Risk_Taking.pdf

Warrilow, K. (2009). Kurt Lewin—The iceman cometh! How to manage change - Freeze-unfreeze-freeze. Ezine Articles. Retrieved November 12, 2009, from http://ezinearticles.com/?Kurt-Lewin—The-Iceman-Cometh!-How-to-Manage-Change—Freeze-Unfreeze-Freeze&id= 2761353.

BIBLIOGRAPHY

Bouchard, C. (2009). Bound by fear: Health care reform means letting go: The public's resistance to change clashes with responsibilities to justice and the common good. *Health Progress, 90*(1), 24–28.

Caldwell, D., Chatman, J., O'Reilly, C., Ormiston, M., & Lapiz, M. (2008). Implementing strategic change in a health care system: The importance of leadership and change readiness. *Health Care Management* Review, 33(2), 124–133

Campbell, D., & Campbell, K. (2009). Embracing change: Further examination of a "capabilities and benevolence" beliefs model in a military sample. *Military Psychology, 21*(3), 351–364.

Lehman, K. (2008). Change management: Magic or mayhem? *Journal for Nurses in Staff Development, 24*(4), 176–184.

Gao, N., Waynor, W., & O'Donnell, S. (2009). Creating organizational commitment to change: Key to consumer employment success in a supportive housing agency. *Journal of Vocational Rehabilitation, 31*(1), 45–50.

Haigh, C. (2008). Using simplified chaos theory to manage nursing services. *Journal of Nursing Management, 16*(3), 298–304.

MacKenzie, R., Capuano, T., Durishin, L., Stern, G., & Burke, J. (2008). Organizational change and learning. Growing organizational capacity through a systems approach: One health network's experience. *Joint Commission Journal on Quality & Patient Safety, 34*(2), 63–73.

Mannel, R. (2008). Guest editorial. Essential leadership skills, part III: Fostering change through collaboration. *Journal of Human Lactation, 24*(3), 244–245.

McDaniel, R., Lanham, H., & Anderson, R. (2009). Implications of complex adaptive systems theory for the design of research on health care organizations. *Health Care Management Review, 34*(2), 191–199.

O'Donnell, M. (2008). The face of wellness: Aspirational vision of health, renewing health behavior change process and balanced portfolio approach to planning change strategies. *American Journal of Health Promotion, 23*(2), 1–12.

Resnicow, K., & Page, S. (2008). Embracing chaos and complexity: A quantum change for public health. *American Journal of Public Health, 98*(8), 1382–1389.

Schifalacqua, M., Costello, C., & Denman, W. (2009). Roadmap for planned change, part 1: Change leadership and project management. *Nurse Leader, 7*(2), 26.

Schifalacqua, M., Costello, C., & Denman, W. (2009). Roadmap for planned change, part 2: Bar-coded medication administration. *Nurse Leader, 7*(2), 32–35.

Tvedt, S., Saksvik, P., & Nytrø, K. (2009). Does change process healthiness reduce the negative effects of organizational change on the psychosocial work environment? *Work & Stress, 23*(1), 80–98.

Chapter 9

시간관리

Time Management

업무를 작은 단위로 나눈다면 어려운 일은 없다.

- Henry Ford

중요한 일이 사소한 일에 휘둘리게 해서는 안 된다.

- Johann Wolfgang von Goethe

학습목표

- 시간관리 방법을 개인적 차원과 조직의 병동수준에서 분석한다.
- 일상적인 계획과 우선순위 선정을 위하여 적절한 시간 배분의 중요성을 기술한다.
- 시간 내에 정해진 우선순위에 따라 과제를 수행한다.
- 우선순위를 재설정하기 위하여 계획에서부터 평가 단계를 설정한다.
- 내적 · 외적 시간 낭비 요소를 찾아내고 그 영향을 감소시킬 수 있는 중재 방법을 알아낸다.
- 우선순위 설정과 시간관리에 대한 인식을 높이기 위하여 시간목록을 작성한다.
- 이메일, 인터넷, 소셜네트워크 서비스와 같은 기술이 시간관리를 어떻게 촉진하고 방해하는지 확인한다.
- 시간 이용을 극대화하고 성공적인 실행을 위하여 부하직원과 팔로워들을 참여시킨다.

계획 과정의 다른 부분은 단기 계획(short-term planning)이다. 이러한 운영 계획은 구체적인 과제를 성취하는 데 초점을 둔다. 단기 계획은 1시간에서 3년까지의 기간을 포함하며, 전략적 또는 장기계획보다는 덜 복잡하다. 단기 계획은 매년, 분기별, 매월, 매주, 매일, 심지어 시간별로 이루어질 수 있다.

이전의 장에서 비용, 장비, 사무용품, 노동력 등과 같은 자원을 신중하게 계획하는 것이 필요하다는 것을 살펴보았다. 시간은 중요한 자원이다. 업무과중과 시간 제약은 실수, 중요한 업무의 생략, 스트레스와 비효율 등을 일으킨다. 만일 관리자가 효과적으로 직원들을 관리하고 다른 자원을 극대화하려면, 우선적으로 이를 할 수 있는 시간을 찾아내야만 한다. 즉, 관리자들은 시간관리에 전문가가 되어야 한다.

시간관리는 가능한 시간을 최상으로 이용할 수 있도록 만드는 것이라고 정의할 수 있다. 생산성 전문가인 Barry Izsak은 시간관리에서 관리해야 하는 것은 시간이 아니라 자기자신이라고 하였다. 그는 만일 우선적으로 해야 하는 일들을 확인하고 해야 하는 일을 한다면 성취할 수 있는 시간은 언제나 충분하다고 하였다. 일부 사람들이 시간관리를 '자연스러운' 것으로 여기지만, 이것은 배워야 하는 기술이고 연습을 통해 향상시켜야 하는 것이다.

좋은 시간관리 기술은 중요한 일에 시간을 쓰도록 만들어준다.

시간은 한정적이고 매우 가치가 있는 자원이기 때문에, 시간을 이용하는 것을 배우는 것이 리더십 기술과 관리 기능에 요구된다. 효과적인 시간관리를 위한 리더십 역할과 관리 기능이 **보기 9-1**에 제시되어 있다.

시간관리의 3가지 기본 단계

시간관리의 3가지 기본 단계가 있다(**그림 9-1**). 첫 번째 단계는 계획과 우선순위를 설정하기 위해 시간을 확보해야 한다. 두 번째 단계는 가장 높은 우선순위의 작업을 먼저 하고, 가능하면 다른 것을 시작하기 전에 그 작업을 끝마쳐야 한다. 마지막 단계는 새로운 정보를 기초로 해서 성취해야 할 우선순위를 다시 정해야 한다. 왜냐하면 이것은 모든 3단계가 연속적으로 달성되어야 하는 순환 과정이기 때문이다.

시간관리 계획

시간관리에 미숙한 관리자는 정기적인 계획의 중요성을 과소평가하고 충분한 시간

보기 9-1 시간관리에서 리더십 역할 및 관리 기능

리더십 역할

1. 효과적인 시간관리를 위하여 개인적인 장벽과 장애와 관련하여 자기인식을 한다.
2. 자신의 신념체계가 시간이용과 팔로워들의 기대에 어떠한 영향을 주는지 인지한다.
3. 다른 사람들이 우선순위를 정할 때, 역할모델, 지지자, 인적 자원으로서 역할을 수행한다.
4. 팔로워들이 시간이용을 극대화하여 협력적으로 일할 수 있도록 도와준다.
5. 효과적인 시간관리를 막는 방해요소들을 걸러준다.
6. 주된 시간관리 방식이 다른 사람들 사이에 협력적으로 일할 수 있도록 융통성 있는 역할모델이 된다.
7. 높은 단위 활동 기간 동안 침착하고 안정적인 태도를 보여준다.
8. 시간에 대하여 갈등하고 중복되는 요청이 있는 경우 우선순위를 정한다.
9. 완성해야 하는 과제에 필요한 업무의 질을 적절하게 결정한다.

관리 기능

1. 장·단기 단위 목표를 달성할 수 있도록 매일의 계획에 우선순위를 정한다.
2. 계획이 업무 스케줄에 들어가도록 시간을 정한다.
3. 직무분석과 시간–활동 연구를 이용하여 병동수준에서 시간관리방법을 분석한다.
4. 효과적인 시간관리를 위하여 환경적 장애물을 제거한다.
5. 서류작업을 즉시, 효율적으로 처리하고 정돈된 작업 영역을 유지한다.
6. 대형 업무는 일을 작게 나누어서 쉽게 완성할 수 있도록 한다.
7. 의사소통과 서류작업을 시기적절하게 촉진할 수 있는 적절한 기술을 활용한다.
8. 주어진 업무를 완성하기에 시간자원이 부족할 때, 부적절한 인력과 비효율적인 시간사용을 구분한다.

을 충당하지 못할 수 있다. 불행하게도, 초보 관리자에게 흔한 2가지 실수는 하루 계획의 중요성을 과소평가하고, 계획하는 데 충분한 시간을 할애하지 않는 것이다.

관리자들은 즉시 일을 시작하는 것보다 행동할 계획을 설계하는 데 매일 시간을 소비하는 것이 비생산적이라고 믿는다. 그래서 적절한 계획 없이 시작하기는 것이 어렵다는 것을 발견하고 관리자는 위기를 관리하기 시작한다. 게다가, 하루의 목표가 명확하게 기술되어 있지 않은 경우 하루의 끝에서 성취의 의미가 없을 수 있다.

Pugsley(2009)는 많은 학생들이 자신의 학습활동을 완성하기 위한 계획을 설정하는 데 실패한다고 말하였다. 그 이유는 일반적으로 이들이 완성된 결과의 모습에 대해 확신하지 못하기 때문이다. 또한 이들은 과제를 할 예정이거나 큰 과제를 하위 구성 요소로 어떻게 나눌지 확신하지 못한다. 이 모든 경우, 최종 결과는 필요한 시간표 내에서 원하는 결과를 달성하기 위한 학생의 능력을 위협한다. 이에 대응하

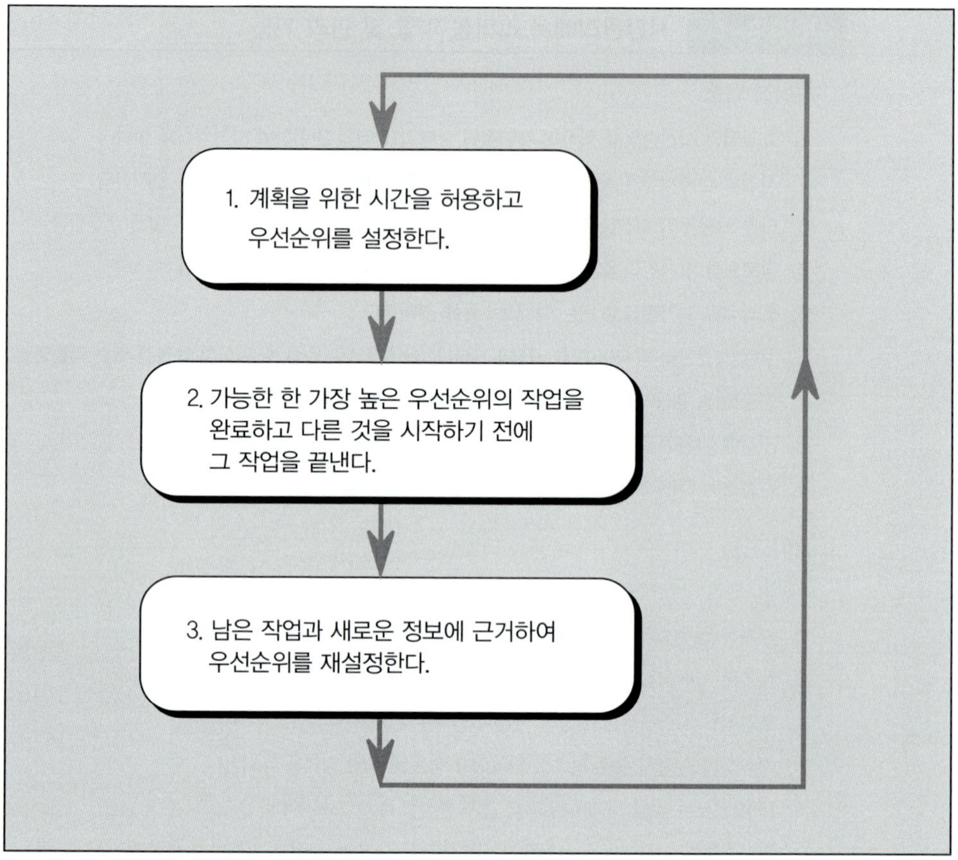

그림 9-1 시간관리의 3단계

기 위해, Pugsley는 학생들이 학습자마다 연구 기간 학습활동이 공식 또는 비공식인지 효과적으로 활용할 수 있는 계획에 'SMART'한 접근 방식을 채택하는 것을 제안한다(**보기 9-2**).

당신이 학생이든, 관리자이든, 간호사이든, 계획은 시간이 걸린다. 그것은 생각하고, 데이터를 분석하고, 대안을 구상하고, 결정을 하는 능력을 요구한다. 계획들의 예로 수간호사는 직원일정, 환자 치료 과제, 점심 식사의 조정과 휴식시간 일정 그리고 환자 치료의 다학제 간 조정을 포함하는 매일매일의 계획을 만들어야 한다. 급성기 병원 간호사의 일상 계획의 예는 인계 보고서를 어떻게 주고받을지 방법을 결정하는 것, 환자의 초기 사정에 사용할 방법과 시기, 약물 관리, 치료 그리고 절차의 조정과 하루 활동의 기록을 정리하는 것이 포함된다.

몇몇 간호사들은 환자를 돌보는 노력이 비조직적으로 보인다. 보통, 이것은 형편없는 계획의 결과이다. 조직할 수 있는 능력은 좋은 계획으로부터 발전하기 때문

보기 9-2 공부하기 'SMART'한 접근 방식

1. 성취해야 할 특정하고 명확한 목표를 정한다(Specific).
2. 자신의 흥미를 유지하고 측정 가능한 진행 상황을 기록한다(Measurable).
3. 자신의 목표를 달성하기 위해 필요한 단계를 확인한다(Accomplish).
4. 시간 제한에 대한 현실을 직시하고 이러한 제한 내에서 달성할 수 있는 목표를 설정한다(Time constraint).
5. 시간 틀을 정하고 이것을 위한 계획을 세운다(Time frame).

학습과제 9-1

큰 프로젝트를 관리하기 쉽게 만들어라

근래에 당신이 수업을 위해 작성해야 하는 가장 중요한 과제를 생각해 본다. 단기와 중간 마감기한을 정했는가? 마지막 순간의 위기를 제거하기 위해 작업을 작은 작업들로 나누었는가? 이번 분기나 학기에 당신에게 할당된 주요 프로젝트를 완료하기 위해 설정한 단기와 중간 마감기한은 언제인가?

에 계획은 첫 번째 관리 과정에서 일어난다. 계획 중에는, 계획을 행동으로 옮기는 방법에 대해 생각하는 시간이 있어야 한다. 설계자는 잠시 멈추고 사람들, 활동들 그리고 자료들을 목표를 수행하기 위해 어떻게 합칠 것인지 결정해야 한다. 산업공학의 원리를 사용한 다음과 같은 제안이 작업 활동을 계획하는 간호사에게 도움을 줄 것이다.

- 활동을 시작하기 전에 필요한 모든 용품과 장비를 모아둔다. 〈Nursing Times〉의 최근 조사에서 간호사의 3분의 1 이상이 장비의 항목을 찾는 데 병원 근무당 최소한 시간을 보내고 있다고 보고하였다. 사례의 16%에서 응답자들은 장비의 조각을 찾는 것을 실패한 후 지난 6개월 동안 그러한 검색을 포기했다고 말했다. 활동을 시작하기 전에 머릿속으로 일을 분해하는 것은 간호사가 어떤 용품과 장비가 업무를 수행하는 데 필요한지 확인하는 것을 도와준다.
- 같은 장소에서 집단활동: 만약 당신이 복도를 따라 긴 거리를 걸어야 한다면, 간호사 스테이션에 돌아가기 전에 여러 가지 일을 시도해라. 만약 당신이 가정간호사라면, 환자들의 시간이 최대한 가능할 때 이동 시간을 최소화하기 위해 지리를 고려하며 방문 계획을 세운다.
- 시간의 추정을 사용한다. 예를 들어, 만약 당신이 간헐적 정맥주사 약물치료를 완료하는 데 30분이 소요되는 것을 알고 있다면, 30분이라는 시간 구간에 완성할 수 있는 다른 활동을 계획하는 시간 추정치를 사용한다.

- 활동이 완료된 후 되도록 빨리 간호중재를 문서화한다. 필요한 서류를 완성하기 위해 근무 시간이 끝날 때까지 대기하는 것은 부정확하고 불완전한 문서의 위험을 증가시킨다.
- 항상 제 시간에 근무를 종료하기 위해 노력한다. 이것이 항상 가능한 것은 아니지만, 다른 사람에게 적절하게 위임하고 특정일에 대한 업무량의 목표가 합리적인지 확인하는 전략이 목표를 달성하게 할 것이다.

간호사처럼 병동 관리자도 자신의 업무를 수행할 방법을 조정하고 작업을 간단하고 효율적으로 할 수 있는 방법을 고안할 필요가 있다. 여기에는 물품을 저장하는 방법을 조직하거나 직원을 위한 가장 효율적인 점심 식사나 휴식 일정을 결정하는 간단한 작업을 포함한다. 간호사가 일을 할 때 필요한 장비가 적절하게 병동에 비치되어 있는지 보는 것이 관리자의 책임이다. 궁극적으로 작업 계획과 활동의 목표는 생산성과 만족을 촉진하는 것임을 명심한다.

일일 계획 활동은 병동 관리자가 시간을 자원으로서 가장 효율적으로 인식하고 활용할 수 있도록 도와주는 것으로, 다음과 같은 내용을 포함한다.

- 근무를 시작할 때, 그 날 완수해야 할 핵심적인 우선순위를 확인한다. 그 우선순위를 달성하기 위해 필요한 특정 활동이 무엇인지, 어떤 순서로 그것이 수행되어야 하는지 확인한다. 또한 진행 중인 장기 목표와 부합하도록 수행해야 하는 특정 활동을 확인한다.
- 우선적으로 해야 할 각각의 과제에 대해 기대하는 성취의 수준을 결정한다. 당신이 확인한 각각의 목표를 위한 최고의 방식인가? 또는 만족할 만한가? 또는 적절한가? 합리적인가?
- 당신과 함께 작업에 배정된 직원을 평가한다. 당신이 확인한 우선순위의 작업을 성취할 능력과 의지가 둘 다 있는 직원에게 위임받은 일을 배정한다. 당신이 위임한 작업을 완료해야 하는 방법과 시기에 대해 정확하게 어떤 기대를 표현했는지 확인해라(위임은 20장에 자세히 설명되어 있다).
- 정기적으로 병동의 단기 및 장기 계획을 검토한다. 병동 문제를 확인하는 데 동료와 부하직원을 포함하거나 이들이 필요한 변화를 위한 계획에 완전히 참여할 수 있도록 한다.
  - 모임을 위해 미리 계획한다. 준비하고 사전에 안건을 배포한다.
  - 하루 동안 여러 시점과 하루를 마감하는 시점에서 시간을 내어, 당일의 목표 달성의 진행 상황을 평가하고 예상치 못한 이벤트가 발생했을 경우나 원래의 계획을 변경할 수 있는 새로운 정보가 수신되었는지 확인한다. 병동 관리자는 현실이

끊임없이 변화하기 때문에 새로운 우선순위를 설정하고 오래된 것을 조정해야 하는 작업을 지속적으로 수행해야 한다.

새로운 우선순위를 설정하거나 끊임없이 변화하는 작업 환경을 반영하기 위해 우선순위를 조정하는 것은 병동 관리자에게 있어 변치 않는 현실이다.

- 정기적인 휴식을 가진다. 근무일 동안 일에서 벗어난 주기적인 휴식에 대한 계획은 개인의 시간과 작업 관리의 중요한 부분이다. 이러한 휴식은 관리자와 직원 둘 다에게 육체적으로나 정신적으로 생기를 되찾게 한다.
- 하루를 준비하기 위한 메모지나 계획지를 사용하는 것은 하루를 덜 혼란스럽게 느끼도록 만든다. 이것은 또한 당신이 휴식을 위해 사용할 수 있는 여가 시간을 확인하는 데 도움을 준다. 컴퓨터를 잘 이용하는 사람은 하루를 구성하는 데 도움이 되는 전자 달력 같은 새로운 개인 디지털 보조도구를 선택하여 사용한다.

우선순위 설정과 지연

우선순위를 설정하는 것은 좋은 시간관리의 열쇠가 될 수 있다. 그러나 어떤 사람들은 무엇이 중요하고 어떻게 시간을 보내는지에 대한 자기 인식이 부족하다.

학습과제 9-2

매일 업무의 우선순위 정하기

당신이 간호사 한 명, 간호조무사 한 명과 함께 오전 7시부터 3시까지 급성 치료 병원에서 근무하는 팀의 리더라고 생각해 보자. 세 사람이 열 명의 환자에게 전인적 간호를 할 책임이 있다. 오전에 끝내야 할 필요가 있는 10가지 목록에 따라 우선순위를 정해 보자. 제일 처음 해야 할 일에 1을 적고 제일 마지막으로 해야 할 일에 10을 적는다. 우선순위에 대한 합당한 이유를 설명한다.

_______ 환자의 약물 기록과 비교하여 투약 카드와 시트를 확인한다.

_______ 오후 11시부터 오전 7시까지 밤근무 보고를 듣는다.

_______ 밤근무 보고서를 평가하고 환자들에게 당신을 소개하기 위해 간단히 회진한다.

_______ 네 개의 9시 정맥주사 약을 건다.

_______ 팀의 휴식과 점심의 계획을 세운다.

_______ 오전 9시에 수술하러 가는 환자에게 오전 8:45분에 수술 전 검사를 한다.

_______ 오전 8:30분에 아침을 먹은 쟁반을 치운다.

_______ 하루 스케줄을 계획하고 역할을 분명하게 하기 위해 팀 멤버들을 만난다.

_______ 당신에게 새로 맡겨진 환자들의 차트를 읽는다.

_______ 오전 7:30분에 인슐린 관리를 위해서 오전 6시에 혈당검사 결과를 체크한다.

우선순위 설정은 아마도 좋은 시간관리에서 가장 중요한 기술이다. 왜냐하면, 우리가 취하는 모든 행동들은 상대적으로 중요한 몇 가지 유형이 있기 때문이다.

수행해야 할 작업의 우선순위를 정하는 간단한 방법 중 하나는 세 가지 범주로 나누는 것이다. '하지 말 것', '나중에 할 것' 그리고 '지금 해야 할 것'(보기 9-3)이다. '하지 말 것'의 항목은 알아서 안 될 것이거나 이미 구식이 되었거나 다른 사람에 의해 성취될 수 있는 문제이다. 관리자는 불필요한 정보를 버리거나 적절한 시기에 적절한 사람에게 전달한다. 이 두 경우, 관리자는 자신의 작업 영역에서 불필요한 혼란을 제거한다.

몇몇 '나중에 할 것'의 항목은 사소한 문제나 당장 마감을 하지 않아도 되는 것들을 반영한다. 따라서 그들은 미뤄질 수 있다. '미루다'라는 것은 미래 시간까지 일을 회피하거나 연기하거나 불필요하게 지연시킨다는 의미이다. 미루는 것은 어떤 경우에 해당될 수 있는데, 현실에서는 대개 효과적 시간관리에 대한 장벽이 된다.

미루는 것은 해결하기 어려운 문제이다. 왜냐하면 그것은 거의 하나의 원인에서 결과가 오지 않고 역기능적 태도나 합리화, 원망의 조합을 포함할 수 있기 때문이다. Pychyl(2009)에 따르면 개인들은 종종 가까이에 있는 일보다 미래의 보상을 덜 중요하다고 무시하는 경향이 있다. 특히, 그것이 얼마나 더 좋은 활동이고 미래에 느낄지를 예측을 하지 못할 때 그렇다고 하였다. Johnson(2009)은 미루는 것을 줄이는 간단한 전략으로 작업이 완료될 때까지 산만하지 않게 방에 자신을 강제로 있도록 하는 것을 제안하였다. 경우에 따라서는 당신이 작업할 수 있도록 도와 줄 수 있는 친구와 사랑하는 사람에게 부탁한다. 일찍 프로젝트를 시작한 것과 작업을 지속한 것에 대해 자신을 보상한다. 적절하게 우선순위와 시간 예산을 정한다. 미루는 습관이 재발했을 때 지나치게 낙담하는 것을 피한다.

미루는 것의 열쇠는 그것을 적절하고 선택적으로 사용하는 것이다. 미루는 것은 압도적이거나 불쾌하기 때문에 작업을 피하도록 할 때 적절하지 않다. 정서적 능력은 불쾌한 일들이나 너무 과중한 작업과 관련된 부정적인 감정을 따로 둘 수 있도

보기 9-3 우선순위의 세 가지 카테고리

1. 하지 말 것
2. 나중에 할 것
3. 지금 해야 할 것

학습과제 9-3

개인적 지연 설정하기

지난 2주를 생각해 본다. 무엇이 당신의 계획을 연기하게 했는가? 이러한 일들이 패턴을 형성하는가? 예를 들어, 항상 마지막 순간까지 학교 리포트를 쓰는 것을 미루는가? 당신은 더 이상 작업을 피할 수 없을 때가 되어서야 특정 일을 하려고 기다리는가? 당신이 정말 무언가를 하기 싫을 때 무엇을 하는가? 무언가를 먹는가? 비디오 게임을 하는가? 텔레비전을 보는가? 아니면 어떤 읽을거리를 보는가?

과제

적어도 당신이 연기하는 두 가지를 한 페이지 이내의 에세이로 작성하고 이 습관들을 없앨 수 있는 두 가지 전략을 개발한다.

록 도와준다. 왜냐하면 정서적인 개인은 이러한 부정적인 감정들이 그들에게 작용하지 않도록 작업할 수 있기 때문이다.

'나중에 할 것'의 항목을 설정하기 전에, 리더-관리자는 큰 프로젝트가 작은 프로젝트로 분리되어 있는지와 실행할 특정 시간표와 계획이 준비되어 있는지 확인해야 한다. 계획은 단기, 중간 그리고 최종 마감시간을 포함해야 한다. 요구를 해결하기 위해 가까운 미래에 일정한 시간 약속을 정해야 한다.

'지금 할 것'의 요구는 가장 일반적으로 하루 운영 단위의 일을 반영한다. 이 요구들은 매일 직원의 요구 사항, 장비 부족의 거래, 일정 회의, 채용 면접 지휘 그리고 업무 평가 등을 포함할 수 있다. '지금 할 것'에 대한 요구는 일찍 연기했던 항목을 나타낼 수 있다.

목록 만들기

모든 "지금 할 것"의 우선순위에서 관리자는 목록을 준비하는 데 도움이 되는 것을 찾을 수 있다. 그러나 목록은 성과가 아니라 계획이고 최종 목표가 아님을 기억해야 한다.

관리자에 있어 목록은 일과운영을 편성하는 데도 도움이 된다. 하루 목록은 현실적으로 하루에 성취할 수 있는 것보다 더 길면 안 된다. 그렇지 않으면 이것은 관리자를 도와주는 대신 의욕을 꺾는다. 관리자가 해야 할 일의 목록은 그날 이용할 수 있는 시간 이내에 할 수 있어야 한다.

관리자는 인식하고 있어야 하고 일상적인 작업을 계획해야 하지만 그것을 목록에 배치할 필요는 없다. 왜냐하면 그것들이 다른 우선순위의 작업으로부터 주의를 산만하게 할 수 있기 때문이다. 목록은 각 작업에 대한 충분한 시간을 허용해야 하고 예상치 못한 상황에 배정된 시간이 있어야 한다. 하루를 정리하는 데 도움이 되는 목록을 사용하는 개인은 중요성과 긴급성을 혼동하지 않도록 주의해야 한다. 모든 중요한 것들이 긴급한 것은 아니고 모든 긴급한 것들이 중요한 것은 아니다.

모든 중요한 것들이 긴급한 것은 아니고 모든 긴급한 것들이 중요한 것은 아니다.

관리자는 성취 또는 완성되지 않았는지 보기 위해 이전 날들로부터 정기적으로 목록을 검토해야 한다. 만약 작업이 몇몇의 연속적인 일의 목록으로 표시된다면, 관리자는 그것을 재검토하고 그것이 왜 성취되지 않았는지 평가해야 하며, 이러한 작업은 경우에 따라 목록에서 제거될 필요가 있다. 이것은 작업이 우선순위가 낮거나 더 나은 다른 사람에 의해 완료될 때 발생한다. 목록에서 완료되지 않은 작업은 폐기되어야 하는데 이는 더 이상 관련이 없거나 더 이상 존재하지 않는 작업임을 나타내기 때문이다.

그러나 때때로, 목록에 있는 항목들이 미완성으로 남아 있다. 왜냐하면 그들이 완성될 수 있는 단계 또는 작업으로 분할되지 않았기 때문이다. 큰 일을 작은 부분들로 나누는 것은 작업을 관리하기 쉽게 보이도록 만들 수 있다. 예를 들어, 많은 선의의 사람들은 그들의 세금 반환이 1월 초에 완료되는 것에 대해 생각하기 시작한다. 하지만 하루 만에 성취할 수 없는 프로젝트에 의해 압도된 느낌을 받는다. 만약 세금 반환을 준비하는 것이 중간 마감 시간에 여러 개의 작은 작업으로 분류되지 않았다면 그것을 거의 끊임없이 미루게 될 수 있다.

몇몇 프로젝트는 성취되지 않는다. 왜냐하면 그것들은 관리하기 쉬운 작업으로 나누어지지 않았기 때문이다.

Healy(2009)는 큰 작업을 작은 것들로 나누는 것이 작업 완료에서 효율성 증가로 이어진다고 하였다. Healy는 대부분의 사람들이 15%에서 20%정도 시간의 흐름을 잘못 평가하기 때문에, 1시간 정도 소요될 일을 완성하는 데 48분에서 72분 정도가 걸릴 것이라고 잘못 추정한다고 지적하였다. 작업을 6개로 10분 단위로 나눌 때, 사람들은 일반적으로 집중을 더 잘 할 수 있다.

이는 '덩어리로 나누기(chunking)' 작업으로 알려져 있는 것으로, 타성과 과부하를 극복하기 위한 것일 뿐만 아니라 시간관리를 위한 중요한 전략이다.

우선순위 재설정

시간관리의 마지막 단계는 우선순위를 재설정하는 것이다. 종종 새로운 정보가 수용되기 때문에 누군가의 우선순위나 목록은 하루, 일주일 또는 그 이후에 바뀔 수 있다. 만약 개인이 각 주요 작업을 성취한 후 우선순위를 재설정하는 데 시간이 걸리지 않는다면, 일찍 설정된 다른 우선순위는 더 이상 정확하지 않을 수 있다. 게다가 뛰어난 계획에도 불구하고 가끔은 위기를 맞이할 수 있다.

아무리 많은 계획도 우발적인 위기를 막을 수 없다.

만약 위기가 발생하면, 개인은 하루에 대한 원래의 우선순위를 따로 두고 위기의 원인이 된 예상하지 못한 사건과 관련된 새로운 우선순위를 반영하는 새로운 계획을 재구성, 의사소통 그리고 위임할 필요가 있다.

방해요소 다루기

모든 관리자들이 방해를 경험하지만 일반적으로 낮은 수준의 관리자들이 가장 많이 경험한다. 이것은 부분적으로 발생하는데 왜냐하면 초보와 중간 수준의 관리자는 높은 수준의 관리자보다 일일 계획에 더 많이 참여하고 따라서 많은 부하들과 직접 상호작용하기 때문이다. 게다가 낮은 수준의 관리자들은 조용한 작업공간이나 방해들을 걸러주는 사무직의 도움이 없다. 잦은 작업 방해들은 상황적 스트레스와 낮은 직업 만족도를 야기한다. 관리자들은 효과적인 시간관리를 위협하는 방해요소를 막는 기술을 개발할 필요가 있다.

낮은 수준의 관리자는 높은 수준의 관리자보다 방해를 더 경험한다.

방해와 혼란을 줄이기 위해서, Pychyl(2009)은 개인이 그들의 이메일을 차단하고 가능한 한 스스로를 격리하고 그들을 둘러싼 환경을 확인하는 것이 그들의 노력을 약화시키지 않고 의지력과 집중을 강화시키는 노력이라고 제안한다.

학습과제 9-4

계획 목록 만들기

당신은 무엇을 완성해야 하는지 조직하는 일일 계획을 세우는가? 머리로나 종이에 오늘 완성해야 하는 다섯 개 항목의 목록을 적고 우선순위를 세워 본다. 그리고 이번 주에 완성해야 하는 다섯 개 항목의 목록을 만들고 우선순위를 정한다.

시간 낭비 요소

많은 시간 낭비 요소가 있는데 이것은 개인에 따라 매우 다르다. 4개의 시간낭비 요소는 여기에 특별한 주의를 요구한다. 첫 번째는 놀랍게도 시간 절약을 촉진해 왔던 기술(technology)이다. 실제로 기술은 시간을 절약하게 할 수 있다. 이메일은 현재 동시에 가능한 여러 사람들에게 즉각적으로 비동기 통신을 하고 인터넷은 최근 생겨난 세계적 과학 지식의 상태에 거의 무제한 액세스를 제공한다. 페이스북(Facebook)이나 트위터(Twitter) 같은 소셜 네트워크는 사용자가 광대한 네트워크에 실시간으로 의사소통을 할 수 있는 새로운 기회를 만들었다.

하지만 기술은 우리의 시간을 점점 더 많이 소비하게 한다. 많은 사람들이 해야 할 작업에서 벗어나기 위해 무작위로 인터넷을 검색하거나 온라인 게임을 한다. 예를 들어 많은 다른 통신 매체들(이메일, 블랙베리, 음성메일, 호출기, 소셜 네트워크 사이트)을 확인하고 응답하는 것은 그 자체로 소비되는 시간이다. 마지막으로, 이 모든 기술은 가상과 대면 상호작용의 필요성 그리고 일과 개인의 삶 사이에서 적절한 균형을 찾는 데 어려움을 줄 수 있다.

두 번째 시간낭비 요소는 사교이다. 근무시간 동안 동료와의 사교나 개인적인 전화통화는 상당한 시간을 낭비하게 한다. 비록 사교가 근무자의 관계 욕구를 충족시키거나 임파워먼트에 도움이 되지만 생산성을 높이는 데 방해요인이 될 수도 있다. 특히 이는 개방적인 정책 마인드를 가진 관리자에게 해당된다. 부하직원들이 한가한 잡담으로 관리자의 시간을 빼앗지 않도록 주의해야 한다.

관리자가 극복해야 할 외적인 시간 낭비요소는 서류 과부하와 좋지 못한 기록철 작성 방식이다. 관리자들은 일반적으로 조직의 메모를 포함한 어수선한 서류, 직원 요청, 품질 보증 보고서, 사건 보고서 그리고 환자평가 업무가 상당하다. 서류는 종종 중복되거나 불필요하기 때문에, 관리자들은 그것을 처리하는 데 전문가가 될 필요가 있다. 가능하면, 회신은 도착한 날 처리하여 완료될 날짜에 제출되어야 한다. 한 번에 각 부분을 모두 다루도록 노력해라.

적절한 기록철 작성 방식은 서류의 과부하를 다루는 데 유용하다. 체계적이지 않은 서고보다 쉽게 찾을 수 있는 파일로 구성된 통신서류들을 유지하는 것은 관리자가 관련 자료를 찾을 필요가 있을 때 시간을 절약하게 해준다. 관리자들은 또한 전산 사용을 늘리고 종이사용을 줄이거나 긴급 통신에 대한 응답 시간을 증가시키는 이메일에 대해 고려할 수 있다.

마지막으로, 일하기에 충분한 빈 공간는 책상, 좋은 조명 그리고 편안한 의자가 있는 작업 공간이 필요하다. 책상에서 손이 닿는 이내에는 자주 사용하는 사무용품을 비치한다. 만약 작업 공간보다 다른 곳에서 일을 많이 한다면, 정보를 검색하는 시간을 줄이고 더 많은 시간을 쓸 수 있도록 작업 환경을 비슷하게 조정해야 한다.

개인 시간관리

개인 시간관리는 자기 이해의 일부분으로 고려해야 한다. 자기 인식은 리더십 기술이다. 일반적으로 자신의 장단기 목표를 확신할 수 없는 사람들은 시간관리에 어려움을 느낀다.

만약 개인이 자신의 단기, 중간 그리고 장기 목표를 포함한 시간관리를 위한 우선순위를 확신하지 못한다면, 시간관리는 어렵다.

이 목표들은 오늘, 내일 그리고 미래에 완성해야 할 구조를 제공한다. 그러나 단독 목표들은 충분하지 않다. 시간표가 있는 구체적인 계획이 필요하다. 관리 단계에 설명된 계획은 분명하고 보다 현실적이고 이룰 수 있어야 한다. 자기를 인식하고 그에 따라 목표를 설정해서 사람들은 어떻게 시간을 소비해야 하는지 결정한다. 만약 아직 목표가 설정되지 않았다면, 개인이 자신의 시간을 어떻게 사용할지를 다른 사람이 결정하게 된다.

지난주에 대해 잠시 생각해보라. 당신은 당신이 달성하고 싶어 하는 모든 것을 달성했는가? 당신이나 다른 사람들이 얼마나 많은 시간을 낭비했는가? 임상실습에서 당뇨병에 대해 환자에게 설명하는 대신 물품과 약을 찾는 데 시간을 더 보내지 않았는가? 너무 자주, 무관한 의사결정과 중요하지 않은 활동이 진정한 목표 대신 우선순위를 차지하게 된다. 분명히, 업무 재설계, 작업 설명의 명확화 또는 전달체계의 형태에서 변화는 이러한 문제를 완화할 수 있다. 그러나 일반적인 원칙은 유지되어야 한다. 자기를 인식하고 분명한 자신의 목표와 우선순위를 가진 전문 간호사는 어떻게 그들의 에너지를 사용하는지와 그들이 무엇을 성취하는지를 더 잘 제어할 수 있다.

사람들은 시간을 사용하는 데 우선순위를 매기는 방법에 영향을 미치는 가치에 대해 자기 인식을 해야 할 뿐만 아니라, 분리 또는 조합해서 작업을 완성하려는 일반적인 경향에 대해 자기 인식을 해야 한다. 몇몇 사람들은 한 번에 한 가지 일을 하는 것을 선호하는 반면에 어떤 사람들은 동시에 두 가지 이상의 일을 한다. 프로젝트들을 정시에 시작하고 정시에 끝내는 사람들은 깨끗하고 잘 정리된 책상을 가지고 있다. 왜냐하면 각각의 서류 작업들을 한 번에 다룰 수 있기 때문이다. 그리고 그들은 매우 구조적인 사람들이다. 다른 사람들은 계획을 자주 변경하고 물건을 자주 빌리거나 빌려주고 작업 자체보다 관계에 중심을 두는 경향이 있고 장기적인 관계를 세운다. 그 사람 고유의 시간관리 방식과 그러한 성향이 작업공간에서 다른 사람들과 상호작용하는 것이 어떻게 영향을 미치는지 스스로 아는 것은 중요하다. 개인적인 시간관리의 특정한 부분은 언제 그리고 어떻게 사람이 가장 생산적인지를 아는 것에 달려있다. 모든 사람은 시간을 낭비하거나 특정 활동을 피하는 방법이 있다.

모든 사람은 특정한 유형의 일을 피하거나 시간을 낭비하는 방법을 가지고 있다.

대부분의 사람들은 하루 중 특정한 시각에 특정한 시간 동안 더 일을 잘 한다. 자기를 인식하는 사람들은 그들이 가장 생산적인 시간에 어렵거나 복잡한 작업을 하고 더 간단하거나 반복되는 작업을 덜 생산적인 시간에 하도록 계획을 세운다. 개인은 다른 사람들의 시간을 소중하게 다루는 방법을 알아야 한다. 예를 들어서 시간을 엄수하는 것은 일반적인 예의 이상으로 중요하다. 지각은 다른 사람의 시간을 소중하게 여기지 않는다고 여겨진다.

시간을 엄수하지 않는 것은 당신이 다른 사람의 시간을 가치 있게 여기지 않는다는 것을 보여준다.

시간 목록 사용

시간 목록은 특정한 작업에 그들이 소비하는 시간과 하루 동안에 그들이 생산적인

근거 조사 9-1

출처: Gropel, P., & Kuhl, L. (2009, May). Work-life balance and subjective well-being: The mediating role of need fulfillment. British Journal of Psychology, 100, 365-375.

이 연구는 일과 삶의 균형(직장과 사회생활을 위해 사용 가능한 충분한 시간의 인식)과 행복 사이의 관계를 탐구한다. 연구가설은 직장과 사회생활을 위한 충분한 시간을 갖는 것이 행복을 증진시킨다는 것이다. 왜냐하면 그것은 개인의 요구를 만족시키기 때문이다.

두 분리된 샘플(73명의 학생과 79명의 직원)을 이용해서, 일과 삶의 균형과 행복 사이의 관계에서 필요를 충족하는 중재 역할이 지지되었다. 일과 사회생활에서 사용할 수 있는 시간이 충분함을 인식한 이러한 발견들은 개인의 요구가 그 시간 이내에 성취된 경우에만 행복이 예측되었다. 따라서 일과 사회생활을 위한 시간을 갖는 것은 중요하지만 너무 그 시간을 충전하면 안 된다. 반대로 불충분한 시간 때문에 일과 사회생활 사이의 충돌을 지각하는 것은 개인의 요구를 좌절시키고 차례차례로 행복에 부정적으로 영향을 미친다.

시간의 총 양 통찰을 제공할 수 있다. 보기 9-4에는 시간 목록의 예가 나와 있다. 시간 목록은 약속과 해야 할 일의 목록과 같이 무엇을 하려고 계획했는지와 당신이 실제로 한 것을 비교하도록 만든다.

시간 목록의 가장 큰 이점은 객관적으로 행동의 패턴을 정의할 수 있는 것이기 때문에 수주 또는 수일의 시간 목록을 유지하는 것은 필수적이다. 장기간 행동 변화들이 적혀있는지 확인하기 위해 시간 목록을 매년 반복하는 것 또한 도움이 될 수 있다.

시간관리에서의 리더십 역할과 관리 기능의 통합

시간관리와 스트레스 사이에는 매우 긴밀한 관계가 있다. 시간관리는 적당하게 스트레스를 줄이고 생산성을 높인다. 보건의료의 현재 위상과 간호인력 부족, 줄어드는 지불보상은 많은 보건의료기관들이 적은 비용으로 더 많은 일을 하는 결과를 초래했다. 그러므로 시간관리 도구의 적절한 사용을 통해 리더 관리자들이 개인적이고 전문적인 목표를 맞추는 것이 더욱 중요해졌다. 시간 자원을 관리하는 데 필요했던 리더십 기술은 대인관계에 관련된 의사소통 기술에 크게 의지한다. 리더는 시간을 관리하는 방법에 있어서 직원들에게 자원이자 역할모델이다. 관리 과정의 다른 양상에서 스트레스를 받았기 때문에 자기 인식에 대한 리더십 기술은 또한 시간관리에서도 필수적이다. 리더들은 시간을 어떻게 사용하는지와 직원들이 시간을 어떻게 쓰기를 기대하는지에 영향을 미치는 자신의 가치체계를 이해해야 한다.

시간 자원을 지혜롭게 사용하는 데 내재하는 관리 기능은 생산성과 더 많이 관련되어 있다. 관리자는 장단기 병동의 요구에 충족하기 위해 병동 기능의 활동에 우선순위를 둘 수 있어야 한다. 그러기 위해서는 리더 관리자는 병동 수준에서 팀 멤버를 포함하고 시간 사용을 최대화하는 데 그들의 협력을 모으고 그것의 결론과 성공적인 완성을 이끄는 시간관리의 분석에 착수해야 한다.

학습과제 9-5

개인 시간 목록 작성하기

24시간 동안 자신의 활동을 확인하기 위해서 보기 9-4에 표시된 시간 목록을 사용한다. 정기적으로 시간 목록에 자신의 활동을 구체적으로 기록한다. 자신이 가장 생산적이었을 때의 시간에 별표를 하고 잠자는 시간은 포함시키지 않는다. 당신은 가장 덜 생산적인 기간 동안 활동을 수정할 수 있는가? 그렇다면, 어떻게 할 수 있는가?

보기 9-4 시간 목록

5:00 AM ______
6:00 AM ______
6:30 AM ______
7:00 AM ______
7:30 AM ______
8:00 AM ______
8:30 AM ______
9:00 AM ______
9:30 AM ______
10:00 AM ______
10:30 AM ______
11:00 AM ______
11:30 AM ______
12:00 PM ______
12:30 PM ______
1:00 PM ______
1:30 PM ______
2:00 PM ______
2:30 PM ______
3:00 PM ______
3:30 PM ______
4:00 PM ______
4:30 PM ______
5:00 PM ______
5:30 PM ______
6:00 PM ______
6:30 PM ______
7:00 PM ______
7:30 PM ______
8:00 PM ______
8:30 PM ______
9:00 PM ______
9:30 PM ______
10:00 PM ______
11:00 PM ______
12:00 PM ______
1:00 AM ______
2:00 AM ______
3:00 AM ______
4:00 AM ______

성공적인 리더 관리자는 리더십 기술들과 관리 기능들을 통합할 수 있어야 한다. 그들은 직원들과 노력을 합하여 시기적절하고 효과적인 방식으로 병동 목표를 성취한다. 그들은 또한 시간을 가치 있는 병동 자원으로 인식하고 부하들과 그 자원의 사용에 대한 책임을 공유한다. 아마도 가장 중요한 것은, 뛰어난 시간관리 기술을 가진 통합된 리더 관리자들이 개인적이고 전문적인 삶에서 시간과 에너지 제약을 더 잘 조절할 수 있다는 것이다.

핵심 개념

- 시간은 유한하고 가치 있는 자원이기 때문에, 그것을 현명하게 쓰는 법을 배우는 것은 효과적인 관리에 필수적이다.
- 시간관리는 3가지 순환 단계로 이루어져 있다. (a)계획하는 데 시간을 할애하고 우선순위를 성취하라 (b)가장 우선순위의 작업을 완성하라, 그리고 가능한 한, 다른 것을 시작하기 전에 작업 한 가지를 끝내라 (c)남은 작업과 새로 받은 정보에 기반하여 우선순위를 다시 설정하라.
- 하루를 계획하기 위해 하루의 시작에 시간을 따로 정해놓는 것은 관리자로 하여금 최우선순위의 작업에 적절한 시간을 사용하도록 한다.
- 매일의 작업을 관리하기 위해 목록을 만든다. 이 목록은 그날 현실적으로 완성할 수 있는 것보다 길지 않아야 하고 목록에서 각 항목을 완성할 수 있는 적절한 시간과 예상치 못했던 시간을 포함해야 한다.
- 지연의 일반적인 원인은 큰 작업을 작은 단위로 나누는 데 실패했기 때문이다. 관리자는 단기, 중간 그리고 장기 목표를 설정할 수 있다.
- 낮은 수준의 관리자는 높은 수준의 관리자보다 일을 하는 데 방해요소가 많다. 이는 상황적 스트레스와 낮은 직업 만족도를 초래한다.
- 관리자는 사교적 활동의 방해요소를 다루는 전략을 배워야 한다.
- 너무 많은 서류작업은 중복되거나 불필요하기 때문에 관리자는 그것에 우선순위를 두고 작업 환경에서 불필요한 어수선함을 줄이는 전문 지식을 발전시킬 필요가 있다.
- 효과적인 기록철 작성 방식은 서류 과부하를 다루는 데 매우 유용하다.
- 개인적인 시간관리는 "자신을 아는 것"에 기인한다. 만약 개인이 자신의 단기, 중간 그리고 장기 목표를 포함하는 우선순위가 불확실하다면 시간관리는 어렵다.
- 시간 엄수는 당신이 다른 사람의 시간을 소중하게 여긴다는 것을 보여주며 그들이 당신의 시간을 소중하게 여기도록 하는 데 긴요하다.

- 효과적인 시간관리는 직장 생활과 개인적인 삶의 균형을 찾는 부분에서 필수적이다.
- 시간 목록의 사용은 어떻게 그리고 언제 사람이 가장 생산적인지 알 수 있는 통찰을 얻기 위한 한 가지 방법이다.

부가적인 학습활동과 적용

학습과제 9-6

공공보건기관의 바쁜 하루

당신은 공공보건기관에서 일한다. 매일 적어도 한 명의 간호사는 사무실에 있어야 한다는 것이 기관의 정책이다. 오늘은 당신이 사무실에 남을 차례다. 당신은 오후 1시부터 5시까지 예정된 예방접종센터에서 간호 업무를 할 것이다. 당신은 오후 5시까지 제출해야 하는 월말 보고서를 마무리하는 데 시간을 쓸 수 있기를 바란다. 사무실은 점심시간에도 여전히 열려 있다. 당신은 오늘 1시부터 종양학회 모임과 점심 약속이 있다. 사무실의 간호사는 접수 담당자로 활동하기도 하고 환자들의 전화 호출과 입실을 관리한다. 게다가 접수 담당자인 당신은 사무직에게 적절하게 위임해야 한다. 그러나 사무직은 또한 다른 임상 간호사의 역할도 해야 하고 매우 바쁘다. 보고서를 끝내기 위해 노력하지만 오늘 사무실에 있는 동안 다음의 방해요인이 발생한다.

8:30 AM: 당신의 관리자가 들어와서 지난달 관찰된 당뇨병과 고혈압 환자들의 수를 요구한다.

9:00 AM: 그의 딸이 임신했다는 것을 방금 깨달은 환자가 화가 난 채 당신을 보려고 기다린다.

9:00 AM: 3명의 예약하지 않은 환자들이 흉부 진료소 의뢰 때문에 진찰을 받기 위해 기다리고 있다.

9:30 AM: 내과의사가 어린이의 면역에 대해 가족에게 연락할 누군가가 필요하다고 당신에게 전화를 했다.

9:30 AM: 치과 부서에서 20개의 조회를 주고 이 환자들의 차트를 당신이 작성하도록 요구했다.

10:00 AM: 당황한 환자가 당신에게 전화를 해서, 청구된 영수증에 대해 질문하였다.

10:45 AM: 6명의 가족이 오전 8시 30분부터 음식 쿠폰을 등록하기 위해 기다리고 있다.

11:45 AM: 환자가 약물 사용에 대해 알아보기 위해 전화했다. 그녀는 어떻게 해야 할지 모른다. 그녀는 약물 중독자 모임에 대해 들어봤고 지금 당장 더 많은 정보를 원한다.

과제

당신은 각각의 방해요인을 어떻게 다룰 것인가? 대안을 제시해 본다.

학습과제 9-7

현실적인 우선순위

당신은 오전 7시부터 오후 3시까지 근무하는 동안 정형외과 병동에서 4명의 환자에게 전인간호를 제공하는 RN이다. 주어진 다음의 환자 정보를 보고, 8시간 근무시간 동안 1시간을 단위로 활동의 우선순위를 정한다. 보고서에 대한 시간을 포함하는지 확인하고 당신의 하루 활동, 휴식 그리고 점심시간을 계획한다. 당신이 무엇을 완성할 수 있는지에 대해 현실적으로 생각한다. 다음 근무자에게 무슨 활동을 위임할 것인가? 어떤 전반적인 목표가 당신의 시간관리를 이끌었는가? 당신의 목표를 정하는 데 어떤 개인적 가치나 우선순위가 영향을 미쳤는가?

Room 101 A	Ms. Jones	84세. 왼쪽 엉덩이 골절, 집에서 넘어짐. 특히 밤에 입원 이후로 지남력 장애. 안전조치 지시됨. 자주 신음. 매 2시간마다 정맥 진통제 줌. 매 2시간마다 활력징후와 혈액순환, 기분 그리고 발가락의 움직임 검사 지시됨. 오전 10:30 수술 계획. 오전 9:30과 10:00에 수술 전 약물치료 계획. 아직 동의 서명 안 함. 가족은 이곳에 오전 8:00에 올 것이고 수술과 회복 기간에 대한 질문을 표명함. 약 오후 2:30에 수술실에서 돌아온 환자는 매 15분마다 수술 후 활력징후를 필요로 함
Room 101 B	Ms. Wilkins	26세. 수술 후 지방 색전과 대퇴골의 복합 골절, 지금은 회복. 10파운드 Buck's traction. 병원에 3주 있었음. 매우 지루해하고 입원 기간의 연장에 좌절. 밤새 전화하고 잠 못 자게 하는 룸메이트에게 화남. 새로운 방으로 옮기고 싶어함. 오늘 목욕 시간에 머리를 감겨달라고 요청. IV 약물 100ml/h 들어감. 오전 8시와 오후 12시에 IV 항생제. 구강 약물은 오전 8시, 9시, 오후 12시
Room 102 A	Mr. Jenkins	47세. 14년 전 다이빙 사고로 T-6 사지 마비 환자. 골수염으로 인해 이틀 후 무릎 위 절단 수술. 배양 조직은 메티실린 내성 황색포도상구균(MRSA)을 나타냄. 엄격한 상처 관리. 2주 동안 병원에 입원함. 방에 들어오는 사람 모두에게 화를 내고 좌절을 표현함. 정맥은 빨갛고 부어 있음. IV를 다시 시작해야 할 필요가 있음. 수술 부위 매일 드레싱 가는 것 지시. 미골에 작은 압력 염증으로 가열램프 치료 b.i.d. 주문. IV 항생제 오전 8시, 10시, 오후 12시, 오후 2시. IV bag 오전 10시에 떨어짐. 오전 6시 검사 때문에 의사를 호출. 목욕과 스스로 먹는 것과 같은 일상생활활동을 할 수 있는 도움 필요
Room 103 A	Mr. Novak	19세. 미식 축구하다가 왼쪽 어깨의 회전근이 심하게 파열. 회전근 수술 후 하루 경과. 매우 조용하고 내성적. 2시간마다 지시된 진통제 거부. 고통을 참을 수 있고 '약물로 그의 몸을 엉망이 되게' 하고 싶지 않아 함. 그는 이번 학기 후 프로 축구에 채용되고 싶어함. 자기 위해 찡그리고 신음을 내고 무능력한 비언어적 징후는 보통의 고통이 존재한다고 보여짐. 의사는 Novak이 다시 미식 축구를 할 수 있는 가능성이 매우 낮다고 말하지만 아직 환자에게 말하지 않음. 여자친구가 자주 환자 침대 옆에 있음. IV 150ml/h 넣음. IV 항생제 오전 8시와 오후 2시. 입원 2일 전부터 목욕하지 않음

학습과제 9-8

근무 시간 목록 만들기

당신은 전문요양시설에서 오후 3시부터 11시까지 근무하는 코디네이터이다. 당신은 이 근무지에서 유일하게 면허를 지닌 간호사이다. 오늘 밤에 당신과 같이 작업에 할당된 모든 다른 사람은 면허가 없다. 병동의 환자는 21명이다. 근무 코디네이터로서 당신의 책임은 필요한 환자 치료를 제공하고 IV 약물을 관리하고 팀원의 일을 조정하는 것이다. 오늘 밤 당신은 다음 환자들에게 치료 및 또는 약물을 관리할 필요가 있을 것이다.

Room 101 A	Gina Adams	88세. 노인성 치매. 6년 동안 거주. 의식수준이 혼돈(confuse). 직원에게 맞서 행동. 부드럽게 양쪽 손목을 통제. 평가와 각 근무마다 드레싱 변경을 요구하는 꼬리뼈에 작은 2도 압박궤양
Room 102 B	Gus Taylor	64세. 당뇨병. 새로운 거주자. Bilateral AK amputee. 2주 전 오른쪽 절단. 왼쪽 절단은 8년 전에 함. 이번 근무에 오른쪽 절단에서 남은 부분 드레싱 필요. 상처에서 MRSA 발견. 상처 분리 지시. 오늘밤 오후 4시와 오후 10시 IV 항생제. 오후 4:30에서 오후 9시에 sliding scale 주사법으로 인해 혈당 관찰
Room 106 A	Marvin Young	26세. 5년 전 머리 폐쇄 부상. 그때부터 거주. 대뇌를 제거 posturing only. 명령을 따르지 않음. PEG 공급관 부분이 빨갛고 염증이 생김. MD에게 알리지 않음. 이번 오후에 공급 용액 백 바꿀 필요가 있음
Room 107 A	Sheila Abood	93세. 기능적 감퇴. 식사 거부. 의사가 심장이나 호흡부전의 경우에 소생시키지 말라고 오더를 씀. 하지만 오후에 환자 탈수를 최소화하기 위해 IV 라인 시작 원함. 가족은 오후에 오고 엄마의 상태에 대해 말하기를 원함
Room 109 C	Tina Crowden	89세. 지역 병원으로부터 입원. 왼쪽 고관절 교체 수술 후 2주. 입원 예상 기간-2주. 오후 3:30에 앰뷸런스로 도착. 입원 평가와 완성된 서류를 가지고 치료 계획을 시작할 필요가 있음

구강 투약 계획

Room 101 A–4PM, 8PM
Room 101 B–4PM, 8PM
Room 102 A–5PM, 9PM
Room 103 B–4PM, 10PM
Room 104 C–5PM, 6PM, 9PM
Room 106 B–6PM, 9PM
Room 108 C–9PM
Room 109 C–5PM, 6PM, 8PM, 9PM

과제

1시간 간격으로 오후 3시부터 11시 30분까지 시간 목록을 작성한다. 1시간 동안 무슨 활동을 할 것인지 계획한다. 근무 동안 당신이 우선순위를 매긴 활동으로 시작하도록 한다. 또한 3시부터 3시 30분과 11시부터 11시 30분에 당신은 근무 보고서가 있다는 것과 저녁시간 휴식 계획이 필요하다는 것을 기억해야 한다. 계획을 위한 충분한 시간과 예상하지 못한 일을 처리하는 데 충분한 시간을 할애한다. 수업에 같이 참여하는 다른 학생들과 당신이 만든 목록을 비교해 본다. 동일한 우선순위를 확인했는가? 전문적·기술적 아니면 쾌적한 간호에 더 초점을 두었는가? 당신의 계획은 멀티태스킹을 요구하는가? 당신이 만든 시간 목록은 현실적인가? 당신은 자신이 이 업무량을 처리할 수 있다고 믿는가?

학습과제 9-9

당신의 하루를 계획하라

외과에서 간호사 코디네이터로 근무한 지 2년이 되는 10월이다. 10월 27일 월요일, 다음과 같은 약속 달력을 복사했다.

당신은 앞의 금요일에 끝나지 않은 업무를 검토하고 오늘 오전에 당신의 책상에 도착한 업무의 새로운 항목을 볼 것이다(새로운 항목은 약속 달력에 따른다). 병동 사무직원은 보통 오후에 한가하여 1시간 정도 사무보조를 해줄 수 있고 당신은 각 근무마다 당신의 일을 위임할 수 있는 책임 간호사가 있다.

1. 제일 중요한 것은 10이고 가장 덜 중요한 것은 5로 각 항목에 우선순위를 정한다.
2. 달력에 있는 것보다 더 많은 시간을 사용하지 않도록 주의하면서 각 항목을 처리할 때를 결정한다.
3. 만약 문제를 즉시 처리해야 한다면, 당신이 어떻게 이것을 할지 설명한다.
4. 결정에 대한 이론적 근거를 설명한다.

Monday, October 27

8:00 AM	직장 도착
8:15 AM	담당 분야의 각 수간호사와 daily round
8:30 AM	수간호사와 계속 daily round
9:00 AM	open
9:30 AM	open
10:00 AM	부서 책임자와 회의
10:30 AM	United Givers commitee
11:00 AM	United Givers committee(계속)
11:30 AM	open
noon	점심
12:30 PM	점심
1:00 PM	관리자와 매주 회의–예산과 연차 보고서 제출
1:30 PM	open
2:00 PM	감염 관리 회의
2:30 PM	감염 관리 회의(계속)
3:00 PM	소방 훈련 및 훈련 평가
3:30 PM	소방 훈련 및 훈련의 평가(계속)
4:00 PM	open
4:30 PM	open
5:00 PM	업무 끝

회신

Item 1

From the desk of M.Jones, personnel manager

10/24

Joan에게:

당신의 분야에서 일하는 것에 흥미를 가진 두 명의 신입 간호사 이름을 보낸다. 그들의 지원서를 처리했다. 그들은 자격을 잘 갖춘 것처럼 보인다. 당신은 이번 주에 가능한 한 빨리 그들을 만날 수 있는가? 나는 이 미래의 직원들을 잃기 싫고 그들은 고용이 확실할지에 대해 불안해하고 있다.

학습과제 9-9(계속)

Item 2

From the desk of John Brown, purchasing agent

10/23

Joan:

우리는 이번 주에 꼭 만나야 하고 물품을 통제하는 방법을 고안해야 한다. 당신 과가 다른 어떤 과보다 온도계 덮개를 3배나 더 사용했다. 온도계를 더 많이 가지고 있는 것인가? 이것은 당신 과에서 과도하게 사용하는 물품 중 하나일 뿐이다. 나는 제안을 받고 싶다.

Item 3

Roger Johnson, MD, chief of surgical department

10/24

Ms. Kerr:

나는 당신이 제출할 예산을 모두 준비한 것을 알고 있지만, 이번 주에 동맥 압력 모니터를 포함하는 것을 잊어 버렸다. 우리가 제외할 수 있는 다른 항목이 있는가? 월요일 아침에 잠깐 들르겠다. 뭔가 있는지 생각해 보자.

Item 4

10/23

Mr. Kerr:

다음 직원들이 능률제 승급할 예정이다. 나는 화요일 오후까지 서명이 된 완성된 평가지가 있어야 한다.

Mary Rocas, Jim Newman, Marge Newfield

Item 5

Roger Johnson, MD, chief of surgical department

10/23

Ms. Kerr:

의사들은 회진을 함께 하는 간호사의 유용성에 대해 불평한다. 나는 당신을 믿는다. 나는 이 반복되는 문제를 논의하기 위해 의사들과 수간호사들이 함께 앉을 필요가 있다고 생각한다. 나는 월요일 오후에 자유시간이 약간 있다.

Item 6

5am

Joan:

Sally Knight(밤근무 RN)가 어머니의 질병 때문에 휴직을 요청했다. 나는 그녀에게 3일 동안 나이트 오프를 쉬어도 괜찮다고 말했다. 그녀는 오전 9시에 비행기를 타고 샌프란시스코로 출발할 것이다. 만약 그녀가 가는 것을 원하지 않으면 바로 그녀에게 전화하기 바란다. 나는 선택의 여지가 없다고 느꼈지만 그렇다고 말할 수밖에 없었다.

Nancy Peters, night supervisor

P.S. 당신은 다음 3일 밤 동안 그녀를 대신할 인력을 찾아야 한다.

Item 7

To: Ms. Kerr

From: Administrator

Re: Patient complaint

Date: 10/23

다음 환자의 불만 사항을 조사하기 바란다. 오늘 오후에 나는 이 문제에 대한 보고서를 원한다.

Dear Sir:

우리 어머니 Gertrude Boswich는 당신 병원의 환자였고 우리 가족 중 누구도 다시 가기 원하지 않는다는 것을 얘기해주고 싶다.

그녀는 월요일에 수술이 있었고 누구도 3일 동안 씻겨주지 않았다. 그뿐 아니라, 그녀는 2일 동안 아무것도 못 먹었다. 심지어 물도. 당신들은 어떻게 이런 식으로 병원을 운영하는가?

학습과제 9-9(계속)

Item 8

To: Joan Kerr
From: Nancy Newton, RN, head nurse
Re: Problems with x-ray department
Date: 10/23

X선 진단을 받는 환자에 대한 예약 절차에 문제가 있다. 수차례, 환자는 X선 검사를 끝내기 위해 추가로 하루 더 머물러야 했다. 나는 방사선 주임에게 수차례 말해보았지만 상황은 개선되지 않았다. 이것에 대해 무언가를 해줄 수 있는가?

Item 9

To: All department heads
From: Store room
Re: Supplies
Date: 10/23

창고에는 다음과 같은 항목이 부족하다. 화장실 휴지, 종이 클립, 일회용 기저귀 그리고 연필. 우리는 다음 주에 발송해 주기 기대한다.

전화 메시지

Item 10

Sam Surefoot, Superior Surgical Supplies, Inc., returned your call at 7:50am on October 27.

그는 결함 있는 장비를 받은 문제에 대해 이야기하기 위해 오늘 오후에 병원에 있을 것이다.

Item 11

Donald Drinkley, Channel 32-TV, called at 8:10am on October 27

그는 심장 절개 장치의 특집 기사를 쓰기 위해 11:30에 여기에 있을 것이다.

Item 12

Lila Green, director of nurses at St. Joan's Hospital, called at 8:05am on October 24 about a phone reference on Jane Jones, RN.

Ms. Jones은 그곳의 일자리에 지원했다. 작년에 우리가 해고한 한 명이 있지 않았는가?

Item 13

Betty Brownie, Bluebird Troop 35, called at 8am on October 27

Bluebird troop이 할로윈에 trick or treat 놀이를 하기 위해 환자들을 방문한다. 그녀가 다시 전화를 할 것이다.

학습과제 9-10

위기를 피하라

몇몇 사람들은 항상 위기를 다루는 것 같다. 상황을 묘사한 다음 시나리오들은 아마 더 나은 계획으로 피할 수 있었다. 위기를 예방하기 위해 어떻게 했는지 작성한다. 그리고 이미 존재하는 문제를 다루기 위해 적어도 3가지 대안의 개요를 작성한다.

- 8시간 근무가 끝났다. 당신의 팀원은 집에 갈 준비를 했다. 당신은 아직 환자 6명의 차트 중 아무것도 시작하지 않았다. 당신은 섭취/배설 합계도 완료하지 않았고 1시간 전에 예정이었던 환자에게 약물을 주고 있다. 돌아온 근무자는 지금 보고서를 달라고 요청한다.
- 당신은 내일까지인 당신의 중간 에세이를 쓰기 위해 집에 있는 컴퓨터를 사용해야 한다. 하지만 당신의 어머니가 온라인으로 자정까지 보내야 하는 가족의 세금을 계산하고 있다. 이것은 아마도 상당한 시간이 걸릴 것이다.
- 내일까지가 기한인 당신의 과제 보고서를 인쇄할 때 컴퓨터 하드 드라이브가 충돌했다.
- 허약한 노인 환자가 IV 라인을 뺐다. 당신은 라인을 다시 삽입하기 위해 1시간 이상 동안 여섯 번을 시도했지만 성공하지 못했다. 당신은 점심시간을 놓쳤고 점심시간을 갖는 것과 제시간에 당신의 근무를 끝내는 것 사이에서 지금 선택해야만 한다.

REFERENCES

Allen, D. (2009, March 10). *Time management in the age of social media*. Retrieved December 11, 2009, from *http://www.businessweek.com/managing/content/mar2009/ca20090310_589525.htm*.

Ford, S. (2009, February 10–16). Nurses waste 'an hour a shift' finding equipment. *Nursing Times, 105*(5), 1.

Gröpel, P., & Kuhl, J. (2009, May). Work–life balance and subjective well-being: The mediating role of need fulfillment. *British Journal of Psychology, 100*(Part 2), 365–375.

Hansen, R. S. (n.d.). *Is your life in balance? Work/life balance quiz. A quintessential careers quiz*. Retrieved December 11, 2009, from *http://www.quintcareers.com/work-life_balance_quiz.html*.

Healy, M. (2009, March 9). Polish your punctuality. *Los Angeles Times-Southern California Edition (Front Page)*, E1. Manage time with tips that some swear by. (January 2009). *Same-Day Surgery*, Supplement, 3–4.

Johnson, T. (2009, November 27). *Five techniques for beating procrastination*. Articlesbase. Retrieved December 11, 2009, from *http://www.articlesbase.com/time-management-articles/five-techniques-for-beating-procrastination-1513362.html*.

Manage time with tips that some swear by (2009, January). *Same-Day Surgery*, Supplement, 3–4.–

PSYBlog. (2009). *How to avoid procrastination: Think concrete*. Retrieved December 11, 2009, from *http://www.spring.org.uk/2009/01/how-to-avoid-procrastination-think.php*.

Pugsley, L. (2009, May). How to...study effectively. *Education for Primary Care, 20*(3), 195–197.

Pychyl, T. (2009). Ending procrastination—right now!. *Psychology Today, 42*(5), 79.

Spidal, D. (2009, January-March). Time management. *Key Words, 17*(1), 15–17, 31.

Vasantha, C. (2009, November 13). *Balancing work and life through time management.*. EzineArticles.com. Retrieved December 11, 2009, from *http://ezinearticles.com/?Balancing-Work-and-Life-Through-Effective-Time-Management&id=3260478*.

BIBLIOGRAPHY

Biron, A., Loiselle, C., & Lavoie-Tremblay, M. (2009, 2nd quarter). Work interruptions and their contribution to medication administration errors: An evidence review. *Worldviews on Evidence-Based Nursing, 6*(2), 70-86.

Costello, G. (2009, November 30). *Time management is self management.* Articlesbase. Retrieved December 11, 2009, from *http://www.articlesbase.com/time-management-articles/time-management-is-self-management-1522386.html.*

Domrose, C. (2008, June 30). Not enough hours: Nurses need undisturbed time with their patients, but their workloads have ironically pulled them away from the bedside. *NurseWeek California, 21*(13), 32-33.

Fernie, B., Spada, M., Nikcevic, A., Georgiou, G., & Moneta, G. (2009). Metacognitive beliefs about procrastination: Development and concurrent validity of a self-report questionnaire. *Journal of Cognitive Psychotherapy, 23*(4), 283-293.

Jackson, V. (2009). Time management: A realistic approach. *Journal of the American College of Radiology, 6*(6), 434-436.

Levin, R. (2008, March). Do you have time to schedule success? *Alpha Omegan, 101*(1), 24-25.

McAndrews, J. (2009). Simplifying your life with free online organizers...first in a 4-part series. *AMWA Journal: American Medical Writers Association Journal, 24*(1), 42-43.

McDermott, I. (2009, January). Internet express. Age quod agis: Productivity and procrastination on the Web. *Searcher, 17*(1), 42-45.

Methods for managing time when in the process of creating written materials: Good policy provides a foundation on which to build best practice. (2009, June). *Patient Education Management, 16*(6), 61-63.

Olson, M. (2009, January-February). The "Millennials": First year in practice. *Nursing Outlook, 57*(1), 10-17.

Plaut, D., & Smola, C. (2009, September). Multitasking: Myth? Necessity? *AMT Events, 26*(3), 136-137.

Storfjell, J., Omoike, O., & Ohlson, S. (2008, May). The balancing act: Patient care time versus cost. *Journal of Nursing Administration, 38*(5), 244-249.

Vandelanotte, C., Sugiyama, T., Gardiner, P., & Owen, N. (2009). Associations of leisure-time internet and computer use with overweight and obesity, physical activity and sedentary behaviors: Cross-sectional study. *Journal of Medical Internet Research, 11*(3), e28.

Vestal, K. (2008, June). Lessons learned. Managing interruptions. *Nurse Leader, 6*(3), 8-9.

Vestal, K. (2009, April). Procrastination: Frustrating or fatal? *Nurse Leader, 7*(2), 8-9.

Zuzelo, P., Gettis, C., Hansell, A., & Thomas, L. (2008, May-June). Describing the influence of technologies on registered nurses' work. *Clinical Nurse Specialist: The Journal for Advanced Nursing Practice, 22*(3), 132-142.

Chapter 10

재정 계획

Fiscal Planning

보건의료 서비스의 비용과 경제적 논의 및 결정에 영향을 미치는 환경에서 간호사들은 간호를 수행하고 있다.

- Marian C. Turkel

예산의 문제점은 다른 곳에 구멍을 파지 않고 하나의 구멍을 채우는 것처럼 힘들다는 것이다.

- Dan Bennett

학습목표

- 간호사들이 왜 재정 계획을 이해하고 참여해야 하는지 확인한다. 예산 제약 문제에 참여하고 인지하며 창조적으로 해결한다.
- 환자당 일일 간호활동시간을 산출하기 위한 표준공식을 이용해 정확하게 계산한다.
- 개인과 부서수요를 확인하는 데 원가에 대한 인식을 보여준다.
- 기본적인 재정 용어를 정확하게 정의한다.
- 예산의 3가지 유형(개인예산, 운영예산, 자본예산)과 2가지 일반적인 예산수립 방법(점진적 방법, 영기준 방법)을 구별한다.
- 변동예산의 장점과 단점을 이해한다.
- 가능할 경우 재정 예산 시 직원들의 참여 필요성을 인지한다.
- 재정 우선권 세팅에서 도움을 줄 결정 패키지를 계획한다.
- 포괄수가제와 선불제 방식 개발을 위한 추동력을 기술한다.
- 관리의료의 변화를 위한 추진력 및 규제력을 서술한다.
- 제3단체, 비용–서비스 계획에 의한 의료 시스템에서 자본화된 관리의료 시스템으로 의료 보상 시스템이 변화할 때, 비용과 품질에 미치는 영향을 서술한다.

15년 동안, 의료기관은 수입 감소 및 원가 상승으로 인해 전례 없는 재정적 도전에 직면하고 있다. 건강보험에 가입되지 않은 미국인의 수가 정부가 후원하는 건강보험으로 커버되는 수만큼 매년 새로운 수치로 증가하고 있다. 정부의 규제 관리는 엄격해지고, 품질 기대는 높아지며, 대중은 적거나 없는 현금지급 원가(out of pocket cost)로 점점 더 많은 서비스를 요구하고 있다. 그 결과 2007년 말까지 미국인의 81%가 의료 서비스에 불만을 표출하였다.

그러나 이처럼 붕괴된 의료 서비스를 개혁하기 위한 종합적이고 시스템적인 노력은 2010년 말까지 실제 탄력을 받지 못하였다. 그때까지도 개혁 제안에 대한 의견 수렴이 제한적이었고, "대중의 의견은 미래 방향에 관해 양면성(ambivalence) 또는 차이(divergence)로 특징되었다"(Jacobs, 2008, para 2). 그 후 2010년 3월, 논란이 많은 미국 의료 개혁법의 신속한 통과는 다수에게 놀라움으로 다가왔다. 이 법안은 보험에 포함되지 않는 다수에서의 유의한 감소, 기존 병력(preexisting condition)를 갖는 사람들을 포함하는 확대된 접근, 고용주에 의한 관리 의료보험 조항 등 미국인의 실제 희망을 내포하였다.

위대한 변화는 비용 및 결과에 대한 책임과 의무의 범위 측면에서 지난 30년간 기관 수준으로 재정 계획에서 발생하고 있다. 1980년 이전에, 간호관리는 종종 의료기관의 재정 계획에서 제한적인 역할만 담당했었다. 간호사-관리자는 빈번하게 빈약한 근거로 예산을 제출하였고, 재정 결정 판단에 오직 제한적인 투입만 허락되었다. 간호가 일반적으로 '비수입 창출 서비스'로 분류되었기 때문에, 간호 조언은 과소평가되었다. 그러나 그 이후, 의료기관은 재정 계획에서 간호 조언의 중요성을 인식하게 되었고, 21세기의 간호사 리더-관리자는 전문적인 재정 관리자가 되도록 기대된다. 실제로 간호 예산은 의료기관에서 총 비용의 가장 큰 부분을 차지하고, 재정 계획에의 참여는 간호의 핵심적이고 강력한 도구가 되고 있다.

그러나 많은 관리자들이 재정 계획을 계획 중에서도 가장 어렵다고 생각한다. 일부 관리자는 현재 및 예상 요구에 근거하여 비용을 예측하는 것을 어려워한다. 이는 관리자가 예산 준비에 대한 공식적인 교육 및 훈련이 부족했기에 발생한 것이다. 재정 계획은 사용함으로써 향상되는 습득 기술임을 기억하는 것은 중요하다.

재정 계획은 직관적인 것이 아니다. 실습에 의해 향상되는 학습된 기술이다.

재정 계획은 또한 의료를 형성하는 정책적, 사회적, 경제적 힘의 비전, 창조성, 철저한 지식을 요구한다. 게다가 재정 계획은 간호 프로그램 커리큘럼 및 관리 준비 프로그램에 포함되어야 한다. 이 장에서는 재정 계획에서의 리더-관리자의 역할을 논의하고, 예산의 종류를 확인하며, 예산 과정을 기술한다. 학습자는 또한 당대의 의료기관에서 관리의

보기 10-1 재정 계획에서 리더십 역할 및 관리 기능

리더십 역할

1. 단기 및 장기 부서 요구를 확인하거나 예측하는 데 능숙하고, 반응하는 재정 계획보다 사전대책을 강구하는 재정 계획을 지향한다.
2. 오늘날 의료에서 재정 계획을 형성하는 정책적, 사회적, 경제적 인자에 대해 충분히 인지한다.
3. 빠르게 변화하는 시스템에서 재정 목적 설정에 유연성을 보여준다.
4. 예상하고 인지하며 창조적으로 예산 제약을 해결한다.
5. 단기 및 장기 재정 계획에 적극적이 되도록 집단 구성원에게 영향과 영감을 준다.
6. 재정 제약이 기관 또는 부서 목표를 만족시키지 못하게 될 때를 인지하고, 이러한 통찰력을 효과적으로 소통하며, 지휘계통을 따른다(재정적 제약으로 인해 기관 또는 부서의 목표에 부합하지 못하게 되는 시점을 인지하고, 이를 다음 지휘계통에 효과적으로 전달한다).
7. 환자 안전성이 비용 제약에 의해 위태롭게 되지 않음을 보장한다(비용 밀폐로 인해 환자의 안전성이 위협받으면 안 된다).
8. 의료개혁 노력에서 역할모델 리더십이 요구된다.

관리 기능

1. 부서 요구를 반영하는 단기 및 장기 재정 계획의 중요성을 확인하고 개발한다.
2. 더 높은 행정 수준으로 부서 요구를 효과적으로 설명하고 문서화한다.
3. 재정 계획에 추진력 및 장벽을 확인하기 위해, 예측함에 있어 기관의 내적 및 외적 환경을 평가한다.
4. 예산의 지식을 보여주고, 효과적으로 예산을 세우기 위해 적절한 기법을 이용한다.
5. 하급자에게 관련된 재정 계획에 참여하는 기회를 제공한다.
6. 기관의 목적과 목표에 부합하기 위해, 부서 수준의 재정 계획을 조정한다.
7. 미리 설정된 기준 또는 확립된 환자 분류 시스템을 이용함으로써 개인의 요구를 정확하게 평가한다.
8. 예산 관리의 모니터링 측면을 조직화한다.
9. 서비스 및 제공된 서비스에 대한 환자 요구의 문서화가 기관 보상을 수행하는 데 분명하고 완벽함을 보장한다.

료(managed care)의 영향에 주어진 특별한 집중으로 의료보상 개념을 시험할 것이다. 재정 계획에 관련된 리더십 역할 및 관리 기능은 **보기 10-1**에 나타나 있다.

비용과 품질의 균형

오늘날 의료기관에서 재정 계획을 복잡하게 만드는 것은 비용절감과 질 높은 케어의 이중 목표이며, 이는 항상 선형 관계를 나타내지 않는다. 비용 절감은 모든 의료 종사자들의 책임이며, 오늘날 거의 모든 의료기관의 생존력은 그들의 재정 자원을 현명하게 사용

하는 능력에 달려 있다.

그러나 비용 효율이 높다는 것은 비싸지 않다는 것과는 다르다. '비용 효과적(cost-effective)'이라는 말은 지출된 돈의 양에 비해 좋은 결과를 생산하는 것을 의미한다. 다시 말해서 산물(product)이 가격 가치가 있다는 말이다(Webster's New World College Dictionary, 2009). 값비싼 아이템은 비용 효과적이 될 수 있지만, 값이 싸지는 않다. 비용 효과는 서비스의 예상 기간, 그러한 서비스에 대한 요구, 다른 대안의 활용 가능성과 같은 인자들을 고려해야 한다.

게다가 의료 측면에서 비용 및 품질은 선형 관계를 갖지 않는다. 더 많이 지불하는 것이 필연적으로 더 높은 품질의 케어로 이어지는 것은 아니다. 때때로 높은 비용의 지불은 서비스의 중복, 서비스의 과잉이용, 특정 환자의 요구를 초과하는 기술의 사용을 나타낸다. 사실 지난 수십년 동안 많은 연구들이 더 높은 지불과 케어의 품질 및 결과 사이의 상호관계를 연구했다. 결과는 두드러지게 일치하였다. "더 높은 지불은 기술적 품질 및 병원 간호 또는 응급간호의 신뢰성 측면 또는 심장마비나 골반 골절과 같은 심각한 병에 따른 생존 여부와 상관없이 간호의 더 나은 품질로 이어지지는 않는다. 이러한 결과는 시간이 흐르면서 변화가 있을 것을 고려하더라도 마찬가지 결과를 나타낸다"(Fischer, Goodman, Skinner & Bronner, 2009, p. 2).

의료 측면에서 더 많이 지불하는 것이 항상 더 높은 품질의 결과를 낳지는 않는다.

이러한 결과는 또한 거시적 관점에서도 사실이다. 미국은 다른 산업국가보다 1인당 의료비를 더 많이 지불하지만, 10대 임신율, 저체중출생아, 간호에의 접근 면에서 상대적으로 적게 지불하는 많은 국가보다 양호한 상황은 아니다. 문제는 자원 부족이 아니다. 문제는 우리가 활용 가능한 자원을 비용 효과적인 방식으로 이용하지 않는 것이다.

책임 회계 및 예측

회계 계획의 핵심적인 특징은 책임 회계(responsibility accounting)이며, 이는 기관의 수익, 지출, 자산, 부채가 각각 누군가의 책임임을 의미한다. 결론적으로 재정적 요소에 가장 직접적인 통제 또는 영향력을 갖는 사람은 그것에 대해 책임을 져야 한다. 부서 수준에서, 책임(accountability)은 일반적으로 관리자의 몫이다. 그러므로 리더-관리자는 부서 예산에서 적극적인 참여자가 되어야 하고, 부서 예산에 포함되어 있는 것에 대해 높은 수준의 통제권을 가져야 하며, 예산된 지출과 실제 지출을 비교한 정기적인 데이터 보고서를 받아야 하고, 부서 운영의 재정적인 결과에 대해 책임을 져야 한다.

부서 관리자는 매일 운영에 관여하고 부서의 기능을 직접 점검하기 때문에, 부서에 필요한 공급 및 장비뿐만 아니라 환자 인구조사 경향을 예측하는 데 전문지식을 가져야 한다.

부서 관리자는 또한 부서 예산 관리의 모든 측면을 가장 잘 모니터링하고 평가할 수 있다. 다른 유형의 계획과 같이, 부서 관리자는 직원들에게 예산 계획 목표를 알릴 책임을 갖는다. 더 많은 직원이 예산 목표와 목표를 수행할 계획을 인지할수록 목표 성취가 더 잘 이루어질 것이다. 애석하게도 많은 간호사들이 그들의 병원 시스템이 사용하는 간호 예산 모델에 관한 지식이 부족하다.

예산의 기본

예산(budget)은 특정 기간 동안 수입뿐만 아니라 추정 지출을 포함하는 재정적인 계획이다. 정확도(accuracy)는 예산의 가치를 좌우한다. 예산 계획이 좀 더 정확할수록 기관은 가장 효율적인 자원 이용을 계획할 수 있다.

예산의 가치는 그들의 정확도와 직접적으로 관련되어 있다.

예산은 예측이고 계획이며, 원칙이 아니기 때문에, 재정 계획은 유연성이 있어야 하고, 지속적인 평가와 수정을 필요로 한다. 예산에서 지출(비용)은 고정된 혹은 가변적인 것과 조절 가능하거나 조절 불가능한 것으로 분류된다. 가변형 지출(variable expense)이 양적으로 변화하는 반면, 고정형 지출(fixed expense)은 양적으로 변하지 않는다. 고정형 지출의 예시는 빌딩의 모기지 지불 또는 관리자의 월급이 될 수 있다. 가변형 지출은 시간당 임금 종사자의 급여대장 및 공급 비용을 포함할 수 있다.

관리 가능 지출(controllable expense)은 조절될 수 있거나 관리자에 의해 변할 수 있는 반면, 관리 불가능 지출(noncontrollable expense)은 그렇지 못하다. 예를 들면, 부서 관리자는 특정 근무시간대에 교대 작업자들의 수를 조절할 수 있다. 그러나 관리자는 장비 가치 하락, 환자에 의해 요구되는 공급의 수 및 종류 또는 응급 시 발생하는 초과근무는 통제할 수 없다. 관리자가 인지할 필요가 있는 재정 용어의 목록이 보기 10-2에 나와 있다.

보기 10-2 재정 용어

중증도 지표(acuity index) 주어진 시간 동안 환자 질병의 중증도(심각도)를 나타내는 가중 통계 측정치이다. 환자는 질병의 중증도에 따라 분류되며, 일반적으로 4개의 범주 중 하나에 속한다. 중증도 지표는 중증의 총계를 환자의 수로 나눔으로써 결정된다.

자산(assets) 개인이나 기관이 소유하고 있는 경제적 가치가 있는 유형, 무형의 재산을 의미한다.

기준자료(baseline data) 지출된 금액, 중증도, 환자 인구조사, 요구되는 자원, 간호 시간, 기타 등등에 관한 이력 정보 등을 일컫는 것으로, 이러한 정보는 미래에 수요를 예상할 수 있는 기초로 이용된다.

손익분기점(break-even point) 한 기간의 매출액이 당해 기간의 총비용과 일치하는 점을 말한다. 대부분의 의료기관은 높은 고정형 지출(비용)을 갖는다. 비균일할당 모델(noncapitated model)에서 부서당 고정형 비용은 양과 함께 감소하기 때문에, 이 모델 아래의 의료기관은 부서 비용을 감소시키기 위해 높은 양을 유지할 필요가 있다.

인두제(capitation) 인두제는 영국의 진료비 지불제도의 하나로, 의사가 맡고 있는 환자 수, 즉 자신의 환자가 될 가능성이 있는 일정 지역의 주민 수에 일정 금액을 곱하여 이에 상응하는 보수를 지급받는 진료지불방식이다. 주민이 의사를 선택하고 등록을 마치면 등록된 주민이 환자로서 해당 의사의 의료서비스를 받는 여부와 상관없이 보험자 또는 국가로부터 등록된 환자 수에 따라 일정 수입을 지급받게 된다.

환자 구성 지표(case mix index) 질병의 종류와 중증도, 자원의 소모량 등에 따라 환자를 분류하는 환자분류체계를 이용하여 측정한 환자군의 구성상태를 단일한 지표로 계산한 것을 말한다.

현금흐름(cash flow) 기업활동을 통해 나타나는 현금의 유입과 유출의 비율을 의미한다.

관리 가능비(controllable costs) 조정되거나 변화될 수 있는 비용으로, 원가의 발생이 일정한 관리자층에 의해 관리될 수 있는 원가를 말한다. 고용된 인원 수, 요구되는 기술 수준, 임금 수준, 재료의 품질 등이 그 예시이다.

비용 편익 비율(cost-benefit ratio) 투자 대비 수익률을 표시한 것으로 편익의 현재가치와 비용의 현재가치의 비율로 나타낸다.

원가중심점(cost center) 비용 관리 및 책임이 할당될 수 있는 가장 작은 기능적 부서를 의미하는 용어이다. 간호부서는 보통 원가중심점으로 고려되지만, 부서 내에 다른 원가중심점이 있을 수 있다(정형외과는 원가중심점이지만, 가끔 석고붕대실(cast room)이 정형외과 내 분리된 원가중심점으로 고려된다).

진단명 기준 환자군(diagnosis-related groups, DRGs) 모든 입원환자를 환자 특성 및 진료 특성에 의해 임상적인 진료내용과 자원의 소모량이 유사하도록 분류한 입원환자의 질병분류체계이다.

포괄수가제(diagnosis-related groups payment system, DRGs) 치료과정이 비슷한 입원환자를 묶어, 일련의 치료행위 전체에 하나의 가격을 매기는 의료비 지불방식이다. 포괄수가제 하에서는 의료서비스의 종류나 양에 관계없이 어떤 질병의 진료를 위해 입원했는지에 따라 미리 정해진 일정액의 진료비만 부담하면 된다. 현재 우리나라의 경우 7개 질병군의 입원환자는 모든 병원에서 포괄수가제 혜택을 받을 수 있다.

직접비용(direct costs) 제품을 만드는 데 소비되는 재료비, 노무비 등의 비용으로, 보건의료기관에서는 의료서비스를 제공하기 위해 소비되는 약물, 치료 시 사용되는 재료 등에 기인할 수 있는 비용을 말한다. 상품 또는 서비스로 명확하게 식별 가능한 비용이다.

행위별수가제(fee-for-service(FFS) system) 의료서비스 항목별로 가격을 산정하고, 환자에게 제공된 모든 의료서비스의 가격을 합해 총 진료비를 산출하는 방식이다. 의료인이 제공한 의료서비스 내용에 따라 값을 정하기 때문에 위중하거나 진료에 시간이 많이 걸리며 특별한 기술을 요하는 질병이나 진료 재료가 많이 필요한 질병의 경우에 적절한 진료비 지불방식이다. 그러나 환자에게 진료행위량을 늘릴수록 의료기관의 수입이 늘어날 수밖에 없는 구조적 한계가 있으며, 이로 인해 환자에게 꼭 필요한 만큼의 진료행위량을 넘어선 과잉진료가 발생할 수 있다.

고정예산(fixed budget) 예산 기간 중에 쓰이는 단일 예산으로, 예산 기간 중에 경영 조건의 변동이 생겨도 기간 예산을 고정시켜, 실제 업적 관리를 당초 예산을 기준으로 해서 집행하는 것을 의미한다.

보기 10-2 재정 용어 (계속)

고정비용(fixed cost) 생산량의 변동 여부에 관계없이 일정하게 지출되는 비용으로 기계의 감각삼각비, 임대로, 연구 개발비, 광고 선전비 등이 이에 속한다.

영리조직(for-profit organization) 기금 제공자가 기관 내 지분율을 갖는 조직으로, 이러한 제공자는 영리조직 내에서 주식을 소유하고, 사업상 제품 및 수반 비용이 수입 비용에서 빠질 때 남는 것에 근거하여 배당금을 번다.

총 원가(full costs) 모든 직접비용과 간접비용의 총합이다.

정규직 환산인력(full-time equivalent, FTE) 정규직 직원의 해당 주간 예정된 업무 시간을 의미한다. 예를 들어, 1.0FTE= 인력의 5일간 8시간 근무, 이는 주당 인력 40시간과 동일하다. 1FTE는 다른 방식으로 나눌 수 있다. 예를 들어 2명의 시간제 직원의 주당 20시간 업무는 1FTE와 같다. 주당 5일 또는 40시간을 초과한다면, FTE는 그 자리에 대해 1.0을 초과할 것이다. 자리가 7일 근무 혹은 56시간을 요구한다고 가정하면, 그 자리는 1.4FTE 커버리지를 요구한다(56을 40으로 나눔=1.4). 이는 7일 동안 FTE 자리를 채우기 위해 한 사람 이상의 인력이 요구됨을 의미한다.

종합건강관리기구(health maintenance organization) 일정한 연회비(선불제)로 서비스를 제공하는 종합적인 건강보호프로그램 및 의료집단을 말한다.

입원일당 시간(hours per patient-day, HPPD) 간호인력의 다양한 수준에 의해 일일 환자당 제공되는 간호 시간. HPPD는 총 활동 시간을 환자 수로 나눔으로써 계산된다.

간접비용(indirect costs) 직접비용에 대응하는 용어로, 제품 생산에 직접적으로 파악할 수 없는 비용을 말한다. 이는 드러나지 않는 비용(hidden costs)이며, 보통 다른 부서 사이에 걸쳐 있다. 정리정돈 서비스(housekeeping service)는 간접비용으로 간주된다.

관리 불능원가(noncontrollable costs) 보통 관리되거나 달라질 수 없는 간접비용(지출). 임차료 등을 예로 들 수 있다. 장비의 가치하락이 발생할 수 있다.

비영리조직(non-for-profit organization) 이 종류의 조직은 여러 출처로부터 유래된 기금에 의해 자금이 조성되지만, 이러한 기금의 제공자들이 지분율을 갖지 않는다. 비영리조직에서 형성된 이익은 확장 또는 자본 획득을 위해 조직으로 빈번하게 다시 돌아간다.

경영비(operating expense) 기업이나 사업을 관리하고 운영하는 데 드는 비용을 말한다.

환자분류체계(patient classification system) 특정 질병을 가지고 있는 사람들을 연령, 성별, 수술 및 합병증 유무 등의 기준에 따라 유사한 집단으로 묶어 분류하는 것을 의미한다. 이는 질병군별로 치료에 필요한 의료서비스의 양 등을 미리 예측할 수 있어 포괄수가제의 진료비 지급단위로 활용되고 있으며, 다양한 분야에서 병원의 생산성을 측정하고 평가하는 중요한 도구로 활용된다.

생산시간(production hours) 어떠한 작업이나 공정에서 유용한 작업이 진행된 시간을 말한다. 정규 시간, 초과근무, 일시적 시간의 총합. 이는 실제 시간으로 지칭될 수 있다.

수익(revenue) 환자에게 서비스를 제공하는 것에 대한 수입 또는 보상이다.

회전율(turnover ratio) 사망 또는 은퇴 외 사유에 대해 종사자가 그들의 직업을 떠나는 비율. 비율은 떠난 종사자의 수를 일 년 동안 부서 내에 종사하는 노동자의 수로 나누고 100을 곱하여 계산한다.

가변비용(variable costs) 생산량의 변동 여부에 따라 변화하는 비용을 말한다. 인건비를 예로 들 수 있다.

업무량 유닛(workload units) 간호에서 업무량은 보통 환자-일수와 동일하다. 그러나 일부 영역에서 업무량 유닛은 절차, 검사, 환자 방문, 주사, 기타 등등의 수를 지칭하기도 한다.

학습과제 10-1

당신은 이 제안을 수락할 것인가?

당신의 부서에 종양학자 중 한 명인 샘 존스(Sam Jones)가 새로운 복사기를 구매하였기 때문에 당신에게 그의 오래된 복사기를 줄 것을 제안하였다. 수락 조건으로서, 그는 모든 종양학자와 방사선 전문의들이 무료로 복사기를 이용하도록 허락해 줄 것을 요구한다.

과제

1. 선물의 수락 또는 거부를 정당화한다. 당신의 선택에 무엇이 영향을 주었는가?
2. 고정비용 및 가변비용은 무엇인가?
3. 관리가능비 및 관리불가능비는 무엇인가?
4. 당신은 부서 관리자로서 복사기의 이용을 얼마나 통제할 것인가?

예산편성과정

간호과정은 예산 계획 단계를 위한 모델을 제시한다.

1. 첫째, 어떤 요구가 예산에 포함되는지 사정한다. 일반적으로 이 결정은 조직계층의 모든 단계로부터의 투입을 반영한다. 예산편성은 모든 개인적 활용 가능한 자원이 과정과 연관되어 있을 때 효과적이다. 노동, 기구, 운영 비용의 측면에서 단위 요구사항은 그 조직의 예산을 결정하기 위해 열거할 수 있다.
2. 둘째는 진단이다. 예산 계획의 경우 진단은 이용 가능한 자원을 최대한 사용하여 비용 효과적인 것을 창조하는 목표 혹은 수행해야 할 작업이다.
3. 셋째는 계획을 발전시키는 것이다. 예산 계획은 여러 방법으로 발전될 수 있다. 예산 주기가 12개월인 것은 회계년 예산이라고 한다. 회계년은 달력과 일치할 수도 있고 아닐 수도 있다. 분기, 월, 반년의 기간으로 세분하여 사용하기도 한다. 대부분의 예산은 1년 단위로 편성되지만 지속되는 예산은 매달을 기본으로 지속적으로 이루어져서 12개월의 미래 예산자료가 항상 가능하다. 예산편성을 위한 최선의 시간틀을 선택하는 것 또한 중요하다. 오류는 예산이 이익에서 너무 멀리 떨어져 기획되는 것과 같다. 만약 예산이 단기적이라면 예상하지 않은 중요한 비용이나 핵심 도구를 구입하는 것은 매우 어려울 것이다.
4. 넷째는 수행이다. 이 단계는 진행을 모니터링하고 분석에 나타난 회계년말의 불충분하거나 초과되는 자금이 나타나는 것을 피한다. 대부분의 의료기관은 월별보고에서 각 부서의 계획된 예산과 예산으로부터의 편차의 윤곽을 그린다. 어떤 관리자는 인위적으로 그들의 부서 예산을 부풀려서 상위 경영자가 예산을 삭감하는 것에 대해 완충을 한다. 몇몇 부서에서 이처럼 예산을 계획한다면 완전한 기관 예산은 쓸모 없을 것이다. 만약 예산에서 중요한 변화가 나타난다면 예산편성과정은 반드

시 반복되어야 한다. 최상위 관리자는 그들이 수행하기 전에 반드시 찾아보고 현실적이지 않은 예산 계획을 수정해야 한다.

5. 마지막 단계는 평가이다. 예산은 반드시 정기적으로 점검되어야 하고 회계년 동안 수정되어야 한다. 각 병동 관리자는 자신들의 병동 예산 편성에 책임이 있다. 대부분의 병동은 예상한 예산으로부터 어떤 변화를 기대할 수 있다. 그러나 커다란 편차는 반드시 가능한 이유를 검토해 보고 필요하다면 교정활동을 취해야 한다.

사전에 너무 멀리 예상되는 예산은 오류에 대한 큰 가능성을 가진다.

예산의 종류

회계 계획과 직접적으로 연관되어 있는 관리자의 3가지 주요 예산은 인력예산, 운영예산, 자본예산이다.

인력예산

지출의 가장 큰 부분을 차지하는 것은 노동력 혹은 인력예산이다. 이는 보건의료가 노동집약적이기 때문이다. 수시로 변하는 환자의 수와 요구도에 적절히 대응하기 위해 관리자는 장단기 인력요구를 예측하여 병동 환자 변동에 대한 자료로 사용한다. 또한 관리자는 인력 부족이나 과잉을 예방하기 위해 적극적으로 인력예산을 확인해야 한다. 만약 업무량이 감소한다면 관리자는 이에 대해 인력예산을 감소시켜야 한다.

직원에 대해 덧붙이자면 관리자는 직원혼합에 대해 알고 있어야 한다. 직원혼합은 면허가 있는 인원과 없는 인원의 혼합을 나타낸다. 또한 관리자는 환자의 예민함을 인식하고 가장 경제적인 간호의 단계를 발생할 수 있는 환자 요구에 맞출 수 있을 것이다.

V병동의 근무인원 조절에 대해 논의해 보면 인력 요구를 인력예산에 맞춰 표현하는 방법을 간략히 논의할 필요가 있다. 대부분의 근무인원 조절은 미리 정해진 표준에 기초를 둔다. 이 표준은 환자일당(의료단위), 월별 방문당(가정보건센터) 혹은 행위당(수술실)으로 표현될 수 있다.

입원 환자 수와 외래환자 혹은 매일의 행위는 전혀 일정하게 유지되지 않으므로 관리자는 업무량이 증가하거나 감소할 때 직원조절에 대비해야 한다. 가끔 환자들과 행위의 형태가 변해서 표준이 더 이상 적당하지 않을 때도 있다. 예를 들어 한 수술실에 심장수술이 있어 더 많은 간호시간이 필요하다. 그러나 행위당 간호인력 산정 표준에 따르면 조정이 요구된다. 일반적으로 표준은 1년에 한 번 조정되는데, 조업량에 따른 근무인원 조절은 매일 이루어진다.

환자당 일일 간호활동시간(NCH/PPD)을 계산하는 공식은 그림 10-1과 같다. 급성기 병동 관리자는 매일의 인력 요구를 산정할 때 이 공식을 사용할 수 있다. 예를 들어 예산에서 NCH/PPD가 6시간일 경우, 1월 31일 자정부터 2월 1일까지 NCH/PPD를 산출해 보자. 자정에 환자 수는 25명이다. 근무인원 조절에 따라 표와 같은 정보를 얻었다.

근무조	간호인력	근무시간
11pm(1월 30일)~7am(1월 31일)	간호사 2	각각 8시간
	간호조무사 1	8시간
	전문 간호사 1	8시간
7am~3pm	간호사 3	각각 8시간
	간호조무사 2	각각 8시간
	전문 간호사 1	8시간
	병동 사무원 1	8시간
3pm~11pm	간호사 2	각각 8시간
	간호조무사 2	각각 8시간
	전문 간호사 1	8시간
	병동 사무원 1	8시간
11pm(1월 31일)~7am(2월 1일)	간호사 2	각각 8시간
	간호조무사 2	각각 8시간
	전문 간호사 1	8시간

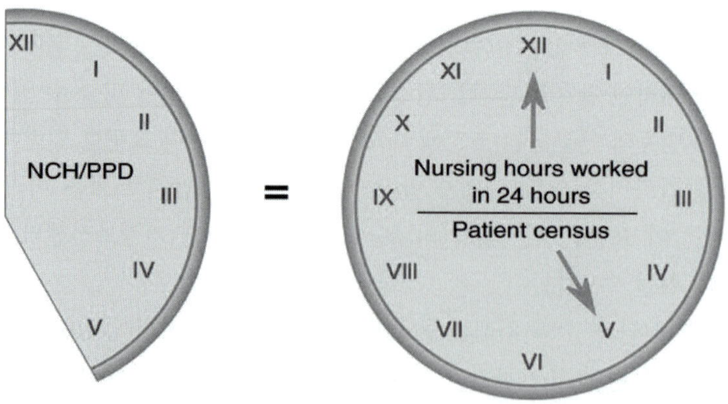

$$\text{NCH/PPD} = \frac{\text{Nursing hours worked in 24 hours}}{\text{Patient census}}$$

그림 10-1 NCH/PPD를 계산하는 표준공식

1월 31일의 NCH/PPD 계산에서는 자정을 이용하지만 대부분의 인력계산은 밤 11시에 시작해서 다음날 밤 11시까지 8시간 근무시간을 기본으로 한다. 그러므로 이 경우 1월 31일 NCH/PPD는 전날 11pm~7am 근무와 오늘 7am~3pm, 3pm~11pm의 자료를 사용한다. 첫 번째 단계로 병동사무원를 포함하여 24시간 동안 모든 간호인력의 근무시간을 계산한다. 각 근무조에 근무조 전체인원을 곱하고 이것을 더하면 24시간 동안 모든 근무인원의 총 간호시간이 나온다.

어제	11pm~ 7am 간호인력 4명 * 각각 8시간	= 32시간
오늘	7am~ 3pm 간호인력 7명 * 각각 8시간	= 56시간
오늘	3pm~11pm 간호인력 6명 * 각각 8시간	= 48시간
		= 136시간

이 경우 일일 전체 간호시간은 24시간이다.

두 번째는 24시간의 총 간호시간을 환자 수로 나눈다. 환자 수는 25명이었고 136시간을 25명으로 나누면 5.44이다.

1월 31일 NCH/PPD는 5.44이고 이것은 예산의 NCH/PPD인 6보다 적다. 이것은 다음 24시간에 14시간의 간호시간을 더해서 올릴 수도 있고 표준 간호시간 예산에 남길 수도 있다. 그러나 병동 관리자는 표준은 유동적이란 것을 기억하고 환자의 예민함과 인력

학습과제 10-2

NCH/PPD 산출하기

자정의 환자 수가 25명이다. 근무시간 수로 다음을 사용하였다.

자정~정오	간호사 2	각각 12시간
	간호조무사 2	각각 12시간
	전문 간호사 1	12시간
	병동 사무원 1	5시간
정오~자정	간호사 3	각각 12시간
	간호조무사 2	각각 12시간
	전문 간호사 1	12시간
	병동 사무원 1	12시간

만약 다음과 같이 근무한다고 할 때 NCH/PPD를 산출한다.

자정~정오	간호사 3	각각 12시간
	간호조무사 2	12시간
정오~자정	간호사 2	각각 12시간
	간호조무사 1	12시간
	병동 사무원 1	4시간

의 혼합을 고려하여 NCH/PPD 예산보다 2월 1일 직원을 늘리는 것을 제안할 수 있다.

인력예산은 실제 업무시간(생산시간, 급여비용)과 실제로 업무는 하지 않지만 급여가 지급되는 비생산시간, 혜택시간을 포함한다. 비생산시간은 상여, 신규교육, 근무교대, 병가와 휴가시간, 교육시간을 포함한다. 예를 들어 평균 8.5시간 중 30분의 점심시간과 2회의 15분 휴식이 포함되어 있다. 그러므로 7.5시간의 생산시간과 1시간의 비생산시간을 근무한 것이다.

운영예산

운영예산은 두 번째로 비중을 차지하는 부분이다. 운영예산은 전기 사용량, 수리 유지비용, 공급과 같은 서비스 양의 변화에 따라 변동된다. 인력비용이 병원 예산에 따른다면 공급비용은 두 번째에 가깝다.

공급은 인력비용 다음으로 병원 예산 구성요소의 두 번째 부분이다.

효율적인 병동 관리자는 병동이 사용할 물품의 수량과 종류에 밝아야 한다. 그들은 또한 공급과 환자의 혼합, 점유비율, 기술적 요구사항, 병동에서 수행될 과정의 종류 사이의 관계에 대해 이해해야 한다. 포장이나 트레이에서 입수된 당장 사용하지 않는 물품을 보관하고 폐기하며 가끔 쓰는 재고를 줄이고, 도난을 줄이며, 공급 및 경품의 사용 통제를 모니터링하는 것은 모든 잠재적 비용 절감을 나타낸다. 다른 한편으로 공급비용을 줄이는

학습과제 10-3

물품의 없어짐

당신은 급성기 병원의 병동 관리자이다. 가끔 직원들이 주머니에 병원 물품이 있다는 것을 잊고 퇴근한다는 것을 알고 있다. 일반 간호사일 때 얼마나 자주 실수로 집에 반창고, 주사기, 펜라이트, 로션을 가지고 갔는지 기억한다. 보통 그것을 되돌려 놨지만 그렇게 하지 않을 때도 있었다.

그러나 최근 예산의 변동이 심하고 거즈, 혈압기 커프, 청진기, 수술기구, 개인 위생물품 같은 물품이 없어지는 것이 전례 없이 증가하였다. 비록 이런 증가가 총운영예산의 일부를 나타내지만 원인을 확인할 필요는 있다. 환자 차트와 비용을 심사해도 이 물품들은 환자치료에 사용되지 않았다.

책임 간호사들에게 물었을 때 그들은 몇몇 직원이 작은 물품을 가지고 가는 것은 사실 고용의 기대와 부가이익이라고 자주 표현한다고 밝혔다. 책임 간호사들은 이 문제가 직원들이 도둑질에 연관되어 있다는 객관적 자료라고 할 수는 없다고 말했다. 책임 간호사들은 다른 직원들이 물품을 가져가는 것을 보게 되면 서면 자료에 모든 직원을 요청하고 그 다음에는 후속조치를 위해 익명으로 당신에게 정보를 밝히도록 제안한다.

과제

물품은 운영예산의 중요 부분이기 때문에 어떤 행동이 지시되어야 함을 믿는다. 무슨 행동을 할지 결정해야 한다. 소모품을 가지고 가는 직원과 그렇지 않은 사람들에게 바람직하고 바람직하지 못한 효과의 관점에서 당신의 행동을 분석한다. 이 문제를 진짜로 해결하기 위해 요구되는 것은 에너지와 시간인가?

방법은 렌탈이나, 위탁제품을 구입하고, 적시에 주문하는 것이다. 적시 주문은 필요할 경우와 사용하기 직전에만 공급업체 조직에 전달하는 과정이다.

자본예산

세 번째는 자본예산이다. 자본예산은 빌딩이나 중요장비, 내구연한(5~7년 이상)이 긴 장비를 사는 데 계획한다. 매일매일 운영에 사용하지 않으며 운영물품보다 더 비싸다. 자본예산은 장기 계획이나 중요 획득 구성요소, 단기 구성요소로 이루어진다. 장기 중요 획득 구성요소인 향후 교체와 조직확장 개요는 1년이 넘을 것이다. 예를 들어 자본지출의 이러한 형태는 양전자 방출 단층촬영기의 구입이나 병원의 주요 부분 수리 같은 것을 포함해야 한다. 자본예산의 단기 구성요소는 호출 시스템, 병원 침대, 투약 카트 같은 것이 연례 예산안에 포함된다.

자본설비는 그 가치가 금액을 초과할 필요가 있다. 금액은 기관마다 다르지만, 일반적으로 1천~5천 달러이다. 관리자는 보통 특정 자본 설비 표준요청서 또는 준표준요청서 중 하나를 완료하고 그들의 요구를 정당화해야 한다. 자본예산 파괴 사례가 보기 10-3에 있다.

예산편성방법

예산편성은 발생빈도와 예산기준의 위치에 따라 분류한다. 4가지 일반적인 예산편성방법은 점진적 예산편성법, 영기준 예산법, 탄력예산법, 수행예산법이다.

점진적 예산편성법

점진적 예산편성법은 가장 쉬운 방법이다. 일반적으로 물가 상승률이나 소비자 물가지수 같은 특정 숫자에 현재 연도의 비용을 곱하여 다음 해 예산을 계획한다.

비록 이 방법이 빠르고 간단하며 관리자의 예산에 대한 전문지식을 덜 요구하지만, 일반적으로 재정적인 부분에서는 비효율적이다. 왜냐하면 비용을 유지하려는 동기가 없고

보기 10-3 자본예산 파괴자

- 다음 해 예산 견적을 계획하는 어려운 과정을 겪었지만, 그것을 사용하지 않는다.
- 다음 해 예산을 위한 시작 지점으로 현재 연도의 예산 수치에 의존한다.
- 자본 지출과 관련된 비용을 무시하거나 과소평가한다.
- 추세가 일시적일 것이라는 희망으로 환자 감소를 무시한다.
- 예상하지 못한 자본 지출을 위해 충분한 돈을 따로 설정하는 데 실패한다.

프로그램이나 서비스의 우선순위가 필요 없기 때문이다. 병원들은 점진적 예산편성법을 사용하는 데 이전 자료를 활용한다.

영기준 예산편성법

영기준 예산편성법을 사용하는 관리자는 매 예산주기마다 그들의 프로그램과 요구 등을 정당화시켜야 한다. 이 방법은 자동적이지 않기 때문에 과거의 기금이 지속되는 프로그램이다. 이 예산과정은 간호관리자를 위해 노동집약적이다. 기금의 우선권을 정하는 결정 패키지의 사용은 이 예산법이 지닌 특성이다. 결정 패키지의 구성요소가 보기 10-4에 있다.

다음 예시는 간호대학의 B형간염 예방백신 프로그램에 관한 결정 패키지이다.

목표: 모든 간호학생이 B형간염 예방주사를 완료한다.

지지: B형간염은 사망에 이를 수 있는 심각한 질병이다. 직업안전보건협회는 혈액에 노출되기 쉬운 보건의료 종사자(학생 포함)에게 백신이 제공되어야 한다고 한다. 백신접종이 이 질병의 위험요인을 크게 감소시킬 것이다. 현재의 백신은 심각한 부작용이 거의 없음이 입증되었다. 위험이 높은 집단이 접종을 해야 한다는 권고를 따르지 않는다면 간호대학은 법률적 책임이 있다.

반대: 학생 한 명당 백신 비용은 175달러이다. 어떤 학생은 접종을 원하지 않고 이를 자유로운 선택의 위반이라고 생각한다. 학생에게 이 백신의 부작용이 나타나면 학교가 책임져야 하는지에 대해 명확하지 않다.

대안 1: 접종이 필요하다. 간호대학이 비용을 낼 수 없으므로 학생들이 지불해야 한다.

장점: 학교 측에서는 비용을 들이지 않고 모든 학생을 접종할 수 있다.

단점: 많은 학생이 백신 비용을 지불할 수 없다. 그리고 그들은 신체에 대한 선택의 권리를 위반하는 요구라고 믿는다.

대안2: 백신이 필요하지 않다.

보기 10-4 영기준 예산편성법 결정 패키지의 주요 구성요소

1. 부서의 현재와 제안된 모든 활동과 목표의 목록화
2. 활동을 수행할 수 있는 대안 계획
3. 각 대안에 대한 비용
4. 활동을 지속하거나 중단했을 때의 이점과 단점

장점: 비용이 들지 않는다. 학생들은 접종 여부를 고려하고 자신의 건강을 지키는 데 책임을 질 것이다.

단점: 어떤 간호학생은 B형간염 고위험 임상 상황에서 자신을 지키지 못할 것이다.

대안 3: 백신은 필요하지만 학생과 학교가 비용을 나누어 부담한다.

장점: 학생들의 백신 비용은 감소하고 모든 학생을 접종할 수 있다.

단점: 비용과 제한된 선택 문제가 따른다.

학습과제 10-4

결정 패키지의 발달

주어진 목표에 따라 회계 우선권을 주는 결정 패키지를 발달시킨다.

목표: 3개월 안에 간호대학에 들어갈 때 믿을 수 있고, 경제적이며, 교통이 편해야 한다.

추가 정보: 차 없이 대중교통을 이용하기 때문에 비싸지 않고 믿을 수 있지만 아주 편하지는 않다. 부모님이 대출에 동의한다면 대출로 자동차를 살 수 있을 것이다. 간호대학의 정책은 차가 있어야 외곽의 가까운 지역에서 통근할 수 있다. 이 정책에 대해 알고 있지만 시행할 수 없고 다른 학생들은 카풀을 한다.

과제

적어도 3개의 목표에 맞는 대안을 확인한다. 장점과 단점에 기초한 최고의 대안을 선택한다.

결정 패키지와 영기준 예산법은 유리하다. 왜냐하면 힘 있는 관리자가 우선권을 가지고 자원을 효율적으로 사용할 수 있기 때문이다. 길고 복잡한 방법은 관리에 적극적으로 참여하도록 독려하는 데 동료와 부하직원의 적절한 분석이 요구되고 각각의 병동활동에 우선권이 부여된다.

탄력예산법

탄력예산법은 업무량에 따라 그 해의 과정을 늘리고 줄이는 탄력적인 예산법이다. 탄력예산법은 자동적으로 산출되는데, 업무량을 입력하면 비용이 나온다. 이는 환자 수와 인력 요구 변화의 결과로 많은 보건의료조직에서 사용하는데, 전통적인 예측도구에도 불구하고 예측이 어렵다. 그 달 동안 실제 업무량에 관련된 소비를 확인한다.

월별계획의 가정 비교를 통해 더욱 쉽게 실제 비용을 확인할 수 있다. 또한 차이를 더욱 빨리 확인하고 관리자가 수행을 개선하기 위해 작동을 변경할 수 있다.

수행예산

예산 기획의 네 번째는 수행예산으로, 활동의 결과와 지출이나 산출을 중요시한다. 관리자는 특별한 산출 요구로 예산을 짜고, 결과에 따라 예산을 평가한다. 예를 들어 가정방문 센터가 조직되고 당뇨 환자 같은 집단의 수립 의미와 예산의 정당성 같은 특별한 산출을 측정한다.

임상진료지침

임상진료지침은 환자 치료에 비용효과적인 사정, 수행, 평가를 위한 전략이다. 이러한 지침은 특별한 진단이나 시술을 위한 환자의 과정을 표준적으로 예측하는 것과 관련되어 반영한다. 예를 들어 특별한 진단을 위한 임상진료지침은 평균 입원기간이 4일 정도여야 하고 지침으로 확실한 중재가 완성되어야 함을 제시하고 있다. 환자의 진행은 지체 없는 임상진료지침에서부터 다르다.

재무 기획에서의 리더십 역할과 관리 기능의 통합

관리자는 재무 기획을 이해해야 하고, 그들의 예산에 대한 책임을 인지해야 하며, 조직의 목표를 충족하기 위해 비용효과적이어야 한다. 조직의 경제적, 사회적 그리고 법적 흐름을 민감하게 반영한 간호단위의 재무적 요구를 예측하는 능력은 관리 기능의 높은 단계이다. 또한 관리자는 적정한 간호인력, 자원 그리고 물품을 보장하는 예산 편성을 통하여 간호단위의 요구를 분명히 표현할 수 있어야 한다. 마지막으로, 관리자는 예산 통제의 방향 등을 모니터링하는 것에 능숙해야 한다.

리더십을 발휘하는 관리자는 예산을 편성하는 데 있어 모든 적절한 이해당사자를 개입시킨다. 재무 기획에서 요구되는 또 다른 리더십 기술은 미래의 요구에 대한 융통성과 창의성, 비전을 포함한다. 숙련된 리더는 예산 제한 등을 예견할 수 있고 사전에 대처할 수 있는 반면, 대다수의 관리자들은 예산 제한이 발생한 후에야 그 상황을 해결하기 위한 대안을 지시한다. 재정이 충분하지 않은 경우, 리더는 환자들의 요구를 충족하기 위한 여러 대안을 확인하는 것에 애쓰는 반면, 숙련된 리더는 지출 억제가 환자의 안전을 위태롭게 하지 않는다는 것을 확신한다. 리더는 또한 적극적이며, 부서 예산을 반드시 공평하게 받을 수 있도록 분명히 표현하는 사람들이다. 왜냐하면 리더는 적극적이고 전문적이며 주도적인 방법을 통해 간호단위 예산에 대한 계획을 세우고, 공평한 예산분배를 얻어내기 때문이다.

보기 10-5 U.S Healthcare Milestones: 75 Years of Reimbursment

1929 LA에 최초로 건강관리기관(Health Management Center, HMC)인 Ross-Loos 클리닉 설립

1929 입원보험의 시초로, 베이러대학병원(Baylor University Hospital)은 1,500명의 학교 선생님에게 입원진료의 21일까지 매년 6달러를 제공하는 것에 동의함

1935 사회보장법(Social Security Act) 통과. 이 법은 자발적으로 참여한 주를 대상으로 강제적 건강보험이 기본적으로 포함되었으나 미국 의료협회의 반대에 부딪혔으며, 건강보험조항은 법에서 삭제됨

1942 최초로 전국 병원 보험료가 의회에 안건으로 상정되었으나 통과되지 못함

1946 제2차 세계대전 이후 병원 발전과 개혁을 위하여 힐 버튼 법(Hill Burton Act)이 상정되었으며, 5년 동안 병원 건설을 보조하기 위하여 매년 75만 달러 지원이 승인됨

1965 존슨(Lyndon B. Johnson)의 〈위대한 사회〉 건설의 일환으로 메디케어와 메디케이드가 통과됨. 이를 계기로 미국 내 의과대학의 수가 50% 이상 증가됨

1972 메디케어와 메디케이드 환자의 무분별한 병원 이용과 입원을 막고자 의회에서 전문심의기구(professional standards review organizations, PSROs)를 설립함

1973 건강유지법(The Health Maintenance Act)은 자치주를 뛰어넘는 지역공동체로 건강관리기관(HMO)의 설립과 평가를 위하여 5년 넘게 375만 달러를 지원할 것을 승인함

1974 국가계획법(The National Planning Act)은 연방정부 자금의 지원 하에 주와 지역건강 기획기관인 건강시스템기관(Health Systems Agencies, HSAs)을 설립하고 지역사회 건강자원의 목록을 만들고 필요 시 자격증을 발급함

1974 근로퇴직자소득보장법(The Employment Retirement Income and Security Act, ERISA)이 통과되고, 자가보험 직원 급여제도에 대한 주 규정이 확실시됨

1983 포괄수가제(diagnosis-related groups, DRGs)의 확립은 메디케어 지불 구조를 소급적용 비용상환 시스템에서 전향적으로 바꾸는 계기가 됨

1986 Act of 1986이 통과됨. 이 법은 실직자나 근무시간의 감소로 보험을 잃은 사람들에게 제한된 시간(60일)까지 그들과 가족의 보험을 집단으로 살 수 있도록 함

1988 Medicare Catastrophic Coverage법이 제정되었으며, 이 법은 메디케어의 혜택을 별도의 약과 Physician expense 일부까지 포함하는 것으로 확장함

1989 의료인의 비용을 지불하는 방식의 메디케어 시스템은 1992년 초반 자원기준 상대가치척도(resource-based relative value scale, RBRVS)로 대체됨

1993 클린턴(William J. Clinton) 대통령은 모든 미국인에게 보편적인 접근을 보장하는 의료보장법을 도입하려 했으나 실패함

1996 연방의료보험통상책임법(Health Insurance Portability and Accountability Act, HIPAA)이 통과됨. 의료비 저축통장이 개설되었고, 미국 보건복지부에 전자 건강관리활동을 위한 국가적인 기준과 제공자, 건강계획, 그리고 대상자들을 위하여 국가적인 확인체계를 세울 것을 요구함

1997 미국인의 약 1/4은 건강관리기관에 등록되어 있으며 건강관리기관에 등록된 6만 명 정도가 메디케어 수혜자임. 균형예산법(Balanced Budget Act)은 연방정부의 공시 없이 의료보장프로그램을 수행할 수 있는 권한을 주정부에게 줌

1999 건강관리비용은 미국 GDP의 약 15%를 차지하며, 이는 매년 건강관리비용으로 1조원이 넘는 수치임. 약 37만 명의 미국인들은 보험에 가입되어 있지 않으며, 50~70만 명 정도의 사람들은 자신이 필요한 보장에 비해 불충분하게 보험에 가입되어 있음

2001 150만 명 이상의 메디케어 건강관리기관의 노인들은 그들의 건강관리기관이 메디케어 등록을 위한 비용 지불이 힘들어 메디케어 프로그램을 제공하지 못할 때 새로운 보험 처리방식을 찾도록 강요당함. 관리의료에 대한 환멸이 증가함

2003 The Medicare Prescription Drug, Improvement, and Modernization법이 통과되고 메디케어 프로그램 아래 처방약 보험에 대한 자발적 프로그램이 제공됨

2009 미국의회는 전반적인 건강관리 개혁프로그램의 토론 활동을 시작함. 오바마 대통령은 50만 명의 환자를 추가로 관리하고 의료정보기술을 활용하는 지역의료센터를 강화하기 위하여 거의 600만 달러의 자금을 투입할 것을 발표함

2010 오바마(Barack Obama) 대통령의 Health Care Reform Bill/Patient Protection and Affordable Care Act가 통과되고, 이는 미국의 건강관리 시스템에 대한 전면적인 점검으로 이어짐

우리나라 보험제도와 의료비 지불제도

진료비 지불제도는 진료의 대가로 의료 공급자에게 지불되는 보상방식을 말하는 것으로, 일반적으로 지불제도는 의료의 질, 의료비, 진료비 심사 및 관리방식에 결정적인 영향을 미치게 된다.

행위별수가제

- 행위별수가제(fee-for-service)는 진료에 소요되는 약제 또는 재료비를 별도로 산정하고, 의료인이 제공한 진료행위 하나하나마다 항목별로 가격을 책정하여 진료비를 지급하도록 하는 제도이다.
- 가장 보편적이고 시장접근적인 방법으로 대부분의 자본주의 경제체제 국가에서는 이 행위별수가제를 많이 채택하고 있다.
- 의료인이 제공한 시술 내용에 따라 값을 정하여 의료비를 지급하는 것으로, 전문의의 치료방식에 적합하다. 즉, 위중하거나 진료에 시간이 오래 걸리며 특별한 기술을 요하는 질병이나 진료 재료가 많이 소요되는 질병에 대해서는 정확히 그만큼 많은 진료비를 의료인에게 지급하게 된다. 이는 일반 상행위 원칙이 가장 많이 적용되는 방식으로 의료인이 가장 선호하는 방식이기도 하다.
- 적은 횟수의 철저한 검사보다는 짧고 빈도가 낮은 진료를 유도하게 된다.

인두제

- 인두제(capitation)는 문자 그대로 의사가 맡고 있는 환자 수, 즉 자신의 환자가 될 가능성이 있는 일정 지역의 주민 수에 일정 금액을 곱하여 이에 상응하는 보수를 지급받는 방식이다.
- 주민이 의사를 선택하고 등록을 마치면, 등록된 주민이 환자로서 해당 의사의 의료서비스를 받든 안 받든 간에 보험자 또는 국가로부터 등록된 환자 수에 따라 일정 수입을 지급받게 된다.
- 인두제는 기본적이고 비교적 단순한 1차 보건의료에 적용되며, 의료전달체계의 확립이 선행되어야 한다. 따라서 주치의 또는 가정의의 1차 진료 후에 후송의뢰가 필요한 경우에만 전문의의 진료를 받을 수 있다(영국의 일반가정의에게 적용되는 방식).

봉급제

- 봉급제(salary)는 사회주의 국가나 영국과 같은 국영의료체계의 병원급 의료기관의 근무의에게 주로 적용되는 방식으로, 농어촌 등 벽지 또는 오지에 거주하는 국민이

라도 쉽게 필요할 때 의료서비스를 제공받을 수 있으나 그 진료수준은 낮은 편이다.

- 법 · 제도상으로 공공의료 혜택을 모든 국민이 받을 수 있게 되어 있으나, 제한된 의료시설 및 인력 때문에 의사의 윤리적 기준이 낮은 나라의 경우 개인적인 친밀관계나 뇌물수수 관계에 따라 의료혜택의 기회가 부여될 여지가 없다.
- 봉급제의 단점은 의사의 관심이 환자진료보다는 승진 또는 더 높은 보수를 위해 승진 결정권을 가진 상사나 고위 공직자의 만족에 맞추어진다는 것이다.

포괄수가제

- 포괄수가제(bundled-payment)는 한 가지 치료행위가 기준이 아니고, 환자가 어떤 질병의 진료를 위하여 입원했는가에 따라 질병군(또는 환자군)별로 미리 책정된 일정액의 진료비를 지급하는 제도이다.
- 미국에서는 의료비의 급격한 상승을 억제하기 위하여 1983년부터 DRG(diagnosis related groups)에 기초를 둔 선불상환제도를 개발하였고 연방정부가 운영하는 메디케어 환자의 진료비 지급방식으로 사용하고 있다.
- 이 제도는 의료비용의 사전 예측이 가능하기 때문에 장기입원에 대한 인센티브를 제거할 수 있다.
- DRG 지불제도 하에서는 현재와 같은 행위별 심사는 약화되는 대신 의료기관의 진단명 조작이나 의료의 질 저하를 방지하기 위한 활동(모니터링 등)을 담당하는 기능이 필요하며 이것을 현재의 심사기구가 수행하게 된다. DRG코드의 조작에 대한 감시와 조정은 포괄수가제의 안정적인 정착을 위해 꼭 필요한 조치이다.
- 업코딩 등 방지를 위하여 각 의료기관의 입원율, 재원일수, 입원건수, 중증도 지표 등의 지속적인 모니터링을 통해 문제의 소지가 있는 의료기관이 포착되면 이에 대한 정밀심사를 하는 방안 등 보험심사기구에서 설정한 종합적인 감시방안이 병행된다.

총액계약제

- 총액계약제(global budget)는 보험자 측과 의사단체(보험의협회) 간에 국민에게 제공되는 의료서비스에 대한 진료비 총액을 추계하고 협의한 후, 사전에 결정된 진료비 총액을 지급하는 방식으로(의사단체는 행위별 수가기준 등에 의하여 각 의사에게 진료비를 배분함) 독일의 보험의에게 적용되는 방식이다.
- 총액계약제는 전체 보건의료체계 또는 보건의료체계의 특정 부문에 국한하여 적용이 가능하다.

- 전체 보건의료체계 또는 총액계약제가 적용되는 보건의료 부문의 비용에 대한 효과적인 조정이 가능하므로, 진료의 가격과 양을 동시에 통제 및 조정함으로써 진료비 지출 증가 속도를 조절하고 예측할 수 있다. 그러나 이 제도는 의료서비스 제공자가 과소진료를 제공하거나 건강상태가 좋지 못한 환자를 기피하는 현상도 발생할 수 있다.

일당진료비 방식

- 일당진료비 방식(daily charge or per diem fee)은 주로 병원의 입원진료에 적용되는 방식으로, 투입자원이나 서비스 강도의 차이를 두지 않고 진료 1일당 수가를 책정하여 진료기간에 따라 진료비 총액이 결정되는 제도이다. 따라서 일당진료비 방식도 일종의 포괄수가제로 보는 경우도 있다.
- 일당진료비의 종류
  - 의사의 보수를 포함한 전체 비용을 포괄하는 방식으로 질병의 종류나 전문분야 등을 구분하지 않고 모든 입원환자에게 동일한 일당진료비를 부과하는 방법
  - 의사의 진료서비스에 대한 보수를 제외한 병원의 전체 비용을 포괄하는 방식(의사의 진료비는 행위별수가제를 적용하고 병원에 대한 진료비 상환은 일당으로 산정하여 지불)
  - 의사의 보수를 포함한 전체 비용을 포괄하여 일당진료비를 산정하되, 전문과별 또는 특별진료서비스에 대해 차별 수가를 적용하는 방식
- 총액예산을 토대로 일당진료비제가 채택될 경우, 병원은 정해진 기간 내의 총비용을 늘려 일당진료비를 높이거나, 환자 진료일수를 늘려 병원의 수입을 증가시킬 우려가 있다. 또한 비용절감을 위해 서비스의 질을 낮추거나, 환자 진료일수를 늘려 수입을 극대화할 수도 있다.
- 수가표나 제공되는 서비스 항목에 관한 표도 불필요하기 때문에 진료비의 지불을 위한 행정관리 비용이 비교적 적게 지출되는 이점이 있다. 병원 측면에서는 일당진료비 협상을 위한 상세한 회계체계만 갖추면 된다. 다만, 모든 병원의 회계시스템이 동일해야만 보험자가 병원 간의 비용을 비교할 수 있다.

핵심 개념

- 기획의 다른 모든 유형과 같이 재무 기획은 실무를 통하여 향상되고 학습되는 기술이다.
- 역사적으로 간호관리는 의료기관에서 자원 재분배를 결정하는 정도의 제한된 역할을 수행해 왔다.

- 건강관리는 노동집약적이기 때문에 의료기관의 비용의 대부분은 인력예산(personal-workforce budget)으로 지출된다.
- 인사 예산은 실제 노동시간(생산적 시간 혹은 급여 지출)과 일하지 않은 시간(비생산적 시간 혹은 기한이익) 모두를 포함한다.
- 예산은 예측하거나 예견하는 것이 가장 좋다. 예산은 계획이나 규칙이 아니기 때문에 유연해야 하며 평가와 수정을 진행하는 데 개방적이어야 한다.
- 사전에 너무 장기적으로 예견된 예산은 큰 오류를 범할 수 있다. 만약 예산이 근시안적이라면, 예상치 못한 막대한 지출을 막거나 중요한 의료장비를 구입하는 것이 어려워질 수 있다.
- 바람직한 예산은 조직의 장 · 단기의 요구에 맞게 예산을 최대한 활용하는 것이다. 의료기관에서 예산의 가치는 예산의 정확도와 직접적인 연관이 있다.
- 운영예산은 제공되는 서비스 양의 변화를 반영하여 미리 정해진 방법을 통해 증가하거나 혹은 감소되는 지출을 반영한다.
- 자본예산은 빌딩이나 주요 의료장비를 구입하기 위해 기획한다. 여기서 의료장비란 수명이 길고(보통 5년 이상), 매일 사용하는 것이 아니며, 물품 비용보다 더 많은 비용이 든다.
- 관리자는 예산 주기마다 제로 베이스 예산에서 그들의 프로그램 혹은 요구의 타당도를 재확인해야 한다. 자금 우선순위를 세우기 위해 단위사업 분석표를 사용하는 것이 제로 베이스 예산의 중요한 특징이다.
- 1960년대 의료기관을 위한 주 그리고 연방 보험수가의 출현과 함께 대상자가 지불하는 비용에 대해 예산과 서비스를 제공할 때 보건의료 제공자들이 실제 드는 비용을 좀 더 정확하게 반영하여 예산과 비용을 제출하도록 강요되었다.
- 포괄수가제와 함께 병원들은 실제 간호에 드는 비용과 상관없이 메디케어 환자들의 입원에 따라 특정 비용을 받는 전향적 지불제도(PPS)에 참여한다. 단, 환자가 외국인인 경우에는 예외가 발생한다.
- 관리의료(managed care)의 중요한 원칙은 게이트 키퍼로서 일차의료 제공자의 활용, 예방 중심, 입원 환자의 병원 치료 감소 강조, 간호 제공자들을 위한 임상진료지침의 사용, 선택적 계약, 인두세, 부당이득 환수, 약물치료를 관리하기 위한 처방전 사용, 그리고 지속적인 질 모니터링 및 개선을 포함한다.
- 미국 보건기관 내에서 사용 가능한 프로그램의 종류는 일반적으로 미국 보건기관이 가입자에게 제공할 수 있는 범위에 따라서 다양하다.
- 관리의료는 보험회사, 의사, 간호사 그리고 환자 사이의 관계에서 변화되어 왔으며,

오늘날 간호 제공자는 특별한 임상 계획, 병원, 보험회사를 위한 자원 재분배 역할뿐만 아니라 환자를 위한 옹호인으로서 책임을 맡고 있다.

- 보건의료 서비스 제공이 더 이상 보험수가를 보장하지는 않는다. 보험수가를 받기 위해서 서비스 제공에 대한 필요성과 실제 제공된 서비스에 대한 명확하고 종합적인 문서가 요구된다.

학습과제 10-5

정책이 당신의 결정에 어떻게 영향을 미치는가?

당신은 시골의 작고 아담한 병원의 저녁 근무 병동 감독자이다. 병동 감독자로서 당신은 새로운 근무교대자와 간호단위에서 처리할 수 없는 모든 문제와 분쟁에 대해 책임을 진다.

법적 변화와 함께 지난 몇 년간 당신의 기관에 지급되어야 할 연방 예산의 감소로 인해, 병원은 돈을 지불할 수 없는 가난한 사람들이 즉시 치료를 받아야 하거나, 30분 이상 떨어져 있는 주에서 운영하는 기관으로 옮길 수 없는 경우에만 응급의료 서비스를 제공하도록 정책을 바꾸었다.

오늘 저녁, 당신은 '환자 불만사항'을 처리하기 위해 응급실로 내려와 줄 것을 요청 받았다. 당신이 도착했을 때, 응급실 의사와 책임 간호사에게 격렬하게 항의하고 있는 20대 중반의 히스패닉 여성을 발견하였다. 당신이 중재하려고 하자 그녀는 자신을 테레사 가르시아(Teresa Garcia)라고 소개하며, "우리 아버지에게 어떤 문제가 있다. 의료진들은 우리가 돈을 낼 수 없어서 아버지를 도와주지 않는다. 의료진들은 주립병원으로 가야 한다고 했으며, 그곳의 치료는 이곳만큼 좋지 않을 것이라고 말했다. 만약 우리가 돈이 있다면 우리 아버지에게 뭔가를 해주었을 것이다"라고 말했다. 응급실 책임 간호사는 "테레사의 아버지는 14시간 폭음을 한 뒤 2시간 전쯤 구토를 시작했으며, 거의 45분 전부터 의식을 잃었다"라고 말했다. 의사는 "가르시아 씨의 혈중 알코올 농도는 0.25(법적 한계치의 2.5배)이며, 초기 신체검진에서 술에 취한 것 이외에 별다른 문제는 없었고, 잠을 자면 나아질 것이다. 게다가 이전에도 가르시아 씨를 응급실에서 본 적이 있으며 항상 같은 상황이었다. 만약 그가 더 치료를 원한다면 주립병원에서 제공해 줄 것이다"라고 덧붙였다.

테레사는 당신에게 애원하며 "이번에는 뭔가가 다르다"라고 하면서 병원이 그녀의 아버지를 좀 더 치료해야 한다고 주장했다. 그녀는 만약 아버지를 즉각적으로 치료하지 않으면 뭔가 좋지 않은 일이 생길 것 같다고 느꼈다. 응급실 의사는 테레사의 말을 듣고 더 화를 내며 "나는 더 이상 술 취한 환자에게 내 시간과 에너지를 쏟지 않을 것이며, 어떤 혈액검사, 방사선검사도 처방하지 않을 것입니다. 만약 당신이 뭔가를 해주길 원한다면, 해줄 수 있는 다른 사람을 찾아가십시오"라고 말했다. 그러고는 바로 발걸음을 돌려 다른 환자가 기다리고 있는 검진실로 돌아갔다. 응급실 간호사는 당신을 쳐다보며, 다음 지시를 기다리고 있다.

과제

당신은 이 상황에서 어떻게 할 것인가? 만약 자원분배에 있어 제한이 없었다면 당신은 좀 더 쉽게 결정할 수 있을까? 환자의 대변인으로서 행동하는 것이 더 가치 있는가, 아니면 의료진의 대변인으로서 행동하는 것이 더 가치 있는가?

부가적인 학습활동과 적용

학습과제 10-6

예산 지출에서의 선택의 무게

당신은 집중진료실의 관리자로서 목표 중 하나가 당신의 간호사 모두 ACLS 자격증을 딸 수 있도록 준비하는 것이다. 이 자격증을 필요로 하는 간호사는 현재 다섯 명이다. 당신은 이들을 가르치기 위해 현지에 강의를 개설하여 누군가를 고용할 수 있고 적절한 장소를 빌리기 위해서는 약 8백 달러의 비용이 들 것이다. 이 경비는 부서의 여행과 교육 경비에서 지출될 예정이고 남은 회계연도를 부족하게 보낼 것이다. 또한 코스 진행을 위해 필요한 교육 자료 준비와 복사 및 장소 대여를 위해 많은 시간과 노력이 소모될 것이다. 가까운 시일 내에 병원에서 150마일 떨어진 대도시에서는 ACLS 자격증반이 개설될 예정이며, 한 사람당 2백 달러의 비용이 들 예정이다. 추가로, 숙소 비용과 교통비도 있다.

과제

당신은 이 일을 진행하기 위해 몇 가지 결정을 해야 한다. 자격증반을 현지에서 개설해야만 하는가? 만약 그렇다면 당신은 어떻게 조직할 것인가? 당신의 간호사들에게 ACLS 자격증을 취득하도록 요청할 것인가? 아니면 그들에게 강력하게 권고할 것인가? 만약 간호사들에게 요구했다면, 부서는 자격증을 따기 위해 드는 비용을 지불할 것인가? 당신은 근무시간에 ACLS 자격증반에 참석하는 간호사들에게 시간당 임금을 지불할 것인가? 이 자격증은 비용효과적인가? 결정을 내리기 위해 다양한 측면에서 상의해 본다.

학습과제 10-7

프로그램 목표 확인하기, 우선순위 매기기, 그리고 선택하기

제인(Jane)은 소규모 심장재활 프로그램의 감독관이다. 프로그램은 입원환자의 심장 교육과 외래환자의 운동재활을 포함한다. 환자교육 시 제3자인 보험 지급자에 의한 제한된 수가 때문에 입원환자 교육은 직접적인 비용 청구를 할 수 없다. 외래 프로그램 참가자는 일주일에 1시간 수업에 세 번 참여하고 한 달에 180달러를 지불한다. 외래 프로그램에서 벌어들이는 수입은 총 예산에서 한 달에 거의 4천 8백 달러 정도 적자를 낸다.

오늘 제인은 내년 예산에 대해 논의하기 위해 관련 행정가의 사무실로 호출됐다. 행정가는 회의에서 포괄수가제와 전향적 지불방식 때문에 병원이 최악의 경제적 어려움을 겪고 있다고 했다. 그는 프로그램이 내년 회계연도에는 스스로 자립해야 하며 그렇지 못할 경우 폐지되어야 한다고 했다. 제인은 그녀의 사무실로 돌아와서 이 문제를 해결하기 위한 여러 대안들을 작성하고 각각의 대안에서 영향 및 제한 요소를 분석해 보기로 결정했다. 대안은 아래와 같다.

1. 입원환자 교육에 수가 적용: 이는 예산 적자를 없앨 수 있지만 그 비용은 아마도 환자가 지불해야 한다(결과: 지불 능력이 있는 환자들만 이 교육을 받을 수 있을 것이다).
2. 부서 직원 감축: 현재 부서에 세 명의 직원이 있고 이 직원을 감축한다면 현재 수준의 서비스와 질을 유지하기 어렵다.
3. 서비스 축소 및 제한: 입원 교육 프로그램 혹은 외래 프로그램과 연관된 교육 프로그램을 없앨 수 있다. 가치있는 측면에서 고려해볼 수 있다.
4. 외래 프로그램의 비용 인상: 이는 자칫 프로그램 참여자를 감소시킬 수 있다. 대부분의 외래환자 프로그램 참여자들은 비용을 지불해 주는 보험을 갖고 있지 않기 때문이다.

과제

적어도 다섯 개의 프로그램 목표를 확인하고, 목표의 우선수위를 정한다. 당신이 세운 우선수위에 기초하여 어떤 대안이 선택될 수 있을까? 당신의 선택을 설명한다.

학습과제 10-8

상반되는 가치 찾기

당신은 5세 이하인 두 아이의 편부모이며 현재 간호사로 일하고 있다. 당신은 업무를 즐기지만 장기적인 직업 목표는 소아과 간호사가 되는 것이며 가을학기에 대학원에 들어가기 위한 준비로 파트 타임 과정을 듣고 있다. 입학 허가는 받았으며 다음 입학은 3년 동안에는 없을 예정이다. 당신은 최근 이혼했으며 싱글 양육자로서 당신의 계획을 다시 고려해야 한다.

제한 요소: 당신은 원래 파트 타임 과정과 공부를 위해 업무 시간을 줄이는 계획을 세웠지만 지금은 재정적인 이유로 불가능하다. 또한 당신이 전일제로 일을 지속한다 하더라도 교육 비용과 수업료가 예산을 압박할 것이다. 당신은 장학금이나 학자금에 대해 알아보지 않았으며, 이번 가을 학기의 신청 기한도 놓쳐 버렸다. 그리고 지금보다 더 많은 시간 동안 아이들과 함께 하지 못한다는 죄책감과 불안을 견뎌내지 못하고 있다.

핵심 요소: 당신이 소아과 간호사로서 자격증을 따는 것은 일반 간호사로서 벌 수 있는 것 이상으로 수입이 증가되는 결과를 가져온다. 이는 미래에 아이들을 위한 자원을 제공해 줄 수 있으며, 그렇지 않으면 해줄 수 없다는 것을 당신은 알고 있다. 비록 현재는 직업이 불만족스럽지 않지만 당신은 개발되지 않은 다양한 능력이 있으며 장기적으로 볼 때 직무 만족이 낮아질 것을 알고 있다.

과제

재무 계획은 항상 우선순위 설정을 요구하며, 종종 이 우선순위 설정은 개인의 가치에 의해 결정된다. 우선순위 결정은 여러 가치들이 충돌할 때 좀 더 어려워진다. 위 상황에서 내포하고 있는 가치들을 확인한다. 가치 충돌을 다루고 가장 원하는 결과가 나올 수 있도록 계획을 세운다.

REFERENCES

An, J., Saloner, R., Tisdale, R., & Ranji, U. (2009, July). U.S. health care costs. Background brief. Henry J. Kaiser Family Foundation. Retrieved December 12, 2009, from *http://www.kaiseredu.org/topics_im.asp?imID=1&parentID=61&id=358.*

Barr, P. (2005). Flexing your budget: Experts urge hospitals, systems to trade in their traditional budgeting process for a more dynamic and versatile model. *Modern Healthcare, 35*(37), 24, 26.

Families USA. (2009). Medicaid. Retrieved December 13, 2009, from *http://familiesusa.org/issues/medicaid/.*

Fisher, E., Goodman, D., Skinner, J., & Bronner, K. (2009, February 27). Health care spending, quality, and outcomes. More isn't always better. The Dartmouth Institute for Health Care Policy & Clinical Practice. pp. 1-6. Retrieved December 13, 2009, from *http://www.dartmouthatlas.org/atlases/Spending_Brief_022709.pdf.*

Freundlich, N. (2009, May 7). Taking note: Provider backlash. A Century Foundation Group Blog. Retrieved December 11, 2009, from *http://takingnote.tcf.org/2009/05/provider-backlash.html.*

HealthReform.GOV. (2009). Strengthening community health centers. HealthReform. GOV-a U.S. Government Web site managed by the U.S. Department of Health & Human Services. Retrieved December 11, 2009, from *http://www.healthreform.gov/.*

Jacobs, L. R. (2008, May 1). 1994 all over again? Public opinion and health care. New England Journal of Medicine, 358 (18), 1881-1883. Retrieved December 11, 2009, from *http://content.nejm.org/cgi/content/full/358/18/1881?query=TOC.*

McCue, J., Beck, A., & Smothers, K. (2009). Quality toolbox: Clinical pathways can improve core measure scores. *Journal for Healthcare Quality: Promoting Excellence in Healthcare, 31(1), 43-50.*

MEDPAC. (2009, June). *A data book: Healthcare spending and the Medicare program.* Retrieved December 12, 2009, from *http://www.medpac.gov/chapters/Jun09DataBookSec2.pdf.*

National Conference of State Legislatures. (2009, October). *Managed care and the states.* Retrieved December 13, 2009, from *http://www.ncsl.org/Default.aspx?TabId=14470.*

Acquaye, M. & Sharp, M. (2009, May). New approach to budgeting can improve bottom line. *Hospital Home Health, 26(5), 52-54.*

Webster's New World College Dictionary. (2009). *Cost effectiveness-definition.* Cleveland, OH: Wiley Publishing Inc. Retrieved December 11, 2009, from *http://www.yourdictionary.com/cost-effective.*

BIBLIOGRAPHY

Behavioral changes might be biggest challenge in '09: Fiscal responsibility, more scrutiny to affect. (2009, January). *Hospice Management Advisor, 14*(1), 3–4.

Burda, D., Boress, L., Gregg, V., Baumgarten, A., & McLaughlin, N. (2009, June 1). What's next for managed care? CEO roundtable participants debate key issues for insurers and health plans as the reform debate advances. *Modern Healthcare, 39*(22), 24.

Carlson, B. (2009, April). Controlling the cost of care through clinical pathways. *Biotechnology Healthcare, 6*(1), 23–26.

Chernew, M. E., Sabik, L., Chandra, A., & Newhouse, J. (2010, January). Ensuring the fiscal sustainability of health care reform. Health care reform 2009. *New England Journal of Medicine, 362*, 1–3. Retrieved December 12, 2009, from *http://healthcarereform.nejm.org/?p=2531&query=home.*

Chernew, M. E., Hirth R. A., & Cutler, D. M. (2009). Increased spending on health care: Long-term implications for the nation. *Health Affairs* (Millwood), 28, 1253–1255.

Creer, T. L. (2009). Will healthcare reform actually occur in the US? *Chronic Illness, 5*, 134–141.

Evans, R. (2009, April). Unhealthy markets: Financial crisis, fiscal crisis . . . health care crisis?. *Journal of Health Services Research & Policy, 14*(2), 68–69.

Fang, H., & Rizzo, J. (2009). Managed care and physicians' perceptions of drug formulary use. *American Journal of Managed Care, 15*(6), 395–400.

Henneman, P., Lemanski, M., Smithline, H., Tomaszewski, A., & Mayforth, J. (2009, February). Emergency department admissions are more profitable than non-emergency department admissions. *Annals of Emergency Medicine, 53*(2), 249–255.

Kronebusch, K., Schlesinger, M., & Thomas, T. (2009, April). Managed care regulation in the States: The impact on physicians' practices and clinical autonomy. *Journal of Health Politics, Policy & Law, 34*(2), 219–259.

Kurtin, P., & Stucky, E. (2009, August). Standardize to excellence: Improving the quality and safety of care with clinical pathways. *Pediatric Clinics of North America, 56*(4), 893–904.

Levine, R. (2009). Fiscal responsibility and health care reform. *New England Journal of Medicine, 361*(11), e16.

Oberlander, J., & White, J. (2009). Public attitudes toward health care spending aren't the problem: Prices are. *Health Affairs* (Millwood), 28, 1285–1293.

Otani, K., & Baden, W. (2009, July–September). Healthcare cost and predictive factors: High- and low-utilization model development. *Health Marketing Quarterly, 26*(3), 198–208.

Shimada, S., Zaslavsky, A., Zaborski, L., O'Malley, A., Heller, A., & Cleary, P. (2009, May). Market and beneficiary characteristics associated with enrollment in Medicare managed care plans and fee-for-service. *Medical Care, 47*(5), 517–523.

Welton, J., Zone-Smith, L., & Bandyopadhyay, D. (2009, June). Estimating nursing intensity and direct cost using the nurse-patient assignment. *Journal of Nursing Administration, 39*(6), 276–284.

Chapter 11

경력개발

신입 간호사에서 은퇴까지

Career Development

From New Graduate to Retirement

리더십 역할을 맡은 모든 사람은 그 역할에 맞게 성장할 수 있도록 능력을 갖춰야 한다.

- Carolyn Hope Smeltzer

경력 계획은 현재 당신의 위치에 관한 것이며, 더욱 중요한 것은
미래의 당신의 위치에 관한 것이라는 점이다.

- Phil McPeck

학습목표

- 고용감소, 동등한 고용기회, 직장생활의 질, 조직의 경쟁력에 대한 경력개발의 영향을 기술한다.
- 각 경력 단계의 차이를 구분한다.
- 개별적인 경력 계획을 개발한다.
- 이력서의 내용, 형식, 문법, 구두점, 문장구조, 적절한 언어의 사용 여부에 대하여 비평하고 작성해 본다.
- 경력개발에 대한 장기적 코칭단계를 기술한다.
- 주어진 상황에서 적절한 근무지나 부적절한 근무지로 이동하는 것을 구분해 본다.
- 효과적인 승진에 대한 조직의 책임을 확인한다.
- 역량을 정의하고 확보하며 측정하는 전략을 확인한다.
- 전문적 간호에 대한 자격인증에 대해 촉진하는 힘과 저해하는 힘을 확인한다.

완벽한 전문인이 되기 위해서는 경력개발에 대한 몰입이 필요하다. 경력개발은 의도적으로 경력에 대해 계획을 세우는 것이며, 매우 중대하고 개인과 조직이 관여되는 사려 깊은 삶의 과정으로 여겨야 한다. 경력개발은 개인이 기회를 얻기 위해 조직을 떠나기보다는 경력결과에 따라 선택의 기회를 제공한다. 따라서 경력개발은 경력 탐색, 기회 및 변화에 관한 것이다. 부하직원의 경력개발은 조직 성공에 필수적이며, 대부분의 조직은 직원이 경력을 개발하도록 도와야 할 최소한의 책임이 있다.

그러나 대부분의 경우, 조직차원의 경력개발 노력은 비관리직원의 성장을 촉진하는 활동보다는 관리자의 개발에 집중되어 있다. 조직에서 직원의 80% 이상은 전형적으로 비관리직이며 이는 경력개발에서 무시되고 있는 부분이다.

조직에서 경력개발은 관리자 개발 이상을 포함해야 한다.

이 장에서는 직원의 경력개발에 대한 타당한 이유, 경력단계, 경력코칭, 역량사정과 경력개발의 한 부분으로서 전문적 자격인증, 수평 근무지 이동, 하향 근무지 이동, 위로적 근무지 이동의 적절한 사용, 승진을 위한 지원의 선정과 확인, 관리자 개발 프로그램, 전

보기 11-1 경력개발과 관련된 리더십 역할 및 관리 기능

리더십 역할

1. 경력개발에 영향을 미치는 개인적 가치관을 인식한다.
2. 직원들이 자신의 경력계획에 대한 책임감을 갖도록 격려한다.
3. 미래의 리더를 발굴하고, 격려하며, 개발한다.
4. 직원들의 경력계획과 개발에 대하여 진정한 관심을 보여준다.
5. 조직내·외에서 경력경로를 개발하도록 지지하고 격려한다.
6. 직원개인별 욕구와 가치에 근거하여 개인적 경력을 결정하도록 지지한다.
7. 계속적인 교육, 포트폴리오 개발 등을 통하여 지속적인 전문적 개발에 대한 모델을 수립한다.
8. 근거중심 실무에 필요한 일련의 기술을 개발할 필요성을 역설한다.

관리 기능

1. 승진과 이동에 대한 공정한 정책을 개발하고, 부하직원들과 이에 대하여 분명히 의사소통한다.
2. 조직 이동을 적합하게 사용한다.
3. 경력개발에 대한 장단기 코칭에 대한 계획된 시스템을 활용하고, 코칭노력을 기록해둔다.
4. 경력 정보를 확산한다.
5. 일자리를 공개한다.
6. 조직 내에서 직원을 다른 부서로 이동시키기 위하여 다른 부서와 협력하여 활동한다.
7. 직원 훈련과 교육에 대한 자원을 제공한다.

문직 이력서, 이력서 표지, 포트폴리오 개발 등에 대하여 살펴볼 것이다. 경력개발에 대한 리더십 역할과 관리 기능이 **보기 11-1**에 제시되어 있다.

경력단계

관리자가 성공적인 경력개발 계획을 세우기 전에, 개인의 정상적인 경력단계를 이해해야 한다. Shirey(2009)는 간호사는 가능성, 추진, 수확 등 3단계의 다른 경력 단계가 있다고 하였다. 가능성(promise) 단계는 경력단계의 초기 단계로 일반적으로 취업 후 10년 정도를 나타낸다. 이 단계에 있는 개인은 경험이 다소 적고, 결과적으로 과부하된 현실을 경험하기 쉽다. 이 시기에는 현명한 경력 선택이 매우 중요하다. 달성 지표는 간호 역할(내부자가 되어감)에 대한 사회화를 포함한다. 이 단계는 지식, 기술과 능력, 자격증의 취득과 교육적 기초로 다양한 경험에 대한 기회 포착, 자신감의 구축과 장점 확인, 미래에 대한 방향 설정을 포함한다.

추진(momentum) 단계는 경력단계의 중간 단계로 일반적으로 경력이 11년에서 29년까지이다. 이 단계의 간호사는 전문적인 지식, 능력, 자격증과 교육적 기초를 가진 경험이 많은 임상가이다. 이 시기는 성취 · 도전 · 목적 의식이 있는 시기이며, 흔히 이 시기의 개인은 다른 사람에게 역할모델이 될 만한 충분한 수준의 전문성을 가지고 있다. 달성 지표는 개인의 능력에서 자신감을 구축하고, 경험을 개발하며, 능숙하고 전문적인 경로기록을 수립하고 열정이 있는 목소리를 가질 것이다. 이 단계의 간호사에게 가장 의미 있는 도전은 정체보다는 경력 승진에 대한 가능성을 개척하는 것이다. 평생을 통한 학습에 대한 열정과 오랜 기간 동안 그들에게 있었던 예기치 않은 기회를 포착하겠다는 의지는 이 시기에 경력전환을 할 수 있는 열쇠가 될 것이다.

마지막 단계인 수확(harvest) 단계에서는 후반기 경력이 시작된다. Shirly(2009)는 30~40년 경력을 가진 간호사를 최고의 경험(prime, 황금기)을 가진 간호사라고 칭하였으며, 40년 이상의 경력을 가진 간호사를 유산을 가진 임상가(legacy clinician)라고 칭하였다. 이 단계는 전문가로 간주되기는 하지만, 간호사의 경험적 가치를 다른 사람이 낡은 것으로 지각한다면 그 가치가 감소하기 시작할 것이다. 황금기나 유산을 가진 단계의 간호 리더는 자신의 잠재적 가치를 그들의 동료를 새롭게 하기 위하여, 새로운 모습으로 보여주려고 지속적으로 노력해야 한다.

성공이란 많이 알고 있는 것뿐만 아니라, 요령이 있고 적용이 가능해야 하는 것으로 정의된다. 이 단계에 경력전환의 가능성은 혼재되어 있으며, 추진 단계에서의 선택에 달려 있다. 정복해야 할 지표는 전문직을 발전시키고 전문적 정치인으로서 위치를 확실히 하며 전통(유산)이 될 수 있도록 능숙함으로 실무를 승화시키는 것이다.

마지막으로 경력단계에 대한 다른 이론, 즉 재돌입(reentry)이라는 단계를 찾아볼 수 있다. 간호사 부족과 더불어 전문분야에서 더 이상 일을 하지 않고 있으나 필요한 훈련을 받았고 임상경험을 가진 많은 간호사들이 실무에 다시 들어오고 있다. McIntosh, Palumbo와 Rambur(2006)는 이러한 'shadow workplace'에 대하여 연구하였으며, 그들이 일터로 다시 돌아오는 가장 중요한 요인은 재돌입 프로그램의 접근 가능성, 융통적인 근무 스케줄, 무료 혹은 적정한 가격의 재돌입 프로그램, 교육 집담회 참여에 대한 보상, 교육비 보상, 워크숍 같은 것임을 확인하였다. 미국의 은퇴자협의회의 조사에 의하면 미국인의 80%가 은퇴 후 최소한 시간제 근무로라도 일할 의사가 있다고 했으며, 'shadow workplace'가 간호사들이 은퇴 후 일을 찾고 고용에 성공하도록 돕는 일에 많은 관심을 주고 있다고 언급하고 있다(McIntosh 등, 2006).

학습과제 11-1

경력단계 탐색

Shirey(2009)에 의해서 기술된 경력단계에 대하여 집단으로 토의한다. 어떠한 단계가 당신의 현재 상황을 가장 잘 반영하는가? 당신이 알고 있는 동료, 관리자, 임상교수 등은 경력단계가 어떠한가? 당신은 여성 간호사와 남성 간호사가 경력단계에서 유사하다고 믿는가?

경력개발에 대한 타당한 이유

다음은 보기 11-2에서 요약된 경력개발의 타당한 이유에 대한 내용이다.

- 직원 이직을 감소시킨다. 경력개발은 경력발달에 대한 정보가 부족하여 다른 직업을 찾거나 좌절한 애매모호한 직원의 이직을 감소시킬 수 있다.
- 평등한 고용기회를 제공한다. 소수자나 부당한 대우를 받는 집단은 그들의 경력 초

보기 11-2 경력개발에 대한 타당한 이유

1. 직원 이직을 감소시킨다.
2. 평등한 고용기회를 제공한다.
3. 인력의 활용을 개선한다.
4. 직장 생활의 질을 개선한다.
5. 조직이 경쟁력을 개선한다.
6. 구태의연함을 피하고 새로운 기술을 구축한다.
7. 근거기반실무를 촉진한다.

기 단계에 경력이 개발되거나 확인된다면, 조직 내에서 이동을 하는 데 더 좋은 기회를 갖게 될 것이다.

- 인력의 활용을 개선한다. 만약 직원이 업무에 비하여 지나치게 성장했다면 생산성은 감소할 것이다. 인간은 자신에게 적합한 업무에 새로운 도전이 있을 때 업무수행을 잘할 수 있다.
- 직장 생활의 질을 개선한다. 간호사들은 자신의 경력을 더욱 통제하고자 하는 욕구가 있다. 간호사들은 그들에게 찾아오는 지위나 역할에만 안주하려고 하지 않는다. 그들은 더욱 더 직무만족도를 높이고 더 많은 경력에 대한 선택을 하려고 한다.
- 조직이 경쟁력을 개선한다. 높은 교육을 받은 전문직은 흔히 경력개발에 대하여 좋은 기록을 가지고 있는 조직을 선호한다. 간호사가 부족할 때, 경력개발에 대해 인정된 프로그램은 전문인이 어떤 지위를 선택하게 하는 결정적인 요소가 될 수 있다.
- 구태의연함을 피하고 새로운 기술을 구축한다. 의료계에서 특히 소비자의 요구영역과 기술영역에서의 빠른 변화로 인하여 직원들은 그들의 기술이 점점 구태의연한 것임을 발견할 것이다. 성공적인 경력개발 프로그램에서는 직원을 선제적으로 보유하고, 그들이 조직에서 가치 있게 남아 있는 데 필요한 기술을 제공한다. 재정적인 기획과 일반적인 대학과 동등한 교육과정 GED(general equivalent diploma program)와 같은 가장 기본적인 경력개발 프로그램은 직원들에 대한 가장 좋은 보상 프로그램이 될 수 있다.
- 근거기반실무를 촉진한다. 근거기반실무는 간호실무에서 황금표준이다. 그러나 많은 간호사들은 자신의 실무를 나타내는 최고의 실무와 어떻게 연구를 활용하는지에 대해 자신감이 없고 기술이 부족할 수 있다. 기민한 관리자는 이러한 지식의 결핍과 경력기획을 활용하고 간호사들에게 그들이 기술을 획득하는 데 필요한 시간과 자원을 허락하여 목적을 설정하도록 조직화한다.

경력개발에 대한 개인적인 책임

경력개발 프로그램에 대한 명백한 장점이 많은데도, 상당수의 간호사들은 개인적인 경력개발계획을 세우거나 자신의 전문적 경력에서 달성하고자 하는 목표설정을 결코 하지 않는다. 그 결과, 간호는 경력이 아니라 그저 직업이 된다. 이러한 시각은 전문적 발전과 개인적 성장에 대한 기회를 제한하고, 상상할 수 있는 일들이 현실로 되는 일이 매우 드물어진다.

특히 그들이 오늘 무엇을 하든지 간에, 내일이 어제와 거의 같은 것처럼 보이는 환경일 때, 아무것도 하지 않는 사람들은 큰 결과를 기대하게 된다. 전 세계 대부분의 사람들이 그러하다 (Crawford, 2008, para 1).

경력개발은 근무환경, 직무분석, 교육, 훈련, 직무탐색과 습득, 업무경험과 자기 자신에 대한 파악에서 시작해야 한다. 이는 경력계획으로 알려져 있다. 경력계획은 개인의 장점과 약점, 목표설정, 경력기회 조사, 잠재적인 기회에 대한 준비, 적합한 개발 활동의 사용 등을 포함한다.

간호에서 경력계획은 개인의 실무에 요구하는 교육적 수준을 결정하는 것과 더불어 실무 발전에 필요한 기술을 빨리 개발하도록 하는 것이다. 신입 간호사일지라도 경력계획은 최소한 근거중심 실무의 활용, 새로운 기술의 습득이나 멘토와 역할모델에 의한 실무의 향상과 전문적 이슈에 대한 인식과 관여, 개인의 진학 등을 포함해야 한다. 이러한 목표를 달성하기 위하여 구체적이고 세부적인 계획과 함께 장기적인 경력목표를 포함하면 가장 좋다.

모든 간호사는 새로운 학습, 도전에 대한 기회, 경력 전환에 대한 기회를 제공하는 경력계획을 스스로 적극적으로 개발해야 한다.

경력 성공의 한 부분으로 경력목표를 선택하고 행동으로 옮기는 데 있어서 자기인식의 중요성은 Abele와 Wiese(2008)에 의해 수행된 연구에서 나타나 있다(**근거 조사 11-1**).

근거 조사 11-1

출처: Abele, A., & Wiese, B. (2008). The nomological network of self-management strategies and career success. Journal of Occupational & Organizational Psychology, 8 (part 4), 733-749.

자기관리(목표를 선정하고 행동으로 옮기는 것)는 경력성공에서 중요한 측면이다. 연구자들은 대학을 졸업하고 7년이 지난 1,185명의 전문가를 대상으로 설문조사를 하여 경력성공의 3가지 측면, 즉 객관적인 경력성공(급여, 지위), 자기 참조적인 주관적인 성공(경력만족)과 타인 참조적인 경력성공(비교적인 판단)에서 구체적이고 일반적인 자기관리 전략의 영향을 조사하였다.

연구 결과 객관적인 경력성공과 타인 참조적인 성공의 관계는 자기 참조적인 주관적인 성공과 타인 참조적인 경력성공의 관계보다 더욱 강한 상관성이 있었다. 또한 자기 관리의 일반적인 전략(특히, 목표수행전략의 습득, 정련, 적용)에서의 최적화는 영역에 따른 목표에 영향을 주었으며, 영역에 따른 전략은 주관적인 결과와 객관적인 결과에 직접적으로 연결되어 있었다.

연구자들은 목표의 선택이 중요하긴 하지만, 구체적인 목표선택은 목표를 어떻게 실천하느냐보다 덜 중요하다고 결론지었다. 따라서 개인은 목표 달성을 전체적으로 진행하는 방법을 학습해야 하며, 목표 달성 전략을 어떻게 습득하고 적용할지를 배워야 한다.

경력개발에 대한 조직의 책임

조직 역시 경력개발에 대한 책임을 지닌다. 조직의 경력개발에 대한 책임 중 하나는 경력경로 설정과 경력발전이나 경력사다리의 개발이다("조직에서 개인이 발전해 나갈 수 있는 직원을 위한 구조화된 직무 지위의 순서", Business Dictionary, 2009a). 여기에 적합한 사람에게 빈 자리를 연결하려는 노력도 반드시 포함된다. 여기에는 적합한 경력의 안내와 교육, 훈련을 위해서 직원의 업무수행과 잠재력에 대한 정확한 평가가 포함된다. 조직의 경력개발에 대한 책임은 다음과 같다.

- **욕구의 통합.** 인사부서, 간호부서, 간호단위, 교육부서에서는 현재 직원의 능력과 기술을 감안하여 빈 자리를 채우는 작업을 공동으로 수행한다.
- **경력경로 수립.** 경력경로는 개발되어야 하고, 직원과 의사소통되어야 하며, 일관되게 실행되어야 한다. 경력경로를 디자인할 때, 각 경로에서 각각의 연속적인 직무는 전 단계 직무에서보다 더 요구되는 부가적인 책임과 임무를 포함하고 있어야 한다. 각각의 연속적인 직무는 전 단계 기술을 사용해야 하고 관계되어 있어야 한다. 일단 경력경로가 설정되면 관련된 모든 직원들과 효과적으로 의사소통을 하여야 한다. 특별한 경력경로에서 발전하려면 직원들이 무엇을 해야 하는지 분명히 해야 한다. 비록 한동안은 다양한 형태의 경력사다리가 존재했으나, 아직은 널리 사용되고 있지는 않다. 이는 간호계의 문제만은 아니다. 의료기관에서 경력구조를 고안하고 사용할지라도 시스템이 자주 붕괴되는데, 이는 간호사들이 조직을 떠나기 때문이다. 예를 들면, 어느 병원에서 Clinical Nurse Level 3에 있는 간호사가 다른 직위로 가기 위해서 조직을 떠나면 그 지위를 흔히 잃게 된다.
- **경력정보 확산.** 교육부서, 인사부서, 단위 관리자들은 경력정보를 공유할 책임이 있다. 그러나 직원들이 비현실적인 목표를 추구하는 데 사기를 북돋아 주어서는 안 된다.
- **채용공고 게시.** 채용공고 게시는 인사부서의 책임이지만 관리자는 간호사가 한 간호단위에서 다른 간호단위로 이동할 경우에도 이러한 정보에 대하여 의사소통한다. 효과적인 관리자는 빈 자리에 직원들이 지원하도록 독려하고 누가 더 책임감이 있고 도전의식이 있는지를 알아야 한다.
- **직원 평가.** 좋은 평가 시스템의 장점은 관리자에게 전 직원의 업무수행, 잠재력, 능력에 대한 정보를 제공한다는 점이다. 장·단기적으로 코칭을 사용하여 관리자는 직원의 욕구와 소망사항을 파악하여 적합한 경력 코칭을 진행할 수 있다.
- **도전적인 과제 부여.** 계획된 업무경험은 가장 강력한 경력개발 도구이다. 이는 직원들이 기술을 최대화하고, 일시적인 프로젝트나 위원회에 헌신, 근무조 로테이션, 다른 간호단위에 배치, 근무조 책임 간호사 임무 맡기 등의 일을 포함한다.
- **지지와 격려.** 훌륭한 부하직원은 관리자의 일을 쉽게 해주고, 관리자는 경력사다리에 직원들이 참여하거나, 관리자의 통제 범위를 벗어나는 도전적인 과제를 찾는 것을 꺼린다. 리더십 역할은 관리자가 당면한 현재의 간호단위나 간호부서를 넘어선 일을 생각하며, 전체 조직의 욕구를 고려한다. 리더는 공유된 힘을 알고 있다.

보기 11-3 경력개발에 대한 개인과 조직의 책임

경력계획(개인)	경력계획(조직)
• 자신의 관심, 기술, 강점, 단점과 가치관에 대한 평가	• 조직의 욕구와 개인의 욕구의 통합
• 목표확정	• 경력경로의 수립, 디자인, 의사소통 및 수행
• 조직 내에서 기회에 대한 평가	• 경력정보의 확산
• 조직 외에서 기회에 대한 평가	• 모든 고용의 기회 공개
• 전략개발	• 개발을 위한 업무경험의 제공
• 계획수행	• 격려와 지지
• 계획평가	• 필요한 경우 새로운 인사정책 개발
• 최소한 2년에 한 번 필요하면 계획 재수립	• 교육과 훈련 제공

- **인사정책 개발.** 적극적인 경력개발을 하면 흔히 어떠한 인사정책과 절차가 프로그램을 성공으로 이끄는지 알게 된다. 이렇게 되면, 조직은 이러한 정책을 다시 검토하고 필요한 변화를 추구하게 된다.
- **교육과 훈련 제공.** 경력개발에서 교육과 훈련의 효과와 부하직원의 보유는 16장에서 자세히 논의한다. 조직에서 리더와 관리자 개발에 대한 필요성은 이 장의 후반부에서 다룬다.

경력개발에 대한 개인과 조직의 책임이 보기 11-3에 제시되어 있다.

경력코칭

조직은 직원들에게 경력코칭을 제공할 책임이 있다. 보통 이 역할은 간호단위 관리자에게 부여된다. 경력코칭은 직원들이 전문직 목표를 확인하고 경력을 선택하도록 하며 이러한 목표를 달성하기 위하여 자신의 경력계획을 디자인하도록 돕는다. The Executive Coaching Network(n.d/not dated)는 경력코칭은 "비즈니스 목표를 다루는 건전한 발판, 인간의 상호작용, 자기관리 이슈에 대한 촉진자, 동기유발자, 상담자 역할"이라고 제시하였다. 코칭의 역할은 행동변화가 흔히 주요한 초점이지만, 치료역할만 있는 것은 아니다. 이는 흔히 인격적인 문제를 풀 뿐만 아니라 근무지에서 다르게 행동하는 사람들에 관한 것을 포함하고 있다(para 4). Raffles(n. d.)는 "경력코칭은 사람들에게 신선한 시각으로 볼 수 있게 하고, 새로운 결심을 하며, 새로운 행동을 하게 하여 이렇게 신선하게 도출된 관점과 선택으로 성장하고 생산적이 되도록 앞으로 나아가게 한다"라고 제시하였다(para 15).

경력코칭은 전형적으로 3단계로 나뉜다.

1. **자료수집.** 직원에 대한 정보를 수집하는 가장 좋은 방법은 그들을 관찰하는 것이다. 관리자가 직원을 관찰하는 데 시간을 소비할 때, 그들은 누가 좋은 의사소통 기술을 가졌으며, 누가 잘 조직화되어 있는지, 누가 효과적인 협상기술을 가졌는지, 누가 협조적인지를 확인할 수 있다. 관리자는 역시 직원들의 과거 업무 경험, 업무수행평가, 교육경험에 대한 정보를 확인할 수 있다. 정보에는 교육사항, 자격과 인증서 등이 포함될 수 있다. 정보의 대부분은 인사기록 파일에서 찾을 수 있다. 마지막으로 직원들 자체는 경력욕구와 소망사항에 대한 훌륭한 정보원이다.
2. **무엇이 가능한지 찾기.** 경력계획의 한 부분으로 관리자는 미래에 부서에서 무엇이 가능하고, 근무지 이동기회가 있는지, 도전과 기회가 있는지에 대해 점검해야 한다. 관리자는 어떠한 종류의 욕구가 미래에 있을 것이고, 어떤 프로젝트가 계획될 것이며, 어떠한 직원배치와 재정적 변화가 일어날 것인지 평가해야 하고, 각 개인을 고려하여 다음의 질문을 던져봐야 한다. 이 직원을 미래에 활용하기 위해서 어떻게 준비를 시킬까? 누가 학교 교육이 더 필요하고, 자격증이 더 필요하며, 특수과정을 이수할 필요성이 있는가? 누구를 더욱더 도전적인 자리로 이동하도록 독려할 필요가 있는지, 현재의 간호단위에서 더 책임감을 주어야 할지, 혹은 다른 근무조로 이동을 시켜야 할 필요가 있는가? 관리자는 직원 개개인의 고유한 특성을 파악하여 경력개발에 자극적인 환경을 창조할 수 있다.
3. **코칭과정 수행.** 경력코칭의 목적은 직원들이 조직 내에서 잠재적 기회를 확인하고, 지식과 기술 및 경험을 발전시키는 효과성을 증가시키도록 돕는 데 있다. 직원들의 미래의 목적과 목표가 무엇인지 물을 때 그들에게 겁을 주어서는 안 된다. 비록 경력코칭의 절차에 대한 표준은 없지만, 주요 강조점은 직원의 개발과 성장에 있다. 관리자는 직원들이 그들의 미래 선택을 탐색하는 데 도움을 줄 수 있다. 코칭과정은 관리자에게 미래의 관리자를 발굴하는 기회를 주기도 하는데, 직원은 연속되는 코칭과정을 통하여 미래의 관리자가 되기 위한 준비를 할 수 있다.

경력코칭은 장단기로 가능하다. 단기 경력코칭을 위해 관리자는 규칙적으로 직원들을 동기화시키고 개발하도록 질문을 던져야 한다. 따라서 단기 경력코칭은 경험 있는 관리자의 자연스러운 일의 한 부분이다. 반면에, 장기 경력코칭은 채용기간 동안에 걸쳐 발생할 수 있는 계획된 과정이다. 이러한 형태의 코칭은 장기간에 걸쳐 일어나므로 관리자가 체계적인 계획표를 짜고 기록하지 않으면 무시되기 쉽다. 관리자와 직원은 조직 내에서 이동이 있으므로 직원의 경력 욕구에 대한 기록이 유지가 안 되면 간호경력 관리가 저해될 수 있다. 현재 조직의 구조조정과 감축 분위기에서는 관리자의 직원에 대한 경력코칭에 대한 욕구와 기록의 역할이 더욱더 중요해졌다. 보기 11-4에 장기 경력코칭 양식의 예가 제시되어 있다.

보기 11-4 장기 경력코칭 양식의 예

직원 성명: ______________________________

관리자 성명: ______________________________

날짜: ______________ 마지막 코칭 날짜: ______________

1. 직원의 특별한 재능을 활용할 수 있는 어떠한 도전과 책임이 주어졌는가?

____

____

2. 이 직원에게 영향을 줄 것으로 예측되는 어떠한 사건이 조직 내에서 발생하였는가(예를 들면, 환자간호전달방법의 변화나 새로 부임한 최고경영자에 의한 전문자격증의 강조나 간호인력 배치에서 비전문인과 전문인의 비율의 변화와 같은 계획이 간호사들에게 일어났는가)?

____

____

3. 새로운 기대나 변화되는 기대를 충족시키기 위하여 직원들은 어떻게 준비하고 있는가?

____

____

4. 직원의 미래를 위하여 그들에게 어떠한 제안이나 안내지침을 주었는가(예를 들면 변화에 대비하여 특별한 교육과정을 주었는지, 다음 단계 학위를 취득해 보도록 권장했는지, 근무 조를 바꾸어 보도록 했는지, 다음에 관리자 자리가 있을 때 지원해 보도록 제안하였는지)?

____

____

5. 구체적인 조직의 자원을 직원에게 제공하였는가?

____

____

6. 이러한 직원의 장기계획, 열망, 잠재력에 관한 새로운 정보는 인사기록, 당신이 관찰한 사항, 시행한 면담 등을 반영하고 있는가?

____

____

7. 직원이 생각하는 조직의 경력경로나 전문적 경력경로가 당신이 직원에게 바라는 미래의 비전과 부합하는가? 만약 그렇지 않다면, 무엇이 다른가?

____

____

8. 지난 번 코칭 이후에 어떠한 발달과 전문적 성장이 있었는가?

____

____

9. 다음 코칭면담 날짜

____

장기 경력코칭은 효과적인 팀과 생산성 보유를 증진하는 전략을 수립하는 데 주요한 단계이다. 효과적인 관리자는 직원당 최소한 일 년에 1회씩의 코칭과정과 연간 업무수행평가 동안 코칭을 해야 한다. 연간 업무수행평가 동안 코칭을 한다 하더라도 스트레스가 덜한 시간에 추가로 코칭을 계획해야 한다. 코칭은 직원들의 역할과 책임확대에 필요한 성장과 개발을 돕는 기회를 제공한다. 이러한 직원들의 미래에 대한 관심은 직원보유와 생산성에 핵심적인 역할을 한다.

마지막으로 경력코칭은 관리자에게만 한정된 역할이 아니다. Bosley, Arnold, Cohen (2009)에 의한 연구에서 비관리자에 의한 코칭은 비공식적인 어떤 사람에 의해 이루어질 때 공식적인 코칭보다는 덜 효과적일지라도 상당히 효과적이라고 제시하였다. 다시 말하면, 동료, 친구, 가족으로부터의 충고나 만남은 직원들의 일상적인 경험의 일부분이다. Bosley 등은 개인의 능력과 인간적인 수준은 경력을 만들어 주는 사람들과의 만남과 그들의 해석, 기회에 대한 반응 등이 경력형성에 매우 중요하다고 했다(p. 1520).

학습과제 11-2

목표 달성을 의한 격려와 코칭

직장을 다니는 동안 경력개발을 위하여 공식 혹은 비공식적인 코칭을 받은 경험이 있는가? 그들은 교육비를 지원해 주었는가? 만약 그렇다면, 당신은 그러한 정책을 어떻게 찾아냈는가? 당신은 교육적 목표와 목적을 달성하도록 단지 격려되기보다는 무엇인가를 코칭 받았는가? 이러한 질문에 대하여 논의해 본다.

경력개발의 부분으로 능력평가

능력평가와 전문적 특수 자격증은 경력관리의 한 부분이다. Business Dictionary(2009b)에 의하면 "전문가는 전문직 단체에 의하여 공식적으로 인정받은 개인이고, 요구되는 과정이나 학업 혹은 실습을 달성하여 특별한 전문직에 속하는 것이며, 그들의 역량은 일련의 수립된 표준에 의해 측정된다"라고 제시되어 있다.

지속적으로 능력이 유지되도록 지지하고 평가하는 것은 전문직 간호에서 하나의 도전이다. 예를 들면, Huston(2010)은 어떤 간호사들은 다른 실무영역에서 현상유지를 한 업무경험과 전문화로 특수한 간호실무 분야에서 높은 수준의 능력을 개발한다고 제시하였다. 또한 간호사들은 현재 간호인력이 부족하여 자신의 전문성 영역 밖에서 실무 간호를 제공하도록 요구받고 있다(Huston). 이러한 문제는 역시 간호에 대한 지속적인 능력에 대한 정의, 측정, 자격요구에 대한 국가적인 표준이 없으므로 매우 복잡하다.

현재의 능력평가는 지식보다는 기술에 초점이 맞춰진다.

관리자들은 직원의 능력수준을 업무수행평가뿐만 아니라 경력개발의 한 부분으로서 평가해야 한다. 이러한 평가는 직원들이 현재뿐만 아니라 미래에 바람직하게 달성해야 할 능력을 습득하기 위하여 무엇을 해야 하는지에 대한 계획을 개발하게 해야 한다. 그러나 흔히 능력평가는 직원이 현재의 국가 표준, 조직 표준을 충족하기 위해 요구되는 최소한의 능력수준을 달성했는지에만 초점을 두고 있으며, 이러한 능력수준을 어떻게 뛰어넘을 수 있을지에 대해서는 관심이 적다. 따라서 능력평가와 목표설정은 미래의 성장 가능한 영역을 확인하여 진취적이어야 하며, 관리자는 직원이 그들의 목표를 달성할 수 있는 전략을 확인하도록 도와야 한다.

경력계획에서 능력평가와 목표설정은 직원들이 이러한 능력수준을 능가할 수 있는 방법을 찾도록 도와주어야 한다.

개인적 특수자격

전문적 특수자격은 직원의 발전된 능력획득을 보여준다. 전문직 단체는 특수한 간호영역에서 전문성을 보여주는 특수자격을 공식적으로 승인한다. 그러나 이는 자율적인 과정이다. 예를 들면, 미국간호협회에서는 1973년에 ANA Certification Program을 수립하여 정의된 임상실무영역과 기능적 영역에서 전문적 성취에 대해 가시적으로 인정하였다. 미국간호협회의 산하단체인 The American Nurses Credentialing Center(ANCC)에서는 1991년에 회사를 설립하였다. 이후 미국 내 약 25만 명 이상의 간호사들에게 자격인증을 해주었으며, 그 영역은 40개 이상의 간호전문 분야에 달한다(ANCC, 2009). 간호사에게 특수한 자격인증을 해주는 미국 내 단체로는 미국중환자간호협의회, 미국마취간호사회, 미국 조산사/간호사 단체, 미국 응급간호사 자격인증이사회, 미국 재활간호사 자격인증이사회가 있다. 이러한 전문적 자격인증과 관련된 개인적인 이점이 **보기 11-5**에 제시되어 있다.

또한 최근의 연구에서 간호사들의 특수교육과 전문적 자격인증은 환자간호의 질을 개선하고 간호사의 직무 만족과 힘을 북돋우는 것으로 보고되었다. 동시에 건강제공자들 간에 협동을 증가시키는 결과를 가져왔다(Wade, 2009). 그러나 그러한 자격인증이 병원에 의해서 전형적으로 요구되는 것은 아니다. “추가적인 급여와 보상은 규칙이라기보다는 예외적이다”(Wade, p. 190). 이러한 것은 이미 특수한 자격인증을 위해서 장시간 일을 하는 간호사들의 사기를 저하시킨다. 특수한 자격인증 획득과 유지에 대한 다른 장애가 **근거 조사 11-2**에 제시되어 있다.

보기 11-5 전문적 자격인증과 관련된 개인적인 이점

전문적 자격인증

- 간호의 특수한 지식과 능력을 고양시키고 확인한다.
- 전문직으로서 자신감을 수립하고, 특수한 영역에서 국가적으로 공인된 표준을 충족했음을 보여준다.
- 간호에 대한 헌신을 입증하며, 전문직에 대한 많은 책임감을 가져다준다.
- 당신의 전문 영역에서 동료로부터 리더와 자원으로 인정받는다.
- 환자와 보호자에게 더 큰 만족감을 주고, 환자간호에 자신감을 갖는다.
- 이력서와 포트폴리오에 소중한 자격증을 추가할 수 있다.

출처: Massachusetts General Hospital.(n.d) Professional Certification in Nursing. Retrieved December I. 2006, from http://www.mgh.harvard.edu/pcs/CCPD/cpd-Professional-Cert.asp.

근거 조사 11-2

출처: Neibuhr, B., & Biel, M.(2007). The value of specialty nursing certification. Nursing Outlook, 55(4), 176-181.

11,427명의 자격인증 간호사를 대상으로 전문직 자격인증에 대한 지각, 가치, 행동을 웹기반으로 조사하였다. 이 연구에서 The Perceived Value of Certification(PCVT) 도구를 사용하였다.

이 연구에서 응답자의 75%는 그들을 자격인증 간호사로 인식하였다. 자격인증 간호사와 비인증 간호사들은 실무의 자격인증에 대하여 모두 가치진술문에 높은 동의율을 보였다. 18개의 가치진술문 중 1개(자격인증이 급여를 증가시킴)만이 높은 동의율을 보이지 않았다.

자격인증이 긍정적으로 받아들여졌음에도, 응답자들은 자격인증 획득과 유지에 대한 장애가 남아 있다고 지적하지는 않았다. 조직차원의 보상과 관련된 비용과 지원은 자격인증을 획득하도록 만들었다. 직원 결근율과 보유율에 대한 자격인증의 영향은 불분명하였다.

연구자들은 자격인증은 의료조직이 전문적 자격인증을 취득한 간호사들을 보유하고, 유치하는 데 전형적으로 동기를 부여하고, 근무지에서 자신들을 차별화하며, 가치 있는 방법으로 지속되어야 한다고 결론을 내렸다.

직원의 이동

이동은 조직 내에서 직원을 다른 업무로 다시 배정하는 것이다. 엄격한 관점에서 보면 이동은 흔히 비슷한 급여, 지위, 책임이 포함된다. 간호사들에게는 의료조직에서 다양한 지위가 있는 대신, 높은 지위가 부족하기는 하지만, 이동에는 수평식 이동과 하향식 이동이라는 두 가지가 있다.

수평식 이동은 직원이 같은 조직에서 다른 간호단위로 비슷한 책임범위를 가지고 이동하는 것이다. 하향식 이동은 직원이 아래 직급으로 가거나 그 전의 직위로 이동하는 것이다. 이러한 것은 흔히 의료조직에서 발생한다. 예를 들면, 다른 특수 분야를 배우기로 결정한 책임 간호사가 될 수 있다(예: 내·외과 간호단위 책임 간호사가 분만실 일반 간호사로 하향 이동). 간호사는 하향식 이동에 관심이 있는데, 이는 장기적으로 경력성공의 기회가 될 수도 있기 때문이다.

예를 들면, 한 간호사의 장기경력 목표가 심장재활간호에서 지위를 갖는 것일 수 있다. 대부분의 심장재활 간호사들은 병원의 심장계 중환자 간호단위 외에서 고용될 것이다. 간호사들이 그 전에 심장계 중환자 간호단위에서 일한 경험이 있다 하더라도, 그들은 조직 내에서 그러한 지위를 잡기 힘들다. 간호사들은 외과 간호단위의 책임 간호사에서 심장계 중환자 간호단위의 낮번 간호사로의 하향식 이동을 요청한다. 이러한 이동은 간호사들에게 심장계 중환자 간호단위에서의 경험을 제공할 수 있으며, 심장재활 간호단위의 관리자 지위에 더 많이 노출될 것이다. 이 예에서, 하향식 이동은 간호사들의 장기적 목표의 실현을 증가시킬 것이다.

간호사들이 역할 과부하나 스트레스를 경험할 때 하향식 이동을 고려해야 한다. 관리자는 간호사들의 과도한 스트레스를 일시적으로 경감시키기 위하여 하향식 이동을 사용하고 적용할 필요가 있다.

인식이 있는 간호사들은 흔히 그러한 이동을 요청한다. 또 다른 형태의 하향식 이동은 직원들의 경력 후반기 단계에서 가능하다. 많은 경우에 자신의 경력역할을 낮추려는 직원들은 관리자가 전문직에서 그들의 재능과 위상에 적합한 지위를 찾아주므로 도움을 받을 수 있다.

관리자들은 흔히 자신의 경력역할을 낮추고자 하는 직원들에게 적합한 지위를 찾아 주어 그들의 재능을 활용하고, 어느 정도의 지위를 허락하여 그들을 도울 수 있다.

이러한 위로적 근무지 이동은 일반적으로 동등한 급여를 받으면서 에너지 소모는 감소되는 것으로 여겨진다. 예를 들면, 오래 직장을 다닌 직원인 경우 고충처리위원회 같은 지위를 주어서 그들의 지식과 경험을 사용할 수 있게 하고, 동시에 신체적 요구가 덜한 직무를 줄 수 있다.

성공적인 경력개발의 저해 요소 중 하나는 부적절한 이동이다. 어떤 관리자들은 간호단위의 문제해결을 위해서 문제 직원을 다른 간호단위로 이동시키려고 한다. 그러한 이동은 여러 가지 측면에서 해롭다. 이는 모든 직원의 생산성을 저하시키고, 특히 이동된 직원에게 파괴적이다.

이는 한 부서에 딱 들어맞지 않는 직원들은 다른 환경에서도 잘 할 수 없다는 것을 의미하는 것은 아니다. 그러한 이동을 하기 전에, 관리자와 직원은 솔직하게 직원의 능력과 관리자의 기대에 대하여 이야기해야만 한다. 모든 형태의 이동은 개인적으로 적합한지 평가되어야 한다.

직원들이 한 부서에서 문제를 일으킨 경우, 새로운 부서나 단위에서 업무수행이 개선되지 않는 것은 흔한 일이다.

학습과제 11-3

당신은 이러한 이동의 요청을 어떻게 할 것인가?

당신은 외과 간호단위의 관리자이다. 많은 신입 간호사들은 특수 간호단위로 이동하기 전에 기본 기술을 익히기 위하여 당신의 간호단위에 지원한다. 이런 것들이 다소 당신을 좌절시키긴 하지만, 당신이 할 수 있는 것은 거의 없다는 것을 안다. 병원 정책은 간호사가 다른 간호단위를 요청한 경우에 그들이 새로운 지위에 지원할 때 이동지원서를 작성하도록 되어 있다. 이 형식은 현재의 간호단위 관리자에 의해 완성되고, 그들이 현재의 지위에서 새로운 지위로 언제 나올 수 있는지에 대한 정보가 포함되어 있으며, 현재의 업무수행평가에 관한 정보도 포함되어 있다.

오늘 당신은 책상 위에 이동요청서가 놓여 있는 것을 발견하였다. 그러나 당신이 그 양식에서 이름을 읽었을 때, 절망보다는 안도감을 느꼈다. 이동을 원한 간호사는 다소 상대하기 어려운 간호사였다. 스콧 파웰(Scott Powell)은 매우 우수한 간호사이다. 그러나 스콧은 흔히 결근을 하고, 다른 간호사들의 업무수행에 대하여 비판적이며 일반적으로 유쾌하지 못하였다. 지난 2년 동안 그는 이 간호단위에서 일을 해왔으며, 당신은 그의 결근과 태도를 개선하기 위하여 많은 접근을 시도해 왔다. 그러나 단지 일시적인 개선만 있었을 뿐이었다.

그는 응급실로 이동하기를 원하였다. 그의 경력목표는 비행구조팀이 되는 것이다. 그는 분명히 우수한 기술이 있는 집단의 일원이 될 만한 기술과 지성을 갖추었다. 그러나 만약 당신이 그의 업무수행에 대한 부정적인 측면을 알고 있다면, 그는 아마도 그 자리에 선택받지 못할 것이다. 한편으로는 당신은 이러한 일이 그에게 하나의 전환점이 될 것이라고 믿는다. 어쩌면 그의 업무문제를 극복하고자 하는 욕구일 수도 있을 것이다. 그러나 다른 한편으로는 당신의 간호단위에서 그가 빠져나가는 이동 가능성에서 느꼈던 안도감은 이러한 상황에서 다소간의 윤리적인 문제가 있음을 나타낸다.

과제

당신이 그의 응급실로의 이동 요청에 대하여 무엇을 할지 결정한다. 또한 계획의 개요를 세워 본다. 당신이 할 수 있는 구체적인 대안과 무엇을 할 것인지 제시한다.

승진

승진은 보다 높은 자리에 다시 임무를 배정받는 것이다. 승진에서 급여가 상승하는 것은 정상적이다. 대부분의 승진에서 지위상승, 명칭변경, 보다 많은 권위가 주어지며, 과정이 공정하고 공평함을 확보할 수 있는 승진 선택에 대한 지침을 따라야 한다. 승진 자리가 공고되면, 그들은 이를 게시하고 장기적인 조직의 목표와 직원의 목표에 대해 생각 없이 순식간에 결정한다. 이러한 결과는 직원의 인사에 부정적인 결과를 초래한다. 이를 피하기 위하여, 다음 요소들을 미리 결정해야 한다.

- **채용을 내부에서 할 것인지, 외부에서 할 것인지.** 승진을 내부에서 혹은 외부에서 할 때의 장단점은 분명히 있다. 내부채용은 직원들을 비어 있는 더 높은 지위로 개발할 수 있다. 그리고 모든 직원들이 발전에 대한 기회가 있음을 알고, 더 높은 수준으로 업무수행을 하도록 격려시키는 강력한 동기유발과 인정으로 작용한다.

조직 외부에서 채용할 때도 장점이 있다. 승진 자리가 조직의 외부에서 온 사람으로 채워질 때는 조직은 새로운 아이디어를 가진 사람들로 꽉 찬다. 이것은 모든 조직의 승진자리가 내부에서 채워질 때의 정체를 예방한다. 외부의 후보자들은 흔히 내부자보다 급여면에서 다소 비용이 많이 든다. 이는 외부 후보자들은 일반적으로 현재의 지위를 떠나는 것에 대한 보상 차원의 인센티브를 필요로 하기 때문이다.

그럼에도 불구하고 조직은 모든 직원들과 소통하고 일관성 있게 정책을 준수해야 하며 결정해야 한다. 어떤 회사는 처음에 내부에서 찾아보고, 그들이 보유하고 있는 직원들 중에서 자격을 갖춘 사람을 찾기 어려울 때에만 조직의 외부에서 채용을 한다.

- **승진 선택의 기준은 무엇인가?** 직원들은 승진에 대한 기준과 방법에 대하여 미리 알고 있어야 한다. 어떤 조직에서는 채용방법으로 직원들을 격려시키기 위하여 책임 간호사 이하 모든 간호사들을 대상으로 패널 면접을 시행한다. 승진과 선택 방법에 관한 결정은 합리적인 근거로 정당화되어야 한다.
- **후보자 군을 가지고 있어야 한다.** 후계자 승계 관리로 승진이 계획되면 항상 보다 높은 지위로 가기 위하여 준비된 적당한 후보자 군을 가지고 있어야 한다. 관리자가 열정을 가지고 부하직원을 설득하여 승진을 시키려면 늘 주의를 해야 한다. 관리자의 역할은 후보자를 확인하고 준비시키는 것이다. 관리자는 부하직원이 승진자리를 선택하는 결정에 부당하게 영향을 미치거나, 자리를 보장해준다는 식의 태도로 직원들을 설득하여 승진시켜서는 안 된다.

직원들이 적극적으로 승진을 원할 경우, 새로운 지위에서 업무를 잘하기 위해 헌신해야 한다. 승진을 밀어붙이는 경우 일을 잘 수행하기 위하여 에너지를 쓰는 헌신이 부족할 수도 있다. 또한 많은 경우 직원들은 개인적인 일이나 스스로 교육이나 경험이 적당하지 않다고 느끼기 때문에 스스로 준비되어 있지 않다고 느낀다. 실제로 능력을 넘어서 승진할 가능성도 있다. 이를 피터원칙(Peter Principle)이라고 한다.

피터원칙에서 개인은 보통 '부족한 수준까지' 올라간다는 것을 암시한다.

- **거부된 후보자 다루기.** 선택된 후보자에게 선택이 통보되어야 하는 것과 마찬가지로 거부된 후보자에게도 거부가 통보되어야 한다. 이것은 일반 상식이다. 그들은 지원한 것에 대해 감사받아야 하고, 적합한 경우에는 미래에 다시 지원하도록 격려 받아야 한다. 때때로, 직원들은 어떠한 결함이 있어 승진을 못했는지를 들어야 한다. 예를 들면, 직원들은 향후 승진에서 더 강력한 경쟁자가 되려면 어떠한 교육적 요소나 업무경험이 부족한지를 알아야 한다.

- **직원들을 보내는 방법.** 현재 어려운 일이나 중요한 일을 맡은 후보자라고 해서 승진에 대한 결정에 영향을 주어서는 안 된다. 관리자들은 흔히 직원들을 조직 내의 다른 자리로 보내는 것을 어려워한다. 관리자가 직원을 보내야 하는 시기에 대해서 정책에 명문화되어 있어야 하며 의사소통해야 한다. 어떤 관리자들은 좌절감을 느끼기도 하는데, 이는 경력개발에서의 성공은 종종 자기 직원들을 다른 부서로 빼앗기는 결과를 가져오기 때문이다.

학습과제 11-4

왜 베스는 승진에 지원하지 않았을까?

당신은 큰 외과 간호단위의 초번 책임 간호사로 4년간 있었다. 해마다 당신은 실무 간호사들과 경력개발 집담회를 진행하였다. 이러한 과정은 업무수행평가 면담과는 별도로 수행되었다. 당신은 이러한 결과에 대하여 지극히 기뻐하였다. 당신이 담당한 간호사 중 두 명은 지금 RN 프로그램에 등록하였다. 당신의 간호단위 간호사들 중에서 몇 명은 승진된 임상간호사 자리를 얻었다. 그리고 대다수는 학교로 돌아갔다. 당신의 격려와 지원으로 몇 명의 간호사들은 다른 간호단위에서 책임 간호사가 되었다. 당신은 재능을 파악하고, 성공적인 경력 상담을 수행한 것에 대하여 자랑스러워하였다.

당신이 자리를 그만두고 대학원을 가기 위하여 사직을 하기 때문에, 이번이 당신이 경력 상담을 하는 마지막 기회이다. 그래서 당신의 자리에 지원하도록 몇 명의 간호사를 격려하였다. 그러나 34세 여성인 베스(Beth)라는 특별한 간호사에 대해서는 다른 지원자와 달랐다. 그녀는 매우 능력이 있었고, 모든 사람들이 존경하였으며, 훌륭한 대인관계 기술을 가지고 있었다. 베스는 주당 4일을 근무하였으며, 당신이 책임 간호사로 일한 지난 4년간 당신에게는 별로 도움이 되지 않았다. 그러나 베스는 지난번 경력 코칭면담에서 당신이 제안한 사항에 대하여 거절한 몇 명 안 되는 간호사 중 하나였다.

지난 주 당신은 베스와 다른 코칭면담을 가졌으며, 당신의 계획에 대하여 이야기했다. 당신은 그녀에게 당신의 자리에 지원하라고 말했으며, 당신은 최종선택을 할 수는 없으나, 대신 상사에게 그녀를 추천하겠다고 말하였다. 베스는 생각해보겠다고 하였으나, 오늘 그녀는 그 자리에 지원하지 않겠다고 말하였다. 당신은 매우 실망하였으며, 당신이 어떠한 면에서 실패했다고 믿었다.

과제

이 시나리오를 세심하게 읽고 베스가 승진을 싫어하는 이유를 추측해 본다. 코칭은 시간낭비였는가? 가치가 있었는가? 집단에서 자신이 작성한 것과 다른 사람이 작성한 것을 비교하고, 비교 후에 어떠한 영향이 있었는지를 확인한다. 있었다면, 개인적인 가치관이 이러한 개발에 어떠한 영향을 주었는가?

관리자 개발

관리자 개발은 인력을 개발하고 훈련하는 계획된 체계로, 조직에서 효과적으로 일하고 사람들을 관리하는 데 필요한 지식, 기술, 통찰력과 태도를 얻게 된다. 관리자 개발은 흔히 후계자 계획으로 불린다. 많은 간호사들은 효과적인 관리자가 되는 데 필요한 기술을 가졌는지 불확실하게 느낀다. 그래서 그들은 간호사로서 배운 의사결정, 대인관계, 조직적 기술을 관리자 역할로 전환하는 데 자신감이 부족하다.

많은 간호사들은 관리자가 되는 데 필요한 지식과 경험이 부족하다.

이러한 많은 기술은 습득되지만, 효과적인 관리자가 되기에는 대개의 경우 직관적이지 못하다. 조직위계가 더 평평해지는 가운데, 은퇴로 인한 간호관리자 자리와 관리책임에 대한 지위가 지속적로 증가할 것이 예상되므로, 새로운 리더는 관리자 개발 프로그램의 일환으로서 공식적인 교육과 훈련이 필요하다. 관리자 개발 프로그램은 관리이론에 적합한 내용은 물론 사회학습 이론에 적합한 태도 개발 방법을 포함해야 한다.

Huston(2008)은 리더-관리자에게 2020년에 필요한 기술 세트는 오늘날보다 훨씬 더 복합적이라고 제시하였으며, 동시대의 간호조직과 의료조직은 다음 세대의 리더-관리자를 준비하는 데 필요한 관리자 프로그램과 교육적 모델을 창조하기 시작해야 한다고 했다. Huston(2008)에 의해 확인된 2020년에 필요한 핵심적인 간호리더의 역량은 국제적인 관점과 건강문제와 간호문제에 대한 인식이다. 구체적으로 이러한 역량은 우정과 상호작용을 전달하고 기동성을 증가시키는 과학적 기술, 운영적 절차로서 경험적 과학에 근거한 의사결정기술, 양질의 간호와 환자와 직원의 안전을 위한 조직문화 창조능력, 정치적 과정에 대한 적절한 수행과 이해, 고도로 단련된 팀 구축과 협력기술, 정통성과 업무수행 기대에 대한 균형을 잡는 능력, 급변과 혼돈의 특성을 지닌 보건의료체계에 선도적으로 적응하고 비전을 갖는 능력이다.

조직차원의 관리자 개발 프로그램에 대한 지원은 두 가지 방식으로 진행되어야 한다. 첫째, 최고수준의 관리는 상당히 비용이 드는 관리개발 강의를 포함하는 것 이상이어야 한다. 이들은 관리자들이 새로운 지식을 적용하게 하는 조직적 구조를 창조해야 한다. 그래서 그러한 프로그램에서 조직은 기꺼이 건전한 관리원칙을 통합하는 관리스타일을 수행하도록 해야 한다. 둘째, 최고 간호관리자가 체계적이고 통합된 프로그램을 개발하고 계획하는 데 적극적이라면 훈련 성과는 개선될 것이다. 가능한 한 언제나, 간호행정가는 강의 중 일부를 교육해야 하고, 프로그램은 최소한 최고 관리의 철학을 지지해야 한다. 심장계 중환자 간호단위에서 그들이 받아들이기 전에 먼저 인정받을 수 있도록 간호사에게 개발하기를 요구하는 것과 같이, 관리자 지위에 지원하기 전에 관리자 개발 프로그램에 참여하도록 요구될 것이다. 이는 관리자 후보자의 모양새와 관리자로서의 가능성에 대한 확인이다.

이 과정의 첫 단계는 현재 관리팀의 평가와 가능한 미래의 욕구분석이 될 것이다. 다음 단계는 훈련과 관리자 개발 프로그램의 수립이 될 것이다. 이는 다음과 같은 의사결정을 요구한다. 얼마나 자주 공식적인 관리자 과정이 제공되는가? 외부 교육자가 관여해야 하는가? 혹은 원내 교육자가 관여해야 하는가? 교훈적인 부분에는 누가 참여해야 하는가? 두 가지 수준의 강의가 이루어져야 한다면, 한 가지 수준은 일선 관리자를 위한 것이고,

다른 한 강의는 중간관리자를 위한 것인가? 관리자 개발 코스가 모두에게 공개된다면, 혹은 대상자 관리차원에서 누군가 추천되어야 하는가? 또한 공식적인 내용과 더불어 다른 방법이 관리자 개발을 위해서 사용되어야 하는가? 관리자와 관리코칭에 동시에 선택된 사람에 대한 대역 시스템으로서 직무 순환과 같은 방법이 사용되어야 하는가?

사회학습주의자들의 내부기준은 역시 관리자 개발의 중요한 부분이다. 관리자 개발은 학습자가 새로운 기술의 수행을 시도할 기회를 풍부하게 갖지 않는다면 성공할 수 없다. 잠재적 관리자에게 교훈적인 관리이론만을 제공하는 것은 효과적인 관리에 대한 태도, 기술, 통찰력을 준비시키는 데는 부족하다. 사례연구, 관리게임, 교류분석, 민감성 훈련은 역시 자기인식을 증가시키고 태도를 변화시키는 데 효과적이다. 이러한 모든 기술은 사회학습이론 전략을 적당히 사용한다.

마지막으로 McConell(2009)은 관리자 개발 프로그램은 내부적으로 초점이 맞추어질 때, 관리기술이 증가한다고 했으나, 경력개발에 대한 기회는 점점 더 제한되고 있다고 하였다. 관리자 개발 프로그램이 외부적으로 초점이 맞추어질 때(초기에는 사람들에게 관심을 끌지만, 활동자들은 조직이나 부서의 외부에 있다), 보상과 기회는 많은 관심을 받고 관리자는 자신의 시각으로 경력 발전의 기회를 더 많이 얻을 수 있다. 따라서 관리자 개발 프로그램은 내부와 외부의 개발 초점을 모두 포함해야 한다.

이력서 준비

조직에서 최상의 노력으로 직원들이 경력에 대한 욕구와 희망사항, 기회를 확인하는 것을 돕는다고 할지라도, 중요한 것은 바람직한 경력기회가 실현될 가능성이 있는가이다. 긍정적인 이미지를 만드는 것은 잘 개발된 면접 기술과 잘 준비된 이력서에 달려 있다. 이력서는 중요한 경력개발 도구이다. 이는 채용자가 지원자를 선택하고 승진자를 결정하는 데 사용되는 선별도구이다. 따라서 현재의 전문적인 이력서를 유지하는 것은 의료 전문직으로서 조직 경력계획의 필수요소이므로 결코 가볍게 평가해서는 안 된다.

이력서 양식

다양한 이력서 스타일과 양식이 있다. 이력서는 지원자의 전문성을 나타내지만, 채용자는 지원자의 자격을 요약하는 데 이력서를 사용하므로, 이력서는 전문적으로 준비되어야 하는데, 인상적으로 작성하고 읽는 사람의 관심을 빠르게 끌어야 한다. 다음은 일반적인 이력서 준비의 지침이다.

- 명확한 글씨체로 간결하게 작성한다.
- 읽기 쉽게 기본 폰트로 타이핑한다.

- 중요 항목 표시나 문장을 사용한다.
- 교육 배경, 업무 경력, 수상 경력, 출판이나 발표 같은 학문적 성취, 지역사회활동 등을 포함한다.
- 결혼상태, 연령, 자녀 여부, 인종, 종교적 성향 등의 개인적 정보는 포함하지 않는다.
- 장점을 최대화하고, 단점을 최소화한다.
- 거짓말을 하거나 자신의 업적을 절대로 과장하지 않는다. 만약 그렇게 한다면, 정확한 신용도가 떨어질 것이다.
- 문법과 구두점, 문장구조를 사용한다. 맞춤법 실수는 업무지원에 대해 별로 신중하지 못하며, 업무의 질이 표준이 될 수 없을 것이라는 점을 암시한다.
- 이력서를 인쇄할 때는 흰색 종이를 사용한다.
- 이력서를 제출할 때는 표지를 사용하되(이메일이나 우편으로 발송할 때), 가능하다면 업무를 주관하는 개인에게 송부하고, 이력서에는 간단히 주요사항만을 강조하여, 긍정적인 인상을 주도록 자신을 소개한다. 이력서 준비에 대한 추가적인 전략은 GE Healthcare(2009)에 의해서 제시되었다.
- 당신이 무엇을 하고자 하는지 알고, 그에 맞게 이력서를 작성한다. 다시 말하면, 당신이 하고 싶은 업무를 확인하고, 그 업무를 수행할 수 있는 자격에 대한 이력서를 만든다. 당신이 원하는 일에 대한 전문적 목표와 목적 기술을 포함하는 것이 좋다.
- 채용자가 찾는 것을 알아야 한다. 온라인에서 직무기술서를 확인한다. 그리고 그들이 선호하는 채용기준을 기록한다. 그리고 이러한 자격조건과 업무경험을 강조하여 당신이 그러한 전문성을 가졌음을 강조하는 이력서를 만든다.
- 업적을 강조한다. 평균적인 이력서는 채용자의 주의를 10초도 끌지 못하므로 중요한 점을 두드러지게 할 필요가 있다. 이력서 양식이 그림 11-1에 제시되어 있다.

전문적 포트폴리오 준비

모든 간호사가 유지해야 하는 전문적 포트폴리오는 간호사의 능력을 기술하고 전문성을 예시하는 자료의 집합이다. McColgan(2008)은 포트폴리오는 간호사들의 능력을 평가하고, 업무기반을 성찰하도록 하며, 평생 학습을 추구하고, 경력 경로를 만들며, 전문적 발달을 추구하도록 한다고 설명하였다. 그러나 McColgan은 효과적으로 기능

SUSAN CARMEL GUEVARA
628 Normal Street
Chico, CA 95928
Home phone: (530) 555-3718
sguevara@emailaccount.com

CAREER GOAL: To practice professional nursing within a progressive environment that provides challenges and opportunities for professional and personal growth.

EDUCATION
- Bachelor of Science in Nursing, California State University, Chico (CSUC), May 2009. California Public Health Certificate. Cumulative GPA 3.48; Nursing GPA 3.54.

HONORS
- Sigma Theta Tau International Society of Nursing, Kappa Omicron Chapter.
- CSUC School of Nursing Scholarship Award 2007 and 2008.
- Publication of "An Expression of Nursing, A Journal of Student Writing" in The CSUC School of Nursing Alumni newsletter, spring 2007.

WORK EXPERIENCE
- June 2006–Present:
  Nurse Attendant. Memorial Hospital, Chico, CA. Performed direct patient care under the supervision and guidance of a registered nurse. (Job description available on request.)
- July 2004–May 2006
  Home Health Aide/Respite Worker. Sommers Elder Services, Chico, CA. Performed custodial care and light housekeeping duties for home-bound elderly and the disabled.

REFERENCES: Available on request.

그림 11-1 이력서 양식 예

하는 포트폴리오를 위해서 간호사와 그들의 사용자는 파트너십을 가지고 일을 해야 하며, 개인의 포트폴리오 개발을 통해 얻게 되는 기회와 가치에 대해 같이 감사해야 한다고 했다. 유사하게, McCready(2007)는 포트폴리오 구성과 평가에 대한 분명한 지침과 질적인 평가는 포트폴리오의 성공적인 활용에 필수적이라 했다. 또한 포트폴리오 절차가 잘 개발되면 실무에서 필요한 능력과 분명히 연결된다.

모든 간호사는 경력을 통해 전문적 성장을 반영하는 포트폴리오를 보유해야 한다.

전문적 포트폴리오는 다음과 같은 핵심적인 요소를 포함하고 있다. 바로 신상명세, 교육 배경, 취득 자격증, 취업이력, 1~2페이지의 이력서, 능력기록이나 체크리스트, 개인적 · 전문적 목표, 전문적 개발 경험, 발표, 상담, 간행물, 전문적 활동, 지역사회 활동,수상, 환자나 가족, 동료, 조직 및 다른 사람들로부터의 감사편지(Sherrod, 2007)이다. 이러한 자료는 개인적 욕구에 따라 최고의 업무기록을 수집하는 데 선택적이어야 하며 성취를 잘 나타내고 능력을 제시해야 한다. 전문적 포트폴리오를 관리하면 기록이 누적되어

기회를 상실하는 것을 예방해 준다. 전문직 간호사는 승진에 대비하거나, 새로운 지위를 고려하거나, 현재 일자리에서 다른 지위를 지원하기 위하여 항상 기록을 준비해서 가지고 있어야 한다.

경력계획과 신입 간호사

경기 침체기에는 많은 신입 간호사들이 간호분야에서 어떠한 일자리라도 잡기 위하여 장기적인 경력계획에 치명적일 수도 있음을 망각한 채 돌진한다. Shirey(2009)는 신입 간호사들은 자신의 첫 번째 직장을 현명하게 선택해야 하며, 지지적인 근무환경으로 유명하고 다양한 분야에서 명성이 있는 의료기관에서 일하기를 추구해야 한다고 제안하였다. 전문간호사가 되는 한 부분으로 자신감과 전문성을 획득하는 데는 시간이 많이 소요되기 때문에 오리엔테이션 프로그램, 인턴십, 훈련과정, 동료의식이 있는 의료기관에서 일을 찾는 것은 매우 중요하다. 신입 간호사들이 지지할 수 있는 멘토나 프리셉터도 있어야 하며, 그들은 신입 간호사에게 근거에 기반한 의사결정과 실무와 수준 높은 역할모델이 된다. 만약 신입 간호사가 긍정적이고 지지적인 첫 근무경험을 갖게 되면 미래의 경력에 대해 위험을 감수하며, 평생학습을 추구하고, 전문직에서 보다 큰 문제에 관여할 수 있는 헌신과 에너지를 갖게 된다.

신입 간호사 역시 취업 후 처음 몇 년이 미래의 경력전환에 대한 기회를 갖는 데 필요한 전문성을 획득하는 데 매우 중요하다. 이는 실무의 한두 분야에서 전문가가 되는 것, 전문적 자격인증을 받는 것, 전문적 간호와 건강문제에 대한 정보를 잘 아는 것을 포함한다. 전문성은 전문직 단체에 참여하여 멘토링과 관계망 형성 기회를 얻는 데 가치가 있다. 마지막으로, 모든 신입 간호사는 어떤 점에서 지속적인 공식적 교육이 전문직 개발과 경력 단계를 지원해 줄 수 있을지 고려해야 한다.

경력개발에서의 리더십 역할과 관리 기능의 통합

경력관리는 긍정적 경력개발 형성을 가능하게 하고, 소진을 경감시키며, 퇴직을 줄이고, 생산성을 증가시키는 역할을 한다는 것은 명백하다. 경력개발에서 관리 기능은 경력정보를 확산시키고, 채용공고를 내는 것을 포함한다. 관리자는 직원들을 위해 경력개발에 대해 계획을 잘 세워야 하고 계획된 체계를 가지고 있어야 한다. 이러한 체계는 장기적인 코칭과 적합한 이동의 적용, 승진을 다루는 방법을 포함해야 한다. 이러한 정책은 공정해야 하며, 모든 직원에게 효과적으로 의사소통되어야 한다.

리더십의 통합 차원에서 관리자들은 자신의 가치가 개인의 경력 결정에 어떻게 영향을 주는지 알아야 한다. 또한 리더-관리자는 모든 직원의 경력개발에 진정한 관심을 보여야 한다. 경력계획은 격려되어야 하고, 잠재적 리더는 확인되고 발굴되어야 한다. 현재의 리더는 앞으로 개발되도록 돕고 싶은 사람을 발굴하거나, 반대로 다른 사람에게 리더십과 관리기술을 개발시키는 경우 적절한 보상을 받아야 한다.

유능한 관리자들은 모든 경력결정에서 보다 큰 책임을 감수할 만큼 준비가 되었을 때 학교로 돌아가는 것을 고려해야 한다는 것을 인식하고 있다. 리더는 모든 사람들이 성공을 다르게 인식하고 있음을 알고 있어야 한다. 경력개발 프로그램은 모든 직원과 조직에 이로움을 주며, 특히 전문직 간호사에게는 부가적인 보너스를 준다. 전문직 간호사는 잘 계획된 경력개발 프로그램을 경험할 수 있는 기회를 가지면, 전문직에 대해 헌신할 기회가 증가하고 보다 큰 역량을 갖게 될 것이다.

핵심 개념

- 경력개발 프로그램의 시행을 정당화할 수 있는 많은 성과가 있다.
- 경력직무 순서는 경력관리에서 관리자를 돕는다.
- 경력개발 프로그램은 경력계획이라는 개인적인 책임의 세트와 경력관리라고 부르는 관리책임 세트로 구성되어 있다.
- 직원들은 보다 장기적인 공식적인 경력계획을 수립하도록 격려되어야 한다.
- 경력계획은 멘토와 역할모델을 통하여 전문적 문제에 대한 관여와 인식, 개인 교육의 장려를 통하여 최소한 근거중심실무, 새로운 기술의 학습, 실무향상에 기여하여야 한다.
- 경력경로 디자인은 조직적 경력관리에서 매우 중요하다.
- 관리자는 모든 부하직원의 성장과 개발을 촉진하고 구체적인 실행계획을 세워야 한다.
- 대부분의 개인은 정상적이고 예측된 경력 단계로 진행한다.
- 경력코칭은 다른 사람이 전문직 목표를 확인하고, 경력을 선택하며, 경력계획을 수립하고, 수립된 목표를 달성하도록 돕는다. 이러한 코칭은 장·단기적이다.
- 경력계획에서 역량평가와 목표설정은 직원이 국가 표준, 조직 표준에 의해 요구되는 최소한의 역량 수준을 능가하는 방법을 확인하도록 돕는다.
- 전문적 자격인증은 직원들의 역량발달을 나타내는 방법이다.
- 이동은 적합하게 사용된다면, 경력개발을 제공하는 효과적인 방법이 될 수 있다.
- 승진의 절차는 공정하고 평등함이 입증될 수 있도록 승진선택에 대한 지침을 가지고 있어야 한다.
- 승진에 대한 정책은 명문화되고, 모든 직원에게 알려야 한다.

- 조직 내 채용은 직원만족이라는 긍정적인 측면이 있고, 조직 외부에서의 채용은 참신한 아이디어를 허락하고 조직의 정체를 예방한다는 긍정적인 측면이 있다.
- 관리자 개발이 성공하려면, 최고경영자 수준의 지원과 계획이 수립되어야 한다.
- 적합한 관리자 태도와 통찰력이 관리자 개발 프로그램의 목표라면 사회학습기술이 교육전략의 일부로 사용될 필요가 있다.
- 개인을 능력 이상으로 개발시키는 것은 가능하다. 피터원칙으로 알려진 바에 의하면 개인은 "그들의 부족한 수준까지" 향상될 수 있다고 한다.
- 현재의 전문적 이력서를 유지하는 것은 보건의료계에서 경력계획의 필수요소이며, 이를 가볍게 여겨서는 안 된다.
- 이력서를 제출할 때는 자기소개서를 사용하되(이메일이나 우편으로 발송할 때), 이력서의 목적은 간단히 주요사항만을 강조하여, 긍정적인 인상을 주도록 지원자를 소개하는 것이다.
- 모든 간호사들은 그들의 경력을 통해 전문적 성장을 반영하는 포트폴리오(간호사의 능력을 기술하고 전문성을 예시하는 자료의 집합)를 유지해야 한다.

부가적인 학습활동과 적용

학습과제 11-5

현실적인 20년 경력계획의 개발

현실적인 20년 경력계획을 개발할 때, 결혼, 자녀, 노부모에 대한 가족의 책임을 고려한다. 당신의 경력계획은 그것의 실현 가능성 여부와 시간적 제한, 경력개발 목적이 현실적인지의 여부로 평가된다.

학습과제 11-6

승진에 대한 규정 목록 작성하기

당신은 어떻게 미래의 승진을 다루어야 할지에 대한 일련의 정책개발을 돕기 위하여 가정간호사업소에서 간호사위원회에 임명되었다. 나중에 승진직원의 선택과 관련된 좋지 못한 사건이 생겼다. 위원회에서는 근무조와 낮번 책임 간호사 선정방법이 초점이 되었다.

과제

승진에 대한 5~7개의 정책목록을 작성하고, 자신의 승진기준과 정책을 정당화한다.

학습과제 11-7

이력서 준비

당신이 지원하려고 하는 메디컬 센터에서 이력서와 같이 지원하도록 요청이 왔다. 당신의 실제적인 교육과 경험을 활용하여 이력서를 준비한다. 이력서는 전문적인 외관과 포함된 내용으로 평가될 것이다.

학습과제 11-8

관리자 개발 프로그램 구축

당신은 관리자 개발 프로그램을 구축하는 특별위원회에서 봉사하였다. 당신의 조직은 책임 간호사 업무로 지원하기 전에 모든 새로운 책임 간호사에게 요구되는 직원개발과 일주일 교육과 훈련프로그램을 계획하도록 요청받았다(예: 교육에 대한 급여와 시간). 당신은 책임 간호사가 실제로 오리엔테이션 때 이수하는 40시간을 초과하지 않는 내에서 적합한 교육내용과 교육방법을 선택하라고 들었다.

과제

그와 같은 계획을 개발 · 작성하고, 강의 시간에 그것을 공유한다. 계획은 시간과 교육방법, 내용을 담고 있어야 한다.

학습과제 11-9

경력지도

경력개발은 장기 마스터플랜을 개발하는 데 도움이 되는 경력지도가 있을 때 더 수월하다. 그림 11-2는 경력계획표, 보기 11-3은 경력개발에 대한 개인적인 책임, 학습과제 11-5는 개인적 계획의 개발에 도움을 준다.

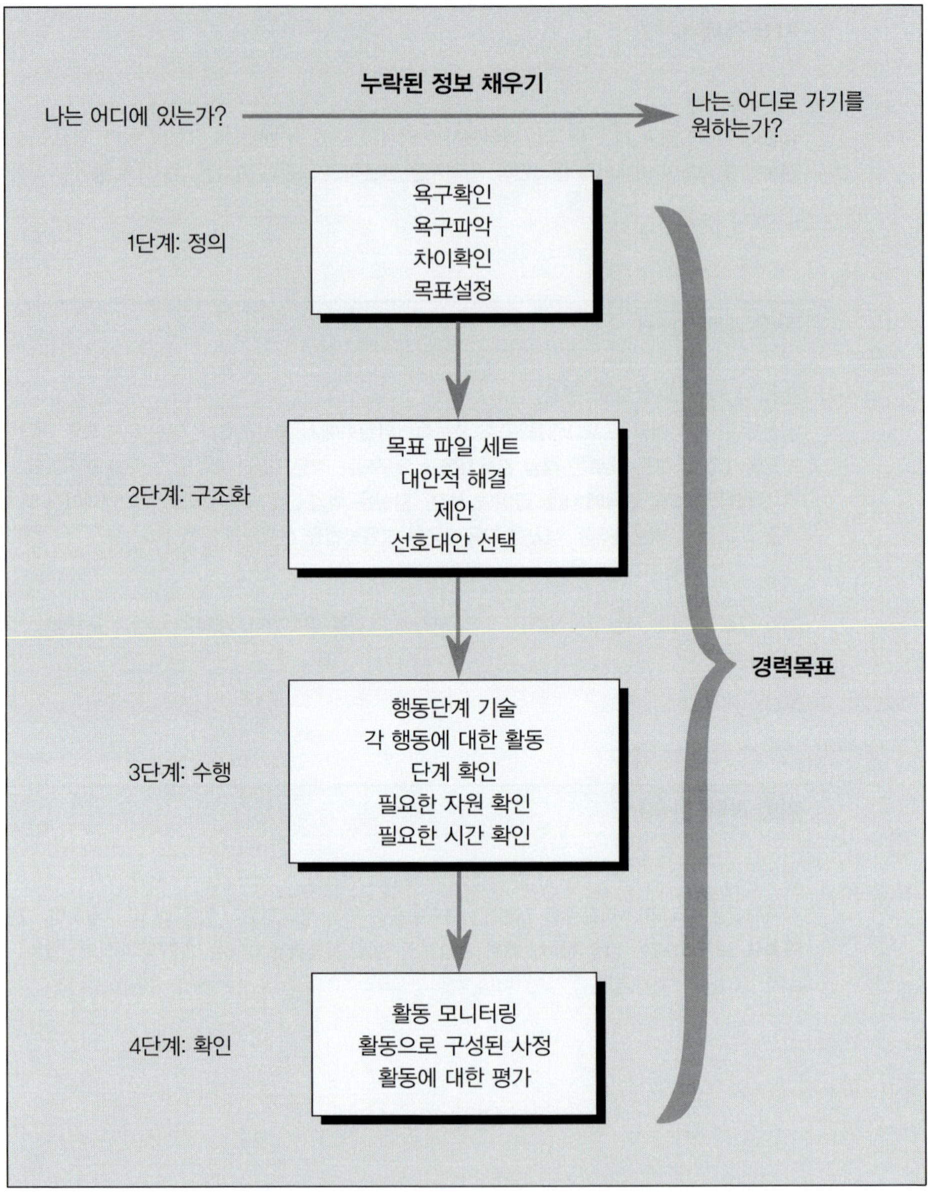

그림 11-2 전문직 간호사를 위한 경력계획표

REFERENCES

Abele, A., & Wiese, B. (2008). The nomological network of self-management strategies and career success. *Journal of Occupational & Organizational Psychology, 81*(Part 4), 733–749.

American Nurses Credentialing Center. (2009). *American Nurses Credentialing Center—ANCC nurse certification.* Retrieved December 16, 2009, from *http://www.nursecre dentialing.org/Certification.aspx.*

Bosley, S., Arnold, J., & Cohen, L. (2009, October). How other people shape our careers: A typology drawn from career narratives. *Human Relations, 62* (10), 1487–1520.

BusinessDictonary.com (2009a). Career ladder. Definition. Retrieved December 15, 2009, from *http://www.business dictionary.com/definition/career-ladder.html.*

BusinessDictionary.com (2009b). Professional. Definition. Retrieved December 15, 2009, from *http://www.business dictionary.com/definition/professional.html.*

Crawford, H. (2008, July 28). Are you a mover and a shaker? Authentically Speaking. Retrieved December 14, 2009, from *http://halliecrawford.typepad.com/hallie_crawford/inspirational_quotes/.*

Executive Coaching Network. (n.d.). *What is executive coaching?* Retrieved December 1, 2006, from *http://www.execcoachnetwork.com.au/whatis.html.*

GE Healthcare. (2009, March–April). Showcase yourself in resume. *Healthcare Executive, 24*(2), 79.

Huston, C. (2008, November). Preparing nurse leaders for 2020. *Journal of Nursing Management, 16*(8), 905–911.

Huston, C. (2010). Assuring provider competence through licensure, continuing education, and certification. In C. Huston (Ed.), *Professional issues in nursing.* 2nd Edition. Philadelphia, PA: Lippincott Williams & Wilkins.

McColgan, K. (2008, February). The value of portfolio building and the registered nurse: A review of the literature. *Journal of Perioperative Practice, 18*(2), 64–69.

McConnell, C. (2009, January - March). The manager's career development: Attending to today's responsibilities while preparing for tomorrow. *Health Care Manager, 28*(1), 86–94.

McCready, T. (2007, January). Portfolios and the assessment of competence in nursing: A literature review. *International Journal of Nursing Studies, 44*(1), 143–151.

McIntosh, B., Palumbo, M. V., & Rambur, B. (2006, September - October). Does a 'shadow workforce' of inactive nurses exist? *Nursing Economics, 24*(5), 231–238.

Niebuhr, B., & Biel, M. (2007). The value of specialty nursing certification. *Nursing Outlook, 55*(4), 176–181.

Raffals, R. (n.d.) What is coaching? Retrieved December 1, 2006, from *http://www.awakenthemagic.com/coach/whatis.html.*

Sherrod, D. (2007). Professional portfolio: A snapshot of your career. *Nursing 2007 Career Directory,* 37, 18.

Shirey, M. (2009, September). Building an extra-ordinary career in nursing: Promise, momentum, and harvest. *Journal of Continuing Education in Nursing, 40*(9), 394–402.

Wade, C. (2009, January). Perceived effects of specialty nurse certification: A review of the literature. *AORN Journal, 89*(1), 183–188, 190–192.

BIBLIOGRAPHY

Davis, M., Ponnamperuma, G., & Ker, J. (2009). Student perceptions of a portfolio assessment process. *Medical Education, 43*(1), 89–98.

Donley, R., & Flaherty, M. (2008). Promoting professional development: Three phases of articulation in nursing education and practice. *Online Journal of Issues in Nursing, 13*(3). http://nursingworld.org/MainMenuCategories/ANAMarketplace/ANAPeriodicals/OJIN/TableofContents/vol132008/No3Sept08/PhasesofArticulation.aspx

Guide to nursing certification organizations: Specialty certification organizations 2009. (2009, July–August). *Dimensions of Critical Care Nursing, 28*(4), 174–175.

Howell, S. (2009). Résumé do's and don'ts. *Nursing*, (Supplement), 39(20–21).

Kaplan, R., Shmulevitz, C., & Raviv, D. (2009). Reaching the top: Career anchors and professional development in nursing. *International Journal of Nursing Education Scholarship, 6*(1), 1–21.

Kendall–Gallagher, D., & Blegen, M. (2009, March). Competence and certification of registered nurses and safety of patients in intensive care units. *American Journal of Critical Care, 18*(2), 106–114.

Miller, K., & Cummings, G. (2009). Gifted and talented students' career aspirations and influences: A systematic review of the literature. *International Journal of Nursing Education Scholarship, 6*(1), 1–26.

Nelson, J., Sassaman, B., & Phillips, A. (2008). Career ladder program for registered nurses in ambulatory care. *Nursing Economics, 26*(6), 393–398.

Price, S. (2009, January). Becoming a nurse: A meta–study of early professional socialization and career choice in nursing. *Journal of Advanced Nursing, 65*(1), 11–19.

Price, S. (2009, February). Future directions for career choice research in nursing: A discussion paper. *International Journal of Nursing Studies, 46*(2), 268–276.

Russell, J. (2009, January). Building your resume. *American Journal of Nursing*, (Supplement), 109(1), 22.

Shirey, M. (2009, September–October). The nursing professional portfolio: Leveraging your talents. *Clinical Nurse Specialist: The Journal for Advanced Nursing Practice, 23*(5), 241–244.

Shuck, D. (2009, October). Using your résumé and networking skills to find a job. *InMotion, 19*(6), 20–21.

Sonmez, B., & Yildirim, A. (2009, December). What are the career planning and development practices for nurses in hospitals? Is there a difference between private and public hospitals?. *Journal of Clinical Nursing, 18*(24), 3461–3471.

Timmins, F., & Dunne, P. (2009, April). An exploration of the current use and benefit of nursing student portfolios. *Nurse Education Today, 29*(3), 330–341.

Unit IV

조직화에서의 역할과 기능

Roles and Functions in Organizing

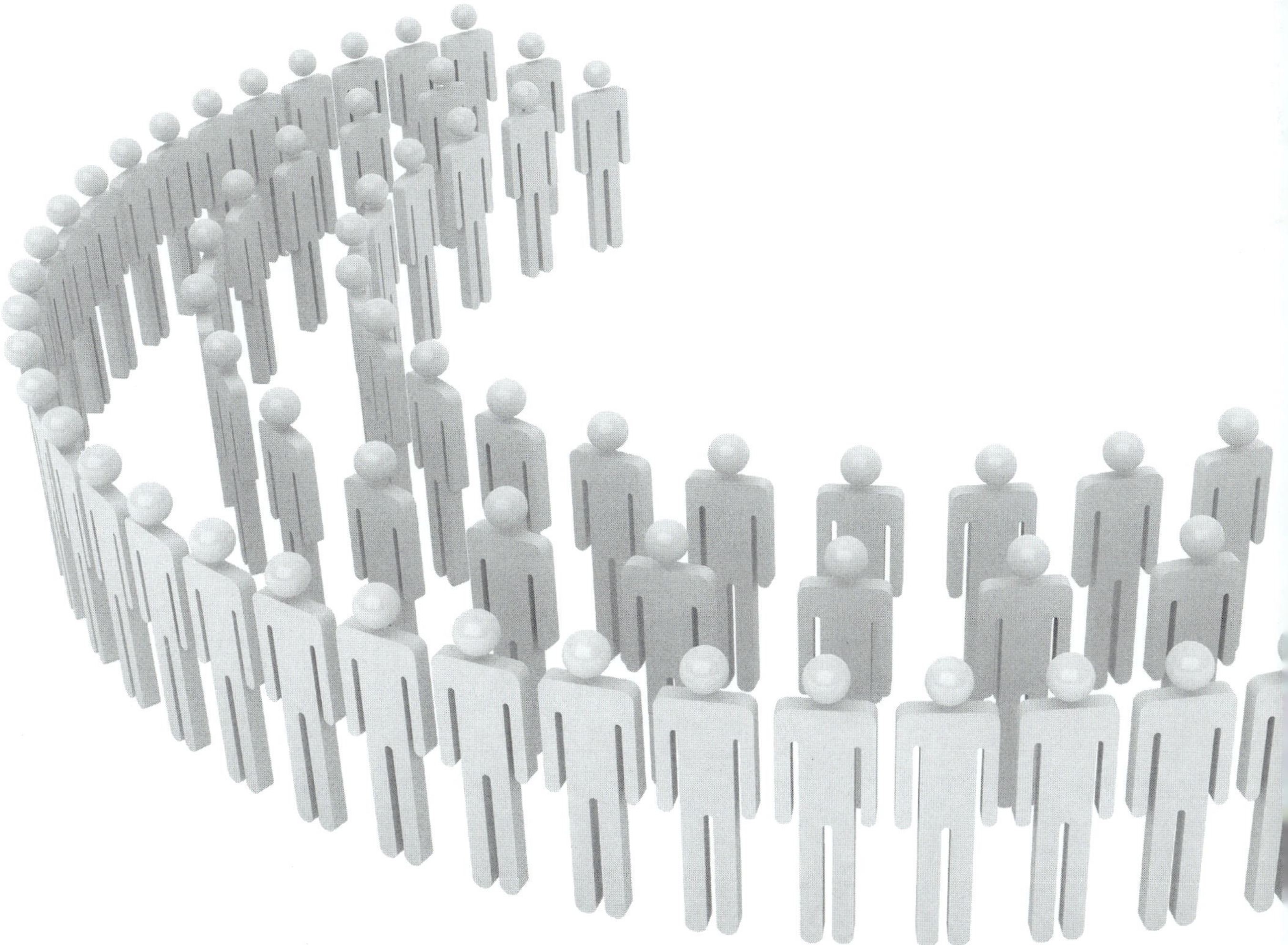

Chapter 12

조직구조

Organizational Structure

실행 가능한 비즈니스 모델로서 전통적인 피라미드 모양의
기업 위계 시대는 마감되고 있다.

- Michael Hugos

변화하는 세계에서, 개인들이 변화해야 하는 것만큼 확실하게 조직 또한 변화해야 한다.
최근 몇 년은 위계 계층을 제거함으로써 조직에서
'평화'가 증가됨을 보이고 있다.

- Charles R. McConnell

학습목표

- 조직의 구조가 어떻게 의사소통, 융통성, 그리고 직무 만족을 촉진하거나 저해하는지를 기술한다.
- Max Weber가 정의한 관료제의 특성을 확인한다.
- 계선과 막료 관계, 통제 범위, 명령 통일, 조직도의 연쇄적 계층을 확인한다.
- 고용인들의 대인관계, 일차 및 이차 집단의 형성, 공식적인 권한 없이 집단 리더들을 포함한 비공식 조직구조의 구성요소를 기술한다.
- 일선, 중간, 최고 관리 계층을 구별한다.
- 집권화 및 분권화된 의사결정을 비교하고 대조한다.
- 조직도 상의 직위가 중심성과 어떻게 관련되는지를 분석한다.
- 최소한 하나의 공유 거버넌스 모델을 기술하고, 참여적 의사결정과 이를 구별한다.
- 개인적인 권한, 책임, 주어진 시나리오에서의 책무를 대조한다.
- 건설적인 조직문화를 창출하기 위해 리더-관리자가 취할 수 있는 적절한 전략을 규명한다.
- 효과적인 위원회와 위원회 구성원의 특성을 기술한다.
- '집단 사고'를 정의하고, 조직 의사결정과 위험 부담에 대한 집단 사고의 영향을 논의한다.
- 저급하게 설계된 조직의 증상을 확인한다.
- 마그네티즘의 14가지 힘을 예시하는 마그넷 지정 보건의료조직의 특성을 기술한다.
- 조직의 잠정적인 이해관계자들의 예시를 제공한다.

3부에서는 관리과정의 첫 번째 단계로서 기획의 기초를 학습하였다. 조직화는 관리과정의 두 번째 단계로서 기획에 이어진다. 조직화 단계에서는 관계가 정의되고, 절차의 개요를 제시하며, 장비가 준비되고, 과업이 할당된다. 조직화는 가능한 최상의 조정과 단위 목적을 달성하기 위한 자원의 활용을 제공하는 공식적인 구조를 설립하는 것을 포함한다. 이 장에서는 조직의 구조가 어떻게 의사소통, 융통성, 직무 만족을 촉진하거나 저해하는지를 살펴본다. 13장에서는 조직에서 권한과 권력의 역할을 조사하고, 권력이 개인·단위·조직의 목적에 부합하기 위해 어떻게 사용되는지를 설명한다. 14장에서는 인적 자원이 환자간호를 달성하기 위해 어떻게 조직화될 수 있는지를 설명한다.

공식적 및 비공식적 조직구조

Fayol(1949)은 근로자들의 수가 감독자를 요구할 만큼 충분히 많을 때 조직이 형성된다고 하였다. 조직은 개인적이 노력할 수 있는 것보다 많은 일을 달성할 수 있기 때문에 필요하다. 사람들은 사회적·개인적, 그리고 전문직 조직에서 생활의 대부분을 보내기 때문에, 의사소통 방법, 권한 채널 그리고 의사결정 과정을 살펴보면서 조직이 어떻게 구조화되는지를 이해할 필요가 있다.

각 조직은 공식적 및 비공식적 조직구조를 지닌다. 공식적 구조는 일반적으로 매우 계획적이고 가시적인 반면, 비공식적 구조는 비계획적이고 흔히 감추어져 있다. 조직은 공식구조 및 부문화와 업무 분담을 통해서 관리 권한, 책임, 책무를 정의하는 틀을 제공한다. 잘 정의된 공식적 구조에서 역할과 기능이 정의되고 체계적으로 정렬되며, 사람들은 각각 다른 역할을 가지고, 등급과 위계가 분명하다.

조직구조는 집단이 구성되는 방식, 의사소통 계선, 권한을 채널화하고 의사결정하는 수단을 말한다.

비공식 구조는 일반적으로 사회적이며, 뚜렷하지 않고 변화하는 권한과 책무 계선을 가지고 있다. 사람들은 비공식 권한과 의사소통 계선이, 결코 공식적으로 인정되지 않을지라도, 모든 집단에 존재한다는 것을 알 필요가 있다. 그러나 이 장에서 일차적으로 강조하는 것은 조직구조의 구성요소, 공식적 조직구조와 연계된 리더십 역할과 관리 기능, 조직 목표를 완성하기 위한 위원회의 적절한 이용이다(보기 12-1).

보기 12-1 조직구조와 관련된 리더십 역할 및 관리 기능

리더십 역할

1. 명령의 고리를 줄이기 위한 직위의 정리를 결정하기 위해 조직구조를 자주 평가한다.
2. 부하직원들이 명령을 따르도록 장려하고 안내하며, 그렇게 하지 않는 부하직원을 상담한다.
3. 막료의 직위에 있는 인력을 지원한다.
4. 책임감 있는 모습으로 부하직원들에게 모범을 보인다.
5. 막료들이 그들의 역할을 조직의 미션, 비전, 목적과 어떻게 일치시키고 보완할지를 볼 수 있도록 돕는다.
6. 건설적인 비공식적 집단 구조를 촉진한다.
7. 상향식 커뮤니케이션을 격려한다.
8. 공유된 가치와 목적을 촉진하기 위한 업무 집단 간의 긍정적인 조직문화와 하부문화를 장려한다.
9. 부하직원을 임파워먼트하기 위해 참여적 의사결정과 공유 거버넌스를 장려한다.
10. 지연된 결정이 아니라 집단 목적을 촉진하기 위해 위원회를 사용한다.
11. 다양한 사고와 혁신에 대한 위험 감수를 장려하는 업무 환경을 창출함으로써 팔로워들이 집단사고를 피하도록 돕는다.

관리 기능

1. 조직 내 이해관계자의 관심을 계속해서 확인하고 분석한다.
2. 조직구조상의 개인 및 부서 권한과 책임을 포함해서, 조직의 내부 구조에 대해 안다.
3. 막료들에게 정확한 단위 조직도를 제공하고 이해를 돕는다.
4. 명령 통일성을 유지한다.
5. 혼돈이 있을 때 명령 통일성을 분명히 한다.
6. 부하직원의 합당한 불만사항은 상향명령고리를 통해 해결한다.
7. 적절한 통제 범위를 설정한다.
8. 건설적인 조직문화와 긍정적인 조직 분위기를 창출하도록 노력한다.
9. 조직 목적을 달성하기 위해 비공식 조직을 활용한다.
10. 완성된 업무의 질과 양을 향상시키기 위해 위원회 구조를 활용한다.
11. 마그넷 지위에 부합하는 운영의 탁월성을 성취하기 위해 업무를 수행한다.

조직이론

독일의 사회과학자인 Max Weber는 조직이론의 아버지로 알려져 있다. 일반적으로 관료제의 특성에 대한 가장 포괄적인 구성을 개발한 Weber는 학자가 아니라 관리자의 입장에서 글을 썼다.

Weber는 역사를 통해서 사람들이 지배자에게 복종한 이유와 "권한"의 세 가지 '이상적인 형태'를 가정하였다. 그중 하나는 법적·합리적 권한으로서 이는 규범적 규칙

양상의 합법성과 명령에 대해 권한을 가진 사람들의 권리에 내재된 신념에 기초한다. 복종은 인간적인 지배자에게보다 법적으로 설정된 일련의 규칙에 기인한다. 이러한 유형의 권한이 Weber의 관료제 개념의 기초가 된다.

관료제의 미덕은 관료제가 구체적인 사례에 일반적인 규칙을 적용하기 위한 조직의 방법이었다는 것으로서 이로 인해 관리 활동을 공정하고 예측 가능하게 만들었다는 것이다. Weber가 정의한 관료제의 다른 특징은 다음과 같다.

- 명확한 노동의 분화가 존재한다(모든 일들이 그 과업을 수행하는 역량이 있는 개인이나 개인의 집단에 의해서 이루어질 수 있는 단위로 나뉘어져야 한다).
- 잘 정의된 권한의 위계가 상급자가 부하직원으로부터 구분되었을 때 존재해야 한다. 이러한 위계의 기초에서 업무에 대한 보상이 배분되고, 권한이 인정되며, 특권이 할당되고, 승진이 부여된다.
- 비개인적인 규칙과 대인간 관계의 비인격성이 있어야 한다. 다시 말해, 관료는 자신을 기쁘게 하기 위한 방식으로 자유롭게 행동해서는 안 된다. 관료적 규칙은 상급자에게 부하직원에 대한 체계적인 통제를 제공하며, 이로써 독단적인 행동이나 개인적인 편애의 기회를 제한한다.
- 업무 상황을 다루기 위한 절차 체계가 존재해야 한다(일을 하는 정규활동).
- 각 직위의 권리와 의무를 다루는 규칙 체계가 있어야 한다.
- 고용과 승진의 선택은 기술적 역량에 기초한다.

관료제는 산업혁명의 에너지와 풍부한 생산을 이용하고 관례화하는 도구였다. 그러나 관료제는 21세기에 조직 관리의 복잡성을 고려하지 않았다. 관료제는 오늘날 대부분의 조직에서 발견할 수 있는 고용인과 관리자의 양측(bilateral) 관계는 반영하지 못한다.

현재의 연구들은, 간호사의 자율성과 업무 임파워먼트를 증가시키는 방식으로 조직구조를 변화시키는 것이 보다 효과적으로 환자간호를 증진시킬 것이라고 제시하고 있다.

Weber의 연구 이래로, 관리 이론가들은 인간 행동에 대해 많은 것을 학습하여 고정성과 비인간성을 줄이는 대안적인 조직 설계를 창출하였다. 그러나 Weber의 발견 이후 거의 100년간, 관료적 구조의 구성요소들의 대부분이 대규모 조직에서 계속 발견되고 있다.

조직구조의 구성요소

조직도는 조직의 그림이기 때문에, 관리자는 조직도를 읽음으로써 많은 정보를 얻을 수 있다. 예를 들면, 조직도는 역할과 기대를 확인하는 데 도움이 된다.

현재의 보건의료조직은 환자 중심의 학제간 의료팀을 배치 및 관리하는 방법, 관련된 시의적절한 정보를 제공하는 방법, 그리고 이것들을 모 조직의 자원과 우선순위에 연결시키는 방법을 결정하는 데 많은 도전에 직면해 있다. 이것은 이러한 과업들이 어떻게 달성되어야 하고 누가 그것을 완수할 것인지를 아는 것을 필요로 한다. 조직구조는 갈라진 틈새를 가로지르는 조직의 다른 객체에 대한 버팀목을 제공하기 때문에, 조직도가 해답을 제공할 수 있다.

또한 부서들이 CEO에게 직접 보고하는 것과 같은 요소들을 직접 관찰함으로써, 신임 관리자는 조직에 대한 추론을 할 수 있다. 예를 들면, CEO보다는 어시스턴트 경영관리자(executive officer)에게 보고하는 최고 수준의 간호관리자가 있는 것은 조직이 간호에 두는 가치(혹은 그것의 부족)를 가늠할 수 있게 한다. 조직의 구조와 관계를 이해하는 관리자는 결정을 탐색하고 조직 환경에 대해 보다 더 잘 이해할 수 있을 것이다.

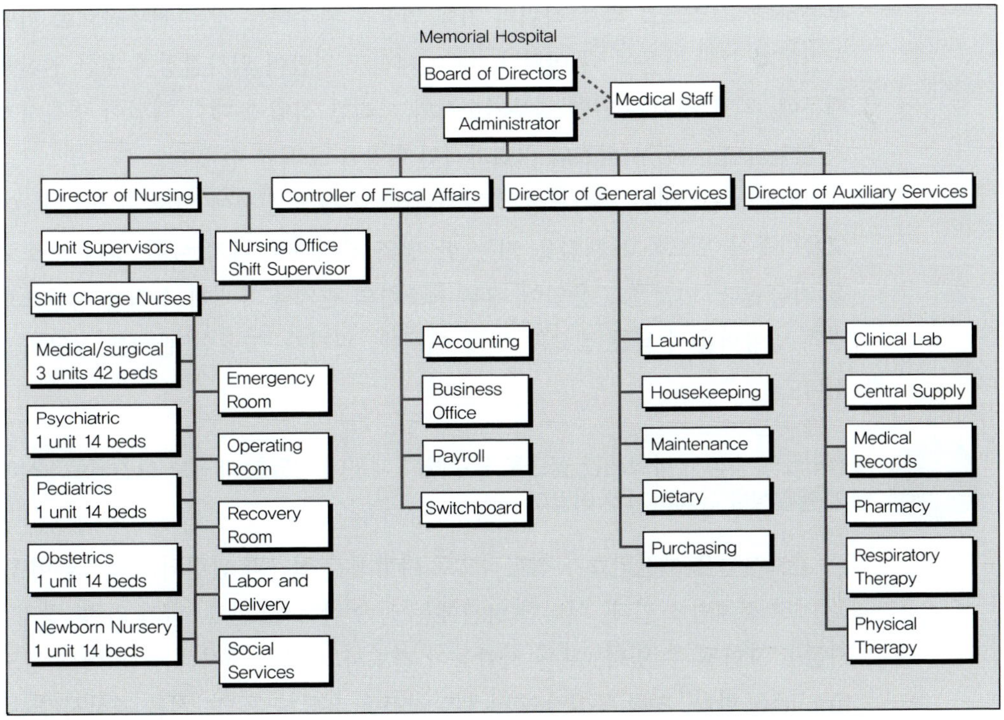

그림 12-1 조직도 예시

관계와 명령의 고리

조직도는 기관 내의 공식적인 관계를 정의한다. 공식적 관계, 의사소통 계선, 권한은 조직도에 실선으로 표기된다. 이러한 계선 직위는 수평 혹은 수직의 실선으로 보여질 수 있다. 수평적 실선은 책임과 권력에서는 유사하지만 다른 기능을 가진 사람들간의 의사소통을 나타낸다. 직위간의 수직적 실선은 공식적인 명령 사슬, 의사소통과 권한의 공식적인 통로를 나타낸다. 가장 큰 의사결정 권한을 가진 사람들은 가장 상위에 위치하며, 최소한의 의사결정 권한을 가진 사람들이 아래 부분에 위치한다. 조직도에서 직위 수준은 또한 지위와 권력을 의미한다.

조직도에서 점선은 막료의 직위를 나타낸다. 이러한 직위는 조언을 주는 것이기 때문에, 막료 구성원들은 관리자에게 정보와 조력을 제공하지만 공식적인 권한은 제한된다. 영향력을 향상시키기 위해 막료가 활용되면, 막료 직위는 관리자에게 불가능하였을 보다 많은 활동과 상호작용을 다루는 것을 가능하게 한다. 또한 이러한 직위는 어떤 한 명의 관리자가 혼자 달성하기에는 불가능할 수 있는 전문성을 제공한다. 비록 막료 직위가 계선 인력을 보다 효과적으로 만들지라도, 조직들은 이들 없이 운영될 수 있다.

막료 직위는 합법적인 고유한 권한을 가지지 않는다. 막료 직위에 있는 임상 전문가들과 기관내(in-service) 책임자(directors)들은 계선 관계에 동반하는 권한이 종종 부족하다. 그러므로 막료 직위의 기대 역할을 완수하는 것은 전통적으로 어떤 권한도 동반하지 않기 때문에 더 어렵다. 단지 계선 직위만이 의사결정에 대한 권한을 가지기 때문에, 막료 직위는 만약 직무기술서와 이러한 직위에 대한 책임이 명확하게 명시되지 않는다면, 지원 서비스의 비효과적인 활용을 초래할 수 있다.

명령의 통일성은 조직도상의 직위 간에 수평적 실선에 의해 표시된다. 이 개념은 고용인들이 보고하고 책임을 지는 한 명의 관리자를 가지는/한 명의 보스로서 가장 잘 기술된다. 이것은 고용인이 매우 최소한의 관계를 유지하고 직속 상관으로서의 한 명의 영향력을 수용할 필요가 있기 때문에, 관리자-고용인 관계를 상당히 단순화시킨다.

보건의료의 속성이 다학제간 접근을 요구하기 때문에 상당한 대규모 보건의료조직에서는 명령의 통일성을 유지하기가 어렵다.

간호사들은 보건의료가 전형적으로 다학제간 접근과 관련되므로 그들이 많은 상관을 가진 것처럼 느낀다. 이러한 상관에는 직속 감독자, 환자, 환자 가족, 중앙 행정, 의사들이 포함될 수 있다. 모든 사람들이 간호사의 일을 지시하는 데 어느 정도의 투입(input)을 한다. 명령 통일성의 부족은 갈등을 유발하고 생산성을 저하시킬 수 있는데, 이러한 예는 보건의료 근로자들이 명령 통일에서 혼돈을 일으킬 때 흔히 나타난다.

학습과제 12-1

누가 상관인가?

집단으로 혹은 개인적으로, 다음을 분석하여 구두 혹은 서면으로 보고한다.

1. 당신은 권한 계선이 분명하지 않은 조직에 일한 적이 있는가? 당신은 이것이 발생했을 때 한 사회 조직의 구성원이었는가? 이것이 그 조직의 기능을 어떻게 방해하였는가?
2. "한 명의 상관/한 사람" 규칙이 좋은 아이디어라고 믿는가? 병원 사무 근로자들은 자주 많은 상관을 가지지 않는가? 만약 당신이 한 명 이상의 상관이 있는 상황에서 일한다면, 그 결과는 무엇인가?

관리 범위

관리 범위는 또한 조직도로부터 결정될 수 있다. 한 명의 관리자에게 직접 보고하는 사람들의 수는 해당 관리자의 관리 범위를 나타내며, 그에게 기대되는 상호작용의 수를 결정한다.

한 명의 관리자의 적정 관리 범위에 대해 이론가들은 다양한 주장을 해왔다. 적정 관리 범위를 결정하기 위한 계량적 공식의 적용이 시도되었으며, 3~50명의 고용인에 이르는 범위가 제안되었다. 한 조직에서 적정 관리 범위를 결정할 때, 관리자의 능력, 고용인의 성숙도, 과업 복잡성, 지리적 위치, 그리고 그러한 일이 발생하는 조직내 위치가 모두 고려되어야 한다. 한 명의 감독자에게 직접 보고하는 사람의 수는 생산성과 근로자 만족을 극대화하는 수여야 한다.

한 명의 관리자에게 너무 많은 사람들이 보고하는 것은 의사결정을 지연시키는 반면에, 너무 적은 사람이 보고하는 것은 경우에는 비효과적이고 불안정한(상위 계층이 불안정하게 많은) 조직을 만든다.

최근 10년, 최고 관리 계층에서의 좁은 관리 범위의 원칙이, 다른 계층에서는 다소 더 넓은 관리 범위를 가지면서, 광범위하게 수용되어 왔다. 현재 보건의료조직에 대한 재무적 압력의 증가와 전자적 의사소통 기술의 발전과 함께, 많은 조직들이 관리 범위를 증가시키고 조직내 행정적 계층의 수를 줄이고 있다. 종종 이를 조직의 편평화(flattening)라고 부른다.

편평화된 조직에서 직무 제거의 위험이 가장 큰 것은 중간관리 계층이다. 전통적으로 중간 관리자들은 그보다 아래에 있는 조직내 사람들로부터 정보를 받아 요약하고, 이것을 의사결정 혹은 행동을 위해 보다 상위의 경영팀에게로 전달하는 것을 요구받아 왔다. 그러나 정보 기술의 출현과 함께, 관리자는 더 이상 자료를 모으고 요약할 필요가 없으며, 기술이 그 역할을 대신하고 있다.

관리 계층

대형 조직 내에는 종종 여러 관리 계층이 있다. 최고 계층 관리자들은 조직을 전체로 보고, 내적 및 외적 영향을 조정하며, 일반적으로 가이드계선이나 구조가 없는 의사결정을 한다. 최고 계층 관리자들로는 조직의 COO(chief operating officer) 혹은 CEO, 최고 계층의 간호행정가를 포함한다. 최고 계층의 간호관리자에 대한 현재의 명칭은 다양하며, 간호나 환자 의료 서비스의 부원장, 간호행정가, 환자 의료 서비스의 보조행정가, CNO(chief nurse officer) 등으로 불린다.

몇몇 최고 계층의 간호관리자들은 비간호 부서에 대한 책임을 가질 수 있다. 예를 들면, 최고 수준 간호관리자들은 모든 간호 부서에 더해서 호흡기, 물리, 작업 요법 부서를 감독할 수 있다. 유사하게 CEO는 원장, director와 같은 다양한 타이틀을 가질 수 있다. CEO는 조직에서 가장 높은 사람이고, 최고 관리 계층의 간호관리자가 가장 높은 간호사라는 것만을 기억하는 것이 필요하다. 최고 계층의 관리자에게 공통된 책임은 조직 철학을 결정하고, 정책을 입안하며, 자원 할당을 위한 목적과 우선순위를 만드는 것이다. 최고 계층의 관리자들은 리더십 기술에 대해 상당한 요구를 가지며, 하위 계층의 관리자들만큼 관례적인 일상 운영에 관련하지는 않는다.

중간 계층의 관리자들은 위계상 보다 낮은 계층의 노력들을 조정하고, 하위 관리자와 최고 관리자간에 연결 통로가 된다. 중간 계층의 관리자들은 일상의 운영을 수행하지만, 여전히 어느 정도의 장기 기획과 단위 정책을 설정하는 데 관여한다. 중간 계층 관리자의 예로는 간호 감독, 간호관리자, 수간호사, 단위 관리자를 포함한다.

현재, 많은 보건 시설들이 합병 인수되면서, 합병된 조직에서 행정 계층의 축소가 빈번하게 있다. 결과적으로, 많은 보건의료 시설들이 중간 계층 관리자들에게 책임의 범위를 확대하고 있으며, 그들에게 새로운 역할을 가리키는 방식으로 'director'의 타이틀을 부여하고 있다. 오래된 용어인 'director of nursing'은 여전히 CNO을 지칭하기 위해 많은 소규모 시설에서 사용되고 있지만, 지금은 중간 계층 관리자를 지칭하는 것으로 많은 보건의료조직에서 사용되고 있다. 보건의료 행정가들의 타이틀의 증식은 개인들이 각 직위가 갖는 역할과 책임이 무엇인지를 이해하는 데 필수적인 요소가 되고 있다.

일선 관리자는 특정 단위의 업무 흐름에 관심을 가진다. 그들은 단위의 일상 운영의 즉각적인 문제, 조직의 요구, 고용인들의 개인적인 요구를 다룬다. 일선 관리자의 효과성은 조직에 지대한 영향을 미친다. 일선 관리자는 좋은 관리 기술을 필요로 한다. 그들은 환자 그리고 보건의료 팀과 매우 밀접하게 일하기 때문에, 일선 관리자들은 또한 생산성과 부하직원의 만족도에 상당히 영향을 미칠 리더십 역할을 발휘할 탁월한 기회를 가진다. 일선 관리자의 예로서, 일차 간호사, 팀 리더, 사례 관리자, 책임

표 12-1 관리자 수준

	최고 수준	중간 수준	일선 수준
사례	최고 간호관리자 최고 경영자 최고 재무 책임자	단위감독 부서장 디렉터	책임 간호사 팀 리더 일차 간호사
책임범위	외적 영향뿐 아니라 전체적으로 조직을 바라봄	단위수준의 일상적 요구를 조직 요구와 통합하는 데 초점을 둠	단위수준에서 일상적 요구에 일차적인 초점을 둠
기획의 일차적 초점	전략적 기획	장단기 기획의 통합	단기 운영 기획
의사소통 흐름	대부분 하향식. 그러나 직접적으로 또는 중간계층 관리자를 통해 부하직원들의 피드백을 받음	상당한 중심성을 가지며 상향식과 하향식으로 진행됨	대부분 상향식. 일반적으로 최고계층 관리자로부터의 의사소통 전달은 중간계층 관리자에게 의존함

간호사들이 포함된다. 많은 조직에서, 모든 간호사를 일선 관리자로 고려하고 있다. 매 상황에서 모든 간호사들은 스스로와 그들의 간호를 받는 사람들을 관리해야 한다. 최고, 중간, 일선 관리자에 대한 복합적인 모습이 **표 12-1**에 제시된다.

조직화에서의 리더십 책임 중 하나는 주기적으로 명령의 사슬에서 사람들의 수를 조사하는 것이다. 조직은 흔히 너무 많은 관리자가 있을 때까지 계층을 늘린다. 그러므로 간호관리자는 관리 계층을 첨가하는 이점과 불이익을 조심스럽게 맞추어 봐야 한다. 예를 들면, 각 근무번에 책임 간호사를 두는 것이 의사결정을 돕는가? 아니면 방해하는가? 이러한 직위가 문제들을 해결할 것인가? 아니면 만들 것인가?

중심성

중심성(centrality)은 조직도에서 하나의 직위가 위치하는 곳으로, 조직 거리에 의해 결정된다. 비교적 작은 조직 거리를 가진 고용인은 보다 말단에 위치한 사람들보다 더 많은 정보를 받을 수 있다. 이것이 중간 관리자들이 다른 관리 계층보다 조직에 대한 전반적인 관점을 가지게 되는 이유이다. 중간 관리자는 그들이 상향식, 하향식, 수평적 정보를 받기 때문에 가장 많은 중심성을 가진다.

중심성이란 빈번하고 다양한 형태의 의사소통이 발생하는 조직도상의 직위의 위치를 말한다.

학습과제 12-2

변화가 일어난다

이 과제는 그림 12-1의 조직도에 대한 것이다. 병원이 확장되고 있기 때문에, 이사진들은 조직도의 수정을 필요로 하는 몇 가지를 변화시키고 있다. 이사진들은 다음의 변화를 발표하였다.

- 병원의 이름이 Memorial General Hospital and Medical Center로 변화된다.
- 심장수술에 대한 주정부의 승인이 있었다.
- 기존의 내외과 병동 중의 하나가 리모델링되어 2개의 중환자실이 된다(6개 침상의 심혈관 및 심장수술 단위 1개, 6개 병상의 외상 및 외과 단위 1개).
- 시간제 의료 이사가 각 중환자 단위에 대한 의료에 책임을 담당한다.
- 병원 행정가의 직함은 집행이사로 변경된다.
- 행정 부원장이 고용된다.
- 새로운 병원 전반의 교육부서가 생성된다.
- 이전의 소아 단위는 7개 병상의 소아 파트와 7개 병상의 재활 단위로 리모델링된다.
- 간호 이사의 새로운 직함은 환자 서비스 부원장이다.

과제

병원이 크고 개방된 시스템으로 보인다면, 문제가 발생할 수 있는 영역을 가시화하는 것이 가능하다. 특히 간호 부서에서의 기대되는 변화와 이러한 변화들이 전체로서의 조직에 어떻게 영향을 미칠지를 규명하는 것이 필수적이다. 이전의 조직도상의 이러한 모든 변화를 설명하고, 막료와 계선 직위를 모두 기술한다. 당신의 결정을 위한 합리적 근거를 제시한다. 당신은 교육 부서를 왜 그곳에 배치하였는가? 권한을 그렇게 구분한 이유가 무엇인가? 새로운 조직도에서 어디에 잠정적인 갈등이 있을 수 있다고 믿는가? 왜 그러한가?

그리고 공식적인 조직구조가, 전반적인 관계와 의사소통에 어떻게 영향을 미치는지를 인식하는 것이 중요하다. 조직이 자주 구조를 바꾸기 때문에, 새로운 의사소통과 보고 관계를 갖는 것은 당연하다. 만약 여러분이 공식적인 조직도를 해석하는 방법을 이해하지 못한다면, 조직이 재구조화될 때 혼돈과 불안이 발생할 것이다.

명령의 고리 밖에서 진행하는 것이 적절한가? 물론, 고리가 깨뜨려져야 할 상황이 있다. 그러나 그러한 드문 상황들은 항상 윤리적인 질문과 관련된다. 대부분의 예에서, 명령의 고리에서 우회되는 것들은 미리 예고되어야 한다. 명령 통일성이, 조직의 생산성을 높이고 갈등을 최소화시키기 위한 절차적 지시와 명령을 위한 업무 시스템을 제공함을 기억하라.

조직구조의 유형

전통적으로, 간호 부서들은 다음과 같은 구조적 양상 중의 하나를 사용해왔다. 관료

학습과제 12-3

문화와 위계

6개월간 지자체 보건 부서에서 당신은 보건행정가인 의사에게 매우 감명 받았다. 그녀는 환자 안녕에 진정한 관심을 가지고 있는 것으로 보인다. 그녀는 부서의 철학과 자신의 관리 스타일을 논의하기 위해 매달 새로운 고용인들과 차를 마신다. 그녀는 오픈도어 정책을 갖고 있어서 고용인들이 그녀를 방문하는 것을 항상 환영한다.

당신은 책임 간호사로서 저녁번 면역 클리닉에 배정된 이후에, 당신은 지속적인 문제를 걱정하고 있다. 가사 담당직원이 자주 이브닝 근무시간의 일부를 잠을 자거나 개인적 사교활동을 하면서 보낸다. 당신은 보건 부서 감독에게 두 번이나 당신의 우려를 보고하였다. 어제 저녁에, 당신은 그 가사 담당직원이 또 다른 사람과 함께 지내는 것을 발견하였다. 클리닉이 계속해서 청소가 필요한 상태였기 때문에, 이것은 당신을 매우 당황하게 만들었다. 때때로, 공용 화장실이 깔끔하지 않아서 당신과 직원들을 당황하게 만들었다. 당신은 자주 그 가사 담당직원에게 넘치고 있는 쓰레기 서류 바구니를 비우라고 알려 주었다. 당신은 이러한 환경을 환자들도 요구하고 있다고 믿는다. 당신과 당신 막료들이 저녁 시간 내내 열심히 일하면서 거의 앉을 기회도 없었기 때문에, 이러한 상황은 당황스럽다. 그 가사 담당직원이 그 몫을 하지 않는다는 것은 모든 사람들에게 불공평하다고 믿는다.

오늘 저녁에 주차장으로 가는 길에, 보건 행정가가 이야기를 하기 위해 멈춰 서서, 당신에게 별일이 없는지 묻고 있다. 당신은 그 가사 담당직원의 문제에 대해 말해야 할 것인가? 이것은 적절한 명령 사슬을 따르는 것인가? 그 가사 담당직원의 업무단위 문화와 간호 업무단위 문화 간에 갈등이 있다고 믿는가? 당신은 무엇을 해야 하는가? 선택과 대안을 열거한다. 무엇을 해야 하는지를 결정하고 그 합리적 근거를 설명한다.

제, 임시조직, 매트릭스, 편평 조직 혹은 이러한 구조의 다양한 결합체. 보건의료 시설에서 사용되는 구조의 유형은 의사소통 양상, 관계, 권한에 영향을 미친다.

계선 구조

관료적 조직구조는 흔히 계선 구조 혹은 계선 조직으로 불린다. 막료 권한을 가진 사람들은 막료 조직으로 일컬어질 수 있다. 이러한 두 가지 조직구조 모두가 대형 보건의료 시설에서 흔히 발견되며, 대체로 효과적인 조직화를 위한 관료제 디자인과 유사하다. 이러한 구조를 가진 대부분의 사람들의 익숙성 때문에, 이러한 조직에 대해 사람들을 오리엔테이션하는 것과 관련된 스트레스는 거의 없다. 이러한 구조에서 권한과 책임은 분명히 정의되며, 이는 관계의 효율성과 단순성을 가져온다. 그림 12-1에 있는 조직도는 일종의 계선-막료 구조이다.

공식적인 설계는 불이익을 가진다. 그것들은 종종 단조로움을 낳고, 근로자들을 소외시키며, 변화된 상황에 대한 재빠른 적응을 어렵게 만든다. 계선 그리고 계선-막료 구조가 가진 또 다른 문제는 명령 의사소통 사슬을 따름으로써, 상향식 의사소통을 제한한다. 좋은 리더들은 이러한 불이익을 보상하기 위해서 상향식 의사소통을 격려한다. 그러나 계선 직위가 분명히 정의될 때, 상향식 의사소통에 대해 명령 고리의 외부로 움직이는 것은 일반적으로 부적절하다.

임시 조직 설계

임시 조직 설계는 관료제적 구조의 수정으로서, 때때로 공식적인 계선 조직 내에서 프로젝트의 완성을 촉진하기 위한 임시적인 기반으로 활용된다. 임시 조직구조는 계선 구조의 비융통성을 극복하기 위한 수단으로서, 전문가들에게 증가하고 있는 많은 양의 이용 가능한 정보를 다루도록 하는 방법을 제공한다. 임시 조직구조는 프로젝트 팀 혹은 과업 접근을 활용하고, 프로젝트가 완성된 후에 일반적으로 해산된다. 이러한 구조의 단점은 공식적인 명령 고리에서의 힘이 부족하고, 모 조직에 대한 고용인 충성을 감소시킬 수 있다.

매트릭스 구조

매트릭스 조직구조는 생산과 기능 모두에 초점을 두도록 설계된다. 기능(function)은 상품을 생산할 수 있도록 요구되는 모든 과업(tasks)으로서 기술되며, 상품은 그러한 기능의 최종 결과물이다. 예를 들면, 좋은 환자 결과는 상품이고, 직원 교육과 적절한 스태핑은 결과를 생산하기 위해 필수적인 기능일 수 있다.

매트릭스 조직구조는 공식적인 수직적 및 수평적 명령 사슬을 가지고 있다. 그림 12-2는 매트릭스 조직구조를 보여주며, 모아 간호이사(디렉터)가 산모와 여성 서비스 부원장(상품 관리자)과 간호 서비스 부원장(기능 관리자) 모두에게 보고할 수 있음을 보여준다. 비록 덜 공식적인 규칙과 적은 수의 위계 계층이 있을지라도, 매트릭스 구조는 단점이 없지 않다. 예를 들면, 이러한 조직구조에서 의사결정은 정보 공유의 필요성 때문에 서서히 이루어지며, 이중 권한의 위계 구조이기 때문에, 근로자들에게 혼돈과 좌절을 줄 수 있다. 전문성을 중심화하는 일차적인 이점은 흔히 이러한 설계에서 요구되는 의사소통의 복잡성에 의해 상쇄되기도 한다.

서비스 계선 조직

서비스 계선 조직은 매트릭스 설계와 유사하며, 전통적인 대형 관료제 조직의 고유한 결점을 해결하기 위해서 몇몇 대형 기관에서 활용되어 왔다. 서비스 계선, 때로는 케어-중심 기관이라고 불리는데, 대형 관료적 시스템보다 규모에서 더 작다. 예를 들면, 이러한 조직 설계에서, 전반적인 목적은 보다 더 큰 조직에 의해 결정되지만, 서비스 계선은 이러한 목적을 달성하기 위한 프로세스에 대해 결정된다.

편평 조직 설계

편평 조직 설계는 명령의 고리를 편평하게 하고 조직을 분권화함으로써 위계를 제거하기 위한 노력이다. 좋은 시기에 조직들이 재무적으로 건전할 때, 일을 하기 위해서 조

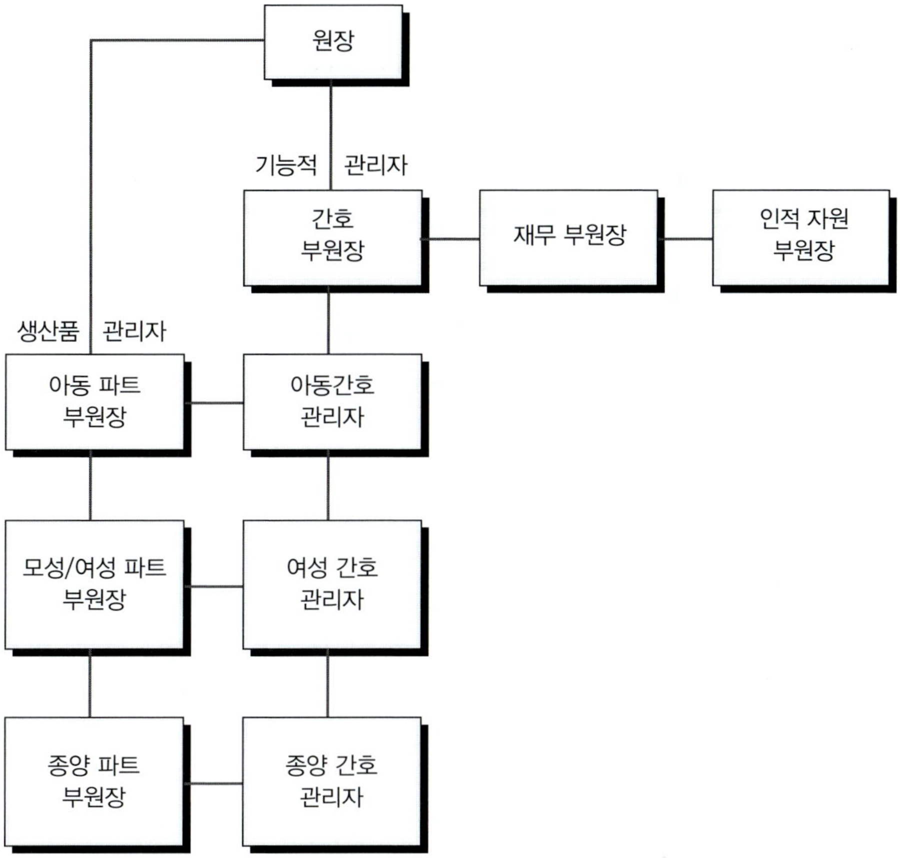

그림 12-2 매트릭스 조직구조

직에 계층을 추가하기 쉽지만, 조직이 재무적 압박을 느끼기 시작할 때, 조직들은 직위를 줄일 수 있는 곳을 보기 위해 위계를 종종 살펴본다.

편평화된 조직에서 계선 권한이 연속되지만, 조직구조가 편평화되었기 때문에, 보다 많은 권한과 의사결정이 일이 수행되는 곳에서 발생할 수 있다. 그림 12-3은 편평화된 조직구조를 보여준다. 많은 관리자들이 통제권을 발휘하는 데 어려움이 있으며, 그래서 매우 편평화된 조직구조 조직들이 종종 관료제의 많은 특징을 가지고 있다.

조직 위계 내에서의 의사결정

의사결정 위계 혹은 피라미드는 종종 계층적 고리라고 불린다. 그림 12-1에서 조직도를 검토함으로써, 관리 위계 내에서 의사결정이 이루어지는 곳을 결정하는 것이 가능하다. 모든 관리자가 어떤 의사결정 권한을 가질지라도, 유형과 수준은 조직도상의 관

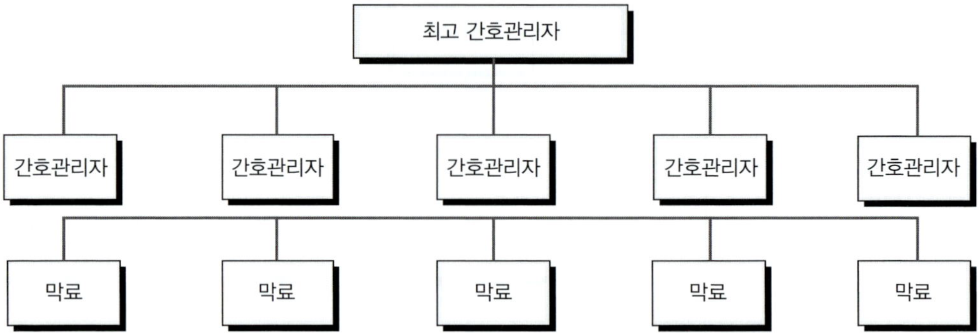

그림 12-3 편평한 조직구조

리자의 직위에 의해 결정된다.

집권화된 의사결정 조직에서는, 위계의 최고층에 있는 적은 수의 관리자가 의사결정을 한다. 분권화된 의사결정은 조직 전체를 통해서 의사결정을 확산하고, 가장 낮은 실무 관리 수준에 의해 문제가 해결되는 것을 허용한다. 종종, 이것은 문제가 발생한 수준에서 해결될 수 있음을 의미한다. 일반적으로, 보다 큰 규모의 조직들이 분권화된 의사결정으로부터 이익을 얻는다.

일반적으로 조직의 규모가 클수록, 의사결정을 분권화할 필요성이 더 크다.

의사결정은 복잡한 질문이 서로 다른 영역 전문성을 가진 다양한 사람들에 의해 가장 잘 설명될 수 있기 때문에, 대형 조직은 분권화될 필요가 있다. 대형 조직에서 소수의 관리자에게 그러한 결정을 하게 하는 것은 해당 관리자들에게 상당한 부담을 주며, 의사결정에서 상당한 지연을 초래할 수 있다.

사실 Hugos(2009, para 2)는 현 조직들은 “피라미드의 최상위에 있는 힘 있는 소수의 경영진에 의해 중요한 의사결정이 이루어지고, 대부분의 사람들은 단지 명령에 따르는 힘없는 근로자가 되는 위계적 피라미드로 스스로를 조직화하는 치명적인 경향을 끊겠다고 다짐해야 한다”라고 주장한다. “주어진 변화의 속도에서, 어떤 소수의 경영진도 그들이 가진 재치, 고된 작업, 훌륭한 컴퓨터 시스템에 관계없이, 모든 의사결정을 시의적절하게 능력 있게 할 수 없다”. “또한 위계의 최상위에 있는 개인들은 무엇이 발생하고 있는지를 진정으로 이해하기 위한 활동 현장에서 너무 멀리 떨어져 있다” (Hugos, para 3).

이해관계 당사자/제3자

제3자란 조직의 건강과 성과에 대한 역할을 담당하거나 조직에 의해 영향을 받는 조직 환경 내의 객체이다. 제3자들은 내부 혹은 외부일 수 있으며, 개인 그리고 대형 집단일 수 있고, 공유된 목적 혹은 다양한 목적을 가질 수 있다. 예를 들면, 내부 제3자는 병원 간호사 혹은 너싱홈에 있는 영양사를 포함한다. 급성기 병원의 외부 제3자의 예로는 해당 지역에서 고객들과 접촉하는 지역 간호대학, 가정간호 에이전시, 관리의료 제공자일 수 있다. 심지어 도시의 상업회의소는 보건의료조직에 대한 제3자로 간주될 수 있다.

모든 조직은 보다 더 큰 제3자 공동체의 일부로 보일 수 있다.

제3자는 조직이 하는 것에 관심을 가지지만, 그들의 이익을 보호하기 위해서 조직에 영향을 미치는 권력을 가질 수도, 갖지 않을 수도 있다. 제3자의 관심은 다양하지만, 그들의 관심사는 몇몇 이슈와는 일치하고 다른 이슈들과는 그렇지 않을 수 있다. 조직은 자신의 제3자를 선택하지 않는다. 오히려 제3자가 조직의 결정에 이해관계를 가지는 것을 선택한다. 제3자는 조직의 의사결정에 지원적인 혹은 위협적인 영향력을 가질 수 있다. 조직이 하는 많은 결정에 대해서, 다양하고 갈등적인 관심과 목적을 가진 다양한 제3자들을 가질 수 있다.

8장에서 논의된 계획된 변화와 1장에서 논의된 의사결정의 일부로서, 제3자 분석은 관리 과정의 중요한 측면이다. 그러한 분석은 의사결정과 변화의 결과를 명확하게 하기 위한 요구가 있을 때 수행되어야 한다. 변화에 의해 영향을 받을 제3자를 확인하는 것에 더해서, 그들을 우선순위화하고 그들의 영향을 결정하는 것이 필수적이다. 주도면밀한 리더들과 관리자들은 항상 그들의 제3자가 누구인지와 그들이 조직에 대해 갖는 영향을 인식하고 있다. 지역 커뮤니티 병원의 몇 가지 가능한 제3자는 **보기 12-2**에 제시돼 있다.

보기 12-2 지역사회 병원에서의 이해관계자 예시

외부 이해관계자	내부 이해관계자
로컬 사업	병원 고용인
지역 단과대학과 종합대학	의사
보험회사와 HMOs	환자
지역사회 리더	환자의 가족
조합	노동조합 사무장(shop stewards)
전문직 조직	이사진

조직도의 한계

조직도는 단지 공식적인 관계를 나타내기 때문에, 기관에 대해 조직도가 드러내는 것은 제한적이다. 조직도는 조직의 비공식적 조직을 보여주지 않는다. 모든 기관들은 강력하고 동기부여적일 수 있는 역동적인 비공식 구조를 가지고 있다. 지식 리더들은, 비공식 구조가 고용인들의 대인간 관계, 일차 및 이차 집단의 형성 그리고 공식적 권한이 없는 집단 리더의 확인을 포함하기 때문에, 결코 그 중요성을 과소평가하지 않는다. 포도덩쿨로 알려진 비공식 구조 또한 집단, 리더, 채널을 가진다.

비공식 구조 또한 리더를 가지며 흔히 포도덩쿨로 알려진 의사소통 채널을 가진다.

이러한 집단은 근로자들에게 소속감을 제공하기 때문에 조직에서 중요하다. 또한 그들은 조직 내에서 상당한 권력을 가지며, 계획된 변화를 촉진시키거나 방해할 수 있다. 업무 단위의 규범과 수용 가능한 행위를 결정하는 능력은 새로운 고용인의 사회화와 상당한 관련을 가진다. 흔히 장기근속 고용인이나 선택된 문지기 직위를 가진 사람들(예: CNO 비서)이 비공식 리더가 된다. 보통 비공식 조직은 사회적 활동이나 업무 환경 외부에서 발생한 관계에서 발전된다.

조직도는 또한 각 계선 직위의 권한의 정도를 기술하는 능력을 제한한다. 권한은 행동에 대한 공식적인 권력으로 정의된다. 다른 사람들의 업무를 지시하도록 조직에 의해 부여된 권력이다. 관리자는 다른 사람을 고용 · 해고 · 훈육하는 권력을 가질 수 있다.

그러나 지위와 권한을 동등하게 보는 것은 자주 혼돈을 일으킨다. 조직 위계의 최상위로부터의 거리는 대개 지위의 정도를 결정한다. 최상위에 가까울수록 지위(status)가 보다 높다. 지위는 또한 기술, 교육, 전문화, 책임의 수준, 자율성, 직위에 따른 임금에 의해서 영향을 받는다. 흔히 사람들은 동반된 권한 없이 지위를 가진다.

조직은 역동적인 환경이기 때문에, 조직도는 빠르게 구태의연해진다. 또한 조직도는 현실에서 고용인들이 새로운 권한 계선을 아직 받아들이지 못해 오래된 구조 하에서 조직이 계속해서 기능할 때, 어떻게 되어야 하는지를 기술하는 것이 가능하다.

조직도의 또 다른 제한점은 비록 권한을 정의할지라도, 책임과 책무를 정의하지는 않는다는 것이다. 책임이란 의무 혹은 할당된 과제이다. 이것은 직무의 수행이다. 예를 들면, 책임 간호사의 공통된 책임은 해당 병동에서 매일의 환자간호 할당을 설정하는 것이다. 관리자들은 항상 일치하는 권한과 함께 책임을 할당해야 한다. 만약 권한이 책임에 상응하지 않는다면, 관여된 모든 사람들에게 역할 혼란이 발생할 것이다. 예를 들면, 감독자가 직원들이 높은 전문직 간호 표준을 유지하도록 하는 책임을 가질

보기 12-3 조직도의 이점과 제한점

이점

1. 의사결정 권한의 계선을 지도화한다.
2. 사람들이 자신과 동료의 할당된 업무를 이해하는 것을 돕는다.
3. 관리자와 신규 직원에게 조직에 어떻게 적을할 것인지를 보여준다.
4. 건전한 조직구조에 기여한다.
5. 공식적인 의사소통 계선을 보여준다.

제한점

1. 단지 공식적 관계만을 보여준다.
2. 권한의 정도를 가리키지 않는다.
3. 현재보다는 오히려 미래에 되어야 할 모습과 과거의 모습을 보여줄 수 있다.
4. 권한과 지위(status)간의 혼란의 가능성이 존재한다.

수 있다. 해당 관리자가 필요시 고용인을 훈육하는 권한이 주어지지 않았다면, 이러한 책임은 실질적으로 수행되는 것이 불가능하다.

책무는 책임과 유사하지만, 이것은 내재화된 것이다. 따라서 책무를 가진다는 것은 개인들이 그들의 행동 결과에 도덕적으로 책임 있다는 것에 동의한다는 것을 의미한다. 사회는 우리에게 우리가 할당한 책임에 대해 책무를 갖도록 하며, 사람들이 그들의 행동 결과를 수용할 것을 기대한다. 의료 오류를 보고한 간호사는 그 직위에 고유한 책임에 대해 책무가 있다. 보기 12-3은 조직도의 이점과 제한점에 대해 논의한다.

관리자는 이러한 세 가지 용어간의 상호관계와 차이점을 이해해야 한다. 권한의 사용, 권력 구축 그리고 정치적 인식이 조직구조에서 효과적으로 기능하기 위해서 중요하기 때문에, 13장에서 조직 구성요소에 대해 깊이 있게 논의한다.

조직문화

조직문화는 조직의 가치, 언어, 전통, 관습, 그리고 신성한 상징물, 기관 내에 현존하는 어떤 것들의 총체이다. 예를 들면, 최초의 이사회가 디자인한 병원 로고는 업데이트나 변화에 대해 고려될 수 없는 항목이다.

조직문화를 널리 퍼진, 깊이 있고, 대개 무의식적이며, 한 조직에 대한 '느낌'을 제공하고 옳은 것 혹은 틀린 것, 중요한 것 혹은 중요하지 않은 것, 그것에 대해 실행 가능한지 아닌지, 그리고 기대하지 않은 위기, 동요, 갑작스러운 변화에 어떻게 반응할지를 결정하는 묵시적 코드로 정의된다. 이러한 정의는 조직문화의 복잡성과 중요성의 의미를 표현한다.

조직문화는 각 조직의 독특한 상징과 상호작용 시스템이다. 조직문화는 한 단위의 구성원들이 공통적으로 가지는 사고, 행동, 신념의 방식이다.

조직문화는 조직 분위기(고용인들이 조직을 어떻게 인식하는지)와 혼돈되지 않아야 한다. 예를 들면, 고용인들은 조직이 공정하고, 우호적이며, 비공식적이거나 혹은 공식적이고 매우 구조화된 것으로 지각할 수 있다. 이러한 지각은 정확하거나 혹은 부정확할 수 있으며, 동일한 조직에 있는 사람들은 동일한 조직에 대해 다른 지각을 가질 수 있다. 그러므로 조직 분위기는 개인에 의한 조직에 대한 견해이므로, 조직 분위기와 문화는 다를 수 있다.

단위 문화를 평가하는 것이 관리 기능일지라도, 건설적인 문화를 구축하는 것, 특히 부정적인 문화가 존재할 때, 리더의 대인관계 및 의사소통 기술을 요한다. 리더는 성공을 보장하는 일종의 조직문화를 창출하는 데 적극적인 역할을 취해야 한다. 문화와 활동의 양상이 보다 더 정착된 경우에, 변화 과정은 리더에게 보다 도전적이다. 문화 정착이 주어진 상황에서, 새로운 문화를 구축하는 데 있어서의 성공은 새로운 리더십과 외부 분석의 활용을 통한 도움을 종종 필요로 한다.

조직 규모가 상당히 큰 경우, 조직은 하부문화를 창출하는 다르고 경쟁적인 가치체계를 다수 가질 수 있다. 이러한 하부 문화들은 지각, 태도, 신념을 형성하고, 구성원들이 특정 역할과 책임에 어떻게 접근하고 실행하는지에 영향을 미친다. 그리고 간호사 리더-관리자의 중요한 도전은 이러한 하부 문화를 인식하고 공유된 규범과 우선순위를 창출하는 데 필요하다면 무엇이든지 하는 것이다. 관리자들은 단위의 문화를 평가할 수 있어야 하며 공유된 문화를 격려하는 관리 전략을 선택해야 한다. 그러한 변혁은 관리 평가와 리더십 지향(direction) 모두를 필요로 한다.

Beehr, Glazer, Fischer, Linton, Hansen(2009)의 연구는 조직 하부 단위의 프로세스와 목적의 배열을 장려하는 최선의 방법을 탐색하였다. Beehr 등은 조직이 다양한 하부 단위들과 목적과 목표를 의사소통하고 강화하고 지원하며, 모든 사람들이 공통된 관점을 공유하기 위해서 일관된 노력을 해야 한다는 것을 발견하였다. 또한 조직의 리더들이 조직의 목적을 지원하고 조직의 하부 단위가 이러한 목적에 일치하는 방식으로 운영되도록 책임을 져야 한다고 주장하였다(**근거 조사 12-1**).

또한 조직문화의 대부분은 검색 가능한 출처에서 막료들에게 이용 가능한 것이 아니며, 다른 것들과 관련되어야 한다. 예를 들면, 집단 협상에 대한 느낌, 간호교육 수준, 간호 자율성, 간호사-의사 관계는 거의 문서화되지 않으며, 철학에서 보여지는 것이다. 그러므로 건설적인 문화를 창출하는 것에 덧붙여, 주요한 리더십 역할은 조직문

근거 조사 12-1

출처: Beehr T, Glaser S, Fischer R, Linto L & Hansen C. (2009) Antecedents for achievement of alignment in organizations. Journal of Occupational & Organizational Psychology 82(Part I), 1–20.

구조 배열은 조직 효과성의 많은 요소들의 향상을 위해 중요한 요소로 오랫동안 알려져 왔다. 그러나 조직 하부 단위의 프로세스와 목적을 조직의 일차적 목적과 함께 배열하는 방법에 대한 확실한 근거는 없다. 이러한 연계를 장려하는 최상의 방법을 탐색하기 위한 노력의 일환으로, 연구자들은 미국의 일개 대형 제조회사의 329개 집락된 하부 단위(7,359명의 고용인)를 조사하였다. 기록 자료는 조직 전반에 걸친 서베이를 통해서 수집되었다.

결과에 따르면, 관리 효과성, 목적과 목표에 대한 의사소통, 고용인 향상은 일개 집단 혹은 하부단위 수준에서의 배열과 긍정적으로 관련되었다. 또한 배열은 개인 수준에서 회사 만족도와 긍정적으로 관련되었다. 목적을 달성하기 위하여, 조직들은 다양한 하부 단위에 대해 조직의 목적과 목표를 의사소통하고 강화하며 지원하고, 모든 사람들이 공통된 관점을 공유하도록 일치된 노력을 해야 한다고 결론지었다. 그들은 또한 조직의 리더들은 조직의 목적을 지지하고 그 목적과 일치하는 방식으로 조직의 하부단위가 운영되는 것을 보장하는 책임을 가져야 한다고 제시하였다. 또한 조직은 모든 고용인들에게 피드백, 훈련, 의사결정 격려, 위험 감수, 팀워크를 통해서 성장을 위한 기회를 제공해야 한다.

화를 이해하는 데 있어서 부하직원을 돕는 것이다. 보기 12-4는 리더와 팔로워들이 조직문화를 평가할 때 물어야 하는 질문을 확인한다.

공유 거버넌스: 21세기를 위한 조직 설계

공유 거버넌스는 가장 혁신적이고 이상적인 조직구조 중 하나이다. 이는 전통적인 관료적 조직구조에 대한 대안으로 1980년대 중반에 개발되었다. 편평화된 조직구조가 공유 거버넌스를 설명하기 위해 종종 사용되지만, 그림 12-4에서와 같이 다소 다르다. 공유 거버넌스에서 조직의 거버넌스는 이사진, 간호사, 의사, 관리간에 공유된다. 따라서 의사결정과 의사소통 채널이 다르다. 집단 구조가, 합동실무위원회의 형태로, 의

보기 12-4 조직문화 평가

조직의 물리적 환경은 어떠한가?

1. 환경이 매력적인가?
2. 적절한 유지관리가 되는 것으로 보이는가?
3. 간호 부서는 붐비거나 소음이 있는가?
4. 적절한 크기의 로비가 있는가? 조용한 지역이 있는가?
5. 식당에 가족을 위해 충분히 앉을 자리가 있는가?
6. 회의실이 충분히 있는가?

보기 12-4 조직문화 평가(계속)

조직의 사회적 환경은 어떠한가?

1. 근무지를 벗어나서 우호적 관계가 유지되는가?
2. 고용인들이 잘 참여하는 연간 야유회가 있는가?
3. 고용인들이 서로를 일반적으로 좋아하는 것으로 보이는가?
4. 모든 근무번과 부서들이 충분히 잘 지내는가?
5. 싫어하거나 분개하는 특정 부서가 있는가?
6. 고용인들은 동료, 의사, 책임 간호사, 감독과 함께 서로 이름을 부르는 가까운 사이인가?

조직이 얼마나 지원적인가?

1. 교육의 비용 상환이 가능한가?
2. 고용인들에게 양질의 저렴한 식사가 이용 가능한가?
3. 적당한 고용인 라운지가 있는가?
4. 고용인들을 워크숍에 보내기 위해 이용 가능한 기금이 있는가?
5. 고용인들은 부가적인 노력에 대해 인정받는가?
6. 조직은 다른 사회적 기능을 위한 지불을 보조하는가?

조직의 권력 구조는 어떠한가?

1. 누가 조직에서 가장 많은 권력을 가지고 있는가?
2. 어떤 부서가 강력하다고 보이는가? 어떤 부서가 힘이 없는 것으로 보이는가?
3. 누가 공짜 식사를 먹는가? 누가 특별한 주차지역을 사용하는가?
4. 누가 호출기를 가지고 있는가? 누가 검사실 복장을 하는가? 누가 간접비를 가지는가?
5. 누가 가장 큰 사무실을 가지고 있는가?
6. 누가 친근한 이름으로 불리지 않는가?

조직이 얼마나 안전한가?

1. 어두울 때 출발 혹은 도착하는 고용인들을 위한 조명이 잘 갖추어진 주차장이 있는가?
2. 활동적인 안전위원회가 있는가?
3. 보안 경호원이 필요한가?

의사소통 환경은 어떠한가?

1. 상향식 의사소통은 대개 문서화되거나 구두화되는가?
2. 많은 비공식적 의사소통이 있는가?
3. 적극적인 포도덩쿨식 의사소통이 있는가? 신뢰할 만한가?
4. 중요한 정보는 어디에서 교환되는가? 주차장? 의사의 외과 드레싱 룸? 간호사 스테이션? 커피숍? 수술 중이나 분만장에서?

조직의 금기는 무엇인가? 누가 영웅인가?

1. 결코 어길 수 없는 특별한 규칙이나 정책이 있는가?
2. 특정 주제나 아이디어가 금지되는가?
3. 위협받을 수 없는 관계가 있는가?

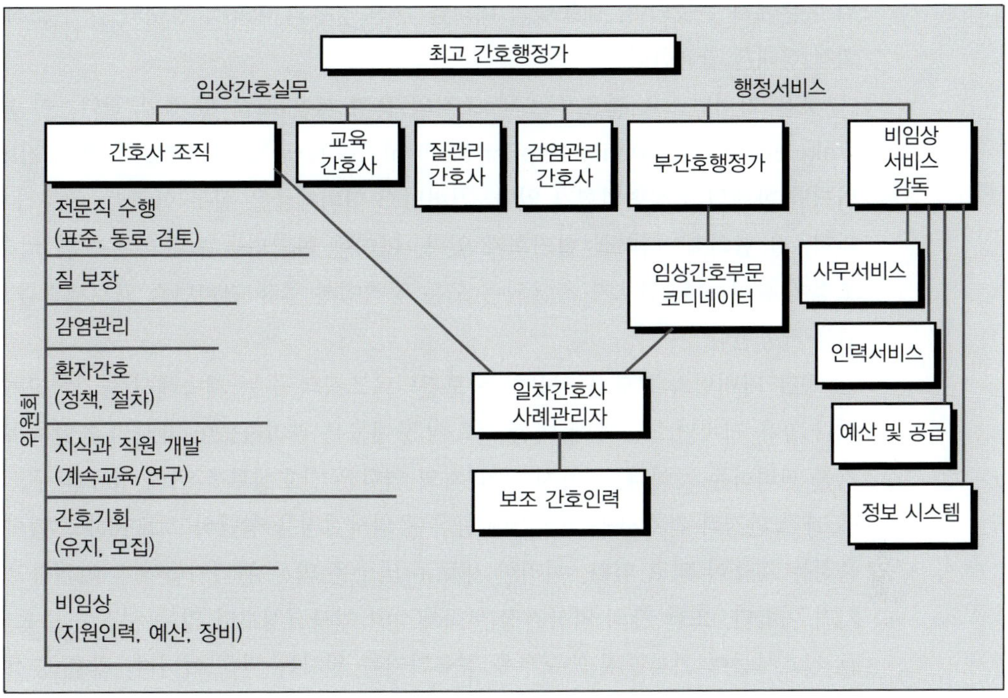

그림 12-4 공유 거버넌스 모델

사결정을 위한 권력과 책무를 가정하기 위해 개발되었으며, 전문직 의사소통은 평등주의적 구조에 입각한다.

보건의료조직에서, 공유 거버넌스가 의사결정자를 임파워하고, 이러한 임파워먼트는 간호실무에 대한 간호사의 권한과 통제를 증가시키게 된다. 따라서 공유거버넌스는 간호사들에게 전문직 근로자에 대한 책무-기반의 거버넌스 시스템이 되도록 함으로써 간호실무에 대한 보다 많은 통제력을 주게 된다.

공유 거버넌스의 명백한 목표는 의사결정 시스템에서 고용인의 임파워먼트이다.

비록 참여적 관리가 공유 거버넌스의 근간을 이루지만, 서로 동일하지는 않다. 참여적 관리는 누군가가 통제력을 가지면서 다른 사람들이 의사결정에 참여하는 것이 허용되는 것을 가정한다. 따라서 '허용적' 참여의 활동은 해당 참여자에 대한 실제적이고 최종적인 권한을 규명한다.

비록 모든 모델이 일반 간호사의 임파워먼트를 강조하지만, 공유 거버넌스 단일 모델은 없다. 일반적으로 간호실무와 관련된 문제는 관리자가 아니라 간호사의 책임이며, 간호협의회가 거버넌스를 조직화하기 위해 활용된다. 이 간호협의회는 조직과 단위 수준에서 선출되며, 대통령과 내각을 가진 정부의 대표적 형태와 같이 조직화된 국회적 형태를 활용한다.

공유 거버넌스를 활용하는 한 조직의 운영 틀은 그림 12-5와 같다. 이 모델에서 Wake Forest University Baptist Medical Center(n.d.)로부터, 네 개의 거버넌스협의회와 한개의 조정협의회가 있다. 거버넌스 협의체들은 실무 협의회, 전문직 발전 협의회, 질 협의회, 리더십 협의회가 있다. 이러한 협의회들은 간호 부서의 의사결정과 조정에 참여하며, 간호가 전달되는 모든 영역에서 공유 거버넌스 프로세스를 통해 투입을 제공한다.

공유 거버넌스 모델을 사용하는 보건의료조직의 수는 계속해서 증가하고 있다. 그러나 공유 거버넌스 구축에 대한 주요한 장애물은 관리자들이 자신의 역할을 변화시키기를 꺼려하는 것이다. 간호사-관리자의 역할은 간호실무를 위해 필요한 구조와 자원을 가진 환경과 간호사와 조직간에 공유된 의사결정을 상담하고 교육하고 협력하고 창출하는 것들이 되고 있다. 이러한 새로운 역할은 많은 관리자들에게 어색하고 수용하기가 어렵다. 또한 합의 의사결정은 독재적인 의사결정보다 많은 시간이 소요되며, 모든 간호사들이 의사결정과 책무를 공유하기를 원하는 것은 아니다. 많은 긍정적인 결과들은 공유된 거버넌스의 구축에 기인할 수 있지만, 이러한 모델을 도입하고 유지하

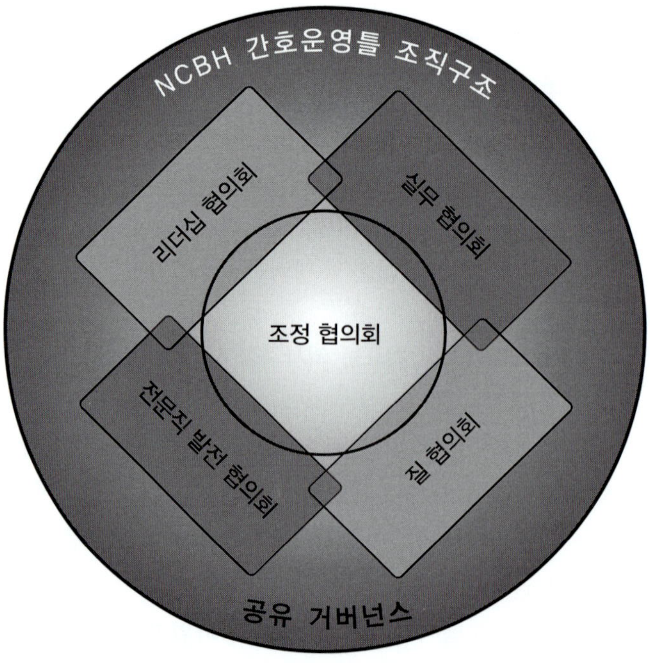

그림 12-5 공유 거버넌스 모델에서의 간호협의회 예시
(출처: North Carolina Baptist Hospital, Wake Forest University Medical Center.(n.d.). Shared governance. Retrieved November 20, 2003, from http://www.wfubmc.edu/Nursing/Shared+Governance.)

는 비용도, 근로자와 조직의 양편에서 모두 성실한 몰입을 요구하기 때문에, 상당할 것임에 틀림없다.

공유 거버넌스는 근로자와 조직의 양편에 대해 실질적이고 장기간의 몰입을 요구한다.

마그넷 지정과 탁월성을 향한 여정

1980년대 초 미국 간호학회(AAN)는 간호사들을 성공적으로 모집하고 유지 · 관리할 수 있는 병원의 특성을 규명하기 위한 연구를 수행하기 시작하였다. 연구 결과, 높은 성과를 보이는 병원들은, 개방적이고 참여적인 관리를 강조하는 조직구조와, 분권화된 환경에서 좋은 자격을 갖춘 간호사 경영자를 가지고 있었다.

이러한 높은 성과를 보이는 병원을 공식적으로 인식하기 위해 AAN은 American Nurses Credentialing Center(ANCC)를 1990년에 설립하였다. ANCC는 높은 성과를 보이는 조직에 대한 기준을 개발하고 지원서를 검토하며, 선망하는 '마그넷' 지위를 수여하였다. '마그넷'이란 용어는 전문직 간호사들을 모집하고 유지할 수 있는 기관임을 의미하기 위해 사용되었다(Magnet Recognition Program 2008).

마그넷 지정을 받는 것은 쉽지 않다. 한 조직으로서 지정을 받기 위해서는, 첫째 해당 조직은 포괄적인 전문직 실무 문화를 창출하고 장려해야 한다. 그러고 나서 ANCC에 지원하고, ANA Scope and Standards for Nurse Administrators에 표준 이행을 보이는 포괄적인 문서를 제출하고, 제출된 문서에 있는 정보를 증명하고 조직내에 14가지 '마그네티즘의 힘'(**보기 12-5**)의 존재를 평가하기 위한 수일간의 현지 평가를 받아야 한다(Pinkerton 2008). "지원서를 제출한 곳의 약 80%가 시설 평가의 첫 단계에 대해 문서를 제출하고, 문서를 제출한 곳 중에서 약 80%가 현지 평가를 받는다" (ANCC 2009b). 마그넷 지위는 4년간 부여되며, 이후에 재지원해야 한다.

보기 12-5 마그넷 병원 지위에 대한 마그네티즘의 14가지 힘

1. 간호 리더십의 질
2. 조직구조
3. 관리 스타일
4. 인사 정책과 프로그램
5. 전문적 의료 모델
6. 의료의 질
7. 질 향상
8. 자문과 자원
9. 자율성
10. 지역사회와 병원
11. 교육자로서 간호사
12. 간호 이미지
13. 학제간 관계
14. 전문적 발달

현재 마그넷 인증은 시스템에 대해서뿐만 아니라 개별 조직(병원이 아닌)에도 부여된다(Pinkerton 2008). 시스템으로서 지정을 달성하기 위해서, 시스템은 개별 조직에 요구되는 마그네티즘의 14가지 힘을 보유할 뿐만 아니라, 다섯 가지 핵심 구성요소를 실제적으로 모델링함을 보여야 한다. 변혁적 리더십, 구조적 임파워먼트, 모범적인 전문적 실무, 새로운 지식 혁신과 향상, 그리고 실제적인 질 결과(Pinkerton). 또한 시스템의 모든 부분이 시스템 지정을 받고자 할 때 하나로서 판단된다. 그래서 시스템내 한 객체가 실패하면, 전체 시스템이 불인정된다(Pinkerton).

마그넷 지정 기관의 수는 기하학적으로 증가하고 있으며, 2009년에만 90개 이상의 마그넷 지정이 인증되었다(ANCC, 2009b). 현재, 미국에 있는 보건의료조직의 약 6.2%가 ANCC 마그넷 인증 지위(ANCC, 2009b)를 받았다.

학습과제 12-4

왜 그들을 위해 일하는가?

현재의 마그넷 인증 조직과 연락 정보의 목록은 ANCC 웹사이트 http://www.nursecredentialing.org/MagnetOrg/getall.cfm에서 찾을 수 있다.

과제

특정 조직이 마그넷 지위의 탁월성을 어떻게 보이는지를 한 쪽 분량의 보고서로 작성한다. 당신은 이 특정 조직을 위해 일하고 싶은가?

조직에서의 위원회 구조

관리자들은 적절한 위원회 구조를 설계하고 구축할 책임이 있다. 빈약하게 구조화된 위원회는 조직에 생산적일 수 없으며 위원회 구성원들을 실망시킬 수 있다. 그러나 잘 구조화된 위원회는 많은 이점과 정당성이 있다. 계선 그리고 구조가 갖는 조직 의사소통의 어려움을 보완하기 위하여, 위원회가 상향식 의사소통을 광범위하게 촉진하기 위해 사용될 수 있다. 공식 조직의 성격은 관리 기능을 돕기 위해 위원회가 필요함을 가리킨다. 또한 조직들이 오랜 관료적 구조를 개편하기 위한 새로운 방법을 찾아 왔는데, 위원회들은 조직 거버넌스에 향상된 막료 참여를 위한 길을 제공할 수 있다. 위원회는 조언적이거나 혹은 조정적 · 비공식적 기능을 가질 수 있다. 위원회는 운영 문제를 해결하기 위해서 혹은 서비스를 향상시키기 위해서 아이디어와 창조적 사고를 생성하며, 종종 완성된 업무의 질과 양을 향상시킨다. 또한 위원회는 특정 기술과 전문성을 모으고, 변화에 대한 저항을 줄이는 것을 도울 수 있다.

위원회는 상향식 그리고 하향식으로 의사소통하며 관심있는 혹은 영향 받는 고용인들의 참여를 격려하기 때문에, 위원회는 가치있는 피드백과 중요한 정보를 받는 데 있어서 조직을 돕는다.

그러나 이러한 긍정적인 이점은 위원회가 적절하게 조직되고 이끌어질 경우에만 달성될 수 있다. 위원회가 적절하게 활용되지 않는다면, 에너지, 시간, 비용을 무용지물로 만들고 의사결정과 행동을 손상시킬 수 있기 때문에 조직 과정에 오히려 해를 끼친다. 업무 조직화에 대한 리더십 역할의 하나는, 위원회가 의사결정을 피하거나 지연시키는 것이 아니라 조직 목적을 촉진하도록 사용됨을 확실히 하는 것이다. **보기 12-6**은 위원회를 조직할 때 고려해야 할 요소를 열거한다.

보기 12-6 **위원회 조직과 임명 시 고려할 요소**

- 위원회는 몰입, 에너지, 시간 등을 투자할 수 있는 사람들로 구성되어야 한다.
- 구성원들은 다양한 업무 경험과 교육 배경을 가지고 있어야 한다. 그러나 구성은 과업을 완성하기에 충분한 전문성을 보장해야 한다.
- 위원회는 할당된 과업을 완성하기에 충분한 구성원을 포함해야 하지만, 너무 많으면 논의가 되지 않는다. 6~8명의 구성원이 일반적으로 이상적이다.
- 과업과 책임을 보고 기전을 포함해서 명료하게 개요화한다.
- 할당된 일이 다음 모임에서 논의될 것이라는 분명한 기대를 제공하면서, 미리 할당이 주어져야 한다.
- 모든 위원회는 문서화된 논의사항과 효과적인 위원장을 가져야 한다.

위원회 업무의 책임과 기회

위원회는 많은 기회와 책임을 리더-관리자에게 제시한다. 관리자들은, 회의가 주요한 시간 몰입이기 때문에, 집단 역동에 잘 기반하고 있어야 한다. 관리자들은 위원회의 구성원이자 위원회의 리더 혹은 의장으로 기능한다. 위원회는 주요한 의사결정을 하기 때문에 관리자들은 보다 큰 조직에서 더 가시화되도록 위원회 모임에서 이용 가능한 기회를 활용해야 한다. 관리자는 모임을 잘 준비하는 것과 같은 적절한 권력 전략을 선택하고, 회의에서 영향력을 생성하고 권력을 얻기 위해 집단 프로세스에서 기술을 활용하는 책임을 가진다.

또 다른 책임은 공유된 의사결정을 이끄는 단위 위원회 모임에서 환경을 창출하는 것이다. 지위나 권력에서 벗어난 상호작용을 격려하는 것이 중요하다. 마찬가지로 원형과 같은 적절한 좌석 위치 배열은 위원회 구성원들이 말할 수 있는 동기부여를 증가시킬 것이다. 책임이 있는 관리자는 또한 다른 문화에서 온 막료가 집단 내에서 다른 요구를 가질 수 있음을 인식해야 한다. 이것은 다문화적 위원회가 규범이 되는 이유이다. 또한 문제해결, 의사소통, 그리고 권력에 있어서 성 차이가 역할을 하는 것으로 점차 인식되고 있기 때문에, 위원회에 남성과 여성 모두 포함해야 한다.

위원회 구성원을 할당할 때, 문화적 및 성적 다양성이 항상 하나의 목적이어야 한다.

관리자들은 위원회에 과도하게 의존하거나 의사결정을 지연시키는 방법으로 위원회를 사용해서는 안 된다. 많은 위원회 할당은 막료들을 힘들게 하며, 그러한 위원회는 업무 완성을 위해서는 빈약한 도구가 된다. 위원회 업무를 위한 시간 몰입을 줄이는 대안은 개인적인 할당을 하고 진행을 보고하기 위해서만 전체 위원회가 모이는 것이다.

리더십 역할에서 위원회와 집단 효과성에 중요한 영향을 미치는 기회가 있다. 역동적인 리더는 사람들이 공유된 목적을 위해 일하는 데 마음(spirit)을 두도록 고무시킨다. 리더들은 위원회와 일하는 방식에 의해 참여적 관리에 대한 자신들의 몰입을 보인다. 리더들은 과정 중에 위원회를 유지한다. 위원회는 집단내의 선택된 구성원이나 관리자가 지명한 사람을 의장으로 해서, 혹은 부서나 단위 관리자에 의해 운영될 수도 있다. 또한 비공식적 리더들이 집단 과정에서 나타날 수 있다.

관리자들이 어떤 집단이나 위원회 구조에서 발생하는 집단사고(groupthink)의 가능성을 인식하는 것이 중요하다. 집단사고는 집단 구성원들이 불일치하고, 도전에 직면하며, 주의 깊게 토론을 평가함으로써 적절한 위험을 고려하지 못할 때 발생한다. 만약 관리자가 업무 집단이나 위원회에 적극적으로 관여한다면, 집단사고가 덜 발생할 것이다. 리더십 역할은 비판적 사고를 제시하고 어떤 누군가의 아이디어가 도전받는 것을 허용하는 역할모델이 됨으로써, 집단사고를 피하도록 구성원들을 가르치는 것을 포함한다.

조직 효과성

조직을 구조화하는 단일의 최상의 방법은 없다. 조직의 규모, 인적 자원의 능력, 근로자의 몰입 수준과 같은 변수들이 항상 고려되어야 한다. 특정 조직구조가 사용되는지에 관계없이, 최소한의 요건이 규명될 수 있다.

- 조직구조는 분명히 정의되어야 하며, 그래서 고용인들이 속해 있는 곳과 도움을 받는 곳을 알아야 한다.
- 목적은 가장 적은 수의 가능한 관리 계층을 구축하고 가장 짧은 명령 사슬을 가지는 것이다. 이것은 마찰, 스트레스, 그리고 타성을 제거한다.

- 직원은 자신의 과업이 조직의 공통된 과업에 부합되는 곳을 볼 수 있어야 한다.
- 조직구조는 의사소통을 증진시켜야 하며 방해해서는 안 된다.
- 조직구조는 가장 큰 업무 성과를 가져오도록 의사결정을 촉진해야 한다.
- 막료가 공동체 의식과 소속감을 개발하도록 비공식적 집단을 격려하는 방식으로 조직화되어야 한다.
- 간호서비스는 미래 리더의 개발을 촉진하도록 조직화되어야 한다.

관료제의 알려진 어려움에도 불구하고, 몇몇 조직은 관료적 모델에서 벗어나기가 어렵다. 그러나 향상된 환자 결과와 직원 모집과 유지 모두를 보이는 마그넷 병원 연구의 결과로서, 보다 융통성이 있고 분권화되도록 조직을 재설계하고 재구조화하기 위한 노력이 증가하고 있다. 이러한 목적을 달성하기 위한 과정들은 서서히 계속되고 있다.

조직구조에 대한 리더십 역할과 관리 기능의 통합

통합된 리더-관리자는 조직이 어떻게 운영되는지를 말하는 로드맵으로 조직구조를 바라볼 필요가 있다. 조직구조 없이는 사람들은 혼돈된 환경에서 일할 것이다. 그래서 구조는 명령을 촉진하고 생산성을 향상시키는 중요한 도구가 된다.

빈틈없는 리더-관리자들은 외적 이해관계자뿐만 아니라 그들이 일하는 조직의 구조를 모두 이해한다. 그러나 통합된 리더-관리자는 보다 큰 조직 설계에 대한 개인적인 이해를 넘어선다. 리더-관리자는 부하직원들이 전반적인 조직구조와 단위 수준의 구조 또한 이해하도록 하는 책임을 가진다. 이것은 부하직원에 대한 자원과 역할모델이 됨으로써 이루어질 수 있다. 역할모델은 책무와 권한의 적절한 사용을 보이는 것을 포함한다.

효과적인 관리자는 조언적 직위가 갖는 어려움을 인식하고 이러한 직위에 있는 막료들을 지원하는 리더십 기술을 사용한다. 이것은 조언적 막료들이 그들의 역할의 기능을 수행할 수 있도록 하는 충분한 권한을 부여함으로써 성취된다.

리더십은 적절한 채널을 통해서 문제가 추구되고, 상향식 의사소통이 격려되며, 하위 계층의 의사결정이 증가할 수 있도록 재설계될 수 있는지를 조사하기 위해 단위구조가 주기적으로 평가되는 것을 필요로 한다. 통합된 리더-관리자는 또한 건설적인 비공식 집단 구조를 촉진한다. 관리자가 조직의 문화와 하부문화에 대해 아는 것이 중요하다. 관리자가 부하직원과 공유된 건설적 문화의 개발을 장려하는 것이 중요하다.

조직구조와 거버넌스의 유형을 평가하고 부서내 가장 긍정적인 영향을 미치는 것을 구축하는 것은 관리자의 역할이다. 보다 새로운 조직구조와 거버넌스 모델이 가능하도록 필요한 권한을 공유하는 역할모델은 리더십 기술이다.

위원회에서 일할 때, 환자와 막료의 요구를 적절하게 제시하도록 영향력을 발휘할 기회를 가져야 한다. 통합된 리더-관리자는 모임을 잘 준비하고 사려 깊은 코멘트와 아이디어에 기여한다. 리더의 비판적 사고와 역할모델 행동은 업무 집단과 위원회에서의 집단사고를 없앤다.

리더-관리자는 항상 위원회의 모든 구성원이 참여하고 기여하도록 격려하고, 그들을 판단하는 것은 삼가야 한다. 중요한 관리 기능은 적절한 업무가 위원회에서 달성되고, 생산성을 유지하고, 의사결정을 지연시키지 않도록 하는 것이다. 리더십 역할은, 비공식적이거나, 공유 거버넌스와 같은 보다 공식적인 조직 설계 모델을 통해서, 조직 의사결정에 막료들을 참여시키는 것이다. 통합된 리더-관리자는 조직을 이해하고, 무엇이 형성될 수 있고 무엇이 일정하게 유지될지를 인식해야 한다. 따라서 관리자와 조직의 상호작용은 역동적이다.

핵심 개념

- 현대의 많은 보건의료조직은 계선 혹은 계선-막료 설계의 주변에서 계속 조직화되고 있으며, 관료제의 많은 속성을 가진다. 그러나 임시조직, 매트릭스 혹은 케어 중심 시스템 등과 같은 덜 관료적인 조직 설계를 향해 이동하고 있다.
- Max Weber에 의해 제안된 관료제는 분명한 명령 사슬, 규칙과 규정, 업무의 전문화, 노동의 분화, 관계의 비인간화의 특징을 가진다.
- 조직도는 계선-막료 직위, 계층적인 사슬, 관리 범위를 통해서 공식적인 관계, 의사소통 채널, 권한을 보여준다.
- 명령 통일은 각 개인이 단 한 명의 보스를 가져서 혼돈을 줄이고 생산성을 높인다는 것을 의미한다.
- 중심성은 특정 관리 직위에 대한 의사소통의 정도를 말한다.
- 집권화된 의사결정에서, 의사결정은 위계의 최상위에 있는 몇몇 관리자에 의해 이루어진다. 분권화된 의사결정에서, 의사결정은 조직 전체를 통해 확산되며, 문제는 가장 낮은 실무 관리 수준에서 해결된다.
- 조직구조는 사람들이 어떻게 그들의 역할과 조직 내 다른 사람들에 의해 그들에게 부여된 지위를 인식하는지에 영향을 미친다.
- 조직구조는, 설계가 분명히 의사소통되고, 목적을 달성하기 위한 최소한의 관리자가 있고, 의사소통이 촉진되고, 의사결정이 가능한 가장 낮은 수준에서 이루어지고, 비공식 집단이 격려되고 미래 리더가 개발될 때 효과적이다.

- 조직의 건강과 성과에 역할을 하거나, 조직의 영향을 받는 조직 환경 내의 객체를 이해관계자라고 부른다.
- 권한, 책임, 책무는 공식적 제재, 자기-지향성, 그리고 도덕적 통합에 있어서 다르다.
- 조직문화는 조직의 신념, 역사, 금기, 공식적 및 비공식적 관계, 의사소통 양상의 총체이다.
- 대규모 조직의 하부단위는 문화를 가진다. 이러한 하부문화는 조직내 다른 문화를 지원하거나 충돌될 수 있다.
- 비공식 조직은 모든 조직에 존재한다. 비공식 조직은 어떤 공식적인 권한을 가지지는 않지만, 종종 강력하다. 비공식 조직은 규범을 결정하고 사회화 과정에 있는 막료들을 돕는다.
- 공유 거버넌스는 막료 간호사들을 환자간호 의사결정의 통합된 부분으로 하면서 그리고 간호실무에 대한 책무와 책임을 부여함으로써, 막료 간호사들을 임파워먼트하는 조직 설계를 말한다.
- 마그넷 인증은 분권화된 환경에서, 좋은 자격을 갖춘 간호사 행정가를 갖추며, 개방적이고 참여적인 관리를 강조하는 조직구조를 가진 보건의료조직에 대해 ANCC가 부여하는 것이다. 마그넷 지정을 받은 조직은, 마그넷 지위를 가지지 않은 조직에 비해, 더 우수한 환자 결과와 더 높은 간호사 만족을 보인다.
- Pathway to Excellence 지정은 ANCC에 의해 부여되며, 간호사들에 의해 정의되고 연구에 의해 지지되는 긍정적인 업무 환경을 창출하는 기본적인 질 이니셔티브를 가진 보건의료조직을 인지하는 것이다.
- 조직내 너무 많은 위원회가 설치된 것은 빈약하게 설계된 조직구조의 징후이다.
- 위원회가 생산적이기 위해서는, 적정한 수의 구성원, 준비된 의제, 분명하게 개요된 과업, 효과적인 리더십을 가져야 한다.
- 집단사고는 집단 규범에 많은 일치성이 있을 때 발생한다.

부가적인 학습활동과 적용

학습과제 12-5

심화된 재구조화

당신은 가정간호기관의 감독자로, 22명의 간호사들을 관리하고 있다. 오늘 회의에서 간호부장 존(John)은 효과적인 통제를 위해 당신의 통제 범위의 조정이 필요하다고 말하며, CNO는 조직을 편평화하고 부서를 분권화할 것을 결정하였다. 이를 위해 그는 당신 직원 중의 3명을 근무번 조정자로 임명하는 것을 계획하였다. 근무번 조정자들은 각 근무번의 모든 직원에 대한 환자 방문 일정을 잡고 그들이 감독하는 직원에 대한 책무를 가진다고 한다. 간호부장은 이 재구조화가 CQI 프로그램을 구축하고 직원개발을 촉진하기 위한 보다 많은 시간을 당신에게 줄 것으로 믿고 있다.

당신은 새로운 프로젝트를 시작하는 기회를 가져서 기쁠 수 있지만, 새로운 근무번 조정자의 역할 기대와 이것이 어떻게 당신의 직무기술서를 변화시킬 것인지에 대해서는 다소 불명확하다. 사실 당신은 이것이 당신의 직위를 해임하기 위한 전조인 것인지 우려하고 있다. 이 근무번 조정자는 당신에게 보고할 것인가? 만약 그렇다면, 당신은 계선 권한 혹은 막료 권한을 가질 것인가? 누가 이 간호사들의 성과를 평가하는 데 책임을 가져야 할까? 누가 고용인 훈육 문제를 다룰 것인가? 이 근무번 조정자는 전략적 기획 혹은 내년의 예산 결정에 얼마나 관여해야 할까? 근무번 조정자들이 새로운 역할을 훈련하기 위해서 어떤 종류의 관리 훈련이 필요할까? 당신이 그들을 훈련하기 위한 가장 적절한 사람인가?

과제

여기에 상당한 갈등의 가능성이 있다. 소집단에서 여러분이 역할 기대를 분명히 하기 위해 다음 미팅에서 간호부장에게 질문하기를 원하는 10개 질문 목록을 만든다(위 학습과제에 열거된 것 제외). 이 역할 변화를 이전 단원에서 학습하였던, 관련된 모든 사람에게 덜 손상적인 도구와 기술을 바탕으로 토의한다.

학습과제 12-6

문제해결: 공유 지배구조로 일하기

당신은 비조합 병원의 외과 서비스 부서 감독자이다. 당신 단위에 있는 직원들은 스태핑 비율, on-call 지불, 구두 지시에 대한 병원 정책에 점점 더 좌절하고 있지만, 현재의 시스템을 변화시키기 위한 피드백을 제공하는 데 제한된 기회를 가지고 있다고 느낀다. 당신은 이 문제를 해결하기 위해서 의사결정 공유 거버넌스 모델로 이동하는 가능성을 탐색하고 싶다. 다른 사람들은 이를 좋아하지만 어디서 시작해야 할지가 확실하지 않다.

과제

당신이 이 사례에서 감독자라고 가정하고, 다음의 질문에 답한다.

1. 이 논의에 누구를 포함할 필요가 있으며, 어떤 시점에 해야 하는가?
2. 상위 조직구조가 공유 거버넌스를 지원하는지 어떻게 알 수 있는가? 외부 이해관계자가 영향을 받는지 어떻게 확인할 것인가? 조직문화와 하부문화가 공유 거버넌스 모델을 지원할 것인지 어떻게 확인할 것인가?
3. 어떤 종류의 간호 협의체가 운영을 위한 틀을 제공하기 위해 생성될 수 있을까?
4. 누가 이러한 간호 협의체의 구성원이 될 것인가?
5. 어떤 지원 기전이 이 프로젝트의 성공을 확실히 하기 위해 필요한가?
6. 공유 거버넌스 모델에서 직원 관심사를 확인하고 해결하는 데 감독자로서의 역할은 무엇인가?

학습과제 12-7

방향 찾기

당신은 대도시에 소재한 대형 병원의 소아 단위에서 오후 3시부터 11시까지 근무하는 신입 간호사이다. 당신이 오리엔테이션을 받는 동안 많은 프리셉터를 만났고, 각 프리셉터들이 단위의 일상 업무에 대해 다소 다르게 변이를 갖고 말하기 때문에 당신은 좌절감을 느낀다. 또한 정규 책임 간호사는 방금 승진해서 다른 간호단위로 이동하였고, 당신의 간호단위에서 그 책임 간호사 직위가 2명의 시간제 간호사에 의해 채워지고 있다.

당신은 어디에 물어야 하며, 누구에게 지시해야 할지 모른다. 당신의 조직도가 그림 12-1의 하나를 대표한다고 가정할 때, 취해야 할 적절한 활동 계획을 요약하고, 보다 더 큰 집단에서 당신의 계획을 공유한다.

학습과제 12-8

위원회 일에 대해 생각하기

다음 중 하나를 깊이 있게 조사하여 기술한다.

1. 당신이 일하고 있는 위원회의 생산성에 기여하는 것은 무엇인가?
2. 보다 높은 권한이 활동하지 않는 것에 대한 권고를 하는 위원회에서 일해 왔는가? 집단에 대한 효과는 무엇인가?

학습과제 12-9

참여와 생산성

당신은 외과에서 오후 3시부터 11시까지 일하는 책임 간호사이다. 당신은 단위의 안전위원회 의장으로 선출되었다. 매달 당신은 다른 위원회 구성원과 함께 간단히 회의를 한다. 위원회에서 당신의 주요한 책임은 규명된 안전 문제를 상부에 보고하는 것이다. 최근에 당신은 주삿바늘 찔림 사고의 증가를 발견하고, 위원회에서 이 문제를 해결하고자 한다.

위원회는 2명의 간호보조원, 1명의 단위 사무원, 2명의 일반 간호사, 2명의 LPN/LVN의 대표자들로 구성된다. 최근에 당신은 구성원 중 한 명인 매리(Mary)가 혼자 발언시간을 독점하면서 회의가 잘 진행되지 않는 것을 눈치챘다. 그녀는 HIV의 위험에 대해 특히 큰 소리로 말하고, 이 문제에 대한 해결책을 발견하기보다는 주삿바늘에 비난의 초점을 더 맞추고 있는 것으로 보인다.

당신은 위원회 일에 대한 그녀의 잦은 개입에 대해 매리에게 사적으로 이야기하였다. 그녀는 사과하였지만 그녀의 행동은 계속되었다. 당신은 위원회의 몇몇 구성원들이 따분해하고 안절부절못하고 있다는 것을 느끼면서, 위원회가 더 이상 발전하지 않고 있다고 생각한다.

과제

위원회 구조와 효과에 대한 당신의 지식을 사용해서 집단 참여를 보다 촉진하고 위원회를 보다 생산적으로 하기 위해 당신이 취할 조치 단계를 요약한다. 매리가 그 모임에서 독점하는 것을 막기 위해 다음 미팅에서 당신이 하고자 하는 것을 구체적으로 정확하게 설명한다.

REFERENCES

American Nurses Credentialing Center. (2009a). *ANCC Magnet recognition program overview.* Retrieved December 16, 2009, from *http://www.nursecredentialing.org/Magnet/ProgramOverview.aspx.*

American Nurses Credentialing Center. (2009b). *Growth of the program.* Retrieved December 16, 2009, from *http://www.nursecredentialing.org/Magnet/ProgramOverview/GrowthoftheProgram.aspx.*

American Nurses Credentialing Center. (2009c). *Announcing the pathway to excellence program.* Retrieved December 17, 2009, from *http://www.nursecredentialing.org/Pathway/ProgramOverview.aspx.*

Beehr, T., Glazer, S., Fischer, R., Linton, L., & Hansen, C. (2009, March). Antecedents for achievement of alignment in organizations. *Journal of Occupational & Organizational Psychology, 82*(Part 1), 1 - 20.

BusinessDictionary.com (2009). *Organizational culture. Definition.* Retrieved December 16, 2009, from *http://www.businessdictionary.com/definition/organizational-culture.html.*

Cowen, M., Halasyamani, L., McMurtrie, D., Hoffman, D., Polley, T., & Alexander, J. (2008, November - December). Organizational structure for addressing the attributes of the ideal healthcare delivery system . . . Including commentary by Banko PD. *Journal of Healthcare Management, 53*(6), 407 - 419.

Fayol, H. (1949). *General and industrial management* (C. Storrs, Trans.). London: Isaac Pittman and Sons.

Hugos, M. (2009, January 14). Cisco gets business agility. *Blogs and discussion: Doing business in real time.* The IGD Network. Retrieved December 17, 2009, from *http://advice.cio.com/michael_hugos/cisco_gets_business_agility.*

Kinnear, D. (2009, November 25). 05-Flatten the organization. *Executive Leader Coach.* Retrieved December 16, 2009, from *http://execleadercoach.com/elc/?p = 54.*

Pinkerton, S. (2008, September - October). The MAGNET view: Pursuing ANCC magnet recognition as a system or individual organization··· American Nurses Credentialing Center. *Nursing Economics, 26*(5), 323 - 324.

The Magnet Recognition Program® of the American Nurses Credentialing Center. (2008, December 4). *Oncology Nursing News.* Retrieved December 17, 2009, from *http://www.oncologynursingnews.com/the-magnet-recognition-program-of-the-american-nurses-credentialing-center/article/121904/.*

Wake Forest University Baptist Medical Center. (n.d.). *Shared governance.* Retrieved November 20, 2003, from *http://www.wfubmc.edu/Nursing/Shared+Governance.*

BIBLIOGRAPHY

Bogue, R., Joseph, M., & Sieloff, C. (2009, January). Shared governance as vertical alignment of nursing group power and nurse practice council effectiveness. *Journal of Nursing Management, 17*(1), 4-14.

Caldwell, S., Roby-Williams, C., Rush, K., & Ricke-Kiely, T. (2009, July). Influences of context, process and individual differences on nurses' readiness for change to Magnet status. *Journal of Advanced Nursing, 65*(7), 1412-1422.

Casida, J. (2008, March-April). Linking nursing unit's culture to organizational effectiveness: A measurement tool. *Nursing Economics, 26*(2), 106-110.

Church, J., Baker, P., & Berry, D. (2008, April). Shared governance: A journey with continual mile markers. *Nursing Management, 39*(4), 34, 36, 38.

Lacey, S., Teasley, S., & Cox, K. (2009). Differences between pediatric registered nurses' perception of organizational support, intent to stay, workload, and overall satisfaction, and years employed as a nurse in magnet and non-magnet pediatric hospitals: Implications for administrators [corrected] [published erratum appears in *Nursing Administration Quarterly*, 2009, *33*(2), 192]. *Nursing Administration Quarterly, 33*(1), 6-13.

Malleo, C., & Fusilero, J. (2009, February). Shared governance: Withstanding the test of time. *Nurse Leader, 7*(1), 32-36.

Mark, B., Hughes, L., Belyea, M., Bacon, C., Chang, Y., & Jones, C. (2008). Exploring organizational context and structure as predictors of medication errors and patient falls. *Journal of Patient Safety, 4*(2), 66-77.

McKendrick, J. (2009, August 10). *What an organization looks like when it is flattened.* Smart Planet. Retrieved December 17, 2009, from *http://www.smartplanet.com/business/blog/business-brains/what-an-organization-looks-like-when-its-flattened/1494/.*

Morse, T., Goyzueta, J., Curry, L., & Warren, N. (2008). Characteristics of effective job health and safety committees. *New Solutions: A Journal of Environmental & Occupational Health Policy, 18*(4), 441-457.

Porter-O'Grady, T. (2009, July-September). Creating a context for excellence and innovation: Comparing chief nurse executive leadership practices in magnet and non-magnet hospitals. *Nursing Administration Quarterly, 33*(3), 198-204.

Rohman, C. (2008, August). Modifying organizational structure and processes to enhance patient outcomes. *Nurse Leader, 6*(4), 50-52.

Shirey, M. (2009, July-September). Authentic leadership, organizational culture, and healthy work environments. *Critical Care Nursing Quarterly, 32*(3), 189-198.

Singer, S., Falwell, A., Gaba, D., Meterko, M., Rosen, A., Hartmann, C., et al. (2009, October-December). Identifying organizational cultures that promote patient safety. *Health Care Management Review, 34*(4), 300-311.

Steinbinder, A. (2009, April-June). Bumps on the road to Magnet designation: Achieving organizational excellence. *Nursing Administration Quarterly, 33*(2), 99-104.

Watters, S. (2009, January). Shared leadership: Taking flight. *Journal of Nursing Administration, 39*(1), 26-29.

Chapter 13

조직, 정치, 개인 차원의 권력

Organizational, Political, and Personal Power

거의 모든 사람이 역경을 견뎌낼 수 있다. 하지만 한 인간의 인격을 시험해 보려면 그에게 권력을 주어 보라.

- Abraham Lincoln

모순되게도 보건의료기관에서의 공식적인 권력은 환자들과 함께 하지 않는 시간과 비례함을 알 수 있다. 실제로 보건의료기관에서 가장 강력한 힘을 가진 행정가와 의사들은 환자들과의 직접적인 교류가 제한적이다.

- S. Paynton

학습목표

- 합법적 권력, 보상적 권력, 강압적 권력, 전문가 권력, 준거적 권력, 카리스마적 권력, 자아 권력, 정보적 권력의 차이점을 안다.
- 유년 시절 가족 단위에서 경험한 권력의 역동성이 어른이 된 후 권력에 대한 생각에 어떤 영향을 주는지 평가하고 권력을 적절히 사용하는 능력을 평가한다.
- 권위와 권력의 차이를 줄이고 이를 유지하려는 의식을 가진다.
- 개인적 권력기반을 넓히기 위한 적절한 전략을 알아보고 이를 사용한다.
- 권력을 행사하기보다는 타인을 대신하여 사용한다.
- 힘을 북돋아주는 간호사로서의 역할모델이 된다.
- 조직 구성원을 임파워할 기회를 제공한다.
- 네트워크를 통하여 정치적 연합과 동맹관계를 구축하고 이용한다.
- 부서의 문제해결을 위해 적절한 정치적 전략을 활용한다.
- 경쟁하기보다 협력하고 가능한 한 권력과 권위의 공공연한 사용은 피한다.

12장에서는 조직구조에 대한 검토와 조직계층의 수준별 지위와 권위, 책임에 대해 소개하였다. 이번 장에서는 조직에 대해 심도 있게 알아보며, 경영진의 기능과 권위를 효율적으로 활용하는 리더십의 역할, 개인적 권력기반의 구축, 부하직원에게 힘 실어주기 및 권력에 대한 조직의 정치 영향 등을 강조한다.

'권력(power)'이란 단어는 라틴어 'potere(할 수 있다)'에서 유래되었다. 그러므로 권력은 '개인이 목표를 성취하는 것'으로 정의할 수 있다. 또한 권력은 '무언가를 이루고자 하는 힘이나 행동할 능력'으로도 정의한다. Huston(2008, p. 58)은 다음과 같이 제언하였다. "적절한 권력기반 없이 조직이나 개인의 목표를 성취하는 것은 거의 불가능하다. 적절한 권력이 없는 상황에서 부하직원이나 환자(고객)가 목표를 달성하도록 돕는 것은 더욱 어렵다. 이는 자원을 활용하고 통제하는 것이 리더가 일정한 권력을 지니고 있는 것과 관련이 있기 때문이다."

권력을 잡고 있다는 것은 개개인이나 집단의 태도와 행동을 바꿀 수 있는 잠재력을 얻게 되는 것이다.

권한(authority), 즉 명령할 수 있는 권리는 관리자에게 주어지는 지위와 함께 얻게 되는 것으로 성공적인 리더십을 위해 어느 정도 필요하다. 권한과 권력, 정치전략 등의 현명

보기 13-1 조직적 · 정치적 · 사적 권력에 관한 리더십 역할 및 관리 기능

리더십 역할

1. 권위에 따라 행동하도록 활성화하는 분위기를 형성한다.
2. 조직과 구성원 간에 생기는 권력의 이중 피라미드를 인지한다.
3. 부하직원의 존경은 많이 받되 그들의 두려움은 줄이기 위해 설득력 있는 인품을 유지한다.
4. 언제 권한에 대한 의구심을 받고 언제 권한을 요구받는지 인지한다.
5. 정치적인 면에서 권력에 대해 개인적으로 편해진다.
6. 다른 간호사들에게 힘을 실어준다.
7. 적절한 정치적 전략을 활용하여 부하직원을 지지한다.
8. 위임받은 간호사의 역할모델이 된다.

관리 기능

1. 조직의 목표가 달성되도록 권위를 활용한다.
2. 부서와 조직 기능에 상호 보완적인 정치적 전략을 활용한다.
3. 주어진 경영업무를 위해 충분한 권력 기반을 쌓는다.
4. 권한과 권력의 차이를 줄이고 유지한다.
5. 권력의 본질과 적절한 활용에 관하여 정통한다.
6. 부하직원과의 사적인 신뢰를 유지한다.
7. 가능한 한 타인에게 권력을 행사하는 대신 타인을 대신하여 권력을 사용한다.

한 활용을 인지하고 있는 리더는 적절한 위임을 통해 구성원의 노력을 고양시키고 사기를 높일 수 있다. 그래서 조직 구성원들은 개인의 권한이 많아지는 만큼 조직의 성장에 기여하고, 그 성장의 즐거움을 함께 나누는 구성원이 된다. 권한과 권력을 사용하는 데 필수적인 리더십 역할과 관리 기능은 **보기 13-1**에 나타나 있다.

권력 이해하기

사람들은 권력을 두려워하기도 하고, 숭배하기도 하고, 불신하기도 하며 자주 왜곡하기도 한다. 권력을 처음 경험하는 것은 일반적으로 가족 사이에서이다. 자녀의 역할이 부하직원의 역할과 비슷하며, 부모의 권위적 지위가 관리자와 비슷한데, 성인이 되어 관리자-부하직원의 관계에 대한 인식은 가족 내의 권력 차이에 따라 영향을 받는다. 가족 간의 권력 경험이 긍정적이었는지 부정적이었는지에 따라 개개인이 어른이 되어 권력체계를 받아들이는 능력에 많은 영향을 미친다. 예를 들면, Steele(2009)는 가족 간의 두려운 존재의 권력 휘두르기는 그 아이에게 관계형성의 본보기 즉, "내재된 관계모델"에 영향을 준다고 주장한다. 이는 결과적으로 타인에 대한 기대에 영향을 주며, 특히 타인과의 관계에 대한 생각이나 느낌에 있어 스스로의 정체성을 갖게 한다(para 2).

성별과 권력

성공적인 리더는 권력의 오남용에 관한 시각을 제대로 지니고 있다. 일부 여성은 권력에 대해 특히 부정적인 인상을 가지게 되어 구조적 권력 사용을 배우지 못하게 된다. 사실 전통적으로 여성은 권력이란 개념에 대해 양면성을 보여주도록 기대되었고, 권력을 추구하는 것도 공식적으로 피하도록 강요받았다. 이로 인해 많은 여성들의 권력에 대한 시각은 남성과 차이가 있다.

결과적으로, 일부 여성은 권력을 지배와 복종의 개념으로 보는데, 이는 권력을 성취하기보다 개개인의 자질로 인식하며, 숙련된 솜씨라 여기기보다 개인적·물리적 특성에 따른 것이라 여긴다. 또한 일부 여성은 자신에게는 권력이 내재되어 있지 않아서 권력을 얻기 위해서는 타인에게 의존해야 한다고 믿고 있다. 그러므로 권력을 다루어 얻을 수 있다고 생각하기보다 권력이 그들을 다룬다고 믿는다(Huston, 2010). 이러한 결과로 인해 많은 여성들은 여전히 권력의 정치적 과정에 세련되지 못하다.

하지만 여성이 남성에 비해 권력적이지 못하다는 역사적 시각이 바뀌고 있다. 현대인들은 성별과 상관없이 리더가 권력을 얻어 조정하는 데 있어 새로운 방법을 찾고 있다. 이러한 변화는 여성들 사이에서 일어나고 있으며 여성들의 권력적인 면을 보게 되는 다른 여성들의 시각과 조직 내의 계급과 남성 부하직원, 남성 동료들 간의 변화가 일어나고 있다(Huston, 2010). 실제로, 여성만의 특징이라 여겨졌던 특성, 즉 합의점을 이끌어 내고, 사람들을 함께 참여하게 만드는 등의 정치적 기술은 이제 재계에서 장점으로 인식되고 있다. 이러한 특성은 여성에게만 국한된 것이 아니라, 한때 재계에서 유리 천장(glass ceiling)이라 하여 장벽이 되고 닫힌 문으로 여겨졌던 것이 현재는 이사회 석상에서 보편적으로 받아들여지고 있다.

오늘날, 권력에 관한 성별 차이는 점차 사라지고 있으며, 기업들은 리더들이 권력을 어떻게 얻고 유지할 수 있을지에 관한 새로운 방법을 모색하고 있다.

학습과제 13-1

권력에 관한 남녀 간의 차이가 있는가?

권력에 대한 남녀 간의 시각과 권위적인 입장에서 남녀 간의 차이에 대해 사람들은 어떻게 생각하는지에 관한 연구 결과는 차이가 있다. 권력자에 대한 남녀 간 생각에 차이가 있다고 생각하는가? 집단으로 나누어 토론한 후 저서나 인터넷으로 자신의 의견을 지지할 만한 연구논문이 있는지 찾아본다.

권력과 무능력

권력이 바람직한 것인지 판단하기 위해서는 권력의 반대 개념인 무능력(powerlessness)에 대해 알아보는 것이 도움이 된다. 대부분의 사람들은 무능력을 싫어한다. 모든 사람들은 삶에서 어느 정도의 통제를 필요로 한다. 그렇지 않을 경우 무능력은 독재자 성향을 키우기 쉽다. 그래서 권력이 없다고 느끼는 리더–관리자는 비효과적이고 인색하며 독재적이고 규율 위주의 관리 스타일을 보인다. 이들은 강압적인 리더가 되며 징벌에 익숙하고 경직되며 가혹한 의사결정을 내리고 정보 교류를 차단시켜 함께 일하기 어렵게 만든다. "권력은 타락한다"는 격언이 일부 사람들에게는 맞는 말일 수 있으나 권력이 없는 것 역시 부패의 가능성이 있다고 볼 수 있다.

권력은 더 많은 권력을 생성하는 반면, 무능력은 더욱 무능력을 만들 뿐이다.

권력자는 본인의 행동을 지지할 믿음을 얻게 되므로 기반을 확충하여 무엇인가를 달성할 수 있는 더 많은 능력을 지니게 된다. 관리자가 권력을 얻게 되면 그 관리자는 덜 강압적이 되고 규칙에 얽매이지 않게 되어 동료나 부하직원들이 더 협조적인 태도를 보이게 된다.

권력은 분명히 긍정적인 면도 있고 부정적인 면도 있다. 권력의 부정적인 면은 "나는 이기고 너는 진다"라는 지배와 복종의 측면이다. 권력의 긍정적인 면은 다른 사람을 대신하여 공동의 이익에 영향을 미치기 위해 권력을 행사하는 경우에 해당한다. 그러므로 권력은 어떤 목적으로 사용하느냐에 따라 선이 될 수도 있고 악이 될 수도 있다.

권력의 유형

효율적인 리더십이 이루어지려면 어느 정도의 권력이 뒷받침되어야 한다. 이는 공식적 집단과 비공식적 집단 모두에게 해당된다. French와 Raven(1959)은 권력의 유형을 그 원천에 따라 보상적 권력, 강압적 권력 혹은 처벌적 권력, 합법적 권력, 전문가 권력과 준거적 권력 등으로 구분하였다.

보상적 권력은 직원에게 미미한 수준이라도 보상하거나 수고한 대가를 보상하는 능력으로 인해 획득되는 권력이다. 관리자가 조직의 목표 달성을 위해 구성원들에게 베풀 수 있는 보상은 다양하고 효력 또한 크다. 보상을 통해 발휘되는 긍정적인 리더십은 리더에 대한 충성심과 헌신을 개발시키는 경향이 있다.

강압적 권력 혹은 처벌적 권력은 보상적 권력과 반대로 근본적으로 관리자의 기대에 부응하지 못했을 때 받게 되는 처벌에 대한 두려움에 근거하여 발생하는 권력이다. 관리자는 구성원에게 전근의 위협, 해고, 강등, 퇴사 등을 통해 권력을 행사함으로써 순종을 얻어낸다. 구성원을 무시하거나 멀리하는 관리자는 처벌을 통해 권력을 휘두르는데, 직원을 하찮게 여기거나 몹시 꾸짖는 관리자도 마찬가지이다.

합법적 권력은 조직 내에서 직위나 공식적인 지위에 의해 얻어지는 권력으로, 권한의 개념이다. 합법적 권력은 의무와 책임감이 따른다. 관리자가 자신의 지위에서 어느 정도의 권력을 행사하느냐는 부하직원의 사회화와 조직문화에 영향을 미친다.

전문가 권력은 지식, 전문성, 경험 등에 의해 얻어진다. 관리자가 절대적인 지식을 갖춘 경우 그 지식이 필요한 직원에게 권력을 행사할 수 있게 해준다. 이러한 권력의 유형은 특별한 영역에 국한된다. 예를 들면, 음악 분야에서 경험이 매우 풍부한 사람은 다른 분야가 아닌 그 분야에서만 영향력이 있다. Nightingale이 크림 전쟁에서 부상자에 대한 간호사의 지원 수요를 요청할 때, 간호사가 있을 때 부상병의 사망률이 감소한다는 연구 결과를 보여줌으로써 간호사의 필요성에 대한 전문가적 식견을 사용하였다.

준거적 권력은 어떤 사람이 그 사람을 리더로 인식하거나 리더로 상징화되어 있는 요소를 지니고 있음으로써 갖게 되는 권력이다. 준거적 권력은 어떤 사람이 다른 사람에게 개인적인 수용이나 인정한다는 감정을 줄 때 나타나고, 권력을 가진 다른 사람들과의 관계를 통해 얻을 수도 있다. 구성원들이 권력가라고 인정하는 경우에도 준거적 권력이 만들어진다. 개인적인 카리스마나 리더의 말하는 방식 또는 행동방식, 그리고 소속된 조직, 연관되는 사람 등이 권력적으로 영향력이 있다고 인지되면 준거적 권력이 얻어질 수 있다. 또한 구성원들이 역할모델로 생각하는 리더도 준거적 권력을 지닌 것이다. 사회 전반적으로 의사들을 권력적인 사람들로 보기 때문에 대표적으로 의사들은 준거적 권력을 매우 효율적으로 이용한다.

카리스마적 권력은 준거적 권력과 약간의 차이가 있다. 준거적 권력은 권력이 있는 다른 사람들과 관계함으로써 얻어지는 반면, 카리스마적 권력은 개인적 특성이 더 강하다.

표 13-1 권력의 원천

권력의 유형	권력의 원천
준거적 권력	개인적 수용과 인정
합법적 권력	지위
강압적 권력	두려움
보상적 권력	상을 주거나 보상할 수 있는 능력
전문가 권력	지식과 기술
카리스마적 권력	개인적 특성
정보적 권력	정보에 대한 욕구

정보적 권력은 목표 달성을 위해 타인들이 필요로 하는 정보를 가지고 있을 때 얻어진다. Paynton(2009)은 환자와의 직접적이고 지속적인 접촉이 간호사들에게 상당한 정보적 권력을 제공해 준다고 제언하는데, 이는 의사나 다른 보건관련 종사자들이 정보력 있는 결론을 내리려면 환자들에게서 직접 정보를 얻어야 하기 때문이다. 또한 간호사들이 전통적인 권력 계층을 인식하고 존중하는 반면, 환자진료에 의문이 있을 경우에는 환자의 옹호자로서 정보적 권력을 사용한다고 설명한다.

권한과 권력의 차이

권한은 '명령을 할 수 있는 권리'이다. 그러나 명령할 수 있는 권리가 부하직원이 항상 명령을 따를 것이라는 것을 보장해 주지는 않는다. Galinski 등(2009)에 따르면, 이는 권력을 지닌 사람들이 권한이 부족한 사람들을 내쫓거나 이들의 관점을 곡해하는 경향이 있기 때문이다. 예를 들면, "독재자들은 국가에 분명히 해가 되는 극단적인 행동을 하고, 관리자들은 부하직원들의 관점을 이해하지 못한다는 비난을 받게 되고, 일부의 경우 지배적인 파트너는 상대방의 요구사항에 대해 무심하다는 책망을 받는다"(Galinski 등, para 1). 부하직원들이 자기들의 필요사항과 요구사항이 무시당하는 느낌이 들거나 상사가 자기 관점에서만 처신한다고 생각하게 되면 착실한 부하직원이 되어야겠다는 본질적인 동기부여를 잃게 된다.

이러한 경우 통솔권은 부하직원들이 명령을 따를 것이라는 확신을 주지 못한다. 간혹 권력자의 지시와 부하직원의 반응 사이에 차이가 생기게 되는데, 이를 '권한과 권력의 차이(authority-power gap)'라고 한다. '관리자의 권력'은 관리자의 권한에 대한 부하직원의 반응으로 설명할 수 있다. 부하직원이 관리자의 권력을 더 많이 인식할수록 어떤 것을 기대하는 권리와 다른 사람의 기대를 이행하는 것과의 차이는 작아진다.

근거 조사 13-1

출처: Galinski, A. D., Magee, J. C., Ena Inesi, M., & Gruenfeld, D. H. (2009). Losing touch. Power diminishes perception and perspective. Kellogg insight: Focus on research. Retrieved December 19, 2009, from http://insight.kellogg.northwestern.edu/index.php/Kellogg/article/losing_touch.

연구자들은 다섯 가지 연구를 통해, 권력이 높은 사람은 권력이 낮은 사람에 비해 자신만의 관점에 너무 과도한 기반을 두어 타인의 관점을 올바르게 인지하는 능력이 떨어진다는 가설을 실험하였다. 연구진들은 권력이 높을수록 권력자들은 타인의 식견이 자신들과 일치한다고 추측하는 경향이 높다는 것과 다른 사람의 감정 상태를 이해하는 능력인 감정이입은 권력에 의해 억제된다는 것을 밝혀냈다.

연구자들은 축소된 관점 수용은 권력을 얻었을 때 생기는 자각적 결정이 아니라 권력의 증가와 함께 새로이 나타나는 심리 상태일 수 있다는 것을 알아냈다. 게다가, 축소된 관점 수용이란 권력이 더해감에 따라 늘어나는 여러 책임감 중 가장 관심 있게 처리해야 할 우선순위가 무엇인지 정하는 방법이 된다.

이 연구는 권력자의 관점 수용을 고취시키는 가장 좋은 방법 중 하나는 리더로 하여금 부하직원에 대해 책임감을 좀 더 느끼도록 하는 것이라고 결론지었다. 또한, 리더는 자기중심적이고 파괴적인 심리적 힘을 억제하도록 책임감을 느껴야 한다.

권한과 권력의 차이가 커지면 조직의 혼란이 가중되어 부정적인 영향을 미친다. 만약, 모든 지시에 대해 부하직원으로부터 "왜 그걸 해야 되냐"는 이의가 제기된다면 생산성은 떨어질 것이다. 조직은 목표 달성을 위해 구성원들이 수행을 잘 하기를 기대한다. 문명의 핵심 동력 중의 하나는 소수의 권위자가 많은 사람들을 움직여 혁혁한 업적을 이루었다는 것이다.

미국에 있는 사람들은 어려서부터 권위자에게 잘 대응하도록 제도화되었다. 많은 경우, 아이들은 부모, 스승, 지역사회 리더의 지시를 받아들이는 환경에서 자란다. 전통적인 간호사-교육자란 무조건적 복종을 요구하는 권위주의자로 묘사되어 왔다. 권위-권력의 차이를 좁혀온 교육자들은 최종 불행, 즉, 환자의 사망을 강조함으로써 의존과 복종을 이끌어냈다. 그러므로 간호 대학생들은 지나치게 신중하도록 학습되었고, 이로 인해 독자적인 간호판단을 내리는 것을 주저하게 되었다.

이러한 초기 사회화의 형태 때문에 관리자의 권한과 부하직원의 반응 간의 차이가 상대적으로 좁혀졌다. 다른 나라의 경우, 이 차이가 더 벌어지거나 더 좁혀질 수 있는데, 이는 사람들이 권한에 대해 어떤 반응을 보이도록 제도화되었는가에 따라 다르다. 부모로부터 시작된 권한 의존은 훗날 고용주에게 이동되며, 이는 관리자에게 중요한 자원이 될 수 있다.

권한과 권력의 차이가 좁혀지긴 했으나, 지난 30년간 그 차이가 벌어져 왔다. 1960년대의 여성운동과 학생시위가 권한과 권력의 차이를 넓히는 역할을 하였다. 1970년대 한 여대생이 어머니에게 왜 엄마는 대학생 때 시위를 안 했냐고 물었는데, 그 어머니는 "내가 그런 일을 할 수 있는지 몰랐다"라고 대답한 것을 보면 그 차이는 분명하다.

학습과제 13-2

권력과 권한

어린 시절을 회상해 본다. 가족 중 누가 가장 권력자였다고 느꼈는가? 왜 그렇게 생각하는가? 같은 조원들 중 몇 명이 남성이 더 권력이 있다고 답하였는가? 여성에 대해서는 어떠한가?

권한과 권력의 차이가 작은 가정에서 자랐는가? 유년 시절 이후 권한과 권력의 차이에 대한 시각이 바뀌었는가? 본인의 유년 시절과 지금 아이들의 권한과 권력의 차이에 대한 시각이 비슷하다고 느끼는가? 예를 들어 설명한다.

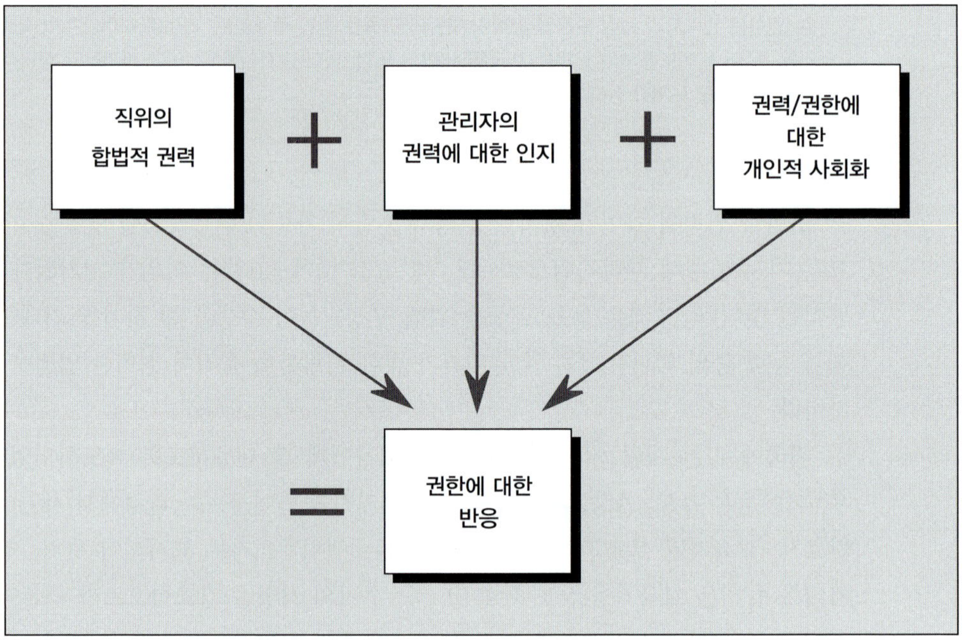

그림 13-1 권한에 대한 반응의 상호 의존성

그러나 때로 리더나 부하직원은 권한에 대해 의구심을 가져야 한다. 보건의료 분야에서도 간호사나 환자들이 의사의 권한에 대해 꾸준히 반론을 제기하고 있으나, 많은 의사들은 명령할 권한이 있다고 믿고 있다. **그림 13-1**은 조직 내 권한-권력의 반응관계를 보여준다.

권한과 권력의 틈새 메우기

부하직원들은 권위적인 실력행사(이는 마지막 수단으로만 사용되어야 한다) 때문에 간혹 괴롭힘을 당한다는 느낌을 받게 된다. 명령을 자주 하게 되면 협력하고자 하는 마음을 억누르게 되기 때문에 노골적인 지시는 아주 가끔씩만 사용해야 한다.

노골적인 형태의 권한은 가장 마지막 수단이어야 한다.

리더는 권한과 권력의 차이를 좁히기 위한 방안으로 부하직원 개개인을 특별한 사람으로 다뤄야 하고 그들을 잘 알려고 하는 진정한 노력을 해야 한다. 구성원들이 권한을 받아들이는 데 제약적이고, 상사가 그들을 아끼고 있다고 믿을 때 권한을 더 잘 수용할 수 있기 때문에 이 점은 특히 중요하다.

관리자는 부하직원에게 조직의 목표에 관한 충분한 정보를 제공하여 부하직원과 관리자의 노력이 목표 달성에 어떻게 기여하고 있는지 이해시킬 필요가 있다. 권한과 권력의 차이를 줄이기 위해 (a) 구성원들이 관리자가 일을 잘 하고 있다고 인식하게 하고, (b) 조직이 구성원들의 최우선 관심사를 중요하게 고려한다고 믿게 하고 (c) 권한에 의해 통제된다는 압박감을 느끼지 않게 해야 한다.

마지막으로 관리자는 권한과 권력의 차이가 벌어지지 않을 것이라는 믿음을 보여야 한다. 모든 관리자들은 부하직원들이 그들을 신뢰하기 시작해야 업무를 할당할 수 있다. 이는 권력을 쥐고 있는 사람들이 진실을 말할 때, 그들을 믿게 되는 사회화 과정 때문이다. 하지만 관리자가 부하직원의 관심사를 성의 없게 다루거나, 정직하지 않거나 관리자의 의무를 제대로 수행하지 않으면 권한에 대한 복종은 부식될 것이다. 관리자가 신뢰를 잃게 되면 그에게 주어진 권한은 약해진다.

권한과 권력의 차이에 영향을 주는 신뢰의 또 다른 측면은 '미래를 약속하는 것'이다. 만약 약속을 해야 하는 경우, 액면 이하로 하는 것이 좋다. 관리자는 모든 변수를 다 통제할 수 있는 경우가 아니라면, 약속을 해서는 안 된다. 미래 보장에 대한 약속을 철회할 경우, 부하직원의 신뢰를 잃게 된다. 하지만 부하직원이 좀 더 신뢰하게 만들고 합법적인 권한을 쌓을 수 있도록 현재 그들을 후원하는 보상을 아껴서는 안 된다. 현재와 미래의 보상을 베푸는 차이는 다음과 같다.

한 간호사가 결혼식에 참석하기 위해 하루 휴가를 냈고, 그를 대체할 사람도 구했다. 당신은 그 직원의 휴가를 보상해줄 수 있는 지위와 권력이 있어서 휴가를 사용하게 하였다. 그 간호사는 당신에게 감사해 하였고, 이는 당신의 권력을 증가시킨다. 또 다른 간호사는 여름학기 수업 수강을 위해 매주 목요일에 휴가를 받을 수 있도록 3개월 전에 요청하였다. 당신은 그 간호사에게 그렇게 해주겠노라 약속을 하였으나, 6월 첫째 목요일에 간호사 3인이 사직을 하게 되어 그 약속을 지킬 수 없는 상황이 되었다. 이 간호사는 매우 화를 냈고 당신은 신뢰를 잃었으며 권력도 잃게 되었다. 이 경우, 몇 가지 불확실한 요소가 있다고 했거나, 애당초 요청을 들어줄 수 없다고(최소 약속만을) 했어야 현명했다. 같은 상황에 간호사들만 사직하지 않았다면, 그 요청을 들어줄 수 있었을 것이다. 최소 약속만 했다면, 부하직원은 관리자가 그 부탁을 들어주기 위해 적어도 진정 어린 노력을 했다고 믿게 되므로 신뢰가 덜 깨졌을 것이다.

부하직원의 임파워먼트

부하직원의 임파워먼트(empowerment)는 변혁적 리더십의 정점이다. 부하직원에게 힘을 실어준다는 것은 능력을 발휘하고 발전하도록 허락하는 것이다. 2장에서 다루었듯, 부하직원의 임파워먼트는 권력의 분배로 정의할 수 있다. 임파워먼트는 리더가 구성원들에게 재능을 발휘할 기회를 주며, 학습하고, 창의력을 발휘하고, 탐구하도록 힘을 북돋워주는 것이다. 임파워먼트는 리더십과 동료애, 자존감, 전문성의 근원이 된다.

임파워먼트는 단순한 원-스텝(one-step) 과정이 아니라 조직과 리더십뿐만 아니라 개개인의 임파워먼트를 위한 책임으로 구성된 복잡한 과정이다. 이를 행사하는 사람들은 지속적인 교육에 따른 책임, 전문 조직 내에서의 참여, 정치적 활동뿐 아니라 가장 중요한 업무에 대한 가치를 느끼는 전문적 특성을 지녀야 한다. 또한 간호사는 임파워먼트를 권장하는 분위기에서 일해야 하고, 임파워먼트 과정은 효율적인 리더십 유형을 포함해야 한다. 리더-관리자는 부하직원의 임파워먼트를 향상시킬 수 있는 사람이어야 한다.

리더는 부하직원들에게 업무를 위임함으로써 학습할 기회를 제공하고, 과제를 성취하면서 느끼게 되는 만족감을 맛보도록 해줌으로써 부하직원의 임파워먼트를 높일 수 있다. 이는 리더의 지위에서 권리를 버리는 것도 아니고, 권한을 위임해 버리는 것도 아니며, 책임을 균등하게 배분하는 것도 아니다. 부하직원의 임파워먼트는 자유롭게 선택하여 일임되어야 하고, 어떠한 요구나 필수사항 없이 조직을 대신하여 행하는 것이다.

임파워먼트는 구성원이 조직의 목표에 긍정적으로 기여할 수 있도록 개인적 행동이나 행위의 선택을 용이하게 하여 그 가치를 발할 수 있도록 업무환경을 유지하고 제공한다.

임파워먼트를 행하지 않는 것은 조직 내에서 위임할 수 있는 분위기의 조성을 방해하는 요소이다. 다른 방해요소는 권한과 직위에 관한 경직된 조직의 믿음이다. 또한 관리자의 사적 권력 위임의 잠재 효과에 관한 관리자의 개인 감정이 위임 과정을 방해할 수 있다.

리더-관리자는 조직의 방해요소를 최소화하거나 제거하여, 해당 부서 직원의 임파워먼트 전략이 발전하도록 해야 한다. 가장 간단한 전략은 임파워먼트 된 간호사의 역할모델을 보이는 것이다. 또 다른 전략은 직원 개인의 권력 기반을 쌓도록 도와주는 것인데, 이는 부하직원에게 자아 권력, 전문가 권력, 준거적 권력을 어떻게 넓힐 수 있는지 보여주는 것이다. 권한위임(delegation)이란 부하직원이 계획과 실행에 참여하여 일정 결과를 얻기 위해 맡은 역할을 할 수 있고 앞으로 업무를 해낼 환경조성에 어느 정도 통제력을 가진다고 믿을 때 나타난다.

개개인은 평균 수준 정도로 태어날 수 있지만, 평균 수준에 머무르는 것은 개개인의 선택이다.

학습과제 13-3

문화적 다양성

간호사의 임파워먼트에 문화적 다양성이 문제가 된다고 생각하는가? 권력과 임파워먼트를 다르게 보는 다양한 문화에 대해 생각해 본다. 다른 문화에서 온 사람을 알고 있다면, 그들에게 권력자나 권위자들을 어떻게 평가하는지 알아보고 문화 간 차이점에 대해 비교해 본다.

간호 권력 동원하기

간호 전문직이 의료보건정책을 결정하는 위치에 있기 전까지는 간호사들과 리더-관리자들은 자아 권력의 수준을 제약적으로 느낄 것이다. Huston(2010)은 간호가 정책을 결정하는 데 강력한 힘이 결여되어 왔다고 느끼는데, 이는 간호사들이 법안을 발의하고 후원하거나 정책결정과 법안을 발의하는 데 추진력을 가지기보다 반응을 보이는 정도였다고 주장한다. 하지만 간호사의 권력기반을 증진시키기 위해 몇 가지 원동력이 되는 것을 다음과 같이 제시한다.

- **적당한 시기.** 보건의료계의 위기에서 벗어나려는 노력의 일환으로 환자(고객)와 입법자들이 간호사들의 의견을 수렴하기 때문에 현 의료체계의 문제, 비보험자들의 수, 의료보험제도의 문제들이 보고되고 있다. "대중들은 분명히 더 나은 의료지원을 원하며, 간호사들은 양질의 간호를 바란다. 이 두 가지는 모두 변화를 가져오기 위해 중요한 요소이고 신입 간호사들이 여느 때보다 에너지와 전문성이 중요시되는 이 시점에 간호학계에 입문하고 있다"(Huston, p. 327).
- **간호전문직의 규모.** 정치에서 숫자는 매우 중요하다. 미국에는 2천9백만 명의 간호사가 있는데, 이는 투표에서 큰 힘을 발휘할 수 있다.
- **간호의 준거적 권력.** 대중들은 간호전문직을 신뢰하고 커다란 믿음을 가지고 있기 때문에 이는 큰 권력 대상이다. 실제로, 1999년 간호사가 처음으로 갤럽조사의 직

보기 13-2 간호사의 권력기반 확장을 위한 여섯 가지 추진력

1. 적절한 시기
2. 간호전문직의 규모
3. 간호의 권력 대상
4. 간호사를 위한 지식 기반과 교육 증진
5. 간호 고유의 관점
6. 변화에 대한 소비자와 제공자의 갈망

업군에 포함된 이후 간호사들은 거의 매년 전문인의 정직성과 윤리성 면에서 최고의 수준인 1등을 기록해 왔다.

- **간호인의 지식기반과 교육 증진.** 여느 때보다 많은 석 · 박사학위 소지 간호사가 늘고 있다. 또한 더욱 많은 간호사들이 전문 간호사, 임상전문 간호사, 조산사, 마취 간호사, 임상간호 리더로 종사하고 있다. "아는 것이 힘이다"라고 할 때, 지식을 가진 사람들이 타인에게 영향을 줄 수 있고 신뢰를 얻으면 권력을 얻을 수 있다.

"나아가 많은 간호사들이 여전히 학사학위를 소지하고 있지 않지만, 학사 교과과정에 리더십과 경영, 정치이론 부분이 증가하고 있다. 이러한 지식을 통해 리더십, 정책, 협상, 재정에 관한 간호전문직의 기술을 배우고 지식을 쌓게 된다. 이는 간호 영역 외 분야의 영향력을 증대하게 한다"(Huston, p. 328).

- **간호의 독특한 관점.** 간호는 오랜 기간 보살핌의 요소가 강하다고 여겨져 왔다. 이와 함께 최근 간호의 과학적 지식과 비판적 사고가 함께 어우러져 기술과 과학의 조화를 이루어 보건의료 분야에 독특한 관점이 대두될 것이다.
- **변화에 대한 고객과 제공자의 갈망.** 보건의료의 구조 조정과 인력 삭감은 고객의 우려를 심화시켰다. 대중에게는 누가 그들을 보살필 것인지가 관심사이다. 대중은 양질의 보살핌을 원한다. Huston(p. 329)은 간호전문직에서 권력기반을 구축할 수 있는 행동지침을 개발하였는데 이는 보기 13-3을 참조한다.
- **대중을 위한 정책에 영향을 줄 수 있는 지위를 가진 간호사의 수 늘리기.** 정치가가 되는 것은 정치활동의 궁극적 목표이다. Huston(p. 329)은 다음과 같이 주장한다. "간호사들은 보건의료 경험을 일반 대중에게 전하는 초인간적인 능력뿐 아니라 현대 보건의료체계에 있어 환자들이 당면한 문제를 처음 경험하게 되는 위치이므로 행정가의 역할에 독특한 자질을 가지고 있다. 결과적으로 더 많은 간호사들이 이 역할을 해야 한다. 또한 대중이 간호사를 존경하고 신뢰하므로 간호사들이 정치가로

보기 13-3 간호직의 권력 증진을 위한 행동 계획

1. 공공 정책에 영향을 주는 직책에 더 많은 간호사 배치
2. 간호사가 피해자처럼 행동하는 것 금지
3. 모든 보건정책 활동에 관한 간호사의 이해 수준 증진
4. 간호 내부와 외부의 연합 구축
5. 증거 기반 실습 강화를 위한 더 많은 연구 촉진
6. 간호 리더에 대한 지지
7. 미래 간호 지도자의 멘토링과 리더십 승계에 주목

종종 선출된다. 그렇다면 문제는 간호사들이 정치가로 선출되지 않는 것이 아니라 정치가가 되는 간호사들이 충분하지 않다는 것이다."

- **피해자처럼 행동하지 말 것.** 불만족스런 간호사는 피해자처럼 보이기도 한다. 이것은 과거 간호사들이 피해자였다고 말할 것이 아니라 그들의 불만을 제기하고, 그 문제를 완화시키려는 노력을 해야 한다. 간호사들이 상황에 맞설 수도 있고, 직업을 바꿀 수도 있고, 다른 직종을 선택하여 전환할 수도 있다. 그러나 간호전문직을 중요시 여기는 의욕적인 사람들은 간호직책의 권력을 높이는 데 도움을 줄 것이다.
- **모든 보건의료 정책 노력에 대해 더 잘 파악하기.** 이는 보다 많은 지식을 습득하는 것을 의미하는데 공동체적 힘을 넓혀가도록 고객 입장과 제공자의 입장에서의 정보 습득을 뜻한다. 간호사들은 보건의료계의 고객과 제공자로서의 정보를 충분히 갖추어야 한다.

권력과 정치에 관한 간호사의 시각을 바꾸는 것은 정책 설정에 반응을 보이는 태도보다는 추진력 있는 역할을 하는 것이 가장 중요한 열쇠가 될 것이다.

- **간호에 있어 내·외적 연합협동 구축하기.** McLaughlin& McLaughlin (2008)은 보건정책은 지역적·국가적 규모로 또는 일반인·전문인·조직의 가상 네트워크에서 행해진다고 말한다. 간호사들은 비슷한 문제를 지닌 상호연관성 있는 전문 분야들과 우호적인 협동 체계를 구축하는 역할을 항상 원만하게 수행하지는 못 하였다. 간호전문 조직의 가담활동 외에도 같은 관심과 목표를 가지고 있는 비간호계 단체와 연계할 필요가 있다. 숫자적인 면에서 상호의존과 힘은 간호전문직이 궁극적인 목표를 달성하는 데 도움이 된다.
- **근거기반실무 강화를 위한 더 많은 연구 수행하기.** 간호가 환자 결과에 중요한 차이를 가져온다는 연구(간호의 민감성)를 더 많이 수행해야 한다. 간호사들은 간호기술이 질 높은 보건의료에서 필수적이란 사실을 연구를 통해 보여주어야 한다. 더불어, "다른 전문 분야와의 비슷한 교육수준의 실무 수준뿐 아니라 석·박사 학위의 간호사 숫자를 높여서 근거기반실무를 구축해야 한다"(Huston, 2010, p. 332).
- **간호리더 지지하기.** 간호사들은 간호리더의 노력을 지지하기보다는 리더들을 정상적이지 않은 사람들로 여겨왔고, 이로 인해 혁신가들은 큰 희생을 치렀다. 사실, Thupayagale-Tshwneagae과 Dithole(2007, p145)는 "간호인의 적은 간호전문직 내에 있다"라고까지 표현하였다. 갈등과 불일치가 함께 하는 영역도 있겠으나, 대중에게 드러나는 위치에서는 간호인의 단결과 방향을 제시해야 한다.
- **미래 간호사-리더의 멘토와 리더십 승계를 위한 계획 세우기.** 간호직과 같이 여성이 더 많은 업종은 여왕벌 신드롬의 예가 된다. 여왕벌은 성공을 위해 고군분투하는 여성이지만 일단 성공하고 나면 다른 여성의 성공을 도우려 하지 않는다. 간호직에

서 연륜이 있고 많은 것을 이룬 리더는 새로운 리더에게 임파워먼트를 적절히 제공하지 못하고 있다. 부하직원에게 적절한 임파워먼트를 제공하고, 젊은이의 멘토가 되어 리더십의 계승을 확실하게 하는 것이 간호 리더십의 발전에 필요하다. "젊은이들은 현재의 열쇠뿐 아니라 미래의 희망도 쥐고 있다는 사실을 기억하라. 우리는 리더십을 승계하고 최상의 수준 높은 간호사가 되어 업무수행을 도덕적으로 할 책임이 있다(Huston, 2010, p. 332).

개인의 권력기반 형성 전략

간호사-리더와 간호사-관리자들은 간호전문직의 임파워먼트를 지원하는 것뿐 아니라, 조직의 목표 달성, 리더십 역할 수행, 관리 기능 수행, 그리고 개인적 목표 성취 등을 위해 개인적 권력 기반을 구축해야 한다. Benison(2009)은 대부분의 사람들은 공식적 권한을 가진 사람들이 목표를 설정하고 이에 따른 수행을 하고 있음을 잘 알고 있다고 설명한다. 하지만 리더로서의 공식적 신분이 결여된 경우, 본인의 장점을 직시하지 못하게 되고 개인적 권력기반을 마련하려는 노력을 제한적으로 하게 된다는 것이다.

초보 관리자나 신입 간호사와 같은 신참자는 다양한 방식으로 권력의 기반을 형성하는 것을 시작할 수 있다. 이미 학습된 습관적 행동이나 피동적 태도, 잘못된 목표 등은 새로운 권력을 얻기위한 행위로 바꿀 수 있다. 다음과 같은 전략은 권력을 증강시키는 데 도움이 된다.

개인적인 에너지를 유지한다

권력과 에너지는 공존한다. 효과적인 리더는 피곤할 때 긴장을 풀고, 휴식을 취하며 재미를 찾는 데 충분한 시간을 보낸다. 스스로를 돌보지 않는 관리자는 위험한 행정 결과를 초래하는 판단을 할 수 있다. 명확한 관계수립을 위해 시간을 보내고 외부 관심사에 주의를 기울이는 것은 매우 중요한데, 조직에서 행정적인 권력이 에너지를 고갈시킬 때 이 자원들이 자신의 에너지를 유지시킨다. Pieszak(2009)은 통제할 수 없는 일에 대해서는 간과해 버리는 것이 중요하다고 권고하는데, 이는 사적인 일과 업무 모두에 해당된다. 이는 개인의 에너지 수준을 유지하도록 하며, 적어도 무기력한 느낌을 줄이거나 없애준다.

다른 사람에게 영향력 있는 모습을 보인다

외모와 행동 및 말투는 다른 사람들에게 스스로 힘이 있는 사람인지 없는 사람인지를 나타내는 일차적인 지표가 된다. 당당한 자세로 서서 자기주장을 잘 하고 언변이 좋으며 옷맵시가 깔끔한 간호사는 자기 통제력과 권력이 있는 모습으로 보여진다. 희생자처럼 보이는 관리자는 분명 희생자가 될 것이다. 자신을 돌보는 데 시간을 할애하는 사람들은 자신감을 발산한다. 이는 어떻게 옷을 입는지, 어떤 행동을 하는지뿐 아니라 타인들과 어떻게 상호작용을 하는지에 달려 있다(Huston, 2008).

입장료를 지불한다

우수하고 영향력 있어 보이는 신참자는 열심히 일하고 조직에 기여하는 사람들이다. 그들은 결코 단순히 시계만 바라보는 사람, 혹은 '9시 출근, 5시 퇴근'을 고수하지 않는다. 그들은 병원 내의 위원회와 회의 등에 참석하며, 불평 없이 밤 근무를 나눠하고 휴일이나 주말에도 일을 한다. 권력의 기반은 편하고 쉽게 혹은 빠른 방법으로 이뤄지는 것이 아니라 열심히 일을 함으로써 얻어지는 것이다. 또한 팀원이 되는 것이 중요하다고 피력한다. "다른 사람들이 무엇을 원하는지, 무엇이 필요한지 배려하며, 진정한 관심을 보이고, 언제라도 지지해 줄 자세를 취해 주는 것이 성공적인 팀원의 자세이다. 이러한 대인관계 기술은 감성지능의 일부이다"(p. 61).

조직에서 누가 권력자인지 확인한다

공식적 혹은 비공식적 권력 구조를 이해하는 것이 개인의 권력 기반 형성에 중요한 전략이다. 개개인은 자신의 한계를 인식하고 적절한 상담자를 찾아 도움을 얻어야 한다. 공식적인 혹은 비공식적인 권력을 가진 사람들의 이름과 얼굴을 알아야 한다. 비공식적 구조에서 실세인 사람을 찾는 것은 공식적 구조 내에서 권력을 가진 사람을 찾기보다 어렵다. 권력이 있는 사람과 같이 일을 할 때, 차이점을 찾으려 하지 말고 공통점이나 공유하고 있는 가치를 찾아라.

조직의 언어나 상징을 배운다

모든 조직은 각기 고유의 문화와 가치체계를 가지고 있다. 신참자가 권력의 기반을 쌓으려 한다면, 이러한 조직문화를 이해하고 조직 내에서 동화되어야 한다. 그 기관에서 금기되는 것이나 신성시하는 것들을 모른다면 신참자에게 당혹스러운 일들이 발생할 것이다.

조직의 우선순위를 적용하는 방법을 배운다

모든 집단은 목표 달성을 위해 그들만의 목표와 우선순위가 있다. 권력의 기반을 닦으려는 사람이라면 조직의 목표를 제대로 인식하고, 경영진의 요구사항에 맞추기 위해 우선순위를 제대로 행사해야 한다. 예를 들면, 지역보건센터의 신입 관리자가 화학요법에 따른 교육 프로그램을 개발한다면, 이는 새로운 환자를 보살피는 기능으로 반드시 필요하기 때문이다. 재정적 운영이 우선인 경우, 이러한 교육 프로그램이 추가 수입을 어떻게 충당할 것인지 관리자는 경영진에게 제시해야 한다. 의사와 환자와의 공식적 관계가 가장 중요한 우선순위라면, 관리자는 양측에 추가적 서비스 측면과 같은 요청을 정당화한다.

전문적인 기술과 지식을 증대시킨다

조직구성원들은 각자의 업무수행을 잘 할 것이란 기대를 받기 때문에 권력을 넓혀가기 위해서는 업무수행능력이 뛰어나야 한다. 전문적 기술과 지식을 전문가 수준에 이를 때까지 늘리는 것이 뛰어나기 위한 한 방법이다. 다른 사람들이 가지고 있지 않은 지식과 기술을 가진다는 것은 개인적 권력 기초를 크게 넓혀준다. 지식이 돋보이고 기술을 바탕으로 한 뛰어난 탁월성은 간호사의 신뢰를 증진시키고 다른 사람들이 그 사람을 어떻게 판단할지를 결정해 준다.

넓은 시야를 가진다

사람들은 한 부서 혹은 한 단위에만 배치되기 때문에, 그들은 종종 전체 조직 내에서 좁은 시각을 갖게 된다. 권력을 쌓는 사람들은 항상 위쪽 혹은 바깥쪽을 바라본다. 성공적인 관리자는 각 부서가 큰 조직에서 어떻게 맞추어 가는지뿐 아니라 그 조직이 공동체 전체에 어떻게 맞추어 가는지 인식해야 한다. 시야가 좁은 사람들이 큰 권력을 가지게 되는 경우는 드물다.

전문가를 활용하고 상담자를 찾는다

신참자는 역할모델을 찾아야 한다. 역할모델이란 개개인이 닮고 싶어 하는, 경험 있는, 유능한 인재들이다(Huston, 2008). 두드러지는 상호작용 관계가 아니더라도 긍정적인 역할모델을 관찰하고 따라하며 성공적인 리더십, 관리, 그들의 의사결정 등을 배울 수 있다. 다른 사람들의 조언과 상담을 구함으로써 신참자는 조직구성원이 되고자 하는 의지를 보이게 되고 일을 추진하기 전에 전문가의 의견을 얻는 신중한 자세를 보이게 된다. 조직 내에서 베테랑과 적절히 동조하는 태도를 취하는 것이 권력 쌓기에 좋은 방법이다.

융통성 있는 사람이 된다

권력을 얻으려는 사람은, 타협할 수 있는 사람이라는 평판을 얻어야 한다. 완고하고 타협할 줄 모르는 신참자는 조직의 요구에 무신경한 사람으로 비춰진다.

조직에서 눈에 띄고 목소리를 낸다

신참자가 조직 내에서 영향력 있는 사람으로 인정받기 위해서는 각 위원회나 팀에서 활동적이어야 한다. 팀으로 일할 때, 신참자는 위원회의 시간을 독점해서는 안 된다. 초보 리더와 관리자는 관찰하고, 경청하고, 말하는 기술을 키워야 한다. 그들이 위원회에 내놓는 의견은 논리정연하고 가치가 있어야 한다.

스스로 현명하게 나팔 부는 법을 배운다

칭찬 받는 일은 기술이다. 노력에 대해 칭찬을 받았을 때는 예의 바르게 행동하면서도 너무 수동적이어서는 안 된다. 더욱이, 매우 특별한 전문적 업무를 달성했을 때는 다른 사람들이 알 수 있도록 해야 한다. 이때 뽐내는 것이 아닌, 능력발휘를 잘 한 데 대해 자존감이 드러나도록 해야 한다.

유머감각을 유지한다

적절한 유머는 매우 효과적이다. 매사 너무 심각하게 받아들이지 않고, 스스로에게 웃을 수 있는 능력은 권력을 쌓는 사람들에게 가장 중요하다.

다른 사람을 임파워한다

리더는 부하직원에게 위임할 줄 알아야 하며, 직원들은 그들의 리더를 임파워해야 한다. 간호사들이 서로서로 임파워한다면, 그들은 준거적 권력을 얻게 된다. 간호사들과 간호전문직은 권력을 충분히 얻지 못하고 있는데, 이는 동료 간호사들이 권력을 나눠 갖고 약하게 유지되도록 내버려 두기 때문이다. 간호사들은 지식을 나누고 응집력을 유지하며 간호전문직을 가치 있게 만들고 서로를 지지해 줌으로써 다른 사람을 임파워할 수 있다. 권력

보기 13-4 리더십 전략: 권력과 정치적 역량 개발하기

권력 쌓기 전략

- 개인적 에너지 유지하기
- 다른 사람에게 영향력 있는 인물로 보이기
- 입장료 지불하기
- 조직 내 영향력 있는 사람 알아보기
- 조직문화 배우기
- 조직의 우선순위 사용방법 배우기
- 전문적 기술과 지식 증진하기
- 넓은 시야 가지기
- 전문가 활용과 상담하기
- 융통성 지니기
- 조직에서 눈에 띄고 목소리 내기
- 나팔 불기
- 유머감각 유지하기
- 다른 사람 임파워시키기

정치적 전략

- 정보 획득 기술 개발하기
- 눈치 있게 의사소통하기
- 주도적인 사람이 되기
- 권한을 확고히 하기
- 네트워크 만들기
- 개인적 자원 확장하기
- 기동성 유지하기
- 사람, 시기, 상황에 민감하기
- 부하직원의 정체성 증진시키기
- 조직의 요구에 부응하기

학습과제 13-4

신입 간호사로서 권력 쌓기

당신은 3년간 간호사로 일하였다. 6개월 전, 보건소에서 일하기 위해 지역 병원의 주간 책임 간호사직을 그만두었다. 떠나온 병원의 친구들은 당신을 무척 그리워하고, 보건소 간호사들은 대부분 당신보다 나이가 많았고, 거리감이 느껴졌다. 하지만 환자들과 일하는 것은 매우 좋아 이곳을 평생직장으로 결정하였다. 본인은 스스로 아이디어가 좋다고 생각하지만, 신입이기 때문에 아직 변화를 주도하는 역할은 못할 것으로 생각한다. 궁극적으로는 기관의 관리자로 승진하여 기관 내에서 성장을 주도하는 권력자가 되고 싶다. 권력의 기반을 다지기 위해 몇 가지 할 일이 있을 것이라 생각한다. 주말 내내 개인적 권력 쌓기 계획을 구상한다.

과제

권력 쌓기 계획을 세워 본다. 새로운 조직에서 권력의 기반을 다지기 위해 할 일을 6~10가지로 세부적인 예를 제시해 본다. 그리고 각 선택에 대한 근거를 제시한다(단순히 교재에 나와 있는 리스트에서 선택하지 말고 세부적인 행동을 서술한다). 이 연습을 할 때 본인이 속한 지역과 본인의 강점을 고려하여 과제를 해결하면 도움이 될 것이다.

쌓기와 정치적 전략은 보기 13-4에 요약해 두었다.

권력의 정치

정치는 합법적인 권력을 지혜롭게 사용하는 기술이다. 정치는 명확한 의사결정과 자기주장, 책무, 자신의 견해를 피력하려는 의지 등을 필요로 한다. 반응을 보이는 태도보다는 추진력이 있어야 하고 결단력도 있어야 한다. 오늘날 보건의료 분야에서 영향력 있는 리더-관리자는 권력을 효율적으로 사용할 수 있는 능력이 내재되어 있음을 깨닫게 될 것이다.

관리자가 속해 있는 조직 상황 내의 정치를 이해하는 것이 중요하다. 열심히 일하여 권력기반을 다지고 개인적 권력을 쌓으며 조직을 더 잘 파악한 후, 권력의 정치를 발전시킬 기술이 필요하다. 결국, 권력이란 무한정 얻어지는 것이 아니며 덧없이 사라질 수도 있다. 예를 들면, 사람들은 정치적 실수를 범하여 조직 내에서 힘들게 얻은 권력을 종종 잃곤 한다. 노련한 리더조차 이런 실수를 자주 범한다.

권력이란 보편적으로 얻을 수 있는 자원이긴 하지만, 무한한 것이 아니며 얻기도 잃기도 한다.

정치는 모든 조직에서 존재하기 때문에 조직 내 정치에 관한 윤리나 가치에 대한 논쟁은 부질없는 일이다. 그러므로 간호사들이 정치의 기술과 정치적 술책, 기술 터득을 거부하게 되면 이들은 에너지를 낭비하고 권력 없는 자로 남게 될 것이다. 정치는 소문이나 가십거리가 돌거나 비윤리적인 전략이 펼쳐질 때는 분열을 초래할 것이다.

그동안 역량 향상 측면에 대해서는 많은 관심을 갖긴 했으나, 정치적 행동의 미묘함을 학습하는 데는 별로 시간을 할애하지 않았다. 가장 중요한 전략으로 "분위기를 읽는 법"을 배워야 하는데(예를 들면, 조직 내에서 관계 이해), 이는 관찰과 청취, 독서, 초연함과 분석을 통해 가능하다.

권력이란 상호의존을 내포하므로 간호사들은 속해 있는 조직구조를 이해할 뿐 아니라 그 단체의 정치를 효과적으로 수행하는 것을 포함해 그 구조 내에서 효율적으로 능력 발휘를 할 수 있어야 한다. 관리자들이 권력과 정치를 이해해야 그들의 제한점과 변화를 위한 잠재력을 깨달을 수 있다.

자신의 권력을 이해하는 것은 두려울 수 있는데, 다양한 곳으로부터의 "공격"(또는 반대)이 자신의 권력을 약하게 만들 수 있음을 고려할 때 특히 그렇다. 이러한 공격이 나타나면, 영향력 있는 위치에서 전진하기보다 후진하고, 추진하기보다 반응적이 되어 자신감을 약화시킬 수 있다. 다음의 정치적 전략은 신출내기 관리자가 조직 내 정치의 부정적 효과를 없애는 데 도움이 될 것이다.

- **정보와 의사소통의 전문가 되기.** 증거적 사실이란 매혹적으로 보일 수도 있고, 정황에서 벗어날 수도 있음을 인지하라. 정보란 종종 타인의 필요에 의해 변형될 수 있으므로 사실 그대로 받아들이는 데 조심해야 한다. 관리자는 정보를 얻거나 타인에게 질문할 때 기술적으로 해야 한다. 적절하고 정확한 정보를 얻어 검토할 때까지 결정을 보류해야 한다. 필요한 과제를 제대로 하지 않은 경우 정치적 결과에 손상을 입히는 결정을 하게 된다.

  관리자 스스로 잘 모르는 것을 토론할 경우 스스로 덫에 걸리지 말아야 하며, 의사소통을 민첩하고 현명하게 하는 기술을 숙달해야 한다. 현명하고 민첩한 관리자는 적절한 정보가 없는 경우 "모른다"라고 말한다. 부적절한 상황에서, 부적절한 사람과 부적절한 정보를 나누는 것은 중대한 결과를 초래할 수 있다. 누가 언제 얼마나 많이 알아야 하는지 판단하기 위해서는 대단한 수완이 필요하다.

  정책적으로 가장 심각한 실수 중 하나는 조직 내 구성원에게 거짓말을 하는 것이다. 정보를 노출하지 않으려하거나 감추려는 것(때론 현명한 전략이 되기도 하지만)과는 달리 거짓말은 신뢰를 파괴하기 때문에 리더는 절대로 신뢰의 힘을 과소평가해서는 안 된다.
- **추진력 있는 결정권자 되기.** 간호사들은 역사적으로 오랫동안 반응적 태도를 보여왔기 때문에 추진력 있는 방법을 배울 시간이 별로 없었다. 수동적인 것보다는 반응적인 것이 낫긴 하지만, 추진력 있다는 것은 업무수행을 더 잘, 더 빨리, 더 효율적으로 하게 됨을 의미한다. 추진력 있는 리더는 기다리기보다 미래를 위해 준비한다. 보건의료체계의 새로운 변화에 직면하여 싸우기보다 변화를 맞이할 준비를 한다.

권한은 간호사들이 전향적으로 되도록 하는 방법 중 하나이다. 권력의 일부는 권력의 이미지인데, 영향력 있는 정치 전략 역시 이미지이다. "내가 해도 됩니까?"하는 질문을 하기 전에 리더는 해도 된다고 가정한다. 사람들이 허락을 구할 때, 사실상 그들은 어느 정도 책임을 지겠다는 것이다. 어떤 일이 조직 내부나 직무기술서에 명확히 금지되어 있지 않다면, 영향력 있는 리더는 그 일이 수행 가능하다고 생각한다. 행정적으로 눈치 빠른 간호사는 자기 지위에서 새로운 역할이나 새로운 위치를 구축하여 어느 누구도 하지 않은 일을 점진적으로 해나간다. 다시 말해서, 그들은 조직 내의 요구를 인식하고, 그 일을 해나간다. 조직은 부족한 것이 있고 불이행된 것이 있을 때 역할을 넓혀가도록 해준다. 그러나 권위자는 어떤 일을 그르쳤을 때 그것이 본인 책임임을 기억해야 하며, 이러한 전략은 실패도 뒤따를 수 있다.

- **개인적 자원 넓혀가기.** 조직이란 역동적이고 미래를 예측하기 불가능하기 때문에 추진력 있는 간호사는 새로운 자원을 확장함으로써 미래에 대비한다. 개인적 자원이란 경제적 안정, 더 높은 교육, 기술기반 확충 등이다. 일부에서는 이러한 정치적 전략을 "운용기동성 확장"이라 부르기도 하는데 이 경우, 제약적인 선택사항을 피하는 것이다. "은행에 돈이 있고 자동차에 연료가 가득 찬" 사람은 그렇지 못한 사람에 비해 운용기동성의 정치적 자유를 지니게 되는 것이다. 조직 내의 구성원들이 그들의 리더가 이직할 여력도 없고 그럴 능력도 없는 사람이라 인식하게 되면, 그 리더는 영향력을 잃게 된다. 특정 지위에서 재정적으로 의존하게 되면, 정치적 영향력을 잃게 된다. 마찬가지로, 새로운 기술을 배우지 못하거나 교육을 더 받지 못한 간호사는 훨씬 좋은 다른 직장을 찾을 기회와 함께 정치적인 힘을 잃게 된다.
- **정치적 협력자와 연합세력 넓히기.** 간호사들은 다른 집단과의 네트워크를 통해 협력자들과의 연합세력을 넓힘으로써 더 많은 힘과 영향력을 얻을 수 있는데 동료나 스폰서, 부하직원, 특히 조직 외에 관련된 사람들과 동료들을 말한다. 이런 관계를 통해 관리자는 현재 벌어지고 있는 일들에 대해 시류를 탈 수 있으며, 조언이 필요한 경우 도움을 받을 수 있다.

간호사들은 때에 따라 간호 관련분야에 직접적 영향을 주는 결정이 이루어지기 전에 의견주장을 집단적으로 해야 한다.

- **시기 선택에 민감해져라.** 성공적인 리더들은 행동의 타당성과 시기 선택에도 민감하다. 이제 막 대대적인 치과 치료를 받은 상관에게 비싼 간호학회에 참가할 제안서를 제출하는 사람은 시기 선택에 둔감한 전형적 예이다. 적당한 때를 고르는 것 외에도, 효율적인 관리자는 아무것도 하지 않는 것이 적절한 때임을 아는 것처럼 시기 선택의 다른 면에 대한 능력도 개발해야 한다. 예를 들면, 은퇴를 석 달 앞둔 문제 직원의 경우, 시간이 해결해 줄 것이다. 또한 민감한 관리자는 언제 요구를 멈출지

또한 배운다. 이는 사안을 계속 밀어붙이는 것이 정치적으로 현명하지 못하여 상사가 단호히 "안 된다"라고 말하기 전이 좋다.

- **부하직원의 존재에 대해 알려라.** 관리자는 부하직원의 존재를 여러 방법으로 알릴 수 있다. 일을 잘 해낸 경우, 다른 사람들 앞에서 "고맙다"라고 말하는 것이 효과적이다. 부하직원의 특별한 노력을 칭찬하는 것은 사실상 "우리가 일을 얼마나 잘 할 수 있는지 봐라"라는 의미이다. 부하직원에게 진심어린 감사편지를 보내는 것 또한 칭찬과 격려의 방법이다. 우수성을 보상하는 것은 효율적인 정치적 전략이다.
- **개인과 부서의 목표를 조직의 범주에서 보라.** 심지어 대단하고 가시적인 활동이라도 조직의 목표 달성을 위해 쓰지 않는 한, 바라던 권력을 획득하지 못한다. 순전히 개인적 이익을 위한 노고는 정치적 책임이 될 것이다. 초보 관리자는 대부분 전체적인 면보다는 본인에게 필요한 것과 개인적인 문제에 관해서만 생각한다. 게다가 사람들은 스스로 직접 해답을 찾으려는 시도보다 해결책만을 기대한다. 문제가 발생했을 때, 단순히 상사에게 그 문제를 보고하기보다 문제를 받아들이고 문제해결방안을 찾는 것이 대외적으로 더욱 기민한 일이다. 상사가 해결책을 수용하지 않더라도 문제해결을 위한 노력은 인정받을 것이다.
- **자존심을 버려라.** 정치적 행위가 부정적일 수 있긴 해도, 본인이 강 건너 불구경하는 입장일 수도 있으므로 정치적 싸움을 개인적으로 받아들이지 않는 노력을 해야 한다. 또한 모든 정치적 성공을 본인의 공으로 받아들이는 것을 조심해야 하는데,

학습과제 13-5

레몬으로 레모네이드 만들기

간호부장인 샐리 존스(Sally Jones)와 병원 관리자이자 CEO인 제인 스미스(Jane Smith)와 병원 부관리자인 밥 블랙(Bob Black)에 대한 실화를 바탕으로 한 이야기이다. 샐리는 병원에서 2년간 관리자를 맡고 있다. 그녀는 간호 업무 개선에 많은 공을 세웠고, 병원의 행정직원, 간호사, 의사들에게 존경을 받아왔다.

현재 상황은 새로 고용된 밥 블랙에 관한 일이다. 이전엔 부원장 직책을 만들기엔 규모가 작았지만, 병원이 성장함에 따라 이 직책을 새롭게 만들었다. 밥은 인사관리 업무의 책임을 맡았다. 지금까지 전체 병원 직원의 45%를 차지하고 있는 간호부서는 자체적으로 고용, 면접, 선발 업무를 맡아왔다. 밥은 고용된 이후 본인의 권력과 권한을 확장하고 싶어하는 기색이 역력하였다. 밥은 간호행정부서에서 최종 인력 선발을 해왔음에도 불구하고, 간호부서 인사직무의 대부분을 맡아 할 직원을 추가 고용하자고 제안하였고, 자기 부서에서 지원자 심사와 서류 검토 등을 해야 한다고 제안하였다. 샐리는 이러한 밥의 침해에 점점 더 불쾌해져갔다. 샐리는 최근 밥의 제안을 받아들이고, 계획을 논의하기 위해 제인과 밥에게 회의를 요청하였다.

과제

밥 블랙의 제안이 샐리 존스에게 어떤 위협(만약 있다면)이 되는가? 다가오는 미팅에서 샐리가 사용할 수 있는 정치적 전략 두 가지를 설명한다. 이러한 갈등에서 모두에게 득이 되는 해결책이 가능한가? 만약 가능하다면, 어떤 것이 있나? 모두에게 득이 되는 해결책이 없다면 샐리는 어느 정도 이길 수 있는가?

이는 단순히 적절한 시기에 적절한 위치에 있었기에 얻어진 것일 수 있기 때문이다. 관리자로서 정치적 실수에 대해서도 염두에 두라. 성공의 열쇠는 당신이 얼마나 빨리 다시 일어서느냐에 달렸다.

조직 내 권한과 권력 사용 시 리더십 역할과 관리 기능의 통합

권력을 얻고 현명하게 사용하는 관리자의 능력은 성공에 있어서 대단히 중요하다. 간호사들은 필요한 자질을 합법적으로 처리할 수 있는 권력을 얻지 않는 한 적절한 자질을 보장받지 못한다. 이를 위해서, 관리자는 권한과 권력의 차이에 가교역할을 하고, 개인적 권력의 기반을 개발할 수 있어야 하며, 조직 내의 부정적 정책을 최소화해야 한다.

권력과 권한의 사용에서 가장 중요한 리더십의 역할 중 하나는 부하직원을 임파워먼트시키는 것이다. 리더는 권력의 이중 피라미드 구조를 인지하고, 다른 사람의 권력을 하위 동료와 상사의 것까지 포함하여 인정한다. 리더-관리자가 조직에서 권한과 권력을 확립하고 유지하는 핵심 비결은 다음의 네 가지 과제를 실행하는 것이다.

- 권한과 권력의 차이가 벌어지지 않게 하기
- 가능한 한 부하직원을 임파워하기
- 권한은 부하직원이 필요에 따라 조직 내에서 무슨 일이 일어나고 있는지 보고 있을 때 사용하기
- 필요한 경우, 권력과 권한을 유지하기 위해 정치적 전략 사용하기

리더십 역할과 관리 기능을 통합하는 것은 권력이 오용되는 위험을 줄일 수 있다. 권력과 권한은 간호사와 간호직 전체에 대한 존경심을 증진하는 데 이용될 것이다. 권력을 편하게 사용하는 리더는 정치적 행동의 목표가 개인적 이익이 아니라 협력임을 안다. 리더십 역할을 통합한 성공적인 관리자는 타인에게 권력을 행사하기보다 타인에게 힘을 북돋아 줄 것이다. 보건의료 산업에서 살아남으려면 리더-관리자로서 반드시 필요한 것은 관리자가 정치술에 능하여 정치적 전략 사용에 능숙해지는 일이다. 이는 조직적 자원을 획득하고 간호목표를 달성하는 전략들을 사용함으로써 가능하다.

핵심 개념

- 권력과 권한은 리더십과 관리의 필수적인 요소이다.
- 권한에 대한 개인의 반응은 가족 단위에서의 권한에 대한 인상과 경험을 통해 일찍이 형성된다.

- 권한직위와 부하직원의 반응 사이에 존재하는 차이를 '권한–권력 차이'라고 한다.
- 직원을 임파워먼트시키는 것은 변형적 리더십의 전형적 특징이다. 임파워먼트란 능력을 펼칠 수 있게 해주고 발전하게 하며 힘을 부여해 주는 것을 의미한다.
- 권력은 긍정적이고 부정적인 면을 동시에 가지고 있다.
- 전통적으로 여성은 권력에 대한 관점이 남성들과 다르게 사회화되었다. 그러나 최근의 연구에서는 권력에 대한 성별의 차이에 변화를 보이고 있다.
- 보상 권력이란 다른 사람에게 보상을 할 수 있는 능력에 의해 얻어진다.
- 강압적 권력은 두려움과 처벌에서 기인한다.
- 합법적 권력은 지위에서 비롯되는 권력이다
- 전문적 권력은 지식이나 기술을 통해 얻어진다.
- 준거적 권력은 다른 사람과의 유대를 통해 얻어진다.
- 카리스마적 권력은 역동적이고 권력이 있는 인물로부터 나온다.
- 정보적 권력은 다른 사람이 필요로 하는 정보를 가지고 있을 때 얻어진다.
- 초보 관리자는 조직에서 권력을 얻기 위해 적절한 권력형성 기술을 사용해야 한다.
- 정치적으로 미숙하거나 적절한 정치적 전략을 사용하지 못할 경우 권력을 잃을 수도 있다.
- 정치는 모든 조직에서 존재하며, 리더–관리자는 정치와 정치적 활용 기술을 학습해야 한다.

부가적인 학습활동과 적용

학습과제 13–6

부하직원의 임파워먼트

보건소 간호사로 5년 동안 일한 후, 당신은 주 서부 카운티의 보건부 관리자로 최근 임명되었다. 이곳에는 각 부서별 주임이 한 명씩 있고, 간호부장, 부간호부장이 있다. 당신은 부하직원으로 8명의 간호사를 두고 있다. 이 조직에서 직원을 임파워먼트시키는 데 장벽은 별로 없어 보이지만, 보고를 받을 때 직원들의 말을 들어보면, 그들은 환자들의 지속적인 변화에 영향을 주는 일에서나 조직 내 정책을 바꾸는 일에 있어 무기력함을 자주 표현하였다. 그래서 당신은 우선 부하직원들을 임파워먼트시키는 전략을 세우기로 하였다.

과제

당신에게 직접 보고하는 직원에게 성공적으로 힘을 북돋아줄 수 있는 정치적 전략을 고안한다. 위임 과정에 필요한 세 가지 요소인 직원의 전문성, 지원적 환경과 효율적 리더십을 고려한다. 이 세 가지 중 당신의 통제 영역 안에 있는 것은 무엇인가? 당신의 계획이 방해받는 위협은 어디에 있는가? 성공 가능성을 높이기 위해 사용할 수 있는 변화 전략은 무엇인가?

학습과제 13-7

우정과 진실

당신은 보건소의 중간관리자이다. 가장 친한 친구 중 하나인 제니(Janie)는 당신 부서의 간호사 중 하나이다. 오늘 제니가 전화를 걸어, 어제 환자 가정방문 도중 젖은 현관 앞에서 미끄러져 허리를 다쳤다고 말하였다. 집 주인도 그녀가 넘어진지 몰랐고, 아무도 그 상황을 보지 못했다고 말하였다. 그녀는 6주간 병원 가료를 해야 한다는 의사의 권고를 받았으며, 자신이 사용가능한 병가가 더 이상 남지 않았으므로, 당신에게 산재보상에 관한 서류 준비를 부탁하였다.

제니와의 전화 통화 후 휴게실에서 잠시 커피를 마시며 휴식시간을 갖는데 우연히 부서 직원인 존(Jon)과 래시(Lacey)의 대화를 듣게 된다. 존은 제니와 어젯밤 수상스키를 탔는데, 제니가 수상스키에서 심하게 떨어지는 바람에 허리를 다쳤다고 말하였다. 존은 제니의 상태가 어떤지 궁금하여 전화를 할 것이라 말하였다.

당신은 일단 제니가 거짓말을 했다고 믿기 때문에 상처 받고 배신감을 느꼈다. 당신은 제니에게 전화를 걸어 따지고 싶었다. 그리고 그녀가 부탁한 산재보상을 거절할 생각이다. 제니가 당신을 이런 상황에 연루되어 화가 났다. 하지만 제니의 사고가 일과 무관함을 증명하기 또한 어렵다는 것을 잘 알고 있다.

과제

당신은 이 일을 어떻게 처리하겠는가? 만약 이 일을 제대로 처리하지 못할 경우 생길 수 있는 정치적 영향은 무엇인가? 이 문제를 해결할 때 당신은 권력과 권한을 어떻게 이용하겠는가?

학습과제 13-8

의사결정하기: 갈등과 딜레마

당신은 작은 아메리칸 원주민 진료소의 소장이다. 당신과 시간제 의사, 그리고 전문직이라고는 간호사 두 명뿐이다. 나머지 직원들은 당신이 교육시킨 아메리칸 원주민들이다.

간호학과를 졸업하고 간호사가 된 26세 여성 베넷(Bennett)은 남서부 지역의 큰 보건소에서 몇 년간 일한 경험이 있기 때문에 환자들의 여러 가지 문제들을 잘 알고 있다. 그녀는 부지런하고 매우 박식하다. 때때로 그녀의 주장적인 태도가 원주민 직원들 사이에서 위세를 부리는 것으로 오해받기도 한다. 하지만 모든 사람들은 그녀의 판단을 존중한다.

다른 간호사는 34세 남성 원주민 미키우(Mikiou)이다. 그는 걸프전에서 위생병으로 시작하여 간호사 시험을 볼 수 있기까지 몇몇 대학의 학위 외 경력개발 프로그램을 이수했으나 학사 학위는 없다. 그의 간호 지식은 때론 제한적이고, 업무수행도 대충 하는 경향이 있다. 하지만 그는 능숙하여 위험한 판단을 내린 적이 전혀 없다. 유머러스하고 온순한 성격 탓에 종종 병원에서 발생되는 긴장감을 줄여 주기도 한다. 원주민들은 그를 매우 자랑스럽게 여기며 미키우 또한 원주민들과 각별한 관계를 유지하고 있다. 하지만 그의 건강 습관이 좋지 않아 개선할 점이 많고 자주 결근하기 때문에 다른 사람들에게 특별히 귀감이 되지는 않는다.

베넷은 미키우의 행동을 더 이상 참을 수가 없었다. 그녀는 그에게 맞추어보려는 노력은 했으나 존중하지 않았으므로 더 이상 맞추어 일하기가 힘들다. 병원의 관리자로서 당신은 이 문제를 해결하기 위해 많은 방법을 시도해왔다. 당신은 특히 베넷과 같은 간호사를 직원으로 두고 있다는 점이 행운이라고 여긴다. 그녀처럼 우수한 자질을 지닌 간호사가 원주민 보호 구역에 들어와 살면서 일하려 하지 않기 때문에, 그녀 같은 간호사는 구하기 힘들다. 한편, 원주민들의 건강 인식을 제고시키려면, 원주민들이 관련 교육을 받고 기관에 배치되어야 언젠가 원주민 자신들의 병원을 운영할 수 있을 것이다. 이 보호구역에 돌아오고 싶어 하는 교육받은 원주민을 찾는 것은 상당히 힘든 일이다. 이제 당신은 행정적인 면에서 딜레마에 직면하였다. 베넷 간호사는 미키우가 나가거나 본인이 나가겠다고 말하였다. 그녀는 당신의 결정을 요구하고 있다.

과제

의사결정을 내리는 데 관련된 요소들을 나열한다. 어떠한 권력 사안이 있는가? 위험 요소가 가장 덜한 의사결정은 무엇인가? 당신의 의사결정이 타당한지 증명한다.

학습과제 13-9

권력 다툼

당신은 조그마한 지역 병원의 의료팀 리더이다. 당신의 근무시간은 오후 3시부터 11시이다. 당신이 사무실을 나올 무렵, 낮 근무팀 리더인 존(John)이 "말기 암 환자인 잭슨(Jackson) 부인이 주치의의 권고를 따르지 않고 퇴원 결정을 했다"라고 보고하였다. 존은 잭슨 부인의 주치의와 통화를 한 결과, 환자가 집에서는 통증 조절도 불충분할 것이며, 가족들의 보살핌도 기대하기 어려울 것이라는 걱정을 들었다. 주치의는 잭슨 부인이 퇴원하게 되면 며칠 내에 사망할 것이라 생각하지만 처방전과 차후 진료예약에 필요한 지시를 해놓았다.

당신은 이러한 상황을 파악하기 위해 바로 잭슨 부인이 있는 병실을 방문하였다. 환자는 의사가 살 날이 6주 정도 남았다고 말하여, 오랜 기간 그녀 곁을 지켜주었던 강아지와 함께 집에서 남은 시간을 보내고 싶다고 말하였다. 또한 "정리할 것"이 많다고 하였다. 그녀는 의사가 걱정하는 부분을 충분히 알고 있으며, 주간에 근무하는 간호사가 "의사 권고를 따르지 않고 퇴원하는 경우 현재 입원료에 대한 보험료 지급이 어려울 수도 있다"라고 말해주었다고 이야기하였다. 환자는 차가 도착하면 15분 뒤에 퇴원하겠다고 말하였다.

당신은 처방전과 차후 진료예약 사본을 받기 위해 간호실에 갔는데 부서 직원이 "의사 권고를 따르지 않고 퇴원하는 환자는 합법적으로 퇴원하는 것이 아니므로 처방전과 진료예약을 하기 위해서는 직접 의사에게 가야 하는 것이 병원 정책이다"라고 말하였다. 담당직원은 "병원은 이 서비스를 제공할 의무가 없으며, 환자가 선택한 만큼 환자가 선택을 감수해야 한다."고 말하였다. 그리고 당신에게 서류사본을 주지 않고, 환자 차트를 자기 무릎 위에 놓았다. 그 직원의 무릎에서 차트를 직접 가져오지 않는 한, 당신에게 그 서류에 대한 권한은 없다.

당신은 수간호사를 만났지만 수간호사는 어찌할 바를 몰라 했으며, 이런 경우 병원 정책에 따라 환자의 책임이라고 말하였다. 호출을 받고 나간 부서장은 잠시 병원을 비운 듯하다.

당신은 격분하였다. 당신은 환자가 퇴원하기 전에 처방전을 받아야 한다고 생각하며, 이는 의사가 지시한 것이기 때문에 환자는 처방전에 관한 "권리"가 있다고 믿는다. 또한 병원에서 약을 못 받으면 잭슨 부인은 필요한 약을 구할 가능성이 거의 없다는 것을 알고 있다. 5분 뒤, 잭슨 부인이 간호실에 친구와 함께 나타났다. 그녀는 이제 퇴원하겠으니, 처방전을 받고 싶다고 말하였다.

과제

이 시나리오에서의 권력 다툼은 당신과 부서 직원, 수간호사와의 조직적 정치를 포함한다. 이 시나리오에서 부서 직원의 권력은 비공식적인가, 공식적인가? 다른 대안은 무엇인가? 각 대안에 따른 비용이나 결과는 어떠한가? 당신은 어떤 행동을 취할 것인가?

학습과제 13-10

부하직원이 수순을 밟지 않을 때

당신은 중환자실의 수간호사이다. 간호사인 캐롤(Carol)은 학회 참석을 위해 일주일간 휴가를 신청했다. 그녀는 본인에게 남아 있는 휴가를 활용할 계획이며, 비용도 스스로 충당하려 한다. 학회는 한 달 후라 그녀가 좀 더 일찍 말하지 않은 것에 대해 당신은 약간 짜증이 났다. 캐롤이 신청한 휴가 기간과 석 달 전에 휴가신청을 해 허락해 준 다른 간호사의 휴가가 겹쳤기 때문이다.

당신은 캐롤에게 그 기간에 근무해야 한다고 설명하고, 그녀의 휴가신청을 거부했다. 캐롤은 교육학회가 중환자실 환자들에게 도움이 될 것이고, 비용에 대해서도 자신이 충당할 것이라 주장하며 이의를 제기하였다. 당신은 완강하게 그러나 예의 있게 거절 의사를 전하였다. 이후 캐롤은 그 기간 휴가신청을 위해 부서장에게 찾아갔다. 부서장은 당신의 결정을 지지했지만 당신은 캐롤이 부적절한 수순으로 문제를 해결하려 했다고 생각한다.

과제

당신은 캐롤을 어떻게 상대할 것인가? 스스로 접근 방식을 결정하고 정치적 근거를 뒷받침한다.

REFERENCES

Benison, L. (2009, March). Recognize your power. *Practice Nursing, 20*(3), 111.

French, J., & Raven, B. (1959). The bases of social power. In D. Cartwright (Ed.), *Studies in social power.* Ann Arbor, MI: University of Michigan.

Galinski, A. D., Magee, J. C., Ena Inesi, M., & Gruenfeld, D. H. (2009). Losing touch. Power diminishes perception and perspective. *Kellogg Insight: Focus on Research.* Retrieved December 19, 2009, from *http://insight.kellogg. northwestern. edu/index.php/Kellogg/article/losing_touch.*

Huston, C. (2008, April). Eleven strategies for building a personal power base. *Nursing Management, 39*(4), 58–61.

Huston, C. (2010). The nursing profession's historic struggle to increase its power base. In C. Huston (Ed.), *Professional issues in nursing.* Philadelphia, PA: Lippincott Williams & Wilkins.

McLaughlin, C. P., & McLaughlin, C. D. (2008). *Health policy analysis. An interdisciplinary approach.* Sudbury, MA: Jones & Bartlett.

Paynton, S. (2009, January). The informal power of nurses for promoting patient care. *Online Journal of Issues in Nursing, 14*(1), 3.

Pieszak, S. (2009, January). Staying on top. Personal power can overcome job burnout. *ONS Connect, 24*(1), 33.

Steele, M. (2009, August). Attachment relationships and adoption outcomes. *Children's Mental Health Review: August 2009.* Center for Excellence in Children's Mental Health. Retrieved December 31, 2009, from *http://www.cmh.umn.edu/ereview/Aug09.html.*

Thupayagale–Tshweneagae, G., & Dithole, K. (2007, July - September). Unity among nurses: An evasive concept. *Nursing Forum, 42*(3), 143–146.

BIBLIOGRAPHY

Alpers, R., Brown, G., Jarrell, K., & Wotring, R. (2009, July). Teaching politics to nursing students: An innovative project. *Teaching & Learning in Nursing, 4*(3), 104–105.

Betts, C. (2009, September). *Nursing and the reality* of politics. Nursing Inquiry, 16(3), 261–272.

Carnegie, E., & Kiger, A. (2009, September). Being and doing politics: An outdated model or 21st century reality? *Journal of Advanced Nursing,* 65(9), 1976–1984.

Fairholm, G. (2009). *Organizational power politics: Tactics in organizational leadership.* Santa Barbara: Praeger Publishers.

Gardezi, F., Lingard, L., Espin, S., Whyte, S., Orser, B., & Baker, G. (2009, July). Silence, power and communication in the operating room. *Journal of Advanced Nursing,* 65(7), 1390–1399.

García, I., & Santa–Bárbara, E. (2009, May/June,). Relationship between nurses' leadership styles and power bases. *Revista Latino–Americana de Enfermagem (RLAE),* 17(3), 295–301.

Hahn, J. (2009, May/June). Power dynamics, health policy, and politics. *MEDSURG Nursing,* 18(3), 197–199.

Hallett, C., & Fealy, G. (2009, October). Guest editorial: Nursing history and the articulation of power. *Journal of Clinical Nursing,* 18(19), 2681–2683.

Huston, C. J. (2009, November/December). Building your personal power base as a student and new nurse. *Imprint,* 56(5), 32–35.

Knol, J., & van Linge, R. (2009, February). Innovative behaviour: The effect of structural and psychological empowerment on nurses. *Journal of Advanced Nursing,* 65(2), 359–370.

Leavitt, J. (2009, March/April). Leaders in health policy: A critical role for nursing. *Nursing Outlook,* 57(2), 73–77.

Lyneham, J., Parkinson, C., & Denholm, C. (2009, November). Expert nursing practice: A mathematical explanation of Benner's 5th stage of practice development. *Journal of Advanced Nursing,* 65(11), 2477–2484.

Salhani, D., & Coulter, I. (2009, April). The politics of interprofessional working and the struggle for professional autonomy in nursing. *Social Science & Medicine,* 68(7), 1221–1228.

Spence Laschinger, H., Leiter, M., Day, A., & Gilin, D. (2009, April). Workplace empowerment, incivility, and burnout: Impact on staff nurse recruitment and retention outcomes. *Journal of Nursing Management,* 17(3), 302–311.

Zurmehly, J., Martin, P., & Fitzpatrick, J. (2009, April). Registered nurse empowerment and intent to leave current position and/or profession. *Journal of Nursing Management,* 17(3), 383–391.

Chapter 14

환자간호 조직

Organizational Patient Care

환자들은 지금 자신들이 진정한 보건의료(healthcare)의 중심에 있다는 확신을 여느 때보다 더 많이 원한다.

- Joan Shinkus Clark

정교한 실무를 수행하고 유지하기 위해서 모든 간호단위에서 매우 숙련된 관리자와 지도자가 필요하다는 것은 일차간호(primary nurse)의 도전과제이다. 이러한 지도자는 학습조직 형성을 통해 그들의 자원을 개발하는 것이 그들의 권리이자 책임이라는 것을 이해한다.

- Marie Manthey

학습목표

- 전인간호, 기능적 간호, 팀 간호, 일차간호와 사례관리를 포함한 다양한 종류의 환자간호전달체계를 구별한다.
- 환자간호전달모델의 발전사를 설명한다.
- 일차간호사의 권한을 유지시키는 촉진요인과 억제요인에 대해 논의한다.
- 관리의료와 인구집단기반 보건의료를 구분한다.
- 간호실무를 구별하기 위해 사용된 두 가지 주요 모델을 알아본다.
- 질병관리 프로그램의 기대 성과와 이를 달성하기 위한 사례 관리자의 역할을 확인한다.
- 미국간호대학협회(American Association of Colleges of Nursing)가 제시한 임상간호 지도자 역량을 서술한다.
- 직무 재설계가 간호 단위 내 사회적 관계에 얼마나 영향을 주는지 논의한다.
- 인력 구성이 직무 재설계와 환자간호조직에 어떤 영향을 주는지 설명한다.
- 환자간호전달체계를 바꾸기 전에 반드시 평가해야 할 요소들을 알아본다.

아무리 좋은 간호전달체계라 할지라도 간호전달체계를 뒷받침하는 철학과 적절한 자원이 없다면 실패할 수 있기 때문에, 최고관리자는 선택된 간호전달체계가 효과적이기 위해 기본 철학과 자원에 가장 크게 영향을 미친다. 하지만 일반적으로 한 병동이나 부서의 관리과정을 조직하는 단계에서 가장 큰 영향을 주는 사람은 바로 일선관리자와 중간관리자이다. 관리자는 업무가 이루어지는 방식을 조직하고, 조직의 분위기를 형성하며, 환자간호를 어떻게 전달하는지를 결정한다.

더욱이, 간호단위의 리더-관리자는 최상의 직무 활동을 결정함으로써 조직의 목표를 보다 효과적이고 효율적으로 달성할 수 있게 한다. 직무 활동이 어떻게 조직되었는지는 의사소통, 유연성, 직무 만족을 억제하거나 촉진시킬 수 있기 때문에, 이는 자원을 현명하게 사용하거나 다른 부서와의 조정 활동을 수반한다.

또한 리더는 생산적이며 조직의 요구 충족을 촉진하기 위한 기능을 조직하기 위해 조직과 그 구성원에 대해 잘 알고 있어야 한다. 만약 리더의 계획이 구성원들의 요구를 충족시키기 않는다면, 활동은 실패할 수도 있다. 환자간호에서 집단을 조직하는 리더-관리자의 역할과 기능은 보기 14-1에 제시되어 있다.

보기 14-1 환자간호조직과 관련된 리더십 역할 및 관리 기능

리더십 역할

1. 환자간호전달에 대해 조직의 구조가 효과적인지를 주기적으로 평가한다.
2. 환자간호조직을 변화시키기 전에 적절한 자원과 지원이 존재하는지를 결정한다.
3. 변화를 조정하는 동안 직무를 재설계할 인적 자원과 지원 인력을 평가한다.
4. 팀 노력을 위한 직무 집단을 격려한다.
5. 부하직원이 차별화된 실무 내에서 더 높은 수준의 교육, 임상 전문성, 역량 그리고 경험을 성취하도록 격려한다.
6. 선택된 간호전달모델은 전문 간호실무를 발전시킨다는 것을 확신한다.
7. 보건의료 팀 내의 각 구성원들의 능력을 최대화하는 간호전달모델의 사용을 격려하고 지지한다.
8. 조직의 미션과 철학 그리고 선택된 간호전달체계가 일치한다는 것을 확신한다.

관리 기능

1. 조직의 목표 달성을 촉진시키기 위해 직무 설계를 변화시킨다.
2. 전문 인력의 구성뿐만 아니라 환자의 요구에 가장 적절한 간호전달체계를 선택한다.
3. 간호전달모델의 변화를 분석하기 위해 과학적 연구와 최신의 문헌을 사용한다.
4. 시간뿐만 아니라 인적 자원과 물리적 자원을 최대한 활용하는 간호전달체계를 사용한다.
5. 간호를 제공하기 위해 비전문적 인력을 적절히 훈련하고 감독하고 있음을 확신한다.
6. 조직의 목표를 달성하기 위한 직무 활동을 조직한다.
7. 부서 내 그리고 부서 간 의사소통과 협력을 촉진시키는 방법으로 집단 활동을 조직한다.
8. 가능하면 비용-효과적인 방법으로 업무를 조직한다.
9. 실무의 역할을 구별하기 위해 기준을 상세히 기술한다.

보기 14-2 전통적 환자간호 전달방법

- 전인간호
- 기능적 간호
- 팀 그리고 모듈간호
- 일차간호
- 사례관리

환자간호를 조직하는 전통적 방법

환자간호를 제공하기 위해 간호를 조직하는 방법 중 가장 잘 알려진 다섯 가지 방법은 전인간호, 기능적 간호, 팀 그리고 모듈간호, 일차간호 그리고 사례관리이다(보기 14-2). 각각의 기본적 유형은 수많은 수정을 거쳐 왔으며, 새로운 용어를 만들어내기도 하였다. 예를 들면, 일차간호는 한때 '사례방법 간호'라는 명칭을 가졌지만 현재는 전문적 실무 모델로 언급된다. 팀 간호는 때때로 '간호의 파트너' 혹은 '환자 서비스 파트너'라고 언급되었으며, 사례 관리자는 그들이 간호를 제공하는 환경에 따라 다양한 명칭을 취한다.

자세히 살펴보면, 수많은 새로운 간호전달모델은 대부분 기존의 모델을 다시 이용하거나, 수정 혹은 명칭을 변경하였다. 실제로, 기존의 모델 원본에 충실하거나 다른 모델의 일부분을 포함하지 않는 전달체계를 찾는 것은 쉽지 않은 일이다. 이러한 간호전달체계가 병원의 간호를 조직하기 위해 개발되었다 할지라도, 대부분의 내용은 다른 환경에도 적용될 수 있다. 조직 모델을 선택하는 것은 직원의 기술, 유용성, 자원, 환자 민감성 그리고 수행될 업무의 특성을 포함한다.

수많은 새로운 간호전달모델은 대부분 기존의 모델을 다시 이용하거나, 수정 혹은 명칭을 변경하였다.

전인간호 또는 사례방법 간호

전인간호는 환자간호를 조직하는 가장 오래된 방법이다. 전인간호를 통해, 간호사들은 배정된 환자의 모든 요구를 충족시키기 위해 근무 시간 동안 모든 책임을 담당한다. 전인간호는 때때로 사례배정 방법(case method of assignment)으로 언급되기도 하는데, 이는 환자를 사례로 배정하며, 동시에 개인 간호가 수행되기 때문이다.

사실 19세기 전환기에 전인간호는 가장 두드러진 간호전달모델이었다. 간호는 일반적으로 환자의 가정에서 제공되었으며, 간호사는 전통적 간호에 더하여 요리, 청소, 그리고 환자와 그 가족에게 필요한 활동들을 담당하였다. 그러나 1930년대 경제 대공황 동안, 사람들은 더 이상 가정간호를 감당하지 못하게 되었고 가정의 개인 간호사들이 수행하였던 간호를 받기 위해 병원을 이용하기 시작하였다. 이 시기 동안, 간호사들과 간호학생들은 병원과 공공의료시설에서 간호를 제공하였다. 1930년대와 1940년대에 병원이 점차 성장함에 따라, 전인간호를 제공하는 것은 간호를 조직하는 일차적인 방법이 되었다.

이러한 배정 방법은 병원과 가정 간호 기관 내에서 여전히 사용되고 있다. 이러한 조직적 구조는 간호사들에게 높은 자율성과 책임감을 부여한다. 환자를 배정하는 것은 단순하고 직접적이며 다른 환자간호 전달방법처럼 계획이 필요하지 않다. 이 방법은 간호사의 책임감과 책무관계가 분명하다. 환자들은 이론적으로 간호사의 근무 시간 동안에 총체적이고 완전한 간호를 받는다.

그러나 각각의 간호사는 환자를 간호하는 방법이 다를 수 있다. 따라서 간호사가 삼교대 근무를 한다면, 대상자는 세 가지 형태의 간호를 받을 수 있으며, 이러한 점은 종종 환자를 혼란스럽게 한다. 질 좋은 간호를 유지하기 위해, 이러한 방법은 수준 높은 기술을 가진 간호인력이 필요하고 다른 형태의 간호 전달방법보다 더 많은 비용이 들 수 있다. 전인간호를 반대하는 사람들은 일차간호제공자가 수행하는 업무가 간호교육이나 훈련을 제대로 받지 않은 사람들에 의해 낮은 비용으로 수행될 수 있다는 점을 지적한다. 전인간호의 구조적 도식은 그림 14-1에 있다.

전인간호(total patient care)에 있어 가장 큰 단점은 환자에게 전인간호를 제공하는 간호사가 부족하거나 간호사의 경험이 부족할 때 발생한다. 간호의 초창기에는 면허 간호사만이 간호를 제공하였다. 지금 많은 병원은 간호를 제공하기 위해 면허 간호사가 아닌 다른 건강 보건인력을 사용하고 있다. 면허 간호사가 아닌 비전문적인 보조 인력과 함께 배정된 면허 간호사들은 과도한 환자 부담으로 인해, 보조인력 등을 감독할 기회가 거의 없으며, 잠재적으로 간호의 안전성이 보장되지 못할 수도 있다.

예를 들어, Jenerette(2009)는 전립선암과 골 전이 때문에 극심한 통증을 가진 환자에게 전인간호를 제공하기 위해 LPN(Licensed Practical Nurse)/LVN(Licensed Vocational Nurse)을 배정한 사례연구를 제시하였다. 이 연구에서, 담당 간호조무사는 간호의 우선순위를 정하지 못하였다. 대신, 그녀는 통증관리보다 활력징후에 초점을 맞췄고 환자통증에 대해 간단한 사정도 하지 못했다. 게다가 환자를 지지하려는 간호사들을 도와주려 하지 않았다. 모든 간호조무사들이 이러한 수준의 간호를 제공하는 것은 아닐지라도, Jenerette는 면허 간호사(RN)가 아닌 전인간호 제공자는 환자의 복잡한 요구를 충족시키기 위해 면허 간호사의

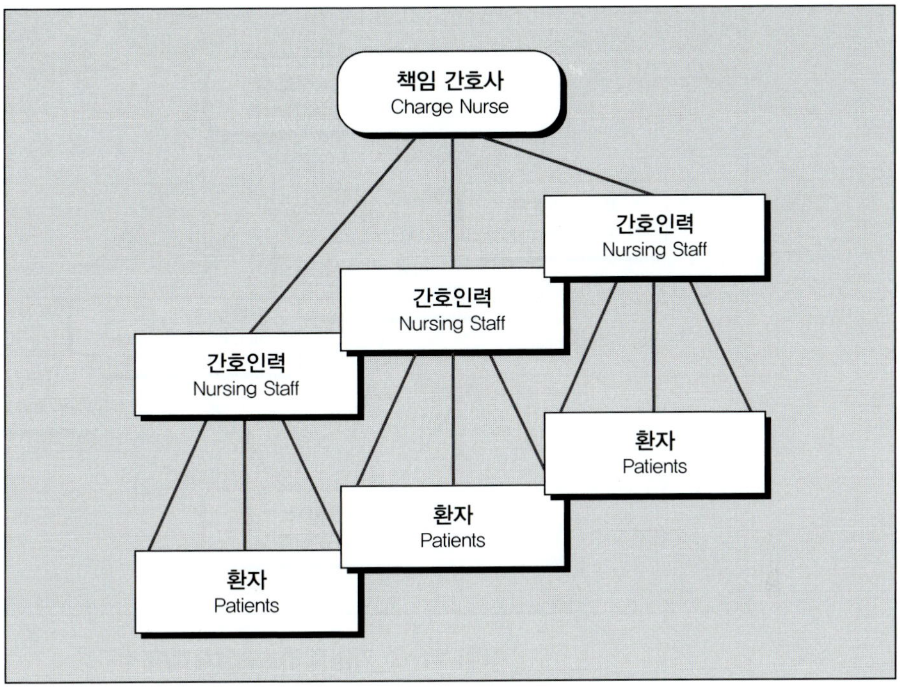

그림 14-1 사례방법 또는 전인간호 전달체계/조직구조

지원을 받아야 하고 LPN/LVN이 능숙한 전인간호제공자가 되기 위해서는, 일반적 환자들의 복잡한 요구에 대해 훈련을 받고, 면허 간호사의 감독을 받을 필요가 있다고 결론을 지었다.

기능적 간호방법

기능적 간호방법(functional method)은 제2차 세계대전과 Hill Burton Act(1946년 미국에서 병원 체계관리를 개선하기 위해 만든 법령)에 따른 급속한 병원 설립의 결과로서 발전하게 되었다. 전 세계적으로 간호사가 많이 필요했지만, 간호사가 부족하여 환자간호를 도와 줄 보조 인력이 필요하게 되었다. 상대적으로 기술이 부족한 인력들은 단순 업무를 하도록 훈련을 받았고, 반복을 통해 능숙해지게 되었다. 기능적 간호 업무의 실례는 혈압 측정, 투약, 침상 정리, 환자 목욕과 같은 것들이 있다.

간호사들은 직접적인 간호제공자보다는 간호의 관리자가 되었고, "다른 사람들을 통한 간호"라는 용어가 이러한 방법의 간호를 언급하는 데 사용되었다. 기능적 간호는 전달체계의 구조는 그림 14-2에 있다.

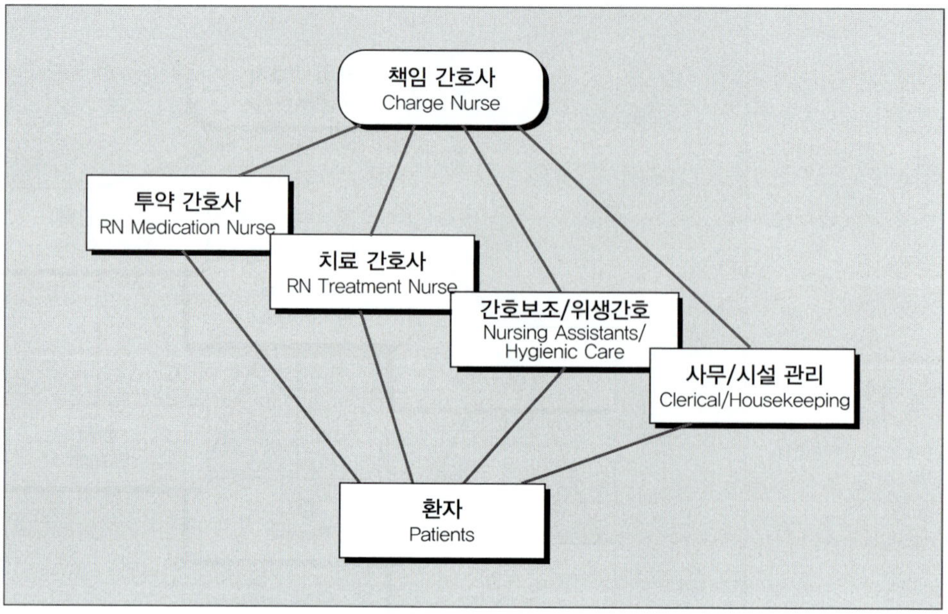

그림 14-2 기능적 간호전달체계/조직구조

환자간호를 조직하는 기능적 간호방법은 일시적인 방법이라고 생각되었기 때문에, 병원들은 전쟁이 끝나면 보조인력이 더 이상 필요하지 않을 것이라고 생각하였다. 그러나 제2차 세계대전 이후 베이비 붐과 급격한 인구 증가로 간호사는 여전히 부족하였다. 따라서, 다양한 수준의 기술과 교육 배경을 가진 새로운 보건의료 인력이 급격히 생겨났다. 현재 대부분의 보건의료기관은 다양한 교육 배경과 기술을 가진 보건의료인력을 지속적으로 고용하고 있다.

대다수의 관리자들은 기능적 간호방법을 가장 경제적인 간호제공 수단으로 생각한다. 만약 양질의 간호와 총체적인 간호가 필수적으로 고려되지 않는다면 기능적 간호의 주 장점은 경제적이라는 것이다. 기능적 간호방법의 주된 장점은 효율성이다. 이 방법은 책임에 따른 혼돈을 최소화하며 업무가 신속히 이루어진다. 기능적 간호방법은 또한 최소한의 간호사들로 간호가 이루어질 수 있게 하며, 수술실과 같은 많은 영역에서 기능적 간호 구조가 잘 운영되고 있으며 근거가 충분하다. 또한 장기 간호 시설에서도 기능적으로 접근하는 간호가 많이 사용되고 있다.

그러나 지난 10년 동안 보건의료기관에서 무면허 보조인력(unlicensed assistive personnel, UAP)의 사용이 증가하고 있다. 많은 간호행정가(nurse administrator)들은 무면허 보조인력에게 낮은 수준의 간호기술 업무를 위임하고, 전문적인 간호사들에게 더 숙련된 업무를 하게 한다는 점에서 더 경제적이라고 말한다. 하지만 다른 한편으로 간호사들이 무면허 보조인력(UAP)을 관리·감독하는 데 요구되는 시간이 낮은 수준의 간호업무를 수행하는 시간보다 덜 소비된다 할 수 없다. 최근 대다수 관리자들은 기능적 간호방법을 사용하고 있지 않다고 하지만, 전문적인 간호사에게 보조인력을 배정하는 것보다 차라리 보조인력에게 업무를 위임한다는 점에서 최소한 이 방법과 유사하다.

기능적 간호방법은 간호를 단편적으로 만들고 환자의 우선적인 요구를 간과할 수 있다. 또한, 일부 인력들은 반복적이고 단순한 역할로 인해 그들의 역할에 대한 도전의식과 자극을 충분하게 느낄 수 없기 때문에, 결국 기능적 간호방법은 직무만족도가 낮아질 수 있다. 또한 기능적 간호는 많은 조정자들이 필요하기 때문에 비용 효과적이지 않다. 직원들은 각자가 맡은 일에만 전념하기 때문에 업무 전반적인 결과에는 관심이 없다.

학습과제 14-1

전인간호로의 이행

대부분의 간호학생들은 임상실습을 기능적 간호방법의 형태로 수행함으로써 임상훈련을 시작하고 소수의 환자를 위한 전인간호 방법을 발전시킨다. 학생간호사로서의 초기 임상경험을 돌이켜 보자. 어느 간호방법이 학습하기가 쉬웠는가? 당신은 이러한 업무를 어떻게 습득하였는가? 당신이 이러한 업무를 습득하는 것은 시간 소모적인 과정이었나? 전인간호로 이행하는 데 어려움이 있었는가? 만약 그렇다면, 왜 그랬는가? 전인간호를 제공하는 데 가장 어려웠던 간호 기술은 무엇인가? 당신이 간호사로서 전인간호 제공자의 역할을 편하게 수행하기 위해 추가적인 기술을 학습할 예정인가? 당신은 어떤 고급 간호기술(비기능적)이 익히고 완수하는 데 가장 어려울 것이라고 생각하는가?

팀 간호

1950년대 전문 간호인력 부족이 계속됨에도 불구하고, 많은 사람들은 기능적 간호방법에서 발생되는 단편적 간호를 개선하기 위한 환자간호 시스템이 개발되어야 한다고 생각했다. 그 결과로서 팀 간호방법이 개발되었다. 팀 간호에서 보조인력들은 전문적 간호사의 지도 아래 환자들에게 간호를 제공하기 위해 협력한다. 간호사는 팀 지도자로서 팀 내 모든 환자들의 상태와 요구를 알고 개개인의 간호를 수립할 책임이 있다. 팀 지도자의 직무는 환자의 요구와 업무량에 따라 다양하다. 이러한 직무에는 팀원을 도와주고, 환자에게 직접적인 간호계획을 제공하며, 교육 및 환자 활동들을 조정하는 것을 포함한다. 팀 간호 구조는 **그림 14-3**에 나와 있다.

팀 간호에서는 팀원 간의 광범위한 의사소통을 통해 상대적으로 높은 비율의 보조 인력이 있음에도 불구하고 환자들에게 포괄적인 간호를 제공할 수 있다. 이러한 의사소통은 팀 리더와 각 팀원 사이에 비공식적으로 일어나거나 정기 팀 회의를 통

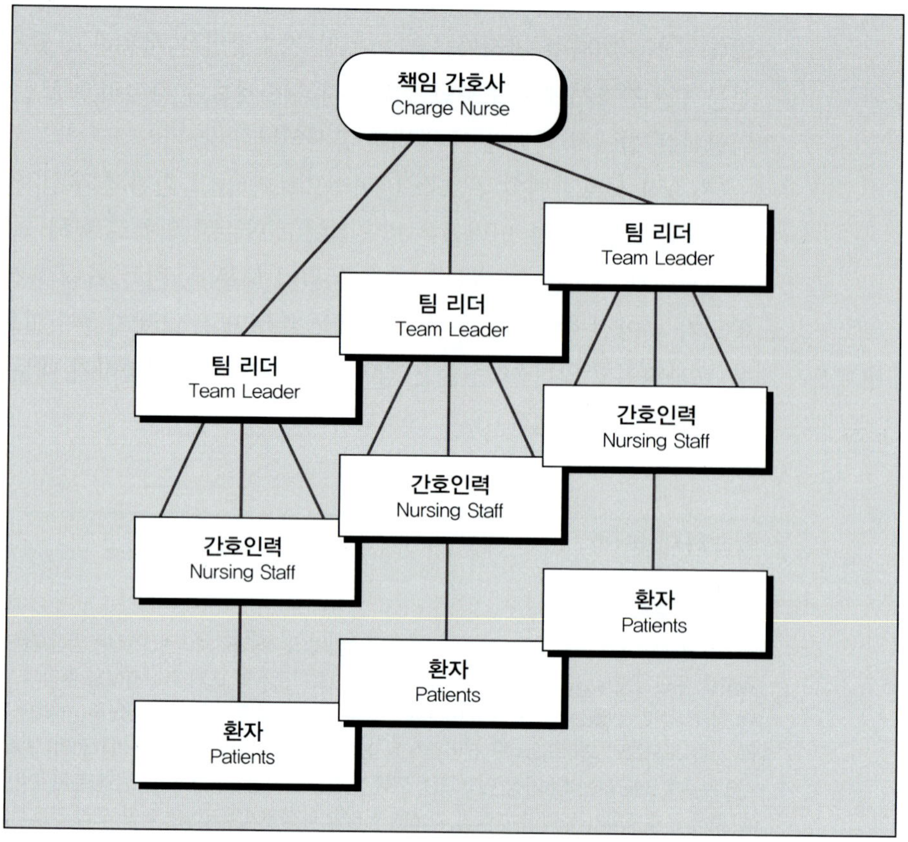

그림 14-3 팀 간호전달체계/조직구조

해 공식적으로 이루어진다. 한 팀에 5명 이상을 넘지 않아야 하며, 그렇지 않으면 조직은 기능적 간호로 되돌아갈 수도 있다.

팀 간호는 일반적으로 민주적인 리더십과 관련이 있다. 팀원들은 각각 책임을 분담한다 할지라도, 배정된 직무를 수행할 때 팀원들에게는 최대한의 자율성이 주어진다. 팀 간호를 수행 시 훌륭한 의사소통과 조정 기술이 필요하며, 일부 팀원의 경우 자기 훈련이 필요하다.

팀 간호는 팀원들에게 자신만의 특별한 능력이나 기술을 사용할 수 있도록 한다. 그러므로 팀 지도자는 간호사들에게 환자를 배정할 때 각 팀원의 능력에 대한 지식을 활용하도록 해야 한다. 모든 팀원에 대해 개개인의 가치를 인정하고 팀원들에게 자율성을 주는 것은 직무 만족도를 높이게 한다.

팀 간호의 단점은 팀 간호 자체의 철학과 관련된 것이 아니라 일차적으로 그 자체의 철학에 못미치는 부적절한 수행과 관련이 있다. 팀 간호계획과 의사소통에 충분한 시간이 주어지지 않는 경우, 이러한 점은 불투명한 책임, 실수 및 단편적 환자간호로 이어질 수 있다. 팀 간호를 위한 협력과 효과적인 의사소통의 중요성은 Cioffi와 Ferguson(2009)의 연구에 분명하게 제시되어 있다.

이 연구에서 팀 내 간호사들이 서로 돕지 않고 부적절한 의사소통을 하였을 때 갈등이 발생하였다(**근거 조사 14-1**). 따라서 팀 간호가 효과적이기 위해, 팀 리더는 능숙한 의사소통, 조직적인 관리와 리더십 기술을 가지고 훌륭한 실무자가 되어야 한다.

근거 조사 14-1

출처: Cioffi, J., & Ferguson, Am, L. (2009, August). Team nursing in acute care settings: Nurses' experiences. Contemporary Nurse: A Journal for the Australian Nursing Profession, 33(1), 2-12.

뉴사우스 웨일스에 있는 3개의 병원 중환자실에서 팀으로 일하는 간호사들의 경험을 확인하고 설명하기 위해 탐색적인 서술적 접근의 질적 연구가 시행되었다. 이 간호사들은 급성기 간호 병동에서 성인 환자들에게 직접적인 간호를 제공하였다. 5개 소집단으로 이루어진 15명의 간호사들이 그들의 팀 간호 경험에 대한 인터뷰에 참여하였다.

전반적으로, 참여자들은 팀 간호 방법이 환자 중심이며, 팀 간호사들은 간호를 받는 환자들과 친밀감을 느끼고, 간호가 실수 없이 보다 완벽해졌으며, 직원들을 보다 면밀히 감독할 수 있고, 환자간호가 더 향상될 가능성을 증대시키기 때문에 환자간호에 차이를 만들어 낸다고 느꼈다. 팀 간호 방법은 숙련성과 전문성이 부족한 직원을 잘 감독할 수 있게 하고, 간호사들이 휴식 시간을 갖고 서로 협력하도록 하며, 간호학생들이 경험이 풍부한 간호사들과 일하면서 더 많은 학습 기회를 갖도록 하며, 교육자들의 지속적인 지원을 받을 수 있게 하였다. 참여자들은 팀 수행의 효과가 협력과 효과적인 의사소통에 달려있다고 주장하였다. 팀 수행이 효과적이었을 때 간호사들은 간호의 질과 환자 안전이 향상되었다고 생각하였다.

모듈간호와 간호사 작업라인모델

팀 간호는 지난 30년 동안 많은 변화를 경험했다. 팀 간호는 대부분 순수한 팀 간호 형태로만 수행되지 않고, 팀 간호 방법과 기능적 간호방법이 병합되어 수행되었다. 팀 간호를 개선하기 위한 최근의 노력은 모듈간호와 간호사 작업라인모델(model RN line)을 포함한 많은 모델을 만들게 했다.

팀 간호는 대부분 순수한 팀 간호 형태로 수행되지 않고, 팀 간호 방법과 기능적 간호 방법이 병합되어 수행되었다.

모듈간호 방법은 2인조 간호팀이라고 불리는 모듈간호 팀원과 함께 소규모 팀(최소한 1명의 간호사를 포함한 2~3명 구성원) 접근법을 사용한다. 모듈간호에서 환자간호 단위는 일반적으로 모듈이나 구역으로 나뉘고 환자의 간호단위 내 지리학적 위치를 기초로 하여 배정된다.

간호사 작업라인모델은 직접적인 간호를 제공하는 간호사와 환자 돌봄 기술자(patient care technicians, PCTs)를 이용하며, 이들은 환자를 간호할 때 통합된 일차적 팀으로서 협력한다(Healthcare Workforce Solutions LLC, 2009a). 간호사 작업라인모델에서 소규모 팀은 U자 모양의 환자간호 "단위"를 돌보기 위해 배치된다.

"모든 간호 단위가 같은 수의 환자를 돌보게 되고, 같은 병실의 환자들에게는 한 명의 간호사를 배치하는 것이 본 모델의 목표이다. 교대 보고 시에는 병실에서 표준화된 SBAR(situation/back ground/assessment/recommendation, 상황/배경/사정/권고)을 사용한다. 업무는 낮 근무의 첫 순환(7am~11am)이 기준이 되고 간호사가 추가적인 지원을 필요로 하거나 뒤쳐졌을 때 알람등이 켜진다(Health Workforce Solutions LLC, para 1.)."

모듈간호 방법과 간호사 작업라인모델과 같이 팀을 소규모로 유지하고 가능하면 같은 사람을 같은 팀에 배치하는 것은 전문직 간호사가 팀원들을 계획하고 조정하는 데 더 많은 시간을 가질 수 있게 한다. 더욱이, 소규모 집단은 의사소통 단계를 줄이고, 직접 환자간호 활동을 위해 더 많은 시간을 사용할 수 있게 된다.

일차간호

관계-기반 간호로 알려진 일차간호는 1960년대 후반에 개발되었으며, 전인간호에서 나온 개념들을 사용하며, 간호사가 환자 옆에서 임상의 간호를 제공하게 한다. Manthey(2009)에 따르면 "일차간호의 기본적인 원칙들은 혁명적이다. 처음으로 병원 간호에서 특정 환자에 대한 명백한 책임과 권한이 특정 간호사(간호에 대한 독립적 의사결정을 법적으로 가능하게 하는 면허를 가짐)에게 주어졌다. 병원 간호의 역사상, 일반 간호사에게 그 정도의 자율성을 부여한 적은 없었다"(p. 36). 이는 환자간호의 관점에서 역할과 관계를 변화시키려는 도전뿐만 아니라 단위 조직, 행정 구조, 그리고 관리 철학의 재설계를 요구한다(Manthey).

일차간호에서, 일차간호사는 한 명 또는 그 이상의 환자의 입원이나 치료의 시작에서부터 퇴원이나 치료의 종료까지 24시간 내내 책임을 진다. 근무시간 동안 일차간호사는 해당 환자에게 직접간호를 전적으로 제공한다. 일차간호사가 근무가 아닌 경우, 일차간호사(primary nurse)가 직접 세운 간호계획을 따르는 보조간호사(associate nurse)가 간호를 제공한다. 일차간호 구조는 **그림 14-4**에 나와 있다.

많은 전문가들은 일차간호사의 역할은 면허 간호사(RN)에게만 제한되어야 한다고 주장한다. 그러나 Manthey(2009)는 팀 간호나 다른 모델이 모두 간호사일 때 성공할 수 있는 것처럼 일차간호는 다양한 기술을 병합할 때 성공할 수 있

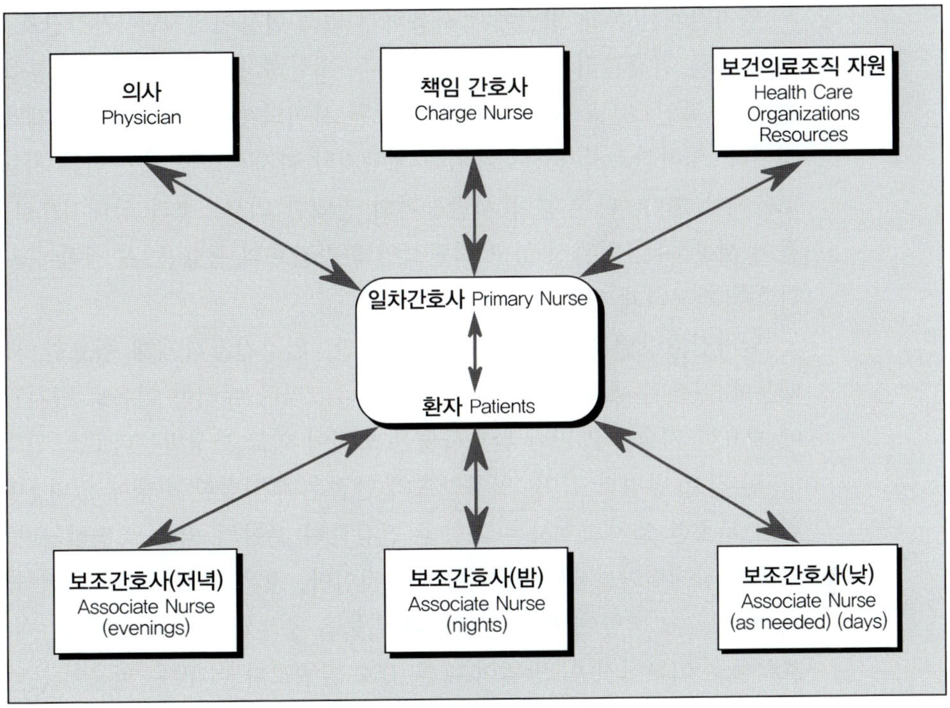

그림 14-4 일차간호/전담간호 전달체계 구조

다고 주장한다. Seton Family 병원에서 시행된 일차간호 모델을 예로 들 수 있다(Health Workforce Solutions LLC, 2009b). 이 모델에서 숙련된 간호사 간호관리자, 간호사 혹은 LVN 간호제공자, 임상 보조자(clinical assistant)로 구성된 팀은 배정된 환자 집단에게 간호를 제공할 책임을 공유한다. "간호사인 간호관리자는 팀을 이끌며 멘토링, 환자 순회와 배치, 그리고 실시간 환자 요구에 맞추어 내부 근무를 조정할 책임을 갖는다. 더욱이 간호사인 간호관리자는 직접적인 환자간호를 제공하는 것뿐만 아니라 초기 사정과 퇴원 계획 과정 동안에 필요한 감독을 한다. 간호사나 LVN 간호제공자는 직접적인 환자간호를 제공하고 임상 보조에게 조언을 한다. 임상 보조는 기본적인 간호 업무를 수행하고 다른 팀 구성원들을 돕는다" (para 1, 2).

팀 간호나 다른 모델이 모두 간호사일 때 성공할 수 있는 것처럼 일차간호는 다양한 기술을 병합할 때 성공할 수 있다.

일차간호는 본래 병원에서 사용하기 위해 만들어졌지만, 가정간호, 호스피스 간호나 다른 건강관리 전달체계에도 매우 적합하다. 일차간호사의 통합적인 책임은 환자, 의료인, 간호사와 다른 팀 구성원 사이의 분명한 의사소통 체계를 확립하는 것이다. 일차간호사가 간호계획을 세우지만 환자간호를 하는 다른 사람들과 의견을 조율해야 한다. 다른 분야 사람들과의 명백한 의사소통과 상대적으로 적은 간호사들이 제공하는, 일관성 있고 직접적인 환자간호의 통합은, 총체적이고 높은 수준의 간호를 가능하게 한다.

일차간호방법은 직무만족도가 높지만, 일차간호사에게 필요한 책임과 자율성 때문에 이를 수행하는 데 어려움이 있다. 그러나 이러한 이유로 일차간호 전달체계에 필요한 기술을 개발한 간호사들은 도전이 되고 보상받는다고 느낀다.

팀 간호 방법과 같이, 일차간호의 단점은 부적절한 수행에 있다. 미숙하거나 능력이 부족한 일차간호사는 다양한 건강관리 분야의 팀을 조정하거나 복잡한 환자 요구와 상태변화를 규명하기 어려울 것이다. 많은 간호사들이 이런 역할을 불편하게 여겼고 그 역할에 필요한 경험과 기술을 충분히 갖추지 못했다. 더욱이 모두 간호사들로 이루어진 이 방법이 다른 간호 방법보다 더 많은 비용이 든다고 밝혀지지 않았지만, 특히 간호사가 부족한 시점에는 일차간호사가 되기 위한 간호사를 충분히 모집하는 데 어려움이 있었다. 일차간호를 수행하기 위한 또 다른 과제는 "재원기간 단축, 파트타임 인력 증가, 그리고 다양한 근무 교대 시간이 총체적이고 통합된 간호를 제공하기 위한 지속적이고 실용적인 요구와 결합한다"라는 것을 포함한다(Manthey, 2009, p. 37). 단일화되고 결집력 있는 직원들의 합의에 의한 단위-기반의 의사결정은 이러한 논리적인 문제를 잘 관리할 수 있게 한다. (Manthey).

사례관리

사례관리(case management)는 환자 요구를 충족시키기 위해 제안된 또 다른 직무 설계이다. 미국사례관리협회(Case Management Society of America, CMSA)는 사례관리를 "비용효과적인 결과를 증진시킬 수 있는 유용한 자원과 의사소통을 통해 개인의 건강 요구를 충족시킬 수 있는 선택과 서비스에 대해 사정하고, 계획하며, 촉진 및 지지하는 협동적인 과정"으로 정의하였다(CMSA, 2008-2008, para 59).

사례관리에서 간호사는 각각의 환자에게 가장 비용 효과적인 제공자, 치료, 그리고 간호 환경을 제시한다. 사례관리 의뢰는 효율성의 척도로서 사용되는 입원기간(length of stay, LOS)과 분만(confinement)당 이익과 함께 병원입원 환경에서 시작되지만, 관리의료 시대(managed care era)의 사례관리는 종종 외래환자 환경까지 확장된다. 그러나 역사적으로 피보험자에 대한 입원환경과 급성기 후 간호 환경에서 질병 치료에 대한 단편적이거나 구성요소에 초점이 맞춰져왔다.

급성기 간호 사례관리(Acute care case management)는 이용관리와 퇴원 계획 기능을 통합하고 간호 단위에 기반을 두고, 관리되는 환자, 질병 혹은 일차간호사에 따라 배정이 된다. 예를 들어 Thomas(2009)는 간호의 경증, 중간, 중증 단계에 걸쳐 내과, 외과, 신경과와 심혈관계 내과 환자들 중에서 재원기간과 병원비 지불거절(payment denials)에 대한 조직의 성과(organizational outcome)에 관한 두 가지 사례관리 전달모델의 영향을 서술하였다. 이 연구 결과는 취급 건수와 역할 정의는 임상 전문가, 간호단위, 간호수준에 따른 입원기간과 병원비 지불 거절 관리에 통계학적으로 유의한 영향을 주었고 사례 관리자의 역할은 재원기간 관리의 11%를 예측하였다. Thomas는 사례 관리자와 같은 간접적인 돌봄제공자가 조직의 재정적 성공에 중요한 영향을 끼친다고 결론지었다.

사례 관리자는 종종 환자간호를 계획하는 데 표준진료지침(critical pathway)이나 다학제간 행동 계획(multidisciplinary action plans, MAPs)을 사용한다. MAP간호는 표준진료지침(critical pathway)과 간호계획(nursing care plan)을 결합한 것이다. 더욱이 간호의 MAP는 간호중재가 반드시 이루어져야 하는 시기를 제시해준다. 모든 건강보건 제공자들은 기대된 결과를 촉진하기 위해 간호의 MAP를 따른다. 만약 환자가 기존의 계획으로부터 벗어난다면, 변화가 제시된다. 변화는 정상 표준진료지침을 통해 환자의 진료과정을 바꾸기 위해 발생하는 것이다.

사례 관리자가 되기 위해 필요한 역할 기대와 지식의 범위는 매우 광범위하기 때문에, 오늘날의 실무 환경에서 일반적으로 일어나는 경우가 아닐지라도, 이러한 역할은 전문 간호사나 전문 훈련을 받은 면허 간호사에 의해 수행되어야 한다고 주장하는 전문가들이 있다.

일부 전문가들은 그 역할이 전문 간호사나 전문 훈련을 받은 간호사들에게 주어져야 한다고 주장한다.

질병관리

사례 관리자들의 책임이 커지고 있는 역할은 질병관리(Disease Management, DM) 프로그램을 조정하는 것이다. 인구-기반 보건의료(population-based healthcare)와 지속적인 건강증진(continuous health improvement)으로 잘 알려진 질병관리는 높은 비용의 만성질환 간호와 비용 상환에 대한 종합적이고 통합된 접근법이다.

질병관리(DM) 목적은 전형적인 의료비 상환 방식에 관계없이 치료환경에 걸쳐 최대 효율성을 가지고 질병이나 상태를 해결하는 것이다. 그리하여 만성질환에 대한 조기 발견과 조기 중재가 연속적으로 이루어지게 하였다. 이것은 예방과 사전 대책을 강구하는 사례관리를 두 가지 중요한 영역으로 만들고, 질병 · 급성기 병증(주된 비용의 원인)의 악화, 그리고 병원 입원 간호와 같은 값비싼 자원의 사용을 예방하고 감소시킨다. 더욱이, 질병관리 프로그램은 환자 결과에 대한 포괄적인 추적관리를 포함한다. 따라서 질병관리의 목표는 구성요소를 통합하고 장기적 성과를 개선하는 데 초점이 맞춰져 있다.

질병관리 프로그램에서 일반적인 높은 비용과 많은 자원들을 활용하는 질환들을 구분하고, 해당 집단이 프로그램 실행대상이 된다. 이 점이 사례관리와 질병관리에 가장 중요한 차이점 중 하나이다. 인구-기반 보건의료체계에서 초점은 개개인의 환자보다는 "살릴 수 있는 생명(covered lives)"이나 환자 집단에 맞춰진다. 질병관리의 목표는 운영가능성과 경제적 효율성에 필요한 적절한 수의 "살릴 수 있는 생명"에게 서비스를 제공하는 것이다. Lewis(2009)는 동시이환과 급성기 병증 비용(episode cost)에 대한 명확한 추정을 통해, 다뤄지고 있는 질환과 관련된 위해사건의 비율 감소는 직접적으로 투자수익률을 가져온다고 주장하였다. 다시 말해서, 질병관리는 환자의 요구가 충족되는 동시에 비용 발생 원인이 감소될 때 효과적이다.

환자 개개인에게 최적의, 비용효과적인 간호를 제공하는 것은 질병관리 프로그램의 성공에 중요하다. 그러나 계획, 수행, 평가는 대상 집단에 초점을 두고 있다.

질병관리 프로그램의 다른 주된 특징은 그 분야의 전문가들을 포함한 다학제적 건강관리팀의 이용, 최악의 선택을 줄이기 위한 대규모 모집단의 선택, 제공자에게 실무를 안내할 가장 좋은 실무 연구를 반영한 표준화된 임상 가이드라인, 간호환경을 넘어 환자 진행과정을 추적하는 통합된 자료관리 시스템 이용을 포함하며, 치료 알고리즘을 지속적으로 개선하도록 한다. 질병관리 프로그램의 일반적인 특징은 보기 14-3에 나타나 있다.

질병관리가 환자간호를 조직하는 수단으로서 성장한다는 사실은 분명하다. 이는 특히 정부 분야에서는 사실이며, 정부는 실제로 21세기 초까지 질병관리 시연프로젝트를 받아들이지 않았지만, 정부의 수많은 사람들이 더 좋은 비용으로 더 나은 결과를 전달하기 위한 노력을 주도적으로 계획하고 있다. 더욱이 질병관리는 미래에 비용 효과적이고 질적인 건강관리를 촉진하기 위한 전략으로서 중요하다. 그리고 질병관리 프로그램만이 매우 확장될 것으로 기대할 수 있다. 유사하게 사례 관리자로서 간호사들은 질병관리 프로그램의 개발, 조정과 평가에 중요한 사람으로서 새

보기 14-3 질병관리 프로그램의 일반적인 특징

1. 높은 비용의 만성질환의 간호와 비용상환(reimbursement)에 대한 종합적이고 통합된 접근법을 제시한다.
2. 비용이 많이 드는 급성기를 피하기 위해 조기 발견과 조기 중재뿐만 아니라 예방에 초점을 맞추지만 종합적인 간호와 비용상환(reimbursement)을 제시한다.
3. 개개인보다는 대상집단을 대상으로 삼는다.
4. 전문가를 포함한 다학제적인 건강관리팀을 이용한다.
5. 간호제공자를 안내하기 위해 가장 최상의 연구를 반영하는 표준화된 임상지침을 사용한다.
6. 간호환경을 넘어 환자 진행과정을 추적할 통합된 자료관리 체계를 사용하고 치료알고리즘을 지속적으로 개선하도록 한다.
7. 전문적 간호사들이 사례 관리자나 프로그램 조정자의 역할을 하게 한다.

학습과제 14-2

질병관리 프로그램 연구하기

인터넷에서 질병관리 프로그램을 찾아보자. 질병관리 프로그램에서 가장 일반적으로 제시되는 만성질환은 무엇인가? 이 프로그램을 어떤 단체나 기업(민영 보험회사, 관리의료 보험회사, 정부, 제약회사, 개인회사 등)들이 후원하는가? 위탁과정은? 프로그램은 승인되었는가? 사례 관리자나 프로그램 조정자로 간호사를 채용하였는가? 어떤 표준화된 임상지침이 프로그램에 사용되었고 근거에 기반을 두고 있는가?

과제

인터넷에서 찾은 프로그램 중 하나를 선택하여 조사한 결과를 한 장으로 요약해 본다.

롭고 확장된 역할을 지속적으로 경험하게 될 것이다.

차별화된 간호실무

차별화된 간호실무(differentiated nursing practice)는 교육이나 경험 및 능력에 따라 간호사의 역할과 업무를 구별하는 것을 말한다. 간호업무의 차별화를 뒷받침하는 철학은 간호사들이 대상자의 요구를 충족시키기 위해 개개인의 능력에 가장 적합한 역할구조와 책임 안에서 업무를 해야 한다는 것이다. 차별화된 간호실무에 대한 합리적인 근거는 간호자원을 효과적이고 효율적으로 사용하도록 장려하고 교육, 생산성, 전문성에 기초한 적절한 보상을 제공하며, 간호사의 만족도를 증가시키며, 간호에 대해 충실하고, 간호전문직의 명성을 제고하는 간호 능력으로 환자의 요구를 충족시키기 위함이다.

Fox(2006)는 간호업무를 차별화하기 위해 두 가지 기본 모델을 사용하라고 제안한다(**보기 14-4**). 교육모델은 역량모델보다 더 오래된 모델이며, 간호사의 교

보기 14-4 차별화된 두 가지 기본 실무 모델

형태	차이점
교육 모델	교육 수준을 기반으로 한 역할 차이
역량 모델	개개인 간호 기술 수준, 전문성, 경험들을 기반으로 한 역할 차이

학습과제 14-3

간호단위 수준에서 차별화된 간호실무

당신은 차별화된 간호업무를 기반으로 한 새로운 급여 구조에 대한 가이드라인과 직무기술서를 개발하기 위해 간호관리자들과 일반 간호사들로 이루어진 위원회의 일원으로서 역할을 하고 있다. 몇 명의 위원회 위원들은 변화에 반대하고 있다. 위원회는 간호사를 다양한 급여 수준에 따라 4가지 수준으로 구분하고 있다. 일부 위원들은 한 단계에서 다음 단계로 올라가기 위해서는 교육과 전문성이 모두 필요하다고 생각하지만, 어떤 위원들은 전문성만 갖춰지면 된다고 생각한다.

지금까지 위원회는 다음 단계로 올라가길 원하는 간호사들은 (a)해당 단계의 레벨에 지원을 하고, (b)직속 상사와 상급 단계의 다른 간호사들로부터 추천받아야 하며, (c)직무를 수행하기 위해 필요한 전문성을 가지고 교육을 받아야 한다. 세 번째 조건을 갖추는 데에는 어려움이 따른다. 당신은 각 단계에 필요한 교육의 형태와 정도나 전문성을 기술하는 방식에 대해 동의하지 않을 수 있다.

과제

간호단위 수준에서 차별화된 간호업무를 위한 제안서를 작성해 보자. 교육 정도, 경력 혹은 당신의 경력을 차별화시켜 주는 기술 수준을 사용할 것인가? 또는 이 세 가지를 병합하여 사용할 것인가? 간호의 네 수준을 어떻게 부를 것인가? 각 수준마다 최소한의 요구 조건이 있는가? 아니면 개인마다 차이를 둘 것인가?

육 수준에 따라 역할을 구분하고 간호의 제공, 의사소통 그리고 관리라는 간호의 세 가지 기본 요소를 포함한다. 교육모델 이후에 등장한 역량모델은 부분적으로 미국간호협회의 8가지 간호 표준과 초보자(novice), 상급 초보자(advanced beginner), 능숙자(competent), 숙련가(proficient), 전문가(expert)로 이루어진 Benner(1984)의 5단계 간호업무 수준을 기초로 한다. 지난 20년간 간호전달모델로서 차별화된 간호업무에 대한 관심은 줄어들었지만, 간호 전문가들이 업무에 대한 교육 입문 수준을 끌어올리기 위한 노력에 중점을 둔다면, 차별화된 간호실무는 다시 관심의 대상이 될 것이다.

임상간호 지도자

많은 새로운 환자간호전달모델들은 다른 구성원들의 팀 구성원을 이끄는 임상전문가로서 간호사를 포함한다. 예를 들어, 미국간호대학협회(America Association of

Colleages of Nursing, AACN)는 1990년대 초에 새로운 간호역할을 제시하였다. 임상간호사로서 지도자(clinical nurse-leader, CNL, 일명 임상간호 지도자)가 이에 해당하며, 이는 현대 건강관리 체계의 현실에 더 민감한 반응을 보인다. 간호학 석사 학위를 가진 전문적 분야별 간호사로서 임상간호 지도자는 모든 보건의료 환경 내에서 간호가 이루어지는 순간에 임상 리더십을 발휘하고, 성과-기반 실무와 질적으로 향상된 전략을 수행하며, 임상 실무에 참여하고, 개인과 가족의 보건의료 요구에 민감하게 반응하는 환경을 만들고 관리한다(AACN, 2007).

그러나 임상간호 지도자의 역할은 일종의 행정가나 관리자가 아니다. 대신에 임상간호 지도자는 "대상자 간호를 계획 · 수행하고 평가하기 위해 연구기반 정보를 흡수하고 적용함으로써 간호단위나 환경 내에 특정 대상자 집단을 위한 보건의료 성과에 대한 책임을 갖는다"(AACN, 2007, p. 6). 더욱이 임상간호 지도자는 개인이나 집단에게 간호를 제공하고 관리하며, 보건의료 팀이 제공하는 간호를 조정하고, 대표하며, 감독함으로써 대상자의 간호를 계획 · 수행, 그리고 평가한다(AACN).

임상간호 지도자는 또한 학제간 팀과 협력을 하는 데 중요한 역할을 한다. Susan B. Hasmiller와 Robert Wood Johnson Senior Advisor for Nursing은 팀의 리더로서 임상간호 지도자는 간호를 안전하게 전달하기 위해 위험분석 전략과 필요한 자원들을 확인한 뒤, 필요한 결정을 하기 위한 환자중심의, 근거기반의 실무와 수행 자료를 신뢰해야 한다고 주장하였다(Robert Wood Johnson Foundation [RWJ], 2009). 엄밀한 의미로 임상간호 지도자는 보건의료가 전달되는 방식을 재설계하는 "거대한 약속"을 보여준다.

AACN이 임상간호 지도자 개념을 소개한 이래로 대학들은 임상간호 지도자과정을 개설하기 위해 모여들었다. 현재 "간호가 이루어지는 상황에서 간호의 임상 전문지식을 제시하기 위해 교육과 실무가 협력하는 시도에 102개 이상의 간호교육 프로그램과 211개 실무기관이 참여하였다"(Bunkers & Nelson, 2009, p. 18). 더욱이, 미국 보훈보건청(Veterans Health Administration, VHA)은 임상간호 지도자를 초창기에 도입하여, 2004년 50개 재향 군인의료원의 시범사업으로 임상간호 지도자 계획을 수행하였다. 미국 보훈보건청에서 임상간호 지도자는 "환자가 중심이 되는, 근거에 기반을 둔, 성과를 지향하는 간호실무에 일반 간호사들이 참여하는" 중추적인 임상가로서 여겨졌다.

환자간호를 조직하는 데 최적의 방식 선택하기

대부분의 보건의료기관은 환자간호를 조직하기 위해 한 가지 또는 그 이상의 방식을 이용한다. 모든 간호를 면허 간호사가 제공하는 것은 아니지만, 선택된 간호전달체계는 단순히 경제학적인 측면에서가 아니라 환자 측면에서 민감해야 한다. 그리고 특정한 집단의 특정 활동에 필요한 지식과 기술이 적절한 간호전달모델을 결정하는 데 있어 항상 결정적 요인이 되어야 한다. 간호부는 그들의 특정 상황에 가장 적합한 방법을 토대로 환자간호를 전달하는 방법을 조직할 필요가 있다.

많은 간호부는 특정 부서나 병동에 가장 적합한 간호 조직 방법을 객관적으로 결정하기보다는 가장 대중적인 방법을 토대로 환자간호를 조직하는 방법을 선택해왔다.

만약 현재 간호전달체계가 결함이 있다고 평가된다면, 관리자는 이용 가능한 자원을 검토하고 변화에 필요한 자원과 이용 가능한 자원을 비교할 필요가 있다. 간호관리자는 종종 많은 간호사가 필요한 시스템을 선택하고, 부적절한 자원만을 찾음으로써, 변화 계획에 실패하곤 한다. 환자간호를 조직함에 있어 리더십을 발휘해야 하는 것 중의 하나는 자원의 이용가능성을 결정하고 제시된 변화를 지원해야 하는 것이다. 성공적인 변화를 위해서는 최고 수준의 행정가와 대다수의 간호인력의 헌신이 필요하다. 보건의료는 다학제적으로 이루어지기 때문에, 사용된 간호전달체계는 간호 단위 외의 수많은 사람들에게 커다란 영향을 줄 것이다. 따라서 시스템의 변화에 영향을 받는 사람들은 그러한 계획에 반드시 참여해야 한다. 변화는 다른 부서, 의료진, 그리고 보건의료 소비자들에게 영향을 준다. 가장 중요한 것은, 간호 서비스 부서의 철학이 선택된 간호전달모델을 뒷받침해야 한다는 것이다.

환자간호전달 방식을 바꿀 때 자주하는 실수는 새로운 방법이 어떤 기능을 하고 어떻게 실행되어야 하는지를 완전히 이해하지 않고 바꾸는 것이다. 성공적인 변화를 위해서 관리자는 적절한 연구를 수행해야 하고 새로운 방법을 적절히 수행할 수 있도록 숙달되어야 한다. 모든 간호사들이 의사결정에 대한 자율성을 가진 어려운 작업을 원하는 것은 아니라는 점을 기억하는 것이 중요하다. 직원의 직무 설계 상황과 많은 것들이 지속적으로 상호작용을 하게 된다. 역할 이행이나 사회적 관계 및 대인관계로 인해 직무 만족이 일어나지는 않는다. 따라서 간호 리더-관리자는 조직의 화합을 방해하는 직무 재설계가 직무에 대한 불만족 수준을 높일 수도 있다는 것을 인식할 필요가 있다.

모든 간호사들이 의사결정에 대한 자율성을 가진 어려운 작업을 선호하는 것은 아니다.

이러한 변화는 쉽게 일어나지 않는다. 리더-관리자는 현재의 시스템을 평가하고 변화를 생각할 때 다음을 고려해야 한다. 실패를 분석하고 변화를 고려할 때 다음 사항을 고려해야 한다.

- 환자간호전달체계의 방법이 조직의 철학 안에서 다루는 간호의 수준을 제공하고 있는가? 이 방법은 다른 조직 목표들을 촉진하거나 저해하는가?
- 간호전달체계는 비용효과적인 방법으로 이루어지는가?
- 간호전달체계는 환자와 그들의 가족을 만족시키는가?
- 환자간호전달기관은 간호인력에게 어느 정도의 이행과 역할 만족을 제공하는가?
- 이 체계가 간호과정의 수행을 가능하게 하는가?
- 이 체계는 간호의 전문성을 독립적 그리고 상호의존적으로 증진시키고 지지하는가?
- 이 방법은 보건의료팀의 모든 구성원들의 적절한 의사소통을 촉진시키는가?
- 환자간호전달체계의 변화가 개인과 집단 의사결정을 어떻게 바꿀 것인가? 누가 영향을 받을 것인가? 자율성은 증가하는가? 아니면 감소하는가?
- 사회적 상호작용과 상호간의 관계가 어떻게 변화할 것인가?
- 고용인들은 그들 병동의 업무를 다르게 보게 될 것인가? 업무의 일부분에서 간호의 전체까지 변화가 일어날까(예를 들어, 전인간호는 업무 전체가 변하지만, 팀 간호는 일부만 변하게 될 것이다.)?
- 변화는 일부 돌봄제공자에게 더 광범위하거나 제한된 기술과 능력을 필요로 하는가?
- 업무의 재설계는 직원들이 그들의 수행에 대한 자가 평가나 타인들에게 피드백 받는 방식을 변화시키는가?
- 의사소통양식이 변하는가?

각 간호단위나 조직에서 환자간호를 전달하는 가장 적절한 모델은 직원의 기술과 전문성, 간호사의 이용 가능성, 조직의 경제적 자원, 환자에 대한 민감성, 그리고 수행될 직무의 복잡성에 달려 있다.

환자간호 조직에서의 리더십 역할과 관리 기능의 통합

조직화하는 것은 매우 중요한 관리 기능이다. 업무는 조직되어야 하고 그 결과 조직의 목표가 유지된다. 업무는 분배되어야 하고 자원, 인력, 자료, 그리고 시간을 충분히 활용해야 한다. 통합된 리더-관리자는 기관이나 간호단위의 간호철학과 자원의 이용가능성이 선택할 환자간호전달체계의 형태와 미래 업무 재설계의 성공 가능성에 매우 큰 영향을 준다는 것을 이해해야 한다.

따라서 통합된 리더-관리자는 간호단위 목표 달성을 촉진하는 환자간호전달체계를 선택하고 수행해야 할 책임이 있다. 업무 집단의 모든 구성원들은 특히, 업무가 재설계되거나 새로운 환자간호전달체계가 수행될 때 명확한 역할을 통해 도움을 주어야 한다. 업무 활동에서 팀 효과는 생산성과 직원의 만족도를 증가시킨다. 결점을 찾는 것보다 열악한 조직의 업무에 대한 해결책을 찾는 것이 중요하다.

환자간호를 조직하는 데 '최상의' 방식은 없다. 리더십 역할과 관리 기능을 통합하는 것은 선택된 환자간호전달모델이 질적인 간호를 제공하고 직원 만족도를 증가시킨다. 또한 간호전달방식의 변화는 적절한 자원, 타당한 이유, 조직의 응집성에 어떠한 영향을 주는지에 대한 관심 없이는 시도될 수 없을 것이다. 역사적으로 간호학은 전문 실무를 촉진하는 데 효과가 검증된 연구가 잘 이루어진 모델 보다는 사회학적 사건(예: 간호인력 부족, 보건의료 인력 급증)에 기반을 둔 환자간호전달모델을 도입했었다. 리더십 역할은 환자간호의 일차적 초점을 비용 감소와 환자 결과를 향상시키는 전문적 실무 모델 촉진에 두어야 한다는 것을 요구한다.

보건인력 부족을 예상해 볼 때, 많은 보건의료기관은 현재 사용되고 있는 동일한 모델을 이용해서 간호를 전달하는 보건의료 인력은 거의 없을 것이라고 걱정하고 있다. 보건의료기관은 모든 해결책과 대안이 수립되기 전 지금 바로 계획을 세우고 시도를 해야 한다. 보건의료의 미래를 변화시키기 위해서는 많은 사람들이 힘을 합쳐야 하기 때문에, 모든 전문가들이 더 똑똑하게 생각하고, 고정관념에서 벗어나 급성기 간호 환경 내 · 외부의 대상자에 대한 간호를 조직하고 전달하는 혁신적인 방법을 생각해야 한다.

핵심 개념

- 사례 배정 방식을 사용하는 전인간호는 환자간호 조직 방법 중 가장 오래된 형태이고 오늘날에도 여전히 널리 사용되고 있다.
- 기능적 간호방법은 각각 다른 간호인력들이 특정 업무를 수행하도록 한다.
- 팀 간호는 환자집단의 간호에서 교육 수준과 기술이 다양한 팀 구성원을 조정하는 간호사-리더를 이용한다.
- 모듈간호와 간호사 작업라인 모델은 지리학적 위치로 구분되는 소규모의 환자 집단에 간호를 제공하기 위해 간호사와 비전문 보건인력으로 구성된 소규모 팀을 사용한다.
- 일차간호는 환자가 전달체계의 중심에 위치하도록 조직된다. 한 명의 간호사가 24시간 동안의 간호계획과 조정을 책임진다.
- 사례관리는 간호의 질을 향상시키고, 비용효과적인 결과를 촉진하기 위해 의사소통과 이용가능한 자원들을 통해 개개인의 건강 요구를 충족시키는 선택과 서비스를 사정 · 계획 · 수행 · 조정 · 모니터링 · 평가하는 협력적인 과정이다.

- 역사적으로 사례관리는 개인 환자에게 초점을 두었지만, 사례 관리자는 질병관리 프로그램에서 같은 만성 질병을 가진 환자 집단에 대한 간호 계획을 세운다.
- 차별화된 간호실무는 간호사들의 기술, 지식, 교육 수준, 동기를 토대로 다양한 역할을 설명한다.
- 간호의 다학제간 행동 계획(multidisciplinary action plans, MAPs)은 변화뿐만 아니라 간호중재가 일어나는 시기를 보여주는 것을 제외하고, 표준진료지침과 간호계획이 통합된 형태이다.
- 임상간호 지도자는 석사학위를 소지한 경력 간호사로서, 모든 보건의료 환경 안에서 임상적 리더십을 제공하고, 성과기반의 실무와 질 향상 전략을 수행하며, 임상 실무에 참여하고, 개인과 가족의 보건의료 요구에 민감한 환경을 만들고 관리한다.
- 전달체계는 어느 조직에서 사용하고 있는 체계에서 존재하는 다양한 설계요소를 가지고 있다.
- 각 단위 간호전달구조는 조직의 목표 달성을 촉진해야 하고, 비용효과적이며, 환자를 만족시키고, 간호사에게 직무만족도를 제공하고, 간호과정을 수행할 수 있게 하며, 보건의료 제공자들에게 적절한 의사소통을 제공해야 한다.
- 업무를 재설계할 때, 직원들 개개인의 결과를 반드시 고려해야 한다. 업무 재설계는 사회적 상호작용, 자율성의 정도, 필요한 능력과 기술, 직원 평가, 의사소통 유형에 영향을 준다.

부가적인 학습활동과 적용

학습과제 14-4

저항을 줄이기 위한 계획 세우기

당신은 면허 간호사만 일하는 중환자실에서 근무한다. 간호사들은 12시간 교대근무를 하고, 각 간호사는 환자의 간호 요구도에 따라 한 명이나 두 명의 환자를 간호한다. 이 중환자실에서는 항상 전인간호전달체계를 사용해왔다. 최근 당신의 병동 관리자가 간호사들에게 자원의 사용을 최대화하고 재원기간을 단축시키기 위해 이 중환자실의 모든 환자들에게 사례 관리자를 배치한다고 알렸다. 많은 병동간호사들은 사례 관리자에 대해 분개하였으며 이는 환자간호에 대한 간호사의 자율성과 통제 능력을 감소시킨다고 생각하였다. 그들은 다학제적 실행 계획을 포함한 간호에 대한 변화를 기록해야 할 필요성에 저항하였으며, 비협조적이었지만 순응하지 않을 수 없었다.

당신은 자율성이 다소 줄었다고 생각할지라도, 사례 관리자가 환자의 퇴원 속도를 가속화시키는 간호를 효과적으로 조정한다고 생각할 것이다. 현재 병동의 분위기는 매우 긴장되어 있다고 생각할 것이다. 부서 관리자와 사례 관리자는 다른 간호사들이 이러한 변화에 동의하도록 당신에게 도움을 요청할 것이다.

과제

계획된 변화와 사례관리에 관한 당신의 지식을 사용하여, 이러한 저항을 줄일 수 있는 계획을 세워 본다.

학습과제 14-5

환자간호전달모델의 종류

당신이 일하는 곳에서 사용되고 있는 환자간호전달모델의 종류를 조사해 본다. 이때 조사활동을 병원으로 제한하지 않도록 한다. 하나의 보건의료기관이 한 집단에 배정되어야 한다. 가능하면, 다양한 전달체계를 사용하는 간호사들을 면담하고, 면담 결과를 동료와 함께 공유한다. 당신은 얼마나 많은 환자간호전달모델을 찾았는가? 당신이 일하는 보건의료기관 내에서 가장 광범위하게 사용되고 있는 모델은 무엇인가? 이 모델은 최근 간호학 문헌에서 가장 많이 제시되고 있는 모델과 다른가?

학습과제 14-6

관리의료 시스템 수행

당신은 최근 부분적으로 관리의료 시스템(managed care system)을 도입한 가정간호 기관의 책임자이다. 과거에는 Medicare system의 허가를 받기 위해서는 의사 처방이 필수적이었지만, 현재는 의료보장 기관으로부터 승인을 받아야 한다. 과거에, 공공의료 간호사들은 그들에게 배정된 사례업무에 대한 사례 관리자로서의 역할을 했다. 현재 의료보장 기관 사례 관리자들이 직원들 간의 수많은 갈등을 일으키면서 이러한 역할을 대신하고 있다. 더욱이, 이사회로부터 가정간호에 기술이 부족한 비전문인력을 더 많이 사용하여 비용을 줄이라는 압력이 있다. 당신이 그렇게 하지 않으면, 당신의 기관은 더 이상 살아남지 못할 것이라는 것을 당신은 깨달았다.

당신은 다른 가정간호기관을 방문하여 당신의 선택을 신중하게 조사하였다. 당신은 몇 가지 종류의 팀 접근법을 사용해야만 한다고 결정하였다.

과제

수행을 위해 계획, 목표, 시간표를 개발한다. 계획안에서 당신의 결정이 누구에게 가장 많이 영향을 줄 것인가? 변화를 이끌어가는 사람으로서, 가장 중요한 역할은 무엇인가?

학습과제 14-7

임상간호 지도자 채용

당신은 중소병원 내·외과병동의 코디네이터이다. 관리를 하는 데 가장 큰 어려움 중의 하나는 병동 수준에서 근거기반실무를 수행하는 것이다. 간호사들은 컴퓨터를 통해 수많은 보건의료 자원에 접근한다. 더욱이, 당신의 병원에서는 전자처방시스템(Computerized Provider Order Entry, CPOE)을 사용하며, 이 시스템은 최상의 실무와 표준화된 임상 가이드라인을 링크하였다. 그러나 당신은 일부 직원들이 그들의 임상실무에 새로운 근거를 통합하기 위한 최상의 방법에 대한 반복된 워크숍에도 불구하고, 그들이 항상 해왔던 것을 계속하고 있다는 것을 알고 있다. 당신은 변화 노력을 달성하는 데 필요한 리더십 기술과 새로운 역할에 대한 직원들을 감독하는 데 필요한 관리 기술을 가진 사람을 채용함으로써 이러한 문제를 해결하고자 한다.

오늘 당신이 사무실로 돌아갔을 때, 임상간호 지도자로부터 이력서를 한통 받게 되었다. 그녀는 최근 임상간호 지도자 프로그램을 석사과정으로 이수하였으며 그녀의 임상 경력은 간호대학에서 받은 것이 전부였다. 그녀의 교육적 배경은 당신은 그녀가 병동을 변화시키기는 근거기반 의사결정과 성과중심 실무를 촉진시키기 위한 교육적 배경을 가졌다는 것을 알게 되었다.

또 다른 이력서 한 통은 아픈 가족 구성원의 병간호로 5년간의 공백기를 가졌지만, 석사 학위를 가졌으며 일반 간호사와 책임 간호사로 수 년의 임상경험을 쌓은 간호사의 이력서였다. 그녀는 20년 전 대학원 교육의 일환으로 석사논문을 완성하고, 당신은 그녀가 최소한 간호연구와 간호연구의 실무 적용에 대해 어느 정도의 지식을 가지고 있다는 것을 알고 있다. 당신에게 주어진 제한된 예산을 고려해볼 때, 당신은 이들 중 한 사람만 고용할 수 있다.

과제

임상간호 지도자를 고용하거나 임상과 연구전문지식을 갖춘 경력 간호사의 고용을 촉진하고 제한하는 원인을 제시한다. 당신은 임상간호 지도자의 제한된 임상경험은 리더와 조직의 변화 원동력이 되는 그녀의 능력에 영향을 준다고 생각하는가? 임상간호 지도자는 당신이 새로이 고용하고자 하는 관리 기술을 가지고 있는가? 당신은 임상간호 지도자가 이러한 변화를 위해 더 많은 준비를 해야 한다고 생각하는가? 당신은 어느 사람을 선택할 것인지 결정하고, 당신이 사용하게 될 전략을 제시하여 이 사람이 당신이 원하는 결과를 달성하는 데 부족할 수도 있는 리더십, 관리 그리고 변화기술을 습득할 수 있도록 도와주어야 한다.

REFERENCES

American Association of Colleges of Nursing. (2007, February). *White paper on the education and role of the clinical nurse leader.* Retrieved December 22, 2009, from *http://www.aacn.nche.edu/Publications/WhitePapers/CNL2-07.pdf.*

Benner, P. (1984). *From novice to expert: Excellence and power in clinical nursing practice.* Menlo Park, CA: Addison-Wesley.

Bunkers, S., & Nelson, M. (2009, June). Clinical nurse leader: A new role for nursing and health care. *South Dakota Nurse, 51*(2), 18.

Case Management Society of America. (2008-2009). *Glossary/FAQs. Case management—definition.* Retrieved December 21, 2009, from *http://www.cmsa.org/Consumer/GlossaryFAQs/tabid/102/Default.aspx.*

Cioffi, J., & Ferguson Am, L. (2009, August). Team nursing in acute care settings: Nurses' experiences. *Contemporary Nurse: A Journal for the Australian Nursing Profession, 33*(1), 2-12.

Fox, S. (2006). Differentiated nursing practice: Maximizing resources or dividing an already divided profession? In C. Huston (Ed.), *Professional issues in nursing.* Philadelphia, PA: Lippincott Williams & Wilkins.

Health Workforce Solutions LLC. (2009a). *Model RN Line. Key elements. The 'nursing cell.'* Innovative Care Models. Retrieved December 22, 2009, from *http://www.innovativecaremodels.com/care_models/8/key_elements.*

Health Workforce Solutions LLC. (2009b). *Primary care team: Key elements. RN-led nursing team.* Innovative Care Models. Retrieved December 22, 2009, from *http://www.innovativecaremodels.com/care_models/6/key_elements.*

Jenerette, C. (2009, April). Effectiveness of the licensed practical nurse as a total care nurse for patients with cancer requiring acute care. *Clinical Journal of Oncology Nursing, 13*(2), 145-146.

Lewis, A. (2009, February). How to measure the outcomes of chronic disease management. *Population Health Management, 12*(1), 47-54.

Manthey, M. (2009). The 40th anniversary of primary nursing: Setting the record straight. *Creative Nursing, 15*(1), 36-38.

Ott, K. M., Haddock, K. S., Fox, S. E., Shinn, J. K., Walters, S. E., Hardin, J. W., et al. (2009, November-December). The clinical nurse leader: Impact on practice outcomes in the Veterans Health Administration. *Nursing Economics, 27*(6), 363-371.

Robert Wood Johnson Foundation. (2009). *Clinical nurse leaders as agents of change.* Retrieved December 21, 2009, from *http://www.rwjf.org/pr/product.jsp?id=39501.*

Thomas, P. (2009, January). Case management delivery models: The impact of indirect care givers on organizational outcomes. *Journal of Nursing Administration, 39*(1), 30-37.

BIBLIOGRAPHY

Boris, L., Baase, L., & Peccia, K. (2009, May). Who says you can't have primary care nursing in an outpatient setting? *Oncology Nursing Forum, 36*(3), 55–56.

Carr, D. (2009, July–August). Collaborations in leadership: The nurse case management and nursing administration connection. *Professional Case Management, 14*(4), 178–184.

Craig, K., & Beichl, L. (2009, September–October). Globalization of healthcare: Case management in a 21st–century world. *Professional Case Management, 14*(5), 235–246.

Daroszewski, E. (2009, November–December). Book ends. The doctor of nursing practice and clinical nurse leader: Essentials of program development and implementation for clinical practice. *Nursing Education Perspectives, 30*(6), 398.

Differentiated entry level competencies (DELC) work group update. (2009, April). *Texas Board of Nursing Bulletin, 40*(2), 2.

Grinspun, D. (2009, July–August). Ringing alarm bells on changing models of care delivery. *Registered Nurse Journal, 21*(4), 6.

Hix, C., McKeon, L., & Walters, S. (2009, February). Clinical nurse leader impact on clinical microsystems outcomes. *Journal of Nursing Administration, 39*(2), 71–76.

Howard, G. (2009, March–May). LPN corner. No man/woman is an island: Team nursing vs. primary nursing. *Alabama Nurse, 36*(1), 4.

Kowinsky, A., Greenhouse, P., Zombek, V., Rader, S., & Reidy, M. (2009, September). Care management redesign: Increasing care manager time with patients and providers while improving metrics. *Journal of Nursing Administration, 39*(9), 388–392.

Maciejewski, M., Chen, S., & Au, D. (2009, July). Adult asthma disease management: An analysis of studies, approaches, outcomes, and methods. *Respiratory Care, 54*(7), 878–886.

Mukamel, D., Cai, S., & Temkin–Greener, H. (2009, August). Cost implications of organizing nursing home workforce in teams. *Health Services Research, 44*(4), 1309–1325.

Pierce, P., Asick, R., & Weaver, M. (2009, March). Trained ESRD mentors: An important resource for total patient care. *Nephrology News & Issues, 23*(3), 36.

Rosseter, R. (2009, August). A new role for nurses: Making room for clinical nurse leaders. *Joint Commission Perspectives on Patient Safety, 9*(8), 5–7.

Schreiner, S., & Cote, J. (2009, March–April). Nursing education's role in optimizing the primary care nursing team in an ambulatory setting. *AAACN Viewpoint, 31*(2), 1, 8–11.

Sheaff, R., Boaden, R., Sargent, P., Pickard, S., Gravelle, H., Parker, S., et al. (2009, April). Impacts of case management for frail elderly people: A qualitative study. *Journal of Health Services Research & Policy, 14*(2), 88–95.

Sherman, R., Edwards, B., Giovengo, K., & Hilton, N. (2009, October–December). The role of the clinical nurse leader in promoting a healthy work environment at the unit level. *Critical Care Nursing Quarterly, 32*(4), 264–271.

Sjetne, I., Veenstra, M., Ellefsen, B., & Stavem, K. (2009, February). Service quality in hospital wards with different nursing organization: Nurses' ratings. *Journal of Advanced Nursing, 65*(2), 325–336.

Skillings, L., & MacLeod, D. (2009, October–December). The patient care coordinator role: An innovative delivery model for transforming acute care and improving patient outcomes. *Nursing Administration Quarterly, 33*(4), 296–300.

Treloar, A. (2009, April–June). My dream job! ~ A day in the life of Clinical Nurse Leader (CNL). *Pulse (00334189), 46*(2), 2.

Unit V

인력관리에서의 역할과 기능

Roles and Functions in Staffing

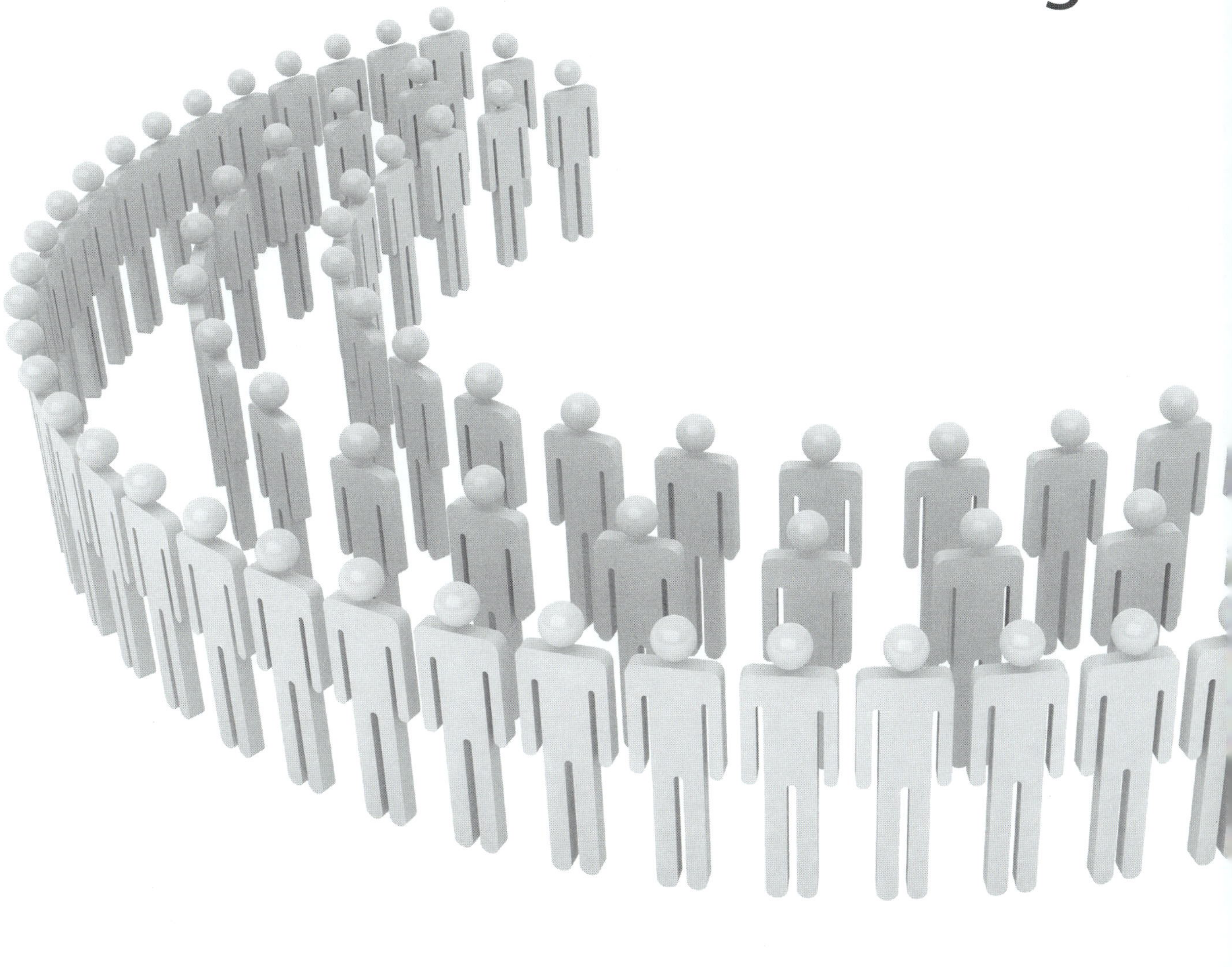

Chapter 15

직원모집, 선발, 배치, 교화

Employee Recruitment, Selection, Placement, and Indoctrination

직원선발보다 더 중요한 것은 없다. 리더십, 팀 구축, 교육, 보상, 총체적 질관리도 좋은 채용보다 중요할 수 없다.

- Gerald Graham

나는 항상 자신의 일에 있어서 최고의 수준에 있는 사람들과 함께 했다. 그 이유는 그들이 나보다 낫다는 것을 내가 굳이 알고 싶지 않기 때문이다.

- Shirley Sears Chater

학습목표

- 최근 세계적으로 간호인력 부족현상을 일으키는 수요와 공급요인을 기술한다.
- 조직철학을 반영하고, 재정계획 임무를 충족하고, 간호전달체계를 선택하여 수행하는 데 필요한 직원의 수와 형태를 결정한다.
- 모집공고에서 지원자를 성공적으로 모집하기 위한 조직역량에 영향을 미치는 변수들을 규명한다.
- 조직 내 · 외부 승진에 영향을 미치는 추진력과 억제력을 설명한다.
- 인력모집과 인력보유 간의 관계를 명확하게 기술한다.
- 면접과정에서 주관성을 줄이고 신뢰성과 타당성을 향상시킬 수 있는 면접기술을 설명한다.
- 해당 직위에 요구되는 능력과 자질을 지원자가 충분히 갖추고 있는지 여부를 판가름할 수 있는 적절한 면접 질문을 개발한다.
- 합법적 혹은 비합법적 면접 조사를 구별한다.
- 직원선발에 영향을 미치는 평가자의 개인적 가치, 편견을 분석한다.
- 직원배치를 결정하는 데 조직의 요구와 직원의 강점을 고려한다.
- 직원 유도훈련과 오리엔테이션에 포함할 적절한 활동을 선택한다.

보기 15-1 **직원채용의 순차적 단계**

1. 조직철학을 반영하고, 재정계획 임무를 충족하고, 간호전달체계를 선택하여 수행하는 데 필요한 직원의 수와 형태를 결정한다.
2. 직무기술서의 실무표준을 바탕으로 직원의 모집, 면접, 선발, 배치를 수행한다.
3. 직원 유도훈련과 오리엔테이션에 조직의 자원을 이용한다.
4. 각각의 직원이 조직의 가치와 간호단위의 규범에 잘 적응하고 있는지 확인한다.
5. 간호대상자의 요구를 바탕으로 생산성 향상 및 유지를 위해 창의적이고 유연한 근무 배치표를 사용한다.

기획, 조직에 이어 채용은 관리과정의 세 번째 단계이다. 채용에서 관리자는 조직목표를 성취하기 위해 직원을 모집, 선발, 배치하고 조직의 가치를 주입한다. 보기 15-1에 제시된 이러한 단계들은 모든 채용 활동과 각각 상호의존적 관계를 갖지만, 각각 순차적으로 이루어진다.

간호조직은 간호직원들이 조직의 목표를 달성하도록 요구받는 노동집약적인 조직이므로, 보건의료조직안에서 직원채용은 중요한 관리과정 단계이다. 더구나 간호조직은 하루 24시간, 1년 365일 열려 있어야 하며, 대상자의 요구는 매우 다양하다. 이와 같이 대규모의 인력은 높은 수준의 기술과 전문성을 골고루 갖추고 다른 직원을 지원할 수 있어야 한다.

인력은 또한 성별, 문화, 민족, 연령, 그리고 간호조직이 돌보아야 할 커뮤니티의 다양한 언어를 반영해야 한다. 인력구성에서 민족, 성별, 그리고 세대의 다양성을 충분히 고려하지 않으면 돌보아야 할 대상자 집단 간의 건강격차가 발생하게 된다. De Leon-Siantz(2007)는 21세기에 건강격차를 없애는 것은 자신들이 몸담고 있는 공동체의 민족 그리고 인종의 다양성을 고려하는 간호지도자에 달려 있다는 사실에 동의한다. 이러한 다양성에 대해 민감성을 가지고 반응하는 직원은 조직 내에서 가장 높은 수준의 다양성의 가치를 반영한다. 이러한 목적의 중요성은 아무리 강조해도 지나치지 않다.

이 장은 전문 간호사 채용에서의 국가와 지역동향을 탐색한다. 또한 예비채용의 기능 즉, 인력수요 산정, 모집, 면접, 선발, 인력배치 등을 다룬다. 뿐만 아니라 2가지 직원교화 활동, 즉 유도와 오리엔테이션을 검토한다. 이와 같이 채용임무에서 고유한 관리 기능과 리더십 역할은 보기 15-2에 나타나 있다.

인력수요 예측

인력수요를 정확하게 예측하는 것은 인력위기를 피할 수 있는 매우 중요한 관리기술이다. 관리자들은 인력 풀(pool)의 출처, 지역 간호대학의 재학생 수, 신규직원의 평균근무기간,

보기 15-2 예비 채용기능과 관련된 리더십 역할 및 관리 기능

리더십 역할

1. 최근 그리고 기존의 인력변수에 대한 지식을 바탕으로 인력수요를 계획한다.
2. 조직에 필요한 인재상을 규명하고 모집한다.
3. 다양한 지원자를 찾고 지원을 하도록 격려한다.
4. 채용과정에서 개인이 가진 인간적 편견을 인식한다.
5. 지원자의 독특한 재능과 조직의 인력요구가 가장 적합하게 일치될 수 있는 가능성을 찾는다.
6. 유도 및 오리엔테이션 프로그램이 간호단위의 요구를 적절하게 반영하고 있는지를 상시적으로 평가한다.
7. 신규직원이 조직의 정책을 충분히 이해하고 있는지를 확인한다.
8. 직원의 보유와 업무만족을 향상시킬 수 있는 업무환경을 지속적으로 조성하도록 한다.

관리 기능

1. 조직의 목표를 달성할 수 있는 적합한 기술을 갖춘 인재인지를 확인한다.
2. 조직 내부 인력모집자들과 인력모집의 책임을 공유한다.
3. 적합한 면접활동을 계획하고 구상한다.
4. 면접과정에서 신뢰도와 타당도를 향상시키는 방법을 사용한다.
5. 채용과정이 공정할 수 있도록 면접 및 선발원칙에 대한 지식을 적용한다.
6. 직원선발 목적을 위한 설정표준을 개발한다.
7. 직원배치 결정시 조직요구와 직원의 강점에 대한 지식을 활용한다.
8. 직원을 위한 안내책자의 정보를 해석하고 개정하여 배포한다.
9. 직원 오리엔테이션에 적극적으로 참여한다.

사직이 가장 많이 발생하는 시기, 간호대상자의 수가 가장 많이 늘어나는 시기를 잘 파악해야 한다. 또한 관리자들은 해당 기관에서 운용하고 있는 간호전달체계, 간호사에게 요구되는 교육과 지식수준, 재정상황, 전통적인 인력수요 및 충족 가능성, 그리고 다양한 간호대상자 집단을 고려해야 한다.

직원모집과 보유에 대한 이와 같은 근시안적 감축은 1990년대 후반 많은 의료기관에서 급박한 간호인력 부족을 초래했다.

관리자들은 또한 국가 혹은 지역 경제가 직원채용에 미치는 역할을 인지해야 한다. 전통적으로 간호인력 부족은 경제가 호전될 때 심화되었다가 경제가 침체되면 완화된다. 경제가 침체되면 실직한 많은 간호사들이 일터로 돌아오고, 파트타임 간호사들이 전업간호사로 전환된다. 그러나 이것은 오직 하나의 지표일 뿐 최근 간호사 부족은 경제환경과 상관없이 발생하기도 한다. 과거 경기침체 때문에 파트타임 간호사들이 전업간호사로 전환되어 다른 지원자의 구직이 지연된 이후 최근에는 경기침체와 상관없이 간호인력난이 심각해지고 있음은 의심할 여지가 없다.

전통적으로 경기가 회복될 때 간호인력 부족 현상이 일어나고, 경기가 침체할 때 간호결원율이 낮아진다.

최근의 간호인력 부족

간호관리자들은 오래 전부터 간호 서비스를 성공적으로 전달하기 위한 물리적(의료기술, 설비) · 재정적 자원의 중요성을 민감하게 감지해 왔다. 오늘날 대부분의 간호조직이 직면하고 있는 가장 큰 도전은 인력자원의 부족이다. 세계는 대규모의 간호인력 부족을 겪고 있는데 이러한 최근의 간호인력 부족 현상은 불과 몇 년 동안 지속되던 과거와는 달리 10년 이상 지속되고 있다. 이러한 인력 부족은 위중하고 긴급한 환자를 관리하는 병원뿐만 아니라 모든 간호현장에서 나타나고 있다.

뿐만 아니라 이는 과거와는 달리 지리적으로도 전 세계로 확산되고 있다. Hinshaw(2008)와 Aiken(2007)은 선진국의 인력 부족은 개발도상국의 간호사 이민을 부추겨 개발도상국뿐만 아니라 선진국에서도 인력 부족 현상이 나타나고 있다고 주장한다. 간호사 이민이 세계경제에 긍정적 영향, 사회 · 전문적 향상이라는 결과를 낳기도 하지만 최소한의 간호인력을 제공하는 국가마저 실제로 우수한 인재 기술 유출을 겪고 있다. Huston(2010b)은 더 나아가 급박한 간호인력 부족을 해결하기 위해 외국간호사를 모집하는 것은 "매우 빈약한 사고의 발상이며, 이와 같은 방법으로 문제를 해결하는 것은 인력을 제공하는 국가에 해를 끼치는 것뿐만 아니라 이러한 문제를 야기한 근원을 결코 밝히지 못한다"라고 주장했다.

덧붙여 최근 간호인력 부족의 원인이 다면화되어 이를 해결하기가 쉽지 않다. 21세기 초의 현황에 비추어 볼 때 2020년에 이르면 한 국가의 간호사 부족은 76만 명에 달할 것으로 전망하고 있다. 그러나 최근의 한 연구에서는 2025년에 이르면 26만 명의 간호사가 부족할 것으로 내다보고 있다(Buerhaus, Auerbach, & Staiger, 2009). 이와 같은 호전은 주로 경체침체가 시작된 2007년 24만 3천 명의 간호사가 취업하고 경제적인 어려움 때문에 강제적으로 퇴직했던 간호사들이 재취업을 함으로써 나타난 결과이다(Smith, 2009).

그러나 이러한 호전이 위기가 사라졌음을 의미하는 것은 아니다. 실제로 국제적인 보건인력수요 전문가 Peter Buerhaus가 'RN'의 편집장 Linda Roman(2008)과의 인터뷰에서 다음과 같이 밝혔다.

> 우리는 미래에 몰아칠 대규모의 인력난이라는 허리케인의 세력을 5등급에서 3등급으로 약화시켰어요. 그러나 그 세력을 완전히 무력화시키지는 못했어요. 이것은 전례가 없는 상흔을 남겨 대부분의 시스템을 파괴함으로써 간호의 분배에 영향을 끼치게 될 것입니다.

그리고 다음과 같은 가정을 할 수 있다. 오늘날 예비 간호사와 면허 간호사는 모두 높은 가치를 인정받아야 한다. 그러나 아직 이렇게 되고 있지는 않다. 특히 갓 졸업한 신입 간호사의 수가 가장 낮은 주(州)에 속하는 캘리포니아는 인구 10만 명당 1명의 RN이 배출되며, 이마저 직업을 찾는 경우가 드문 실정이다(Huston, 2009). 왜 이런 일이 일어나는 것일까? 경제 침체기에 의료기관은 직원채용에서 조급함을 드러내는 경우가 있다. 특히 장기간의 오리엔테이션과 훈련을 필요로 하는, 경험이 없는 신입 간호사보다는 다수의 자격을 갖추고 환자간호에 많은 능력을 발휘할 수 있는 경력 간호사를 고용하게 된다. 그러나 반드시 짚고 넘어가야 할 것은 이와 같은 근시안적인 방법은 몇 년 이내에 경제가 회복되거나 다시 간호사의 이직이 증가할 경우, 의료기관은 똑같이 경험 없는 신입 간호사를 채용하기 위해 필사적인 노력을 해야 할 것이라는 점이다.

간호인력 부족에서의 공급과 수요 요소

장·단기적으로 예상인력 수요가 점점 늘어나고 있어 현재의 간호인력 부족을 해결하는 것은 어려울 것으로 보인다. 인력 부족은 공급과 수요의 측면에서 심화되고 있다. 경제적 관점에서 Huston(2010a)은 인력 부족이 수요보다 공급의 영향을 더 많이 받는다고 하였다. 이러한 현상은 짧은 기간에 빨리 문제를 해결했던 과거에 비해 현재는 더 큰 노력을 필요로 하고 있어 문제해결을 더욱 어렵게 한다.

경제적 관점에서 Huston(2010a)은 인력 부족이 수요보다 공급의 영향을 더 많이 받는다고 하였다.

공급요소는 고령화된 인력과 불충분한 간호교육등록을 포함하여 최근의 간호인력 부족에 영향을 주고 있다. 전문직의 은퇴전망은 냉혹하다. 최근 몇 년 안에 10명 중 4명 이하의 간호사가 50세를 넘길 것이며 이런 간호사들도 10년 내에 은퇴할 것으로 보인다(Buerhaus, as cite in Smith, 2009, para 4).

또한 대학 입학자격 교육 프로그램이 2008년부터 2009년 사이에 3.5%나 증가하고 9년째 연속 입학정원이 증가했음에도 불구하고 퇴직자의 자리를 대신할 간호사 양성 교육 프로그램에 극소수의 학생들만이 등록을 하고 있다(Student Enrollment Expands, 2009). 아이러니하게도 학생 부족의 원인이 간호대학 지원자의 부족이 아니다. 문제는 학생들이 간호에 지속적으로 관심을 가져 자신의 직업으로 삼을 수 있도록 교육을 제공하는 교육자원의 부족이다.

실제로 미국간호대학협회(AACN, September, 2009b)는 2008년 미국의 간호대학들은 부족한 간호학 교수, 실습지, 강의실 규모, 임상지도자, 예산으로 인해 49,948명의 학부 및 대학원 입학정원을 감축했다. 2008년 한 설문조사에서 2/3의 대학이 간호대학 지원자를 다 수용하지 못하는 이유가 간호학 교수의 부족이라고 응답했다(AACN,

September, 2009b).

전망이 밝지 못한 간호학 교수의 부족은 간호인력 부족을 유발하고 있다. 박사학위를 취득한 간호교수의 평균 연령은 59.1세이고 석사학위만 취득한 간호교수의 연령은 평균 58.9세로 나타나 있어(AACN, September, 2009b) 간호인력 부족을 해결할 수 있는 초보간호사를 가르칠 간호학 교수의 충원문제가 제기된다. 간호학 교수의 열악한 처우도 임상간호사들이 대학원에 진학하여 박사학위를 취득하도록 유도하는 것을 힘들게 한다(Smith, 2009). 석사 혹은 박사학위 취득자의 배출 지연에 따른 간호학 교수 부족은 간호인력 부족 문제를 해결하는 데 가장 심각한 걸림돌로 작용한다.

덧붙여서 전문 간호사에 대한 장·단기적 수요는 커질 것으로 예상된다. 2009년 7월 2일 노동통계청(Bureau of Labor Statistics, BLS)의 보고에 따르면 대부분의 산업부문에서 심각한 실업률이 나타남에도 불구하고 보건부문의 경제는 계속 활성화되고 있다. 2009년 6월까지 전국적으로 46만 7천 개의 일자리가 사라졌지만, 병원, 장기요양시설, 기타 이동 건강서비스센터에서는 2만 1천 건의 새로운 일자리가 생겨났다. 보건 분야에서 가장 큰 인력의 비중을 차지하고 있는 RN이 새로 생겨난 일자리를 채우게 될 것이다. 2009년 9월 BLS는 경기후퇴 이후 보건 분야에서 544,000개의 새로운 일자리가 만들어졌음을 확인했다(AACN, September 2009b, para 4).

적어도 이러한 수요 증가는 환자간호에서 기술의 발전과 예방 차원의 보건의료 강조에서 기인하였다. 더구나 증가하는 노인인구는 더 많은 간호인력을 요구할 것이다. 장기적인 계획과 적극적인 중재가 이러한 요구를 충족시키기 위해 언젠가는 필요할 것이며, 높은 자질을 갖춘 간호인력이 간호 대상자의 간호요구를 충족시키기 위해서 요구될 것이다.

근거 조사 15-1

출처: American Association of Colleges of Nursing (AACN). (2009a, February). Despite surge of interest in nursing careers, new AACN data confirm that too few nurses are entering the healthcare workforce. Retrieved December 29, 2009, from http://www.aacn.nche.edu/media/NewsReleases/2009/workforcedata.html.

AACN은 간호대학 입학 프로그램에 관한 2007년, 2008년의 자료를 비교하였다. 2008년 간호대학 입학등록자 수는 2.2% 상승하였다. 그러나 등록자 수가 상승했음에도 불구하고 현재의 간호인력 부족을 해결하기에는 전체 등록자의 수가 턱없이 부족한 실정이다. 더구나 2008년도에는 자격을 갖춘 간호대학 입학지원자의 절반 이하가 등록을 하였다. 실제로 2008년도에는 거의 5만 명의 간호대학 입학 지원자가 입학등록을 포기하였으며, 여기에는 거의 7천 명의 석·박사 과정 지원자도 포함되어 있다.

AACN 협회장인 Geraldine Bednash는 간호대학 등록자의 수를 늘리는 것이 불균형적인 현상을 보이는 간호학생 수를 교정하고 국가적으로 감소되는 간호교육자의 공급을 해결할 수 있는 중요한 첫 단계라고 결론을 내렸다. "거의 대부분의 지역에서 간호대학 교수들이 풀타임 강의를 수행하기 위해서는 석사학위를 취득해야만 합니다. 압도적인 다수의 석·박사 취득자들이 간호대학에서 교육자로서의 역할을 수행한 이래로 간호대학 교수의 부족이 완화되었으며, 이러한 노력은 4년제 간호학사 프로그램의 등록자를 늘리는 데 주안점을 두어야 합니다."

모집

모집은 어떤 특정한 직책을 담당할 지원자를 적극적으로 찾고 끌어당기는 과정이며, 지속적으로 진행되어야만 하는 과정이다. 복잡한 조직에서 업무는 집단에 의해 수행되므로 조직의 목적과 목표를 충족할 수 있는 조직의 역량은 직원의 높은 자질에 달려 있다. 불행하게도 어떤 관리자들은 똑똑하고 재능이 많은 사람에 대해 위협을 느껴 자신의 주변을 평범한 사람으로 채운다. 그러나 지혜로운 리더들은 자신의 주위를 유능하고, 동기부여되어 있으며, 가능성이 있는 사람으로 채운다.

또한 조직은 새 직원을 모집하는 데 경제적인 것 이외에 중요한 것을 기억해야 한다. 모집을 시작하기 전에 조직은 경쟁자를 제치고 특정한 새 직원을 선택하는 이유를 명확하게 세워 두어야 한다. 이러한 이유가 모든 모집활동에서 홍보브랜드가 되며, 명확하게 설정된 가치의 패러다임이 모집 도구이다. 마지막으로 공평한 급여와 보상은 성공적인 모집을 위한 핵심적 요소가 된다.

간호모집자

간호관리자는 모집활동, 면접, 선발에 있어서 (a) 조직의 크기, (b) 인력관리 전담부서의 유무, (c) 간호부서의 집권화 혹은 분권화의 정도에 따라 최대한 혹은 최소한으로 참여하게 된다.

일반적으로 분권화되어 있어 있고, 인력관리 전담부서의 업무가 덜 복잡할 경우에는 간호단위와 간호부의 하부관리자들이 직원선발에 더 많이 참여하게 된다. 간호사를 직원모집자로 결정하거나 혹은 직원모집의 책임이 분권화되어 있을 때 기관은 부가적인 비용을 부담하지 않아도 되는 이점이 있다. 비용은 재정적인 고려사항 이상을 포함한다. 예를 들면, 간호모집 과정에서 간호모집자에 대한 추가 비용은 관리자의 관심 밖으로 밀려날 수 있다. 관리자가 간호모집자에 대한 개인적 혹은 집단적 책임을 무시할 경우 조직이 감수해야 할 손실이 크다.

조직이 간호모집자를 활용할 때 관리자와 모집자 사이에 협동적인 관계가 형성되어야 한다. 관리자는 모집 제약에 대해 알아야 하며, 모집자 역시 각 부서의 요구와 문화를 인지해야 한다. 관리자와 모집자, 두 집단은 조직의 철학, 복지 프로그램, 급여수준, 그리고 기타 직원 보유에 영향을 미치는 요소를 잘 이해해야 한다.

모집과 보유

만약 기관이 다수의 간호대학이 포함된 개발지역에 위치해 있거나 양질의 간호서비스와 공정한 고용관행으로 좋은 평판을 받고 있다면 적정수의 간호사를 모집하는 일은 그다지 어렵지 않을 것이다. 그러나 반대로, 도시보다 전체 인구당 보건의료 전문가의 숫자가 적은 낙후지역에서는 간호사를 모집하는 것이 훨씬 어렵다.

대부분의 모집방법은 비용이 많이 들므로 의료기관에서는 비용이 적게 드는 모집방법을 강구하게 된다. 적정한 수의 지원자를 모으는 가장 좋은 방법은 입소문을 내는 것으로, 조직 내 직무만족이 높고, 행복감이 높은 직원이 자신의 병원에 지원하기를 권유하는 것이다. 그러나 모집은 장기적으로 적합한 직원을 고용하는 데 핵심적인 요소는 아니다. 보유는 조직이 직원으로 하여금 머물고 싶도록 만드는 창의적인 업무환경을 조성할 역량이 있을 때 가능해진다.

그러나 이직도 정상적인 것으로 볼 수 있으며, 사실 바람직한 면도 있다. 이직은 조직에 새로운 아이디어를 불어넣기 때문이다. 또한 이직은 과정, 가치, 목적을 통해서 비슷한 생각을 하는 집단사고의 가능성을 감소시킬 수 있다. 그러나 과도하거나 불필요한 이직은 조직의 최종 생산성을 떨어뜨릴 수 있으며, 비싼 비용을 감당해야 한다. 이러한 비용은 일반적으로 홍보와 면접, 모집비용, 보너스 협약, 출장 간호사의 이용증가, 시간외 근무, 기간제 인력 사용, 생산성 감소, 신입 간호사의 교육 및 훈련비 등 인력관리에 소비되는 것이다.

분명한 것은 관리자는 보유와 모집간의 관계를 잘 인지하고 있어야 한다. 어떤 의료기관은 부분적으로는 외부 모집의 필요성을 발견하기도 한다. 중간관리자는 이러한 문제를 제기하고 긍정적인 사회 분위기를 만드는 데 최대의 영향력을 가진다. 간호사가 직업을 통해 얻기를 기대하는 것과 조직이 이들에게 제공할 수 있는 것이 일치할수록, 이들이 조직에서 얻는 기회가 클수록 이들이 조직에 남아 있을 가능성이 커진다. 흔히 인력 부족 현상이 나타나는 시기에 이와 같은 모집은 조직의 의도를 부주의하게 잘못 전달할 수 있다. 모집 담당자의 지나친 열정 때문에 때때로 모집활동에 비윤리적 행태가 드러나기도 한다.

선발도구로서의 면접

면접은 특정한 목적을 위해 개인과 개인 사이에 이루어지는 언어적 상호작용으로 정의할 수 있다. 시험과 지원서 확인 등 다른 수단을 사용할 수 있지만 면접은 잘 알려진 대로 신뢰성과 타당성에 대한 제한이 있음에도 불구하고 채용을 위한 기본적인 사항으로 흔히 받아들여지고 있다.

선발 면접에는 다음과 같은 3가지 목적이 있다. (a) 면접자는 지원자가 해당 직위에 적합한 능력을 갖춘 사람인지를 결정하는 데 필요한 충분한 정보를 얻도록 해야 한다. (b) 지원자는 제안 받은 특정 직무의 수용여부에 대해 지적인 의사결정을 내리기 위해 필요한 정보를 충분히 가지고 있어야 한다. (c) 면접자는 면접의 결과에 구애됨이 없이 지원자가 조직에 헌신할 의지를 계속 가지고 있는지를 면접 중에 살펴보아야 한다.

학습과제 15-1

모집홍보에 대한 시험

다음 중 한 개를 선택한다.

1. 소집단에서 모집광고 활동에 관한 몇 개의 간호저널을 검토한 다음 특별히 마음에 와 닿는 광고를 세 개만 선택한다. 그리고 어떤 광고문과 주제가 돋보였는지, 선택한 세 개의 광고에서 서로 유사한 핵심어는 무엇인지, 자격을 갖춘 간호사들을 끌어당기기 위해 제공하는 보너스와 인센티브는 무엇인지 살펴본다.
2. 거주하는 지역의 보건간호센터를 하나 선택한다. 해당지역과 보건간호센터를 묘사할 수 있는 광고문안 혹은 모집 포스터를 만들어 본다. 완성한 광고문과 모집 전단지를 집단의 다른 구성원이 만든 것과 비교해 본다.

면접의 유형은 여러 가지이며 사용되는 양식도 다양하다. 면접은 비구조화·반구조화·구조화되어 있을 수 있다. 비구조화된 면접은 채용의 목적이 분명하지 않아서 사전계획이 최소화되어 있으며, 면담질문이 사전에 준비되어 있지 않아서 자칫 면담자가 지원자보다 더 많은 이야기를 할 수도 있다. 반구조화된 면접은 전체 흐름에 초점을 두고, 핵심주제를 다루게 되어 유연한 접근이 가능하여 약간의 준비를 필요로 한다. 구조화된 면접은 시간을 요하는 계획이 필요한데, 먼저 면접질문이 개발되어야 하고, 직무요구가 설정되어야 하며, 지원자가 갖추고 있는 기술과 자질을 탐색할 수 있는 정보를 제공받아야 하기 때문이다. 예를 들면 지원자의 경험, 선택한 일에 대한 지원자의 의지와 동기를 면밀히 탐색할 수 있어야 한다. 구조화된 양식을 사용하는 면접자는 모든 지원자에게 똑같은 핵심질문을 해야 할 것이다.

면접의 한계

채용면접의 주된 결함은 주관성이다. 대부분의 면접자는 주관성을 극복할 수 있다고 자신하며, 이러한 주관성에도 불구하고 면접을 신뢰할 수 있는 선발도구로 여긴다. 사실 McKay(2009)는 면접은 사람들이 생각하는 것보다 훨씬 더 어려우며, 많은 사람들이 실제보다 자신이 매우 뛰어난 면접자라고 생각하는 경향이 있다고 경고하였다. "사람들은 흔히 면접을 사람과 이야기하는 것이며, 좋은 대화를 하는 것으로만 알고 있는데, 사실 선발을 위한 면접은 대화하는 것 이상의 것이며, 좋은 대화자가 반드시 좋은 면접자가 될 필요는 없다"(para 3).

면접의 신뢰성과 타당성에 관한 다양한 연구 결과가 있지만 일반적으로 인정되는 내용은 다음과 같다.

- 동일한 면접자들이 동일한 지원자를 지속적으로 평가하게 되면 평가자 간 신뢰도가 높아진다.

- 두 사람의 면접자가 동일한 지원자를 비구조화된 방식으로 면접을 하면 평가결과의 일관성이 없게 된다. 따라서 비구조화된 인터뷰 방식에서는 평가자 간 신뢰도가 극히 낮아진다.
- 평가자간 신뢰도는 구조화된 면접 방식을 사용하고, 두 사람의 평가자들이 같은 평가도구를 사용할 때 충족된다.
- 비록 면접의 신뢰도가 충족된다 하더라도 여전히 타당성의 문제가 남아 있다. 타당성은 '면접을 통해 측정하고자 하는 것을 측정하였는가'를 나타내는 것으로, 여기서는 직원의 생산적 잠재력을 측정하는 것을 의미한다. 구조화된 면접은 비구조화된 면접에 비해 타당도가 높다. 따라서 구조화된 면접은 직무수행과 전체적인 유효성을 예측하는 데 더 정확하다. 그럼에도 불구하고 McKay(2009)는 아직까지도 비구조화된 면접이 보편적인 선발도구로 사용되고 있는 실정을 지적하였다.
- 면접평가의 높은 점수가 반드시 높은 수준의 직무수행 능력과 연결되지는 않는다.
- 다수의 면접자로 구성된 팀이 면접을 하면 타당성을 높일 수 있다.
- 면접자는 선호하는 정보보다는 선호하지 않은 정보에 더 영향을 받는 경향이 있다. 지원자에 대한 부정적인 정보가 긍정적인 정보보다 더 큰 무게를 가질 수 있다.
- 취업면접에서 면접자는 면접 초반부에 이미 지원자의 채용 여부를 결정하는 경향이 있다. 의사결정은 흔히 면접 초기 몇 분 이내에 결정된다.
- 비구조화된 면접에서는 면접자가 많은 이야기를 하는 데 비해 구조화된 면접에서는 지원자가 많은 이야기를 하는 경향이 있다. 면접의 목적은 지원자가 많은 이야기를 하도록 하는 것이다.

면접은 그 나름의 결함이 있음에도 불구하고 선발도구로서 폭 넓게 이용되고 있다. 면접의 한계를 알고, 최근 연구 결과를 활용함으로써 면접자는 예측성이 향상된 면접을 수행할 수 있을 것이다.

직무수행과 전반적인 효과에 대한 예측변수로서 구조화된 면접은 비구조화된 면접에 비해 훨씬 신뢰성이 높다.

면접의 한계 극복하기

면접에 관한 연구는 관리자로 하여금 면접의 한계를 극복할 수 있는 전략을 개발하는 데 도움을 준다. 신뢰도와 타당도가 확보된 다음의 전략은 관리자가 면접 과정을 향상시키는 데 도움을 줄 것이다.

팀접근

한 명 이상이 면접에 참여할 때 지원자에 대한 개인적 선입견을 줄일 수 있다. 채용과정에 직원의 참여는 전혀 참여하지 않은 것부터 팀접근, 간호단위의 간호사를 채용여부 결정에 참여시키는 형태에 이르기까지 지속적으로 고려되어야 한다. 채용 담당자가 일반 간호사를 면접 팀의 일원으로 참여시킬 경우 특히 그가 자신의 개인이익보다 간호단위의 이익과 요구를 대변할 만큼 충분히 성숙하다면 매우 효과적이다.

각 직무에 대한 구조화된 면접개발

관리자들은 채용면접을 하기 위해 직무기술서 사본을 가지고 있어야 하며, 각각의 직위에 대한 교육적·경험적 요구사항을 잘 숙지하고 있어야 한다. 각 일자리는 각각 다른 직무요구를 가지고 있으므로 채용면접은 이러한 직무요구에 맞게 구조화되어야 한다. 동일한 범주에 속한 직위에 지원한 지원자는 동일한 구조화 면접을 사용해야 한다. 잘 개발된 구조적 면접에서 개방형 질문을 사용하면 지원자가 이야기할 수 있는 충분한 기회를 얻을 수 있다. 구조적 면접은 면접자로 하여금 면접이 본질에서 벗어나는 것을 막아 적합한 인재를 채용하려는 목적에 부합되도록 한다. **보기 15-3**은 구조적 면접의 예이다.

의사결정 능력을 평가할 수 있는 시나리오 활용

의사결정 능력을 평가할 수 있는 시나리오를 활용하라. 또한 특정한 질문에 대한 답을 포함함으로써 채용면담은 지원자의 의사결정 능력을 평가할 수 있어야 한다. 이는 문제해결 및 의사결정 능력을 요구하는 시나리오를 만듦으로써 수행할 수 있다. 채용할 직원의 직위범주에 따라 적절한 시나리오가 만들어져야 한다. 예를 들면, 신입 간호사, 중환자간호사, 간호단위 책임 간호사, 실무 간호사에 맞는 각각의 시나리오가 설정되어야 한다. **보기 15-4**에서 나타난 환자간호 상황은 임상결정을 요구하므로 이러한 목적의 면접에 매우 유용하다.

다면적 면접 수행

지원자는 별도의 날에 1회 이상의 면접에 응해야 한다. 이는 지원자들이 단지 면접자의 컨디션이 좋고 나쁨에 따라 선발 혹은 탈락되는 것을 방지한다. 면접 횟수에 상관없이 지원자가 면접자의 질문에 충분한 답변을 할 때까지, 그리고 올바른 결정을 내릴 수 있을 만큼 충분한 정보를 얻었다는 확신이 설 때까지 면접이 진행되어야 한다.

효과적인 면접을 위한 훈련 제공

훈련은 의사소통 기술, 인터뷰 계획, 수행, 통제에 대한 조언에 초점을 두어야 한다. 관리자들이 면접 기술을 획득하기 위해 적합한 훈련을 받지 못했다면 지원자의 채용여부를 결

보기 15-3 구조적 인터뷰의 예

동기	• 왜 이 조직의 직원이 되기 위해 지원했나요?
건강	• 이 직업을 수행하는 데 방해가 되는 신체적 장애가 있습니까? • 지난해 직장에서 결근한 날은 며칠이나 됩니까?
교육	• 간호대학에서 평균학점은 얼마입니까? • 어떤 과외 활동을 했으며, 수상경력이 있습니까? • 확인을 위한 것입니다만, 지원서에 기재된 학력이 맞습니까?
경력	• 지금 면허증을 가지고 있습니까? • 어떤 자격증을 가지고 있습니까? • 지금 지원하는 업무의 가치를 향상시키기 위해 요즘 참여하는 전문직 단체는 무엇입니까?
군복무	• 군복무 상태는 어떠합니까? • 이 직위에 어떤 군복무 과제가 도움이 되었습니까?
현재의 직장	• 어떻게 현재의 직위를 확보하였습니까? • 현재의 직업은 무엇입니까? 현재의 직업을 시작할 때 직책은 무엇이었습니까? • 최근 어떤 책임을 맡았습니까? • 직속상사를 어떻게 묘사할 수 있습니까? • 현재의 일을 성공적으로 수행한 예는 무엇입니까? • 현재의 고용주와 어떻게 지냅니까? • 현재의 동료들과 어떻게 지냅니까? • 현재의 일에서 가장 좋은 점은 무엇입니까? • 현재의 일에서 가장 싫은 점은 무엇입니까? • 우리가 당신의 현재 고용주와 연락을 해도 되겠습니까? • 왜 직업(직장)을 바꾸려고 합니까? • 확인을 위한 것입니다만, 현재의 고용주에게 고용되어 있는 동안에도 이 이름을 사용했나요?
이전의 직위	• 최근의 고용상황에 대해 동일한 질문을 한다. 이전에 가졌던 다른 직업의 기간과 유형에 따라 면접자는 최근의 경력을 평가하기가 쉽지 않을 것이다.
간호사를 위한 특정 질문	• 간호에서 가장 좋은 점은 무엇입니까? • 간호에서 가장 싫은 점은 무엇입니까? • 간호에 대한 당신의 철학은 무엇입니까?
인성	• 가장 큰 자산이 되는 성격적 특성은 무엇입니까? • 가장 힘들게 하는 성격적 특성은 무엇입니까?
전문직 목표	• 경력 목표는 무엇입니까? • 10년 뒤에 당신은 어떤 모습일까요?
조직 기여도	• 이 기관(간호단위 혹은 간호부서)을 위해 기여할 수 있는 것이 무엇입니까?
일반적 질문	• 이 기관에 대해 질문할 것이 있습니까? • 이 직위에 대해 질문할 것이 있습니까? • 다른 질문은 없습니까?

학습과제 15-2

추가 면접 기준 만들기

당신은 도시 저소득층 가정을 대상으로 한 가정간호사이다. 배우자의 직장 이동으로 다른 지역에서 현재와 유사한 일을 구하기 위해 3년 동안 일해 온 현재의 직장을 그만두려고 한다. 현재 직장의 상관은 당신의 자리를 대신할 직원의 채용면담과 선발을 도와달라고 부탁해 왔다. 5명의 지원자는 최소한의 기준을 충족했다. 그들은 최소한 2년 이상의 급성환자간호 경험이 있고, 간호학사 학위를 취득하였으며, 공중보건자격을 가지고 있다. 당신은 누구보다 현재의 직위가 요구하는 바를 잘 알고 있으므로 당신의 상관은 각각의 지원자에게 적합한 추가기준과 질문을 개발해 줄 것을 부탁하였다.

과제

1. 의사결정 그리드(그림 1-3 참조)를 이용하여 추가 기준을 개발한다. 지원자의 최종 점수를 산출할 수 있도록 기준에 가중치를 둔다.
2. 지원자에게 질문하여 채용면담을 이끌어 갈 수 있도록 여섯 가지 적합한 질문을 개발한다.

보기 15-4 사례 상황을 이용한 면담질문의 예

최근 대학을 졸업하고 County Hospital에 지원한 지원자는 다음과 같은 질문에 응답해야 한다.

사례 1

당신은 일반외과 병동에서 저녁 근무를 하고 있다. 2시간 전 고관절 교정 수술을 받은 존스(Jones) 씨가 마취회복실에서 돌아왔다. 존스 씨는 마취 회복실에서 수술부위 통증완화를 위해 10mg의 morphine sulfate를 정맥주사로 맞았다. 30분 전 존스 씨는 약간의 수술부위 통증을 호소하였으나 잠에 빠져 있었다. 그러나 지금 깨어나 중증도의 수술부위 통증을 호소하고 있다. 존스 씨의 처방에는 통증완화를 위해 8~10mg morphine sulfate를 3시간마다 IV로 투여할 것을 포함하고 있다. 그러나 현재 존스 씨에게 마지막 진통제를 투약한 지 2시간 30분밖에 경과하지 않았다. 이럴 경우 당신은 어떻게 할 것인가?

사례 2

당신의 근무조에 속한 한 간호사가 오늘 매우 피곤해 한다. 그녀는 나중에야 지난밤 아기 때문에 뜬 눈으로 새웠다는 사실을 이야기하였다. 정오에 손가락 스틱으로 체크한 화이트(White) 씨(82세)의 혈당수치를 그녀에게 물었을 때 그녀는 잠시 당신을 멍하니 쳐다보다가 150이라고 대답하였다. 그러나 당신이 조금 뒤 화이트 씨의 병실에 갔을 때 그녀는 아무도 그녀에게 와서 정오 혈당을 체크한 일이 없다고 답변하였다. 이럴 경우 당신은 어떻게 할 것인가?

정하는 데 적합성과 공평성을 기대하기 어렵다. 면접 기술을 충분히 익히지 못한 면접자는 객관적인 자료보다 주관적인 자료에 의존함으로써 채용을 위한 평가에 부정적인 영향을 미친다. 미숙한 면접자는 지원자가 법적으로 부당한 차별을 받고 있지는 않은지 자문을 해 보아야 한다.

면접을 계획 · 수행 · 통제하기

사전에 면접을 준비하는 것은 성공적인 선발로 이어지므로 매우 중요하다. 다른 면접자가 참여한다면 지정된 시간을 지키도록 해야 한다. 계획에는 면접을 위한 적절한 시간이 포함되어야 한다. 면접 전에 모든 면접자는 지원서를 검토하고, 지원자로부터 필요한 정보를 얻기 위해 던져야 할 질문을 메모해야 한다. 상당한 연습을 했다 할지라도 지속적으로 계획된 순서와 양식을 사용해야 점점 편안하고 자연스럽게 면접을 할 수 있다. 다음은 권장되는 면접 양식이다.

1. 자신을 소개하고 지원자에게 인사를 한다.
2. 기관을 소개하고 채용될 직위에 대한 설명을 한다.
3. 지원자가 지원하는 직위에 대해 명확하게 설명한다.
4. 지원서에 나타난 정보를 심의하고 필요한 설명과 부연설명을 듣는다.
5. 지원자의 자격을 심의하고, 구조화된 면접을 진행한다.
6. 만약 지원자가 자격을 갖추었다고 판단되면 채용기관과 직위에 대한 이야기를 더 나눈다.
7. 신체검사와 채용일자 등 이후의 채용절차를 설명한다. 만약 이번에 채용을 하지 않기로 결정했다면 지원자에게 언제, 어떻게 채용결과를 알려야 할지를 논의한다.
8. 면접을 종료한다.

면접을 하는 전체 과정에서 편안한 환경을 만들고 유지하도록 노력해야 하며, 면접에 대한 전체 책임이 면접자에게 달려 있음을 잊지 말아야 한다. 면접이 잘 시작되어 일단 지원자가 편안함을 느끼면 면접의 나머지 부분도 대개 순조롭게 진행된다. 면접 도중 관리자는 자주 짧은 휴지기를 두어 지원자가 질문할 수 있는 기회를 주어야 한다. 면접은 항상 지원자를 격려하는 분위기를 유지해야 하며 그들이 질문할 수 있는 충분한 시간을 포함해야 한다. 종종 면접자는 지원자가 하는 질문의 유형으로 지원자에 대한 더 많은 정보를 얻을 수 있다.

면접자는 면접을 통제하고 분위기를 이끌어야 함을 기억하라.

이야기가 진행되고, 구조화된 면접 가이드에 의해 질문을 하며, 적절한 면접을 유지하되 상호 편안함을 느껴야 한다. 다음은 면접의 목적을 달성하는데 도움을 주는 방법이다.

- 직무와 관련된 질문만 하라.
- "예" 혹은 "아니오"라는 답변 외에 더 많은 것을 알 수 있는 개방형 질문을 사용하라.
- 다음 질문으로 넘어가기 전에 약간의 휴지기를 두어서 지원자가 질문에 충분히 답변을 하게 하라. 이는 지원자가 충분히 이야기할 수 있는 기회를 주기 위해서이다.
- 면접 시작 부분에서 지원자가 정보를 조금만 줄 때는 다시 본래의 주제로 돌아가라.

- 질문은 한 번에 하나씩 하라.
- 더 상세한 것을 알고 싶으면 지원자의 답변 중의 일부분을 다시 언급하라.
- 질문을 정확하게 하되 정답을 나타내는 언어적 혹은 비언어적 암시를 보이지 말라. 그렇지 않으면 눈치 빠른 지원자는 면접자의 시선과 태도를 통해 면접자가 원하는 답을 즉시 알게 된다.
- 지원자가 무엇을 말하든 관심을 보여라. 면접자가 지원자의 말에 비판적인 태도를 보이거나 인내심을 가지지 못하면 지원자가 말을 하는 데 방해를 받게 된다.
- 지원자의 수준에 적합한 언어를 사용하라. 지원자로 하여금 면접자가 자신을 무시하는 것 같은 인상을 느끼게 하는 용어 혹은 언어 사용은 적절하지 않다.
- 모든 면접 기록을 보관하라. 기록은 면접의 정확성을 확인하고 지원자에 대한 기억을 유지하게 한다. 기록하거나 체크리스트를 남길 때는 짧게 하여 면접의 분위기를 해치지 않도록 한다.

추가적으로 McNamara(1997~2008)는 다음과 같이 제안하였다.

- 가능한 한 이른 시간 내에 지원자는 면접에 참여해야 한다.
- 논쟁을 일으킬 수 있는 사안(느낌 혹은 결론)을 질문하기 전에는 사실에 입각한 자료가 전제되어야 한다.
- 관련성 없는 반응을 피하기 위해서는 사실에 입각한 질문이 주어져야 한다.
- 면접자는 과거 혹은 미래에 관련된 것을 묻기 전에 먼저 현재의 사안에 대해 질문해야 한다.
- 지원자에게 추가적으로 언급할 것이 있는지를 물어봄으로써 지원자의 동의하에 면접을 끝내도록 한다.

면접이 마무리될 즈음 면접자는 모든 질문에 대한 답을 얻었는지, 적절한 정보를 얻었는지를 확인해야 한다. 지원자의 자격이 충족되었다는 사실이 명확하거나, 노동시장의 사정상 지원자를 모집하기 어려운 경우가 아니라면 첫 면접에서 채용이 결정되는 것은 드물다. 거의 대부분의 경우 면접자는 지원자에게서 받았던 느낌을 분석하고, 다른 면접자의 의견과 비교해 보고, 지원자에 관한 다른 정보와 통합해보는 것이 필요하다. 그러나 지원자로 하여금 자신이 진지하게 채용대상자로 고려되고 있으며, 곧 최종결과를 알 수 있을 것이라는 사실을 알게 하는 것이 중요하다.

지원자가 부적격자라는 것이 명확할 때는 면접자의 지혜가 필요하다. 지원자가 쓸데없는 희망을 가지지 않도록 채용하기에는 부적합하다는 결과를 알리는 것이 좋다. 지원자들이 공평한 대우를 받았다고 생각하도록 해야 한다. 만약 후에 차별의혹을 제기하는 지원자에 대비해서 분명한 불합격 사유를 기록한 문서를 보관해야 한다.

면접에 대한 평가

면접자는 채용면접이 종료된 다음 그동안 수행된 면접에 대한 평가의 기회를 가져야 한다. 면접 노트에는 가능한 빨리 필요한 사항이 명확하게 혹은 보충적으로 검토되어야 한다. 면접 기록양식의 최종 질문은 채용 혹은 미채용을 위한 의견이 된다. 이 질문에 대한 답은 두 가지 측면에 무게를 두고 이행되어야 한다.

- **직무요구.** 관심과 친밀도에 상관없이 기본 기술을 가지지 못하면 해당 직위를 위한 요구를 충족하지 못하게 될 것이다. 유사한 맥락에서 자격이 넘치는 경우도 대개 채용에서 좋은 결과를 기대하기 어렵다.
- **개인적 편견.** 면접에서 개인적 편견을 완전히 제거하는 것은 불가능하므로 면접자는 면접 중에 느끼게 되는 어떠한 부정적 느낌이라도 의식적으로 검토해 보는 것이 중요하다. 흔히 면접자는 부정적 느낌이 해당 직위를 충족하는 데 필요한 기준과는 아무런 상관관계가 없다는 사실을 발견하게 된다.

면접의 법적 측면

기관은 지원서 양식에 고용행위에 위반되는 질문을 포함하고 있지는 않은지 확인해야 한다. 면접을 하는 동안 면접자는 법에 저촉되는 조사를 하지 않아야 한다. 법에 저촉되는 조사에는 나이, 결혼상태, 자녀, 인종, 성적 취향, 재정 및 신용등급, 국적, 종교 등의 내용이 포함된다.

면접에서 나이, 결혼상태, 자녀, 인종, 성적 취향, 재정 및 신용등급, 국적, 종교를 언급하는 것은 차별로 간주되므로 불법이다.

많은 주(州)에서 면접에서 할 수 있는 것과 하지 말아야 할 것을 명시한 관련 특별법을 제정하였다. 예를 들면, 몇몇 주에서는 여성의 임신능력과 가족계획에 대한 질문을 금지하고 있다. 표 15-1의 목록은 면접과정 혹은 지원서에 나타나 있는 주제들로서 수용 가능한 것과 가능하지 않은 것의 예이다.

면접기록을 보관하고 있으면, 개방적이고 편견 없는 태도를 가진 관리자들은 차별적 실수를 최소화할 수 있다. 지원자에 대한 긍정적 사항을 상기하고 면접을 마무리할 때 지원자가 지원기관에 대해 호감을 가진다는 사실을 기억해야 한다. 이러한 목적이 달성되도록 하는 것이 리더십의 책임이다.

표 15-1 수용적 · 비수용적 인터뷰 조사

주제	수용적 조사	비수용적 조사
이름	• 만약 지원자가 각각 다른 이름으로 여러 기관에서 근무했을 경우 • 만약 학적부상 다른 이름이 기재된 경우 • 만약 지원자가 다른 이름을 가진 경우	• 혈통, 국적, 결혼상태, 범죄사실을 유추할 수 있는 이름과 관련된 내용
결혼 및 가족관계	• 지원자의 특정 근무일정과 중첩되는 경우 혹은 특정 업무수행에 방해가 예상되는 경우 • 해당 직위에서 예상할 수 있는 상황	• 결혼상태, 자녀 수 혹은 나이에 관한 질문 • 육아계획에 관한 정보 • 임신계획에 대한 질문
주소 혹은 거주지	• 거주지와 거주기간	• 이전 주소, 거주지의 관계망, 집의 전세 혹은 소유 여부
나이	• 18세 이상인지 여부, 고용조건과 관련된 사항 • 지원자가 18~70세인지 여부	• 구체적인 나이 혹은 생일
출생지	• 미국 시민권 획득 여부	• 지원자 본인, 가족, 친척의 출생지
종교	• 종교에 대한 모든 질문은 금기	
종족 혹은 피부색	• 차별철폐의 관점에서 질문할 수 있으나 고용기준은 아님	• 종족에 관한 모든 질문은 금지됨
인성	• 직무적합성과 관련하여 과실 여부에 대한 조사	• 구속 혹은 유죄 판결 여부와 관련된 모든 질문
친척	• 본 기관에 직원으로 근무하는 친척이 있는지의 여부	• 지원자에게 의지하여 살아가는 사람의 수와 그들의 삶에 관한 질문
응급 시 연락처	• 연락을 취할 수 있는 지인 이름 및 주소	• 연락을 취할 수 있는 친척의 이름 및 주소
단체	• 전문직 단체	• 회원으로 가입한 모든 단체
추천서	• 직업 및 인성에 대한 추천	• 종교적 추천
신체적 조건	• 직무수행에 적합한 신체능력에 대한 질문	• 면접자는 직무수행에 적합한 정신적·신체적 능력을 갖추었는지 판단할 수 있는 준비를 갖추어야 한다. • 장애에 대한 구체적인 질문은 금지됨
사진	• 채용이 결정된 다음 사진을 제출하도록 함	• 면접이나 채용 전에 사진을 요구하지 않음
국적	• 직무수행에서 말하고, 읽고, 쓰는 것과 관련된 언어사용 정도에 대한 질문	• 출생지, 모국어, 가문, 미국 도착일에 관한 질문
교육	• 학문적 · 직업적 · 전문적 교육 • 출신학교 • 외국어 말하기 · 읽기 · 쓰기 능력	• 인종 · 종교적 학교/재학기간
성별	• 채용에 있어서 조회 혹은 제한은 반드시 진정한 직업 자격을 갖추었는지의 여부에 국한되며, 이는 법정에서 매우 제한적으로 해석됨	• 성별에 관한 질문을 할 수 없음 • 채용결정에 성별의 요소가 개입되어서는 안 됨
신용등급	• 질문할 수 없음	• 집과 자동차의 소유 여부에 대한 질문은 금기임
기타	• 기재누락 및 오류는 채용탈락의 사유가 될 수 있음을 미리 공지	

면접요령

지원자 입장에서도 만족스럽고 배울 것이 많도록 하기 위해서 지원자가 면접을 준비하고 수행할 때 지켜야 할 몇 가지 사항이 있다(보기 15-5). 지원자가 먼저 면접을 준비해야 한다. 지원 기관의 경영철학과 조직도 등의 정보가 포함된 인쇄본을 준비한다. 이는 지원기관에 대한 전반적인 이해를 함으로써 면접질문에 응답하는 데 도움을 준다. 근무경력이 있는 지원자는 기관의 철학을 실무에서 구현할 수 있는 구체적인 방법을 제시하는 것이 도움이 된다.

면접 일정을 잡는다. 인사부로부터 탈락통보를 받거나 혹은 정보를 얻기 위해 연락을 받을 때 다급하게 잡힌 면접을 허용하지 말라. 면접에서 자신을 충분히 드러낼 수 있도록 옷차림을 갖추고 준비할 수 있는 시간적 여유를 가져야 한다.

예상 면접질문에 대한 답변을 연습하라. 사전준비 없이 당신의 간호철학, 개인적 강점과 약점, 경력목표에 대한 질문에 자동적으로 답변하기란 매우 어렵다.

면접당일 마음을 모으고 정신을 가다듬기 위해 약속된 시간보다 10분 일찍 도착한다. 약간은 긴장할 수 있음을 예상하는 것이 좋다(이것은 극히 정상적이다). 면접관에게 정중

보기 15-5 지원자를 위한 면접 요령

1. 면접을 사전에 준비하라.
2. 지원 기관의 경영철학과 조직도 등의 정보가 포함된 인쇄본을 준비한다.
3. 면접 일정을 잡는다.
4. 전문가답고 신뢰감을 줄 수 있는 옷차림을 한다.
5. 사전에 예상 질문에 대한 응답을 연습한다.
6. 면접 당일 일찍 도착한다.
7. 면접자에게 정중하게 인사하고 앉으라는 말을 하기 전에 앉지 않는다.
8. 면접장에 들어서면 미소를 지으며 면접자와 악수를 나눈다.
9. 면접 중에는 조용하게 앉아서 집중하며, 꼭 필요한 경우에는 메모를 한다.
10. 껌을 씹거나, 안절부절 못하거나, 고개를 숙이거나, 머리카락을 만지거나, 열쇠나 펜 등을 돌리지 않는다.
11. 지원 기관이나 일자리에 대해 적절한 질문을 한다.
12. "나를 위해 무엇을 해 줄 수 있는가?"라는 관점에서 접근하는 것을 피하라. 대신 지원한 기관에 적합한 당신만의 독창적인 능력과 관심사에 초점을 두라.
13. 질문에 대해서는 정직하고 진실하게 대답하라.
14. 면접을 마치면 면접자와 악수를 하고 시간을 내어준 것에 대해 감사의 말을 전하라.
15. 면접 후 24시간 내에 면접에 대한 감사한 마음을 간략하게 써서 보내라.

하게 인사하고, 면접관이 앉으라고 하기 전에 의자에 앉지 않는다. 면접실에 들어가자마자 미소 띤 얼굴로 면접관과 악수를 나눈다. 미소는 면접관과 지원자 상호간의 긴장감을 줄여 준다. 다수의 면접관은 면접 초기단계에서 마음을 정한다는 사실을 기억하라. 따라서 첫인상은 결정에 큰 영향을 미친다.

면접 도중에 조용한 태도로 앉아 있고, 집중하며, 꼭 필요하다고 생각되는 것은 메모를 한다. 껌을 씹거나 고개를 숙이거나, 머리카락이나 열쇠, 펜을 만지작거리지 않는다. 미리 깔끔하게 손질한 옷으로 단정하게 차려 입는다. 지원하는 기관과 구체적인 업무에 대해 적절한 질문을 한다. 급여, 혜택, 승진에 대한 것은 면접 말미에 질문한다. '기관이 나에게 무엇을 해 줄 것인가?'의 측면에서 접근하기보다는 당신이 가지고 있는 창의적 역량과 관심이 이 기관에 얼마나 적합한지를 보여주는 것에 초점을 둔다. 가능한 한 면접질문에 솔직하고 자신 있게 답한다. 산만한 태도를 피하고 절대 거짓을 말하지 않는다. 만약에 질문에 대한 답을 알지 못하면 솔직히 모른다고 대답하고, 다소 어려운 질문에 대해서는 필요하면 응답하기 전에 생각할 여유를 구한다.

면접이 종료되면 시간을 내어 준 것에 대해 감사를 표하며 면접자와 악수를 나눈다. 언제 채용여부가 결정이 나고, 그 결과를 언제 통보받을 수 있는지를 확인한다. 면접자에게 간략하게나마 감사의 편지를 쓰고 싶을 경우에는 떠나기 전에 면접자의 정확한 직책과 이름을 확인한다.

코네티컷 노동부(2009)는 면접이 끝난 다음 즉시 지원자가 면접 자체를 평가할 것을 제안하고 있다. 이러한 평가에는 면접에 대한 반응, 잘했던 점과 부족한 점이 포함되어야 한다. 뿐만 아니라 지원자는 면접 경험을 통해 무엇을 배웠는지, 다음 면접에서는 어떤 점을 보완해야 할지를 평가하는 것이 필요하다.

선발

지원자를 모집하고, 지원서를 받고, 채용면접을 했다면 그 다음 채용과정의 단계는 선발이다. 선발은 지원자 중에서 해당 직위와 업무에 대해 가장 좋은 자격을 갖춘 한 개인 혹은 다수의 개인을 선택하는 과정이다. 이 과정은 지원자의 자격을 확인하고, 경력을 체크하며, 개인의 자격과 조직이 요구하는 바가 일치하는지를 결정한다. 지원자와 기관의 뜻이 일치하기란 쉽지 않다.

교육 및 자격 요건

직무요구와 결과 간의 관계를 고려할 때 각 직무를 위한 교육 및 자격요건이 고려되어야 한다. 만약 어떤 직위의 직무요건이 엄격하면 경우에 따라서는 직원을 충원할 수 없을 것이다. 어떤 직무를 위한 교육 및 자격요건을 충족함에도 불구하고 경쟁할 기회를 가지지 못할 경우도 있다. 그러므로 많은 기관은 해당 직위에 대한 최선의 기준목록과 최소한의 기준목록을 가지고 있다. 흔히 기관은 최선의 기준 대신 대체기준을 수용할 것이다. 예를 들면, 어떤 직위에는 학사학위자가 자격조건이지만 석사학위자를 더 선호할 것이다. 그러나 5년간의 간호 경험이 석사학위를 대신할 수도 있을 것이다.

모든 지원자의 학문적 그리고 전문직업적 자격요건을 따져 보는 것은 매우 중요하다. 지원자들은 경쟁적인 인력시장에서 자신의 자격요건을 잘 포장해야 하지 않을까 하는 압박감에 굴복하게 된다.

증명서류 확인

모든 지원서가 완벽하게 작성되어 있는지, 지원자가 지원하는 직위에 필요한 요건을 충족하고 있는지 확인해야 한다. 바로 이 점에서 증빙서류가 요구되며, 지원자의 경력이 증명되어야 한다.

분명한 것은 완벽한 지원서와 증빙서류는 직무수행의 우수성을 보장하는 데 필요요건은 아니라는 것이다. 그러나 꼼꼼하게 지원서를 평가하고, 증명서류를 체크하는 일은 잘못된 채용결정을 방지하는 데 도움이 된다. 이상적인 것은 이러한 활동이 직무경험과 요건을 확인할 수 있는 것이라면 채용면접 전에 이루어져야 한다. 비록 면접의 결과가 지원자를 채용하지 않는 것으로 결정이 날 가능성이 크더라도 어떤 관리자는 면접을 우선시하여 시간낭비를 줄이고자 하는데, 이는 결국 개인적 선택에 달려 있다.

지원서에 기재된 정보에 대한 증빙과 추천서 확인이 이루어지기 전에는 채용을 결정하지 않는다.

때때로 증명서 확인은 지원자에 대한 달갑지 않은 정보를 노출시키게 된다. 어떤 방법을 통해서든 획득된 정보는 지원자를 부적격자로 판단하는 데 있어 정당한 사유가 없는 한 지원자를 탈락시키는 데 이용되어서는 안 된다. 예를 들면 운전여부가 채용요건과 무관하다면 지원자의 운전기록 정보가 채용에 이용되어서는 안 된다.

예비 채용시험

예비 채용시험은 대개 특정 직무와 직접적으로 연관된 업무수행능력을 평가할 경우에만 이용된다. 시험이 유일한 단독 선발도구가 아니라 할지라도 지원자 선발에 있어서 최고의 선택이 되기 위해는 우수한 면접, 증명서 확인, 기타 정보제공과 함께 활용할 수 있다.

예비 채용시험의 부적절한 이행과 해석으로 인한 법적소송은 고용주로 하여금 예비채용시험을 기피하게 한다. 몇몇 대기업과 극소수의 의료기관에서는 아직도 시험을 선발도구로 사용한다. 어떤 의료기관에서는 학습요구와 기술부족 정도를 확인하기 위해 사후 채용시험을 사용하기도 한다.

선발도구로서의 신체검사

건강진단은 채용의 요건이 된다. 건강진단을 통해 지원자가 해당 직무를 수행하는 데 필요조건을 갖추고 있는지를 평가하고, 채용시점의 지원자 신체조건에 대한 기록을 제공하게 된다. 또한 신체검사는 지원자가 잠재적으로 불성실한 근무태도를 보일 가능성, 혹은 기관의 의료보험 지불능력을 초과하여 지출할 수 있는 가능성 여부를 타진하는 데 이용된다.

신체검사는 오직 채용이 결정된 지원자에게 요구되며, 이때의 비용은 고용주가 지불하게 된다. 만약 신체검사 결과 지원자의 신체요건에 결격사유가 밝혀지면 채용에서 탈락된다. 대부분의 고용주는 지원자가 건강 및 신체요건에 부합하는 것을 조건으로 채용을 결정한다.

선발하기

가장 적합한 인물을 채용하기로 결정했다면 관리자는 모든 지원자를 평가하는 데 똑 같은 선발기준을 사용했는지의 여부를 확인해야 한다. 최종선발은 가치판단이나 개인적 선호가 아닌 설정된 기준에 근거해서 이루어져야 한다.

흔히 관리자들은 내부 지원자를 선택하여 빈 자리를 채우기도 한다. 이러한 자리는 초보자 혹은 관리자 수준에 해당된다. 내부 지원자는 이 기관에 새로 온 사람과 같은 방법으로 면접을 해야 한다. 그러나 어떤 기관에서는 내부 지원자에게 특별 배려나 우선권을 부여하기도 한다. 모든 기관은 인사이동 및 승진을 어떻게 관리할 것인가에 대한 지침과 정책을 갖추어야 한다. 인사이동 및 승진에 대해서는 11장에서 충분히 설명하였다.

선발 결정하기

일단 최종선발이 결정되면 관리자는 다음과 같이 예비 채용과정을 마무리할 책임이 있다.

1. 가능한 빨리 지원자에게 결과를 통보하면서 본 기관에 지원하고, 필요한 정보를 제공해준 것에 대해 감사를 표한다.
2. 채용되지 못한 지원자에게도 가능한 빨리 결과를 알린다. 만약 적절하다면 탈락사유(교육 혹은 경험부족)를 알려주고, 다음 채용과정에서 고려할 만한 인물이라면 이 사실도 알려 주어 다음 기회에 다시 지원할 수 있는 여지를 준다.
3. 채용된 지원자에게는 혜택, 급여, 배치된 부서에 대한 성문화된 정보를 제공한다. 이러한 절차는 지원자가 모집자와 면접자에 의해 약속받았다고 생각하는 조건과 일치하지 않아 차후에 발생할 수 있는 오해를 방지할 수 있다.
4. 채용을 수락한 지원자에게는 신체검사를 받고 채용에 필요한 자료를 제출하도록 안내를 한다.

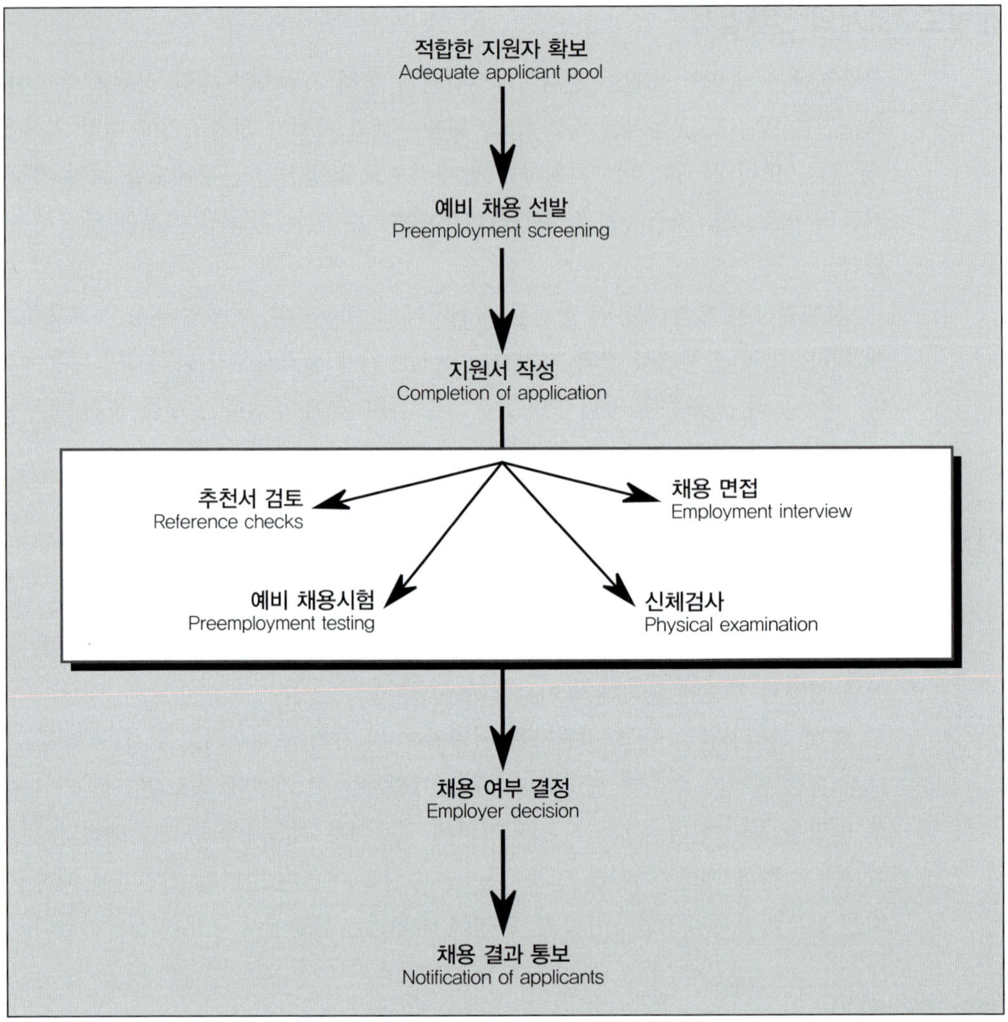

그림 15-1 선발과정

5. 채용이 결정된 지원자에게는 주어진 일자리에 대한 수용의사 여부를 확인할 수 있는 성문화된 확인서를 제출하도록 한다.

선발은 지원자의 수를 줄여가는 과정과 연계되어 있으므로 최종선발을 결정하는 사람은 큰 책임을 지게 된다. 이러한 의사결정은 기관과 참여한 사람 양쪽 모두에게 광범위하게 영향을 미치게 된다. 이러한 이유 때문에 선발과정은 최대한 객관성을 유지해야 한다. 선발과정은 **그림 15-1**과 같다.

학습과제 15-3

채용 선발과 효과 평가

당신은 일반외과 병동 수간호사로서 6년간 근무해 왔다. 당신은 자신의 역할을 능숙하게 수행하며, 부하직원에 대해서도 잘 알고 있다. 최근 책임 간호사가 사직을 했으며, 낸시(Nancy)와 샐리(Sally), 2명의 간호사가 책임 간호사직에 지원하였다.

낸시는 나이가 더 많은, 이 병원내 경력 8년차 간호사로서 당신의 병동에 배치된 지는 5년이 지났다. 그녀는 12년의 중환자실 간호경력이 있다. 그녀는 자신의 업무를 자신 있게 수행하며, 동료간호사, 환자 및 가족, 의료진들과 좋은 인간관계를 맺고 있다. 그녀는 자신의 현재 업무에 대해 적절하게 동기부여되어 있으나 외과병동의 우수한 평판을 확립하는 데에는 창의성과 주도성을 크게 발휘하지 못하고 있다. 또한 그녀는 앞으로의 상황을 예측하거나 계획하는 데에도 구체적인 기술을 발휘하지 못하고 있다.

샐리는 30대 중반으로서 이 병원과 외과병동의 경력이 3년이다. 그녀는 배후에서 많은 변화를 긍정적으로 주도해 왔다. 그녀는 유능한 임상전문가로서 의사들과 동료 간호로부터 좋은 평을 받고 있다. 이전 직원은 그녀를 원망하는 것처럼 보이는데 그들은 샐리가 "대가를 치르기" 전에 너무 많은 변화를 부추긴다고 느끼기 때문이다.

두 사람의 간호사는 모두 학사학위를 소지하고 있으며, 해당 직위에 대한 자격을 갖추고 있다. 두 간호사는 적어도 5년 이상 새로 승진될 직책을 가지고 일할 것으로 보인다. 당신의 결정을 위해서는 어떠한 전례가 없는 상황이다.

당신은 반드시 선택을 해야만 한다. 만약 이 기관의 입사순서를 선택기준으로 삼지 않는다면, 많은 장기근속직원들은 당신과 샐리에 대해 분노를 느낄 것이며, 동기부여가 되지 못할 것이다. 한편 당신은 낸시에게는 미래지향적 사고에 한계가 있다는 점을 느끼고 있으며, 샐리에 비해 그녀의 리더십으로는 병동의 성장과 발전을 기대하기 어려울 것이라는 생각이 든다.

과제

당신의 가치가 결정에 어떻게 영향을 미치는지 확인한다. 당신의 선택기준에 등급을 매기고 원하는 바를 결정한다. 당신의 결정에 영향을 미치는 개인적 · 대인관계적 · 조직적 요소를 밝힌다.

배치

기민한 리더는 자신에게 주어진 권한 내에서 신규직원이 자신의 업무를 성공적으로 수행할 수 있는 합리적인 자리에 배치할 수 있다. 간호단위와 간호부는 표준, 가치, 업무수행방법 등 자기만의 독특한 하부문화를 가지고 있다. 어떤 사람은 기존의 집단에 잘 적응할 가능성이 있는 반면, 적응을 못해 집단의 일부가 되지 못하는 사람도 있다.

게다가 간호단위와 간호부의 많은 직위는 각각 다른 기술을 요구한다. 예를 들면, 병원에서 리더십이 상대적으로 약한 곳에서는 의사결정기술이 더 중요시되고, 다양한 간호인력과의 상호작용이 강한 곳에서는 의사소통기술이 한층 중요시된다.

흔히 신입자들이 조직 내에서 적합하지 않은 곳에 배치되면 열패감으로 힘겨워한다. 적합한 배치는 신규직원의 성공적인 업무수행을 위한 조직의 주요기능이다. 잘못된 배치는 조직의 유효성을 감소시키고, 마찰을 일으키며, 조직의 완전성을 깨뜨리고, 개인의 전문적 꿈을 좌절시킨다.

학습과제 15-4

다음 졸업생 중 누구를 선택할 것이며, 그 이유는 무엇인가?

당신은 외과계 중환자 병동의 책임자이다. 지난 몇 년간 이 병동에 봄과 가을에 각각 졸업한 4명의 후보 신입 간호사가 배치되었으며, 이들에 대한 시험과정을 진행하였다. 이들은 지방대학 간호학위 프로그램을 이수한 간호사들이다. 당신은 선택을 하기 전에 간호직원들과 이들의 이전 고용주에게 긴밀히 문의를 하였다.

신규졸업자들은 동기와 열정 때문에 무난히 중환자 병동의 간호사가 될 수 있었다. 당신은 이 실험적 프로그램이 성공할 수 있었던 이유는 잘 기획되고 구조화된 4개월 간의 오리엔테이션과 교육 프로그램, 신중한 선발, 적절한 인사이동이라고 믿고 있다.

다시 최근 당신은 수용할 만큼 좋은 자격을 갖춘 4명의 후보자로 선택의 범위를 좁혔다. 이들 중 한 명은 오후 3~11시 근무 조에, 또 한 명은 오후 11시~오전 7시 근무 조에 배치할 계획을 가지고 있다. 당신은 사무실에서 각각의 근무조의 분위기를 평가하였으며, 4명의 후보에 대한 기록을 가지고 다음과 같이 정리하였다.

오후 3~11시 근무조: 자신감이 매우 강하며 자기주장이 강하고, 모두 여성간호사로 이루어져 있으며, 이들 중 85%는 RN, 그리고 15%는 LPN/LVN이다. 이들은 임상적으로 매우 유능한 집단이다. 이들은 모든 사람으로부터 존경을 받고 있으며, 의사들과는 충돌을 일으키기도 하지만 의사들 역시 이들이 훌륭한 간호사라고 말한다. 이들은 유머가 부족하고 신참 간호사를 따뜻하게 맞이하지 않는 사람들로 알려져 있다. 그러나 일단 한 번 이들의 신임을 받은 신입 간호사에게는 매우 호의적이다. 이들은 자신들이 쌓아올린 높은 기준에 도달하지 못하는 사람에게는 관용적이지 않다.

오후 11시~오전 7시 근무조: 응집력이 매우 강한 지지적인 집단이다. 대부분의 간호사들이 자신감을 가지고 있지만 임상능력이 조금 미흡한 간호사가 포함되어 있다. 그러나 이들은 환자 및 가족들과 긴밀한 관계를 맺고 있다. 이들은 돌봄과 공감적인 성격을 가지고 있다. 이 병동에 배치된 신입 간호사들은 매우 성공적으로 적응해 왔다. 이 병동의 간호사 중 30%는 남성이다. 이 집단의 구성원들은 매우 가깝게 지내며, 외부사회활동도 함께 하고 있다.

4명의 후보자는 다음과 같다.

- **존:** 자녀가 없는 30대 기혼 남성. 응급의료 기술자로서 응급실 경험이 풍부하다. 그는 다소 쌀쌀맞게 보인다. 그의 분명한 경력목표는 중환자실에서 2년, 응급실에서 3년간 근무하고 항공승무원이 되는 것이다. 그의 훈련강사는 그가 독립적인 판단을 내린다고 칭찬하는 반면, 학교에서도 타인과 고립되어 있지 않았나 하는 생각을 가지고 있다. 이전의 고용주는 그가 독립적 사고를 하는 유능한 사람으로 평가하였다.
- **샐리:** 22세의 미혼 여성. 그녀는 임상실무에서나 이론에서 클래스에서 수석을 차지하였다. 그녀는 매우 좋은 평가를 받았던 2년간의 의료기관 인턴 경험 외에는 실무경험이 별로 없다. 그녀의 훈련강사는 그녀가 다소 미성숙한 면이 있고 인간관계 기술이 부족하지만 임상판단이 훌륭하다고 칭찬했다. 그녀는 일반 내외과계 병동에서 일하기를 원하지 않는다. 그녀는 자신이 중환자실에 잘 적응할 수 있다고 믿고 있다.
- **조안:** 성숙한 38세 이혼녀. 자녀 없음. 그녀는 보건기관에서의 상담경험은 풍부하지만 임상경험은 부족하다. 그전의 고용주는 그녀에 대해 집중도와 섬세함이 있고, 전반적으로 자신감이 있다고 평가하였다. 그녀의 훈련강사는 그녀가 인간관계기술이 뛰어나고, 성숙하며, 똑똑하다고 칭찬하였다. 그녀는 비록 선택되지 않더라도 다른 곳에서 열심히 일하겠다는 강한 의지를 가지고 있다. 오랫동안 간호사로 일해 왔다.
- **메리:** 두 아이를 가진 28세의 역동적인 여성 간호사. 그녀는 LPN/LVN으로 일하다 학사학위를 취득하기 위해 다시 학교에 들어왔다. 그녀는 일과 가족을 돌보느라 학업적인 성취는 별로 없다. 전 고용주와 훈련강사는 그녀가 활동적이고, 조직적이며, 인간관계기술이 좋다고 평가하였다. 그녀는 다른 후보자에 비해 독립적인 의사결정 능력이 부족하다. 그녀는 중환자실에서 일한 경험이 있다.

과제

2명의 간호사를 선택하고, 이들을 각각 적합한 근무조에 배치한다. 그리고 이에 대한 합리적인 이유를 제시한다.

반대로 적합한 배치는 개인의 성장을 강화하고, 직원에게 의욕적인 분위기를 제공하며, 생산성을 증대하고, 조직목표를 달성할 가능성을 높인다. 개인의 강점을 직무요구와 잘 연계시킬 수 있는 관리자는 간호단위 기능향상, 조직의 목표 달성, 직원요구 수용을 촉진시킨다.

교화

관리의 기능에서 보자면 교화(indoctrination)는 직원으로 하여금 조직과 업무환경에 잘 적응할 수 있도록 계획하고 안내하는 것이다. 비록 '유도(induction)'와 '오리엔테이션(orientation)'이라는 말이 같은 뜻으로 사용되지만 교화과정은 유도, 오리엔테이션, 사회화 등으로 구분된 3단계를 포함하고 있다. 사회화는 직원교육과 팀 구축의 한 부분이므로 이는 다음 장에서 다루어질 것이다.

교화는 직원의 적응과정에서 이루어지는 유도와 오리엔테이션에 비해 더 광범위한 접근방법이다. 교화는 (a) 기관, 부서, 간호단위에 적합한 직원의 태도를 설정한다. (b) 주어진 직무를 성공적으로 수행하기 위해 필요한 정보와 교육을 제공한다. (c) 소속감과 받아들여졌다는 느낌을 불어넣는다. 효과적인 교화 프로그램은 높은 생산성, 규칙위반 감소, 마찰감소, 높은 직무만족의 결과를 낳는다. 교화과정은 직원이 선발되자마자 시작되며, 소속집단의 기준과 가치에 적응하고 사회화될 때까지 계속된다. 직원교화 프로그램 콘텐츠는 보기 15-6에 나타나 있다. 효과적인 교화 프로그램은 직원이 성공적으로 근속할 수 있도록 돕는다.

유도

유도(induction)는 교화의 첫 번째 단계로서 신규직원의 선발이 끝난 후, 본격적인 업무가 시작되기 전에 이루어진다. 유도과정에는 신규직원을 대상으로 조직, 업무, 인력관리 정책과 절차에 관한 모든 활동과 교육이 포함된다.

유도활동은 배치와 직원의 사전고용기능을 설정하는 동안에 이루어지며, 경우에 따라서는 오리엔테이션 활동도 포함된다. 그러나 유도와 오리엔테이션은 실질적으로 분리되어 있으며, 이 두 가지 프로그램이 생략되면 신규직원은 어려움을 느끼게 된다. 가장 중요한 것은 신규직원에게 적합한 정보를 제공하는 것이다.

유도의 중요한 요소인 고용편람은 대개 인사관리부에서 만든다. 관리자들은 이 고용수첩에 어떤 정보가 담겨져 있는지를 알아야 하며, 필요하다면 정보를 더하거나 빼야한다. 대부분의 고용편람에는 정보를 제공받은 신규직원의 확인 서명을 남기는 공란이 마련되어 이들이 관련 정보를 제공받고 숙지하고 있는지의 여부를 증명하도록 한다. 이 서명은 직원의 인사기록파일에 넣어서 보관한다.

보기 15-6 직원교화 콘텐츠

1. 기관의 역사, 경영이념, 경영철학
2. 기관이 창출하는 서비스와 서비스 영역
3. 각 부서의 장(長)과 기능을 포함한 조직구조
4. 기관에 대한 직원의 책임
5. 직원에 대한 기관의 책임
6. 급여 인상률, 지급일 등 급여에 관한 정보(진보적이거나 노동조합의 힘이 강한 기관에서는 모든 직원에 대한 급여의 지불척도를 책자로 배부함)
7. 업무규칙
8. 기관 및 배치 받은 부서의 시설 견학
9. 근무스케줄, 인사관리 및 스케줄에 대한 정책
10. 가능하다면 단체교섭 협약에 대한 토론
11. 복지혜택(보험, 건강보험, 연금, 실직연금 등을 포함)
12. 안전 및 화재예방 프로그램
13. 직원교육(내부교육, 보수교육 등)
14. 승진 및 인사이동 정책
15. 직원업무평가 체계
16. 작업할당
17. 기관의 서류양식 및 기재원칙
18. 선발제도 및 진행과정에 대한 평가
19. 상세한 법적 요건(면허갱신, 사건 및 사고 보고 등)
20. 동료직원소개
21. 신규직원에게 조직에 대한 소속감과 받아들여졌다는 느낌을 가지도록 따뜻한 관심을 표함

직원들이 유도교육과정에서 제공받는 정보를 한꺼번에 소화 · 흡수하기 어려우므로 후에 다시 펼쳐서 참고할 수 있도록 하기 위해서 고용편람은 매우 중요하다. 그러나 이러한 책자만으로 직원들이 제공된 정보를 모두 이해하리라고 기대하기 어렵다. 이러한 정보들은 채용과정에서 다양한 사람들, 즉 인사관리자와 인력개발 담당자에 의해 충분한 논의를 거쳐야 한다. 인사정책에 대한 이해를 실제로 증진시킬 수 있는 중요한 사람들은 일선관리자들이다.

오리엔테이션

유도는 기관에 대한 일반적인 정보를 제공하는 데 비해 오리엔테이션(orientation)은 직무에 대한 보다 구체적인 정보를 제공한다. 2주 일정의 오리엔테이션 사례가 보기 15-7에

보기 15-7 2주 일정의 경력 간호사 오리엔테이션의 예

1주	
1일(월)	
08:00 – 10:00	인사관리부서의 환영인사, 고용편람 지급 및 토의
10:00 – 10:30	다과, 인력개발부서의 환영인사
10:30 – 12:00	인력개발담당자의 일반적 오리엔테이션
12:00 – 12:30	병원 투어
12:30 – 13:30	점심식사
13:30 – 15:00	화재 및 안전 동영상 관람, 신체훈련 시범
15:00 – 16:00	다과 및 간호책임자 소개
2일(화)	
08:00 – 10:00	각 간호단위 보고, 간호단위 책임자와의 만남, 프리셉터 배정
10:00 – 10:30	프리셉터와의 티타임
10:30 – 12:00	병원 정책과 절차에 관한 일반적인 오리엔테이션
12:00 – 12:30	점심식사
12:30 – 16:30	심폐소생술(CPR) 재인증
3일(수)	프리셉터가 지시한 업무수행
4일(목)	프리셉터가 지시한 업무수행
5일(금)	오전은 프리셉터, 오후는 병동책임자 및 교육담당자와 함께 요약 및 마무리
2주	
1~3일(월~수)	프리셉터와 같은 근무조에서 일하며 주어진 병동 할당업무를 수행하면서 업무에 대한 책임을 익힌다.
4일(목)	정상업무의 80%를 할당받아 프리셉터의 감독 하에 보조자의 도움을 받아 수행
5일(금)	정상업무 수행. 임시 감독자와 30분간의 회의시간을 갖고 업무진행 논의

제시되어 있다. 기관에서는 다양한 프로그램을 활용할 수 있다. 예를 들면 첫째 날 오리엔테이션은 주로 병원의 인사관리부서가 주관하여 병원 투어를 안내하고, **보기 15-6**에 제시된 정보를 제공한다.

오리엔테이션의 다음 단계는 인력개발부서가 담당하며, 안전 · 사고예방 · 건강증진 등의 내용이 다루어진다. 세 번째 단계는 배치된 부서에 잘 적응하기 위한 개인 오리엔테이션이다. 이때 영양과, 약국, 간호부 등의 독립 부서는 각각의 고유한 교육 프로그램을 가지고 이러한 오리엔테이션을 수행한다. 각 부서의 오리엔테이션 업무내용은 **보기 15-8**과 같다.

유도와 오리엔테이션은 다양한 부서에서 참여한 각각의 사람들과 연계되어 있기 때문

보기 15-8 오리엔테이션 담당자

1. **인력관리부서:** 급여 및 급여지급 기능, 보험, 건강검진, 소득원천징수, 병원 투어, 조직에 대한 직원책무, 직원에 대한 조직책무, 노사관계, 복지혜택에 대한 정보 제공
2. **인력개발부서:** 고용편람을 배부하고 확인함. 기관의 경영이념과 철학에 대한 토론, 기관의 역사 소개, 각 부서 및 기능 소개 동영상 관람(만약 동영상이 준비되지 않았으면, 각 부서 책임자가 자기 부서를 소개함), 기관의 조직구조에 대한 토론, 화재 및 안전 프로그램, CPR인증, 교육 및 훈련 프로그램 소개, 직원 선발 원칙과 절차에 대한 설명, 투약/치료/간호기록 원칙 설명.
3. **개별 간호단위:** 병동 투어, 병동 소개, 일반적 원칙과 구별되는 해당 병동의 규칙 설명, 근무표 확인, 인력관리정책 및 절차 설명, 업무할당, 승진 및 인사이동 정책, 신규직원에게 소속감과 받아들여졌다는 느낌을 주고 사회화를 성취할 수 있는 프로그램 운영

에 그 목적을 달성하기 위해서는 당사자들 간의 긴밀한 조정과 계획이 이루어져야 한다. 유도와 오리엔테이션의 전체 목적은 신규직원이 새로운 일자리에서 한 사람의 간호전문가로 순조롭게 역할 전환을 할 수 있도록 필요한 정보를 제공하고 돕는 것이다.

오리엔테이션의 목적은 신규직원이 스스로 해당부서의 어엿한 구성원이라는 사실을 느끼게 하는 것이다. 이는 또한 신규직원의 소진감을 낮추고, 이들이 가능한 한 빨리 자신의 자리에서 독립적인 역할을 수행할 수 있도록 돕는 것이다.

오리엔테이션 프로그램을 계획 · 설계 · 평가할 때는 생산성과 직원 근속을 중요하게 고려해야 한다. 기관은 유도 및 오리엔테이션 프로그램을 조직 목적에 비추어 정기적으로 검토해야 하며, 프로그램이 조직의 목적을 반영하지 못할 경우 다시 설계해야 한다. 예를 들면 직원들이 조직의 복지정책에 대해 계속 의문을 가지고 있다면 유도 프로그램을 면밀히 평가해 볼 필요가 있다.

흔히 많은 사람들이 유도와 오리엔테이션에 대해 부분적 책임을 지고 서로에게 책임전가를 하는데, 이러한 태도는 이 프로그램의 효과를 약화시키거나 실패로 이끌게 한다. 인사관리부서뿐만 아니라 인력개발부서, 간호부서가 함께 책임을 공유하고 조직과 개인의 요구가 교화 프로그램에 반영되도록 해야 한다.

간혹 병원과 같은 보건의료기관의 일반 관리자들은 신규 직원의 오리엔테이션에 자신의 역할을 제대로 발휘하지 않는 경우가 있다. 그러나 인사관리부서, 인력개발부서, 직무교육부서의 관리자들은 신규직원들이 충분히 오리엔테이션 되도록 함께 공조해야 함을 깊이 인식해야 한다. 신규직원들은 조직 전체의 오리엔테이션을 충분히 받았다 해도 자신이 배속된 간호단위에 대한 오리엔테이션이 부족할 때 불안해한다. 각 간호단위는 다양한 특이성을 가지고 있어서 신입 간호사가 자신감을 잃게 한다. 최근에는 개인의 오리엔테이션을 위해 간호단위의 책임이 증가하고 있는 추세이다.

간호단위 관리자는 신규직원 오리엔테이션에서 핵심역할을 수행해야 한다. 적합한 오리엔테이션 프로그램은 직무규칙 위반, 불만, 오해의 소지를 최소화하며, 소속감과 받아들여졌다는 느낌을 강화하고, 직무몰입과 직업윤리를 향상시킨다.

신규직원 모집, 선발, 배치, 교화에서의 리더십 역할과 관리 기능의 통합

생산성은 조직의 인사관리의 질과 직접적으로 연계되어 있다. 적극적인 모집은 해당 직위에 좋은 자격을 갖춘 인재를 불러 모은다. 지원자를 모집한 후, 구체적인 선발기준을 잘 알고 있는 관리자들은 가장 훌륭한 자격을 갖춘 지원자가 채용되는 데 중요한 책임을 가지고 있다. 모든 지원자가 동일한 평가기준에 의해 평가를 받고 개인적 편견이 최소화되기 위해서는 채용면접과 기타 선발과정에서 관리자는 필요한 기술을 갖추고 있어야 한다.

예비인력을 위한 리더십 역할은 인력수요계획과 간호현장변화 대처기능을 포함하고 있다. 최근 세계적인 간호인력 부족현상은 앞으로 인력과 관련된 새로운 도전을 야기할 것이다. 또한 예비채용을 위한 면접과정에서 지원자들이 공평한 대우를 받고 지원한 기관에 대해 긍정적인 태도를 가지고 면접을 마칠 수 있게 하기 위해서 리더십은 매우 필요하다. 리더는 자기의 권한 내에서 미묘한 차이, 강점과 약점을 충분히 인지하고 있으므로 지원자의 잠재력을 성공적으로 이끌어 낼 수 있는 직무를 할당할 수 있다.

조직 내에서 리더십 역할과 관리 기능의 통합은 지원자가 공정한 대우를 받았다는 사실을 알게 함으로써 긍정적인 홍보효과를 가져올 수 있을 것이다. 앞을 내다보고 적극적으로 인력수요계획을 세운다면 인력풀(pool)이 충분할 것이다. 리더–관리자는 생산성과 직원보유율을 높이고, 조직의 목적을 성취하며, 신규직원의 요구를 충족하기 위해 선발과 배치과정을 활용한다.

또한 통합적 리더–관리자는 잘 계획되고 실행된 유도 및 오리엔테이션 프로그램을 통해 조직의 자원을 현명하게 투자하고 있다는 사실을 잘 알고 있다. 잘 계획되고 성실하게 실행된 유도 및 오리엔테이션 프로그램은 신규직원으로 하여금 열정적으로 조직에 몰입할 수 있도록 팀워크를 형성할 기회를 준다. 이 기간에 신규직원이 조직에 대해 가지는 인상은 오랫동안 남아 있을 것이다. 그 인상이 긍정적이라면 힘든 시기에도 기억해내어, 이 조직에서 장기근속을 하게 만들 것이다.

핵심 개념

- 채용의 첫 단계는 필요인력의 유형과 수를 결정하는 것이다.
- 21세기, 특히 급성환자 병원에서 나타나는 극심한 인력 부족에는 몇 가지 요인이 있다. 그 요인에는 1990년대의 전국적인 병원 감축, 간호인력의 노령화, 전문 간호사에 대한 수요상승, 간호교육의 부적절한 등록제도 등이 포함된다.
- 성공적인 인력모집은 재정자원, 적절한 간호인력, 높은 급여, 기관의 평판, 지역사회의 요구, 전국 혹은 지방의 경제 상황 등 다양한 변수와 관련 있다.
- 효과적인 모집 방법에는 모집광고, 모집자의 경력, 직원의 만족도가 포함된다.
- 신뢰도와 타당도의 제한점이 있지만, 면접은 채용을 위한 선발과정에서 가장 널리 사용되는 방법이다.
- 지원자에게 구조화된 질문을 사용하면 면접의 한계를 극복할 수 있다.
- 면접은 관리자와 지원자 상호간의 목적을 충족해야 한다.
- 관리자는 면접을 계획 · 수행 · 통제하는 데 충분한 기술을 가지고 있어야 한다.
- 구직자 권리보호에 관한 다양한 정부법안이 있으므로 관리자는 면접의 규제안을 잘 숙지하고 있어야 한다.
- 선발은 해당직위의 자격요건에 바탕을 두어야 하므로 선발과정이 시작되기 전에 미리 선발기준을 개발해야 한다.
- 관리자는 지역사회의 빠르고 다원적인 변화를 인식하고 지원자의 나이, 성별, 문화, 인종, 언어를 고려하여 적극적으로 직원을 모집하고 채용해야 한다.
- 관리자는 신규직원이 성공을 위한 최선의 기회를 가질 수 있도록 이들을 적합한 간호부서, 단위, 근무조에 배치해야 한다.
- 교화는 직원의 유도, 오리엔테이션, 사회화로 이루어져 있다.
- 잘 준비된 오리에테이션 프로그램은 신규직원이 가져야 할 좋은 태도와 조직이 기대하는 목적 달성에 관한 교육을 포함한다.

부가적인 학습활동과 적용

학습과제 15-5

면접에서 개인적 오류 평가하기

당신은 급성 환자병동의 새 책임 간호사이다. 이는 관리자로서 당신이 부여받은 첫 직책이다. 당신은 18개월 전에 간호대학을 졸업했으며, 간호학사학위를 소지하고 있다. 당신의 직속상관은 3개월 전에 간호대학을 졸업한 지원자 2명의 면접을 부탁해 왔다. 당신의 상관은 두 사람 모두 자격을 갖추었다고 믿고 있다. 이들이 채용될 자리가 당신의 근무조에 속해 있으므로 당신이 이들에 대한 최종선택을 해주기를 원하고 있다.

2명의 지원자가 모두 학력과 경험 면에서 동등한 자격을 갖추고 있다. 어제 저녁 당신은 리사(Lisa)를 면접하였는데 그녀는 매우 인상적이었다. 오늘 밤에는 존(John)을 면접했다. 면접하는 내내 존을 어디선가 본 것 같은데 어디서 봤는지 생각이 잘 나지 않았다. 면접을 잘 마치고 난 다음에도 당신은 존에 대해서 계속 같은 생각을 하고 있다.

존이 자리를 뜬 후에야 갑자기 그가 당신의 급우였다는 사실이 떠올랐고, 그가 학우들의 파티에도 참석했었다는 것을 기억하였다. 그 당시 그는 알코올 중독자 같은 인상을 풍겼으므로 이러한 기억은 당신을 신경 쓰이게 만들고 어떻게 해야 할지 모르게 한다. 내일 아침에 당신의 직속상관은 당신이 어떤 지원자를 선택했는지를 알고 싶어 할 것이다.

과제

당신이 해야 할 바를 결정하고, 그 결정에 합당한 이유를 제시한다. 왜 그 지원자를 선택했는지 설명한다. 이 결정에 영향을 미친 당신의 가치는 무엇인가?

학습과제 15-6

어떻게 오리엔테이션 과정을 강화할 것인가?

신참 수간호사로서 당신의 목적 중 하나는 갈등을 줄이는 것이다. 이를 통해 당신은 직원보유를 높였고, 그 결과 신규직원의 오리엔테이션 비용을 절감하였다. 직원보유를 높일 때 직원들이 안정감을 가진다고 당신은 믿고 있다.

당신이 작성한 퇴직자 면담기록을 살펴보면, 신규직원의 병동에 대한 충실성이 향상되지 못하는 점을 발견할 수 있다. 당신은 신규직원의 사회화가 어려운 이유가 병동 오리엔테이션 프로그램에 문제가 있기 때문이라고 믿고 있다. 이 병원에서는 신규직원에게 2주간(80시간)의 오리엔테이션을 허용하고 있으며, 이때 소비한 시간은 병동 간호시간에 포함되지 않는다. 이러한 시간은 '비생산적 시간'으로 간주되며, 교육부서가 관리를 담당한다. 병동의 2주간의 신규직원 오리엔테이션은 다음과 같다.

제1주

월, 화	09:00–17:00	강의실
수, 목, 금	07:00–11:00	병동의 직원과 함께 업무를 할당받음

제2주

월, 화	07:00–15:30	직원과 함께 병동에 배정됨
수, 목, 금	07:00–15:30	근무조에 배정되어 해당 업무에 대한 오리엔테이션을 받음

2주간의 오리엔테이션을 받은 후 신규직원은 2~3주 동안 75%의 생산성을 보인 다음 100%의 생산성을 보일 것으로 기대하고 있다. 그러나 신입 간호사 오리엔테이션에서 예외가 발생하였다. 이 신규직원들은 1주일 더 오전 7시부터 오후 3시까지의 시간이 필요하였고, 특정한 근무조에 배치되기까지 1주 더 시간을 보냈

학습과제 15-6 (계속)

는데 이때는 정규직원으로 포함되지 않았다.

당신의 상관은 비생산적 시간이 증가하지 않는 선에서 당신이 원하는 오리엔테이션 프로그램을 선택해도 좋다고 하였고, 당신은 직원들이 법적 요건을 충족하고 안전하게 자신의 기능을 수행하는 데 필요한 정보를 받아야 한다고 믿는다.

과제

병동 신입 간호사 오리엔테이션을 강화할 수 있는 방법이 있는가? 있다면 계획의 개요를 설명하고 왜 그런 선택을 했는지 합당한 이유를 제시한다.

학습과제 15-7

자신의 일자리 선택하기

당신은 졸업을 3개월 앞둔 4년제 간호대학의 졸업반 학생이다. 인접한 지역에 있는 한 급성질환 병원은 곧 64km 떨어진 시골에 작은 클리닉을 개원하지만, 올해 신규직원을 채용하지 않을 계획이며, 당신 또한 이 사실을 알고 있다. 그러나 이 지역에는 가정간호, 공중보건, 지역사회의료, 원거리의료, 사례간호를 제공하는 지역의료공동체가 개원하였다. 당신은 편부모 슬하에서 어려운 경제적 여건으로 학자금 상환부채가 있어 가능하면 빨리 취업을 해야 할 형편에 놓여 있다.

당신의 목표경력은 응급실, 중환자센터와 같이 업무 강도가 높고, 수준 높은 간호기술을 요하는 급성환자 병원에서 일하는 것이지만, 당신은 이러한 자격을 아직 갖추지 못했으며, 당신이 원하는 이런 병원은 올해 신입 간호사를 채용할 계획이 없다. 당신은 학창시절 실습을 통해서 자율적이고 대상자와의 상호작용이 빈번했던 공중보건업무에 호감을 갖고 있으며, 어린 자녀가 있어 밤 근무 없이 월요일부터 금요일까지 규칙적인 근무일정을 가진 공중보건 간호사직에 관심을 가지고 있다. 그러나 문제는 이곳의 급여는 급성질환병원에 비해 매우 낮아서 당신의 경제적 문제를 해결하기에는 역부족이며, 공중보건센터에서는 오리엔테이션 기간이 너무 짧아 충분한 준비 없이 업무를 시작해야 한다는 것이다.

끝으로 당신은 소아종양학에도 관심을 가지고 있지만 이는 당신이 살고 있는 지역에서 321km나 떨어져 있는 지방 병원에 배치되지 않으면 불가능한 일이다. 여기에서는 승진과 전문적 발전이 보장되어 있지만 입사하게 되더라도 먼저 내 · 외과 병동에 배치되어 밤 근무를 해야 한다.

과제

1. 당신이 일할 곳을 선택한다.
2. 희망, 요구, 책임 등을 고려해서 일자리를 선택하는 데 비중을 두고 있는 요소 10가지를 나열한다.
3. 당신의 결정을 평가할 수 있는 기준은 무엇인가?

학습과제 15-8

채용의 윤리적 쟁점

당신은 중환자실 수간호사로서 저녁근무 책임 간호사에 지원한 샘(Sam)을 면접하고 있다. 샘은 다른 지방의 병원인 메모리얼 병원에서 간호단위 책임자로 일해 왔는데 최근 개인적 이유로 그 병원을 떠나 당신의 병원에 지원했다.

샘은 관리능력과 임상기술이 뛰어나 이 직위에 필요한 자격을 충분히 갖추고 있다. 당신 병동의 저녁근무 책임자는 높은 수준의 관리능력과 임상기술을 갖추어야 하는데 샘이 바로 그러하다. 당신은 샘과 같은 사람이 지원해 준 것에 대해 다행스럽게 여기고 있다.

면접이 마무리되기 직전 샘이 방문을 닫고 목소리를 낮추어 최근 자신이 있던 메모리얼 병원이 병원을 확장하고 중환자실을 재정비할 계획을 가지고 있다는 정보를 알려주었다. 그리고 자신을 이 병원에 채용해 주면 더 상세한 정보를 나누겠다고 말한다.

과제

당신은 샘에게 어떤 반응을 보일 것인가? 그를 채용할 생각을 가지고 있는가? 이 상황에서 가장 중요한 쟁점은 무엇인지 확인한다. 이 책의 내용을 고려하여 당신의 채용결정에 대한 합리적 이유를 제시한다.

학습과제 15-9

채용면접 질문에 대한 불안 누그러뜨리기

과제

신입 간호사 면접에서 정확한 답변을 하기 어렵다고 느끼는 질문을 3~4개 작성한다. 그런 다음 소규모의 집단에서 만들어진 질문을 공유한다. 이 질문의 강점과 약점에 대해서 의견을 나누고 토론한다. 이 질문에서 가장 문제가 된다고 여기는 것에 대해 모든 집단 구성원의 개인적 느낌을 표현하도록 한다.

REFERENCES

Aiken, L. H. (2007). U.S. labor market dynamics are key to global nurse sufficiency. *Health Services Research, 42*(3), 1299–1320.

American Association of Colleges of Nursing (AACN). (2009a, February). *Despite surge of interest in nursing careers, new AACN data confirm that too few nurses are entering the healthcare workforce.* Retrieved December 29, 2009, from *http://www.aacn.nche.edu/media/NewsReleases/2009/workforcedata.html.*

American Association of Colleges of Nursing [AACN]. (2009b, September). *Fact sheet. Nursing shortage.* Retrieved December 23, 2009, from *http://www.aacn.nche.edu/Media/FactSheets/NursingShortage.htm.*

Buerhaus, P. I., Auerbach, D., & Staiger, D. O. (2009, July/August). The recent surge in nurse employment: Causes and implications. *Health Affairs, 28*(4). (Published online 12 June 2009). Retrieved December 23, 2009, from *http://content.healthaffairs.org/cgi/content/abstract/hlthaff.28.4.w657.*

Connecticut Department of Labor, Project Management Office. (2009, February 18). *Tips for job seekers. Employment interviewing.* Retrieved December 29, 2009, from *http://www.ctdol.state.ct.us/progsupt/jobsrvce/intervie.htm.*

de Leon–Siantz, M. L., & Meleis, AL. (2007). Integrating cultural competence into nursing education and practice: 21st century action steps. *Journal of Transcultural Nursing*, 18, 86S–90S.

Hinshaw, A. S. (2008, January/February). Navigating the perfect storm: Balancing a culture of safety with workforce challenges. *Nursing Research (Supplement), 57*(15), S4–S10.

Huston, C. (2009, April). Message from the president: The nursing shortage. *Create the Future Newsletter, 6*(4). 881 words. Retrieved December 28, 2009 from *http://www.nursingsociety.org/Publications/Newsletter/Pages/april09_ctf.aspx.*

Huston, C. (2010a). The current nursing shortage. In *Professional issues in nursing: Challenges and opportunities.* 2nd Edition, Chapter 5. Philadelphia, PA: Lippincott Williams & Wilkins.

Huston, C. (2010b). Importing foreign nurses to meet America's demand for nurses. In *Professional issues in nursing: Challenges and opportunities.* 2nd Edition, Chapter 6. Philadelphia, PA: Lippincott Williams & Wilkins.

Huston, C. (2010c). Chapter 9. Diversity in the nursing workforce. In *Professional issues in nursing: Challenges and opportunities.* 2nd Edition. Philadelphia, PA: Lippincott Williams & Wilkins.

Leveraging nonmonetary factors to attract top talent. (2009, March–April). *Healthcare Executive, 24*(2), 78.

McKay, R. A. (2009, February 21). *The hiring interview is not a conversation.* Retrieved December 29, 2009, from *http://www.e-bizarticles.com/the-hiring-interview-is-not-a-conversation.html.*

McNamara, C. (1997–2008). *General guidelines for conducting interviews.* Free Management Library. Retrieved December 29, 2009, from *http://managementhelp.org/evaluatn/intrview.htm.*

Roman, L. (2008, March). Nursing shortage: Looking to the future. *RN, 71*(3), 34–36, 38–41.

Smith, A. (2009, December 23). *Nursing crisis looms as baby boomers age.* CNNMoney.com. Retrieved December 28, 2009, from *http://money.cnn.com/2009/12/17/news/economy/nursing_shortage/index.htm.*

Student enrollment expands at U.S. nursing colleges and universities for the 9th year despite financial challenges and capacity restraints (December 4, 2009). NurseZone.com. Retrieved December 29, 2009, from *http://www.nursezone.com/Student-Nurses/student-nurses-featured-articles/Student-Enrollment-Expands-at-US-Nursing-Colleges-and-Universities-for-the-9th-Year-Despite-Financial-Challenges-and-Capacity-Restraints_33092.aspx.*

BIBLIOGRAPHY

Barrick, M., & Zimmerman, R. (2009, March–April). Hiring for retention and performance. *Human Resource Management, 48*(2), 183–206.

Clavreul, G. M. (2009). *Why nursing school grads have trouble finding jobs.* WorkingNurse.com. Retrieved December 29, 2009, from *http://www.workingnurse.com/articles/Why-Nursing-School-Grads-Have-Trouble-Finding-Jobs.*

Codier, E., Kamikawa, C., Kooker, B., & Shoultz, J. (2009, October–December). Emotional intelligence, performance, and retention in clinical staff nurses. *Nursing Administration Quarterly, 33*(4), 310–316.

Cowin, L., Johnson, M., Craven, R., & Marsh, H. (2008, October). Causal modeling of self-concept, job satisfaction, and retention of nurses. *International Journal of Nursing Studies, 45*(10), 1449–1459.

García, M., Posthuma, R., & Colella, A. (2008, June). Fit perceptions in the employment interview: The role of similarity, liking, and expectations. *Journal of Occupational & Organizational Psychology, 81*(Part 2), 173–189.

Hader, R. (2009, May). Editorial. Hiring? Be picky. *Nursing Management, 40*(5), 6.

McHarg, L. (2009, January 20–26). Starting out: Improve your job prospects. *Nursing Times, 105*(2), 31.

O'Leary, B., Durham, C., Weathington, B., Cothran, D., & Cunningham, C. (2009, February). Racial identity as a moderator of the relationship between perceived applicant similarity and hiring decisions. *Journal of Black Psychology, 35*(1), 63–77.

Rabinowitz, P. (2009, June). Making more effective executive selections. *Trustee, 62*(6), 30–31.

Raso, R. (2009, July). Hiring right for a healthy work environment. *Nursing Management, 40*(7), 53–54.

Salt, J., Cummings, G., & Profetto-McGrath, J. (2008, June). Increasing retention of new graduate nurses: A systematic review of interventions by healthcare organizations. *Journal of Nursing Administration, 38*(6), 287–296.

Scroggins, W., Thomas, S., & Morris, J. (2009, Spring). Psychological testing in personnel selection, part III: The resurgence of personality testing. *Public Personnel Management, 38*(1), 67–77.

Storey, C., Cheater, F., Ford, J., & Leese, B. (2009, August). Retention of nurses in the primary and community care workforce after the age of 50 years: Database analysis and literature review. *Journal of Advanced Nursing, 65*(8), 1596–1605.

Tian X.-X., & Che H.-S., C. (2009). The commentary of the research of the predictive validity and construct validity of interview. *Advances in Psychological Science, 17*(4), 870–876.

Tolan, T. (2009, August). How to hire a rock star: Follow these hiring tips to ensure that you get the right candidate for your organization every time. *Healthcare Informatics, 26*(8), 54.

Chapter 16

학습조직 내 팀 구축을 위한 사회화와 직원 교육

Socializing and Educating Staff for Team Building in a Learning Organization

지속적 교육이 활성화된 환경은 직원개발과 사기충전, 직업 유지로 발전한다.

- Diane Postlen-Slattery and Kathryn Foley

평생학습 과정의 일부로, 간호지도자는 자신만의 도구와 기술을 재정비하고 현재의 관심거리와 사회적 문제를 보기 위한 새로운 시야를 정립하기 위해 멘토와 퍼스널 코치를 더 많이 이용할 것이다.

- Karen S. Haase-Herrick

학습목표

- 학습조직의 특성을 설명한다.
- 교육과 훈련을 구별한다.
- 교육 계획의 적절한 순서를 열거한다.
- 직원개발에 대한 책임의 공유 때문에 발생 가능한 문제를 구분한다.
- 사회학습이론의 원리를 적용한다.
- 다양한 상황에서 학습을 촉진하는 적절한 교육전략을 선택한다.
- 다양한 역할전이를 성공적으로 극복하도록 직원을 돕는 전략을 확인한다.
- 신입 간호사의 사회화를 돕기 위한 전략을 선택한다.
- 경력 간호사가 역할전이에 어려움을 겪는 이유를 설명한다.
- 멘토, 프리셉터, 역할모델의 역할을 비교하고 대조한다.
- 후배 간호사의 효과적인 역할전이를 이끌 수 있는 프리셉터에 대한 선정 기준을 설명한다.
- 학습을 향상시키는 코칭기술을 개발한다.
- 교육과 사회화를 통해 응집력이 강한 팀을 구축할 수 있는 방법을 설명한다.

보건의료기관은 유능한 직원을 보유하고 직원들의 능력을 향상시켜야 하는 중요한 과제에 직면해 있다. 이는 급격한 지식성장과 새로운 기술의 무한적용 시대에 들어서면서 더욱 두드러지는 현상이다. 대부분의 21세기 조직에서는 직원 교육과 지속적인 역량 확보가 중요하면서도 어려운 문제로 여겨지고 있다.

이 장에서는 학습조직(learning organization)의 개념을 소개하고 직원개발의 다양한 요소들을 살펴보고자 한다. 교육과 훈련을 역할모델, 프리셉터, 멘토에 따라 구분한 다음, 성인 학습자의 요구도를 알아보고 직원개발 도구로서의 코칭 개념을 소개한다. 또한 근거기반실무를 지지하고 도모하는 문화를 창조해 가는 데 조직, 리더-관리자, 직원

보기 16-1 팀 구축을 위한 사회화 및 직원 교육 관련 리더십 역할 및 관리 기능

리더십 역할

1. 모든 신규 직원에게 부서의 규범과 가치를 명확히 말한다.
2. 직원들의 연대의식을 고취시킨다.
3. 모든 직원에게 역할모델이 되어주고 직원을 선발하는 멘토로서의 역할을 한다.
4. 상급 직원과 하급 직원 사이의 멘토십을 격려한다.
5. 신규 직원들의 지식이나 기술 부족 여부를 주의깊게 관찰하고 적절하게 개입한다.
6. 역할전이(role transition)에 대처할 수 있는 개인적인 전략을 잘 개발할 수 있도록 직원들을 돕는다.
7. 직원들이 새로운 기술이나 정보를 습득할 때 성인학습의 원칙을 적용한다.
8. 직원들의 부족한 지식이나 기술에 대해 자발적으로 코치한다.
9. 문화적 · 윤리적으로 다양한 직원들의 독특한 사회화 및 교육 요구에 민감해진다.
10. 직원들에게 학습조직의 측면을 지속적으로 촉진한다.
11. 간호인력의 효과적인 근거기반실무를 방해하는 조직의 장애요인을 극복할 수 있도록 돕는다.

관리 기능

1. 모든 직원에게 조직이나 부서의 목표를 인식시키고 명확히 한다.
2. 모든 직원들에 대한 역할 기대를 확실히 한다.
3. 신규 직원들의 사회화를 위해 긍정적 제재와 부정적 제재를 적절하게 사용한다.
4. 프리셉터를 신중하게 선정하고 선임직원의 역할모델링을 격려한다.
5. 신입 간호사, 국제 간호사, 직무 이동이 있는 경력 간호사들에게 특별한 직무 요구를 만족시킬 수 있는 방법을 제공한다.
6. 직원개발에 대한 공유 책임과 개별적 책임을 교육부서와 함께 만들어낸다.
7. 직원개발을 위한 적절한 자원을 확보하고, 긴축 재정 기간 동안 자원 배분에 대한 적절한 의사결정을 한다.
8. 직원개발 활동의 질적 · 재정적 통제에 대해 책임을 진다.
9. 모든 직원이 맡은 역할에 능숙하도록 한다.
10. 직원개발에 관한한 정책 수립 시 조언을 제공한다.
11. 조직이 근거기반실무를 촉진시킬 수 있는 자원을 제공할 수 있게 한다.

개발 부서의 역할을 강조하게 될 것이다. 마지막으로, 문화적으로 다양한 인력의 요구를 포함하는 동시에 응집력이 강한 팀 구축의 필요성을 분석한다. 팀 구축을 위한 직원의 사회화 및 교육과 관련된 리더십의 역할과 관리 기능은 보기 16-1과 같다.

학습조직

최근 많은 문헌에서 학습은 개별 학습의 차원을 넘어서 학습을 중요한 철학으로 통합하는 조직이 보다 더 성공적인 조직이 된다는 사실을 지지하고 있다. 이는 Senge(1994)에 의해 처음 소개된 개념으로, 이러한 조직을 학습조직이라 명명하였다. 학습을 중요한 질적인 요소로 바라보기 때문에 학습조직은 학습을 조직만큼이나 개인의 미래를 위한 중요한 열쇠로 여긴다. 더불어 학습조직은 긍정적이고 필수적인 조직의 변화를 창출하기 위해 공유된 비전과 집단학습을 증진시킨다.

학습조직은 긍정적이고 필수적인 조직의 변화를 창출하기 위해 공유된 비전과 집단 학습을 증진시킨다.

Senge의 학습조직 모델(다섯 가지 분야)의 내용은 다음과 같다.

- **시스템 사고(Systems thinking).** 조직은 직원들이 스스로를 조직전체와 연결되어 있다고 여기도록 격려하며, 개인을 넘어서 전체로서 영향력을 갖는다는 관점을 갖도록 격려한다. 이는 직원들 간에 유대감을 형성하고, 근로자 개인의 측면에서는 조직뿐만 아니라 서로에게 총력을 다할 수 있게 한다.
- **개인적 숙련(Personal mastery).** 각 구성원들은 개개인의 능력을 향상시키기 위해 노력한다. 그리고 이러한 개인적 · 전문적 학습은 이후에 팀과 조직으로 통합된다.
- **팀 학습(Team learning).** 학습조직은 팀 구성원 간의 협력을 통해서 목적을 달성한다.
- **정신모델(Mental models).** 학습조직의 목적은 다양한 사고를 통해 조직의 발전을 도모하는 것이다. 학습조직은 개인을 전통적인 사고로부터 해방시키고, 학습을 위한 개인의 모든 잠재력을 끌어올리기 때문에 개인이 고집하는 추측은 문제가 된다.
- **공유 비전(Shared vision).** 학습조직의 모든 구성원들이 공동의 비전을 공유할 때, 자신의 개인적인 목적과 요구를 내려놓고 팀워크와 협력에 집중한다.

Senge 이후, 많은 이론가들이 학습조직에 대한 이해를 보다 발전시켜 왔다. 예를 들어, King과 Marks(2008)는 지식-공유 문화의 발전은 조직 그 자체의 구조에 의존하게 될 수도 있다고 주장했다. Johnson(2009)은 학습조직이 학습에 대한 열정, 소통, 협력,

팀 구축, 인적 가치, 돌봄, 문화 우수성을 추구하는 문화, 변화, 문제해결 그리고 개인 발전과 같은 가치로 특징지어진다고 제안했다. 마지막으로 Baldomir(2009)는 효과적인 학습조직은 조직의 모든 구성원뿐만 아니라 리더십의 총체적인 헌신 몰입이 있어야만 유지된다고 말한다.

직원개발

학습은 끝이 없고 적어도 조직에는 직원개발을 위한 책임이 있다는 학습조직에 대한 인식이 직원개발 프로그램 발전에 영향을 준다. 실제, 학습에 대한 조직의 몰입은 직원개발에 대한 몰입으로 입증되기도 한다. 학습조직은 그저 교육과 훈련의 인증 필수요건을 충족시키는 것이 아니라 개인의 성장을 격려하고 재정적으로나 철학적으로 직원개발 활동을 지원한다.

그러나 이처럼 직원의 성장과 학습을 발전시키는 것이 오로지 조직의 이타적인 동기 때문만은 아니다. 직원의 지식수준과 역량은 종종 조직의 목적달성에 필요한 직원의 수를 결정짓는다. 즉, 직원이 잘 훈련되고 숙련되어 있을수록 조직에서 원하는 직원의 수는 줄어들며, 이는 곧 조직의 비용 절감과 생산성 향상으로 돌아온다. "사람이 수익이 될 수는 없지만 사람 없이는 수익 또한 없다"라는 Johnson(2009, para 8)의 주장이 이러한 생각을 잘 뒷받침해준다.

직원개발은 생산성 향상을 위한 비용효과적인 방법이다.

훈련 대 교육

교육(education)과 훈련(training)은 직원개발의 두 가지 요소이다. 역사적으로, 관리자들은 직원들의 교육 요구(educational needs)가 충족되었는지보다는 직원들이 잘 훈련되었는지를 살피는 것에 대한 책임이 컸다. 그러나 지난 20년 동안 이 둘은 보다 더 잘 균형을 이루어가고 있다.

훈련이란, 사람이 특정한 목적을 위한 지식과 기술을 갖고, 직무를 수행하는 데 필요한 지식들을 습득하도록 하는 조직화된 방법으로 정의될 수 있다. 지식은 정서적(affective), 동적(motor) 혹은 인지적(cognitive) 기술의 향상을 요한다. 새로운 기술의 습득은 생산성을 향상시키거나 더 나은 생산물을 만들어 낼 것이라 기대하게 한다.

직원들의 훈련요구(training needs)를 만족시키기 위해, 관리자는 먼저 직원들의 요구가 무엇인지를 알아내야 한다. 이것은 단순히 직원들에게 그들의 지식부족에 대해 묻는 것 뿐만이 아니라 기술에 대한 체크리스트를 제공하거나 시험을 치르는 것 이상을 의미한다. 즉, 직원들의 사회화가 부족해지기 전에 미리 주의깊게 관찰하여 부족함을 확인하고 수정하는 세심함이 필요하며, 이것이 바로 리더십의 역할이다. 그러한 부족함이 초기에 수정되지 못했을 경우에는 기존 직원들이 신규 직원들의 동화를 방해하는 분위기를 조장하게 될 수도 있다.

교육은 훈련보다 더 형식적이고 더 넓은 범위이다. 훈련이 즉각적으로 이용되는 반면, 교육은 더 넓은 의미에서 개인을 개발하기 위해 설계된 것이다. 교육요구를 인식하고 교육적 추구를 장려하는 것이 리더의 역할이자 책임이다. 관리자는 때때로 수업이나 과정을 가르쳐야 한다. 하지만 관리자가 특정한 전문지식이 없다면, 일반적으로 직원의 정규교육을 담당할 수 없다.

교육부서의 책임

직원개발은 광범위한 책임이 따르는 영역이며, 조직의 많은 사람들에게 부담이 된다. 직원교육의 공식적 기능은 종종 교육 부서에서 다뤄진다. 대부분 교육부서에는 조직도상 직속 상사보다 직원이나 자문위원이 따로 있기 때문에, 교육 인사부서는 일반적으로 그들이 제공하는 교육 프로그램을 받는 사람들에 대한 공식적 권한이 거의 없다. 마찬가지로, 간호단위 관리자도 교육부의 인사권을 거의 가지고 있지 않다. 중복된 역할의 모호함과 직위체계 안에서 혹은 직원의 위치에 내재된 어려움 때문에 교육과 훈련에 대한 책임을 분명히 하고 프로그램 수행에 관한 권한을 주는 것은 매우 중요하다.

만약 직원개발 활동이 성공적이라면, 교육과 훈련의 모든 요소에 대해 권한과 책임을 설명하고 소통하는 것이 필요하다.

어떤 조직에서는 재정적 우려, 간호단위별 신규직원의 사회화를 위한 필요성 인식, 직원역량과 생산성 간의 관계인식의 결과로 직원개발에 대한 책임이 분권화되어 왔다. 관리자가 직접 직원개발의 모든 측면을 제공하지 않아도, 일반적으로 직원에 대한 훈련과 교육의 궁극적 책임이 관리자에게 있다고 받아들여져 있다. 분권화된 직원개발과 관련된 몇 가지 어려운 점은 두 사람이 책임을 공유할 때마다 발생하는 역할 모호성(role ambiguity)으로 인한 갈등이다. 역할 모호성은 직원개발 요원과 관리자가 훈련과 교육 간의 차이점을 정확하게 기술할 때 다소 줄어든다.

주입 · 교육 · 훈련에 대한 관리자, 인사과 직원, 교육자 사이에 공유된 책임감으로부터 발생하는 또 다른 어려운 점은 비용효과성에 대한 평가 부족과 교육활동의 질과 성과에 대한 제한된 책임을 포함한다. 다음의 제안은 공유된 권한에서 직원개발 체계에 내재된 어려움을 극복하는데 도움을 줄 것이다.

- 교육부서는 반드시 교화(indoctrination) · 교육 · 훈련시키는 데 관련된 모든 집단들이 이 과정을 이해하고, 이 과정에서의 자신들의 책임을 수행하도록 해야 한다.

- 수간호사가 직원개발부서에 직접적인 책임을 갖지 않는다면(대형 병원에서, 간호사가 아닌 관리자는 이 부서에 권한이 없을 수 있다), 직원개발 정책을 형식화하고 의무를 기술하는 데 간호부서가 반드시 투입되어야 한다.
- 교육자문위원회는 직원개발, 인사부의 최고관리자, 중간관리자, 일선 관리자(가장 아래 단계의 관리자)의 대표들을 포함하여 구성되어야 한다. 훈련이나 교육을 받은 직원들의 모든 분류도 그 위원회의 일부가 되어야 한다.
- 다양한 직원개발 프로그램에 대한 책임은 반드시 명확하게 전달되어야 한다.
- 다양한 프로그램의 비용과 이익을 결정할 수 있는 여러 가지 방법들을 사용해야 한다.

학습이론

모든 관리자는 교육을 통해 직원의 성과를 향상시킬 책임을 갖고 있다. 따라서 기본적인 학습이론들에 익숙해져야 한다. 관리자는 교수-학습이론을 이해함으로써 모든 직원개발의 목표인 직원의 행동 변화와 역량 증진을 위한 훈련을 구성하고 적절한 교수법을 사용할 수 있게 된다.

성인학습이론

많은 관리자들은 학교에서 사용되는 것과 동일한 아동학습 전략을 사용하여 성인을 교육하려고 한다. 그러나 성인은 특별한 학습 요구를 갖고 있기 때문에 이러한 형태의 교수법은 성인 학습자들에게 비효과적이다. Knowles(1970)는 성인 학습자들을 위한 전략을 아동교육학(pedagogy) 또는 아동학습(child learning)과 구분하기 위해 성인교육학(androgogy) 또는 성인학습(adult learning)이라는 개념을 개발했다. Knowles에 따르면 사람은 자기주도성(self-direction)에 대한 자아개념을 갖게 되는 때에 심리학적으로 성인이 된다고 주장했다(Atherton, 2009).

성인 학습자는 인생의 경험을 통해 그동안 많은 것들을 배웠고 자신이 처한 환경에 존재하고 있는 문제들을 해결하는 데에 초점을 두는 성숙하고 자기주도적인 사람이다. 이것이 바로 Knowles가 성인 학습자들은 자신들이 무언가를 기꺼이 배우려 하기 전에 그것을 왜 배워야 하는지에 대해 알 필요가 있다고 믿는 이유이다. 이와 더불어 Knowles는 성인은 자신의 결정에 대해 책임을 갖고 학습을 자기주도적으로 할 수 있도록 해야 한다고 여겼다(Atherton, 2009).

성인학습이론은 직원개발 프로그램에서 성인을 가르치는 데 매우 유용하게 쓰이고 있다. 표 16-1은 아동과 성인(교육학과 성인교육학) 학습 환경이 전형적으로 어떻게 다른지를 보여준다.

표 16-1 아동교육학과 성인교육학의 특징과 학습 환경

아동교육학	성인교육학
특징	
• 학습자가 의존적이다.	• 학습자가 자기주도적이다.
• 학습자는 외적 보상과 처벌이 필요하다.	• 학습자는 내적으로 동기부여가 된다.
• 학습자의 경험은 중요하지 않거나 제한적이다.	• 학습자의 경험은 가치 있고 다양하다.
• 주제 중심적이다.	• 과업이나 문제 중심적이다.
• 교사 주도적이다.	• 학습자 주도적이다.
학습 환경	
• 권위적인 분위기이다.	• 편안하고 격식에 얽매이지 않는 분위기이다.
• 경쟁이 권장된다.	• 협력이 권장된다.
• 교사가 목표를 설정한다.	• 교사와 학생들이 목표를 설정한다.
• 교사가 결정한다.	• 교사와 학생들이 결정한다.
• 교사가 강의한다.	• 학생이 활동을 진행하고 프로젝트를 탐구한다.
• 교사가 평가한다.	• 교사, 학생, 동료가 평가한다.

Knowles는 훈련가와 교육자들에게 다음과 같은 논리를 제안하고 있다.

- 개방성과 존경의 분위기는 성인 학습자가 무엇을 원하고 필요로 하는지를 식별할 수 있도록 돕는다.
- 성인은 학습경험에 참여하고 계획하는 것을 즐거워한다.
- 성인은 자신의 학습 진행 상태에 대한 평가에 참여해야 한다.
- 경험에 의한 방법이 성인에게 가장 적합하다.
- 실수는 성인학습을 위한 기회가 된다.
- 성인의 경험에 대한 가치가 거부당하면, 성인은 자신이 거부당했다고 느낄 것이다.
- 성인학습에 대한 준비는 자신이 알아야 할 필요가 있다는 것을 인지하게 될 때(문제에 대한 책임과 같은) 극대화된다.
- 성인에게는 배운 것을 학습 직후에 적용해 볼 수 있도록 기회를 주어야 한다.
- 요구도 평가는 성인학습에서 필수적이다.

대부분의 성인은 학습과 관련해 성인으로서 대우받는 것에 대해 좋아하고 자부심을 느끼지만, 성인학습에서는 아동에서는 나타나지 않는 몇 가지 장애요인들이 있다. 나이가 들수록 학습은 문제 중심적으로 되어가기 때문에, 성인은 학습 자체를 순수하게 즐길

보기 16-2 성인학습의 장애요인과 촉진요인

성인학습의 장애요인	성인학습의 촉진요인
조직의 장벽	동기부여
시간	자기주도적
자신감	확인된 학습자
상황적 장애물	지식 경험 보유
가족 반응	개인적 촉진요인
개인적 장애요인	

기회를 놓치기도 한다. 이와 비슷하게, 성인은 종종 시간·에너지·조직의 장벽과 같은 더 외적인 장애요인에 부딪히기도 한다. 보기 16-2에서는 성인학습의 이와 같은 여러 장애요인들과 함께 성인학습의 촉진요인을 정리하였다.

사회학습이론

사회학습이론(socal learning theory)은 우리가 사회적 맥락 안에서 다른 사람과의 상호작용을 통해 학습한다고 주장하는 것으로, 학습조직의 중요한 일부를 이룬다(이는 학습조직에서 팀워크와 정신모델이 발전하게 된 부분이다). 사회심리학자인 Albert Bandura (1977)는 1970년대에 사회학습이론을 발전시켰다. Bandura는 모든 형태의 학습을 직접 강화(reinforcemnet)만으로 설명할 수 없고, 대신 대부분의 사람들이 관찰학습 또는 모델링이라 알려진 직접 경험과 관찰을 통해 자신의 행위를 학습한다고 하였다(Van Wagner, 2009).

실제로 Bandura는 사회학습에 네 개의 분리된 과정이 포함된다고 생각하였다. 첫째, 사람들은 자기 행동의 효과에 대한 직접적인 경험의 결과에 의해 학습한다. 둘째, 지식은 다른 누군가의 행동을 관찰하는 것과 같은 간접 경험을 통해 얻어진다. 셋째, 사람들은 다른 사람들이 표현한 판단에 의해서도 학습을 하며, 이는 간접 경험이 제한적일 때에는 특히 그러하다. 넷째, 사람들은 귀납적 또는 연역적 논리에 의한 추론을 통해 새로운 정보의 안정성(soundness)을 평가한다. 관찰학습이 성공적인 경우라면, 개인은 모델이 된 행동을 모방하도록 동기부여가 되어야 한다(Van Wagner, 2009). 그림 16-1은 Bandura의 사회학습이론 과정을 설명한다.

기타 학습이론

다음의 학습 개념은 학습조직 내에서 리더-관리자가 직원의 학습요구를 충족시키는 데에 도움을 줄 것이다.

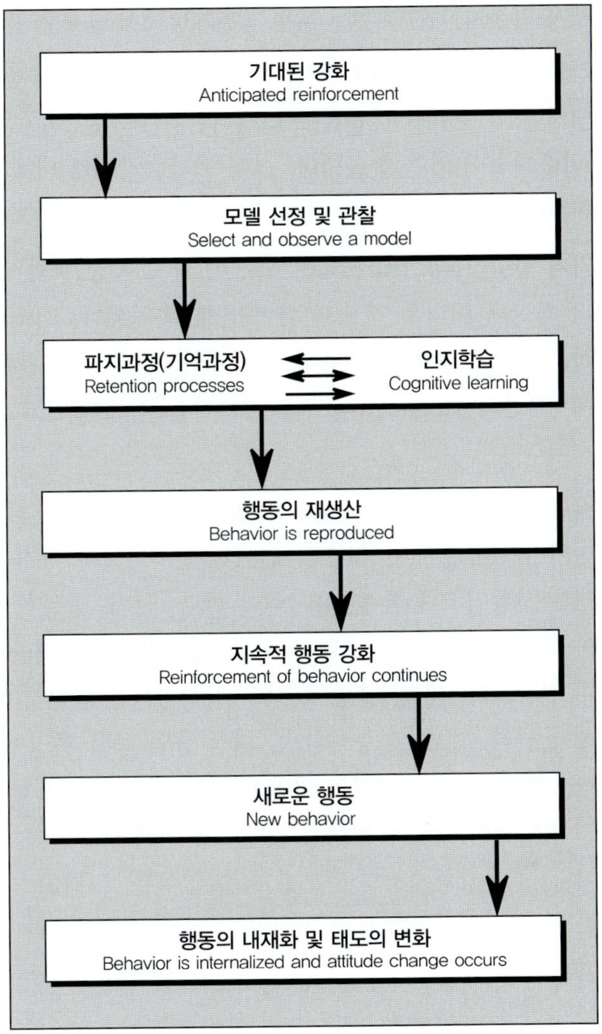

그림 16-1 사회학습이론 과정

- **학습에 대한 준비(Readiness to learn).** 학습에 대한 준비란 학습에 영향을 주는 학습자 배경에서의 성숙과 경험적 요인을 의미하는 것으로, 학습에 대한 동기와는 다르다. 성숙은 학습자가 다음 단계의 학습으로 넘어가기 위한 필수조건을 갖추었음을 의미하고, 여기에서 필수조건이란 어떠한 행동이나 선행학습이 될 수 있다. 경험적 요인은 다음 단계의 학습을 위해 필요하다고 사전에 요구되는 기술을 말한다.
- **학습에 대한 동기(Motivation to learn).** 학습자가 특정 내용 학습과 새로운 행동 수용에 따른 이점을 미리 알고 있다면 훈련 과정이나 학습에의 참여가 보다 잘 동기화될 것이다. 어떤 교육 혹은 훈련 프로그램이 직원들에게 개인적으로 왜, 어떻

게 유익한지를 알려주는 것은 직원개발에서 중요한 관리 기능의 하나이다.

- **강화(Reinforcement).** 학습자의 첫 번째 시도는 종종 실패로 끝나기 때문에, 프리셉터는 필수적이다. 좋은 프리셉터는 기대되는 행동을 강화시켜 줄 수 있다. 행동이나 기술이 일단 학습되면, 그것이 학습자에게 내재화될 때까지 지속적인 강화가 이루어져야 한다.
- **과제 학습(Task learning).** 복잡한 과제 학습은 과제를 쪼개어, 단순한 것에서부터 시작해 어려운 것으로 이어갈 때 촉진된다. 그러나 단위학습(part learning)과 전체학습(whole learning)이 연결되어야 할 필요는 있다. 운동 기술을 배울 때, 분산학습(spaced practice)보다는 집중학습(massed practice)이 훨씬 효과적이다.
- **학습 전이(Transfer of learning).** 훈련의 목적은 새로 배운 것을 작업 현장으로 전이시키는 것이다. 학습의 전이가 일어나도록 하기 위해서는 첫째, 훈련 상황과 직무 상황이 가능한 한 유사해야 한다. 둘째, 충분한 실습이 필수적으로 이루어져야 하며, 과잉학습(overlearning, 잊어버리기 어려울 정도로 많이 반복하는 학습)이 권장된다. 셋째, 훈련 중 다양한 상황들을 포함시켜 지식이 일반화될 수 있도록 해야 한다. 넷째, 가능하다면, 과정 중의 중요 특징이나 단계를 확인시킨다. 마지막으로, 학습자는 과제의 기반이 되는 기본 원칙과 함께, 다양한 상황 때문에 과제 달성 방법이 어떻게 변형될 것인가를 이해해야 한다. 교실학습은 시뮬레이션 상황이나 실제 상황에서의 충분한 실습 없이는, 그리고 기저 원칙에 대한 충분한 이해가 없이는 전이되지 못할 것이다.
- **기억 주기(Span of memory).** 직원개발 활동의 효과는 어느 정도는 참여자의 정보 유지 능력에 따라 달라진다. 기억을 돕기 위한 전략으로는 반복적인 리허설, 학습목록의 집단화(3~4개의 구두용 목록과 4~6개의 시각적 목록), 잘 정리된 발표자료, 의미덩이 짓기(chunking) 등이 있다.
- **의미덩이 짓기(Chunking).** 의미덩이 짓기는 두 가지 독립된 정보목록을 제시한 뒤 이를 하나의 단위로 집단화할 때 일어난다. 머리로 기억할 수 있는 자료 덩어리의 수가 제한적이기는 하지만, 경력 간호사는 신입 간호사보다 자료 덩어리 안에 더 많은 양의 자료를 담을 수 있다.
- **결과지식(Knowledge of results).** 사람들은 자신의 진행 상태에 대해 정보를 알고 있을 때 더 빨리 학습한다. 결과지식은 당면해 있는 과제에 대해, 자동적이고 즉각적이고 의미 있는 것이어야 한다. 사람들은 학습이 잘 진행되어 가고 있다는 느낌을 경험해야 하고, 기대되는 성과에 도달하지 못했을 경우라면 자신들이 현재 어떻게 하고 있는지를 알아 둘 필요가 있다.

직원개발 요구 사정

관리자들이 모든 교육 프로그램을 시행하는 데 관여하지 않더라도 학습요구를 확인할 책임은 있다. 교육자원이 부족한 경우, 직원들의 특정 교육 프로그램에 대한 요구는 새로운 학습요구와 역량의 충족에 밀려 사라질 수도 있다. 관리자와 직원의 학습요구가 다를 수 있으므로, 프로그램을 개발하기 전에 반드시 교육요구에 대한 사정이 이루어져야 한다.

일반적으로 역량을 구축하거나, 새로운 학습요구를 다루거나, 특정 분야의 학습에서 직원이 배워야 할 관심을 충족시키는 것 등 세 가지 이유 중 하나에 의해 직원개발 활동이 이루어진다.

많은 직원개발 활동은 각 수준의 직원들이 각자의 위치에 따라 부여된 역할을 수행하는 데 능숙해지도록 하기 위해 계획된다. 역량(competence)이란 특정 역할에 대한 필요조건을 충족시킬 수 있는 능력을 갖춘 것이라 정의된다. 보건의료기관은 역량을 파악하기 위해 많은 자원을 활용한다. 국가/주 면허증(state board licensure), 국가 자격증이나 수행평가는 역량 조건을 확인하는 데 사용되는 방법이다(Huston, 2010a). 다른 방법으로는 자기관리 체크리스트, 감사기록, 동료평가가 있다. 이러한 여러 가지 방법에 대해서는 7장에서 언급하였다. 직원개발의 목적을 달성하기 위해, 역량이 부족한 경우 몇 가지 직원개발 활동을 이러한 부족을 채우기 위해 시행해야 한다는 점을 명심하는 것이 중요하다. 보건의료기관에 흔히 영향을 주는 또 다른 학습요구는 새로운 기술과 과학의 도전에 대처하기 위한 요구이다.

일부 기관들에서는 특정 훈련 프로그램이 유행하고 있고 광고나 판매가 잘 되었다는 이유로 실시한다. 그러나 교육 프로그램은 많은 비용이 들기 때문에 충족시켜야 할 요구가 없다면 시행해서는 안 된다. 교육자원은 정당화될 수 있는 것이어야 한다. 게다가 교육 프로그램에 대한 근거를 마련하기 위해서는, 사정 계획을 활용하는 것이 학습 요구 충족에 도움이 될 것이다. 다음은 교육 프로그램 개발 시 사용되어야 할 요구사정 계획의 순서를 보여준다.

1. 직원이 갖고 있어야 할 지식이나 기술을 확인한다.
2. 현재의 지식이나 기술 수준을 파악한다.
3. 부족한 지식과 기술을 확인한다.
4. 요구를 충족시키는 데 이용 가능한 자원을 확인한다.
5. 이용 가능한 자원을 최대한 활용한다.
6. 자원을 이용한 후에는 성과를 평가하고 테스트한다.

직원개발 활동 평가

직원개발은 많은 부서에서 참여하고 개입하기 때문에, 직원개발 활동의 평가를 효과적으로 통제하기란 어려울 수 있다. 인사과, 중간관리자, 교육부서가 직원개발 활동에 대한 책무를 서로에게 전가시키기 쉽다.

더불어, 직원개발 평가의 구성은 강좌 종료 후 수강자가 평가서를 작성하는 것, 직원 핸드북 양식에 서명하는 것, 혹은 각 신규직원에 프리셉터를 배정하는 것 이상으로 이루어져야 한다. 직원개발 평가는 다음의 4가지 기준을 포함하고 있어야 한다.

- **학습자의 반응(Learner's reaction).** 학습자가 오리엔테이션, 강좌, 훈련, 프리셉터에 대해 어떻게 생각하는가?
- **행동 변화(Behavior change).** 학습의 결과로서 어떠한 행동의 변화가 일어났는가? 학습이 전이되었는가? 훈련이나 교육 프로그램 종료 시의 평가만으로는 학습을 통해 행동이 변화되었다는 것을 입증할 수 없다. 행동 변화가 이루어졌는지를 확인할 후속 평가가 필요하다.
- **조직에 대한 영향력(Organizational impact).** 직원개발 활동이 기관에 어떠한 영향을 끼쳤는지를 측정하기란 어려울 수 있지만, 이러한 기준을 평가하기 위한 노력은 이루어져야 한다. 간호의 질, 투약오류, 의료사고, 임상적 판단의 질, 이직률, 생산성에 대한 평가 등을 평가의 예로 들 수 있다.

학습과제 16-1

교육계획서 만들기

당신은 3년째 가정간호기관(home health agency)에서 근무 중이다. 그동안 당신의 업무량은 급격히 증가하였는데, 사용해야 할 장비가 복잡해짐에 따라 가정 간병인(home health aides)을 교육하는 것은 더 어려워졌다는 것을 알게 되었다. 가정 간병인(home health aides)들이 학습에 대한 동기는 있어 보이지만 당신이 어떻게 내용을 보여줘야 할지는 어려움이 있다. 상당히 많은 가정 간병인들이 간호술기에 대한 지식이 부족하다.

당신의 대상자 중 한 명인 존스(Jones) 씨는 가족이 없다. 그의 보험회사는 가정 간병인이 이틀에 한 번씩 그를 방문하여 목욕과 보행기를 이용한 이동을 돕도록 승인해주었다. 심각한 만성 호흡기질환 때문에 존스 씨는 휴식 시를 제외하고는 이동 중에는 산소를 이용하여야 한다. 그래서 오늘 당신은 존스 씨의 가정 간병인에게 산소를 연결하고 분리하는 방법과 보행기 사용방법에 대한 시범과 역시범 교육을 계획했다. 가정 간병인은 기본적인 개인위생 기술에는 매우 능숙하지만 환자간호 제공 시에는 늘 적절한 신체역학을 사용하지 않았다. 그리고 새로운 장비에 대해 겁을 먹은 듯 보였다.

과제

이 장에서 배운 학습이론을 사용하여 위 상황을 위한 교육계획서를 구성하고, 계획에 대한 적절한 근거를 함께 제시한다.

- **비용-효과성(Cost-effectiveness).** 모든 직원개발 활동은 어떤 방식으로든 수량화되어 있다. 그러나 이 부분은 직원개발의 책무 중 가장 도외시되고 있는 측면이 아닐까 싶다. 모든 직원개발 활동은 질 관리, 기관에 대한 영향력, 비용-효과 측면에서의 평가가 이루어져야 한다. 이는 교육과 훈련 활동이 관리자, 프리셉터, 인사과나 교육부서 중 누구에 의해 수행되었는가에 상관없이 중요하다.

근거기반실무를 수행하기 위한 공유된 의무

11장에서는 근거기반의 전문적 실무에 대한 개인적 의무를 논의했었다. 하지만 개인뿐만 아니라 기관 역시 최상의 실무를 육성해야 할 의무가 있다. 간호사들은 조직 내에 근거기반실무 장애요인이 존재한다는 사실을 흔히 알고 있기 때문에, 보건의료기관이 학습조직이 되는 노력을 보여줄 수 있는 한 가지 방법은 전문적인 근거기반실무를 육성하고 촉진하는 것이다.

이러한 조직적 제약을 논의하는 데 있어, Prevost(2010)는 간호사들이 최상의 실무를 시도하려고 할 때 직면하는 다양한 어려움, 즉 불충분한 연구 결과 접근과 행정적 지원의 열악함과 같은 어려움 등에 대해 기술하고 있다. Prevost는 최상의 임상실무 확립을 위한 근거기반 의사결정의 활용을 권장하기 위해 조직이 다음과 같은 전략들을 채택하도록 제안하고 있다.

- 연구기반 정책과 절차를 개발하고 개선한다.
- 프로토콜, 의사결정지도(decision tree), 간호표준, 기관별 임상실무지침의 개발과 기타 다른 메커니즘을 통해 다학제적 팀의 합의를 이끌어낸다.
- 도서관이나 컴퓨터 자료를 통해 연구 결과에 접근가능하도록 한다.
- 직원에게 연구통계를 해석하고 연구 결과를 활용하는 방법을 보여주기 위한 교육적 지원과 연구할 수 있는 시간과 같은 조직적 지원을 제공한다.
- 전문가들의 협조를 장려한다.
- 가능하면 직원들을 지원할 수 있는 연구 간호사나 자문가를 고용한다.

근거기반실무를 채택하기 위한 결과물을 수집하고 비평할 수 있는 연구 전문가 개발에는 상당한 진보가 있었음에도 불구하고, 여전히 기관과 직원개발 부서가 해야 하는 일이 많다. 조직문화는 오랫동안 뿌리박힌 실무를 바꾸기 위해 연구를 찾고 사용하는 간호사를 잘 지원하지 않는다(Prevost, 2010). 임상실무를 개선하기 위해 연구에 가치를 두고 사용하게 하는 조직문화를 만들어내고 지원해야 할 사람은 바로 통합된 지도자-관리자이다.

근거기반실무를 촉진하는 것은 전문직 간호사, 조직, 리더-관리자, 교육부서나 직원개발부서의 공동 의무이다.

사회화와 재사회화

직원을 훈련하고 교육하는 것과 더불어, 리더-관리자는 직원을 그들의 역할과 조직에 사회화시키는 데에도 책임이 있다. 그러나 이 역할이 리더-관리자에게만 제한된 것은 아니다. 교육부, 특히 오리엔테이션 동안, 다른 직원들과 조직의 많은 구성원들도 직원의 사회화에 도움이 될 것으로 기대된다. 여기서 사회화란 지시, 관찰, 시행착오에 의해 수반되는 각 역할에 따른 행동 학습을 의미한다.

사회화와 신입 간호사

간호역할에 대한 첫 번째 사회화는 학부과정에서 일어나고 졸업 후에도 계속된다. 간호 행정가와 교수단은 각기 다른 가치관을 갖고 있으면서 양측 모두 신입 간호사의 사회화를 도와야 하기 때문에 새로운 간호사에게는 흔히 현실충격(reality shock)이라 불리는 충돌과 불만이 잠재되어 있다. 실제로, 많은 신규 졸업생들이 이러한 풀리지 않은 가치 충돌로 인한 소진과 감정적 탈진을 보고하고 있다(Spence Laschinger, Finegan, & Wilk, 2009).

그렇지만 신규 졸업생의 역할전이를 용이하게 하는 데 몇 가지 방법이 존재한다. 선행 사회화(Anticipatory socialization)는 교육적 환경에서 졸업 대상자들이 자신의 전문적 역할을 준비할 수 있도록 도와주는 것이다. 그러나 관리자는 이와 같은 선행 사회화가 발생할 것이라고 가정해서는 안 되며, 대신 관리자들은 오리엔테이션 프로그램을 통해 간호사 역할에 대한 가치와 태도를 공유하고 명확히 하는 기회를 제공해야 한다. 집단 프로세스의 사용은 신규 졸업생을 위한 지원과 현실 충격의 회복을 돕는 공감을 증진시킬 수 있는 훌륭한 방법이다.

게다가, 관리자는 신입 간호사에게 나타나는 역할 스트레스와 역할 과부하의 증상과 징후에 대해 주의를 기울이고 있어야 한다. 따라서 관리자는 졸업생들에게 귀 기울이고 적절한 대처 행동을 개발하도록 개입해야 한다. 더불어 관리자는 신입 간호사의 실무 경험의 강도를 인식하고, 균형 잡힌 삶을 갖도록 격려하며, 무례함(disrespect)에 대해 엄격히 다루는 근무 환경을 조성하고, 의사와 간호사의 상호의존을 촉진하는 노동관계모델을 형성하도록 힘써야 한다. 또한 Spence Laschinger 등(2009, p.382)은 연구를 통해 "교육 프로그램을 통해 졸업생들의 학습과 전문적 표준이 일치를 이루어 실행될 수 있도록 허용하며, 그래서 무례한 행동을 하지 않게 하는 근무환경"이 신규 졸업생에게는 중요하며, 소진으로부터 졸업생을 보호할 수 있다고 보고한다(**근거 조사 16-1**).

관리자는 신입 간호사의 가치가 지지받고 격려 받고 있는지를 확인해야 하며 이로써 직업적 가치와 학문적 가치가 조화될 수 있다. 새로운 전문가는 역할전이에 대한 전반적인 특성에 대해 이해해야 하며, 이와 같은 역할전이가 간호사에게 국한되는 것이 아님을 알아야 한다. 역할전이에 대한 강좌 또한 신규 졸업생의 사회화를 도와 줄 수 있을 것이다.

근거 조사 16-1

출처: Spence Laschinger, H.K., Finegan, J. & Wilk, P.(2009, November-December). New graduate burnout: The impact of professional practice environment, workplace civility, and empowerment. Nursing Economics, 27(6), 377-383.

온타리오 주정부의 대형 연구에서 3,180명의 간호사들로부터 얻은 횡단자료(cross-sectional data)를 이용하여, 연구진은 전문직 종사 2년 미만 간호사들의 하위 집합을 연구대상으로 삼았다(n = 247). 감정적 소진에 대해 근무환경에 대한 신규 졸업생의 인식, 단위 내 간호사들 사이의 관계의 질, 그리고 임파워먼트 수준을 측정하였다.

연구진은 신규 졸업생들이 자신의 근무 환경이 아주 조금 임파워된다고 느꼈음에도, 자신의 근무환경을 전반적인 Magnet 병원 특성의 중간수준으로 인식한다는 것을 발견했다. 게다가, 직장의 정중함은 다소 긍정적으로 평가되었다. 그럼에도 신규 졸업생의 소진을 나타내는 감정적 고갈의 수준은 여전히 높지만, 분석가들은 지지적인 전문적 실무환경, 정중함, 그리고 임파워먼트는 신규 졸업생들의 감정적 고갈과 소진의 위험을 감소시킬 수 있다고 말하고 있다.

근무 현장의 스트레스에 대한 이상과 헌신의 소멸에 대해 책임이 없는 사람은 아무도 없다는 것을 명심하는 것이 중요하다.

더불어, 어떤 병원은 신규 졸업생의 오리엔테이션 기간을 6주에서 6개월까지 장기화하고 있다. 이렇게 길어진 오리엔테이션 혹은 인턴십은 대부분의 다른 직원들에게 통상적인 2주간의 오리엔테이션과 급격한 차이를 보인다. 이 오리엔테이션 기간 동안 신입 간호사들은 프리셉터와 함께 일을 하고 프리셉터와 같은 환자를 담당하게 된다.

학습과제 16-2

신규 졸업생의 감정적 고갈에 대한 조사

간호사로 근무한 지 3개월에서 3년이 된 최소 4명의 졸업생과 이야기해 본다. 그중 최소 2명은 갓 졸업한 학생들이고 2명은 18개월 이상 일한 경험이 있어야 한다. 그들에게 졸업 후 간호사로서의 사회화에 대해 물어본다. 그들 중 학업에서 임상 실무로의 전이에 어려움을 겪은 이들이 있는가? 있다면, 얼마나 지속되었는가? 회복했는가? 만약 회복했다면, 어떻게 회복했는가? 본인이 알게 된 결과를 집단의 다른 구성원들과 공유한다.

학습과제 16-3

사회화에 미친 영향

당신의 간호사 역할에 대한 사회화에 가장 큰 영향을 끼친 것은 무엇인가? 혹은 누구인가? 긍정적이거나 부정적인 제재가 사용되었는가? 이 사회화에 대해 3~4개 문단의 에세이를 써서 집단 안에서 공유해 본다.

재사회화와 경력 간호사

재사회화는 개인이 수행해야 할 업무, 지녀야 할 책임의 범위, 혹은 근무 현장의 변화에 따른 새로운 가치, 기술, 태도 및 사회적 규칙이 요구될 때 발생한다. 재사회화가 자주 필요한 사람에는 같은 조직 혹은 새로운 조직 내에서 근무환경이 변화된 경력 간호사뿐만 아니라 새로운 역할을 부여받은 간호사들을 포함한다.

예를 들어, 전문가에서 초보자로의 변이는 굉장히 어렵다. 많은 간호사들이 현재의 업무에서 더 이상의 도전과제를 찾지 못해 업무를 바꾸거나 이직을 한다. 그러나 이는 새로운 환경에서의 학습 필요성을 야기한다. 역할전이를 한 간호사에게 오리엔테이션을 하도록 지정된 직원은 간호사가 겪어야 할 어려움에 대해 알고 있어야 한다. 새로운 환경으로 변이한 직원의 지식 부족은 결코 과소평가되어서는 안 되며 또한, 이전의 업무영역에서 가져온 특정 전문지식을 가급적 인정하고 이용해야 한다.

익숙함에서 익숙하지 않음으로의 변이 또한 어려움 중의 하나이다. 새로운 위치에서, 직원은 새로운 업무 기술을 배워야 함은 물론이고, 일반적으로 익숙하지 않은 환경에서 업무를 해야만 한다. 다른 부서에 비해 간호사들의 이동이 잦은 부서에서는 특별한 오리엔테이션 자료들이 개발되어야 한다. 이러한 오리엔테이션 프로그램은 필요한 직원개발 콘텐츠 제공뿐만 아니라, 새로운 역할에 대해 필요한 기술을 습득함으로써 간호사들의 자존감을 높일 수 있도록 하는 노력에 중점을 두어야 한다.

잦은 이동이 있는 부서의 관리자는 경력 간호사들의 부서이동에 대한 특별한 오리엔테이션을 준비해야 한다.

프로그램이 역할 변화 및 역할 확장을 촉진하도록 설계되었을 경우, 새로운 업무 변이에 따른 역할 긴장을 줄여줄 것이다. 예를 들어, 간호사가 내과진료 영역에서 산부인과 영역으로 이동한 경우, 그 간호사는 새로운 집단규범에 대해 잘 알지 못하며, 기대되는 가치와 행동에 대해 확신하지 못하게 된다. 따라서 전문가에서 초보자로 바뀌는 것이다. 이 모든 것이 상당한 역할 긴장을 만들어낸다. 이는 경력 간호사가 어떤 조직에서 다른 조직으로 이동하거나 병원 환경에서 지역사회 환경으로 옮겨갈 때 발생하는 역할 스트레스와 유사하다. 종종, 간호사는 역할전이 동안 무기력함을 느끼게 되고, 이는 다른 역할을 위한 사회화를 원하면서도 분노와 좌절감에 빠지게도 한다.

새롭게 역할전이를 하려는 간호사를 돕기 위한 프로그램은 단순히 새로운 위치에 대한 오리엔테이션을 제공하는 것뿐만 아니라, 새로운 역할에 필요한 특정 가치와 행동들에 대해서도 정보를 제공해 주어야 한다. 새로운 직무에 대한 단순한 오리엔테이션뿐 아니라 그 이상의 것을 제공해야 한다. 호스피스 간호사에게 기대되는 가치와 태도는 외상파트 간호사에게 기대되는 가치 및 태도와는 확연히 다를 것이다. 관리자는 경력 간호사라고 해서 새로운 직무에 필요한 태도를 알고 있을 것이라고 섣불리 판단해서는 안 된다.

더불어 새로운 가치를 받아들이는 직원들은 역할 긴장을 자주 경험하므로 관리자들은 이렇게 가치를 재사회하는 동안 직원들을 지원해 줄 필요가 있다. 준거집단의 구성원은 "글쎄. 우리는 여기서는 그럴 필요가 없다고 봐."라고 말하는 것과 같은 부정적인 제재를 가할 수 있다. 이는 새로운 경력 직원이 다른 간호역할에서 습득한 가치들이 부적절하고 잘못된 것처럼 느끼게 할 수 있다. 그러므로 관리자는 이전에 습득한 가치들을 의례적으로 과소평가하지 않도록 하는 데 노력을 기울여야 한다. 우수한 회사에는 새로운 직원의 가치를 형성하는 데 책임을 맡은 리더들이 있다. 조직의 가치를 고취하고 명확하게 함으로써, 관리자는 직원이 하나의 팀으로서 기능할 수 있도록 동질성을 고취시킨다.

가치와 태도는 간호사들이 새로운 역할을 습득할 때 갈등요인이 될 수 있다.

신규 관리자의 사회화와 오리엔테이션

아마도 직속상관이 보여주는 감독의 질만큼 생산성과 근속에 큰 영향을 끼치는 요소는 없을 것이다. 불행히도, 조직은 신규 관리자의 오리엔테이션과 사회화를 무시하곤 한다. 게다가 수많은 재구조화된 병원조직의 설계는 기존의 관리자들에게 새로운 역할에 대해 충분히 준비되었다는 확신을 주지 못한 채 또 다른 역할 혹은 확장된 역할을 부여해 왔다.

조직 측의 의도한 계획 없이는 직원 중에 좋은 관리자가 나타날 수 없다는 인식이 커지고 있다.

관리개발 프로그램은 지속적으로 운영되어야 하며, 개개인은 관리자 지위에 임명되기 전에 관리 개발 교육을 받아야 한다. 신규 관리자가 오리엔테이션 동안 전임자의 도움을 여전히 받을 수 있다면, 그 기간은 상대적으로 짧아진다. 보통 전임자와 신규 관리자는 1주일 이상 함께 일하지 않는다. 새로 온 관리자가 조직에 익숙한 경우에는 더더욱 그렇다. 전임 관리자로부터 짧은 오리엔테이션을 받고 나면 신규 관리자는 병동에 대한 관리 능력을 신속하게 습득하고, 본인만의 관리 스타일을 갖춘다. 만약 신규 관리자가 조직 외부에서 채용된 경우라면, 이 오리엔테이션 기간은 더 길어져야 한다.

흔히 신규 관리자는 공석이거나 새롭게 만들어진 자리에 임명된다. 어떠한 경우라도, 신규 관리자에게 쉽게 오리엔테이션을 해줄 사람은 없다. 그런 경우에, 신규 관리자의 직속상관은 그가 역할을 학습하도록 도와줄 누군가를 지명해야 한다. 이 사람은 다른 병동에서 온 관리자, 관리자의 상관 혹은 그 관리자와 유사한 의무와 역할을 갖고 있는 병동의 누군가가 될 수도 있다.

새로 온 관리자의 오리엔테이션은 다양한 과업에 대해 짧게 소개한 후에도 끝나지 않는다. 새로운 역할을 맡게 된 모든 신규 관리자는 적어도 1년 동안은 안내, 지시, 지속적인 오리엔테이션과 개발이 필요하다. 이러한 지시는 조직 내 몇몇 자료에서 비롯된다.

- **신규 관리자의 직속상관.** 신규 관리자가 병동의 수간호사 혹은 단위관리자(unit manager)인 경우라면, 직속상관은 단위 감독(unit supervisor)이 되고, 신규 관리자가 단위 감독(unit supervisor)이라면 직속상관은 최고 간호책임자(chief nursing executive)가 된다. 직속상관은 신규 관리자와 함께 오리엔테이션 과정을 지속적으로 유지하기 위해 정기 일정을 잡아야 한다.
- **신규 관리자의 동료 집단.** 조직내에는 신규 관리자가 자문을 구할 수 있는 관리자 집단이 있어야 한다. 이 집단을 자원으로 활용할 수 있도록 신규 관리자를 격려해야 한다.
- **멘토.** 조직 내 누군가 신규 관리자의 멘토가 되기로 결정한다면, 이와 같은 결정이 조직에 도움이 되리라는 것은 의심할 여지가 없다. 멘토가 배정되지 않더라도, 조직은 경험 있는 관리자들이 개인 멘토로 선택받기를 격려할 수 있다.

최근에 관리자 역할을 맡게 된 임상 간호사들이 환자간호에 직접 관여하지 않음으로써 죄책감을 느끼는 경우가 종종 있다. 간호사와 의사가 간호-관리자를 환자를 돌보는 사람으로 간주하는 경우, 그들은 "아! 오늘은 진짜 간호사 같네요."와 같은 폄하하는 발언을 자주 하게 된다. 이는 새로운 역할에 대한 간호사의 가치 충돌을 증폭시킬 수 있다.

더 많은 책임이 요구되는 위치로 옮겨간 간호사 또한 역할 모호성과 역할 과부하로 생기는 역할 스트레스를 경험하게 된다. 역할 모호성은 직무기대가 불확실할 경우 발생하는 스트레스라 할 수 있다. 간호관리자에게 자주 발생하는 주요 스트레스인 역할 과부하는 역할에 대한 요구가 지나칠 때 발생한다. 게다가 승진을 통해 위치가 변한 간호사는 그들의 직무기술이 급격하게 애매해지는 경향이 있다. 그러므로 직무역할을 명확하게 하는 것은 재사회화 과정에서 중요한 부분이다.

국제적인 활동 간호사의 사회화

최근의 간호사 부족현상에 대한 한 가지 해결책은 해외에서 간호사를 활발하게 영입하는 것이다. Huston(2010c)은 외국간호사에 대한 도덕적 의무는 그가 새로운 나라로 도착했다고 끝난 것이 아니라고 주장한다. 대신 지원 국가는 이주 온 간호사가 새로운 문화뿐만 아니라 새로운 직무환경에도 잘 동화될 수 있도록 무엇이든지 협조해야 한다.

예를 들어, 언어 능력은 외국 간호사에게 종종 중요한 이슈가 되는데 이는 미국 속어와 축약어의 사용 때문에 자주 일어난다. 비언어적 행위에 대한 다른 해석이 상황을 더 모호하게 할 수 있다. 더불어 외국에서 태어난 간호사는 한 단위의 조직문화에 맞춰가는 게 어렵게 느껴질 수 있다. 그래서 조직 내의 공동체 생활 감각을 익히는 데 실패할 수 있다. 결과적으로 많은 외국 간호사는 불안 · 향수병 · 고립과 관계된 문화적 · 전문적 · 심리적 불협화음을 겪게 된다.

예를 들어, Aboderin(2007)은 서술적 · 질적 연구에서 경제적 형편을 개선하려고 영국으로 이주 온 나이지리아인 간호사들이 사실은 현지국가에서 전문직 및 사회적 신분을 상실했다는 것을 발견했다. 이는 나이지리아 간호사들이 "간호사는 교육받은 전문가라는 특성 덕분에 가난한 '대중'이 아닌, 상대적으로 특혜 받은 인구집단에 속한다. 이런 특혜는(구체적 직업선택뿐 아니라), 그들의 세계적인 이주를 가능하게 했다"라는 국가적 인식을 갖고 있기 때문이다(Aboderin, p. 2244). 그러나 이주 온 나이지리아인 간호사는 좋은 삶-"국내에 있는" 사람들 사이에서 잘 사는 것(물질적으로)이라 여겨지는 것-에 대한 가치 충돌을 많이 겪었다. 이는 확실히 "지역의" 규범적 관점에 대한 생각을 지지하고, 외국인 간호사의 근속과 직업만족을 개선하는 데 필요한 특별한 전략이 필요하다는 것을 의미한다.

역할모델, 프리셉터, 멘토를 통한 역할 기대 명확화

역할기대의 명확화뿐만 아니라 사회화와 재사회화를 개선하기 위한 추가 전략 중 하나는 역할모델, 프리셉터, 멘토를 이용하는 것이다. 웹스터(Webster)의 New World College Dictionary(2009)에서는 '역할모델'을 어떤 사회적 역할, 직업 등에서 남달리 영향을 미치거나 의욕을 고취시켜 주어 결국 다른 이에게 모델이 되는 사람으로 정의한다. 간호에서 역할모델은 숙련되고 능숙한 직원을 말한다. 그러나 신규 직원과 역할모델 사이의 관계는 수동적이다(즉, 직원은 역할모델이 숙련되어 있고, 그래서 그들을 따라하려고 시도한다고 보지만, 역할모델은 적극적으로 이런 모방을 추구하지 않는다). 역할모델의 흥미로운 측면 중 하나는 그들의 누적효과이다. 신규직원의 모방을 가능케 하는 훌륭한 역할모델의 수가 많을수록, 신규 직원들의 수행이 좋아질 가능성이 커진다.

프리셉터는 역할 기대를 설명해 줌과 더불어 지식 및 정서적 지지를 제공하는 경력 간호사이다. 효과적인 프리셉터는 필요에 따라 각 학습자에게 교육을 시행할 수도 있고, 역할모델이 될 수도 있다. 그러나 가끔은 프리셉터와 프리셉티의 조화가 좋지 않을 수 있다. 프리셉터가 의도적으로 책임감을 추구하거나, 프리셉터로서의 의무와 책임을 설명하는 교육과정에 참석한다면 이러한 위험은 낮아진다. 또한 프리셉터는 성인학습이론에 대한 충분한 지식이 필요하다.

자신의 역할을 명백히 하고, 기술을 향상시키려는 신규 직원을 지원하기 위해 프리셉터를 이용하는 조직은 프리셉터가 지쳐버리거나 동기를 상실할 정도로 과다하게 이용하지 않도록 주의를 기울여야 한다. 뿐만 아니라 프리셉터의 업무량을 가능하다면 줄여주어야 한다. 그래야 학습자의 문제를 해결하고 학습자가 학습하는 데 도움을 줄 수 있도록 적절한 시간이 분배될 수 있다. 프리셉터를 위한 보상수당은 조직이 이 역할을 가치 있게 여긴다는 것을 보여준다.

결과적으로, 대부분의 조직은 (a) 프리셉터 선택을 신중히 함으로써, (b) 역할모델이

학습과제 16-4

프리셉터의 기준

당신은 간호부의 프리셉터 프로그램 설계를 위한 위원회에 부서를 대표하여 선정되었다. 위원회의 첫 번째 목표 중 하나는 프리셉터 선정 기준을 개발하는 것이다.

과제

당신의 간호단위에서 프리셉터 선정을 위한 적절한 기준을 최소 5개에서 최대 8개까지 선택한다. 최소한의 교육이나 경험 요구사항이 있는가? 어떤 성격이나 행동 특성을 추구하는가? 당신이 확인한 기준은 측정 가능한 것인가?

되기를 희망하는 프리셉터들만 선택함으로써, (c) 성인학습과 다른 사회적 학습 개념에 관한 정식 수업을 제공하여 자신들의 역할에 대해 프리셉터들이 준비하게 함으로써, 그리고 (d) 경력 직원개발이나 프리셉터와 프리셉티의 관계가 양쪽 모두에게 유익하고 성장을 지속할 수 있도록 면밀하게 그들을 감독 · 관찰 함으로써 프리셉터십 프로그램의 잠재적 위험을 피할 수 있다.

멘토는 역할 분류를 위한 수단으로서 교육을 사용하는 데 훨씬 큰 역할을 담당한다. Madison(2010)은 멘토링을 전문적인 환경에서 가장 흔하게 발생하는 두 개인 간의 독특하고 상호적인 관계로 묘사한다. 어떤 이들은 프리셉터와 멘토라는 용어를 바꿔 사용하기도 하는데, 이 경우는 아니다. 예를 들어, 프리셉터는 보통 지명을 받지만, 진정한 멘토는 멘토링할 사람을 자유롭게 선택한다. 멘토는 전문가 자격을 얻으려는, 더 나아가 경력을 개발하려는 후배를 돕기 위해 의도적인 결정을 내린다. 프리셉터는 상대적으로 그들에게 지명된 사람과의 관계를 짧게 맺지만, 멘토와 멘티 간의 관계는 보다 길고 강렬하다.

Madison(2010)이 이야기한 것처럼 Schira(2007)는 멘토링 관계의 전형적인 단계를 설명하고 있다. 첫 번째 단계는 직장에서 보다 경험 많은 사람을 찾고 연결시키는 과정이다. 멘토링 관계는 상호간의 믿음과 솔직함을 조성하는 '화학반응(chemistry)'이 존재할 때 확립될 수 있다. 두 번째 단계는 경쟁력과 자신감을 조성하는 교육, 모델링, 내부자 지식을 포함한다. 관계의 강도는 이런 학습, 청취, 공유 과정을 통해 높은 수준으로 확대될 수 있다. 세 번째 단계는 멘토링 관계가 마무리되어가기 시작하는 것 같은 변화와 성장의 과정이다. 이 강도는 멘티가 독립적이 되어가면서 약해진다. 마지막 단계에서는 멘티와 멘토 모두가 바라건대 긍정적이고 종합적인 특성을 기반으로 한 색다르고 독립적인 관계의 달성을 발견하게 된다. 보기 16-3에서는 이런 멘토링 관계의 단계를 보여주고 있다.

다른 누구도 아닌 멘토는 각각의 역할을 동반한 가치와 태도를 멘티에게 스며들게 할 수 있다. 이것은 멘토가 예를 들며 이끌기 때문이다. 멘토의 도덕적이고 윤리적인 기질은 멘티가 비판적으로 생각하고 직장에서 발생하는 윤리적 딜레마의 입장에 설 수 있도록

보기 16-3 멘토링 관계의 단계

1. 찾고 연결하기
2. 배우고 듣기
3. 바꾸고 이동하기
4. 다른 이를 멘토링하기

출처: Schira, M.(2007). Leadership: A peak and perk of professional development. Nephrology Nursing Journal: Journal of American Nephrology Nurse's Association, 34(3), 289-294.

한다. 멘토가 된다는 것은 개인적 관계에 전념하는 것을 요구하며, 또한 가르치는 기술(교수법)과 다른 이의 역량에 대한 진정한 관심과 믿음을 필요로 한다. 멘토는 멘토-멘티 관계에서 다양한 역할을 맡을 수 있다. 멘토는 멘티에게 역할모델이 되기도 하고 비전을 심어주는 사람이 되기도 한다. 또한 멘토는 조직의 문을 열고, 멘티가 의견을 교환하는 데 이용할 수 있는 누군가가 될 수도 있고, 지지자나 문제해결사가 될 수도 있다. 멘토는 특히 직업에 관한 조언에서는 선생님이나 자문가이다. 마지막으로, Madison(2010)은 멘토-멘티의 관계가 때로는 부모-자식 관계와 유사할 수 있다고 명시한다. 둘 다 열정적이고 배려한다.

모든 간호사가 각각의 새로운 직무 역할을 용이하게 해주는 멘토를 갖는 행운을 누리는 것은 아니다. 그들의 인생에서 한 명 혹은 두 명의 멘토를 만난다면 정말 행운일 것이다.

동기 결핍 극복

때때로 동기화의 결핍으로 인해 사회화나 재사회화에 어려움이 발생한다. 긍정적이고 부정적인 제재를 이용함으로써 이와 같은 결핍을 바로잡기 위해 계획된 프로그램이 수행되어야 한다.

긍정적인 제재

긍정적 제재는 사회화의 상호적이거나 교육적인 과정으로서 사용될 수 있다. 의도적으로 계획된 경우라면, 긍정적 제재는 교육적 과정이라 할 수 있다. 그러나 집단 과정이나 준거집단을 통해 비공식적으로 주어진 제재는 사회적 상호 절차를 사용한다. 준거집단은 행동 규범을 설정하고, 신규 직원이 그 집단 안으로 수용되기 전에 집단의 규범을 받아들이게 하기 위한 제재를 적용한다. 이러한 비공식적인 제재는 직장 내 사회화와 재사회화를 위해 매우 영향력 있는 도구를 제공한다. 관리자는 보상할 역할 행동과 선배직원들이 보상하는 새로운 직원행동이 무엇인지 알아야 한다.

부정적인 제재

보상과 같은 부정적인 제재는 사람들이 그들의 성과를 의식적으로 평가하고 필요할 때 행동을 수정할 수 있도록 신호를 보낸다. 긍정적 제재나 부정적 제재가 효과적이기 위해서는, 직무 학습자에게 조직의 가치를 내재화시켜야 한다.

부정적 제재는 보통 굉장히 미묘하고 은밀한 방법으로 적용된다. 특정기술에 대한 신규 졸업생의 어색함을 비웃거나 간호 계획을 이용하려는 신규직원을 과소평가하는 것은 구성원이 개인의 행동을 집단 규범에 맞추도록 하는 데 사용할 수 있는 매우 효과적인 부정적 제재이다. 부정적 제재를 절대 사용해서는 안 된다는 것은 아니다. 신규 직원은 그들의 행동이 자신의 역할에서 수용될 수 있는 부분이 아니라는 이야기도 들어야 한다. 그러나 사용되는 제재는 건설적이며 파괴적이지 않아야 한다.

관리자는 집단 규범이 무엇인지 알아야 하며, 집단에서 신참이 순응하도록 사용하는 제재에 주의를 기울이고, 집단규범이 부적절한 경우에는 개입해야 한다.

교수 전략으로서의 코칭

직원을 개발하고 훈련하는 방법으로서의 코칭은 학습이론보다는 교수 전략으로 볼 수 있다. 코칭은 부하직원을 임파워하고, 행동을 변화시키며, 결속력 있는 팀을 개발하는 데 가장 중요한 방법 중 하나이다. 아마도 코칭은 관리자가 터득해야 할 역할 중 가장 어려운 역할일 것이다. 코칭은 한 사람이 다른 사람을 최적의 수행 수준에 도달하도록 돕는 것을 말한다. 직원이 더 많은 선택들을 인지하고, 명확히 진술하며 성장할 수 있도록 항상 돕는 것이 그 중점이다.

코칭 기간은 길어질 수도 있고 짧아질 수도 있다. 단기 코칭(short-term coaching)은 사회화를 돕고, 단기 문제를 다루기 위한 교수 방법으로서 효과적이다. 경력 관리를 위한 방법으로서, 그리고 학문적 문제를 다루는 방법으로서 장기 코칭(long-term coaching)은 차이가 있으며, 이는 다른 장에서 논의될 것이다. 단기 코칭은 자발적으로 가르치는 기회를 자주 갖는다. **학습과제 16-5**는 관리자가 새로운 역할에 직면한 직원을 지도하기 위해 어떻게 단기 코칭을 사용하는지를 보여주는 예시이다.

문화적으로 다양한 직원의 교육 요구 충족

21세기 간호리더는 더 다양한 노동인구와 함께 일할 것으로 예상된다. Huston (2010b)에 따르면, 노동인구의 다양성에는 인종별 · 성별 · 세대별이라는 세 가지 주요 형태가 있다. 다양한 노동인구를 단순히 허락한다기보다 적극적으로 보유하는 조직을 만드는 데에는 잘 계획된 학습활동이 필요하다. 자신의 선입견과 편견을 인식할 수 있도록 하

학습과제 16-5

폴의 불평

폴은 오후 3시부터 11시까지 외과병동의 책임 간호사이다. 어느 날 직장에 몇 분 일찍 도착해서 환자기록을 살피기 전에 그의 상사 마리와 이야기할 수 있었다. 보통, 이 시간에 마리는 그녀의 사무실에 있다. 폴은 3개월 전에 새로 책임 간호사 직무를 맡게 되어서, 일과 관련된 관리문제를 그녀와 이야기하는 것을 좋아한다. 오늘, 그는 마리에게 개인적인 문제에 대해 논의할 시간이 있는지 물어보았다.

폴: 샐리는 정말 저에게 문제예요. 그녀는 요즘 쉬는 시간을 너무 오래 갖고 몇 가지 투약처방 변경을 따르지 않고 있어요.

마리: "오래 쉰다"는 것과 따르지 않는다는 게 무슨 말이죠?

폴: 지난 2개월간, 그녀는 주 3회 저녁식사 때 15분을 더 쉬었고 투약처방 변경을 8번이나 잊었어요.

마리: 샐리에게 말해봤나요?

폴: 네, 그녀는 이 병동에서 자신이 4년 동안 간호사로 일해 왔고, 지금까지 아무도 자신을 비난하지 않았다고 해요. 제가 그녀의 인사기록을 확인해 봤더니, 이런 특정 문제에 관한 언급은 없었지만 그녀의 성과 평가는 썩 좋지 않네요.

마리: 샐리에 대해 어떤 것을 권할 만한가요?

폴: 그녀에게 저녁식사 시간이 길어지는 것과 그녀의 낮은 업무 성과를 용인하지 않을 거라고 말하고 싶어요.

마리: 그녀의 성과가 향상되지 않았을 경우에는 어떻게 할 건가요?

폴: 그녀에게 경고통지서를 주고 그녀의 업무가 표준이하를 맴돈다면 결국에는 해고를 해야겠죠.

마리: 음, 그것도 한 방법이군요. 다른 선택은 없나요? 샐리가 당신의 요구를 정말로 이해하고 있다고 생각하나요? 그녀가 억울하게 생각할 수 있다고 느끼진 않나요?

폴: 샐리와 앉아서 제가 요구하는 것이 정확히 무엇인지 설명해봐야겠네요. 책임 간호사가 된 후에, 이곳으로 새로 이동되어 온 간호사들과는 모두 이야기해 봤는데, 이곳에서 계속 일하신 분들은 이 병동에서 저의 요구를 알고 있을 것이라고 생각했네요. 새로운 직무에 대해 조금 불안해하고 있었거든요. 그녀가 제 지적에 대해 억울해 할 거라고는 전혀 생각하지 못했어요.

마리: 아주 좋은 선택인 것 같군요. 어쩌면 샐리는 당신이 신입 간호사들과는 모두 이야기하고 본인과는 이야기하지 않은 것에 대해 자신이 거부당했다고 해석했을지도 몰라요. 그녀와 이야기해 본 후에, 어떻게 진행되는지 알려주세요.

분석

상사는 폴이 이 문제를 해결하는 데 보다 적절한 선택을 할 수 있도록 코치하고 있다. 질문과 안내에 대한 마리의 선택이 폴을 지원해 주었다 하더라도, 마리는 결코 폴에게 방향을 지시하거나 사건을 넘겨받지 않고, 대신 폴이 가장 나은 선택을 스스로 찾도록 하였다. 이 대화의 결과로, 폴은 그의 모든 직원들과 일련의 개인 면담을 갖고 그의 기대를 공유했다. 또한 그는 근무가 원활히 이루어질 수 있도록 직원들의 도움을 요청했다. 그는 샐리의 업무수행이 향상되기 시작했음에도 불구하고, 그녀가 상당한 코칭이 필요한 직원이라는 것을 인식했다. 그는 마리에게 다시 보고했고 샐리의 성과를 더 향상시키기 위한 전반적인 계획을 설명했다. 마리는 문제를 다루는 그의 행동을 칭찬함으로써 폴을 지지했다.

는 소집단을 위한 충분한 기회가 있어야 한다. 무면허 보조인력(unlicensed assistive personnel, UAP)이 직원으로 더 많아지게되므로 이와 같은 학습활동의 유형은 특히 중요하다. 문화적 다양성을 지원하는 교육은 간호사와 무자격 보조인력들이 팀으로 함께 일하는 것을 배울 수 있도록 촉진하는 직원개발의 일부가 되어야 한다.

학습과제 16-6

가르침에서 문화적 고려사항

당신은 큰 외과병동의 저녁근무 책임 간호사이다. 최근에 보건의료 경험이 없으며 이민 온 지 얼마 안 된 23세의 낸(Nan)이 병동의 보조인력으로 들어왔다. 그녀는 매우 지적으로 보이나 수줍고 내성적이다.

낸은 2주 동안 오리엔테이션을 받았다. 그녀는 혼자서 2주 동안 일하고 있고, 당신은 낸의 오리엔테이션이 충분하지 않다는 것을 알아차렸다. 지난 저녁 낸은 열 번째 실수를 하였고, 당신은 좀 더 날카로워졌으며, 낸은 눈물까지 흘렸다.

당신은 이 상황이 불만스럽다. 저녁 근무시간의 병동은 수술 후 돌아오는 환자들, 의사들의 회진, 그에 따라 생겨나는 수많은 오더로 인해 정말 바쁘다. 다른 한편으로 당신은 낸에게 아주 큰 잠재력이 있다고 믿고 있다. 당신은 보건의료 배경이 없는 사람에게 이 직업은 배워야 할 것이 아주 많고, 의학용어, 의사들의 이름, 병동 일상 업무를 배우는 것이 어렵다는 것도 알고 있다. 당신은 낸을 위한 트레이닝 계획을 고안하는 데 아침 시간을 소비하고 있다.

과제

학습이론에 관한 지식을 이용하여 교수계획을 설명하고, 적절한 근거를 제시한다. 낸의 사회화 결핍은 그녀의 학습에 어떤 영향을 미치는가?

교수-학습 상황에서 직원의 이질성은 장애를 유발하거나 장애를 증폭시킬 수 있다. 성별, 나이, 영어의 유창성, 문화 같은 요인들은 집단의 성공과 협동학습에 영향을 준다. 이질적인 직원의 교육적 욕구를 충족하는 데 더 많은 시간이 소요되고 의사소통으로 인한 어려움이 있더라도, 교육 요구사항은 반드시 충족되어야 한다. 모든 간호사에게 문화적으로 다양한 직원들과 일을 잘 할 수 있는 능력이 반드시 필요하다. 관리자는 문화적 다양성을 존중하고 직원들 중에 다양한 문화적 배경을 갖고 있는 간호사들이 있다는 것을 가치 있게 여겨야 한다.

교육을 하는 직원은 다양한 학습 스타일과 문화적 배경을 가진 학습자와 미국의 주류 문화 외의 다른 문화를 전혀 경험해 보지 않은 학습자 사이에는 강의실과 수업 모두를 다르게 인식할 수 있다는 것을 알고 있어야 한다. 또한 관리자는 나이 많은 간호사의 학습 스타일과 프리셉터에 대한 요구도 또한 고려해야 한다. 연차가 있는 간호사는 보통 신규 졸업생과는 좀 더 다른 방법으로 학습을 잘 이끌어 낼 수 있고, 일회적이거나 입증되지 않은 사례들의 공유를 더 잘 받아들인다. 더불어 강의실에서 수업을 하든지 침실에서 수업을 하든지, 학습자가 질문에 대답하거나 이해되지 않은 정보를 다시 진술하도록 많은 시간을 할당하는 것과 같이 학습 절차를 촉진할 수 있는 직원개발에 관련된 몇 가지 사항들이 있다.

팀 구축을 위한 직원의 사회화와 교육을 통한 리더십과 관리 통합

조직은 팀 구축을 장려하고 지속적인 지지적 학습 환경을 제공하는 쪽으로 속도를 내고 있다. 보건의료 과학과 기술이 매우 급격히 변화해서 적절한 교수학습 기술과 교육적 서비스가 없다면 조직은 뒤처지고 말 것이다. 마찬가지로 2000년 이후 개인보다 팀이 더 효과적으로 기능한다는 것이 명백해졌다. 조직과 함께, 그리고 조직을 위해 학습하는 것은 개인보다 전체 팀을 더 중요하게 만들고 팀이 공존할 때 일터는 보다 생산적으로 변한다.

통합된 리더-관리자는 잘 계획되고 잘 수행된 직원개발 프로그램이 학습조직의 중요한 부분임을 알고 있다. 리더-관리자는 직원개발을 위한 최종적인 책임을 받아들이고 직원의 교육과 훈련을 지원할 수 있는 적절한 교수 이론을 사용한다. 더불어, 관리자는 모든 직원개발활동에 대한 교육적 요구, 교육의 질, 재정 책임성을 사정할 책임을 공유한다.

통합된 리더-관리자는 또한 조직 내 모든 개인들로부터 지속적인 학습을 고무시키는 사람이고 평생의 학습자의 역할모델이기도 하다. 이것은 특히 근거기반실무를 증진시키는 데 중요하다. 간호리더는 근거기반실무를 사용하고 직원들이 활용 가능한 연구 자원을 만들어야 한다. 관리자는 지식 팀을 구축하고 지원함으로써, 발생된 공동의 지식이 그 어떤 개별적 기여보다도 훌륭하다는 것을 알 수 있다.

그러나 관리만큼 조직의 가치에 대해 신규 직원을 성공적으로 사회화하는 것으로서 소진을 감소시키는 데 많은 영향력을 갖는 부분은 없을 것이다. 직원에게 조직을 소개하는 중요한 요소인 사회화는 적합한 태도, 인지, 감정, 가치, 동기, 기술, 지식 그리고 사회적이며 전문적인 환경에 대처하는 데 필수적인 사회적 패턴의 습득을 겨냥한 복합적인 과정이다. 이는 차후의 생산성 혹은 근속에 대한 소개나 오리엔테이션과는 차이가 있다. 또한 사회화는 조직에 대한 충성과 팀 정신을 구축하는 데 도움이 될 수 있다. 지금이 바로 조직과 병동에 대한 자부심을 직원에게 심어줄 시간이다. 이런 정서적인 학습 유형은 차후의 만족도와 동기화 증가의 기초가 된다.

사회화의 부분으로서, 통합된 리더-관리자는 힘든 역할전이 기간 동안 직원을 지지한다. 멘토링과 역할모델링을 권장하고 역할기대를 명확하게 한다. 관리자는 조직에서 지원받지 못하고 사회화되지 않는 직원은 경쟁시장에서 필수적인 충성심을 개발하지 않을 것이라 점을 인식한다. 리더는 학제간의 존중이 있는 긍정적인 직무환경을 만드는 것은 직원들의 역할전이에 도움이 될 것이라는 점을 알고 있다.

마지막으로 관리자는 직원개발을 위한 자원들을 현명하게 사용해야 한다. 직원개발의 중점은 직원들이 새로운 지식을 갱신하고 모든 직원들이 그들의 역할수행을 위한 역량을 가지고 있는지를 확인하는 것이다. 직원개발에 대한 관리 능력과 리더십 역할을 통합함으로써, 관리자는 교육부나 다른 부서와의 협동이 가능해지고 간호단위 직원들의 학습 욕구를 충족시킨다.

핵심 개념

- 학습조직의 철학은 개별학습의 경계를 뛰어넘어 공동학습으로 가는 것이며, 개인과 조직 모두의 이익을 창출하는 것이다.
- 리더는 평생학습자의 역할모델이다.
- 훈련과 교육은 직원개발의 중요한 부분이다.
- 모든 직원개발 활동은 질 관리과 재정 책임성의 측면에서 평가되어야 한다.
- 근거기반실무의 증진을 위한 책임은 공유된다.
- 관리자와 교육부서는 직원의 교육과 훈련에 대하여 공유된 책임을 가진다.
- 학습이론과 교수법은 직원개발 활동이 성공적일지에 대해 심사숙고되어야 한다.
- 사회학습이론은 사람은 직접적인 경험과 관찰을 통해 대부분의 행동을 배운다는 것을 제시한다.
- 역할에 대한 사회화는 전문성을 가지고 발생하며, 정규적인 사회적 과정이다.
- 사회화와 재사회화는 주입식 과정에서는 보통 등한시된다.
- 신규 졸업생, 국제 간호사, 신규 관리자, 새로운 직무를 부여받은 경력 간호사는 각각 나름의 사회화 요구가 있다.
- 재사회화의 어려움은 보통은 불분명한 역할 기대(역할의 모호성), 직무요구 불충족, 혹은 동기화의 결여 때문에 발생한다. 역할 긴장과 역할 과부하는 그러한 문제에 일조한다.
- 역할모델, 프리셉터, 멘토와 같은 용어는 동의어가 아니지만, 직원의 사회화를 돕는 데 중요한 역할을 한다는 점은 동일하다.
- 서로 다른 문화와 각기 다른 연령대의 집단 구성원은 각기 다른 사회화와 학습요구를 갖는다.

부가적인 학습활동과 적용

학습과제 16-7

추가적인 책임 받아들이기

당신은 입원병동의 경력 간호사이다. 오늘, 지역 간호대학 강사가 당신에게 간호학생들을 위한 10주간의 리더십-관리 임상실습의 프리셉터가 될 의향이 있는지 문의했다. 그 강사는 현장에 교사가 없을 것이고 학생들은 급성 치료 임상기술에 대한 최소한의 지식만 있다고 말했다. 학생들은 당신과 일대일로 매우 긴밀하게 실습을 할 것이다. 간호대학이 당신에게 이 역할에 대해 급여를 지급하지 않지만, 당신의 인사기록에 반영될 수 있도록 강사가 감사편지를 쓰겠다고 하였으며, 후에 혹시 발생할 수 있는 문제에 대한 질문에 언제든지 답할 수 있다고 하였다.

학습과제 16-7(계속)

연례 성과보고에서는 이와 같은 업무에 대해 칭찬을 받지만, 병동은 프리셉터를 위해 업무량을 줄여주지 않을 것이다. 병동 감독은 당신에게 선택을 맡겼지만, 당신은 이 병동으로 이동해 온 간호사들에 대하여 6주 동안의 오리엔테이션을 도와야 할 수도 있다고 경고했다. 당신은 이 역할을 받아들일지에 대해 감정이 복잡하다. 병동에서 학생들과 함께하고 학생을 가르치는 역할이 즐거울지라도, 당신은 학생들에게 필요한 공부를 가르치기 위한 시간뿐 아니라 막중한 업무량을 잘 해낼지 불확실하다. 당신은 "전문성을 되돌려줄 필요"가 있다고 생각하며 개인적으로는 간호사들 각각에게 지원이 더 필요하다고 믿지만, 사실 당신은 역할 과부하에 대한 걱정이 크다.

과제

이 역할을 받아들일지 결정한다. 이 역할을 수용하는 조건으로 강사, 학생 혹은 당신의 감독자에게 어떤 것들을 하게 할 것인가? 당신의 결정에 대한 강한 원동력은 무엇인가? 가장 큰 저항력은 무엇이었는가? 당신의 최종 결정이 옳은 것이었는지에 대해 사정할 수 있는 평가 기준은 무엇인가?

학습과제 16-8

재사회화 문제 다루기

당신은 가정간호기관의 코디네이터이다. 당신의 의무 중 하나는 회사에 새로 온 직원의 오리엔테이션을 담당하는 것이다. 최근에, 수간호사는 급성환자간호에 숙련된 브라이언을 당신의 팀 멤버로 영입했다. 브라이언은 열정적으로 보였다. 그는 당신에게 급성환자간호에 지쳤고 만성환자와 가족을 위한 업무를 담당하고 싶다고 털어놓았다.

브라이언의 오리엔테이션 동안, 당신은 그의 임상 기술은 뛰어나지만, 치료적 의사소통 기술이 다른 직원들보다 뒤떨어진다는 것을 알게 되었다. 당신은 이에 대해 브라이언과 얘기하면서 의사소통이 회사에 대한 환자의 신뢰는 얻는 데 얼마나 중요한지 그리고 환자의 요구와 회사의 목표를 모두 충족시키기 위해 신뢰가 필수적임을 설명했다. 당신은 브라이언에게 도움이 될 만한 문헌들을 주었다.

3주의 오리엔테이션 프로그램이 끝난 후에, 브라이언은 독립적으로 일하기 시작했다. 이제 4주가 지났다. 최근에, 당신은 간호사 중 한 명과 환자 중 한 명으로부터 브라이언의 부족한 의사소통 기술에 대한 불평을 듣게 되었다. 브라이언은 좌절한 듯 보이고 직장 안에서 다른 간호사들에게 인정받지 못하고 있다. 당신은 몇몇 간호사가 브라이언의 우수한 임상 기술을 시기하는 반면, 다른 이들은 그가 새로운 직무를 이해하지 못하고 있다고 믿고, 그에게 불평하기 시작하는 것으로 의심된다. 당신은 브라이언이 잘 어울리지 못하는 것 같아 진심으로 걱정스럽다.

과제

이 문제를 예방할 수 있었을까? 지금 당신이 해야 하는 일이 무엇인지 결정한다. 브라이언이 그의 새 직무에 재사회화하고 스스로를 중요한 직원으로 느끼게 하기 위한 계획의 개요를 서술한다.

학습과제 16-9

효과적인 대인관계 문제해결법

당신은 메모리얼 병원에서 3개월 동안 일하고 있고 새로운 직무에 자신감이 생기기 시작했다. 그러나 다른 간호사들 중 한 명이 당신의 근무시간 동안 지속적으로 당신의 간호교육에 대해 과소평가하고 있다. 문제를 해결하거나 새로운 기술을 배우는 것에 대해 도움을 요청할 때마다 그 간호사는 "학교에서 그런 것도 가르쳐주지 않았어요?"라고 말한다. 당신의 책임 간호사는 당신에게 지난 3개월 동안에 대한 만족스러운 평가서를 주었지만, 당신은 다른 간호사의 평가에 점점 방어적으로 되어가고 있다.

과제

선임 간호사의 논평의 정확성을 평가하기 위해 계획을 어떻게 세웠는지 설명한다. 당신이 그 문제에 기여한 바가 있는가? 당신은 이 상황에 어떻게 대처할 것인가? 다른 이들을 포함시켰는가? 이 동료와의 관계를 향상시키기 위해 어떤 노력을 할 수 있는가?

학습과제 16-10

학습 요구 바꾸기

수업에서 학습요구와 학습요구의 성숙도는 수업내용과 교수법에 영향을 준다. 당신의 학습 요구와 성숙도가 간호학과에 입학한 이후로 어떻게 변화했는지 돌아보라. 전체를 돌이켜 보았을 때, 당신과 다른 간호학 신입생은 아동학습자였는가? 아니면 성인 학습자였는가? 이것을 결정하기 위해 Knowles(1970)의 아동교육학과 성인교육학 특성을 비교해 보라.

아동교육학의 교수 전략이 간호학 신입생에게 적합한가? 그렇다면 간호학생이 언제 아동학습자에서 성인 학습자로 변하는가? 간호 신입생에게 가장 적합한 교수법은 무엇이라고 생각하는가? 이것이 간호 프로그램을 통해 학생이 진보하도록 도울 수 있을까? 근거를 바탕으로 자신의 신념을 뒷받침한다.

REFERENCES

Aboderin, I. (2007). Contexts, motives and experiences of Nigerian overseas nurses: Understanding links to globalization. *Journal of Clinical Nursing, 16*(12), 2237 - 2245.

Atherton, J. S. (2009). *Learning and teaching; Knowles' andragogy: An angle on adult learning* [On-line] UK. Retrieved December 29, 2009, from *http://www.learningandteaching.info/learning/knowlesa.htm.*

Baldomir, J. (2009, Summer). Leading in the learning organization. *Leadership Advance Online, XVII.* School of Global Leadership & Entrepreneurship Regent University. Retrieved December 30, 2009, from *http://www.regent.edu/acad/global/publications/lao/issue_17/LAO_IssXVII_Baldomir.pdf.*

Bandura, A. (1977). *Social learning theory.* Englewood Cliffs, NJ: Prentice-Hall.

Huston, C. (2010a). Assuring provider competence through licensure, continuing education and certification. In C. Huston (Ed.), *Professional issues in nursing.* Philadelphia, PA: Lippincott Williams & Wilkins.

Huston, C. (2010b). Diversity in the nursing workforce. In C. Huston (Ed.), *Professional issues in nursing.* Philadelphia, PA: Lippincott Williams & Wilkins.

Huston, C. (2010c). Importing foreign nurses to meet America's demand for nurses. In *Professional issues in nursing: Challenges and opportunities.* 2nd Edition. Philadelphia, PA: Lippincott Williams & Wilkins.

Johnson, R. (2009, March 3). *Is your company a learning organization or the traditional efficient performance organization?* 4Hoteliers. Retrieved December 30, 2009, from *http://www.4hoteliers.com/4hots_fshw.php?mwi = 3821.*

King, W., & Marks, P. (2008). Motivating knowledge sharing through a knowledge management system. *Omega, 36*(1), 131 - 146.

Knowles, M. (1970). *The modern practice of adult education: Androgogy versus pedagogy.* New York, NY: Association Press.

Madison, J. (2010). Socialization and mentoring. In C. Huston (Ed.), *Professional issues in nursing.* Philadelphia, PA: Lippincott Williams & Wilkins.

Prevost, S. S. (2010). Defining evidence-based best practices. In C. Huston (Ed.), *Professional issues in nursing.* Philadelphia, PA: Lippincott Williams & Wilkins.

Schira, M. (2007). Leadership: A peak and perk of professional development. *Nephrology Nursing Journal: Journal of the American Nephrology Nurses' Association, 34*(3), 289 - 294.

Senge, P. (1994). *The fifth discipline: The art and practice of the learning organization.* New York, NY: Currency Doubleday.

Spence Laschinger, H. K., Finegan, J., & Wilk, P. (2009, November - December). New graduate burnout: The impact of professional practice environment, workplace civility, and empowerment. *Nursing Economics, 27*(6), 377 - 383.

VanWagner, K. (2009). *Social learning theory. An overview of Bandura's social learning theory.* About.com: Psychology. Retrieved December 30, 2009, from *http://psychology.about.com/od/developmentalpsychology/a/sociallearning.htm.*

Webster's New World College Dictionary (2009). *Role model: Definition.* Retrieved December 30, 2009, from *http://www.yourdictionary.com/role-model.*

BIBLIOGRAPHY

Bryan, R. L., Kreuter, M. W., & Brownson, R. C. (2009, October). Integrating adult learning principles into training for public health practice. *Health Promotion Practice, 10*(4), 557-563.

Crites, G. E., McNamara, M. D., Akl, E. A., Richarson, W. S., Umscheid, C. A., & Nishikawa, J. (2009, March). Evidence in the learning organization. *Health Research Policy and Systems, 26*(7), 4.

Dyer, L. (2008, March/April). The continuing need for mentors in nursing. *Journal for Nurses in Staff Development, 24*(2), 86-90.

Ford, R., & Angermeier, I. (2008). Creating a learning health care organization for participatory management: A case analysis. *Journal of Health Organization and Management, 22*(3), 269-293.

Garvin, D. A., Edmondson, A. C., & Gino, F. (2008, March). Is yours a learning organization? *Harvard Business Review, 86*(3), 109-116, 134.

Happell, B. (2009, November-December). A model of preceptorship in nursing: Reflecting the complex functions of the role. *Nursing Education Perspectives, 30*(6), 372-276.

Her넨dez, G. (2009, Fall). A staff development nurse integrates holistic nursing. *Beginnings, 29*(4), 18-19.

Komaratat, S., & Oumtanee, A. (2009, October). Using a mentorship model to prepare newly graduated nurses for competency. *Journal of Continuing Education in Nursing, 40*(10), 475-480.

Kreimer, S. (2009, October 22). *Training the trainers: Developing today's nurse preceptors and mentors*. NurseZone.com. Retrieved December 30, 2009, from *http://www.nursezone. com/Nursing-News-Events/more-news/Training-the-Trainers-Developing-Today%E2%80%99s-Nurse-Preceptors-and-Mentors_32760.aspx.*

Luster-Turner, R., & Tippen, M. (2009). 044-Mentoring: Cultivating and supporting diversity in nursing. *Journal of Pediatric Nursing, 24*(2), e15.

Mearns, J. (2009). Social learning theory. In H. Reis & S. Sprecher (Eds.), *Encyclopedia of human relationships.* (Volume 3, pp. 1537-1540). Thousand Oaks, CA: Sage.

Moore, S. S., & Singleton, W. W. (2009, December). Professional growth: Sweet steps to an active nursing research program. *Nursing, 39*(12), 47-49.

O'Keefe, T., & Forrester, D. A. (2009, July-September). A successful online mentoring program for nurses. *Nursing Administration Quarterly, 33*(3), 245-250.

O'Lynn, C. (2009, April). Who is in need of socialization? *Journal of Nursing Education, 48*(4), 179-180.

Price, S. L. (2009, January). Becoming a nurse: A meta-study of early professional socialization and career choice in nursing. *Journal of Advanced Nursing, 65*(1), 11-19.

Riley, M., & Fearing, A. D. (2009, July/August). Mentoring as a teaching-learning strategy in nursing. *MEDSURG Nursing, 18*(4), 228-233.

Ryan, A., Goldberg, L., & Evans, J. (2010, January). Wise women: Mentoring as relational learning in perinatal nursing practice. *Journal of Clinical Nursing, 19*(1/2), 183-191.

Chapter 17

간호인력 요구와 스케줄링 정책

Staffing Needs and Scheduling Policies

간호업무의 정확한 정의와 수량화는 적절한 간호인력 관리 요건을 규정하는 데 대단히 중요하다.

- Graf, Millar, Feilteau, Coakley, and Erickson

만약 정책지침이 부족하다면 그것은 테스트 결정에 반하는 것이며, 결정은 임의적인 것이 될 것이다.

- Donald Rumsfeld

학습목표

- 필요 간호인력을 결정하는 데 근거에 기초한 접근법을 사용한다.
- 집권적 인사와 분권적 인사의 차이를 구별하며, 각각의 장점과 단점을 말한다.
- 환자집단에서 나타나는 다양한 문화와 언어에 대한 필요를 충족시킬 수 있는 간호인력의 다양성이 필요함을 인지한다.
- 급성환자 전문병원에서 최소한의 인력배치 의무 이행을 위한 구동력과 저항력을 이해한다.
- 조직의 목표을 이행하기 위해 필요한 간호인력의 수에 영향을 미치는 조직의 변인에 대하여 이해한다.
- 환자당 진료시간에 기반한 간호인력의 필요를 결정하는 데 표준화된 환자 분류 공식을 사용한다.
- 입원환자 수뿐만 아니라, 24시간 중 총 간호시간을 고려하여 환자 1인당 간호시간을 계산한다.
- 간호인력의 부족과 과다를 피하기 위해 정확하게 인력배치 공식을 사용한다.
- 주어진 기준을 사용하여 2주간의 간호인력 스케줄을 작성한다.
- 근무 만족도를 높이기 위하여 자가 스케줄링과 근무시간 자유선택제의 관계를 설명한다.
- 세대간의 가치관이 어떻게 간호인력과 스케줄링의 필요에 영향을 미치는지 예를 제시한다.
- 주어진 상황에서 적절한 인력배치 정책을 선택한다.
- 기관이 보유해야 할 최소한의 직원 수와 스케줄링에 관한 서면화된 정책을 논의한다.

직원을 선발하고, 발전시키고, 적응하도록 하는 것 외에도 관리자는 부서의 요구와 조직의 목표를 충족시키기 위하여 적절한 직원의 수와 조합을 확실히 알고 있어야 한다. 이러한 인사 결정은 인력의 조합과 필요한 직원의 수, 그리고 환자 결과의 상관관계를 밝히는 연구의 결과에 기반해야 한다. 하지만 Douglas(2009)는 인사에 있어 연구 결과에 기반한 접근이 간호관리자에게는 약간의 방향을 제시할 수 있으나 이론과 실제 사이의 차이나 전체적인 인사 문제를 다루지는 않는다는 것을 경고 한다. 예를 들면, 컴퓨터화된 간호 일정계획이나 최적화 알고리즘과 같은 도구들은 간호관리자가 현명한 인사결정을 내리도록 돕지만 완벽하지는 않다(De Grano, Medeiros, & Eitel, 2009).

더구나 인사 패턴이나 일정관리 방침은 모든 직원들의 매일매일의 생활에 직접적으로 영향을 미치기 때문에 공정하고 경제적으로 집행되어야 한다. 이 장에서는 필요한 인사의 결정을 위한 다양한 방법, 인사계획에 대한 의견교환, 일정관리 방침을 위한 의견교류와 방침개발에 대해 살펴볼 것이다. 또한 부서 재정책임이 논의되었으며 이와 함께 하루의 간호인력의 계산을 위한 공식의 예와 방법이 나와 있다.

또한 합리적이며 충분한 의견교류가 반영된 인사와 일정관리 방침에 관한 관리자의 책임이 강조되었다. 왜냐하면 관리자가 적절한 의료서비스 전달을 위해 인사관리 철학을 주기적으로 재평가할 수 있어야 하기 때문이다. 공정한 인사관리와 일정조정 절차를 통한 신뢰형성을 위한 리더십 책임에 관한 주안점도 있다. 필수적인 간호인력 필요조건에 관한 최근의 법률이 또한 논의되었는데, 여기에는 의료기관이 법에 규정된 필수적인 간호인력의 비율대로 변화할 수 있다는 것을 확신시킬 관리자의 역할이 포함된다. 인사관리와 일정관리에 수반되는 리더십의 역할과 관리 기능은 보기 17-1에 나와 있다.

간호인력의 요구를 충족시킬 부서 관리자의 책임

의료기관에서 필수적인 밤번, 초번, 주말, 그리고 휴일 근무는 간호사들에게 많은 스트레스와 불만을 주기도 한다. 직원들이 일정관리와 근무시간 선택, 그리고 인사정책에 대한 의견 반영이 잘 된다고 느끼도록, 관리자는 가능한 모든 것을 해야 한다. 오늘날 많은 의료기관들이 의료진을 보조하기 위하여 사무원 채용이나 컴퓨터 사용 등의 방안을 사용하지만 전반적인 일정관리에 관한 책임은 최고관리자와 중간관리자의 중요한 역할로 계속되고 있다. 장기적으로는 인사관리 계획과 단기적으로는 매일의 인사관리 계획에 대한 부서 관리자의 책임에 관하여 각 의료기관은 다른 기대를 갖고 있다.

집권적 인사와 분권적 인사

몇몇 의료기관은 일정관리 결정을 내릴 부서관리자를 배치함으로써 간호인력을 분산시킨다. 또 다른 의료기관에서는 집권적 간호인력 관리법을 사용하고, 인사관리 결정은 중앙

보기 17-1 인사관리 일정조정과 관련된 리더십 역할 및 관리 기능

리더십 역할

1. 환자와 직원, 그리고 의료기관의 요구를 충족시킬 창의적이고 유연한 인사관리 방법을 확인한다.
2. 인사관리와 일정조정에 사용되는 수단과 방법을 알아본다.
3. 직원들의 팀활동을 고무시키고 신뢰를 쌓도록 하는 책임에 대하여 생각해본다.
4. 인사관리와 일정관리 결정을 내리는 데 근거로 사용되는 역할모델
5. 직원의 독특한 재능과 조직의 인력요구가 가장 적합하게 일치될 수 있는 가능성을 찾는다.
6. 환자들과 직원들에게 적절하고 안전한 배치에 대한 윤리적 책임이 있다.
7. 환자치료 목표가 달성되도록 의료인력 부족에 대한 계획을 세운다.
8. 근무 일정과 더불어 일정수립 정책에 대하여 직원들과 명확하고 효과적으로 의사소통한다.
9. 세대간의 가치가 직원의 필요에 영향을 미치는지와 어떻게 미치는지를 평가하고 그에 부응하여 대처한다.

관리 기능

1. 의료기관의 이념에 따라 환자진료 필요를 충족할 적절한 인사관리책을 제공한다.
2. 환자수와 환자당 진료시간의 변동에 따른 직원의 부족과 과잉을 최소화하기 위하여 의료기관의 목표와 환자 분류법을 사용한다.
3. 재정적으로 책임질 수 있는 방식으로 직원의 일정을 관리한다.
4. 변화가 필요한지를 결정하기 위하여 부서의 생산성 정도를 주기적으로 조사한다.
5. 일정조정 방침이 주나 국가의 노동법, 기관의 정책, 또는 조합규약에 반하지 않는지 확인한다.
6. 직원들의 질과 재정통제에 대한 책임을 생각해본다.
7. 일정수립과 인사관리 절차, 정책을 주기적으로 평가한다.
8. 공정하고 일관성 있는 일정수립 정책을 발전시키고 수행한다. 또한 이것을 모든 직원들에게 명확하게 전달한다.

사무실이나 인사관리센터의 인사관리과에서 내려진다.

분권적 간호인력 관리법을 사용하는 의료기관의 경우 부서관리자는 종종 직원의 부재를 커버하고, 환자의 수나 환자당 진료시간이 줄어든 기간 동안 직원의 수를 줄이며, 매월 부서 일정을 준비하고, 휴일과 휴가 일정을 준비할 책임을 가진다. 간호관리는 대부분의 병원에서 매우 분산되어 있고 환자진료 부서들 사이에서 간호인력 관리부문에서는 상당한 차이가 발견된다. 이것은 많은 간호관리자들이 그들의 특정 부서에서의 예산 경비에 영향을 미치는 요인에 대해 조정권을 갖고 있음을 의미한다.

분권적 간호인력 관리의 장점은 부서의 관리자가 부서와 직원들의 필요를 즉각적으로 수용한다는 것이다. 이는 타당한 인사결정이 내려질 가능성을 증가시킨다. 또한 직원들은 근무환경이 좀 더 관리되고 있다고 느끼게 된다. 왜냐하면 직원들은 직접적으로 그들의 직속 상관에게 개인적인 일정조정을 요청할 수 있기 때문이다. 분산된 일정관리와 인사관리는 또한 자율성과 유연성을 증가시키고, 소모적인 요인을 감소시킨다.

그러나 분권적 간호인력 관리는 직원들이 평등하지 않게 또는 일관적이지 않게 대우받을 수 있다는 위험을 초래할 수 있다. 게다가 부서 관리자는 직원 일정관리를 통해서 상벌을 주는 것으로 비춰질 수 있다. 분권적 간호인력 관리는 또한 관리자의 시간 소모가 크고 집권적 간호인력 관리책에 비하여 종종 '개인적인 변명'을 조장하기도 한다. 하지만 의심할 여지없이, 분권적 의료인력 관리의 주된 어려움은 의료기관 전체에 걸쳐 최선의 인력관리 결정을 보장하는 것이다.

집권적 간호인력 관리에서 관리자의 역할은 지엽적인 조정과 인력투입 제공에 한정되어 있다. 예를 들면 관리자는 필요 시에 특별한 의료진 수요 의사를 전달할 것이고 전체의 갑작스러운 변동이나 병환으로 인한 직원보충과 확보를 도울 것이다. 따라서 집권적 간호인력 관리에서의 관리자는 기관의 필요를 충족시키기 위해 적절한 간호인력이 확보되었는가를 확인할 궁극적인 책임을 계속 지게 된다.

집권적 간호인력 관리는 전체 직원 차원에서는 좀 더 공정하다. 왜냐하면 정책들이 더 일관적이고 공평하게 집행되는 경향이 있기 때문이다. 게다가 집권적 간호인력 관리는 중간관리를 자유롭게 하여 다른 관리업무를 수행할 수 있도록 한다. 집권적 인력관리는 또한 가장 경제적인 자원이용을 가능하도록 한다. 왜냐하면 인사관리에서 같은 방식으로 고려되는 부서들이 더 많을수록 환자의 수나 의료진의 필요의 편차를 처리하기가 더 쉽기 때문이다. 그러나 집권적 인력관리는 직원들에게 근무시간 탄력성을 제공하거나 직원의 바람이나 특수한 요구사항을 반영하지는 않는다. 또한 관리자들이 일정이나 인사관리 문제에 책임이 제한된다면 개인적인 예산관리 부문에 있어서 많은 관심을 보이지 않을 것이다. 그러나 집권적(분권적) 인사관리가 집권적(분권적) 의사결정을 의미하지는 않는다는 사실을 기억해야 한다. 예를 들면, 어떤 관리자는 집권적 인사관리를 하지만 분권적 조직 의사결정을 내리는 기관에서 일을 할 수 있다.

의료기관이 분권적 인사관리를 하든 집권적 인사관리를 하든 모든 부서의 관리자들은 일정관리의 선택사항과 절차를 이해해야 하고 인사관리에 대한 재정적인 책임을 받아들여야 한다.

다양한 인사관리

관리자는 갈수록 더 다양해지는 환자개체군의 요구를 충족시키기 위하여 인종적 · 문화적으로 다양한 의료진을 확보해야 할 필요성을 인식하고 있어야 한다. 실제로 2000년 보건사회복지부와 소수인 건강청는 문화적으로 언어적으로 적절한 의료 서비스를 위한 국가적인 기준을 발표했다(University of Michigan Health System, 2010). 제안된 14개의 기준 중 여러 개는 의료인력의 문화적 · 언어적 다양성에 대한 필요성을 직접적으로 거론했다. 예를 들면, 기준4는 의료기관이 영어를 능숙하게 구사하지 못하는 환자들에게 2개 언어를 구사하는 의료진과 통역 서비스를 포함한 언어보조서비스를 무료로 제공할 것을 요구한다. 기준6은 통역사나 2개 언어를 구사하는 의료진에 의한 이런 언어보조의 기능을 보장하며, 기준5는 환자들이 원하는 언어로 이 서비스를 받을 수 있도록 구두제시와 서면 통지를 요구한다.

관리자는 환자에게 나타나는 고유한 문화적 · 언어적 요구를 명확히 이해해야 하고 이에 알맞게 다양한 간호인력을 통해서 이 문제를 다루도록 노력해야 한다.

인력 법령의 준수

의료시스템은 평가를 받기 때문에 간호관리자들은 인사에 영향을 미치는 새로운 권고사항이나 법령에 관하여 인식하고 있어야 한다. 미국의 많은 주들이 전문적인 간호기관에서 관허된 필수적인 자격증을 가진 직원 요건을 도입하고 있다. 캘리포니아는 병원과 장기요양시설에서 필수자격을 갖춘 간호사들의 비율을 요구하는 법령을 시행했다. 사실상 2010년부터 콜롬비아 특별구를 포함한 14개의 주에서 간호인력에 관한 법령을 제정하거나 규정했다.

1999년에 통과되고 캘리포니아 간호협회에 의해 수정된 의회법안 394에 의하면, 캘리포니아에 있는 모든 병원들은 2004년 1월 1일까지 최소 간호사 비율(캘리포니아 간호협회, 2009)을 준수하고, 2008년까지 몇 가지 수정사항과 함께 새로운 최소 간호사 비율을 준수해야 했다(보기 17-2). 이 비율은 캘리포니아 보건부에 의하여 정해졌는데, 간호사 한

보기 17-2 캘리포니아 병원의 최소 의료진 비율(2004년 1월과 2008년 1월)

부서	간호사-환자 최소 비율(2004년 1월)	간호사-환자 최소 비율(2008년 1월)
중환자관리/ICU	1:2	1:2
신생아 ICU	1:2	1:2
수술실	1:1	1:1
분만	1:2	1:2
분만전	1:4	1:4
산후 2인	1:4	1:4
산후 산모	1:6	1:6
소아과	1:4	1:4
Step-down	1:4	1:3
내과-외과	1:6	1:5
종양내과(초기)	1:5	1:4
정신과	1:6	1:6
응급부서	1:4	1:4
원격 · 전문 부서들	1:5	1:4

출처: 캘리포니아 간호협회(2009), 면허 간호사 대 환자 비율

명당 담당할 최대의 환자수를 보여준다.

법률에 제정된 최소 간호인력 비율을 지지하는 사람들은 현재 많은 병원의 간호인력의 비율이 너무 낮아서 간호사나 그들의 환자 모두 부정적인 영향을 받기 때문에 이처럼 제정된 비율이 필요하다고 말한다(Huston, 2013a). 더욱이 언론에서는 병원, 요양병원의 부적절한 간호인력을 밝히는 기사를 많이 다루었으며, 미국간호협회 같은 전문적인 간호기관은 부족한 간호인력이 간호사들의 건강과 안전, 환자 결과에 미칠 영향에 관하여 우려를 표했다. 그러므로 제공되는 의료서비스가 최소한 안전하다는 것을 보증하기 위해서도 적절한 간호인력이 필요하다. 지지자들은 또한 그러한 비율들이 우리가 당연하다고 여기는 공중보건의 가장 기본적인 요소들을 보호한다고 말한다. 그리고 정부가 모든 미국인들에게 안전한 의료서비스가 제공될 것을 보증할 책임이 있다고 주장한다(Huston, 2010a).

그러나 간호인력 비율에 관한 논쟁들이 있다. Huston은 그러한 많은 논쟁들을 열거했다. 의무적인 비율이 존재할 때 현재의 간호사 부족은 자리를 채우는 것을 어렵게 만든다. 그리고 그 비율은 더욱 큰 의료서비스의 질적 문제에 관하여 단지 미봉책이 될 것이다.

게다가 모든 간호사들이 동등한 임상경험과 임상수기의 수준을 갖고 있지 않기에 숫자 자체가 환자간호의 개선을 보장하지는 못한다. 또한 만약 의료기관들이 환자당 진료시간이나 면허 간호사들의 임상수기에 관한 조정을 하려고 하지 않는다면 간호인력이 사실상 비율과 함께 감소한다는 논쟁이 있다. 왜냐하면 그들은 상한선 또는 엄격한 기준으로만 사용될 것이기 때문이다.

몇몇 비평가들은 의무적인 간호인력 비율이 고용주와 지급인이 시장력에 부응하는 것을 제한할 수 있는 상당한 기회비용을 만들어내고, 이후에 그들이 개선된 기술적 지원을 하지 못하거나 환자당 진료시간에서의 변화에 응하지 못할 것이라고 주장한다. 또한 Buerhaus는 의무적인 간호인력 비율이 간호사와 병원간의 건설적인 관계를 형성하는 데 역효과를 낳는다고 말한다. 대신에 그는 나이와 간호사 공급과 연관된 장기적인 문제를 다루고 현재 간호인력이 직면한 문제를 해결하는 방향으로 노력의 방향이 바뀌어야 한다고 제안한다.

그러나 핵심은 만약 과거에 간호사의 남용과 그로 인한 환자진료의 질 저하가 발생하지 않았다면 최소한의 간호인력 비율제가 제안되지 않았을 것이라는 점이다. 최소간호사 비율제를 시행하는 주에서 비율제의 시행과 후속 평가로 그 필요성에 관한 계속되는 논란에 보다 나은 식견을 제공해야 한다.

만약 과거에 간호사의 남용과 그로 인한 환자진료의 질 저하가 발생하지 않았다면 최소한의 간호인력 비율제가 제안되지 않았을 것이다.

간호사 관리와 일정관리 선택사항

창의적인 간호사 관리와 가능한 일정관리 선택사항에 관하여 논의하는 것은 이 책의 범위를 벗어나는 것이기 때문에 몇 가지만 여기에서 다루도록 한다. 자주 사용되는 창의적인 간호사관리와 일정의 선택사항에는 아래의 것들이 포함된다.

- 10시간 또는 12시간 교대근무
- 주말근무에 대한 특별수당
- 주말 교대근무와 휴일에 대한 시간제 근무인력
- 임상 직원은 미래의 업무 일정관리를 장기적으로 알 수 있도록 한다. 왜냐하면 일련의 간호사관리 패턴은 몇 주마다 반복되기 때문이다. 그림 17-1은 4주마다 반복되는 종합 간호사 관리 패턴을 보여준다.
- 직무분담
- 간호사들 간의 근무시간 교환 허용
- 근무시간 자유선택제
- 외부 등록소와 변동 인력 풀을 이용한 추가적 간호사 활용
- 간호사의 자기 일정관리
- 교대근무 입찰(shift bidding), 이는 의무적인 초과근무를 요구하는 대신, 간호사들이 교대근무를 요청하는 것을 허용한다.

위의 것들은 각 일정관리에 장점이 되기도 하고 단점이 되기도 한다. 교대근무시간 연장이 피로감와 연관되는 판단오류를 증가시키는가에 대한 논쟁이 계속됨에도 불구하고 급성환자 치료병원에서 12시간 교대근무는 흔한 일이 되고 있다. 문헌의 고찰로 Geiger-Brown과 Trinkoff는 12시간 교대근무한 간호사들이 간호 과실의 증가를 경험한다는 것

학습과제 17-1

간호사 비율 비교하기

많은 주에서는 현재 최소한의 간호인력 비율 법령 도입을 고려하고 있다. 그와 마찬가지로 이미 시행을 도입한 주에서는 그 결과를 면밀히 추적 관찰하고 있다.

과제

현재 당신이 일하고 있는 기관에서 사용되는 간호사의 비율을 비교하거나 임상실습과목을 보기 17-2에 나오는 것들과 비교한다. 어떻게 비교되는가? 당신이 살고 있는 지역에서는 최소 간호인력 비율을 법제화하려는 노력이 있는가? 당신이 살고 있는 지역에서는 간호사 비율제의 시행에 어떤 기관이 가장 큰 장벽이 될 것이라고 예상하는가?

		Week I							Week II							Week III							Week IV						
Position	Name	S	M	T	W	T	F	S	S	M	T	W	T	F	S	S	M	T	W	T	F	S	S	M	T	W	T	F	S
Full-time	RN 1				X			X	X					X					X			X	X					X	
Full-time	RN 2	X					X					X			X	X					X					X			X
Full-time	RN 3			X				X	X				X					X				X	X				X		
Full-time	RN 4	X				X					X				X	X				X				X					X
Full-time	RN 5				X			X	X					X					X			X	X					X	
Full-time	RN 6	X				X				X					X	X					X				X				X
Full-time	RN 7		X					X	X				X				X					X	X				X		
Full-time	RN 8	X					X					X			X	X				X					X				X
Part-time	8 hr/wk RN 9	On													On	On													On
Part-time	8 hr/wk RN 10							On	On													On	On						
Part-time	8 hr/wk RN 11	On													On	On													On
Part-time	8 hr/wk RN 12							On	On													On	On						
Total RNs on duty each day		6	7	7	6	6	6	6	6	7	7	6	6	6	6	6	7	7	6	6	6	6	6	7	6	7	6	6	6

Elements: Every other weekend off
Maximum days worked: 4
Minimum days worked: 2
Number of split days off each period: 2
Operates in multiples of 4, 8, 12 . . .
Schedule repeats itself every 4 weeks
X: Scheduled day off

그림 17-1 4주 주기 일정관리 시트

을 발견했다. 주사침 찔림, 목, 어깨, 허리에의 근골격장애, 피로감, 수면부족으로 인한 졸음운전 등의 이유 때문에 많은 의료기관들은 간호사가 10시간 혹은 12시간 연속으로 일할 수 있는 근무일 수나 하루 동안 일할 수 있는 시간을 제한한다. 그러나 많은 간호사들이 10시간 혹은 12시간 교대근무에 대하여 더 높은 만족도를 표시한다. 왜냐하면 그들은 일주일에 적은 날짜 동안 일하고, 여가나 개인적인 일들을 위한 좀 더 연속적인 시간을 갖게 되기 때문이다.

학습과제 17-2

8시간 또는 12시간 교대근무 선택하기

당신은 중환자실의 관리자이다. 많은 간호사들이 당신에게 12시간 교대근무를 요구해왔다. 다른 간호사들은 만약 12시간 교대근무가 된다면 부서를 옮기겠다고 말한다. 당신은 직원들이 원하는 일정을 고를 수 있도록 8시간과 12시간 교대근무를 모두 이용하는 것의 실현가능성과 비용효율성을 분석하고 있다.

과제

이것이 악몽 같은 근무 일정을 만들어낼까? 당신은 직원들이 한 주에 일할 수 있는 12시간 교대근무일을 제한할 것인가? 당신은 12시간 교대근무의 마지막 4시간에 대해 초과근무 수당을 지불할 것인가? 당신은 직원들이 자유롭게 8시간이나 12시간 교대근무를 택하도록 허용할 것인가? 8시간과 12시간 교대근무를 섞을 경우 어떤 문제들이 야기될 수 있을까?

10시간 또는 12시간의 교대근무 일자를 늘리는 것은 초과근무 수당을 요하므로 결과적으로 간호사의 만족도는 증가된 급여에 상충할 것이다.

몇몇 의료기관은 근무시간 자유선택제를 활용함으로써 다양한 인력의 필요를 충족하기 위하여 노력해 왔다. 근무시간 자유선택제는 직원들이 근무 책임을 다 하면서도 개인적인 필요를 충족할 가장 적절한 시간일정을 선택할 수 있도록 허용하는 시스템이다. 과거에는 대부분의 근무시간 자유선택제가 계속적인 역할수행을 요하지 않는 역할을 맡은 간호사들에게만 가능했다. 하지만 최근에 간호사들은 미리 예정된 교대근무 시작 시간을 통하여 근무시간 자유선택제를 이용할 수 있게 됐다. 다양한 시작 시간은 일반적인 8시간 근무일에 비해 길거나 짧을 것이다. 병원이 근무시간 자유선택제를 사용하면 부서에는 직원들의 출퇴근 시간대가 다양해진다. 근무시간 자유선택제에 의한 인사관리는 직원들의 더 많은 선택을 가능하게 하지만 관리자로서는 편성조성이 어려워지고, 병원은 쉽게 직원 과잉이나 직원부족을 겪게 될 수 있다.

근무일정은 부서에 있는 간호사들이 관리자에 의해 짜여진 스케줄을 따르기보다는 그들 자신의 스케줄을 짜는 데 협력할 수 있도록 허용한다. 일반적으로 근무일정 시스템에서 직원들은 일정이 시작되기 몇 주 전에 4~6주의 스케줄 계획표를 기입한다. 그러면 간호관리자는 모든 지침과 필요요건이 충족되었는지 확인하기 위해서 계획표를 검토한다. 근무일정이 간호사들에게 근무 환경에 대한 더 많은 선택권을 부여하지만, 시행하는 것이 쉽지는 않다. 성공여부는 직원을 지원하고 시행되는 동안 인내력과 끈기를 발휘할 관리자의 리더십에 달려 있다.

직원부족 문제를 감소시키며 간호사들로 추가적인 교대근무 일정조정에 선택권을 부여하고 의무적인 초과근무를 줄일 새로운 방법 중 하나는 교대근무 입찰(shift bidding)이다. 교대근무 입찰을 시행하는 대부분의 의료기관에서는 시초가를 정한다. 예를 들어 이것은 몇몇 간호사들의 시급보다 높을 수 있다. 그리고 간호사들은 초과 교대근무를 낙찰받기 위해서 금액을 낮추어 입찰을 한다. 일반적으로 조직에서는 가장 낮은 금액으로 입찰한 간호사를 선택할 것이지만 몇몇 조직은 초과근무를 너무 많이 하는 간호사의 입찰을 거절할 수도 있다(Huston, 2010b).

De Grano 등은 최근 뉴욕 병원의 응급부서에서의 교대근무 입찰의 시행에 관하여 기술했다. 이런 경우, 간호사들은 경매 형식으로 포인트를 사용하여 선호하는 교대근무일과 쉬는 날을 입찰한다. 낙찰자는 병원의 필요조건이 유지되는 한 그들이 원하는 스케줄을 획득하게 된다. 게다가 스케줄 완료 단계에서는 최적화 모델이 아직 최소 의무 시간을 채우지 않은 간호사들에게 비어있는 교대근무 시간대를 배당했다. 이것은 직접적으로 개별 간호사의 선호에 부응했고 자율성에 대한 자각 증가와 직업 만족도 향상을 이끌었다.

분명히 전통적 방식에서 창의적 방식에 이르기까지 모든 일정조정과 인사관리 패턴은 단점이 있다. 그러므로 현재의 정책에 있는 어떤 변화든지 시행될 때는 주의 깊게 평가되어야 한다. 모든 일정조정과 인사관리의 패턴은 직원들의 개인적인 삶과 생산성, 예산에 지대한 영향을 미치기 때문에 새로운 인사관리나 일정조정의 변화는 6개월의 시험기간을 가지는 것이 좋다. 또 그 기간의 마지막에는 최종 비용, 유지, 생산성, 위기관리 그리고 직원과 환자의 만족에 대한 영향을 밝히기 위해 평가를 하는 것이 현명하다.

업무량 측정 도구

인사관리에 대한 필수조건은 해당 부서에서 생산성 측정에 어떤 표준단위가 사용되었는지에 기초를 둔다. 1일 환자간호시간(nursing care hours per patient day, NCH/PPD) 계산을 위한 공식은 그림 17-2에 나와 있다. 이것은 계속해서 널리 사용되고 있는 가장 단순한 공식이다. 이 공식에서 모든 간호사와 보조직원은 간호시간을 계산하는 데 동등하게 대우받고 환자당 간호시간 수준 구분에 다른 구별을 두지 않았다. 이 두 요인만이 불완전하거나 심지어 부정확한 간호 필요 상황을 야기할 수 있다. 그리고 업무량 측정 도구로서 NCH/PPD의 사용은 너무 엄격할 것이다. 왜냐하면 그것은 오늘날 입원환자간호 세팅의 현실을 반영하지 않을 것이기 때문이며 여기서 간호사의 수는 근무조들 사이뿐 아니라 근무조 내에서도 변동한다.

학습과제 17-3

근무일정의 휴일 딜레마

당신은 작년에 간호대학을 졸업했고 가장 원했던 직업을 가질 생각에 들떠 있다. 당신이 일하는 부서에는 간호사들에게 자율권을 주는 것이 옳다고 여기는 매우 진보적인 관리자가 있다. 약 6개월 전 상당한 교육 후에 그 부서는 자기 일정조정을 시작했다.

당신은 당신에게 주어진 근무시간에 대한 관리라는 자유를 누려 왔다. 직원들 사이에서는 사소한 어려움들이 있었고 간혹 그 부서는 직원이 부족하거나 너무 많거나 했다. 하지만 전체적으로 자기 일정조정은 잘 시행되고 있는 것처럼 보였다.

2일간의 비근무일 후 오늘(9월 15일) 당신은 오후 3시에서 11시까지 교대근무를 하러 왔다. 그리고 다가오는 추수감사절과 크리스마스 휴일 기간 동안의 일정이 게시된 것을 보았다. 많은 직원들이 이미 자신들이 근무할 날과 근무하지 않을 날에 대한 일정을 짜 놓았다. 자세히 보니 어떤 직원도 크리스마스 이브와 추수감사절 그리고 크리스마스에 근무할 것을 기입하지 않은 듯했다. 자기 일정조정은 적절한 근무이행에 대한 책임을 포함하기 때문에 당신은 매우 걱정되었다. 당신을 포함하여 아직까지 근무일정에 자신의 스케줄을 기입하지 않은 몇 명의 간호사들이 남아있다. 하지만 남아 있는 모든 간호사들이 모두 3일간의 휴일에 근무를 한다고 하여도 근무인원은 부족할 것이다.

과제

이 딜레마를 해결하기 위해서 당신은 어떤 리더십 역할을 수행해야 할까? 이 문제를 무시한 채, 휴일 하루만 근무일로 일정을 짜고 당신의 관리자가 이 문제를 해결하도록 해야 할까? 당신이 이 부서에서 근무경력이 있는 신입 간호사라는 점을 기억하고 의사결정의 선택사항을 나열해 본다. 당신의 결정을 뒷받침할 근거를 들어 행동방침을 계획한다.

$$\text{NCH/PPD} = \frac{\text{24시간 안에 수행된 간호시간}}{\text{환자 수}}$$

그림 17-2 하루당 환자(PPD) 간호시간(NCH)을 계산하기 위한 표준 공식

결과적으로 1960년대에 업무량 관리 또는 환자당 진료시간 도구(patient acuity tools)로도 알려진 환자 분류 시스템(patient classification system, PCS)이 개발되었다. PCS는 환자들을 중증도에 따른 증상에 따라 분류하고 그에 따라 직원의 수와 배합을 결정한다. 시스템 내부의 다른 변수들이 NCH에 영향을 미칠 수 있기 때문에, 보통 PCS를 적용한 시설에서 다른 시설로 옮기는 것은 불가능하다. 대신에 각 기본 분류 시스템은 특정한 상황에 맞게 수정되어야 한다.

PCS는 기관별로 다르며 각 의료기관의 고유한 직원과 환자의 수를 반영하기 위해서 수정되어야 한다.

몇 가지 타입의 PCS 측정 도구가 있다. 중요한 지표인 PCS는 환자간호활동을 분류하기 위해 목욕, 식단, 정맥수액, 약물, 체위변경과 같은 일반적인 지표를 사용한다. 부가적인 업무 타입은 간호사들이 각 환자의 특정한 활동이나 치료, 수술의 발생 빈도를 기록할 것을 요구한다. 예를 들어 누적(총괄적) 업무타입 PCS는 환자가 교육, 배설, 위생에 있어서 간호시간을 요구했는지 간호사들에게 물을 것이다. 누적(총괄적) 업무타입의 경우 보통 위험 사고(critical incident) 타입이나 표준타입보다 기재항목이 더 많지만, 일반적으로 PCS의 두 가지 타입의 경우 모두 각각의 교대근무에 앞서 기입된다.

일단 적절한 PCS가 도입되면, 간호시간은 각 환자분류에 따라 할당되어야 한다. 각 분류에 대한 적절한 간호시간은 일반적으로 회사 마케팅 PCS에 의해서 제안되지만, 각각의 의료기관은 특수성이 있으며, 그 기관을 위해 어느 정도로 그 분류 시스템이 조정되어야 하는지가 결정되어야 한다.

게다가 PCS에 따른 인사관리는 항상 인사관리가 적절한 것으로 인식됨을 의미하는 것은 아니다. Schmalenberg와 Kramer는 충분히 많은 간호사가 있을 경우에도 간호사의 수가 적절하지 않다고 생각할 수 있음을 지적했다(**근거 조사 17-1**). 환자의 수와 간호사의 수에 변동이 없다고 할지라도 하루는 적절하다고 인식되고 다음날에는 부적절하다고 여겨지는 간호인력을 갖는 것이 일반적이지는 않다. Schmalenberg와 Kramer는 근거에 기초한 인사관리가 현실이 되기 위해서 이런 인식들에 영향을 미치는 요인들이 좀 더 연구되고 파악되어야 한다고 제안한다.

환자 수와 간호사 수에 변동이 없다고 할지라도 하루는 적절하다고 인식되고 다음날에는 부적절하다고 여겨지는 간호인력을 갖는 것이 일반적이지는 않다.

모든 시스템이 고유한 특징과 단점을 갖는 것과 마찬가지로 PCS가 모든 인사관리 문제를 해결할 수는 없다. 시스템이 문제의 개념을 더 명확히 하지만, 의료기관에서 인사 문제를 해결하기 위해 의사결정을 하고 시스템에 의해 알맞게 획득된 정보를 사용하는 것은 사람에게 달려있다.

모든 PCS는 많은 차이점을 가지며, 모든 시스템은 그만의 결점이 있다.

또한 중간관리자는 의료기관의 환자 분류 시스템에 반영되지 않았을지 모르는 부서의 필요에 영향을 주는 내부적 또는 외부적인 요인들을 경계해야 한다. 이러한 영향력의 예는 간호업무나 그 부서를 이용하는 간호대학생이나 의대생, 기술이 부족한 새로운 졸업생들, 최근에 채용된 외국인 간호사들의 문화적 · 언어적 어려움 등의 갑작스러운 증가일 수 있다.

한 의료기관의 분류시스템이 정확하지 않은 것으로 밝혀질 수도 있고 또는 각 범주에 할당되는 시간이나 환자의 분류가 부정확할 수도 있다. 이것은 부서의 관리자들이 특정의 기준 단위에 대하여 책임을 져야 한다는 것을 의미하지는 않는다. 차라리 관리자들은 차이에 대한 타당한 이유들을 인지하고 있어야 한다.

몇몇 미래학자는 궁극적으로 업무량 측정 시스템은 정확성(또는 환자당 진료시간)에 기반한 인력배치 시스템을 대신하거나 또는 그 둘 모두가 인력배치의 요구 결정을 위한

근거 조사 17-1

출처: Schmalenberg, C., & Kramer, M. (2009, October). Perception of adequacy of staffing. Critical Care Nurse, 29(5), 65-71.

연구원들은 2001년부터 2009년 사이에 적절한 인사관리에 영향을 미치는 다양한 요인을 확인하기 위해서 다양한 연구를 종합적으로 다루었다. 처음의 요인 리스트를 줄여가면서 연구원들은 적절한 인사관리 인식에 영향을 미치는 것으로 여섯 개의 요인들이 가장 빈번히 언급되었다고 말했다. 여기에는 충분한 예산이 뒷받침된 직책들, 팀워크, 유연한 간호전달체계(delivery system), 질적인 간호를 위한 적절한 인력배치, 안전한 간호를 위한 적절한 인력배치 그리고 간호사의 직업 만족도를 위한 적절한 인력배치가 포함된다.

게다가 연구원들은 간호사들의 적절한 인력배치에 대한 인식은 그들의 현실이라고 강력하게 주장했다. 달리 말하자면 인력배치가 적절한지를 결정하는 것은 단지 직원의 수 이상의 것이라는 점이다. 그리고 또한 우리는 인력배치의 적절성이 무엇을 위해서인가를 물어야 한다.

연구원들은 인력배치의 적절성에 대한 인식이 직원들의 임상 능력에 초점을 맞추고, 화합이 잘 되는 팀을 구성하고 필요한 경우 직원들에게 간호전달체계(delivery system)를 바꿀 수 있는 자율권을 줌으로써 또한 배치된 포지션들을 통한 부서의 환자당 간호시간의 수준을 인지함으로써 개선될 수 있다고 결론지었다. 직원의 수가 두드러지게 증가하지 않더라도, 이러한 요인들을 포함하여 인사관리의 모델은 인력배치의 적절성에 대한 인식의 개선을 이끌 것이다.

혼합 도구로서 사용될 것이라고 말했다. 업무량 측정은 필수적인 자원수준과 함께 근무실적을 평가하는 기술이다. 그러므로 그것은 환자 진단이나 진료시간의 수준을 넘어서 주어진 환자집단의 간호 요구 충족을 위해 필요한 구체적인 진료시간을 확인한다. 대개 업무량 측정 시스템은 환자수, 간호 시간, 환자당 진료시간, 그리고 환자의 활동 등의 데이터를 수집한다.

예를 들면, de Jong, Leeman과 Middelkop은 화상치료 부서에서의 사용을 위해 그들이 개발한 업무량 측정시스템을 설명한다. 첫 번째 단계에서 그들은 환자집단에게 공통적인 34개의 간호 활동을 확인했고 이것을 직원 교육수준과 표준근무시간에 연계시켰다. 그 이후에 일할 수 있는 직원의 양과 질, 환자당 하루 간호활동 표준시간의 합계를 처리하고 그 결과를 계산하기 위해 컴퓨터 프로그램이 개발됐다. 마지막으로 그 데이터베이스는 환

표 17-1 간호 강도의 네 가지 단계를 사용한 환자간호 분류

간호 분야	분류 1	분류 2	분류 3	분류 4
식사	스스로 먹거나 약간의 음식 필요	식판 준비에 약간의 도움 필요, 격려 필요	스스로 먹지 못하나 씹거나 삼킬 수 있음	스스로 먹지 못하며 삼키는 데 어려움 있음
몸단장	거의 전적으로 스스로 할 수 있음	목욕, 양치, 빗질 등에 약간의 도움 필요	스스로 할 수 있는 부분이 많지 않음	전적으로 의존적임
배설	화장실에 혼자 또는 거의 혼자 갈 수 있음	화장실에 가기까지 또는 소변기 이용에 약간의 도움이 필요함	침대에서 변기나 소변기 장착 필요, 약간은 스스로 몸을 돌리거나 들 수 있음	전적으로 의존적임
안락	자립적임	자세나 침대를 조정하는 데 도움 필요 (예: 튜브, IVs)	도움 없이는 몸을 돌리기, 마시기, 수족 움직이기 등을 할 수 없음	전적으로 의존적임
일반건강	양호–진단검사, 간단한 치료 또는 수술절차 시(D&C, 생체검사, 작은 골절)	가벼운 증상–하나 이상의 가벼운 질병, 쇠약, 감정적 반응, 실금(교대근무당 1번 이하)	급성 증상–질병이나 수술에 대한 심한 감정적 반응, 한 개 이상 급성 질환, 내과적 또는 외과적 문제, 심한 또는 잦은 실금	위독함–심각한 감정적 반응을 가질 수 있음
치료	단순 감독하에 보행 dangle, 약물치료가 필요치 않은 시험 절차 준비, 외과적 드레싱 강화, s-pad, 교대근무당 한 번의 활력징후 측정	분류 1의 어느 치료든 교대근무당 1회 이상, 도뇨관, I&O, 방광세척, 좌욕, 습포, 약물치료가 필요한 시험 절차 준비 simple enema for evacuation 4시간마다 활력징후 측정	교대근무당 2번 이상의 모든 치료, 약제를 넣은 IVs, 복잡한 드레싱, 살균 절차, 기관절개술 간호, Harris flush, 흡인(suctioning), 튜브 영양공급, 4시간마다 또는 더 잦은 활력징후 측정	두 명의 간호사를 필요로하는 손이 많이 가는 또는 정교한 절차, 2시간 마다 또는 더 잦은 활력징후 측정

자의 간호 요구를 다섯 개의 간호 분류로 구분하기 위해 사용되었다. 이것은 화상치료 부서에서 일상적인 간호활동을 위해 필요했던 간호사의 시간 할애에 당위성을 부여하고 진료의 수요와 간호인력 배치 요구 사이의 균형을 파악할 수 있게 했다. 업무량 측정 시스템은 복잡하지만 병원의 효과적인 인력배치에 필요한 간호인력자원에 대하여 더욱 정확한 예측을 보장한다.

하지만 사용된 업무량 측정 도구(NCH/PPD, PCS, 업무량 측정 시스템 등)와 관계없이, 사용된 업무량 측정 단위는 주기적으로 검토되고 조정되어야 한다. 이것은 리더십의 역할이기도 하며 관리 책임이기도 하다.

학습과제 17-4

간호사 수요 계산

당신은 매일의 간호사 수요 파악을 위하여 PCS를 사용한다. 아래는 교대근무당 환자 진료시간 수준에 대한 간호필요 시간이다.

	분류 1 환자간호시간 수준	분류 2 환자간호시간 수준	분류 3 환자간호시간 수준	분류 4 환자간호시간 수준
주간근무에 필요한 NCH/PPD	2.3	2.9	3.4	4.6
오후근무에 필요한 NCH/PPD	2.0	2.3	2.8	3.4
야간근무에 필요한 NCH/PPD	0.5	1.0	2.0	2.8

당신이 오늘 아침에 근무하러 왔을 때 아래의 환자들을 담당하게 되었다.

분류 1 환자간호시간 수준의 환자 1명
분류 2 환자간호시간 수준의 환자 2명
분류 3 환자간호시간 수준의 환자 3명
분류 4 환자간호시간 수준의 환자 1명

30분당 1명 이상의 직원이 부족하거나 과잉이어서 인원을 줄이거나 늘려야 한다는 사실을 숙지하라. 예를 들면, 8시간 교대근무인 간호사들에게는 4시간 이상 간호사 수는 많거나 또는 부족하며 이를 보충하거나 감축해야 한다.

과제

주간근무에 대한 간호사 수요를 계산한다. 8시간 교대근무 중인 면허 간호사와 LVN/LPN이 1명씩 있고 4시간 동안 근무하는 병동직원이 1명 있다. 직원의 수가 부족한가? 아니면 과잉인가? 만약 환자의 수는 같지만 환자 당 간호시간 수준이 아래와 같다면 직원의 배치는 똑같이 유지해도 될까?

분류 1 환자간호시간 수준의 환자 1명
분류 2 환자간호시간 수준의 환자 3명
분류 3 환자간호시간 수준의 환자 2명
분류 4 환자간호시간 수준의 환자 0명

간호시간, 인력배치 조합, 간호의 질의 관계

오늘날 NCH와 인력배치의 조합, 간호의 질, 그리고 환자결과의 관계에 대한 기사가 적어도 하나 이상 포함되지 않은 저널을 찾기는 어렵다. 이는 1990년대에 여러 급성환자 전문병원에서 일어난 '재구조화'와 '조직 재충전' 붐에 대한 결과로 나타나기 시작했다. 재구조화와 조직재충전은 비용을 줄이고 효율성을 증대하며, 낭비와 중복을 줄이고, 간호가 전달되는 방식을 수정하기 위함이였다(Huston, 2010c).

의료서비스가 노동집약적이라는 사실을 고려했을 때, 재구조화와 조직 재충전을 통한 비용 감면은 종종 인력배치 조합에서 간호사가 줄어들고 면허가 없는 보조인력(unlicensed assistive personnel, UAP)이 증가된 인력배치의 모델을 포함했다. 간호사의 간호 시간과 인력배치 조합에서 모두 상당히 빠르고 급격했던 이 변화는 NCH와 인력배치 조합, 환자결과 사이의 관계를 조사한 비교연구에 충분한 근거를 제공했다.

NCH와 인력배치 조합, 환자결과에 대한 초기 연구는 조사했던 도구와 척도의 면에서 표준화가 부족했음에도 불구하고, 전국적인 관심이 이 사안으로 옮겨졌고 많은 투자와 더욱 면밀한 과학적 연구가 뒤따랐다. 최근 문헌 고찰에 따르면, NCH/PPD에서 간호사의 간호시간 감소는 환자 만족도 감소뿐만 아니라 오류와 환자 낙상 증가를 포함한 부정적인 환자 결과를 증가시킨다고 하였다.

만약 간호사들에게 능력을 초과하는 업무가 주어진다면 간호의 질은 항상 부정적인 영향을 받을 것이다.

하지만 2009년 캘리포니아 건강관리재단은 최소 인력배치 비율로 인한 결과로 평균 재원 기간의 변화나 간호적으로 민감하고 부정적인 사건의 주목할 만한 감소가 발견되지 않았다는 보고를 발표했다(Domrose, 2010). 왜 예상했던 개선이 나타나지 않는지에 관한 많은 견해가 있지만, 그 연구는 의무적으로 요구되는 비율이 환자의 결과를 개선시킨다는 증거가 없다고 결론지었다. 그렇다면 인력배치의 수준은 중요하지만, 안전한 환자간호의 유일한 요인인 것은 아닌 것으로 여겨져야 한다. 또한 "정책이 효과가 있는지 없는지를 입증하는 분석 데이터를 위해서는 다년간의 많은 데이터가 필요하다"(McHugh as cited in Domrose, p. 27)는 것을 기억해야 한다.

부서 관리자는 주요한 재설계와 재구조화가 직원의 배치나 일정관리 정책에 미치는 영향을 이해해야 한다. 적절한 변화가 인력배치와 일정관리 정책에 이루어진 것인지를 확인하기 위해서 새로운 실무 모델이 도입됨에 따라 현존하는 직원조합과 환자간호 평가에 대한 지속적인 검증이 이루어져야 한다.

예를 들면, 자격증을 가진 직원의 감소와 UAP의 증가, 그리고 새로운 실무모델의 발전이 환자간호 할당법에 지대한 영향을 미친다. 시간제 직원에 의존하거나 직원의 근무 선호도 반영, 다양한 교대 시간을 제공하고 교대조를 순환하는 과거의 관행은 더 이상 충분하지 않을 것이다. 과거의 행정적인 관행은 환자의 수가 많지 않을 때는 직원들을 집으로 보냄으로써 비용을 절약해 왔다. 그들은 또한 다른 부서의 수요를 충당하기 위하여 직원들을 다른 부서에 배치하기도 했고, 직원의 선호도 때문에 연속적인 교대근무로 일정을 짜지 않았으며 지나치게 요구에 부응하는 일정관리책을 실행했다. 결론적으로 과거에는 종종 지속성에 대한 주의가 결여된 채 환자간호 임무가 수행됐고, 업무량보다는 직원수에 따라 업무가 주어졌다. 이러한 과거의 관행은 한편으로는 직원이나 의료기관에 편의를 제공했지만 환자들에게는 그다지 이득이 되지 못했다. 환자가 하루 근무 시간이 줄어든, 여러 명의 간호사에게 간호받는 것은 간호 결과에 부정적인 영향을 미쳤을 것이다.

그러므로 의료기관이 재구조화되고 새로운 실무모델이 적용될 때는 동시에 현재의 인력배치, 일정관리, 그리고 업무배정책 등에 관한 솔직한 평가가 필요하다. 이런 정책들을 바꾸는 것은 종종 원대한 결과를 가져오기도 하지만 이는 새로운 간호 모델들이 성공적으로 실행되기 위해서 이루어져야 한다. 예를 들어 일차간호(primary nursing)가 효과적으로 수행되려면 간호사들은 간호계획을 수립하고 평가할 시간이 있다는 것을 보장하기 위해서 환자와 함께 연속적으로 많은 시간을 보내야 한다. 이런 상황에서 중요한 간호업무 수행이라는 가치관에 부합하려면 유동적인 정책과 쉬는 날에 대한 요청은 바뀌거나 수정되어야 할 수도 있을 것이다.

적절한 간호수기 조합의 결정은 환자 진료 환경, 환자당 진료시간(acuity of patiets) 그리고 다른 요인들에 달려 있다. 인력배치 결정이 현재의 환경에 적합한지를 결정하는 국제적인 기준은 없다. 또한 인력배치를 결정하는 데 쓰이는 많은 수단이나 방법들이 그것들의 개발이나 적용에 있어서 신뢰할 수 없거나, 유효하지 않았다.

하지만 몇몇 공식은 직원의 간호사의 임상수기의 다양성에 대한 조정을 허용한다. 이런 공식들은 여전히 상대적으로 새롭지만 인력배치 결정을 내릴 때 사용하기에 더 나은 수단일 것이다. 바람직한 환자결과를 얻기 위해서는 식견이 있고 훈련된 적절한 수의 간호사를 갖는 것이 필수적이다.

인사관리에 대한 개론

몇몇 연구자들은 오늘날 간호를 수행하는 여러 세대들은 인력배치에 영향을 미치는 다른 가치체계를 가진다고 말한다(보기 17-3). 예를 들어, 대부분의 전문가들은 오늘날의 노동인구에서 네 개의 세대집단을 확인한다. 베테랑 세대(침묵하는 세대라고도 불림), 베이비붐 세대, X세대, Y세대(밀레니엄 세대라고도 불림).

베테랑 세대는 일반적으로 1925년과 1942년 사이에 태어난 간호사들이다. 현재 고용된 간호사의 약 9%가 이 연령대에 속한다(Boivin, 2008). 제2차 세계대전, 한국전

보기 17-3 세대별 근무집단

세대	출생 시기
침묵하는 세대 또는 베테랑 세대	1925~1942년
베이비붐 세대	1943~1960년대 초반
X세대	1960년대 초반~1980년대
Y세대	1970년대 후반~1986년

쟁, 베트남 전쟁과 같은 세계적인 전쟁과 대공황을 겪으며 살아온 그들은 종종 위험회피(특히 개인 재정에 관하여)적이고 권위를 존중하며, 계층제를 지지하며, 훈련되어 있다(Patterson). 그들은 또한 침묵하는 세대로 불리기도 한다. 왜냐하면 그들은 급진적인 변화를 밀어붙이거나 주장하기보다는 현상유지를 옹호하는 경향이 있기 때문이다. 결과적으로 이 세대의 간호사들은 의료기관의 관행에 의문을 덜 제기하며 구조화된 고용 체계를 추구하는 편이다. 그들의 근로가치는 전통적이며 그들은 종종 그들의 고용주에 대한 충성심을 인정받기도 한다.

베이비붐 세대(1943~1960년 출생) 또한 전통적인 근로가치를 보인다. 하지만 그들은 좀 더 물질주의적이며, 더 앞서나가려는 노력의 일환으로 직장에서 더 오랜 시간 일을 하려는 경향이 있다. 이 세대는 다른 세대보다 '일 중독'이라고 불리는 경향이 있다. 현재 베이비붐 세대의 42%는 65세 이상이 되어서도 계속해서 일을 할 계획이있다(Hewlett, Sherbin, & Sumberg, 2009).

하지만, 많은 베이비부머들이 양쪽에서 모두 가족원들을 돌보고 있다. 실제로 71%의 베이비부머들이 노인부양 책임을 가지고 있으며 그러므로 그들에게는 근무 일정에서 유연성과 자율성이 중요하다. 더욱이 베이비부머의 반 이상은 환경적 · 문화적 · 교육적 운동을 추진하는 데 자발적으로 그들의 시간을 할애한다.

또한 이 세대의 근로자들은 자유방임적인 자녀양육의 결과로 종종 개인주의적이라고 인식되기도 한다. 이 세대의 많은 구성원들은 그들의 미래에 성공을 위한 무한한 기회가 있다고 끊임없이 이야기 들으며 자랐다(patterson, 2007). 이런 개인주의는 때로 뛰어난 창의성을 발휘한다. 따라서 이 세대에 태어난 간호사들은 유연성, 독립적인 생각 그리고 창의성이 필요한 업무에 가장 알맞을 것이다. 하지만 이것은 또한 이 세대가 규칙에 도전하는 것을 독려하기도 했다. 현재 고용된 간호사들의 47%와 병원에서 일하고 있는 46%의 간호사들은 베이비붐 세대에 속한다(Boivin, 2008).

반대로 X세대들(1961~1981년 출생)은 전 세대인 베이비붐 세대나 그들의 다음 세대인 Y세대에 비하여 훨씬 동세대 행동양식 유사성(cohort)이 적으며 전 세대들이 가치를 두었던 한 직장에서의 평생 고용에 대해 관심이 적다. 대신에 그들은 근무시간 유연성이나 쉬는 시간대에 대한 기회에 훨씬 큰 가치를 둔다. 이것은 이 시대에 태어난 많은 사람들이 맞벌이 가정에서 자랐고, 가족이나 여가시간에 더 많은 중요성을 두는 것을 반영하는 것 같다. 그러므로 이 세대는 그 전세대들에 비해 경제적으로 의욕이 적고 성공도 그들과 다르게 정의할 것이다. 하지만 그들은 실용주의적이며, 자립적이고 변화에 익숙하다(Patterson, 2007). 간호사 노동인구의 45%는 이 세대의 행동양식(cohort)에 속한다(Boivin, 2008).

Y세대(1978~1986년 출생)는 진정한 글로벌 시민으로서의 첫 번째 집단을 대표한다. 그들은 낙관주의, 자신감, 관계지향성, 자원봉사에 대한 관심, 사회의식으로 잘 알려져 있다. 그들은 기술의 활용이 매우 수준 높으며 이것은 그들이 세상을 "일하고 삶을 유지하기에 더 작고 다양하며 매우 네트워크화된 환경"으로 바라보게 했다(Patterson, 2007, p. 20). 이것이 일부 사람들이 이 세대를 "디지털 네이티브"라고 부르는 이유이다. Y세대는 현재 간호 노동인구의 2%만을 차지하지만 이 수치는 앞으로 10년 안에 빠르게 증가할 것이다(Boivin, 2008).

하지만 Y세대는 그들의 필요를 충족하기 위한 다른 타입의 조직문화를 요구한다(Piper, 2008). 사실 Y세대 간호사들은 베이비붐 세대 리더의 인내심을 시험할 것이다. "그들은 슬리퍼를 신고 아이팟을 들으며 일하러 온다. 그리고 예의가 없으며 새로운 일을 시작할 준비가 되어 있다(What Does It Take, 2008, para 2)." 그들은 또한 "종종 다른 직원들에게 무례할 수 있는 특권의식을 갖고 직장에 온다. 그들은 오늘 무언가 의미있는 일을 하고 싶어한다." 그리고 그들은 "책상에서 오리엔테이션 강의를 들으며 며칠을 보내고 싶어하지 않는다(What Does It Take, para 6)."

다른 한편으로 Y세대는 그들의 직장의 성공을 위해 한층 더 노력하는 것으로 알려져 있다. 그리고 그들은 그들보다 나이가 많은 동료들보다 훨씬 더 다문화에 쉽게 적응한다(hewlett 등, 2009, p 74). 그들은 또한 높은 환경의식과 사회의식을 가지며 높은 수준의 이타주의를 보이고 팀 안에서 잘 협력한다.

Mensik(2007)은 세대간의 다양성이 새로운 관리 문제를 제기하지만 그것은 또한 직장내 균형과 생산성을 강화하는 다양한 관점과 시각을 제공한다고 말한다. 문헌들은 종종 세대간의, 특히 X세대와 Y세대에 관해서는, 차이점과 부정적인 특징에 초점이 맞춰져 있다면서, 균형잡힌 시각이 필요하다고 말한다. 예를 들어 어떤 문헌은 X세대와 Y세대는 그들의 앞전 세대들보다 고용주에게 충성심이 적을 것이라고 반복적으로 얘기한다. 하지만 Mensik은 최근의 연구에서 그들의 헌신적인 근속은 그들보다 앞선 세대인 베이비부머들보다 뛰어나다고 했다. Mensik은 간호사들이 세대간의 차이점에 초점을 맞추는 대신 세대간의 협동을 추구하는 데 힘을 쏟고 전진해가야 한다고 결론짓는다. 또한 모든 세대의 전직원이 함께 성공적인 업무를 수행하는 팀으로 일할 때 나타나는 최상의 결과로써 환자들이 혜택을 입어야 한다고 말한다.

문화적 다양성과 마찬가지로 세대의 다양성은 노동력의 힘(장점)으로 인식되어야 한다.

Boivin(2008, para 14)은 또한 간호인력 세대의 다양성으로 인해 가장 혜택을 입는 사람들은 환자들이라고 말한다. 그녀는 환자들이 "20년 또는 30년의 경력을 가진 간호사들, 오류를 방지할 최신기술을 사용할 수 있는 간호사들, 그리고 권위에 도전하고 환자들의 대변인으로 행동하고자 하는 간호사들"의 간호를 받을 수 있다고 주장했다.

간호사 관리에서 간호사 부족의 영향

제15장에서 논의했던 대로 간호사의 부족은 국가적으로든 지역적으로든 아니면 지방에서든 항상 주기적으로 발생한다. 전문가라도 정확하게 언제 그리고 어디서 전문 간호사 공급 부족이 생길지를 예측하기는 어렵다. 하지만 모든 간호인력 관리자들은 언젠가 간호사이든 아니든 간호사 공급 부족에 직면할 것이다.

의료기관은 이 문제를 방지하기 위해서 많은 방법들을 사용해 왔다. 앞서 계획이나 채용과 같은 것들은 이미 논의하였다. 간호사 부족에 대한 또다른 장기적인 해결책은 교차훈련(cross-training)이다. 교차훈련은 보통 직원들이 부서를 이동하며 업무를 능숙히 수행할 수 있도록 자신의 업무분야 밖의 업무를 수행하기 위해 다양한 교육적인 배경과 전문지식, 기술을 제공받는 것을 포함한다. 이런 것들은 모두 장기적인 문제해결을 위해 좋은 해결책이며 관리자 입장에서의 비전을 보여준다.

하지만 간호사 부족은 하루 단위로 자주 발생한다. 이것들은 환자수, 예상밖의 고객요구, 또는 간호사의 결근이나 질병 증가 때문에 발생한다. 의료기관은 이런 예상치 못한 직원 공급의 부족을 해결하기 위해 많은 방법을 사용해왔다. 그 해결책 중 뛰어난 것들은 제한적 부서 인력배치(closed-unit staffing), 중앙 간호인력풀에서 간호사를 추가로 배치하기, 초과근무를 할 자원자 찾기, 그리고 의무적인 초과근무이다.

제한적 부서 인력배치는 한 부서에서 환자수가 적을 때에 단위 내에서 밀려나는 것을 대신하여 구성원들이 결원과 추가적으로 필요한 도움을 제공할 것을 약속할 때 적용된다. 의무적 초과근무에서 직원들은 추가적인 교대근무를 하도록 강요된다. 그들이 만약 이를 거부할 경우에는 종종 환자유기(patient abandonment)의 상황에 놓인다. 몇몇 병원들은 적은 사람들을 급여 대상자 명단에 올리기 위해서 주기적으로 의무적 초과근무를 사용한다.

기진맥진한 상태의 의료인력은 공중위생과 환자의 안전에 대한 위험성을 나타낸다. 의무적 초과근무는 장기적으로 효율적이지도 효과적이지도 않으며, 통제부족이라는 직원 인식과 결과적으로 감정, 동기, 생산성에 단기적으로 더 파괴적인 영향을 미친다. 초과근무하도록 강요된 간호사들은 상충되는 의무(그들의 직업, 가족, 자신의 건강, 환자의 안전)의 스트레스 아래서 근무를 한다. 의무적 초과근무는 의료기관이 충분한 의료인력을 가지고 있지 않다고 해서 표준 절차로 운영되어서는 안 되며, 분명히 최후의 수단이 되어야 한다.

관리자가 어떻게 선택하고 직원부족 문제에 어떻게 대처하는지에 관계없이 다음과 같이 확실하게 지켜야 하는 기준이 있다.

- 보건의료 관련 법과 조직정책에 충족되는 결정을 내려야 한다.
- 직원들은 빈번한 또는 연장된 초과근무 요구로 사기가 저하되거나 과도하게 피로해져서는 안 된다.
- 단기 해결책뿐 아니라 장기 해결책도 찾아야 한다.
- 환자간호가 위험에 빠져서는 안 된다.

인사관리를 위한 재정적 · 윤리적 책임성

내재된 어려움과 관계없이 PCS와 NCH의 과제는 부서관리의 인력배치 역할 제어를 위한 수단으로 남아 있다. 관리자가 모든 시스템은 약점을 가지고 있다는 것을 인지하고 있는 한, 또한 그들이 주기적으로 시스템을 평가하는 한, 관리자들은 필요한 변화를 시작할 수 있다. 관리자들이 부서의 인사관리를 의료기관의 PCS에 기반을 두도록 노력을 다하는 것은 매우 중요하다. 간호는 노동집약적이며 적절한 인력배치를 위해 관리자는 재정적으로 책임이 있다. 재조정된 예산에 대한 책임성은 경영기능이다.

연방과 주의 예산 부족화는 의료기관에 비용절감의 압력을 가중시키는 결과를 야기했다. 인건비가 의료기관 예산의 많은 부분을 차지하므로 인건비의 몇 퍼센트만 줄여도 비용절감이 크기 때문이다. 그러므로 관리자들은 환자당 진료시간(patient acuity)이 늘어나면 직원을 늘려야 하고 마찬가지로 환자당 진료시간이 줄어들면 직원도 줄여야 한다. 이처럼 하지 않는 것은 직원의 사기를 저하시키는 일이다. 관리자들이 안전하고 효과적인 간호를 경제적으로 제공하기 위해서는 직원을 활용하는 것이 중요하다.

의료기관의 인력배치에 대한 재정책임성은 환자와 직원에 대한 윤리적인 책임과 양립할 수 없다. 관리자의 목표는 인사관리 예산 범위 안에서 유지하며 환자와 직원의 요구를 충족시키는 것이다.

몇몇 의료기관은 관리자가 편성된 NCH 예산범위 내에서 회계연도를 끝낼 것만을 요구하고 매일 또는 매주의 NCH에 관심을 덜 쏟는다. 하지만 환자당 진료시간 시스템에 기반한 교대근무 인력배치는 더욱 지속적인 인력배치를 가능하게 하며 시간단위로 직원의 과잉과 부족을 더 잘 확인할 수 있게 한다. 더욱이 이것은 더 공평한 인력배치 방법이다.

교대근무 인력배치의 단점은 시간소요가 많고 다소 주관적이라는 점이다. 왜냐하면 환자당 진료시간이나 분류시스템은 진료시간 수준을 정하는 사람에 의해 결정되기 때문이다. 어떤 시스템에서든지 더 높은 수준의 객관성과 정확성을 위해서는 직원배정 계산을 하는 데 더 많은 시간이 필요하다. 아마도 환자당 진료시간에 의한 인력배치의 가장 큰 위험성은 직원 부족 시 추가적인 직원을 제공할 수 없다는 점일 것이다. 그러나 같은 의료기관은 직원수가 과잉인 부서에서 직원의 감축을 정당화하기 위해 환자당 진료시간에 기반한 인력배치 시스템을 사용할 것이다. 그러므로 직원 분류 시스템은 만약 일관되지 않게 또는 정확하지 않게 사용될 경우 직원들의 사기를 저하시킬 수 있다.

직원들은 합리적인 업무량을 기대할 권리를 가진다. 관리자들은 직원과 환자의 필요를 충족시킬 적절한 인력배치가 있음을 확신시켜야 한다. 끊임없이 직원들에게 추가적인 교대근무와 추가근무, 합리적이지 않은 환자 업무 수행을 기대하는 관리자들은 윤리적으로 책임성이 없는 것이다.

하지만 효율적인 관리자는 직원의 수에만 초점을 맞추지 않고 생산성의 모든 구성요소들을 살핀다. 그들은 간호사의 의무와 직무내용, 환자간호 조직, 직원의 혼합, 직원의 역량을 검토한다. 그러한 관리자들은 또한 생산성과 팀의 화합 향상을 위해서 모든 기회를 활용한다.

불만을 말하지 않는 간호사들은 그들이 상사와 조직을 신뢰하기 때문에 간호사가 부족한 기간 동안 종종 초인적인 노력을 다한다. 하지만 마찬가지로 그 반대 상황도 자주 발생한다. 심하지 않은 정도로만 직원이 부족한 부서의 간호사들은 그들의 처지에 대해 불만을 표하는 데 과도한 시간과 에너지를 쏟는다. 두 가지 예의 차이점은 그런 상황이 예외적이며 일반적인 것은 아니라는 믿음과 많은 관련이 있다. 문제해결의 임시변통이 아닌 진정한 해결책은 미래를 계획하는 데 사용될 것이다. 그런 관리는 직원이 환자의 필요를 충족시키는 것처럼 견고히 작용할 것이다. 그리고 그 기관의 가장 중요한 철학은 경제적 이득이 아닌 환자의 관심에 기반한 것이다.

인사관리와 일정관리 정책 발전

만약 인사관리와 일정관리 정책과 절차가 모든 직원들에게 사려깊게 전개되고 공정하게 적용되며 분명하게 의사전달이 된다면 간호사들은 직장에서 더욱 만족할 것이다. 인사관리정책은 직원들이 인사 문제를 인지하지 못한 채 당황하지 않도록 앞서 의사전달이 된 실행 기준을 대표한다. 일반적으로 서면으로 된 정책들은 더 나은 일관성과 공정성의 의미를 전달한다. 표준화 외에도 인사관리책은 어느 정도 유연성을 허용하도록 서면으로 작성되어야 한다.

관리자에게 리더십 과제는 직원 개개인의 요구를 제한하는 강제나 규칙보다는 결과에 초점을 맞춘 정책을 발전시키는 것이다.

일정관리와 인사관리 정책은 주기적으로 검토되고 업데이트되어야 한다. 정책을 수립할 때 관리진은 그 이념을 검토하고 일반적인 지역사회 관행을 고려해야 한다. 부서 관리자는 기관의 인사 정책 수립에 전적인 책임을 가지지는 않지만, 정책들이 검토될 때는 영향력을 다소 가져야 한다. 하지만 간호부와 관리자들이 발전시키고 실행할 부서 인사 관리정책이 있다.

보기 17-4의 규정들은 관리자에 의해 공식화되어야 하고 모든 직원들에게 잘 전달되어야 한다. 부서 인사관리 규정들이 더 상위 수준의 정책들과 충돌하지 않도록 하기 위해서 직원들로부터의 적절한 조건이 있어야 한다. 예를 들어 몇몇 주는 12시간 교대근무를 금지하는 노동법을 가진다. 다른 주들은 근로자들이 8시간 또는 12시간 교대근무에 대해 초과근무 수당에 대한 대가로 그들의 권리를 서명하여 양도하는 것을 허용한다. 더욱이 노조협약이 있는 의료기관에서는 인사관리와 일정조정 정책의 상당수가 노조협약에 통합되어 있다. 그런 경우 인사관리의 변화는 계약 갱신 시에 협상되어야 한다.

보기 17-4 부서의 인사관리 규정 체크리스트

1. 직원의 스케줄에 책임을 갖는 사람이 직원들의 직속 상사가 아니라면 그 사람의 권한을 확인하라.
2. 사용된 인력배치 사이클의 종류와 길이
3. 교대근무 순환이 이루어질 경우 순환 규정
4. 고정 교대조가 사용되었다면 고정 교대조 변환/이환 규정
5. 스케줄 게시의 시간과 장소
6. 교대근무가 시작하고 끝나는 시간
7. 한 주의 스케줄이 시작하는 날
8. 주말 비근무 규정책
9. 지각 규정
10. 적은 환자 수 처리절차
11. 휴일 교환에 대한 규정
12. 휴일 요구에 대한 처리절차
13. 장기결근 규정
14. 다른 부서로의 교대근무에 관한 규정
15. 휴가시간 요청에 관한 처리절차
16. 휴일 요구에 관한 처리절차
17. 휴일, 휴가 또는 휴식시간 요구에 관한 갈등 해결 절차
18. 긴급상황 요구 규정
19. 다른 부서로의 이적 요구에 관한 규정과 처리절차
20. 의무적 초과근무 규정

인사관리와 일정관리에서의 리더십 역할과 관리 기능의 통합

관리자는 환자의 간호 요구를 충족시키기 위해서 적절한 인사관리 정책을 제공할 의무가 있다. 리더는 환자들과 직원들에게 적절하고 타당한 인사관리를 위한 윤리적 책임이 있다. 그렇다면 리더-관리자는 직원의 부족이나 과잉이 최소화되며 의료기관에는 재정적인 책임성을 갖기 위해 환자수와 업무량의 변동에 주의를 기울여야 한다.

현재의 리더-관리자들은 이러한 인사관리 결정을 내릴 때 근거와 근거에 기반한 도구를 사용하는 것이 중요하다. Anderson과 Kerfoot(2009)는 근거에 기반한 인사관리는 간호에 대한 사안만은 아니라고 말한다. 대신 그것은 시스템 문제이다. 왜냐하면 그것은 의료기관의 많은 부분에 관여하고 상환과 간호의 질을 포함한 기관의 의료서비스 결과에 매우 중대한 영향을 미치기 때문이다(Anderson & Kerfoot). 하지만 Douglass(2010, p. 55)는 그녀의 주장에서 "데이터 기반 인사관리는 소란스럽고 심지어 오래걸리기 때문에 그에 대한 접근은 인간의 측면에서도 조화롭게 이루어져야 한다"라고 논리적 대응안을 제시한다. 그렇다면 최종 목표는 "적절한 결과를 성취하기 위해 필요한 이해와 지혜가 포함된 자료와 정보를 사용하든" 하드데이터와 소프트데이터의 적절한 조합이 이루어진 최종 결과이다(Douglas p. 62).

사려깊은 리더-관리자는 또한 공정할 뿐 아니라 기관의 정책, 노조협약, 노동법에 부합하는 종합적인 일정관리와 인사관리 규정을 가질 필요성을 인지하고 있어야 한다. 가능하다면 직원들은 이런 인사관리, 일정조정 정책개발에 관여해야 한다. 이것은 일시적인 직원 부족을 대처할 때 길러져야 할 공동체 정신 수립에 필요한 신뢰를 쌓도록 돕는다.

공동체와 국가의 흐름, 현재의 인사관리와 일정관리 방법의 변화를 반영하기 위해서 부서의 인사관리와 일정관리 정책은 시기적절하게 검토되고 개정되어야 한다. 또한 관리자는 생산성의 수준에 영향을 주는 요인들에 민감해야 하고 적당할 때 표준의 변화를 협상해야 한다.

리더는 또한 인사관리의 어려움을 극복할 혁신적인 방법을 찾는다. 직원의 수요가 부분적으로 워크디자인과 관련되어 있다는 것을 앎으로써 사려깊은 관리자는 직원의 수요를 줄이기 위해서 작업의 재설계를 위한 방법을 강구한다. 리더십의 역할이 관리자 역할과 융합되었을 때 창의적인 인사관리와 일정관리의 선택이 가능해진다.

핵심 개념

- 관리자는 환자의 간호요구를 충족시키기 위해서 적절한 인력배치를 계획할 재정적·윤리적인 의무를 가진다.

- 환자의 수와 진료시간이 변동함에 따라 직원의 부족과 과잉을 피하기 위해 혁신적이고 창조적인 인사관리와 일정관리 방법이 탐구되어야 한다.
- 인사관리와 일정조정 규정은 노동법, 주 또는 국가의 법, 또는 노동협약에 위배되어서는 안 된다.
- 업무량 측정 도구는 NCH/PPD, PCS와 업무량 측정 시스템을 포함한다. 모든 업무량 측정 도구는 주어진 기관에서 직원의 수요를 측정하기에 타당하고 신뢰할 만한 도구인지 결정하기 위해 주기적으로 검토되어야 한다.
- 의료기관에서 직원부족으로 인한 의무적인 초과근무는 표준 운영 절차가 아닌, 최후의 선택이 되어야 한다.
- 연구의 결과는 간호사가 늘어날수록 일반적으로 환자 결과가 개선되고 반대의 상황에서는 환자 결과가 개선되지 않는다는 것을 명백히 보여준다.
- 인사관리의 책임을 가진 사람들은 필수적인 직원 비율을 인지하고 있어야 하며 그것을 따라야 한다.
- 관리자들은 환자 개체군의 문화적 · 언어적 요구를 충족시키기 위해서 다양한 배경의 직원을 확보하도록 노력해야 한다.
- 공평하고 균등한 인력배치와 일정관리 정책과 절차는 문서화되어야 하며 전 직원들에게 잘 전달되어야 한다.
- 현존하는 인사관리 정책은 그것이 여전히 직원과 조직의 필요를 충족하는지 알아보기 위해서 주기적으로 검토되어야 한다.

부가적인 학습활동과 적용

학습과제 17-5

새로운 간호전달체계 모델 수행하기

당신은 간호의 지속성을 개선하기 위한 방법들을 모색하기 위해서 특별위원회에서 임무를 맡고 있다. 왜냐하면 당신의 부서는 전체적인 환자간호를 주요 간호전달체계 모델(nursing care delivery model)로 바꾸려고 생각하고 있기 때문이다. 위원회는 정책을 수립하는 데 여려움을 겪고 있다. 왜냐하면 당신의 부서는 현재 2일 근무하고 2일 쉬는 시간제로 근무하는 간호사가 많기 때문이다. 게다가 당신의 부서는 환자의 수가 예상치 못하게 증가했다가 간호사들이 다른 부서로 옮겨다니는 경우도 있다. 이 위원회는 새로운 환자간호 수행 시스템에서 간호의 지속성을 제공하기 위해 매진하고 있다.

과제

증가하는 업무의 지속 가능성을 가지는 일정조정과 인사관리의 정책을 수립한다. 단, 이로 인해 부서의 재정적 부채가 야기되지 않아야 한다. 어떻게 이 정책들이 공정하게 시행될 수 있을까? 그리고 거기에는 직원들이 부서를 떠나게 만드는 가능성이 있는가?

학습과제 17-6

타당한 인력배치 결정 내리기

당신은 작은 지역사회 병원에서 인사담당자로 근무하고 있다. 지금은 오후 12시 30분이고 오후 3시에서 11시까지의 교대근무 인력배치 계획은 오후 1시 이전에 완료되어야 한다(노조협약은 적은 환자 수에 대한 어떤 "휴식 지시"이든지 교대근무가 시작되기 적어도 2시간 전에 내려져야 하며, 그렇지 않을 경우 직원들은 최소한 4시간의 급여를 받을 것이라고 기술하고 있다). 하지만 당신은 직원이 교대근무의 반(4시간) 동안 휴식하도록 지시할 권한을 가지고 있다. 만약 교대근무의 마지막 절반(7–11 PM) 동안 간호사들이 필요하다면 당신은 그들에게 오후 5시까지는 통지해야 한다. 외부 지역 등록(A local outside registry)은 추가적인 직원들에게만 가능하다. 하지만 그들에 대한 급여는 일반 직원의 2.5배이고 그래서 당신은 절약하며 이 사람들을 활용해야 한다. 의무적 초과근무는 또한 최후의 수단으로만 사용된다.

현재의 병원 환자수는 52명이지만 ED는 매우 바쁘고 4명의 환자만이 입장 가능하다. 또한 퇴원이 확정된 환자들이 2명 있고 추가적으로 3명이 오후 3시에서 11시 사이에 퇴원할 가능성이 있다. 모든 부서들이 교대근무를 위한 PCS 계산을 막 제출했다.

당신이 직원을 배정해야 할 5개의 부서가 있다. ICU, 소아과, 산부인과(출산, 분만, 산후 포함), 내과, 외과. ICU는 적어도 1:2의 간호사–환자 비율로 직원이 배치되어야 한다. 소아과는 일반적으로 1:4의 간호사–환자 비율로 배치가 되며 내과와 외과는 1:6 비율이다. 산부인과에서는 출산과 분만에 1:2의 비율, 산후에는 1:6의 비율이 사용된다. 인력배치를 검토하면서 당신은 아래의 내용을 발견한다.

ICU

환자수=6, 부서 수용량=8. PCS는 현재의 환자당 진료시간 수준은 3.2명의 직원이 필요함을 보여준다. 응

학습과제 17-6(계속)

급실에서의 잠재적인 입원사례 중 하나는 심장 모니터링이 필요한 환자이다. 하지만 한 환자는 오후 3시에서 11시 교대근무 동안 내과로 옮길 것이다. 네 명의 간호사가 그 교대근무 동안 배정되었다.

소아과

환자수=8, 부서 수용량=10. PCS는 현재의 환자당 진료시간 수준은 2.4명의 직원이 필요함을 보여준다. 두 명의 간호사와 한 명의 CNA가 오후 3시에서 11시 근무에 배정되었다. 퇴원이나 다른 부서로의 이동 예정은 없다.

산부인과

환자수=6, 부서 수용량=8. 3명의 여성이 분만 중이고 3명의 여성은 산후부에서 아기들과 함께 있다. 산부인과로 두 명의 간호사가 오후 3시에서 11시 근무에 배정되었다. 조직내에 그 근무시간 동안 이 부서를 위해서 교차 훈련을 받은 직원은 없다.

내과병동

환자수=19, 부서 수용량=24. PCS는 현재의 환자당 진료시간 수준은 4.4명의 직원이 필요함을 보여준다. 두 명의 간호사와 한 명의 LVN, 그리고 두 명의 CNA가 오후 3시에서 11시 근무에 배정되었다. 응급실에서 세 명의 환자가 이 층으로 올 것이고, 두 명이 퇴원할 것이다.

외과병동

환자수=13, 부서 수용량=18. PCS는 현재의 환자당 진료시간 수준은 3.6명의 직원이 필요함을 보여준다. 병가 때문에 한 명의 간호사와 두 명의 CNA가 오후 3시에서 11시 근무에 배정되었다. 확정된 퇴원환자 한 명과 잠재적인 퇴원환자 중 한 명이 있다.

과제: 아래 질문에 답한다.

1. 어떤 부서가 직원이 과잉이고 어떤 부서가 직원이 부족한가?
2. 직원이 과잉인 부서는 불필요한 직원을 어떻게 할 것인가?
3. 직원이 부족한 부서는 직원을 어떻게 배치할 것인가? 외부등록이나 의무적 초과근무 방법을 사용할 것인가?
4. 인력배치의 조합과 PCS 진료시간 수준이 조금이라도 당신의 결정에 고려되었는가?
5. 교대근무 동안 예상치 못한 환자등록이나 환자당 진료시간의 변동을 위해 당신은 인력배치 계획에 어떤 보호수단을 사용할 수 있을까?

학습과제 17-7

인사관리 방법의 장 · 단점 검토

당신은 소아과 ICU의 만성적인 직원 부족 문제해결을 돕기 위해 위원회에서 일한다. 자발적인 초과근무와 정기적인 소아과 비집중치료와 함께하는 교차 훈련, 그리고 제한적 부서 인력배치(closed-unit staffing)가 가능한 해결책으로 제시되었다.

과제

위원회에서 검토할 수 있도록 이들 각 제안의 장점과 단점을 목록으로 만들고, 조원들과 공유한다.

학습과제 17-8

간호전달체계 모델과 인력배치 패턴 선택하기

당신은 메모리얼 병원에서 새로운 재활 부서의 부서관리자로 고용되었다. 그 병원은 인사관리에 대한 책임을 분산시켰지만 당신은 아래의 제약들을 지켜야 한다.

1. 모든 직원들은 자격증을 보유해야 한다.
2. 간호사는 상시 근무해야 한다.
3. 당신의 예산책정된 NCH/PPD는 8.2이다.
4. 당신은 NCH/PPD로 포함되지 않지만 병동사무원은 포함된다.
5. 당신이 근무하는 병동의 수용 환자 수는 7명이며, 당신은 매일 평균적으로 6명의 환자가 있을 것이라 예상한다.
6. 당신은 어떤 환자 치료기관이든 이용할 수 있다.

당신의 환자들은 만성적이며 급성은 아니지만 2에서 12주의 활동적인 재활 프로그램에 배정될 것이다. 주안점은 환자들을 일상생활의 활동을 할 수 있는 적절한 능력을 갖추어 집으로 돌려보내는 것이 될 것이다. 작업치료와 물리치료를 포함한 다른 많은 훈련들이 재활 팀 업무의 일부분이 될 것이다. 이 서비스는 당신의 지역사회에서필요하기 때문에 입원 대기자도 생길 것이다. 당신은 환자들의 대부분이 뇌혈관 장애, 척추 부상, 그리고 그 외에 신경결핍, 절단수술을 경험했을 것이라고 예상한다.

당신은 4명의 종일근무 간호사와 2명의 시간제근무 간호사를 고용했다. 시간제근무 간호사들은 2주의 급여 지급 주기 동안 적어도 2일의 근무일을 원할 것이다. 이런 근무 보장에 대한 대가로 그들은 정규 종일근무 직원들의 휴일이나 휴가 그리고 대부분의 병가일을 대신하기로 동의했다.

당신은 또한 세 명의 종일근무 LVN/LPN들과 두 명의 시간제 근무 LVN/LPN들을 고용했다. 하지만 시간제 LVN/LPN들은 주당 적어도 3일을 일하기 원한다. 당신은 병동사무원을 고용하지 않고 매일 4시간씩 다양한 업무를 보조하기 위해 소아과 병동 사무원을 활용하기로 결정했다. 그러므로 당신은 그 병동사무원의 4시간을 총 근무시간에 합산해야 한다.

당신은 다양한 종류의 환자간호수행 모델(제14장)과 인력배치 패턴을 연구했다. 당신의 새로 고용된 직원은 당신이 고르는 어떤 타입의 환자간호수행 모델이나 인사관리 패턴이든 경험할 의사가 있다.

과제

어떤 유형의 환자간호수행 모델과 인사관리 패턴을 사용할 것인지 결정한다. 그리고 왜 선택했는지 설명한다. 다음으로 7일 24시간 인력배치 패턴을 만들어 본다. 주어진 제약을 지키는 스케줄을 만들어낼 수 있는가? 이것은 시간이 많이 소요되는 과정인가?

REFERENCES

American Nurses Association. (2010). *Safe staffing saves lives*. Retrieved February 6, 2010, from *http://www.safestaffingsaveslives.org/WhatisANADoing/StateLegislation.aspx*.

Anderson, R., & Kerfoot, K. (2009, September–October). The time has come for evidence-based staffing and scheduling. *Nursing Economic$, 27*(5), 277–279.

Boivin, J. (2008, August 11). Opinion. Nursing enters a new era. Four generations healing under one hospital roof. *Nursing spectrum. NurseWeek*. Retrieved February 5, 2010, from *http://include.nurse.com/apps/pbcs.dll/article? AID = /20080811/FL02/308110018*.

Buerhaus, P. (2009, March/April). Avoiding mandatory hospital nurse staffing ratios: An economic commentary. *Nursing Outlook, 57*(2), 107–112.

California Nurses Association. (2009). *RN to patient ratios*. Retrieved February 6, 2010, from *http://www.calnurses.org/nursing-practice/ratios/ratios_index.html*.

Cita, B. (2010, February). Top ten tips for fearless floating. *Nursing, 40*(2), 57–58.

De Grano, M., Medeiros, D., & Eitel, D. (2009, September). Accommodating individual preferences in nurse scheduling via auctions and optimization. *Health Care Management Science, 12*(3), 228–242.

de Jong, A., Leeman, J., & Middelkoop, E. (2009, November). Development of a nursing workload measurement instrument in burn care. *Burns, 35*(7), 942–948.

Domrose, C. (2010, February 8). The sum of staffing: States consider the pros and cons of mandating RN staffing levels. *NurseWeek (West), 17*(2), 18–19.

Douglas, K. (2009, November/December). Getting real on evidence-based staffing. *Nursing Economic$, 27*(6), 416–418, 421.

Douglas, K. (2010, January–February). The human side of staffing. *Nursing Economic$, 28*(1), 55–57, 62.

Geiger-Brown, J., & Trinkoff, A. M. (2010, March). Is it time to pull the plug on 12-hour shifts? *Journal of Nursing Administration, 40*(3), 100–102.

Hewlett, S. A., Sherbin, L., & Sumberg, K. (2009, July–August). How gen Y & boomers will reshape your agenda. *Harvard Business Review*, 71–76.

Huston, C. (2010a). Mandatory staffing ratios: Are they working? In C. Huston (Ed.), *Professional issues in nursing*. Philadelphia, PA: Lippincott Williams & Wilkins.

Huston, C. (2010b). Mandatory overtime in nursing: How much? How often? In C. Huston (Ed.), *Professional issues in nursing*. Philadelphia, PA: Lippincott Williams & Wilkins.

Huston, C. (2010c). Unlicensed assistive personnel and the registered nurse. In C. Huston (Ed.), *Professional issues in nursing*. Philadelphia: Lippincott Williams & Wilkins.

Mensik, J. S. (2007, November). A view on generational differences from a generation X leader. *Journal of Nursing Administration, 37*(11), 483–484.

Patterson, C. K. (2007). The impact of generational diversity in the workplace. *Diversity Factor, 15*(3), 17–22.

Piper, L. E. (2008, April–June). The Generation-Y workforce in health care: The new challenge for leadership. *Health Care Manager, 27*(2), 98–103.

Schmalenberg, C., & Kramer, M. (2009, October). Perception of adequacy of staffing. *Critical Care Nurse, 29*(5), 65–71.

University of Michigan Health System. (2010). *Program for multicultural health. Cultural competency—JCAHO and CLAS standards*. Retrieved February 6, 2010, from *http://www.med.umich.edu/multicultural/ccp/CLASpage.htm*.

What does it take to build bridges among the different generations? (2008, April). *OR Manager, 24*(4), 10.

BIBLIOGRAPHY

Blesch, G. (2009, May). Doing more with more? Hospitals face renewed calls for staffing mandates while dealing with recession-related workforce cuts. *Modern Healthcare, 39*(21), 26.

Chambers, P. D. (2010, February). Tap the unique strengths of the millennial generation. *Nursing, 40*(2), 48 - 51.

Chapman, S., Spetz, J., Seago, J., Kaiser, J., Dower, C., Herrera, C., et al. (2009, September/October). How have mandated nurse staffing ratios affected hospitals? Perspectives from California hospital leaders ... including commentary by Plietz CO. *Journal of Healthcare Management, 54*(5), 321 - 335.

Choose your shift. (2009, September). *Health Management Technology, 30*(9), 18 - 21.

DeVandry, S., & Cooper, J. (2009, November). Mandating nurse staffing in Pennsylvania: More than a numbers game. *Journal of Nursing Administration, 39*(11), 470 - 478.

Dickson, K. L., Cramer, A. M., & Peckham, C. M. (2010, January - February). Nursing workload measurement in ambulatory care. *Nursing Economic$, 28*(1), 37 - 43.

Douglas, K. (2009, September/October). Staffing unleashed. The naked truth: Staffing in health care needs an overhaul. *Nursing Economic$, 27*(5), 332 - 334.

Eisenberg, S. (2009, August). Ambulatory oncology clinics: Oncology nurses juggle staffing and scheduling in the outpatient setting. *ONS Connect, 24*(8), 6 - 8.

Flynn, M., & McKeown, M. (2009, September). Nurse staffing levels revisited: A consideration of key issues in nurse staffing levels and skill mix research. *Journal of Nursing Management, 17*(6), 759 - 766.

Gibson, S., Oldershaw, K., Lockhart, J., & Baker, K. (2009, September). Workforce scheduling, tailored to fit. *Nursing Management*, 6 - 8.

Kalisch, B., & Lee, H. (2009, October - December). Nursing teamwork, staff characteristics, work schedules, and staffing. *Health Care Management Review, 34*(4), 323 - 333.

Manojlovich, M. (2009, March). Seeking staffing solutions. *American Nurse Today, 4*(3), 25 - 27.

Mark, B., Harless, D., & Spetz, J. (2009). California's minimum-nurse-staffing legislation and nurses' wages. *Health Affairs*, (1 - 2), w326 - w334.

Meyer, R., Wang, S., Li, X., Thomson, D., & O'Brien-Pallas, L. (2009, 4th quarter). Evaluation of a patient care delivery model: Patient outcomes in acute cardiac care. *Journal of Nursing Scholarship, 41*(4), 399 - 410.

Moon, S. (2007, April). Slow progress seen in promoting nurse executives. *Hospitals & Health Networks, 81*(4), 15 - 16.

Prohibition on mandatory overtime part of Hospital Safe Staffing Act: bill to provide safer workplace environment; additional patient advocacy protections. (2009, April - June). *Texas Nursing Voice, 3*(2), 1.

Rajecki, R. (2009, January). Mandatory staffing ratios: Boon or bane? Some believe mandatory ratios help ensure proper care; others say they're too heavy-handed. *RN, 72*(1), 22 - 25.

Sochalski, J., Estabrooks, C., & Humphrey, C. (2009, March). Nurse staffing and patient outcomes: Evolution of an international study. *Canadian Journal of Nursing Research, 41*(1), 320 - 339.

Sundaramoorthi, D., Chen, V., Rosenberger, J., Kim, S., & Buckley-Behan, D. (2009, September). A data-integrated simulation model to evaluate nurse-patient assignments. *Health Care Management Science, 12*(3), 252 - 268.

Unit VI

지휘에서의 역할과 기능

Roles and Functions in Directing

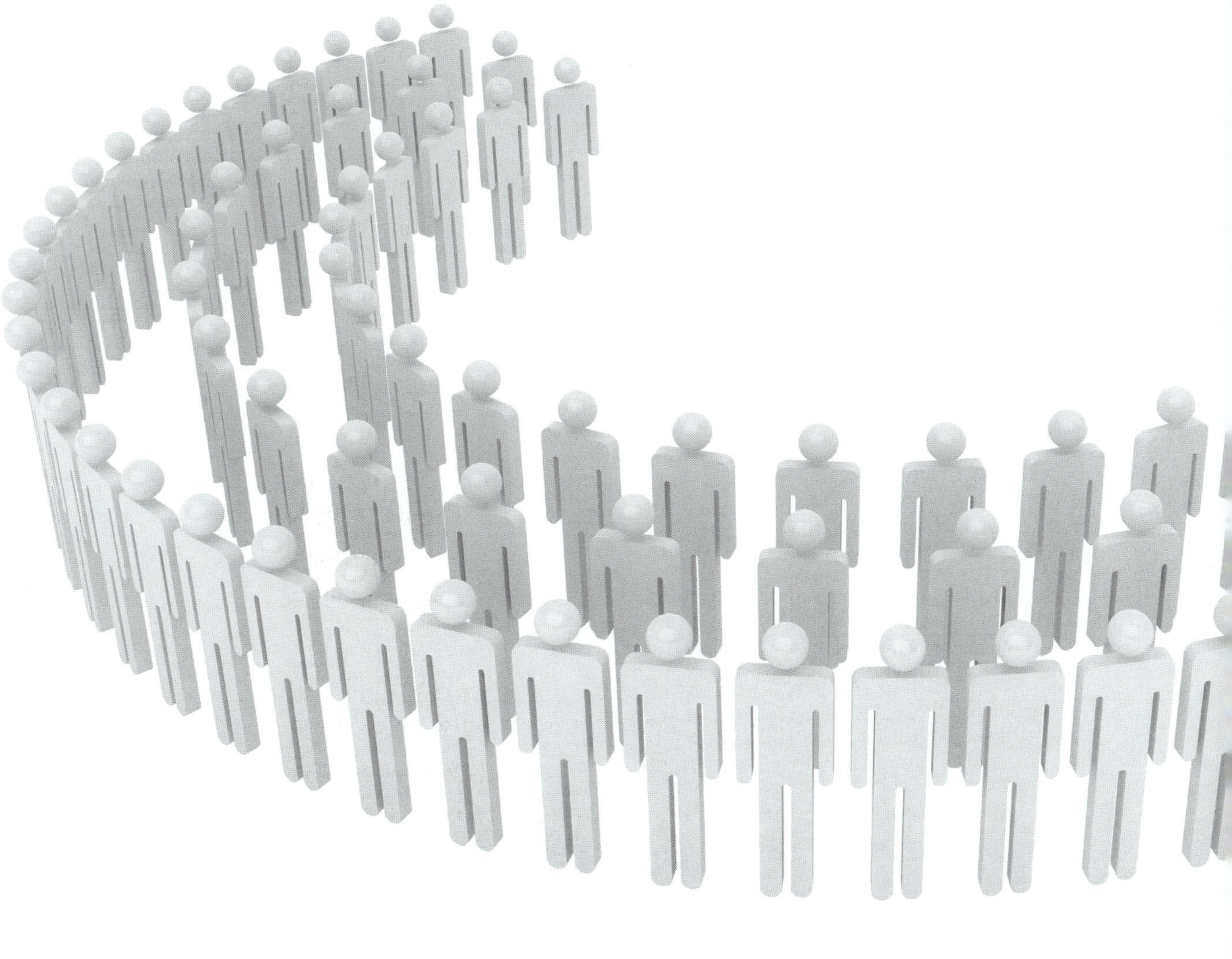

Chapter 18

동기부여 환경 조성

Creating a Motivating Climate

어떻게 우리가 일을 느끼고 즐기는가는 우리의 삶의 질을 어떻게 인식하는가에 대한 중요한 부분이다.

- Jo Manion

당신이 할 수 있다고 생각하든, 할 수 없다고 생각하든, 당신이 옳다.

- Henry Ford

학습목표

- 동기부여와 행동 사이의 관계에 대해 설명한다.
- 내적/외적 동기부여를 구별한다.
- 조직과 개인의 욕구가 부합되는 근무 환경을 조성해야 할 필요성을 인식한다.
- 개인적 동기부여 이론가들의 연구가 근무 환경 내/외부에서 개인들에게 동기를 부여하는 것을 이해하는 데 어떻게 기여를 하였는지 상세히 기술한다.
- 부하직원 개개인을 위한 개별화된 보상 시스템의 필요성을 인식한다.
- 동기부여 근무 환경 조성을 위한 전략을 개발한다.
- 개인적인 동기부여에 대해 증가된 자기 인식과 리더십 또는 관리 역할 속에서 동기부여를 유지할 수 있는 "자기 관리"의 필요성을 개발한다.
- 조직의 관리자에 의해 사용될 수 있는 긍정적 강화 기술들을 확인한다.
- 관리자가 직원들에게 동기를 부여할 수 있는 환경을 조성하는 데 있어서 직면하게 되는 여러 제약을 서술한다.

이번 단원에서는 관리 과정의 4번째 단계인 지휘에 대해 검토한다. 이 단계는 조정 또는 활성화라고 불릴 수 있다. 학술적 명명법에 상관없이, 이것은 관리의 "실행" 단계로서 조직의 목표를 달성하기 위해 필요한 리더십 및 관리 기술이 요구된다. 관리자들은 이 단계에서 그들의 부하직원들의 작업을 지휘한다. 이 단계에서 소개된 지휘 단계의 구성요소는 동기부여 환경조성, 조직 커뮤니케이션 수립, 갈등 관리, 협력의 촉진, 협상, 조직적 합의와 관리에 대한 고용법이 미치는 영향을 이해하는 것을 포함한다.

기획과 조직 단계에서, 관리자는 작업 완수에 도움이 되는 환경을 구축하려고 시도한다. 지휘 단계에서 관리자는 이러한 계획들을 실제 행동에 적용한다. 이 장에서는 구성원과 조직의 목표 달성의 중요한 요소로서 동기부여 환경을 조성하는 데에 초점을 맞추고 있다.

관리자들에 의해 달성된 작업의 양과 질은, 관리자들과 그 부하직원들의 동기부여가 직접적으로 반영된다. 왜 몇몇 관리자나 직원들은 다른 사람들보다 더 동기부여 되었을까? 동기가 저하된 관리자는 부하직원에게 어떤 영향을 미칠까? 동기가 저하된 직원을 위해 관리자는 무엇을 할 수 있을까? 등등, 관리자들이 종종 직면하는 동기부여적인 문제들은 복잡하다. 동기가 저하된 직원들에게 응답을 듣기 위해선, 관리자들은 동기부여와 행동과의 관계를 이해할 필요가 있다.

동기부여는 개인의 행동에 영향을 미치고 지시를 하는 힘이다. 동기는 내재된 것이기 때문에, 관리자들은 부하직원에게 직접적으로 동기를 부여할 수 없다. 하지만, 인간적인 관리자들은 인간의 잠재능력을 최대로 키울 수 있는 환경을 조성할 수 있다. 관리지원, 동료의 영향, 작업집단에서 성격의 상호작용이 동기에 시너지를 줄 수 있다. 리더-관리자는 반드시 이러한 요소들을 찾아내야 하고, 단위수준에서 동기를 최대화할 수 있다는 생각을 갖고 이러한 요소들을 강화시켜야 한다.

모든 인간은 그들의 동기를 부여할 필요성을 가지고 있다. 리더는 개개인의 요구나 희망에 초점을 맞추고 각각의 사람이나 상황에 적절한 동기부여 전략을 사용해야 한다. 리더는 간호사들이 업무 외에 원하는 것을 달성할 수 있도록 도와주기 위해 테크닉, 기술, 동기 이론의 지식을 적용해야 한다. 그와 동시에 이러한 개인적인 목표들은 조직의 목표를 보완하여야 한다. 관리자들은 생산성과 품질의 하용수준 도달과 같은 조직의 목표를 충족시켜야 하는 주된 책임을 갖는다.

따라서 리더-관리자는 조직과 개인의 요구를 모두 충족시킬 수 있는 근무 환경을 반드시 조성해야 한다. 부하직원들의 직업 만족도를 북돋아 주며 생산성을 유지하기 위해서는 적당한 긴장이 조성되어야 한다. 그로 인해 직원들이 개인적인 목표를 달성하는 동안 조직의 목표 또한 달성될 수 있다.

이것은 쉬운 일이 아니다. 최근 연구 중 Bate(2010)는 모든 연령대의 미국인과 소득계층은 일을 할 때 점점 더 불행해 하며, 25세 이하의 젊은 사람들이 가장 적게 만족하고 있음을 시사하고 있다. 하지만 그녀는 보람 있고 흥미로우며 의미 있는 일을 찾아야 하는 것은 개인들의 책임이라고 제시하였다. 또한 그녀는 고용주들이 조직원 모두가 자신들이 일에 대해 무엇을 하고 있는지 알 수 있는 근무 환경을 조성해야 한다고 했고, 직원들이 그들의 재능과 에너지를 헌신하는 것을 감사해야 한다고 제시하였다. 이러한 환경 창출에 내재된 리더십 역할과 관리 기능은 **보기 18-1**에 포함되어 있다.

이 장은 지난 100년 동안 조직적인 노력과 자원분배를 유도했던 동기부여 이론을 살펴본다. 내적 동기부여 대 외적 동기부여, 그리고 조직적 동기부여 대 자기 동기부여에 대한 개념들은 각별한 관심이 필요하다.

보기 18-1 동기부여 근무 환경 조성과 관련된 리더십 역할 및 관리 기능

리더십 역할

1. 조직 구성원들이 각자 다른 것들에 의해 동기부여된다는 것을 인식한다.
2. 조직단위에서의 개인과 집단 가치체계를 확인하고 그러한 가치와 일치하는 보상 체계를 실행한다.
3. 불만족을 유발할 수 있는 충족되지 않은 욕구들을 확인하기 위하여 개인과 집단 작업 가치와 태도를 주의 깊게 경청한다.
4. 자기성장과 자아실현을 촉진하기 위한 노력으로 그들 스스로 "성장하도록" 직원들을 격려한다.
5. 임상현장에서 부하에게 역할모델로서 긍정적이고 열정적인 이미지를 유지한다.
6. 부하들을 멘토링, 후원, 코칭으로 격려한다.
7. 낙심한 개인에게 지원적이고 격려적인 환경을 제공하기 위해 시간과 에너지를 쏟는다.
8. 직원 개개인의 독특한 가치를 인식하는 단위철학을 개발하고 직원 스스로 승자처럼 느끼도록 만드는 보상 체계를 추진한다.
9. 조직의 목표를 달성하고자 하는 열망이 있음을 믿는다는 것을 행동과 말을 통해 나타낸다.
10. 업무에 대한 자신의 열정과 관련한 자각과, 필요할 때 스스로 다시 동기부여하는 단계를 밟는다.

관리 기능

1. 공식적 보상 체계를 제공하기 위하여 합법적 권한을 사용한다.
2. 개개인의 직원을 보상하기 위한 긍정적인 피드백을 사용한다.
3. 조직의 욕구와 직원의 욕구가 통합되는 단위 목표를 개발한다.
4. 작업 불만요인을 제거하거나 감소시키는 단위 환경을 유지한다.
5. 직원의 동기요인에 집중하는 단위 환경을 증진한다.
6. 부하직원의 업무 만족을 격려하는 한편, 생산성을 유지하기 위해 필요한 긴장을 조성한다.
7. 부하직원에 대한 기대치에 대해 명확하게 의사를 전달한다.
8. 부하직원에게 진정한 존경, 염려, 신의, 소속감을 행동으로 보여주고 소통한다.
9. 부하직원의 성취감을 조성시키기 위해 직원의 능력과 과거 실적에 맞는 직무를 할당한다.
10. 부하직원의 성취 욕구, 소속 욕구, 권력 욕구를 확인하고 그러한 욕구를 만족시키는 적절한 동기전략을 개발한다.

내적 동기부여 대 외적 동기부여

동기부여는 충족되지 않은 욕구를 만족시키기 위해 사람들이 취하는 행동을 포함한다. 이것은 목표를 이루기 위해 기꺼이 노력하려는 마음 또는 욕구 때문에 야기된 긴장을 줄이기 위해 보상하려는 것이다. 내적 동기는 사람의 내면으로부터 발생하며, 사람을 생산적으로 만든다.

하지만, 이는 타인이 개인의 내적 동기에 영향을 주지 않는다는 뜻은 아니다. 예를 들어, 부모와 동료들은 종종 사람이 하고 싶고 되고 싶은 바에 대한 한 개인의 가치관 형성에 주요한 역할을 한다. 그들의 자녀들을 위해 높지만 달성가능한 기대치를 설정하고, 권위적이지 않은 환경에서 지속적으로 자녀들을 격려하는 부모는 그들의 자녀들에게 강한 성취욕구를 부여하는 경향이 있다. 이는 자녀를 향한 부모의 교육적 열망이 한 아이의 동기적 결과물에 강력하게 영향을 끼친다는 것을 발견해 낸 Weihua와 Williams(2010)에 의해 행해진 연구에서 분명히 밝혀졌다.

내적 동기부여는 종종 타인에 의해 영향을 받을 수 있다.

문화적 배경 또한 내적 동기에 영향을 끼친다. 어느 문화들은 다른 어떤 것보다 직업 유동성, 직업성공, 인정에 가치를 둔다. 또한, 직원-조직 가치의 일치는 대리인 이론(Ren, 2010)(**근거 조사 18-1**) 원칙에서 제시된 자기관심 행동을 줄여주기 때문에 직원들에게 내재적 동기의 근원으로서 제공될 수 있다.

외적 동기부여(근무 환경에 의해 향상된 동기)의 결과로 초래된 보상은 업무가 완료된 후에 발생한다. 비록 모든 사람들은 본능적으로 어느 정도 동기부여는 되지만, 모든 직원들이 조직의 목표를 만족시키기 위해 충분한 수준의 내적 동기를 갖는다고 조직이 가정하는 것은 비현실적인 것이다. 그러므로 조직은 외적 · 내적 동기 둘 다 자극하는 환경을 제공해야만 한다.

근거 조사 18-1

출처: Ren, T(2010. 2). Value congruence as a source of intrinsic motivation. kyclos, 63(1), 94–109

미국의 미드웨스턴 주 내의 409곳의 너싱홈의 고용주 정보와 공용 데이터베이스를 사용한 연구에서, 연구원은 작업장, 조직의 관습과 성과에서 직원들 동기의 외적 · 내적 요소들 사이의 상호작용을 조사하였다. 연구의 결과는 고용주들과 일치하는 가치를 가진 직원들이 의사결정에서 더 권력을 부여받는 경향이 있고 더 높은 수준의 조직성과를 실현하는 경향이 있다는 것이었다. 또한, 직원-조직간 가치의 일치는 양 당사자가 공통 목표를 성취하기 위해 함께 일할 때 직원의 내적 동기에 긍정적으로 영향을 끼쳤다.

성취해야 할 내적 동기부여는 한 사람의 열정의 수준과 직접적으로 관련된다. 외적 동기부여는 근무 환경 또는 외적 보상에 의해 고취되는 동기이다.

학습과제 18-1

동기부여에 대한 생각

당신이 어렸을 때를 회상해 본다. 올바른 행동을 촉진하기 위해 당신의 부모는 어떠한 보상을 사용했는가? 당신의 행동은 내재적 동기였나, 외재적 동기였나? 강한 성취 동력은 당신의 가족에게 격려와 지지를 받았는가? 만약 자녀가 있다면, 자녀의 행동에 영향을 끼치기 위해 어떠한 보상을 사용할 것인가? 당신의 부모님이 쓴 보상과 같은 것인가? 왜 같은 보상을 쓰는가? 아니라면 왜 같은 보상을 쓰지 않는가?

사람들은 끊임없는 욕구와 원하는 것이 있기 때문에 항상 어느 정도 동기부여가 되어 있다. 게다가 모든 인간들은 독특하고 다른 욕구를 가지고 있기 때문에 다르게 동기부여를 받는다. 동기부여의 차이는 크고 작은 집단 문화에 의해 부분적으로 설명될 수 있다. 예를 들어, 미국 문화는 다른 어떤 문화보다 물질과 소유물에 더 많은 가치를 부여하기 때문에, 미국에서 보상은 주로 그러한 가치와 관련된다.

동기부여는 상당히 복잡하기 때문에, 지도자는 개인과 집단의 동기부여 요인을 정확하게 확인하는 데 엄청난 도전을 직면하게 된다.

조직 또한 문화와 가치를 가지고 있다. 동기부여 요인은 조직의 단위들 사이에서와 마찬가지로 조직 사이에서도 다양하다. 심지어 비슷하거나 거의 똑같은 근무 환경에서도, 개인과 집단 동기 사이에 큰 차이가 종종 존재한다. 동기부여의 이론과 개념을 개발하기 위해 행동학자, 심리학자, 사회과학자들에 의해 많은 연구가 행해졌다. 경제학자들과 기술자들은 성과와 생산성을 증가시키기 위해 외적인 재정적 보상에 집중하는 반면, 인간관련 과학자들은 인정, 자부심, 자아실현을 위한 내부적 욕구를 강조했다. 외적이고 내적인 보상은 높은 생산성과 직원 만족을 위해 필수적이라는 최근 관점을 보다 잘 이해하기 위해서는 시간이 지남에 따라 동기부여 이론이 어떻게 진화해 왔는지 살펴볼 필요가 있다.

동기부여 이론

전통적 관리철학에서는 적절한 생산성의 방편으로 온정주의, 직원의 복종, 관료제를 강조한다. 이 철학에서 높은 생산성은 직원에 대한 금전적 인센티브를 의미하고, 직원은 주로 경제적 요소에 의해 동기부여되는 것으로 보인다. 이 전통적인 관리철학은 오늘날까지 사용되고 있다. 많은 공장과 조립 라인 생산 작업뿐 아니라 생산 성과급을 사용하는 작업은 이러한 원칙을 기반으로 한다. 전통적 관리철학으로부터 생산성의 요소로 인간의 요소와 직원 만족도에 더 큰 초점을 두는 변화는 인간관계 시대(1930~1970) 동안에 시작했다. Elton Mayo(1953)는 인간 동기부여 연구로 가장 잘 알려진 호손(Hawthorne)연구를 실시하였다.

Maslow

인간의 동기부여에 관한 지속적인 관심은 1950년대 Abraham Maslow의 연구 전까지 나타나지 않았다. 대부분의 간호사들은 인간 동기부여 이론과 Maslow의 욕구단계이론에 익숙하다. Maslow(1970)는 기본적인 생존에서 복잡한 심리적 욕구에 이르기까지, 사람들은 특정 욕구를 충족하기 위해 동기를 부여하는 것으로, 사람들 대부분은 하위욕구사항이 충족된 경우에만 높은 욕구를 추구한다. Maslow의 욕구단계 구조는 **그림 18-1**에 묘사되어 있다.

Maslow의 연구는 개인적 동기를 설명하는 데 도움이 됐지만, 그의 초기 연구는, 불행하게도, 작업장에서의 동기부여에 적용되지 않았다. 그러나 그의 후기 연구는 직원의 불만과 동기부여에 많은 통찰력을 제공하였다. 작업장에서 Maslow의 연구는 사람들이 경제적 안정 이외의 다른 많은 욕구에 의해 동기부여 된다는 인식에 기여하였다.

Maslow 연구 덕분에, 관리자들은 사람들이 단지 경제적인 것 보다는 더 많은 것들에 의해 동기부여가 되는 복잡한 존재라는 것을 깨닫기 시작했다.

생산성이 증가되었다면 동기부여가 내면화되었다는 것이 명백하고, 관리는 직원들의 더 낮은 수준의 욕구를 도와주어야 한다. 직원들에게 동기부여를 하는 것에 대한 초점의 변화는 오늘날 조직이 얼마나 직원들을 중시하는지에 큰 영향을 미쳤다.

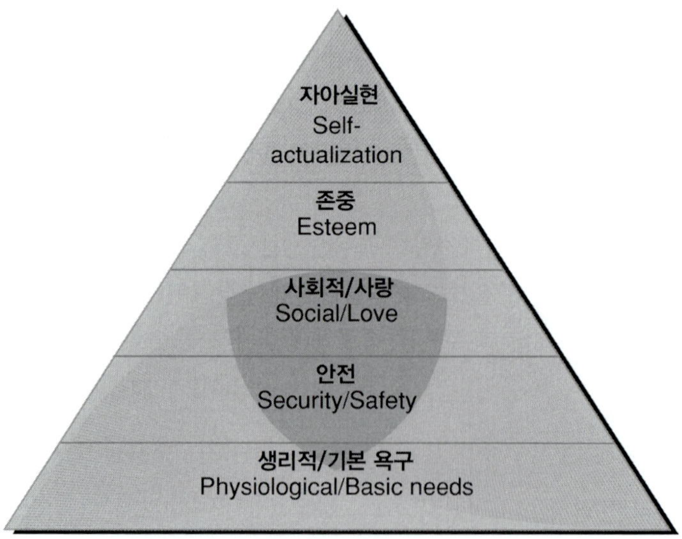

그림 18-1 Maslow의 욕구단계이론

Skinner

B. F. Skinner는 이 시대의 동기부여, 불만족, 생산성의 이해에 기여한 또 다른 이론가였다. Skinner(1953)의 조작적 조건화와 행동수정에 대한 연구는, 사람들이 일관된 보상이나 형벌체계에 따라 행동한다는 것을 입증했다. 행동은 보상을 받으면 반복되고, 처벌을 받거나 보상을 받지 못하면 멈추게 된다. Skinner의 연구는 오늘날 많은 관리자들이 근무환경 내에서 규율과 보상을 생각하고 사용하는 방법에 지속적으로 영향을 미치고 있다.

Herzberg

Frederick Herzberg(1977)는 직원들이 일 그 자체에 의해 동기화 될 수 있다고 믿었다. 그리고 조직의 목표를 충족시킬 수 있는 내적 혹은 개인적 욕구가 있다고 믿었다. 그는 직업불만족 요인으로부터 개인적인 동기요인들을 분리시킬 수 있다고 믿었다. 이러한 위생 혹은 유지요인과 동기유발 사이의 구별은 동기위생 이론 또는 이요인 이론이라 불린다. 표 18-1은 Herzberg에 의해 밝혀진 동기요인과 위생요인을 나타낸다.

Herzberg는 동기 혹은 직업 만족요인이 일 자체에서 나타난다고 주장하였다. 즉, 이들은 사람들에게 일을 하고 일을 잘 해내고자하는 욕구를 부여한다. 위생 혹은 유지요인은 직원들의 불만족이나 동기저하를 막지만, 실제 동기요인처럼 작용하지는 않는다. 불만족의 반대는 만족이 아니라는 것을 기억하는 것이 중요하다. 위생요인이 충족될 때 만족이 존재하지 않지만 불만족이 사라진다. 마찬가지로 동기요인의 부재가 항상 불만족을 초래하는 것은 아니다.

예를 들면, 봉급은 위생요인이다. 비록 봉급 그 자체가 동기를 유발하지는 않지만, 인정이나 승진과 같은 다른 동기요인과 함께 사용될 때 봉급은 강력한 동기요인이 될 수 있다. 그러나, 만약 봉급이 없다면 직원들의 불만족이 발생할 것이다. 좋아하지 않는 업무때문에 참기 힘든 시간동안 일하는 사람들이 보여주는 것처럼, 봉급이 실질적인 동기부여

표 18-1 Herzberg의 동기요인과 위생요인

동기요인	위생요인
성취	봉급
인정	감독
일	작업안전
책임	긍정적인 작업조건
승진	개인적인 삶
성장의 가능성	대인 관계와 동료
	회사정책
	지위

요인이 될 수 있다고 주장하는 사람들이 있다. 어떤 이론가들은 이런 경우에 돈이 어떤 다른 무의식적 욕구를 대신하는 것이라고 주장한다.

그러나, Herzberg의 연구에서 몇몇 사람들은 위생 혹은 유지요인만으로도 직무만족을 느낄 수 있음을 보고하였다. Herzberg는 이러한 사람들은 위생요인이 개선될 때 오직 일시적으로 만족한 것이고, 그들의 노동의 질이나 종류에 대해서는 거의 관심을 보이지 않았으며, 업무 성취에 대한 만족을 거의 경험하지 못하고, 봉급이나 지위 그리고 작업 안전과 같은 다른 위생요인들에 만성적인 불만족을 나타내는 경향을 보였다고 주장하였다.

Herzberg의 연구는 조직이 위생 혹은 유지요인을 기반으로 해야 하지만 동기 환경에 직원을 적극적으로 포함해야 한다고 제안하고 있다. 업무를 잘 수행한 직원에게는 더 많은 책임, 도전 그리고 인정이 주어져야 한다. 보상체계는 동기부여와 위생요인 모두 충족해야 하며, 관리자가 중시해야 하는 것은 관련되는 직원과 상황에 이를 달리해야 한다는 점이다. 위생 요인 그 자체가 동기부여를 하지 않을지라도 위생요인은 직원들이 더욱 높은 수준의 욕구로 이동하도록 촉진하는 환경을 만드는 데 필요하다. 위생요인은 직원의 불만족을 해결하고 적절한 인력을 채용하는 데 유용하다.

Vroom

인간관계 시대에서 또 다른 동기부여 이론가인 Victor Vroom(1964)은 사회적 가치에 기반을 둔 선호도 또는 개인적 유의성의 관점에서 동기부여를 본 기대모델을 개발하였다. 관찰가능한 행동에 초점을 둔 조작적 조건형성과 대조적으로 기대이론은 환경 또는 어떤 사건에 대한 누군가의 기대치가 행동에 영향을 준다고 말한다. 다시 말해서 사람들의 모든 행동이 원인과 결과를 가지고 있다고 본다. 즉 결과는 즉각적일 수도, 혹은 지연될 수도 있지만 행동에 내재된 보상은 위험감수에 대한 동기부여를 위해 존재한다.

Vroom의 기대모델(**그림 18-2**)에서, 사람들은 자극반응모델에서 반응하는 조작적 조건화처럼 의식적으로 보상을 기대하고 결정을 한다. 기대모델을 사용하는 관리자들은 직원들을 이해하기 위해, 더 나은 직원의 가치, 보상체계, 강점, 위험을 감수하려는 의지를 이해해야 한다.

McClelland

David McClelland(1971)는 동기가 사람의 행동을 이끌며, 사람들은 세 가지 기본욕구(성취, 관계 및 권력)에 의해 동기부여 된다는 것을 설명하였다. 성취에 목표를 둔 사람들은 생각을 분별력 있고 현명하게 실행으로 옮기는 것 그리고 필요할 때 위험을 감수하는 것에 초점을 맞추었다. 대조적으로 관계에 초점을 둔 사람들은 그들의 가족, 친구에게 에너지를 집중하였다. 이러한 사람들의 공공연한 생산성은 낮았으며, 그들은 사회에 대한 기여를 성취에 목표를 둔 사람들과는 다른 관점에서 바라보기 때문이다. 여성은 일반적으로

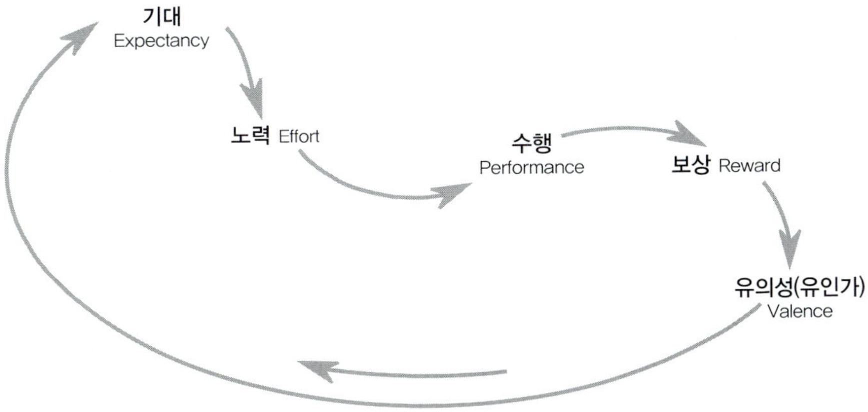

그림 18-2 Vroom의 기대모델

남성보다 더 높은 수준의 관계 욕구를 지니고 있으며, 간호사들은 일반적으로 높은 수준의 관계 욕구를 갖는 것으로 연구 결과가 나타났다. 권력 욕구가 강한 사람은 특정행동 결과로 얻을 수 있는 권력에 의해 동기부여를 받는다. 그들은 남의 주의를 끄는 것, 인정받는 것, 그리고 타인을 통제하는 것을 원한다. McClelland는 관리자들은 직원들의 성취, 관계, 권력욕구를 확인할 수 있어야 하며, 이러한 욕구를 충족하기 위해 적절한 동기부여 전략을 개발해야 한다고 이론화하였다.

Gellerman

다른 인본주의 동기 이론가인 Saul Gellerman(1968)은 사람들을 긍정적으로 동기부여시킬 수 있는 몇 가지 방법을 확인했다. 한 가지 방법은 "극도로 긴장시키는 것"이며, 그것은 사람들이 자신이 할 수 있는 일보다 더 어려운 일을 하도록 하는 것이었다. 그러나 스트레칭은 정기적이고 일상적인 활동이 되어서는 안 되고, 직원들이 성장할 수 있게끔 도와주는 활동이 되어야 한다.

"극도로 긴장시키는 것"의 어려운 점은 사람들이 그들이 할 수 있다고 생각하는 것보다 더 잘 할 수 있게끔 밀어붙이는 것을 사람들이 즐기게끔 하는 것이다.

학습과제 18-2

성취와 동기 확인

향후 5년간 당신이 성취하고자 하는 여섯 개의 목표를 나열한다. 어떠한 목표가 성취 욕구, 소속감 욕구, 힘의 욕구와 가장 관련되어 있는지를 확인한다. 대부분의 사람들이 이 세 가지 욕구 모두에 의해 부분별로 동기부여가 되고, 또한 어느 하나의 동기부여 욕구가 다른 동기부여 욕구보다 더 나은 게 없다는 것을 기억한다. 하지만 각자는 어떠한 기본적인 욕구가 자신을 가장 동기부여시킬 수 있는지를 인지하고 이해해야 한다.

또 다른 방법은 업무에 영향을 주는 의사결정에 직원들을 적극적으로 참여시키는 것이다. Gellerman은 동기부여에 관한 문제는 직원들이 일을 열심히 하지 않는 것 때문에 생기는 것이 아니라 조직 관리 방법으로부터 생긴다고 주장한다. Gellerman에 의하면 대부분의 관리자들이 "과도하게 관리"하는 것이 직원들의 직무를 편협하게 만들고 어떤 의사결정 능력을 갖는 것을 실패하게 만든다.

McGregor

Douglas McGregor(1960)는 직원의 내적 동기부여에 대하여 관리자의 직원에 대한 가정의 중요성을 검증하였다. McGregor가 X이론, Y이론이라고 명명한 이 가정은 관리자가 직원을 어떻게 보고, 그에 따라 어떻게 대우하고, 직원이 얼마나 조직 기능에 많은 영향을 미치는지에 대한 관리 과학에 관한 인식을 이끌었다.

McGregor는 X이론과 Y이론이 정반대의 선상에 있다고 생각하지 않는다. 대신 모든 사람들의 관점에서 확장시킬 수 있는 연속체의 두 점이라고 생각한다. McGregor는 항상 사람들이 X이론과 Y이론의 가정대로 분류되어서는 안 된다고 믿었다. 대신 대부분의 사람들은 이 연속체의 어느 한 점에 속한다고 믿었다. 마찬가지로 비록 많은 관리자들이 Y이론을 궁극적인 관리 모델이라고 해석해 왔음에도 불구하고, McGregor는 X이론과 Y이론 중 하나가 우수한 관리 스타일이라고 치부하지 않았다. 어느 한 스타일도 모든 상황, 시간, 사람에 항상 효과적이지는 않기 때문이다. McGregor는 가치 판단을 내리는 대신, 그것이 사실에 기초하든 기초하지 않든, 관리자의 직원에 대한 가정이 어떠한 상황이건 간에 생산성과 동기부여에 영향을 끼친다고 단순하게 주장했다.

Y이론은 X이론 보다 "더 나은" 관리 방법이 아니다. "최고"의 방법은 주어진 상황에 내재된 (고유한) 변수에 따라 다르다.

이러한 모든 이론가들의 연구는 작업장 안과 밖에서 무엇이 사람을 동기부여 하는가

표 18-2 McGregor의 X이론와 Y이론

X이론 직원	Y이론 직원
가능한 한 일을 피함	일을 좋아하고 즐김
일하기를 싫어함	자기주도적
지시를 내려야 함	책임감이 강함
야망이 거의 없음	창의적이고 상상력이 풍부함
책임 회피	잠재력을 가짐
동기부여되기 위해 위협이 필요	일반적인 감독만 필요
엄중한 감독이 필요	문제해결에 참여하도록 격려됨
보상과 처벌에 의해 동기부여됨	

에 대한 이해에 대해 많은 발전을 이루었다. 이러한 연구들은 동기부여는 굉장히 복잡하고, 또 어떤 것이 다양한 여러 사람들에게 동기부여를 하는가에 있어서 굉장히 많은 변수가 존재한다는 것을 밝혀냈다. 그러므로 관리자들은 동기부여와 생산성을 증가시키고, 좌절을 조장하고 에너지를 소비하는 불만족을 제거하고 직원들을 성장시키는 환경을 조성하기 위해 단위수준에서 어떠한 것을 해야 하는지를 반드시 이해해야 한다.

동기부여 환경 조성

조직은 외적 동기부여에 영향을 받기 때문에, 직원의 사기와 동기부여에 직접적으로 영향을 미치는 조직 환경 또는 태도를 조사하는 것이 중요하다. 예를 들면, 조직은 자주 공공연하게 또는 암암리에, 각각의 직원들은 희생될 수 있으며, 개별 인정은 어떻게 해서든 직원과 그들의 조직 내에서의 생산성에 해롭다는 점을 강조한다. 사실은 정반대이다. 직원들은 조직에서의 가장 가치 있는 자산이기 때문이다. 어디에 있든 만족을 경험한 간호사는 조직 유지에 기여를 한다.

그러나 일부 조직은 작은 보상이 만족되는 행동을 이끌어 냈다면, 더 큰 보상은 훨씬 더 만족되는 행동을 이끌어낼 것이라는 잘못된 믿음을 갖기도 한다. 따라서, 직원의 동기는 인센티브 또는 보상의 양에 비례하여 증가한다고 생각한다. 하지만 이것은 사실이 아니다. 한계점을 넘은 보상과 인센티브는 그 이상의 의미나 무게를 갖지 않는다. 그러므로, 조직은 직원의 가치에 따른 보상 체계를 발전시킬 필요가 있다.

조직은 직원들을 가치 수준에 따라 인센티브를 제공할 필요성을 인식해야 한다. 조직과 관리자가 직원의 공통 가치를 이해하는 것과 그 가치체계와 일치하는 보상 시스템이 필요하다.

관리자는 또한 직원들의 개인적인 가치를 인지하고 있어야만 하고, 그에 따라 직원들에게 보상해야 한다. 각자 다르게 동기부여되는 직원 개인을 각각의 독특한 사람으로서 인지할 수 있는 능력, 또한 이러한 차이에 따라 행동하는 것은 리더십 기술이다. 예를 들어, Wieck, Dols, Northam(2009)은 세대차이가 인센티브에 중요하다고 밝혔으며, 밀레니엄 세대(Y세대)의 가장 큰 동기부여는 초과근무 수당이며, X세대에서는 긍정적인 근무환경이 가장 중요하다. Howelt, Sherbin, Sumberg(2009)는 Y세대 직원들에게 가장 중요한 보상은 탄력근무제, 전망 및 승진을 위한 꾸준한 속도, 인정, 새로운 경험과 도전의 제공이라고 주장한다. 반면에, Wieck등은 베이비붐 세대는 유급휴가에 의해 가장 동기부여가 잘 되고, Hewlett 등(2009)은 지적으로 자극이 되는 직장, 작업에 대한 자율성, 탄력근무제 또한 붐 세대에게 중요한 보상이라고 제시하였다. 빈틈없는 지도자–관리자는 동기부여가 가장 잘 되는 직장 분위기를 만드는 방법을 결정하는데 세대 차이를 고려할 뿐만 아니라, 단일 직원의 동기부여가 실제로 자신의 세대 집단에서 매우 다를 수 있다는 것을 고려해야 한다.

뿐만 아니라, 직원과 상사와의 대인관계는 직원의 동기부여 수준에 매우 중요하다. 우리는 우리의 목표를 달성하는 유일한 방법이 함께 일하는 사람들을 통해서라는 것을 종종 잊는다. 따라서 관리자가 직접 직원들에게 동기를 부여할 수 없어도 그들은 직원에 대한 긍정적인 관계를 보여주는 분위기를 만들 수 있으며, 성장과 생산성뿐만 아니라 열린 커뮤니케이션을 장려하고 성취를 인정한다.

학습과제 18-3

가장 강한 동기부여 요인

최고의 동기요인을 밝혀 보자. 언제나 가장 강력한 동기요인이 존재할까? 중요한 다른 사람들을 위한 가장 강력한 동기유발 요인을 목록화할 수 있는가? 할 수 있다면 무언가 구체적인 행동을 하는 사람들을 동기유발하기 위해 이 리스트를 활용해 보았는가?

가장 강력한 것 중 하나이지만, 자주 간과되거나 사용되지 않는 동기유발 요인은 긍정적 강화(positive reinforcement)로 이것은 직원들의 노력을 타당하게 만든다. 부정적인 피드백은 직원들이 마치 그들이 노력에 대해 벌을 받는 것처럼 느끼게 만든다. 그리고 만약 이 부정적인 피드백이 계속 제공된다면 그 사람은 노력을 포기할 것이다.

보상이 일관성이 없다면, 보상 자체가 경쟁의 원인이 되고 더 큰 위험이 되어 사기가 떨어진다. "제한된 수의 보상만 이용가능하고, 누군가로부터 받는 보상이 내가 보상 받는 기회를 제한하고, 따라서 나는 나의 동료에 대한 인정을 지지할 수 없다"라는 태도가 팽배하게 되는 것이다. All(2009)은 인정 프로그램이 스타 연예인에 국한되지 않아야 한다는 주장을 강조한다. 모든 직원은 회의의 중요한 시점에 인정받아야 한다.

마찬가지로, 보상받은 사람과 비슷한 수준에서 비슷한 작업을 성취한 다른 사람이 보상을 받지 못하면 질투를 야기하고, 동기를 떨어뜨릴 수 있다. 보상과 칭찬은 자발적이어야 하며 일상적인 연간 실적 검토 또는 만찬 같은 너무 예측가능한 이벤트로 격하되지 않아야 한다. 칭찬과 보상은 그들이 자격이 되는 한 가능하면 언제든 부여해야 한다.

긍정적 강화와 보상이 동기부여 전략으로 사용되는 경우에는, 그 보상이 어느 부분에서 진정한 성취를 대표하고 사실상 어느 정도 개별적이어야 한다. 예를 들면, 많은 관리자들은 매해 성과급 인상이 직원들을 동기부여 하기 위한 보상으로 잘못 생각한다. 그러나, 대다수의 직원들은 매년 성과급의 인상을 당연한 것으로 생각한다. 그리하여 이 보상은 의미가 거의 없으며, 동기유발을 할 수 있는 힘 또한 없다.

비록 관리자들이 성취가능한 목표 내에서 완벽함을 추구해야 하지만, 일을 잘 하기 위해 실제 노력을 하는 사람들은, 비록 그들이 완벽하진 못할지라도, 격려를 필요로 한다. 이러한 것들은 조직의 성공적인 동기부여-보상 체계를 위한 중요한 요소들이다. 공유된 통치와 임파워먼트, 참여적인 관리를 통해서, 관리자들은 단위수준에서 동기부여에 직접적인 영향을 미칠 수 있다.

모든 간호사–관리자들은 직원들에게 작업을 흥미로운 도전으로 경험하게 해주는 더 많은 기회를 제공함으로써 부하의 작업을 향상시킬 수 있다.

동기부여 환경 조성을 위한 전략

리더–관리자는 동기부여하는 환경을 만들기 위해 많은 것을 할 수 있다. 때때로 부하직원들의 동기를 조성하는 것이 지원하고 격려하는 환경을 만드는 것만큼이나 간단하다. 이 전략의 비용은 오직 관리자의 시간과 에너지뿐이다.

그러나 대부분의 관리자들은 인정, 장려금, 발전을 위한 도움, 그리고 명확한 목표가 동기부여 환경을 조성하는 데 있어 본질적이라고 말할 것이다. 그러나 Amabile과 Kramer(2010)는 다양한 상황에서 수백 명의 연구진이 시행한 다년간의 연구에서 목표를 향해 나아가는 것이 가장 중요한 요소임을 밝혀냈다. 직원들은 그들이 목표를 향해 나아가고 있다고 인지할 때, 혹은 그들이 장애물을 극복할 수 있도록 지원을 받을 때 그들의 성공하고자 하는 욕구는 절정에 이른다. Amabile과 Kramer는 상위관리자들은 목표를 명확히 하기 위해 주의를 기울여야 하며 직원들의 노력이 지원받도록 확실히 해야 한다고 결론지었다. 그리고 작은 문제들이 학습의 기회라기보다는 위기로 보일 수 있는 긴장된 시간의 압박을 가하는 것을 억제해야 한다고 결론지었다. 그들은 또한 인정이 동기유발 도구로서 중요하지만, 만약 직원들이 그들의 목표를 성취하기 위해 실제로 움직이지 않는다면 인정할 것이 아무것도 없음을 강조하였다.

Asbjörnson과 Brebber(2010)는 또한 리더–관리자들에게 직원들은 진급, 보너스, 강등의 두려움 때문에 진실로 동기화될 수 없다고 충고하였다. 대신에 그들은 리더들이 직원들에게 일이 재미있고 의미 있고 개인적으로 만족스럽기 때문에 일에 참여하고자 하는 욕구를 일으켜 주어야 한다고 주장하였다. 동기를 유발할 수 있는 추가적인 전략들은 **보기 18–2**에 있다.

관리자 전문 지원 시스템

관리자는 임상 환경에서 긍정적이고 열정적인 역할모델이 됨으로써 동기부여 환경을 만들 수 있다. 잦은 과제는 부하들의 사기를 저하시키는 데 큰 기여를 한다. 관리자는 무기력하고 비동기적인 직원을 개발해야 한다. 따라서 관리자는 직원들의 역할모델로서 그들을 동기부여하기 위해 꾸준히 자기의 동기부여 수준을 모니터링해야 한다.

보기 18-2 동기부여 환경 조성을 위한 전략

1. 직원들에게 명확한 기대를 제공하고, 이러한 기대들을 효과적으로 전달한다.
2. 모든 직원들을 대할 때는 공정하고 일관적이어야 한다.
3. 적절한 의사결정 스타일을 가지고 확고한 의사결정자가 한다.
4. 팀워크의 개념과 팀 정신을 만들어 줄 집단 목표와 과제를 개발한다.
5. 직원의 요구와 필요를 조직의 이익과 목적에 통합시킨다.
6. 직원 개개인의 독특함을 인지한다. 그들의 독특함을 이해하고 있음을 알린다.
7. 직원과 수행해야 할 일 사이에 있는 전통적인 장애물을 제거한다.
8. 직원들이 도전할 수 있는 경험을 제공하고, 성장할 수 있는 기회를 허용한다.
9. 적절하다면, 의사결정 시 부하직원의 참여와 의견을 요구한다.
10. 가능할 때는 언제든, 부하직원에게 인정과 신용을 준다.
11. 직원들이 내린 결정과 행동 이면에 있는 이유를 이해한다고 확신시킨다.
12. 바람직한 행동은 보상하고 바람직하지 않은 행동은 일관적으로 대처한다.
13. 직원들에게 최대한 많이 개인적 판단을 연습하게 한다.
14. 직원들과 신뢰하고 협력적인 관계를 형성한다.
15. 직원들이 근무 환경을 최대한 많이 통제할 수 있도록 연습하게 한다.
16. 직원들의 역할모델이 된다.

관리자의 태도와 에너지 수준은 직원들의 생산성과 자세에 직접적인 영향을 준다.

관리자는 그들의 다른 동기를 부여하기 전에 내부적으로 동기를 부여해야 한다. 그래서 관리자가 그들의 감정과 추구하는 바를 인지하는 것은 필수적이다. 관리자는 최상의 작업을 수행할 수 있는 동기를 유지하기 위해 자기 자신과 직원들에 대한 책임이 있다.

간호는 스트레스성 직업이다. 그래서 관리자는 직원들이 스트레스와 번아웃(소진) 결과 같은 어떤 위험에 직면했을 때 건강추구 행동요법과 사회적 지지를 준비해야 한다. 소진과 부정적인 조직결과를 만드는 직무관련 스트레스의 다른 형태는 질병, 결근, 이직, 성능 저하, 생산성 감소, 직무불만족이 있다. 이러한 결과는 조직손실과 의료의 질을 감소시킨다.

소진을 피하고 높은 동기수준을 유지하기 위한 가장 중요한 전략은 자기 관리이다. 자기 관리를 위해 관리자는 개인의 요구를 바탕으로 정기적으로 휴식을 주어야 하고, 레크리에이션을 하고, 근무 환경 밖에서 관계 형성을 하고, 즐거움을 갖게 해야 한다. 실제로 Binnewies, Sonnectag과 Mojza(2009)가 조사한 연구에 따르면 긍정적인 휴식 경험, 특히 여가시간과 긍정적인 근무에 대한 성찰은 시간이 지날수록 성과가 증가되는 것과 관련이 있었다.

학습과제 18-4

신속한 동기부여를 위한 세부 계획 작성

당신은 지역사회 병원의 의료기기의 관리자이다. 병원은 지난 5년 동안 극단적으로 예산을 삭감하고 있다. 병원의 예산을 감소시키고 환자 1명당 간호시간을 단축시킬지라도 당신의 병원은 너무 오랫동안 문을 연다. 또한 최근의 고용 동결은 직원들의 불만을 가속시키고 있다. 지난 주에도 오랫동안 일했던 다섯 명의 간호사가 눈물과 분노, 좌절로 퇴사하였다. "여기서 일하는 것은 더 이상 재미가 없다", "나는 사랑하는 일을 하고 싶다", "무능한 사람들과 일하는 것이 피곤하다", "나는 물품을 채워 넣는 것에 진절머리가 난다."등 다양한 의견이 있었다. 당신도 알다시피 가까운 미래에 예산이 증가하지는 않을 것이다. 그러나 아마도 직원들이 더 나은 상황이 될 수 있도록 만드는 방법이 있을 것이다.

과제

일을 재미있게 할 수 있도록 동기부여를 위한 전략을 검토해 보면 당신은 관리자로서 더 긍정적인 환경을 제공할 수 있는 방법을 찾을 것이다. 제시된 보기 18-4를 통하여 실현가능한 목록을 작성하고, 빠르게 시행한다면 이 상황을 반전시킬 수 있을 것이다.

종종 친구들과 동료들은 감정적 지지, 지도, 회복에 필수적이다. 적절한 식이요법과 운동은 신체적 건강뿐만 아니라 정신적 건강을 유지하는 데에도 중요하다. 마지막으로 관리자는 그들의 직장생활과 개인생활을 분리할 수 있어야 하며, 관리자는 그들의 일터 밖에서의 삶과 시간은 즐겁고 보호될 수 있다는 것을 기억해야 한다. 궁극적으로 자기 관리를 연습하는 결정은 각 간호사에게 달려있다.

동기부여 환경 조성에서의 리더십 역할과 관리 기능의 통합

인간의 행동은 대부분 개인이 달성하고자 하는 목표에 의해 좌우된다. 직원의 목표를 확인해주고 그들에게 동기를 부여하는 지도자가 개인 및 조직의 목표를 달성할 수 있도록 육성해야 한다. 리더가 사용하는 동기부여 전략은 상황과 직원에 따라 달라지며 이것은 공식적 또는 비공식적일 수 있다. 이것은 외적일 수도 있다. 비록 제한된 형식적인 권력기반 때문에 리더는 일반적으로 동기부여의 다른 측면에 초점을 맞추고 있다. 리더는 직원들의 말을 경청하고, 지원해주고, 낙심한 직원을 고무시켜 줘야 한다. 그러나 아마도 가장 중요한 역할은 비동기적인 직원의 역할모델이 되어주는 것이다. 리더는 팔로워들의 긍정적인 자세와 강한 에너지를 유지시키고 그들의 생산성과 자세에 깊이 영향을 준다.

동기부여 환경을 만들 때, 관리자는 불만족자를 줄이기 위해 단위 수준에서 공식적인 권한을 가지고 개인 및 집단 가치체계를 반영하는 보상시스템을 사용한다. 이 보상시스템은 공식화될 수 있고, 또는 칭찬처럼 비공식적일 수 있다. 관리자인 그들의 위치는 직원이 성취할 수 있다는 책임감과 할당을 증가시켜 간헐적으로 "극도의 긴장"에 의해 부하직원에게 동기를 부여할 수 있는 능력이 있다. 관리자의 역할은 부하의 직무 만족을 장려하면서 생산성을 유지하는 데 필요한 긴장을 만드는 것이다. 따라서 동기부여 전략은 생산성 증가와 조직의 이익, 직원의 성장, 그들이 재성공할 수 있는 동기부여 여부에 의해 측정된다.

핵심 개념

- 인간은 지속적인 요구와 원하는 것 때문에 그들은 항상 어느 정도 동기부여된다. 그러나 인간은 각각 다르게 동기부여가 된다.
- 동기는 사람 내에서 나오기 때문에 관리자는 본질적으로 사람들에게 동기부여를 할 수 없다. 그러나 인간적인 관리자는 인간의 잠재력 개발을 극대화할 수 있는 환경을 만들 수 있다.
- Maslow는 사람들이 특정 요구를 충족시키기 위해 동기를 부여한다고 주장하고, 사람들은 낮은 요구사항이 충족된 경우에만 높은 요구를 추구한다고 말했다.
- Skinner의 조건화 및 행동 수정 연구는 사람들에게 일관된 보상이나 처벌 시스템을 특정 방식으로 사용하여 행동이 조절될 수 있음을 보여준다.
- Herzberg는 동기부여와 직무만족도가 현재 일을 하게 하고, 일을 원하도록 고무시키고, 더 일을 잘할 수 있게 한다고 한다. 위생이나 유지 요인이 직원들의 불만족 또는 동기저하를 막지만, 노동자에 대한 진정한 동기요인으로 작용하지는 않는다.
- Vroom의 기대 모델은 환경이나 특정 이벤트에 대한 사람들의 기대가 자신의 행동에 영향을 미치는 것을 말한다.
- McClelland의 연구에서는 모든 사람들의 동기는 3가지 요인인 성취, 관계, 권력에 의해 유발된다고 한다.
- Gellerman의 연구에서는 대부분의 조직에서 관리자의 과도한 관리는 책임감을 감소시키고 직원들의 의사결정능력을 저하시키거나 과도하게 긴장하도록 한다.
- McGregor는 직원의 내재적 동기에 대해, 직원에 대한 관리자의 가정의 중요성을 지적했다.
- 보상의 증가 때문에 나타나는 한계점은 생산적인 측면에서 추가적인 이득이 없다는 것이다.
- 긍정적 강화는 관리자가 사용할 수 있는 가장 강력한 동기부여 중 하나지만 자주 간과되거나 충분히 이용되지 않고 있다.

- 감독자 또는 관리자의 개인 동기는 직원의 노력에 영향을 미치는 의무와 사기에 중요한 요소이다.
- 동기부여 전략은 생산성 증가와 조직의 이익, 직원의 성장, 그들이 재성공할 수 있는 동기부여 여부에 의해 측정된다.
- 관리자들은 직원들이 즐겁게 일할 수 있도록 긍정적인 자세를 보여 주어야 한다.

부가적인 학습활동과 적용

학습과제 18-5

신입 간호사 동기부여 계획

당신은 카운티 공공 건강 코디네이터이다. 당신은 새로운 간호사들을 기관에 할당하는 일을 해왔다. 새로운 간호사 샐리 브라운(Sally Brown)은 최근 BSN 프로그램을 졸업했다.그녀는 졸업 6개월 전 바로 기관에 졸업하자 마자 일을 하러 왔다. 그리고 처음 몇 개월은 매우 열심히 일하고, 학습하였으며 강한 의지를 보였다. 그러나 최근 작은 사건들이 샐리에게 생겼다. 기관의 의료책임자는 그녀가 저지른 실수에 매우 화가 났다. 샐리는 실수 때문에 이미 감정이 좋지 않았다. 곧 환자의 남편은 알 수 없는 이유들로 샐리를 싫어하기 시작했고, 샐리가 그의 집으로 그의 부인을 간호하러 오는 것을 거절하였다. 그리고 2주전, 당뇨 환자는 갑자기 신부전으로 사망하였고, 비록 누구도 남의 탓으로 돌리지는 않았지만, 샐리는 생각했다. 만약 그녀를 좀 더 많이 관찰하고 전문적인 사정을 했었다면, 그녀는 아마 환자의 컨디션의 미세한 변화를 감지했을 것이다.

당신의 샐리를 지지했지만, 그녀가 동기를 상실했다는 것을 알게 되었다. 그녀의 흠 잡을 데 없었던 외모는 요즘 흐트러진 모습을 자주 보인다. 그녀는 자주 결근을 한다. 그리고 그녀의 유쾌한 성격은 그녀의 동료에게 거부당하고 있다.

과제

당신의 새로운 정체성, 동기이론, 발전의 지식을 신입 간호사들을 도와주는 데 사용한다. 동기부여를 위해 어떤 분위기를 제공할 수 있는가? 그것이 신입 간호사의 직업적 불만을 감소시킬 수 있는가? 신입 간호사를 위해 무엇을 생각할 수 있는가? 그리고 그 근본적인 이유는 당신의 계획에 달려 있다. 당신은 한 명의 간호사를 위해 시간을 보내야 한다.

학습과제 18-6

간호관리자의 딜레마

당신은 지역 병원 간호관리자의 단체장이다. 마틴 존스(Martin Jones)는 심장질환 전문의로 심장과 관련된 진단을 받은 모든 환자들의 아침 회진을 중환자실 간호사인 당신과 함께 했다. 그는 간호사가 90여분간 회진에 동참하는 것이 의무라고 생각했다. 그는 간호사의 정확한 역할과 목적에 막연해했다. 그러나 당신은 그것들이 환자들을 좋아지게 하거나 좀 더 환자들에게 교육적이고 간호계획에 잠재적으로 좋을 것이라고 믿을 것이다.

ICU/CCU 간호사 중 베스(Beth)는 존스를 도와줄 것이다. 베스는 가르치는 역할을 원했지만, 다양한 이유로, 다른 큰 도시로 옮길 수 없었다. 베스는 존스를 도와주고 싶어하지만, 이는 간호사의 역할을 모호하게 만들 수 있다고 당신은 일전에 경고하였다. 다른 ICU/CCU 간호사들은 그녀가 떠난 동안 베스의 환자들을 대신 관리하는 데 동의한다.

존스와 함께 회진을 한 3주 후, 베스는 당신의 사무실에 왔다. 그녀는 울면서 라운딩에 거의 2~3시간 소모하며 그의 차트를 운반하고, 그의 페이지를 넘겨주는 개인적인 하녀에 지나지 않았다고 말했다. 그녀는 그를 향한 그녀의 기분, 그리고 존스에 대한 간호사의 충성이 어떻게 환자들의 치료에 향상된 결과를 나타내는지 강하게 말했다.

그녀는 자신의 환자의 결정에 있어서 아무것도 허용되지 않았고, 만약 그녀가 그의 뜻을 따르지 않을 경우 존스의 권한으로 그녀를 부서이동 시키려 했다. 그녀는 사기가 꺾이고, 동기를 잃게 되었다. 더욱이 그녀는 동료들이 그녀와 업무를 대신해주는 것에 대해 분개한다고 생각하였다.

당신은 베스에게 만약에 다른 간호사가 존스와 함께 일하는 것이 좋은지 물어보면, 그녀는 정말로 좋다고 말한다. 그러나 어떤 조치가 이 상황을 개선할지는 모른다고 하였다.

당신은 존스를 부르고 그는 아침 라운딩을 끝마칠 때 당신의 사무실에 들르기로 했다. 방문했을 때, 존스는 베스의 직무기술서를 확인하였으나, "나는 매년 이 병원에 1억을 벌어다 준다. 최소한 당신은 내가 요청했을 때 간호도움을 제공해야 한다. 만약 이 작은 요청에 응하지 못한다면, 나는 다른 경쟁 병원에서 일하는 것을 고려해봐야 할 것이다."라고 말하면서 베스가 계속해서 이런 역할을 해주기를 바란다고 하였다. 그러나 논의 끝에 그는 조심스럽게 그가 그녀를 믿고 역할을 좀 더 확대하는 데 동의하였다.

과제

당신은 존스의 요청을 받아들일 것인가? 베스는 간호사 또는 다른 어떤 사람이 될 수 있는지 어떤 차이가 있나? 존스가 창출하는 수익이 전문적 간호실무의 가치를 대신하나? 당신은 오랫동안 베스가 현재의 업무를 계속하도록 설득하여야 하나? 목표에 도달하려고 하는 동안 사람은 가끔 어려운 일을 견뎌야 하지만 어느 시점에서 수단은 결과를 정당화시키지 않는가? 당신은 이 상황에서 현실을 고려해야 한다. 당신의 결정을 실행에 옮기는 데 무엇이 가장 큰 장애물이라고 생각하는가?

학습과제 18-7

일할 것인가, 아니면 일하지 않을 것인가?

당신은 오랜 기간 의료기관에 간호사로 일해 오고 있다. 기관은 겨우 전문 간호 직원채용의 라이선스 표준을 충족하였다. 에이전시 채용자는 라이선스를 갖고 있는 직원들을 좀 더 채용하려고 열심히 찾아보려 하지만, 급여수준은 다른 지역 의료 병원에 비해 낮았고, 환자-간호사 비율은 눈에 띄게 높았다. 간호관리자는 직원들의 노력에 열심히 도와주지만, 환자 곁을 떠나거나 병원문을 닫는 것 이외에 면허 간호사들의 업무과다를 완화지키기 위해 할 수 있는 것은 없었다. 병동의 모든 간호사들은 6개월동안 일주일에 48시간 이상 일을 했고, 많은 간호사들은 2교대와 수많은 오버타임 근무를 해야 했다.

사기는 저하되어갔고, 직원은 불만을 갖기 시작했다. 라이선스를 갖춘 대부분의 직원들은 감정이 안 좋았고 동기를 잃었다. 많은 사람들이 오버타임을 하기를 거절해오거나 다른 곳으로 이동하였다. 당신이 환자, 지역, 조직에 대해 책임감을 느끼면 근무 이외의 시간에 계속 일하게 되지만, 결국 지치게 될 것이다.

오늘 당신의 6일 근무 중에 첫 번째 이브닝 오프다. 오후 2시 전화벨이 울리고 당신은 이것이 병원 전화로 지금 출근하라는 것이라고 확신하였다. 당신은 어떻게 결정해야 하는지 머뭇거렸다. 당신은 관리자의 목소리를 들었다. 그녀는 다른 간호사가 모두 자포자기 상태라고 대답하였다. 새로운 2명의 환자들이 그날 들어오게 되었고, 병원 환자들로 꽉 차게 되었다. 그녀는 당신이 일하는 데 모든 시간을 쏟아 붓는 것에 대해 안타깝게 생각하지만 그녀는 비록 당신에게 내일 오프를 줄 수 없을지라도 당신이 또 필요하다고 말을 했다. 당신은 이 부서와, 환자, 상관, 당신 자신에게 충실해야 하는 것에 대한 혼란이 왔다.

과제

당신이 어떻게 해야 할지 결정한다. 당신은 일하는 것에 동의하는가? 다시 관리자에게 전화를 걸거나 받아야 하는가? 당신이 집에 없다면? 관리자가 당신을 이용하려고 하는가? 다른 직원들이 무책임하게 행동하는가? 무엇이 당신의 결정을 변화시키는가?

학습과제 18-8

자신에 대한 재동기부여

당신은 보건교사로 2년 동안 같은 학교에서 일했으며, 그 전에는 지역병원 소아과에서 간호사로 일했다. 당신은 일을 시작할 때 매우 설레었다. 당신은 어린아이들의 삶을 다르게 만들 것이라 믿었다. 당신은 아이들에게 좋은 건강증진 프로그램을 적용할 것이고, 건강 조력자로서 교육, 훈련으로 그들을 도와줄 것이다.

몇 달 전, 학교 재정이 심각하게 삭감되었고, 좋은 프로그램 몇 가지를 할 수 없게 되었다. 당신은 최근 업무에 작은 변화에 있어서 의기소침해졌다. 오늘 건강 조력자 중 한 명은 당신에게 "이곳은 더 이상 일하기 좋은 곳이 아니다"라며 2주의 시간을 주었다. 당신은 많은 조력자와 교사들이 당신의 부정적인 태도에 대해 알고 있음을 깨달았다.

그러나 당신은 여전히 당신의 직업을 사랑하고 있었다. 그리고 당신은 예산 프로그램이 일시적인지 오래 지속될지 확신을 갖지 못한다. 당신은 오늘 일찍 퇴근했고, 어떻게 해야 할지 심사숙고한다.

과제

이 직업에 머물 것인가, 아니면 떠날 것인가? 당신이 만약 남게 된다면 어떻게 재동기부여할 것인가? 만약 예산 삭감이 오랫동안 지속된다면 자기 자신을 재동기화하겠는가? 어떻게 해야 할지 계획을 수립한다.

학습과제 18-9

공포와 불안 감소

비용 증가 및 보상감소의 결과로 많은 병원이 비용을 축소하기 위한 노력의 일환으로 직원을 축소하였다. 당신이 주임 간호관리자로 있는 병원도 직원배치 의무 문제에 직면하였고, 더 많은 간호사를 해고하고 주 면허의 필요조건을 충족하기 어려워졌다. 그러므로 이 병원의 CEO는 병원 전체 간호관리자의 30%를 감축하기로 하였다. CEO는 6개월 내에 부서장들이 선택한 방법으로 간호관리자를 해고하게 하였다.

간호사는 다른 부서보다 많은 관리자가 있어서 현저하게 큰 영향을 받을 것이다. 다음 달은 당신부서의 17명의 관리자를 재편성, 강등, 해고에 대한 필요성을 생각할 것이다. 여기에는 감독자 및 단위 관리자 모두 포함된다.

병원은 나쁜 소문이 아주 빠르게 퍼진다. 많은 관리자들이 자신의 위치가 위험에 처했는지의 여부와 그들의 근속 가능성을 높이기 위해 무엇을 할 수 있는지 생각할 것이다. 사기는 빠르게 떨어지고 협력보다 경쟁이 더 심화되고 있다.

과제

어떻게 이 상황을 처리할 수 있을지 결정한다. 어떤 전략이 즉시 불안수준을 감소시킬 수 있는가? 그만두거나 강등에 직면해 있는 사람들에 대해 어떤 조언을 해줄 수 있는가? 이와 같은 불확실한 상황에서 관리자의 사기를 유지하는 것이 가능한가?

REFERENCES

All, A. (2009, November 30). *Art and science of motivating employees.* IT Business Edge. Retrieved February 13, 2010, from *http://www.itbusinessedge.com/cm/blogs/all/art-and-science-of-motivating-employees/?cs=37772.*

Amabile, T. M., & Kramer, S. J. (2010, January–February). What really motivates workers. *Harvard Business Review, 88,* 44–45.

Asbjörnson, K., & Brenner, M. (2010, winter). Leadership is a performing art. *Leader to Leader, 2010*(55), 18–23.

Bates, S. (2010, January 6). *Are you happy in your job?* The Power Speaker Blog. Retrieved February 13, 2010, from *http://www.thepowerspeakerblog.com/?cat = 210.*

Binnewies, C., Sonnentag, S., & Mojza, E. (2009, July). Feeling recovered and thinking about the good sides of one's work. *Journal of Occupational Health Psychology, 14*(3), 243–256.

Gellerman, S. W. (1968). *Management by motivation.* New York: American Management Association.

Herzberg, F. (1977). One more time: How do you motivate employees? In L. Carroll, R. Paine, & A. Miner (Eds.), *The management process.* 2nd Edition. New York: Macmillan.

Hewlett, S. A., Sherbin, L., & Sumberg, K. (2009, July–August). How gen Y & boomers will reshape your agenda. *Harvard Business Review, 87,* 71–76.

Maslow, A. (1970). *Motivation and personality.* 2nd Edition. New York: Harper & Row.

Mayo, E. (1953). *The human problems of an industrialized civilization.* New York: Macmillan.

McClelland, D. C. (1971). *Assessing human motivation.* Morristown, NJ: General Learning Press.

McGregor, D. (1960). *The human side of enterprise.* New York: McGraw-Hill.

Ren, T. (2010, February). Value congruence as a source of intrinsic motivation. *Kyklos, 63*(1), 94–109.

Skinner, B. F. (1953). *Science and human behavior.* New York: Free Press.

Vroom, V. (1964). *Work and motivation.* New York: John Wiley and Sons.

Weihua, F., & Williams, C. (2010, January). The effects of parental involvement on students' academic self-efficacy, engagement and intrinsic motivation. *Educational Psychology, 30*(1), 53–74.

Wieck, K., Dols, J., & Northam, S. (2009, May/June). What nurses want: The Nurse Incentives Project. *Nursing Economic$, 27*(3), 169.

BIBLIOGRAPHY

Baker, S. (2009, February 16). Will work for praise. *BusinessWeek*, (4119), 46 - 49.

Bryant-Hampton, L., & Walton, A. M. (2010, March). Recognition. A key retention strategy for the mature nurse. *Journal of Nursing Administration*, *40*(3), 121 - 123.

Chambers, P. D. (2010, February). Tap the unique strengths of the millennial generation. *Nursing*, *40*(2), 48 - 51.

Corpus, J., McClintic-Gilbert, M., & Hayenga, A. (2009, April). Within-year changes in children' s intrinsic and extrinsic motivational orientations: Contextual predictors and academic outcomes. *Contemporary Educational Psychology*, *34*(2), 154 - 166.

Gambino, K. (2009, December 15). *Why do we enter and why do we stay? A study of registered nurses' motivation for entering the profession and occupational commitment.* Health Sciences Center Media Services. New York: Stony Brook University Medical Center.

Harvath, T. (2008, April). What if Maslow was wrong?: When theory and practice clash. *American Journal of Nursing*, *108*(4), 11.

Hoffman, E. (2008, August). The Maslow effect: A humanist legacy for nursing . . . Abraham Maslow. *American Nurse Today*, *3*(8), 36 - 37.

Johnson, R. (2009, Autumn). Using expectancy theory to explain officer security check activity. *International Journal of Police Science & Management*, *11*(3), 274 - 284.

Kuokkanen, L., Suominen, T., Härköonen, E., Kukkurainen, M., & Doran, D. (2009, April - June). Effects of organizational change on work-related empowerment, employee satisfaction, and motivation. *Nursing Administration Quarterly*, *33*(2), 116 - 124.

Martin, A. (2009, January). Motivation and engagement in the workplace: Examining a multidimensional framework and instrument from a measurement and evaluation perspective. *Measurement & Evaluation in Counseling & Development (American Counseling Association)*, *41*(4), 223 - 243.

McLaughlin, K., Moutray, M., & Moore, C. (2010, February). Career motivation in nursing students and the perceived influence of significant others. *Journal of Advanced Nursing*, *66*(2), 404 - 412.

Newton, J., Kelly, C., Kremser, A., Jolly, B., & Billett, S. (2009, April). The motivations to nurse: An exploration of factors amongst undergraduate students, registered nurses and nurse managers. *Journal of Nursing Management*, *17*(3), 392 - 400.

Rodgers, W., & Loitz, C. (2009, January - February). The role of motivation in behavior change: How do we encourage our clients to be active?. *ACSM's Health & Fitness Journal*, *13*(1), 7 - 12.

Shamloo, Z., & Cox, W. (2010, February). The relationship between motivational structure, sense of control, intrinsic motivation and university students' alcohol consumption. *Addictive Behaviors*, *35*(2), 140 - 146.

Sonnentag, S., Mojza, E., Binnewies, C., & Scholl, A. (2008, July - September). Being engaged at work and detached at home: A week-level study on work engagement, psychological detachment, and affect. *Work & Stress*, *22*(3), 257 - 276.

Tremblay, M., Blanchard, C., Taylor, S., Pelletier, L., & Villeneuve, M. (2009, October). Work Extrinsic and Intrinsic Motivation Scale: Its value for organizational psychology research. *Canadian Journal of Behavioural Science*, *41*(4), 213 - 226.

Veronesi, J. (2009, February). Is your workforce engaged to be satisfied?. *Home Health Care Management & Practice*, *21*(2), 124 - 126.

Warren, J., & Mills, M. (2009, May). Motivating registered nurses to return for an advanced degree. *Journal of Continuing Education in Nursing*, *40*(5), 200 - 209.

Chapter 19

조직, 개인 간, 집단 의사소통

Organizational, Interpersonal, and Group Communication

효과적인 의사소통은 성공적인 조직의 활력의 근원이다. 이것은 조직의 비전을 강화하고, 사업에 직원을 연결하고, 과정 개선을 증진하고, 변화를 촉진하고, 직원의 행동을 변화시킴으로써 사업의 결과를 이룬다.

- Watson Wyatt Worldwide

올바른 말과 거의 올바른 말의 차이는 번개와 반딧불이의 차이이다.

- Mark Twain

학습목표

- 주어진 의사소통에서 송신자, 메시지 및 수신자 간의 관계를 확인한다.
- 의사소통에서 발생하는 내부와 외부 분위기를 구별한다.
- 효과적인 조직 의사소통의 장벽을 확인한다.
- 전략적인 관리자가 명확하고 완벽한 조직 의사소통의 가능성을 증진하기 위해 취할 수 있는 것을 묘사할 수 있다.
- 특별한 상황 및 메시지를 위한 적절한 의사소통 방법을 선택한다.
- 단정적 · 수동적 · 공격적, 및 수동적이며 공격적인 의사소통을 구별한다.
- 상향식, 하향식, 수평적인 그리고 대각선적인 의사소통을 도표화한다.
- 응급 환자의 상황뿐만 아니라 일상적인 핸드오프에서 정확하고 적절한 정보를 제공하기 위해 구조적, 질서 정연한 접근으로 SBAR(상황, 배경, 사정, 권고)을 인식한다.
- 메시지의 수신자를 위해 적절한 언어를 사용하여 명확하고 간결한 방식으로 쓴다.
- GRRRR 경청 모델에 설명된 것과 일치하는 경청 기술을 입증한다.
- 의사소통에 영향을 미치는 중요한 변수로 문화와 성별을 인식한다.
- 민감한 개인 간, 집단 또는 조직 의사소통에서 기밀유지에 대한 필요성을 인식한다.
- 현대조직에서 의사소통을 위한 새로운 기술에 대해 도전하는 태도뿐만 아니라 기회를 기술한다.
- 정확하게 집단 형성의 단계를 평가한다(형성, 스토밍, 표준 및 수행).
- 집단이 목표를 달성하기 위해 구축되어야 하는 특정 집단 구축과 유지 보수 역할을 확인한다.

비록 기획, 조직, 통제와 같은 관리의 일부 기능은 합리적으로 분리할 수 있지만, 의사소통은 모든 관리 활동과 관리 과정의 모든 단계에 영향을 미친다. 간호 지도자는 고객, 동료, 상사, 부하와 의사소통한다. 게다가 간호실무는 집단 위주이기 때문에 연속성과 생산성을 위해 집단 구성원 간의 개인 간 의사소통이 필요하다. 우선 효과적인 지도자–관리자가 되기 위해서는 뛰어난 개인 간 의사소통 기술을 가지고 있어야한다. 사실, 의사소통은 아마도 가장 중요한 리더십 기술이다. Suter 등(2009)은 효과적으로 의사소통하는 것은 환자 중심의 공동 실천을 위한 두 가지 인식의 핵심 역량 중 하나인 것을 발견했다.

조직 의사소통은 개인 간 또는 집단 의사소통보다 많은 의사소통 채널, 함께 의사소통하는 많은 개인들, 더 많은 정보를 전달하기, 그리고 새로운 기술을 복잡하고 쉽게 전달하기 위한 것이 훨씬 더 복잡하다. 따라서, 조직 의사소통은 높은 수준의 관리 기능이다. 그것은 체계적이고 연속성을 가지며 적절하게 의견과 생각의 교환을 장려하고 조직구조에 통합해야 한다. 그러나, 조직 의사소통은 복잡하고, 의사소통 실패는 종종 조직의 목표를 충족하지 못하는 결과를 초래한다. 게다가 공표되어져야 하는 비밀의 위험성도 있다.

또한 지도자는 조직의 목표를 충족하기 위해 단결력 있는 팀을 개발하기 위한 책임이 있다. 이를 위해 지도자는 직원들이 우선순위를 혼동하지 않게 하기 위해서 이슈와 걱정을 명확하게 해야 한다. 효과적인 의사소통 능력은 지도자–관리자로서의 성공을 결정한다. 의사소통의 모든 측면에서 전문 지식을 개발하는 것은 성공적인 경영에서 필수이다. 조직, 대인관계, 집단 의사소통에서 고유한 리더십 기술과 관리 기능은 **보기 19–1**에 나열되어 있다.

이 장에서는 의사소통의 다양한 형태를 확인한다. 대규모의 조직과 경영 전략들 사이의 의사소통 장벽을 최소화하기 위해서 여러 어려움이 제시되고 있다. 채널과 의사소통의 방법이 비교되었고, 지침들은 최적의 채널과 방법의 경영적인 선택을 위해 주어졌다. 또한, 자기주장, 비언어적 행동, 적극적인 청취는 개인 간 의사소통 요인으로 설명되었다. 이 장에서는 또한 어떻게 SBAR(상황, 배경, 사정, 권고)이 고객의 자료를 의사소통 과정에서 좀 더 구조적이고 순차적인 접근을 제공하기 위해 사용할 수 있는지에 대한 논의와 어떻게 기술이 건강관리 환경에서 의사소통을 대체하기 위해 계속되는지, 그리고 많은 사람들이 방대한 정보에 접근할 수 있는 시스템에서 계속 증대되는 비밀 유지에 대한 도전을 포함하고 있다.

의사소통 과정

Answer.com(2010, para 1)은 “말하기, 신호, 쓰기 또는 행동에 의해 생각, 메시지 또는 정보의 교환”으로 의사소통을 정의한다. 의사소통은 또한 적어도 언어적과 비언어적인 두

보기 19-1 조직, 개인 간, 집단 의사소통과 관련된 리더십 역할 및 관리 기능

리더십 역할

1. 조직에서 비공식적인 의사소통 네트워크를 적절히 사용하고 이해한다.
2. 다른 사람이 이해할 수 있는 언어로 명확하고 정확하게 전달한다.
3. 송신자 또는 수신자의 내부 및 외부의 분위기에 민감해야 하고 메시지를 해석하는 데 인식을 사용해야 한다.
4. 팔로워의 언어 및 비언어적 의사소통을 적절하게 관찰하고 해석한다.
5. 역할모델은 주장적 의사소통과 적극적인 경청이다.
6. 언어 및 비언어적 의사소통의 일치를 보여준다.
7. 관리자-부하의 의사소통의 장벽으로 상태, 권력 및 권한을 인식한다. 이러한 장벽을 극복하기 위해 의사소통 전략을 사용한다.
8. 내성적인 사람을 격려하고, 잡담을 제어하며, 약자를 보호하고, 과정에서 집단 구성원을 유지함으로써 집단의 기능을 최대화한다.
9. 기술적인 의사소통의 기능과 인간미, 돌봄, 일대일, 대면적 상호작용을 위한 필요성 사이의 균형을 추구한다.

관리 기능

1. 조직의 공식적인 의사소통 네트워크를 적절히 사용하고 이해한다.
2. 조직 계층 구조에서 정보의 최적 분배를 위한 적절한 의사소통방법 또는 방법의 조합을 결정한다.
3. 메시지와 수신자를 위한 적절하고 명백한 언어를 사용한 서면 의사소통을 준비한다.
4. 겹치는 역할과 집단의 일을 조정할 때 다른 부서와 상담 또는 훈련한다.
5. 정보와 의사소통 사이를 구별하고 양쪽을 원하는 부하를 위한 요구를 적절하게 평가한다.
6. 고객과 부하의 비밀을 우선시하고 보호한다.
7. 직원과 스스로를 적절하게 훈련하고 완전히 기술적인 의사소통 도구를 사용하도록 보장한다.
8. 조직의 의사소통을 최대화하고 목표를 달성하기 위해 집단 역동에 대한 지식을 사용한다.

가지 수준으로 발생할 수 있다. 그러므로 의사소통은 둘 또는 그 이상의 사람이 서로를 인식할 때 시작된다.

의사소통은 둘 또는 그 이상의 사람들이 서로의 존재를 인식하게 되는 순간 시작된다.

그러나 생각, 아이디어, 정보 교환이 발송인과 메시지의 송신자와 수신자 둘 다 동일한 의미가 없을 때 발생하면 어떻게 되는가? 어떤 경우에 언어적 · 비언어적 메시지가 일치하지 않는가? 생각이 전달되었지만 행동으로 옮기지 않는 경우 의사소통이 발생하는가?

의사소통은 매우 복잡하기 때문에, 많은 방법들이 조직과 개인의 의사소통하는 방법을 설명하기 위해 존재한다. 대부분의 모델에 공통적인 기본요소는 그림 19-1에 나와 있다. 모든 의사소통에는 적어도 하나의 송신자, 하나의 수신자, 하나의 메시지가 있다. 또한 메

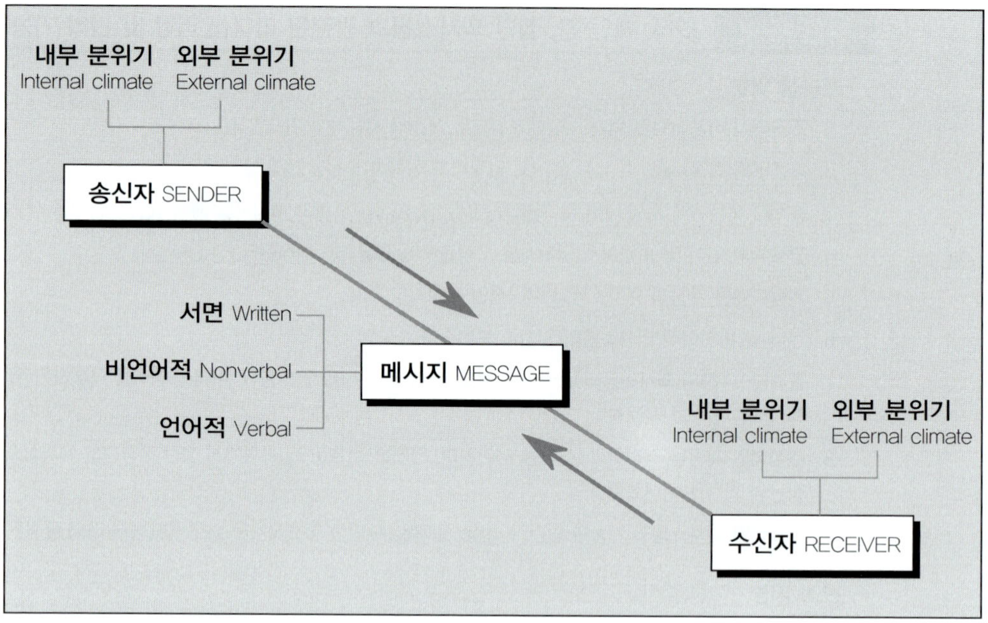

그림 19-1 의사소통 과정

시지를 보낼 때 모드 또는 매체가 있다. 예를 들어 서면, 음성 또는 비언어적 요소이다.

내부 및 외부의 분위기는 의사소통에 존재한다. 내부의 분위기는 가치, 감정, 기질 그리고 송신자와 수신자의 스트레스 수준을 포함하고 있다. 날씨, 온도, 시간 그리고 조직의 분위기 자체가 외부 분위기의 부분이다. 외부 분위기는 상태, 권력, 그리고 관리자-부하의 의사소통 장벽과 같은 권한을 포함한다.

메시지의 인식은 메시지를 보내거나 받은 시간에 존재하는 분위기에 따라 크게 변경되기 때문에 송신자와 수신자 둘 다 내부 및 외부 분위기에 민감해야 한다. 예를 들어, 엄격한 해고 기간 동안 상사를 만나라는 지시를 받은 불안한 관리자는 아마도 자신의 역할에서 안전한 관리자보다 많은 공포와 함께 메시지를 볼 것이다.

각각의 사람이 다르게 때문에 다른 결정을 하게 되고, 내부 분위기를 평가하는 것보다 외부 분위기를 평가하는 것이 더 쉽다. 내부 분위기 평가에서 인간의 마음이 그것을 인식할 것으로 예상하는 것을 기억하라. 예상치 못한 것은 일반적으로 무시하거나 오해하게 된다. 다시 말하자면 만약 메시지가 그들의 기대와 맞지 않는 경우 수신자는 의사소통 할 수 없다. 만약 송신자가 효과적으로 의사소통하기 원한다면 그들은 수신자가 보고 듣는 것을 결정하는 것이 필요하다.

효과적인 의사소통은 송신자가 수신자의 보고 듣는 것을 확인해야 하는 것이 요구된다.

조직 의사소통에 영향을 주는 변수

공식적인 조직구조는 의사소통에 영향을 미친다. 조직 계층의 낮은 수준의 사람들은 높은 수준으로부터의 불충분한 의사소통의 위험이 있다. 이것은 의사소통이 큰 조직을 통해 여과되어야 하는 단계의 개수 때문에 발생한다. 직원의 수가 증가(특히 1000명 이상의 직원) 때문에 의사소통의 양이 일반적으로 증가했지만 직원은 점차적으로 폐쇄되는 것으로 인식한다. 큰 조직에서 개별 관리자가 조직의 의사결정에 관련된 각 개인 또는 집단과 개인적으로 소통하는 것은 불가능하다. 요소의 공간적인 거리뿐만 아니라 하위집단의 존재 또는 하위문화는 그들이 인식하는 방법과 메시지가 전달되는 방법에 영향을 미친다.

학습과제 19-1

큰 조직 내 의사소통

당신은 큰 조직에 고용되어 있는가? 조직 내에서 의사소통이 명확하고 적시에 이루어지는가? 당신의 주된 정보원은 누구이며 무엇인가? 당신은 하위집단의 구성원인가? 그렇다면 이것이 의사소통에 어떻게 작용하는가?

남성과 여성의 의사소통 방법과 언어가 다르므로 성별은 조직의 의사소통에 중요한 요소이다. 여성은 일반적으로 남성보다 좀 더 관계 중심적이지만 항상 그러한 것은 아니다. 여성은 의사소통 시 협조적인 것이 특징인 반면에 남성은 경쟁적이다.

게다가 Inong(2010)은 남성은 의사소통 시 주로 언어나 물질적인 언어를 사용하는 반면에 여성은 의사소통 시 구두 언어를 사용한다고 하였다. Inong은 여성들이 사용하는 언어는 쉽게 식별되지 않는다고 주장했다. 그러나 이 언어는 종종 확실한 동작과 제스처와 단어를 수반하는데, 이는 많은 여성들이 쉽게 이해하는 것처럼 보이는데 많은 남성들은 그렇지 않다. 또한 그것은 종종 비언어적 단서, 은유, 또는 신호를 사용한다. 반면에 Inong은 남자들은 말하고 싶은 것은 말하는 경향이 있기 때문에 남자의 "구두 언어"가 더 솔직하다는 것을 지적했다.

의사소통을 더 복잡하게 하는 것은, 대부분이 여성인 간호전문직과 더 가깝게 의사소통하기 위해서 대부분이 남성인 의료 전문직을 위한 보건의료 산업의 역사적 필요성이다. 게다가, 의료 관리자의 대다수가 남성이었다. 그러므로, 남성 의사와 남성 관리자는 의사소통 시 여성 간호사들이 자주 바라는 협조적인 접근 방법을 찾는 데 조금 자극을 느꼈을지도 모른다. 조직과 단위 수준의 의사소통의 질은 성별, 권력, 지위의 차이에 계속 영향을 받고 있다.

성별, 권력, 지위의 차이는 크게 조직과 단위 수준의 의사소통의 종류와 질에 상당히 영향을 준다.

조직 의사소통 전략

조직의 의사소통은 복잡하지만 다음의 전략들은 명확하고 완전한 의사소통의 가능성을 증가시킬 수 있다.

- **관리자는 조직 의사소통을 평가해야 한다.** 조직에서 누구와 함께 의사소통하는가? 의사소통의 시기는 적절한가? 공식적인 조직 내에서 의사소통은 권위있는 공식적인 방향과 일치하는가? 의사소통에 대해 충돌하거나 불일치하는가? 무엇이 의사소통 방법에 사용되었는가?
- **관리자는 조직의 구조를 이해하고 결정에 의해 영향을 받는 사람들을 인식해야 한다.** 공식적이고 비공식적인 의사소통 네트워크를 모두 고려해야 할 필요가 있다. 공식적인 의사소통 네트워크는 조직의 계층구조에서 권한의 공식적인 방향을 따른다. 비공식 의사소통 네트워크는 조직 계층의 동일한, 또는 다른 수준의 사람들 사이에서 발생하지만, 권한과 책임의 공식 방향을 나타내는 것은 아니다. 예를 들어, 비공식 의사소통 네트워크는 병원의 최고경영자와 의료 부서 점원인 그녀 딸 사이에 발생할 수 있다. 단위 또는 조직의 기능에 대한 정보의 상당한 교환이 있을지도 모르지만, 의사소통 네트워크는 조직도에서 나타나지 않을 것이다. 이것은 필수적이다. 그러고 나서, 관리자는 그들이 말하는 내용과 공식적이고 비공식적 의사소통 네트워크를 잘 이해할 때까지 매우 신중해야 한다.
- **의사소통은 한 방향 채널이 아니다.** 만약 다른 부서들 또는 원칙들이 메시지에 의해 영향을 받는다면, 관리자는 의사소통이 발생하기 전에 피드백을 위해 그 영역의 의견을 들어야 한다.
- **의사소통은 명확하고, 간결하며, 정확해야 한다.** 이 요구들은 송신자가 목표 고객의 필요에 따라 그들의 언어를 조정해야 합니다.
- **송신자는 그들의 의사소통이 정확하게 받아들여졌는지에 대한 피드백을 찾아야 한다.** 또한 송신자는 의사소통이 작용하고 있는지 여부를 판단하기 위한 노력으로 후속 의사소통을 계속해야 한다.

송신자는 메시지가 이해되는 것을 보장할 책임이 있다.

- **메시지가 중요한 경우 가급적 여러 의사소통 방법을 사용해야 한다.** 함께 의사소통의 다양한 방법을 사용하면 메시지를 들을 필요가 있는 조직 모두가 실제로 그것을 들을 수 있는 가능성이 높아진다.
- **관리자는 불필요한 정보로 부하를 압도해서는 안 된다.** 정보는 공식적 · 사무적이며 감정, 가치, 기대, 그리고 인식의 영향을 받지 않는다. 반면에 의사소통은 지각

과 감정을 수반한다. 그 정보에 의존하지 않고, 공유된 경험을 나타낼 수 있다. 정보 공유와는 대조적으로, 감독자는 지속적으로 부하와 의사소통 해야 한다.

정보와 의사소통은 서로 다르지만, 상호의존적이다.

대부분의 직원은 공급품이 충분하고 단위의 욕구에 맞게 적절하다면 주문 절차 또는 조직 공급자에 관한 정보를 덜 요구한다. 그러나 만약 공급자가 일시적으로 그들의 공급선을 맞추지 못할 경우, 직원에 의한 공급품 사용은 관리자와 부하직원 간의 친밀한 의사소통을 요구하게 되는 이슈가 발생한다. 관리자는 반드시 직원과 공급품이 불충분할 수 있으며 그 기간이 얼마동안 지속되는지에 대해 의사소통해야 한다. 또한 관리자는 직원과 자원의 불충분한 점에 대해 상의하거나 대안이 되는 해결책을 찾아야 한다.

의사소통 채널

큰 조직은 매우 복잡하기 때문에 관리자에 의해 상향적, 하향적, 수평적, 대각선, 또는 정보망(포도덩굴)을 통한 의사소통 채널이 사용된다.

상향적 의사소통에서 관리자는 부하에게 높은 관리에 속한다. 필요와 욕구는 계층 구조에서 다음 레벨로 상향 전달된다. 이 높은 레벨의 관리자들은 낮은 레벨의 관리자보다 조직의 큰 부분에 대한 결정을 내린다.

하향적 의사소통에서 관리자는 부하직원에게 정보를 전달한다. 이것은 조직에서 의사소통의 전통적인 형태이며 계층 구조의 다양한 수준의 활동을 조정하는 데 도움이 된다.

수평적 의사소통에서 관리자는 조직의 다양한 부분을 관리하는 자신과 같은 레벨의 다른 사람과 상호작용한다. 부서의 상호의존성이 증가하듯이 수평 의사소통의 필요성도 증가한다.

대각선 의사소통에서 관리자는 조직의 같은 레벨이 아닌 의사와 같은 개인들과 다른 부서나 집단의 관리자와 의사소통한다. 이 사람들은 관리자를 뛰어넘는 공식적인 권한은 없지만 이 의사소통은 조직의 기능에 필수적이다. 대각선 의사소통은 다른 유형의 의사소통보다 덜 형식적인 경향이 있다.

대부분의 비공식 의사소통 네트워크는 주로 정보망(포도덩굴)이라고 불린다. 정보망(포도덩굴) 의사소통은 모든 계층수준에 3~4명의 사람들 사이에서 빠르고 무분별하게 이루어진다. 송신자는 메시지에 대한 약간의 책임만을 지니며 메시지는 종종 왜곡된다. 모든 조직에서 정보망 의사소통의 빈도가 증가함에 따라 모든 관리자는 그들의 조직에서 정보망이 어떻게 돌아가고 누가 그 의사소통에 기여하는지 더 잘 이해하려고 시도해야만 한다.

송신자가 메시지에 대한 형식적인 책임이 거의 없기 때문에 정보망(포도덩굴) 의사소통은 그것이 통과하는 속도에 오차와 왜곡이 있을 수 있다.

학습과제 19-2

언제 어떻게 전달할 것인가?

당신은 작은 가족계획 진료소의 프로젝트 디렉터이다. 당신은 정부의 지원금이 감소되고, 클리닉은 3개월 만에 폐업한다는 말을 들었다. 추가 재원을 찾을 수 있겠지만, 그 기간 내에 확보할 가능성은 낮다. 이사회는 이 사실이 아직 공표되면 안 된다고 한다.

당신은 클리닉에서 5명의 정규직 직원을 데리고 있다. 이들 중 두 사람은 당신의 친한 친구이며, 그래서 당신은 그들에게 이 정보를 알리지 않는 것에 대해 약간의 갈등을 느낀다. 당신 도시의 다른 클리닉에 현재 채용 절차가 진행 중인지 그리고 진행 중인 채용절차가 얼마나 신속히 이루어지는지 등을 고려해야 한다.

과제

당신은 3개월 동안 클리닉의 직원들을 잘 다루어야 한다. 당신은 직원들에게 언제 클리닉의 폐업을 통보할 것인가? 또한 모든 직원에게 통보할 것인가? 하향식 의사소통을 사용할 것인가? 직원들에게 이 소식을 알리기 위해 어떤 기술을 사용해야 하는가?

의사소통 형태

메시지의 명확도는 의사소통 형태에 많은 영향을 받는다. 일반적으로 더 직접적인 의사소통일수록, 더 명확히 전해질 가능성이 있을 것이다. 의사소통을 필터링하는 인원이 많을수록 왜곡될 가능성이 커진다. 관리자는 각각의 의사소통 형태 또는 그 조합이 상황에 적합한지를 판단하기 위해 환경을 개별적으로 평가해야만 한다. 관리자는 다음과 같은 의사소통 형태를 가장 자주 사용한다.

- **서면 의사소통.** 기록된 메시지(이메일 포함)는 문서화를 가능하게 한다. 그러나 그들은 다양한 해석에 열려 있어야 하고 일반적으로 경영자의 시간을 많이 소비할 수 있다. 대부분의 관리자는 이 유형의 의사소통에 상당한 금액을 요구하며 따라서 명확하게 쓸 수 있도록 해야 한다.
- **대면 의사소통.** 구두 의사소통은 신속하지만, 정보가 부족한 사람에게 수신될 수 있다. 관리자는 언어적으로 상 · 하, 공식적 · 비공식적으로 의사소통한다. 그들은 또한 동료 작업 집단의 사람들과 공식적인 모임이나 공식적인 프레젠테이션을 제작할 때 언어적 의사소통을 한다.
- **전화 의사소통.** 전화 통화는 신속하고 수신자가 주어진 시간에 메시지를 명확하게 받을 수 있다. 그러나 그것은 메시지를 보낸 사람 또는 수신자에 대한 비언어적 메시지는 허용하지 않는다. 관리자가 전화를 매우 많이 사용하고 있기 때문에, 그것은 중요한 커뮤니케이션 도구가 되고 있지만, 효과적인 의사소통 장치로서는 한계가 있다.

- **비언어적 의사소통.** 비언어적 의사소통은 얼굴 표정, 몸의 움직임, 그리고 제스처를 포함한 일반적으로 신체 언어이다. 메시지의 감정적인 부분을 전달하는 비언어적 의사소통은 더 신뢰할 만한 것으로 간주된다. 그러나 그것이 언어적 메시지 맥락에서 평가되지 않은 경우 비언어적 메시지가 잘못 해석되기 마련이다. 비언어적 의사소통의 경우 언제든지 관리자에게 보여질 수 있을 정도로 일어난다(예를 들어, 메시지는 관리자가 언어적으로 의사소통하거나 단순히 복도를 걸을 때에도 부하에게 전달되고 있다).

학습과제 19-3

의사소통 스타일

어떤 의사소통 형태를 가장 많이 사용하는가? 좋아하는 형태와 그 이유는 무엇인가? 어떤 형태가 가장 사용하기 어려우며 이유는 무엇인가?

비언어적 의사소통 요소

많은 경우, 우리의 의사소통은 비언어적 채널을 통해 일어나며 언어적 내용의 맥락을 검토해 봐야 한다. 일반적으로 언어적 · 비언어적 메시지가 부적합한 경우 수신자는 비언어적 메시지를 믿게 된다. 비언어적 행동이 있을 수 있기 때문에 종종 오해되고 있으므로, 수신자가 송신자의 인식을 검증해야 한다. 언어적과 비언어적 사이의 부적합은 빈번하게 의사소통 문제로 이어진다.

비언어적 의사소통은 메시지의 감정적인 요소를 의미하므로, 일반적으로 언어적 의사소통보다 신뢰성이 높다고 간주된다.

침묵 또한 비언어적 의사소통의 수단으로 사용할 수 있다. Gardezi 등(2009)은 침묵, 권력, 수술실에서의 의사소통 연구에서 되풀이되는 침묵의 3가지 형태, 즉 의사소통의 부재, 질의 또는 요청에 응답하지 않는, 그리고 조용히 말하는 침묵을 발견했다. 그는 이러한 침묵이 수비와 전략임을 지적하고, 그들이 큰 제도적 및 구조적 권력 역학뿐만 아니라 즉시 상황적 맥락에 의해 영향을 받을 수 있다고 주장했다. 심지어 "침묵이 방음이 될 수 있다"라는 옛 격언을 지지한다. 다음 절에서는 언어적 의사소통 없이 발생할 수 있는 다른 비언어적 단서를 식별한다.

공간

공간과 영토가 의사소통에 어떻게 영향을 미치는가에 대한 연구를 근접학(proxemics)이라고 한다(Loo,n.d.). 우리 모두 원하지 않는 감동과 공격에 반대하는 완충제 역할인 심리적 편안함의 보이지 않는 부분을 가지고 있다. 우리가 필요로 하는 공간의 정도는 우리가 있는 상황뿐만 아니라 이야기하고 있는 상대에 의존한다. 그것은 또한 문화적 규범에 따라서 다양하다. 어떤 문화권에서는 다른 곳보다 송신자와 수신자 사이에 큰 공간이 필요하다. 미국에서는, 0과 18인치(46cm) 사이의 공간은 대체적으로 친밀한 관계를 위해 적절하다고 여겨진다. 18인치(46cm)와 4피트(1.2m) 사이는 개인 상호작용을 위해 적절하다. 4피트(1.2m)와 12피트(3.6m) 사이는 사회적 교환에서 일반적이다. 그리고 12피트(3.6m) 이상은 공공 거리이다(Loo). 대부분의 미국인은 약 4피트(1.2m)의 공간은 개인적인 공간이라고 주장한다.

그 후, 근접학은 메시지를 보내는 데 공헌했을지도 모른다. 거리는 신뢰 또는 온정의 부족을 의미할지도 모른다. 문화적 규범에 의해 정의된 부적당한 공간은 사람들이 위협 또는 협박이라고 느낄 수도 있다. 마찬가지로, 크고 공식적인 책상의 반대편에서 직원에게 말을 하는 관리자보다는 성과평가 동안 직원 옆에 앉은 관리자가 다른 메시지를 보낸다. 이 경우, 거리는 관리자 편에서 권력과 지위를 증가시킨다. 그러나 거리와 메시지에 대한 수용은 수신자의 문화에 따라 의미가 달라진다.

환경

의사소통이 이루어지는 장소는 의사소통 과정의 중요한 부분이다. 상사의 사무실에서 이루어진 의사소통은 일반적으로 식당에서 발생한 것보다 더 심각하다.

외모

많은 사람들이 옷차림, 헤어스타일, 사용한 화장품, 그리고 매력에 의해 의사소통한다. 조직정책이 바라는 외모는 문화적으로나 성별 구분 모두에 주의를 기울여야 한다.

눈맞춤

이 비언어적 단서는 종종 진정성과 관련된다. 눈맞춤은 상호작용을 불러온다. 마찬가지로, 눈맞춤을 끊는 것은 상호작용을 중단하는 것을 시사한다. 깜빡임, 응시 또는 다른 사람들에게 감정적으로 말하기 어려울 때 눈길을 돌리게 된다. 그러나 관리자는 공간처럼 눈맞춤의 유무가 문화적 표준에 의해 강하게 영향을 받는다는 것을 인식해야 한다.

자세

자세와 신체의 다른 부분을 제어하는 방법은 매우 중요하다. 구부정한 자세로 앉는 것은 무관심으로 추론할 수 있으며, 가슴 앞으로 팔을 교차하는 것은 방어나 공격성으로 볼 수 있다. 게다가 송신자가 수신자에 직면하는 경우, 적절하게 가까이에 서거나 앉는 경우, 머리는 곧추 세우는 경우, 수신자 쪽으로 몸을 숙이는 경우에 메시지의 중요성이 증가한다.

몸짓

적절한 몸짓이 두드러진 메시지는 강조가 추가된다. 하지만 너무 많은 몸짓은 집중할 수 없게 한다. 예를 들어, 손의 움직임을 강조하거나 메시지에서 멀어질 수 있다. 몸짓 또한 문화적 의미를 갖는다. 몇몇 문화들은 다른 곳보다 더 촉각을 쓴다. 터치의 사용은 종종 다른 문화 수신자에 의해 잘못 해석되어진다.

얼굴표정과 타이밍

효과적인 의사소통은 전달되고 메시지에 어울리는 얼굴표정을 요구한다. 직원은 유쾌하고 열린 표정을 가진 관리자가 가까이 하기 쉽다고 인지한다. 마찬가지로, 간호사의 얼굴표정은 고객들이 자신들이 원하는 바를 전달하는 데 크게 영향을 미칠 수 있다. 다른 한편으로 망설임은 종종 메시지의 영향력을 감소시키거나 진실성이 없음을 의미한다.

음성표현

톤과 볼륨 그리고 억양과 같은 음성 단서는 메시지에 추가되어 전송된다. 불확실한 진술은 진술보다 더 질문처럼 들리며, 주요 청취자들은 당신이 당신 자신에 대한 확신이 없다고 생각할 것이며, 말을 빠르게 하는 것은 당신이 긴장하고 있다고 해석될 수 있다. 목표는 보다 더 나은 자신감과 명료성을 항상 전달해야 한다는 것이다.

모든 간호사들은 비언어적 단서와 의사소통의 중요성에 민감해야 한다. 이것은 간호지도자들에게 특히 적용된다. 효과적인 지도자들은 언어적 · 비언어적 의사소통 동의를 모두 확실히 해야 한다.

효과적인 지도자들은 팔로워들이 명확한 메시지를 받을 수 있도록 언어적 · 비언어적 의사소통이 일치되도록 해야 한다.

마찬가지로 지도자들은 팔로워들로부터의 비언어적과 언어적 메시지와 해결되지 않은 문제나 요구사항을 지적하는 불일치에도 민감해야 한다. 종종 지도자는 부하의 비언어적 의사소통을 인식하고 적절하게 조치를 취할 수 있기 때문에 조직의 어려움을 방지할 수 있다.

언어적 의사소통 기술

크게 발달된 언어적 의사소통 기술은 리더-관리자에게 중요하다. 가장 중요한 언어적 의사소통 기술 중 하나는 자기주장적 의사소통이다. 이것은 사람들이 다른 사람의 권리를 침해하지 않는 범위 내에서 스스로 직접적이고, 정직하게 적절한 방법으로 표현하는 의사소통 방법이다. 사람의 지위는 "I"라는 문장을 사용함으로서 명백하고 확실하게 표현된다. 게다가, 자기주장적 의사소통은 항상 언어적과 비언어적 메시지가 일치되도록 요구한다. 관리과정의 지휘과정을 성공적으로 수행하기 위해서는, 리더는 자기주장적 의사소통에서 잘 개발된 기술을 지녀야만 한다.

여기에 자기주장적 의사소통에 대한 많은 오해들이 있다. 첫 번째는 모든 의사소통이 자기주장적이거나 수동적이냐인 것이다. 사실, 최소 네 개의 의사소통이 존재한다. 수동적, 공격적, 간접적 · 공격적이나 수동 공격적, 자기주장적으로 나누어 볼 수 있다. 수동적 의사소통은 사람들이 이슈에 대해 강하게 느끼고 있음에도 불구하고 침묵을 지킬 때 발생한다. 공격적인 사람들은 다른 사람들의 권리를 침해하는 직접적이면서 종종 적대적인 매너로 자신들을 표현한다. 이 행동은 일반적으로 "모든 비용을 감수하고라도 이기겠다" 또는 "자신의 우월성을 과시"하고자 하는 것을 지향한다. 수동 공격적 의사소통은 수동적 방법으로 제시된 공격적 메시지이다. 이것은 일반적으로 상황에 대해 강하게 느끼는 사람에 의해 제한된 언어 교환(불일치한 비언어적 행동과 함께)을 포함한다. 이 사람은 상황을 조작하려는 노력을 하며 철회하는 것처럼 속인다.

두 번째 잘못된 개념은 공격적으로 의사소통하고 행동하는 사람들은 그들이 원하는 것을 모두 얻는다는 것이다. 이것은 진실이 아니다. 공격적이 되는 것은 권리와 책임감을 모두 포함한다.

공격성에 대한 세 번째 오해는 비여성적이라는 것이다. 비록 지난 100년간 일반적으로 사회에서 여자의 역할이 엄청난 변화를 겪었지만, 몇몇의 사람들은 간호사가 자기주장적이고, 능동적이며, 의사결정자로서의 역할을 하는 것을 받아들이는 데 큰 어려움을 겪어왔다. 자기주장적 의사소통은 들었다고 주장하는 메시지를 전달하는 것을 포함한다.

자기주장적 의사소통 모델은 사람들이 신호불안정과 자신감 부족을 전달하는 공통의 자기비하 음성패턴을 배우지 않도록 도와준다. 간호전문직은 들어야 할 필요성에 더 자기주장적으로 해야 한다. 결국 동료 압력의 형태가 타인과 자기주장적 간호 목소리의 결과로 나타날 수 있다.

자기주장적 의사소통은 무례하거나 반응이 없는 행동이 아니다. 오히려 그것은 듣는 것에 강조를 둔 정보가 있는 목소리를 가지는 것이다.

네 번째 잘못된 개념은 자기주장적과 공격적이 동일한 뜻으로 비슷한 단어라는 것이다. 비록 어떤 문화에서 흐릿하게 구분하지만 자기주장적이 공격적인 것은 아니다. 심지어 다른 사람의 공격성을 직면할 때 자기주장적 의사소통자는 공격적이 되지 않는다. 공격적인 사람에게 공격받을 때 자기주장적인 사람은 몇 가지 행동을 한다.

- **반영하라.** 화자의 메시지를 그들에게 반영한다. 공격자의 메시지의 감정적인 부분에 초점을 맞추어라. 이것은 공격자가 그들의 감정의 강도가 특정한 상황이나 사건

에서 적절한지에 대해서 평가하는 데 도움을 준다. 예를 들어 직원이 관리자의 사무실에 들어가서 새롭게 게시된 직원 스케줄에 대해 불평을 한다고 가정해보자. 직원은 명백하게 화가 나있고 방어적이다. 관리자는 "나는 당신이 스케줄에 대해 매우 화가 나있다는 것을 이해한다. 이것은 매우 중요한 문제이고 우리는 그것에 대한 대화가 필요하다"라는 말을 통해 반영을 사용할 것이다.

- **자기주장적 메시지를 반복하라.** 반복된 자기주장은 메시지의 객관적인 내용에 초점을 맞춘다. 그것들은 공격자가 지나치게 일반화할 때나 생각을 반복할 때 특히 효과를 보인다. 예를 들어, 만약 관리자가 화가 난 직원이 그들의 사무실에 문제에 대해서 토론하려고 들어와서는 복도에서 장황한 연설을 늘어놓는다면, 관리자는 말할지도 모른다. "나는 당신과 함께 내 사무실 안에서 이 이슈에 대해서 기꺼이 토론할 의지가 있다. 복도는 이것을 토론하기에는 적당한 장소가 아닙니다."
- **함축적인 가정에 초점을 맞추어라.** 이것은 주의 깊게 듣는 것과 당신이 그들에게 들은 것을 공격자가 알게 하도록 하는 것을 포함한다. 이러한 상황들 속에서 관리자는 주요 요점을 반복하거나 그들이 직원의 추론방식을 따르고 있는지 보여주는 주요 가정을 식별할 수 있다.
- **자기주장적 언어를 사용하여 메시지를 재진술하라.** 공격자의 언어를 바꾸어 말하면 감정을 완화할 것이고, 공격자가 메시지의 인지적 부분에 더욱 집중할 수 있도록 도와준다. 관리자는 "you" 메세지를 "I" 메시지로 바꿈으로써 재진술하는 것을 사용할 수 있다.
- **질문하라.** 공격자가 공격적이 될 수 있는 비언어적 단서들을 사용할 때, 자기주장적 사람은 다른 사람이 부당한 반응을 인식하게 도와주는 효과적인 수단으로 질문의 형태로서 이러한 행동을 한다. 예를 들어 절망하고 화난 직원이 다른 곳으로 옮기거나 그만둔다는 것은 위협을 내포할지도 모른다. 관리자는 그것이 사실인지 또는 단순히 직원의 좌절의 반영인지 아닌지를 보기 위해서 그들의 내포된 위협에 대해서 직원을 적절하게 직면해야 한다.

비언어적 의사소통으로서, 다문화 지역의 리더-관리자의 언어적 의사소통 기술은 문화적 민감성을 필요로 한다.

심지어 같은 문화적 배경의 직원을 다룰 때, 자기주장적 의사소통은 얼굴을 맞대고 말할지, 전자나 종이 메모를 보낼지, 전화를 통해 할지 또는 특정한 문제에 대한 의사소통을 하지 않을지 결정하기 위해 행정기술을 필요로 한다.

언어적 의사소통 도구로서 SBAR

승인 단체와 의료의 질 향상을 위해 헌신하는 조직은 전문적인 의사소통을 표준화하고 향상시키기 위한 전략을 이행하고 식별하기 위해 건강관리 조직을 지시해왔다. 사실 Quality and Safety의 2007 Joint Commission's Annual Report에서 치료 제공자 간 또는 치료 제공자들과 환자/가족 간의 불충분한 의사소통이 근본적인 원인인 센티넬 이벤트(죽음이나 심각한 신체적 또는 정신적 손상 또는 그것들의 위험을 포함한 예상 밖의 일) 때문인 것으로 일관되게 확인되었다. SBAR(상황, 배경, 사정, 권고안)과 ISBAR(식별 단계 추가)의 사용이 이런 문제를 해결하기 위해 개발되고 있는 전략이다(**근거 조사 19-1**).

SBAR은 해군에서 처음으로 사용되었으며 Kaiser Permanenente에 의하여 더 높은 수준으로 개발이 되었으며, 기억하기 쉽게 해주는 장치로서 조직적이고 잘 정리되어 있는 정확한 정보를 제공하고, 또한 긴급한 환자 상황뿐만 아니라 일상적 핸드 오프에도 도움을 준다. 핸드 오프(정보의 언어적 교환은 둘 또는 그 이상의 헬스케어 제공자들 사이에서 환자의 상황, 치료 계획, 간호요구 등에 대해서 말할 때 발생한다)는 전형적으로 환자가 다른 곳으로 이동되거나 자리를 바꿀 때 일어난다. SBAR을 사용하여 헬스케어 제공자가

근거 조사 19-1

출처: Marshall, S., Harrison, J., & Flanagan, B. (2009, April). The teaching of a structured tool improves the clarity and content of interprofessional clinical communication. Quality & Safety in Health Care, 18(2), 137-140.

이 연구는 ISBAR(인식, 상황, 배경, 사정, 권고)의 교육, SBAR(상황, 배경, 사정, 권고)의 변화, 수행된 몰입 시뮬레이션 임상 시나리오에서 전화 의뢰의 내용과 명확성을 실시간으로 조사한다. 마지막 학기 의대생 17팀을 두 집단으로 무작위 분류하였다. 중재 집단은 ISBAR 의사소통 도구에 대한 40분 교육에 참여하였다. 대조군은 교육을 받지 않았다. 다섯 명의 각 팀은 모형 임상 환경에서 환자 시뮬레이터를 사용하여 시뮬레이션 임상 시나리오에 참가했다. 연구 결과는 중재와 함께한 의사소통 내용이 더 높은 것을 보여 주었다. 5점 척도에서 정보 전달의 명확성 역시 중재 집단이 더 높았다. 연구자들은 의사소통의 구조화된 방법을 가르치는 것이 의사소통 결과를 향상시킨다는 결론을 내렸다.

보기 19-2 의사소통의 도구로서의 SBAR

S	Situation(상황)	자신을 소개하고 당신이 토론하고 싶은 주제에 대해 간략히 진술하라.
B	Background(배경)	배경이나 문맥을 묘사하라.
A	Assessment(사정)	당신이 생각하는 문제가 무엇인지 진술하라.
R	Recommandation(권고/추천)	해야 할 행동에 대한 의견이나 추천을 제공하라.

긴 서술적 설명을 피하면서 환자의 요구에 적절한 사정을 위한 필수적인 사실이 전달되도록 도와준다(Jordan, 2009).

명백하게 SBAR은 의사소통 오류를 줄이는 큰 잠재력을 지니고 있다. 그러므로 환자의 안정성 향상에 기여를 한다. 그러나 Raica(2009)는 단순히 정보를 보고하는 것을 넘어서서 의사결정(의견 제공과 권고)의 합의에 도달하는 것이 아직도 몇몇 간호사들에겐 어려운 부분이라고 주장한다. 그러므로 SBAR은 단순히 환자간호에 대한 의사소통을 향상 시켜주는 도구뿐만 아니라 간호사들의 자율성과 전문성까지 발전시킬 수 있을 것이다.

경청기술

연구는 대부분의 사람들이 그들이 듣는 정보 중에 실제로 아주 적은 부분만 기억을 한다는 사실을 보여준다. 사실 의사소통의 실패는 전형적으로 의료사고의 가장 흔한 원인으로 확인된다. 그리고 이것은 명확한 메시지를 보내는 것을 실패하는 것만큼이나 듣는 것을 실패할 때 빈번하게 일어난다(Boynton, 2009). 그래서 리더-관리자는 경청을 배움의 기회로 접근해야 하는 것이 중요하다.

더 좋은 경청자가 되기 위해서 리더들은 우선 어떻게 그들 자신의 경험, 가치관, 태도, 편견들이 그들이 메시지들을 받아들이고 인지할 때 영향을 미치는지 알고 있어야 한다. 두 번째로 리더들은 중간관리 역할에서 너무 많은 의사소통과 정보에 대해서 극복해야 한다. 압도되어 있는 관리자들은 그들의 시간을 많이 필요로 하고 요구하는 많은 부하들로부터 적극적인 청취를 멈추는 것은 쉬운 일이다.

마지막으로, 리더는 지속적으로 메시지를 보낸 사람에게 시간과 관심을 기울여 줌으로써 경청기술을 향상시켜야 한다. 리더의 주된 목적은 오히려 메시지 전송이 완료되기 전에 응답을 하는 것이 아니라 전송된 메시지를 수신하는 것이다.

적극적으로 말을 들어주는 리더는 언어적 · 비언어적 의사소통에 초점을 맞추고 보낸 사람에게 진실된 관심과 주의를 기울인다.

Boynton(2009)은 GRRRR(인사, 사려 깊게 경청하기, 복습하기, 추천하기 또는 더 많은 정보 요구하기, 그리고 보상)과 같은 경청모델 사용을 주장했다. Boynton은 GRRRR과 같은 방법을 쓰는 것이 파괴적 행동, 유해한 환경 및 경청을 방해하는 권력 투쟁이 있는 조직에 특히 유용하다고 시사하고 있다(**보기 19-3**).

인사(Greeting) 단계에서는, 아주 간단한 인사가 굉장히 전문적인 대화를 만들어 준다. 다음으로 의사소통 참여자들은 방해 없이 중요한 정보를 생각하고 전송하기 위해 서로 시간을 제공하여 사려 깊게 경청하는 것을 보여준다. 검토(Review)는 화자가 그의 메

보기 19-3 경청도구로서 GRRRR(Boynton, 2009)

G	인사(Greeting)	인사를 제공하고 긍정적인 환경을 만든다.
R	사려 깊게(공손한) 경청 (Respectful Listening)	다른 사람들이 생각할 수 있도록 중단 및 일시 중지 없이 들을 수 있다.
R	검토(Review)	정확하게 들린 것을 확인하는 메시지를 정리한다.
R	제안 또는 더 많은 정보 요청 (Recommend or Request More information)	필요한 경우 추가 정보를 찾는다.
R	보상(Reward)	공동 교환은 감사를 제공함으로써 발생한다는 것을 인식한다.

시지가 제대로 이해했는지 확인하기 위해 전달사항을 정리할 때 이루어진다.

화자가 이 요약을 전달하는 것이 종료되고 상대방이 그것을 검증하거나 명확하게 되면 청취자는 제안 또는 더 많은 정보를 요청하기에 충분한 정보를 가지게 된다. 의사소통 교환은 양 당사자가 공동의 교환을 위해 서로를 인정하고 감사하며 서로 보답할 때 종료된다. GRRRR은 권력의 차이가 존재할 때 구조화된 의사소통을 유지하는 것이 더욱 중요하기 때문에 참가자의 상대적인 순위와 상태에 관계없이 사용할 수 있다.

조직 내부에서의 서면 의사소통

의사소통은 많은 형식을 가지고 있지만 서면 의사소통은 대부분의 큰 조직에서 사용된다. 관리자에 의해 이슈가 된 서면 의사소통은 관리자와 조직 모두 크게 반영한다. 따라서 관리자는 반드시 명확하고 전문적이고 이해가능한 언어로 작성해야만 한다. 많은 종류의 서면 의사소통이 조직에서 사용된다. 조직 정책, 절차, 사건, 변경은 서면으로 알릴지도 모른다. 직무기술서, 성과 평가, 추천서는 서면 의사소통의 다른 형태이다.

종종 서면 의사소통은 대부분의 관리자들의 일상적인 일과 중의 메모로도 사용된다. Perkins와 Brizee(2010)가 제안한 비즈니스 메모의 이중적인 목적은 그들이 문제에 집중하고 문제를 풀도록 하는 데 있다. 이와 같이 청중이 메모를 현명하고 명확히 쓰고 실제로 필요한 것을 고를 수 있도록 한다. 전형적으로 메모는 적은 수의 사람들에게 보내진다. 덧붙여 메모는 대면하거나 전화로 해야 하는 등의 매우 민감한 메시지 전달 등에는 사용되지 않는다(Perkins and Brizee).

글쓰기는 연습을 통해 향상되는 기술을 배울 수 있기 때문에 Writing Help Central(n.d)은 다음과 같은 전문적인 글쓰기 방법을 제안했다.

- 메시지를 간결하게 축약한다. 한 장 이내가 제일 좋다.
- 받는 사람의 요구에 집중한다. 당신의 의사소통이 받는 사람의 기대와 그들이 알고 싶어 하는 것을 다루는지 확실히 해야 한다.
- 메시지를 명확하게 하기 위해 단순한 언어를 사용하고, 3~4개 문장보다 적게 단락을 유지한다.
- 메시지를 검토하고 필요 시 수정한다. 대부분의 중요한 의사소통은 여러 초안을 요구한다. 항상 서면 의사소통을 발송하기 전에 다시 읽어 본다. 오해될 만한 부분을 찾고, 톤에 주의를 기울인다. 요점은 모두 적혀 있는가?
- 의사소통이 전문적으로 보이기 위해서 단어와 문법을 확인한다. 문서에서 의사소통이 비전문적으로 인식된다면 가장 중요한 메시지일지라도 무시될 수 있다는 것을 기억한다.

Thompson(2007)은 비즈니스 의사소통에서 효과적인 메모에 대하여 다음과 같이 추가로 제안했다.

- 이름이 정확한지 확인한다. 만약 메모가 더 형식적이라면 이름 옆에 직업명도 추가한다.
- 메모의 목적을 요약하기 위해 적절한 때에 제목(주제 문장)을 포함시킨다.
- 메모를 간결하고 명확하게 하고 요점 부분을 강조하기 위해 글머리 기호나 제목을 포함한다.
- 메모에 인사말이나 결구(글의 마지막 글귀)를 포함시키지 않는다.
- 메모의 맥락이나 목적을 표현하고 문제를 소개하는 첫 단락을 사용한다. 다음 단락에는 그 문제를 해결하기 위해 무엇을 해왔고 무엇이 필요한지를 언급한다. 마지막에는 독자에게 기대하는 것이 무엇인지 명확히 한다.
- 메모를 요약하기 위해 결론을 첨부하고 메모의 일부는 첨부파일로 다룬다.

Perkins와 Brizee(2010)는 각 부분을 다음과 같이 나누는 것을 제안했다.

- 머리(~에게, ~로부터, 날짜, 제목 줄을 포함): 메모의 1/8
- 서문, 본문, 업무(메모의 목적, 전후사정과 문제, 구체적인 약속이나 업무): 메모의 1/4
- 요약, 논의, 단락(아이디어나 계획을 지원할 구체적 내용): 메모의 1/2
- 마침단락, 필요한 첨부 문서(독자들이 해야 할 작업이 포함): 메모의 1/8

현대 조직 의사소통에 미치는 기술의 영향

기술은 간호사들이 의사소통하고 업무를 수행하는 방법을 극적으로 변화시켰다. 컴퓨터, 핸드폰, 그리고 즉석교신을 사용하면서 자란 젊은 세대의 간호사들은 기술이 우리에게 즉각적인 정보처리와 교환의 잠재성을 준다고 인식하고 있다. 이러한 간호사들은 기술을 간호의 부속적인 일로 인식하고 받아들이며 기술의 존재와 사용에 대해 의문을 품지 않는다.

예를 들어, 사용자들이 문자기반정보에 접근하도록 해주는 PDAs는 모든 사람들이 같은 문서 소프트웨어를 사용하는 전 기관에 걸친 문서화 시스템으로서 흔하게 되었으며, 그 정보는 "hot synching"을 통한 중앙서버로부터 전달되거나 검색된다. Faulk와 Savitz(2009)는 PDAs가 임상적인 판단, 환자간호 추적, 문서화, 정보 교환을 제공할 것이라는 것을 제안했다. 게다가 PDAs는 특히 약 관련 정보나 자동화된 약용량 계산기와 같은 참고 도서관으로서의 역할을 할 것이다. 그러나 PDAs의 임상적인 사용이 증가함에도 불구하고, PDAs의 제한된 지식, 금융 관심, 그리고 PDAs의 이용 불가능은 여전히 PDAs의 사용을 제한하고 있다.

전자통신(원격통신)

지난 20세기 후반의 전자통신기술 발전은 21세기 들어 더욱 더 급격하게 발전하고 있다. 이러한 발달된 기술은 다른 환자관리 자원에 대한 제약의 균형을 맞추는 데 도움을 줄지 모른다. 이메일, 팩스, 원격지간 회의 및 인트라넷 등의 기술은 조직 전반에 걸쳐 효과적이고 효율적인 의사소통의 가능성을 증가시키고 있다. 독립형 시스템, 온라인 상호교환 시스템, 네트워크 시스템 및 통합 시스템과 같은 병원 정보 시스템(HIS)의 사용 또한 증가했다.

Huston(2010)은 몇몇 조직들이 정책이나 절차 매뉴얼과 같은 내부 참고자료에 대한 목록화의 방법으로서 내부 전자자료 저장소를 창조했다고 언급했다. 그들이 데이터를 필요로 하고 가능한 최신 상태로 등록되어 있을 때 직원이 자원을 찾을 수 있게 될 가능성이 높아진다. 이런한 시스템 내에서 참고자료는 일반적으로 휴대할 수 있는 문서 형식으로 바꾸어지거나 인트라넷을 통해 전자식으로 시작되었다. '인트라넷'은 직원과 부서 간에 파일을 공유하고 웹 사이트를 사용하고 협력할 수 있게 한 내부 네트워크(일반적으로 인터넷에 접근 가능하지 않다)이다.

간호관리자들 또한 의사소통 도구와 정보자원으로 인터넷 사용이 점점 증가하고 있다. 의사소통도구로서 인터넷은 전자 메일, 파일 전송, 월드 와이드 웹에 대한 접근을 제공한다. 정보자원으로서 인터넷은 간호사가 최신 연구에 접근할 수 있게 하여 그들의 간호가 근거기반간호가 될 수 있는 가장 좋은 연습 정보가 된다. 건강을 포함한 모든 종류의 정보자원으로서 인터넷의 성장은 기하급수적으로 계속 성장할 것으로 예상된다.

무선 로컬 영역 네트워크(WLAN)의 사용 역시 성장하고 있다. WLAN은 고정 배선 시스템(hardwired system) 또는 종이 기반 기록 대신 확산 스펙트럼 무선 주파수 조정 기술을 사용하고, 간호하는 사람들에게 유선장비가 비실용적이거나 사용이 불가능할 때 중환자나 치료정보에 대해 접근하고 업데이트하고 전송하는 것을 가능하게 한다(Huston, 2010). 그러나, 가장 진보된 통신 기술이라도 적절하게 그 기술을 사용하는 리더와 관리자에게 필요한 인간의 판단을 대신할 수 없다. 관리자가 이러한 급변하는 기술 사회에서 직면하게 되는 의사소통 유형의 예는 다음과 같다.

- 기술적인 진보는 의사소통의 효율성과 능률을 촉진하기 위해 조직 계층의 각 수준에서 할 수 있고 해야 하는 것을 결정해야 한다.
- 적절하게 충분한 훈련을 직원에게 제공해야 할 필요성을 사정하고 그들에게 이용될 수 있는 기술 의사소통 도구를 충분히 활용한다.
- 조직의 미션과 함께 의사소통 기술을 정렬한다.
- 기술적 의사소통 선택과 인간의 접촉, 배려, 일대일, 대면하는 상호 작용의 필요성 사이의 균형을 찾는다.

전자 건강기록

건강기록은 기술의 결과로 변화해 왔다. 전자 건강기록(electronic health records, EHR)은 병원, 공급자, 클리닉, 공공보건기관 등과 같은 많은 지역과 자원들로부터 기록할 수 있는 환자의 건강기록이 담겨 있는 디지털 기록이다(Huston, 2010). 예를 들어, 전자 건강기록은 면역 상태, 알레르기, 환자 인구 통계, 실험실 검사 및 방사선 결과, 사전의료의향서, 현재 복용하고 있는 약물 및 현재 병원예약 등을 포함할 수 있다. 전자 건강기록은 하루 24시간, 일주일에 7일 이용 가능하며 환자의 건강 정보를 비밀리에 안전하게 보호하도록 안전장치가 되어 있다.

2004년 1월, 미국 조지 부시 대통령은 대부분의 미국인은 2014년까지 전자 건강기록을 해야 하는 목표를 설정하였다(Office of the Assistant Secretary of Defense, 2008). 사실 대부분의 선진국은 전자 건강기록의 수행을 적극적으로 추진하고 있다.

그러나 이 과정은 시스템 전체 변경이 쉽지 않고 저항이 높다. 이것은 비용이 싸지도 않다. DesRoches 등(2008)의 최근의 연구에서 2,758명 의사의 4%만 완전한 전자기록시스템을 실질적으로 가지고 있고, 겨우 13%만 기본 시스템을 운용하고 있다고 보도하였다. 일차의료 의사와 큰 집단에서 개업 의사, 병원 또는 의료센터와 미국의 서부 지역에서 전자 건강기록을 사용할 가능성이 있었다. 재정적인 장벽은 전자 건강기록의 채택에 영향을 미치는 가장 중요한 변수로 간주하였다.

게다가 Bordowitz(2008)는 일부 연구에서 EHR의 사용이 달성되는 양질의 정보를 방지하고, 환자와 공급자의 만남을 방해할 수 있다는 것을 제안했다고 지적했다. 이것은 공급자가 시험 방에서 컴퓨터를 사용했을 때 그들에게 덜 인간적으로 보이고 방문이 일반적으로 길어 환자들이 만족하지 못했기 때문에 발생했다.

집단 의사소통

관리자들은 개개인의 직원들뿐 아니라 크고 작은 집단과 의사소통해야 한다. 왜냐하면 집단은 개인들 간의 소통과는 다르게 소통하기 때문에 관리자는 각 집단이 일을 성취하기 전에 겪어야만 하는 일련의 과정들은 포함하는 집단 역동에 대해 이해하고 있어야 한다. 초기 관리이론을 세워온 Tuckman과 Jensen(1977)은 이러한 단계들을 형성기(forming), 격동기(storming), 규범기(norming), 성과기(performing)라 명명했다.

사람들이 집단에 소개되었을 때, 그들은 서로 만나는 과정을 겪어야 한다: 형성기. 여기서 대인관계가 형성되고 기대가 정의되고 방향이 주어진다. 그들은 그때 개인의 정체성 확립에 많은 경쟁과 시도가 이 단계를 통해 발전된다: 격동기. 격동기에서 개인은 의견불일치에 대해서 적절하게 관리된다면 서로 충분히 편안하게 느끼기 시작하고, 이 논의는 증가된 신뢰 · 긍정적인 경쟁 · 효과적인 협상으로 이끌 수 있다. 다음으로 집단은 규칙을 설정하고 작업을 설계하기 시작한다: 규범기. 때때로 규범기는 아무도 규칙이나 과정에 대한 동의나 강요를 하지 않기 때문에 발생하지 않을 수도 있다. 마지막으로 성과기에서는 업무가 실제로 완료된다. 표 19-1에 각 단계를 요약하였다.

그러나 몇몇 전문가들은 또 다른 단계가 있다는 것을 제안한다: 종료(termination) 또는 폐쇄(closure). 이 단계에서 리더는 멤버들에게 요약하거나 감정을 표현하거나 폐쇄하도록 이끈다. 위원회 작업 끝의 축하는 집단의 노력을 결론지을 수 있는 좋은 방법이다.

집단의 작업은 오랜 시간을 거쳐서 발전되기 때문에 위원회 내 새 멤버의 추가는 일반적으로 형성기로 돌아가는 결과를 가져오고, 자주 생산성이 둔화된다. 게다가 새로운 멤버가 집단에 들어오면 일부 진행단계를 다시 수행하거나 지연된다. 그러므로 부서에 멤버를 할당할 때 업무가 끝날 때 혹은 그들의 약속시간이 끝날 때까지 남아있을 수 있는 사람을 선택하는 것이 중요하다.

집단 역동

작업을 수행할 수 있도록 형성기, 격동기, 규범기뿐만 아니라 조직의 두 가지 다른 기능이 필요하다. 하나는 집단의 목적 또는 작업과 관련 있고, 다른 하나는 집단을 유지나 지원 기능이다. 관리자는 어떻게 집단이 그들의 특정한 작업과 역할을 수행하는지 이해해야 한다.

표 19-1 집단 과정의 단계

집단 개발단계	집단 과정	작업 과정
형성기(Forming)	대인관계 행동의 경계를 식별하기 위한 테스트, 리더나 다른 멤버들과의 관계 확립, 어떠한 행동이 수용가능한지에 대한 판단	업무, 적절한 규칙, 업무수행에 대한 적합한 방법 식별을 위한 테스트
격동기(Storming)	집단영양에 대한 저항은 하위집단으로 양극화하려는 증거. 갈등의 뒤따름 그리고 리더에 의해 부과된 명령에 대한 멤버들의 반역	업무요구에 대한 저항, 업무에 의해 부과된 수요에 관한 다른 모습
규범기(Norming)	집단 화합이 발달함에 따라 의견일치 또한 발달함. 갈등과 저항은 극복된다.	차이점이 표현되고 해결됨에 따라 화합이 발달함
성과기(Performing)	대인적 구조는 업무나 그것의 완성에 초점을 맞춘다. 규칙은 유연해지고 기능적이 된다. 에너지는 업무수행에 직결된다.	업무수행이 개선됨에 따라 문제가 해결됨. 구조적 노력은 업무완수를 위해 착수됨. 더 많은 집단 에너지가 업무를 위해 사용가능함

집단의 업무 역할

각 집단이 수행하는 11가지 업무가 있다. 구성원은 여러 가지 업무를 수행할 수 있지만 수행할 집단의 업무를 위해 필요한 업무의 모든 구성원이나 리더 중 하나를 수행한다. 이러한 역할 또는 업무는 다음과 같다.

1. **창시자:** 제안이나 제안 집단 목표 또는 기여자는 문제를 재정의한다. 집단의 존속기간 동안 한 명 이상의 창시자가 있을 수 있다.
2. **정보 탐구자:** 집단과업을 위한 사실상의 기초를 탐구한다.
3. **정보제공자:** 적절한 값의 집단의 관점이 어떻게 해야 하는가의 의견을 제공한다.
4. **여론 탐구자:** 다른 회원의 제안의 가치를 명확하게 하거나 반영하는 여론을 탐색한다.
5. **정교자:** 주어진 제안의 의미와 그들이 어떻게 일을 하는지 예를 보여주거나 확장한다.
6. **조정자:** 집단의 아이디어, 제안 및 활동을 명확하게 하고 조정한다.
7. **방향지시자:** 의사결정과 행동을 요약, 확인과 문제는 예견된 목표에서 출발한다.
8. **평가자:** 문제집단 성과는 그들의 기준과 비교한다.
9. **활력 제공자:** 활동의 수준을 상승시키고 행동하기 위해 집단을 자극하고 촉진한다.
10. **진행기술자:** 환경을 배열하여 집단 행동을 용이하게 한다.
11. **기록자:** 집단의 활동과 성과를 기록한다.

보기 19-4 생산적인 회의를 위한 B. T. Chapman의 집단 역할 분류

- **촉진자:** 마지막 회의 의제를 만들고 각 의제항목에 대한 시간을 추정한다. 회의를 실행하고 결정할 때 또는 미래의 행동이 필요할 때 알림을 제공한다.
- **회의록 관리자:** 회의록을 기록하지만 모든 단어를 적을 수 없다. 주어진 기록 방향, 결정, 또는 행동은 집단에 의해 구성되고 승인된다.
- **시간관리자:** 의제 각 문제에 대해 할당된 시간을 추적하여 일정대로 집단이 유지된다. 미리 지정된 시간제한을 점검하기 위해 문제에 대한 논의를 허용하기 전에 집단의 합의를 요구한다.
- **다음 의제 담당자:** 기록은 다음 회의에 대한 문제를 발표하고, 다음 의제를 만드는 데 도움이 된다. 다음 의제에 포함된 사람은 무엇이 문제이며, 토론을 위해 허용되어야 하는 시간을 담당한다.
- **행동 계획 관리자:** 두 가지 방법으로 행동에 대한 기록 결정, 30일 또는 장기간. 다음 회의 전에 무언가를 해야만 한다면, 그것은 30일 목록에 포함된다. 더 복잡한 프로젝트는 각 회의에서 검토되고 장기적인 목록에 포함한다.

출처: Urseny, L. (2007, January 26). Sticking to the agenda. Chico Enterprise Record, Section E, 4E.

B. T. Chapman은 특히 생산적 회의를 갖는다는 점에서 종종 집단의 개인이 보유하고 있는 역할을 표지하는 다른 분류법을 제안한다(Urseny, 2007). Chapman은 항상 집단 촉진자 역할을 담당하고 있는 사람이 있어야 한다고 제안한다. 또한 회의록 관리자, 시간관리자, 다음 의제 담당자 및 행동 계획 관리자가 존재해야 한다. 이러한 역할들은 보기 19-4에서 더욱 자세하게 정의되어 있다.

집단의 구축과 유지 역할

집단 과업의 역할은 작업을 완수하는 데 기여한다. 집단 구축의 역할은 집단 관리 및 유지 보수를 위해 제공한다. 집단 구축 역할의 예로는 다음과 같다.

- **격려자.** 따뜻함과 단결과 함께 모든 공헌, 관점, 그리고 아이디어를 수용하고 칭찬한다.
- **조화자.** 중재하고 조화를 추구하며, 갈등을 해결한다.
- **타협자.** 갈등 상황에서 그들의 지위를 얻을 수 있다.
- **인도자.** 개방적인 의사소통을 촉진하고 모든 회원의 참여를 용이하게 한다.
- **기준 설정자.** 집단 프로세스를 평가하기 위한 기준을 표현하고 평가한다.
- **집단 해설자.** 집단 프로세스를 기록하고 집단에 피드백을 제공한다.
- **팔로워.** 집단의 아이디어를 받아들이고 토론과 결정을 듣는다.

집단 구성원의 개별 역할

집단 구성원은 그들 자신의 요구에 부응하는 역할을 수행한다. 집단 리더는 개인이 집단의 생산성을 방해하지 않도록 멤버의 역할을 관리할 수 있어야 한다. 하지만 목표는 억제가 아닌 관리를 해야 한다. 모든 집단의 구성원은 이러한 역할 중 하나를 사용할 필요는 없다. 8개의 개별 역할은 다음과 같다.

- **공격자.** 농담, 언어공격 또는 질투를 통해 타인의 가치관과 감정의 불만을 표현한다.
- **방해자.** 부정적인 관점을 표현하고 폐기된 문제를 고집한다.
- **인정 추구자.** 자신에게 긍정적인 관심을 집중하기 위해 일한다.
- **자기 고백자.** 개인 표현을 위한 포럼으로 집단 설정을 사용한다.
- **광대.** 무관심, 풍자, 냉담, 또는 야단법석으로 남아 있다.
- **지배자.** 집단을 통제하고 조작하기 위해 시도한다.
- **도움 탐구자.** 회원의 동정을 조작하기 위해 개인 불안, 혼란, 또는 자기비난을 사용한다.
- **특별관심사 탄원자.** 겉으로 다른 사람을 위해 말해 개인적인 편견이나 편견을 숨긴다.

관리자는 조직 내의 집단 의사소통과 생산성을 촉진할 필요가 있기 때문에 집단 역할과 집단 역동에 근거가 있어야 한다.

관리자는 의사소통과 생산성을 촉진하기 위해 집단역학과 역할을 이해해야 하며, 지도자는 집단 효과에 더 큰 영향을 미치는 경향이 있다. 역동적인 지도자들은 그들이 집단에서 어떻게 일하고 의사소통하는지 참여적인 관리를 향해 팔로워들을 격려한다. 지도자들은 과정에서 집단 구성원들을 유지하고, 수줍음 · 수다스러움을 정중하게 차단하고 약자들을 보호한다.

의사소통과 보안유지

간호사는 환자에 의해 얻은 그들의 정보를 비밀로 유지해야 할 의무가 있다. 이 비밀은 다른 제공자가 치료를 맡을 수 있도록 하기 위해서 한 제공자가 환자에 대한 정보를 공유할 필요가 있는 경우에만 합법적으로 위반할 수 있다. 다시 말해서, 알아야 할 합법적인 전문적 필요성이 있어야 한다. 환자의 권리를 보호하기 위해 요구되는 비밀은 관리자와 부하직원 사이에서 민감한 개인의 의사소통의 수준만큼 기대되고 있다.

이 비밀은 다른 제공자가 치료를 맡을 수 있도록 하기 위해서 한 제공자가 환자에 대한 정보를 공유해야만 할 때 합법적으로 위반할 수 있다.

1996년 건강보험 양도 및 책임법(HIPAA)은 의료 정보 사생활과 엄격한 보호를 위해 필요하다. HIPAA의 제정은 환자의 사생활을 보호하기 위해 방법과 책임을 넣어야 한다고 요구한다. HIPAA의 위반 시설에는 상당한 벌금이 부과될 수 있다. 뿐만 아니라 비밀을 유지하기 위한 윤리적 의무가 있다.

전산화된 데이터베이스는 사용자가 이러한 정보에 대한 정당한 권리를 가지고 있는지 구분할 수 없기 때문에 전자 통신에 대한 사용가능한 정보는 일반적으로 전통적인 정보 검색방법보다 쉽게 접근할 수 있고, 증가된 전자 통신의 결과로 개인 정보 및 환자 정보 비밀과 사생활을 보호하기 더욱 힘들게 되었다. 예를 들면, 연방 정부는 전산화된 환자 기록을 의무화하고 있으며, 많은 의료기관에서 이 지시를 수행하기 시작하였다. 그런 하드웨어가 적소에 배치되기 전에 누가 어떤 정보에 접근할 수 있는지에 대한 논의가 있어야 한다. 불행하게도 기밀유지 위반의 잠재성이 늘 있기 때문이다. 분명히, 임상 정보 시스템에서 일하는 모든 간호관리자는 비밀이 유지되고 있는지 확인해야 할 책임이 있으며, 비밀유지의 위반에는 신속하고 적절하게 대처해야 한다.

조직, 개인 간, 집단 의사소통에서의 리더십과 관리의 통합

성공적인 리더십과 관리를 위해 의사소통은 중요하다. 관리자는 조직의 많은 사람들과 의사소통함에 있어서, 공식적인 권한과 책임을 가진다. 또한 문화적 다양성과 급격하게 쏟아지는 의사소통 기술로 이러한 조직 의사소통의 복잡성이 더해지고 있다. 이러한 복잡성 때문에, 관리자는 가장 적절한 내부 의사소통 네트워크와 채널의 선택을 가능하게 하기 위해 각각의 고유한 상황을 이해해야 한다.

의사사통 채널을 선택한 이후, 관리자는 의사소통하는 데 메시지와 수신자를 위해 적절한 언어로 구두나 서면이든지 메시지를 명확하게 하는 더 큰 도전에 직면하게 된다. 특별한 메시지 전달을 위한 가장 적절한 의사소통 방식을 선택하기 위해 관리자는 무엇을 말해야 하고, 누구에게, 언제를 결정해야 한다. 의사소통은 학습되는 기술이기 때문에, 관리자는 반복을 통해 그들의 서면 및 구두 의사소통능력을 향상시킬 수 있다.

개인 간 의사소통 기술은 리더십의 역할을 더 반영한다. 언어적이나 비언어적 의사소통의 민감성, 관리자와 부하직원 간의 의사소통의 장벽으로서 지위, 권력, 권위의 인식, 그리고 자기주장 기술의 일관된 사용은 모든 리더십 기술이다. 주위 환경과 사람에 대해 통찰력 있고 민감한 간호관리자는 문제가 발생했을 때 적절하게 개입을 할 수 있고 언제든지 부서가 기능할 수 있는 방법에 대한 깊은 이해를 갖고 있어야 한다. 언어적이나 비언어적 의사소통을 계속해서 시행함으로써, 간호관리자는 부하직원들의 역할모델이 될 수 있다.

통합적인 리더-관리자는 의사소통을 가능하게 하기 위해 집단 또한 사용한다. 집단 작업은 생산성을 향상하기 위한 도구이다. 집단 작업의 모든 구성원들은 역할의 명확성과 생산적인 집단 역동을 도와야한다.

조직 의사소통은 관리 기능과 리더십 기술을 요구한다. 의사소통에서 관리 기능은 정보의 적절한 공유를 통한 생산성과 지속성을 보장한다. 리더십 기술은 회의에서 직원의 무언의 요구가 표현된 평가와 중재를 보장한다. 또한 의사소통에서 리더십 기술은 리더-관리자가 조직의 목표를 분명하게 의사소통하는 것과 부하가 그 목표에 직접 도달하도록 한다. 만약 리더십 기술과 관리 기능이 존재하지 않는다면 조직 내의 의사소통은 실패할 것이다.

학습과제 19-4

집단 단계와 역할 식별

현재 참여하는 다양한 집단의 목록을 작성하고 각각의 단계에 대해 설명한다. 성과기에 도달하기 위해 집단의 다른 단계보다 더 오래 걸리는가? 집단의 구성원 자격이 변경되면 생산성 수준에 무슨 일이 있었는지 설명한다. 집단의 개인이 집단 작업 역할을 수행하는 것을 식별할 수 있는가? 집단 유지 보수 및 구축의 역할과 개별 역할은 무엇인가?

핵심 개념

- 의사소통은 관리 활동의 핵심이고 관리과정의 모든 단계에도 영향을 미친다. 또한, 간호사-환자, 간호사-간호사, 그리고 간호사-의사의 관계의 핵심이다.
- 관리자의 지위에 따라 관리시간의 대다수를 차지하는 것이 조직적인 의사소통의 몇몇 형태와 연관된다. 그래서 조직적인 의사소통은 높은 수준의 관리 기능이다.
- 대부분 관리의 의사소통 시간은 말하기와 듣는 것이기 때문에 관리자는 탁월한 대인관계 의사소통기술을 지녀야 한다.
- 대규모 조직에서의 의사소통은 그들의 복잡성과 크기 때문에 특히 어렵다.
- 관리자는 조직의 구조를 이해해야 하고 그들의 결정이 영향을 미치게 될 것을 인식해야 한다. 그래서 공식적과 비공식적 의사소통 네트워크를 고려할 필요가 있다.
- 메시지의 명확성은 사용된 의사소통 방식에 의해 상당히 영향을 받는다. 일반적으로 의사소통과 더 직접적으로 연결될수록 더 정확한 의사소통이 가능해질 것이다. 더 많은 사람들이 의사소통에서 배제될수록 더 왜곡될 것이다.

학습과제 19-5

개인적 의무와 직업적 의무가 충돌할 때

당신은 대기업 근로자의 보상 보험을 제공하는 보험회사의 간호사이다. 당신의 일은 그들에게 적절하게 위험 감소에 관한 조언을 한 후, 부상 또는 질병에 대한 위험에 해당 클라이언트가 노출될 수 있으면 개인 및 직무 관련 행동을 식별하기 위해 신규 직원에 대한 정기적 건강 검진을 하는 것이다.

당신이 입원 환자를 기록 동안 평가하는 영역 중 하나는 위험도가 높은 성적 행동이다. 당신이 오늘 본 클라이언트 중 하나는 최근에 성관계를 가졌고, 전 여자친구가 HIV 양성 반응 때문에 그가 HIV에 대한 양성이 될 수 있다는 우려를 표명했다. 그는 테스트를 두려워한다. 그는 테스트 거부에 확고함을 보인다. 당신이 가서 그에게 HIV 테스트에 대한 정보를 제공하고 그가 자신과 다른 사람에게 바이러스의 전파를 방지하는 것을 예방할 수 있다고 한다.

그날 저녁, 당신은 여동생과 함께 저녁 식사를 했다. 여동생은 인생에서 새로운 사랑을 만났음을 이야기했다. 그녀가 그 사람의 일하는 장소와 이름을 말했을 때, 당신은 오늘 사무실에서 상담한 클라이언트가 바로 그 사람이라는 것을 깨달았다.

과제

당신은 클라이언트의 HIV 가능성에 대한 정보로 무엇을 할 것인가? 당신은 여동생과 공유할 것인가? 해당 환자의 비밀을 위반했을 때 고유의 법적 · 윤리적 파급 효과는 무엇인가? 충돌하는 개인적 의무와 직업적 의무는 무엇인가? 만약 우연히 아는 사람이 그녀의 새로운 남자친구라면서 그 클라이언트를 당신에게 공개하면 당신의 행동은 같을까? 자신의 분석에 최대한 정직해져야 한다.

- 서면 의사소통은 주로 대규모 조직에서 빈번하게 사용된다.
- 매니저의 서면 의사소통은 관리자와 조직에 큰 영향을 미친다. 따라서, 관리자는 이해하기 쉬운 언어를 사용하여 글을 정확하고 전문적으로 쓸 줄 알아야 한다.
- 언어와 비언어적 메시지의 불일치는 효과적인 대인관계 의사소통의 가장 큰 장벽이 된다.
- 유능한 리더들은 팔로워들이 전달받는 메시지를 명확하게 하기 위해서는 언어적 · 비언어적 의사소통을 일치시킨다. 그러므로 리더들은 해결되지 않은 문제나 요구사항을 나타낼 수 있는 불일치를 관찰하고, 팔로워들의 언어적 · 비언어적 의사소통에 민감해야 한다.
- 관리의 지휘단계에서 성공하려면 리더들은 자기주장적 의사소통에서 잘 발달된 기술을 가지고 있어야 한다.
- SBAR(상황, 배경, 평가,추천)은 응급 환자 상황뿐만 아니라 일상적인 핸드오프에 정확하고 정확한 정보를 질서 있게 접근할 수 있는 구조화를 제공해준다.
- 대부분의 사람들은 그들에게 주어진 정보의 아주 소량만 듣거나 기억한다.
- 적극적인 경청은 연습을 통해 향상되는 개인 간 의사소통 기술이다.

- GRRRR(인사, 경청하기, 평가하기, 추천하기나 정보를 요청하기, 칭찬하기) 등의 경청모델을 사용하면 파괴적인 행동, 유해환경 그리고 권력투쟁이 발생하는 조직에서 특히 유용하다.
- 안정된 집단에 새 멤버가 들어오면 생산성과 집단의 발전을 방해한다.
- 집단 구성원들은 일을 촉진하기 위해 어떤 중요한 과업을 수행한다.
- 집단 구성원들은 또한 집단 구축활동을 지원하는 역할을 수행한다.
- 일부 집단 구성원들은 그들의 개인적 요구에 부합하는 역할을 수행할 것이다.
- 빠르게 발전하는 의사소통 기술은 조직 의사소통의 효과와 효율성을 증진시키는 데 큰 잠재력을 가지고 있다. 그러나 그것들은 또한 환자비밀에 대한 도전을 증가시킬 수 있다고 제기한다.

부가적인 학습활동과 적용

학습과제 19-6

메모하기

당신은 학교 간호사이다. 2주 전 각각 다른 4개 반에서 '머릿니' 관련 9개의 사례가 발견되었다. 이의 전파 잠재력은 높아졌고, 선생님들과 학부모들의 불안은 증가하고 있다.

과제

선생님들에게 배포할 메모를 작성한다. 당신의 목표를 알리고, 앞으로의 조사에 대해 지도한다.

학습과제 19-7

비주장적인 반응의 확인과 바꾸어 말하기

만약 주장적이고, 공격적이고, 수동 공격적이고, 수동적인 행동의 반응이 따라온다면 결정한다. 공격적, 수동 공격적, 또는 수동적인 것이 주장적 반응으로 변하는 것을 확인한다.

상황	반응
1. 당신의 동료가 자신의 마음을 말하지 않고 그만두려고 한다. 당신이 할 수 있는 말은?	내가 추측하건대 너를 괴롭히는 것에 대해 말하기를 불편해 하는 것 같아. 나에게 말하면 훨씬 나아질 거야.
2. 당신의 동료가 2주 동안 3번이나 자신의 차가 고장 나서 당신에게 그녀의 집까지 데려다 줄 수 있냐고 물었다. 당신이 할 수 있는 말은?	당신은 나를 이용하고 있으며, 나는 그것을 참을 수 없다. 당신의 차를 고치는 것은 당신의 책임이다.
3. 가스 주유소의 종업원은 가스 캡을 교체해달라는 당신의 말을 무시했다. 당신은 그것에 대해 요청하기 위해 돌아갔다. 당신이 할 수 있는 말은?	여기 일하는 사람 중 한 사람이 나의 가스 캡을 교환해 주는 것을 잊어버렸다. 나는 지금 그것을 찾거나 당신이 나에게 새로운 것을 하나 사주기를 바란다.
4. 당신이 현재 맡고 있는 직책에서 다른 직책으로 바꾸고 싶을 때 당신은 수간호사에게 어떻게 말하겠는가?	그것에 대해 더 생각해 보기 바란다. 당신은 그동안 당신이 추구하고자 하는 방향에 대해 명확히 인지할 수 있을 것이다.
5. 위원회 회의가 개최될 것이다. 제안된 시간은 다른 사람은 편리하지만 당신은 편리하지 않다. 그 시간은 당신이 정기적으로 회의에 참석하는 것이 불가능하다. 당신에게 시간에 대해 질문할 때 당신은 어떻게 말할 것인가?	나는 괜찮아. 나는 자주 참석할 수 없지만 그 시간은 다른 모든 사람들의 일정과 맞으니까.
6. 의사와의 대화 중 갑자기 "당신은 여성운동가에 대해서 무엇을 원하는가?"라고 묻는다면 당신은 어떻게 대답할 것인가?	공정성과 평등
7. 직원이 자신의 업무에 실수를 많이 하고 있다. 당신은 어떻게 말할 것인가?	당신은 게으르고 단정치 못한 직원이야.
8. 당신은 회의에서 입곱 명의 남자를 제외한 유일한 여자이다. 회의시작 전 의장이 당신에게 비서가 되어 줄 수 있냐고 물었다. 당신이 할 수 있는 말은?	이 집단의 유일한 여자라고 비서를 하는 것은 진절머리가 난다.
9. 의사가 당신에게 청진기를 빌려줄 수 있냐고 물었다. 당신이 할 수 있는 말은?	나는 이렇게 생각한다. 지난주 의사들 중 한 명이 내 것을 가져갔다. 그래서 새 것을 사는 데 65달러가 들었다. 당신은 확실히 그것을 돌려줄 수 있죠?
10. 당신은 I&O 시트에 대해 의사에게 설명하고 있고 그는 당신이 말하는 것을 방해하고 있다. 당신이 할 수 있는 말은?	당신이 나를 방해하는 것을 멈추고 들으면 이것을 이해할 수 있을 것입니다.

학습과제 19-8

추천서 쓰기

단위관리자는 해고된 직원들의 추천서에 대해 종종 요청 받는다. 추천서의 정보는 성과평가, 직원과 환자들의 개인 면담, 계속 교육의 증거, 개인적인 관찰로부터 온다. 당신이 병동 관리자라고 가정하고, 시설에서 3개월 동안 일하다 48시간 전 갑작스럽게 사직하겠다고 말한 메리 도(Mary doe)에 대한 정보를 수집해보자.

성과 평가

부족한 3개월의 평가

- 다음의 기준에서 "유능한"으로 표시됨: 완성한 일의 양, 환자들과 동료들과의 관계, 습관, 그리고 기본 기술
- 다음의 기준에서 "개선 필요"로 표시됨: 일의 질, 의사소통 기술, 리더십 기술
- 불만족 또는 우수함으로 표시된 기준은 없었음
- 서술적 언급: "그녀는 약간 흠이 있다", "일을 독립적으로 많이 한다", "평가기술이 향상되었다."

직원과의 인터뷰

- 동료 간호사 주디: 그녀는 괜찮았어요. 약간 이상했지만. 그녀는 사이비 종교에 소속되어 있었어요. 사실 나는 그녀가 왜 직장에 남아 있을까 생각했어요.
- 동료 LVN/LPN 리사: 메리는 훌륭했어요. 그녀는 모든 일을 다 끝냈어요. 나는 그녀의 투약이나 오전 간호를 도와 준적이 없어요.
- 동료 간호사 존: 내가 책임 간호사일 때 나는 그녀가 환자와 무슨 일이 있었는지 메리를 찾기 위해 밖을 돌아다녀야 했어요. 이것은 나를 불편하게 만들었어요.
- 동료 LVN/LPN 조: 메리는 여기를 싫어했어요. 그녀는 소속감 같은 것은 느끼지 않았어요. 책임 간호사는 항상 작은 일들로 그녀를 귀찮게 했어요. 그것은 매우 불공평하게 보였어요.

환자 평

- "그녀는 나의 목욕도 도와주었고 제 시간에 약을 가져다줬어요. 그녀는 좋은 간호사에요."
- "그녀가 기억나지 않아요."
- "그녀는 너무 바빴어요. 나는 그녀가 일을 수행하는 방법이 능률적이었다고 인정해요."
- "난 메리를 기억해요. 그녀는 노인들을 정말로 좋아한다고 말했어요. 나는 그녀가 앉아서 나와 이야기할 수 있는 시간이 더 많았으면 좋겠어요."

직원 파일 속 보고내용

24세. 2년 전 3년제 대학 졸업. 그 이후로 3가지 직업에 종사함

평생(계속)교육

현재 심폐소생술 자격증. 다른 교육을 받거나 완료된 것은 없음

과제

메리 도의 미래 고용주는 그녀가 호스피스 간호사가 되기 위해 동봉해야 하는 추천서를 요청했다. 어떠한 형식도 제공되지 않아서 정확한 형식을 정해야 한다. 편지에 어떤 정보를 포함하고 생략해야 하는지 결정해야 한다. 어떤 정보가 다른 정보보다 더 중요하게 판단될까? 호스피스 일에 있어 메리의 적합성에 대해 어떤 추천서를 써주겠는가? 교실에서 추천서를 크게 읽고, 자신이 포함한 내용의 논리적 근거를 정당화한다.

학습과제 19-9

집단을 함께 이끌기

당신은 병동에서 이브닝 책임 간호사이다. 당신의 병동 직원들은 휴일 처리를 위한 요청에 불쾌감을 말하였다. 당신의 관리자는 당신에게 위원회 구성과 병동의 휴무요청에 관련된 현재의 정책검토에 대하여 과제를 주었다. 당신의 위원회는 4명의 LVN, 3명의 CNA, 그리고 5명의 RN이 있다. 모두 대표자로 이루어져 있다. 집단 구성원 중 3명은 남성이고, 공평하게 다양한 인종과 문화 집단으로 구성되었다.

내일은 당신의 네 번째 회의가 될 것이고, 회의가 목표에 도달할 만큼 성취할 것처럼 보이지 않기 때문에 당신은 약간 좌절하게 될 것이다. 목표는 정상교대의 부분이 아닌 특별히 요청된 휴무를 다루기 위한 공정한 방법을 개발하는 것이다.

첫 번째 회의에서, 당신은 구성원들을 알고 목표를 확인하는 데 시간을 보냈다. 다양한 위원회 구성원들은 다른 병원과 접촉했으며, 다른 이들은 이 문제에 대해 다른 기관에서 어떻게 다루는지에 대해 문헌 조사를 하였다. 두 번째 회의에서, 이 자료를 모든 구성원이 검토하였다. 마지막 회의 때는 집단에서 많은 논쟁이 있었다. 사실상 몇몇은 그들의 의견을 제시하였다. 다른 이들은 조용히 앉아있었고, 나머지는 입을 삐죽 내밀고 있는 것처럼 보였다. 오직 3명의 남성만 무엇이든 동의하였다. 한 LVN은 RN이 너무 주장하고 있다고 생각했다. 한 RN은 휴일요청 정책이 3가지 다른 정책으로 분류되어야 한다고 생각했다. 당신은 어떻게 이 위원회를 함께 이끌어 갈지, 한다면 무엇을 해야 할지, 당신이 취할 수 있는 행동은 무엇인지 확신하지 못할 것이다.

과제

집단에서 무슨 일이 일어날지에 대해 에세이를 하나 쓰고, 질문에 따른 대답을 한다. 위원회 구성원들을 추가해야 할까? 집단 내에 너무 많은 직무를 맡은 구성원이 있거나 팀 구축 구성원들이 충분하지 않은가? 집단에서 과업을 수행함에 있어서 당신의 역할은 무엇인가? 집단 구성원들을 함께 이끄는 데 당신이 사용할 수 있는 전략은 무엇인가?

REFERENCES

Answers.com. (2010). Communication. Definition. Retrieved January 26, 2007, from *http://www.answers.com/topic/communication.*

Bordowitz, R. (2008, May). Electronic health records: A primer. *Laboratory Medicine, 39*(5), 301–307.

Boynton, B. (2009, November–December). How to improve your listening skills. *American Nurse Today, 4*(9), 50–51.

DesRoches, C. M., Campbell, E. G., Rao, S. R., Donelan, K., Ferris, T. G., Jha, A., et al. (2008). *Electronic health records in ambulatory care—a national survey of physicians.* Institute for Health Policy. Retrieved August 13, 2008, from *http://www.ncbi.nlm.nih.gov/pubmed/18565855.*

Faulk, J., & Savitz, L. (2009, October). Intensive care nurses' interest in clinical personal digital assistants. *Critical Care Nurse, 29*(5), 58–64.

Forming, storming, norming, performing: Four-stage evolution of a top team. (2009, December). *Clinical Trials Administrator, 7*(12), 140–141.

Gardezi, F., Lingard, L., Espin, S., Whyte, S., Orser, B., & Baker, G. (2009, July). Silence, power and communication in the operating room. *Journal of Advanced Nursing, 65*(7), 1390–1399.

Huston, C. J. (2010). Technology in the health care workplace: Benefits, limitations, and challenges. In *Professional issues in nursing: Challenges and opportunities.* 2nd Edition. Philadelphia, PA: Lippincott Williams & Wilkins.

Inong, J. (2010). *Gender differences: Evaluating how men and women communicate.* Helium. Retrieved February 20, 2010, from *http://www.helium.com/items/952930-gender-differences-evaluating-how-men-and-women-communicate.*

Jordan, K. W. (2009, February 17). SBAR: *A communication formula for patient safety.* Boston.com. Retrieved February 19, 2010, from *http://www.boston.com/jobs/healthcare/oncall/articles/2009/02/17/perspective/.*

Loo, T. (n.d.) How to communicate using space. Retrieved February 20, 2010, from *http://hodu.com/space.shtml.*

Malik, O. (2008, June 16). Big growth for the internet ahead, Cisco says. Retrieved February 21, 2010, from *http://gigaom.com/2008/06/16/big-growth-for-internet-to-continue-cisco-predicts/.*

Marshall, S., Harrison, J., & Flanagan, B. (2009, April). The teaching of a structured tool improves the clarity and content of interprofessional clinical communication. *Quality & Safety in Health Care, 18*(2), 137–140.

Office of the Assistant Secretary of the Defense (Health Affairs) and the TRICARE Management Activity. (2008, April 10). *AHLTA– electronic health records.* Retrieved April 13, 2008, from *http://www.ha.osd.mil/AHLTA/.*

Perkins, C., & Brizee, A. (2010, January 8). *Audience and purpose.* The OWL at Purdue. Retrieved February 20, 2010, from *http://owl.english.purdue.edu/owl/resource/590/01/.*

Raica, D. (2009, November–December). Effect of action-oriented communication training on nurses' communication self-efficacy. *Medsurg Nursing, 18*(6), 343.

Scharfe-Pretino, T., & Von Bacho, S. (2008, April–June). Nursing intranet web site: A critical communication tool. *Journal of Nursing Care Quality, 21*(2), 104–109.

Suter, E., Arndt, J., Arthur, N., Parboosingh, J., Taylor, E., & Deutschlander, S. (2009, January). Role understanding and effective communication as core competencies for collaborative practice. *Journal of Interprofessional Care, 23*(1), 41–51.

Thompson, S. (2007, January 21). Tips for writing a good memo in business communication. EZine Articles. Retrieved February 29, 2007, from *http://ezinearticles.com/?Tips-for-Writing-a-Good-Memo-in-Business-Communication&id5424965.*

Tuckman, B. W., & Jensen, M. A. C. (1977). Stages of small group development revisited. *Group and Organization Studies, 2*(4), 419.

Urseny, L. (2007, January 26). Sticking to the agenda. *Chico Enterprise Record,* Section E, 4E.

Writing Help Central. (n.d.). Letter writing resources. Retrieved February 20, 2010, from *http://www.writinghelp-central.com/letter-writing.html.*

BIBLIOGRAPHY

Beck, K. (2009, June 24 - 30). Starting out: Student experiences in the real world of nursing. Communication skills need to be tailored to the patient. *Nursing Standard, 23*(42), 29.

Beckett, C., & Kipnis, G. (2009, September - October). Collaborative communication: Integrating SBAR to improve quality/patient safety outcomes. *Journal for Healthcare Quality: Promoting Excellence in Healthcare, 31*(5), 19 - 28.

Boaro, N., Fancott, C., Baker, R., Velji, K., & Andreoli, A. (2010, January). Using SBAR to improve communication in interprofessional rehabilitation teams . . . Situation-background-assessment-recommendation. *Journal of Interprofessional Care, 24*(1), 111 - 114.

Boudreau, J., Cassell, E., & Fuks, A. (2009, January). Preparing medical students to become attentive listeners. *Medical Teacher, 31*(1), 22 - 29.

Broman, J. (2009, August). Leadership skills. Hear me out: Active listening is one of the hardest—& most crucial - skills for chief officers. *FireRescue Magazine, 27*(8), 90.

Clinical rounds. Communication: Talking the talk to improve your skills. (2009, December). *Nursing, 39*(12), 22 - 23.

Davies, C., & Lunn, K. (2009, May). The patient's role in the assessment of students' communication skills. *Nurse Education Today, 29*(4), 405 - 412.

Doran, D. (2009, April). The emerging role of PDAs in information use and clinical decision making. *Evidence-Based Nursing, 12*(2), 35 - 38.

Duff, E., Firth, M., Barr, K., & Fox, A. (2009, February). A follow-up study of oncology nurses after communications skills training. *Cancer Nursing Practice, 8*(1), 27 - 31.

Fleischer, S., Berg, A., Zimmermann, M., Wüste, K., & Behrens, J. (2009, October). Nurse-patient interaction and communication: A systematic literature review. *Journal of Public Health (09431853), 17*(5), 339 - 353.

Gullberg, M., & Kita, S. (2009, December). Attention to speech-accompanying gestures: Eye movements and information uptake. *Journal of Nonverbal Behavior, 33*(4), 251 - 277.

Jasmine, T. (2009, January - March). The use of effective therapeutic communication skills in nursing practice. *Singapore Nursing Journal, 36*(1), 35.

Michelman, B. (2009). Effective communication: the key to career success and great leadership. *Journal of Healthcare Protection Management, 25*(1), 9 - 13.

Nickitas, D., Nokes, K., Caroselli, C., Mahon, P., Colucci, D., & Lester, R. (2010, January - February). Increasing nursing student communication skills through electronic health record system documentation. *CIN: Computers, Informatics, Nursing, 28*(1), 7 - 11.

Rosenblatt, C., & Davis, M. (2009, June). Effective communication techniques for nurse managers. *Nursing Management, 40*(6), 52 - 54.

Sandhu, H., Dale, J., Stallard, N., Crouch, R., & Glucksman, E. (2009, June). Emergency nurse practitioners and doctors consulting with patients in an emergency department: A comparison of communication skills and satisfaction. *Emergency Medicine Journal, 26*(6), 400 - 404.

Suzuki, E., Saito, M., Tagaya, A., Mihara, R., Maruyama, A., Azuma, T., et al. (2009, December). Relationship between assertiveness and burnout among nurse managers. *Japan Journal of Nursing Science, 6*(2), 71 - 81.

Thomas, C., Bertram, E., & Johnson, D. (2009, July - August). The SBAR communication technique: Teaching nursing students professional communication skills. *Nurse Educator, 34*(4), 176 - 180.

Chapter 20

위임

Delegation

위임이란 다른 사람에게 당신의 권한을 맡기는 것이 가장 우선이다.

- Raphael M. Barishansky

가장 기본적으로, 위임이란 어떤 것을 수행하기 위해 한 사람에게 권한을 주는 것이다.

- Susanne A. Quallich

학습목표

- 효과적인 위임 가능성을 높이기 위한 구체적인 전략을 이해한다.
- 위임이 전문직 간호수행에 있어 습득해야 할 필수적인 기술임을 인지한다.
- 대리직권 상황에서 우선순위를 정하고, 적절한 구성원에게 업무를 위임한다.
- 위임 가능한 것과 위임 불가능한 업무를 구별한다.
- 위임부족, 위임과다, 부적절한 위임을 구별하고, 일반적인 위임오류를 극복하기 위한 전략을 이해한다.
- 위임업무를 완수하기 위해 적절한 정보와 권한이 필요함을 인식한다.
- 안전한 위임을 위해 업무위임 시 고려해야 할 요소를 인지한다.
- 간호보조인력과 무면허 보조인력의 활용이 증가함에 따라 위임자로서 간호사의 역할이 어떻게 변화되었는지 확인한다.
- 주정부 간호협회 국가위원회(NCBSN)나 주정부 간호협회(SBN)가 개발한 규정에 따라 무면허인력에게 업무를 위임하는 것이 주어진 상황에서 적절한지 결정한다.
- 부하직원이 위임을 거부하는 경우를 줄이기 위해 사용가능한 리더십 전략을 이해한다.
- 다문화 직원에게 위임업무를 배정할 때 고려해야 할 문화적 현상을 이해한다.
- 업무 위임 시, 감독의 책임을 줄이기 위해 취해야 할 관리자의 행동지침을 이해한다.

위임의 범위와 업무가 지난 20년간 현저하게 변화되긴 했으나, 위임은 간호 영역에서 오랫동안 행해진 역할이다. 간단히 말해서, 위임이란 다른 사람을 통해 업무수행을 하거나 조직의 목적을 달성하기 위해 한 사람이나 여러 사람에게 업무 수행을 지시하는 것이다.

위임, 감독, 임무 등에 대한 좀 더 자세한 정의는 주정부 간호협회 국가위원회(National Council of State Boards of Nursing, NCBSN)와 미국간호협회(American Nurses Associan, ANA)에 의해 내려졌는데, 이는 보건의료 분야에서 환자간호에 참여하는 무면허 직원과 훈련을 거치지 않은 직원의 숫자가 증가하면서, 현대 사회에서 위임이 복잡해졌기 때문이다. 역사적으로 미국간호협회와 주정부 간호협회 국가위원회는 위임에 대해 각각 다르게 정의하는데, 미국간호협회는 '한 사람의 업무수행 책임을 다른 사람에게 일임하는 것'으로 정의하였다. 이에 반해 주정부 간호협회 국가위원회는 '선택적 상황에서 선택적 간호업무의 수행 권한을 다른 유능한 개인에게 일임하는 것'으로 정의하였다(Huston, 2010). 두 단체는 간호사들이 위임을 안전하고 효과적으로 활용하도록 지지하기 위해 "위임에 관한 공동지침서"를 발표하였다(Does Your Staff Understand Delegation, 2009). 또한 두 단체는 '위임은 숙달되도록 배우고 연습해야 하는 기술'이라고 제언하였다.

전문가들 역시, 관리자(일선관리자, 중간관리자, 최고관리자)들이 많은 업무를 수행하기 위해서는 개인의 노력뿐 아니라 부하직원의 도움도 있어야 하기 때문에 위임은 관리과정의 필수 요소라는 데 의견을 같이하였다. Barishansky(2009)는 위임의 목적은 '누군가에게 업무를 효율적이고 효과적으로 맡기는 데 있다'라고 제언한다. 대부분의 경우, 한 사람이 수행해야 할 업무는 다양하다. 이런 경우 위임은 생산성과 동의어로, 선택이 아니라 필수이다.

업무를 위임하는 데는 많은 이유가 있다. 관리자는 보다 복잡한 일이나 보다 전문적 수준을 요구하는 일을 자유롭게 수행하기 위해서, 일상적인 업무수행 준비가 되어 있거나, 보다 나은 전문성을 가지고 있거나, 문제해결능력을 가지고 있는 직원에게 업무를 위임하게 된다. 위임은 부하직원이 업무를 더 배우도록 기회를 '확장'시키는 계기가 될 수 있다. 부하직원에게 위임의 책임감이 주어지지 않을 경우, 업무는 따분하고 비생산적이고 비효과적이 될 수 있다. 따라서 리더는 업무를 위임함으로써 부하직원의 개인적 · 전문적 개발에 공헌하게 된다. 리더십의 역할과 관리자의 역할은 보기 20-1에 나타나 있다.

효과적으로 위임하기

Veres(2010, para 2)는 "실제로 위임은 쉬운 일이 아니다. 위임은 당신이 중요하다고 믿는 과업을 다른 누군가가 수행할 수 있도록 그 사람에 대한 엄청난 신뢰와 믿음의 도약을 요구하는 일이다. 이는 또한 특정 과업을 어떻게 수행해야 하는지 설명하고, 그 사람을 훈련시킨 후 사후 점검하는 노력이 있어야 한다."라고 주장하였다. 하지만 위임은 관리자의 생산성과 효율성에도 절대적으로 중대한 것이다. 다음과 같은 전략은 성공적이고 효과적인 위임의 가능성을 높일 것이다(보기 20-2).

보기 20-1 위임과 관련된 리더십 역할 및 관리 기능

리더십 역할

1. 부하직원에게 업무를 위임할 때, 역할모델, 지지자, 재원 조달자로서의 역할을 수행한다.
2. 부하직원들에게의 위임이 시간관리 전략과 팀 구축 방안으로 활용되도록 독려한다.
3. 부하직원들이 위임을 적절히 활용하고 인식하도록 돕는다.
4. 위임 시 분명하고 정확하게 의사소통한다.
5. 위임 업무수행을 가장 적절하게 할 사람을 결정하는 최소기준으로 환자안전을 유지한다.
6. 간호행동지침서 개발을 위해 적극적이고 정보력 있는 참여자가 된다.
7. 다른 문화적 배경을 가진 직원에게 위임하는 경우 영향을 주는 문화적 상황을 배려한다.
8. 직원들이 새로운 기술을 성공적으로 배우도록 위임을 확대한다.

관리 기능

1. 전 직원에게 해당 업무의 지시와 범위에 관한 지침서를 만들어 제공하고, 이 지침은 환자안전을 보장하기 위해 국가와 전문분야를 망라하여 제시한 간호법(Nurse Practice Act, NPA)을 준수한다.
2. 부하직원 감독 시 해당하는 법적 책임에 관하여 잘 인지한다.
3. 위임하는 부하직원의 능력과 동기여부를 정확하게 판단한다.
4. 위임 업무 완수에 필요한 권한도 적절히 위임한다.
5. 모든 위임 업무를 주기적으로 검토하는 체계를 개발하고 구축한다.
6. 위임 업무 성취 시, 인정하고 보상한다.

보기 20-2 성공적인 위임을 위한 전략

- 미리 계획하기
- 위임 업무 완수에 필요한 기술과 교육 수준 확인하기
- 능력 있는 직원 선별하기
- 목표를 정확하게 전달하기
- 권한 위임하기
- 마감기한을 정하고, 점검하기
- 역할모델을 보이고, 지침 제공하기
- 성과 평가하기
- 성취 보상하기

미리 계획하기

완수할 업무가 있을 때 미리 계획한다. 업무가 많아지기 전에 위임할 과제를 항상 준비한다. 또한 위임 전에 상황을 항상 조심스럽게 평가하고, 원하는 결과의 윤곽을 분명히 그려본다.

필요한 기술과 교육수준 확인하기

업무 성취에 필요한 기술이나 교육수준을 확인한다. 또 면허간호사(Registered Nurse, RN)의 업무범위 등에 대한 법적 규정들을 확인할 필요도 있다. 일반적으로 위임을 계획할 때 고려해야 할 요소들은 다음과 같다.

- 위임에 관한 해당 주의 간호법 정의
- 위임될 수 없는 사항
- 일상적으로 위임될 수 없는 사항
- 위임할 수 있는 업무에 관한 지침
- 전문간호 행위에 관한 내용
- 업무 완수에 필요한 감독의 범위
- 위임의 위험성을 낮추는 방안
- 부적절한 위임에 관한 경고
- 면허간호사(RN)에게만 한정된 업무인지 확인

또한 관리자는 조직에서 직원 개인의 자격요건에 따라 어떤 업무를 위임할 수 있을지 잘 알고 있어야 하는데, 이는 각각의 경우 일반적인 법적 규정에 따른 제약보다 그 범위가 더 제한적일 수 있기 때문이다.

능력 있는 직원 선별하기

직원의 능력과 주어진 시간에 따라 어떤 업무가 완수될지를 파악한다. Barishansky (2009)는 가장 능력있고 경험 많은 직원에게만 업무를 위임할 필요는 없다고 주장하는데, 대부분의 직원이 더 배우고 발전할 기회를 원하기 때문이다. Kasianiuk(2009)가 제시한 위임할 직원을 결정하는 가장 중요한 세 가지 기준은 직원의 적극성(initiative), 관심(interest), 창의력(imagination)이다. 피위임자는 그 위임과업이 중요하다고 여기는 사람이어야 한다.

하지만 이것이 반드시 기술과 경험이 필요하다는 뜻은 아니다. 관리자는 과제를 위임할 때, 해당 직원이 그 일을 해낼 수 있을지 반드시 질문해야 하고, 본인의 직관력이 타당성 있는 것인지 직접 관찰해 보아야 한다.

위임의 목적을 정확하게 전달하기

Kasianiuk(2009, para 4)는 '피위임자에게 위임의 목적과 위임에 따른 책임을 정확히 전달해야 한다.'라고 주장한다. 이는 과제를 위임받는 사람이 어떤 한계와 자격이 있는지 확인하는 일도 포함된다.

권한 위임하기

권한 위임 시에는 과업 달성에 필요한 권한과 책임도 함께 위임한다. 창의적이고 생산적인 직원에게 계획을 구상하고 발전시킬 수 있는 자원과 권한이 없는 일보다 더 좌절되는 것은 없다. Wu(2009)는 "위임 받는 직원에게 적절한 의사결정 권한이 주어질 때, 결과에 대한 책임감을 느껴서, 개인적 노력과 전문성을 다하여 과업 달성을 위해 최선의 노력을 한다."라고 하였다.

업무 위임은 책무를 나누는 것이다.

마감기한 정하기/모니터링하기

비공식적이라도 정기적인 회의를 통하여 위임 업무가 어떻게 완수될지 기한을 정하여 모니터링한다. 이러한 회의를 통해 위임자는 진행상황을 점검하여 피위임자의 의문점에 답하고, 잘못된 점은 바로잡아주며 도움을 주어야 한다. Barnett(2009)은 SMART 접근법을 제안하였는데, 이는 위임은 특별한 과업 내용을 알리고(S=Specific), 측정가능하고(M=Measurable), 실현가능하고(A=Achievable), 현실적이고(R=Realistic), 마감 기일(T=Time-Bound)을 포함하여 전달하고, 위임받은 직원과 함께 위임의 기대결과, 마감일, 성공여부의 측정방법 등을 도출하도록 제안하였다. 이러한 과정은 피위임자나 관리자보다 위임 업무가 더 중요함을 강조하는 것으로, 위임자나 피위임자 모두 과업 달성과 책임 완수를 하도록 해준다. 과제의 최종 책임은 위임자에게 있지만 피위임자도 위임받은 과업을 완수할 책임이 있다.

역할모델 보이기/지침 제공하기

관리자는 업무를 위임받는 직원에게 확신과 용기를 북돋워주어야 한다. 만일, 피위임자가 과업을 수행하는 데 어려움을 겪는다면 관리자는 그에게 역할모델이 되어주고, 해결방안을 찾을 수 있는 자원이 되어 주어야 한다. 관리자는 피위임자의 사기를 북돋워주고, 문제해결을 위한 시도를 격려하고, 업무에 관한 질문에 항상 답변할 준비가 되어 있어야 하며, 어떤 성과를 도출해야 하는지 분명하게 제시해 주어야 한다.

위임된 업무는 어떻게 해야 가장 잘 완수할 수 있을지 지침을 적절히 제공해 주어야 하는데, 이는 때론 어려운 일이다. 어떤 결과를 원하는지 분명하게 제시하는 것 못지않게 피위임자에게 피드백을 주고 과업의 완수를 위해 필요한 적절한 자율성도 함께 제공하는 것이 중요하다.

위임하는 업무에 대한 책임은 관리자에게 있다는 사실을 유념해야 하는데, 그렇지 않을 경우 위임 업무가 완수되지 못했을 때, 부하직원이 실패했다는 느낌으로 사기가 저하되기 때문이다. 관리자가 문제해결을 위해 다양한 노력을 하지 않고 위임했던 일을 본인이 다시 하게 된다면, 위임이 아무 의미가 없게 된다. 하지만 관리자는 다른 직원에게 이전에 수행하던 업무를 위임함으로써 새로운 업무를 할 수 있게 된다.

성과 평가하기

위임된 업무가 완수되면, 피위임자의 수행에 대한 긍정적인 면과 부정적인 면을 모두 포함하여 수행을 평가한다. 위임받은 직원에게도 위임 과업의 수행과정에서 어떤 점을 달리하면 좋을지에 관해 묻고 의견을 청취한다. 이러한 성찰이 서로 간의 신뢰를 돈독하게 하고, 위임자와 부하직원과의 건설적 관계 형성에 도움이 된다.

성취 보상하기

과업을 성공적으로 마쳤을 때, 적절하고 확실한 보상을 한다. 현대 사회의 리더는 같은 팀원들의 성공에 의해 결정되는 경우가 많다. 그러므로 팀원들을 더 많이 인정할 때, 리더는 더 많은 인정을 받게 될 것이다.

훌륭한 리더는 과업을 완수한 부하직원을 인정해주고, 그들의 성취가 빛나도록 한다.

위임의 오류 유형

위임이란 관리자가 습득해야 하는 중요한 리더십 기술이다. 관리자들이 업무 위임과 관련하여 저지르는 흔한 오류에는 위임부족, 위임과다, 부적절한 위임이 있다(보기 20-3).

위임부족

위임부족(underdelegation)은 흔히 관리자가 자신의 업무수행 능력이 부족하기 때문에 위임한다는 잘못된 생각에서 비롯된다. 그러나 위임은 관리자의 통제권이나 권위, 권력을 제한하는 것이 아니다. 오히려 위임은 성취하는 업무량을 증가시킴으로써 관리자의 영향력과 능력을 확장시킬 수 있다. 사실 위임은 '힘 돋우기'라고 할 수 있는데 이는 위임을 하는 사람이나 받는 사람 모두에게 해당된다. Swinton(2009)은 '여러 직원들이 업무를 수행

보기 20-3 위임의 오류 유형

- 위임부족
- 위임과다
- 부적절한 위임

학습과제 20-1

위임의 어려움

부하직원에게 업무 위임이 어려운가? 만일 그렇다면 왜일까? 당신은 과소위임을 하는가? 과다위임을 하는가? 아니면 부적절하게 위임하는가? 지난 번 위임한 일을 반추하라. 그 위임은 성공적이었는가? 위임의 오류를 줄이기 위해 어떤 안전장치를 하였는가?

위임은 관리자의 업무 향상을 위해 필요한 고급 기술이다. 관리자들은 위임을 현명하게 수행하는 데 원숙함과 자신감을 얻게 되고 본인의 영향력과 권력을 조직 내 · 외로 넓혀간다. 부하직원은 자존감을 얻고, 그 일을 수행하는 데 주어지는 권한과 책임에서 오는 만족이 높아지고, 조직은 목표를 달성하기 위한 다음 단계로 올라간다.

하는 방법이나 기준이 다르기는 하나, 리더가 모든 것을 스스로가 해야 한다고 믿는다면 스스로를 실패하는 길로 가도록 하는 처사'라고 제언한다. 다시 말해서, 리더는 상호작용하는 세상을 받아들이고 업무를 수행하는 책임을 공유하도록 해야 한다.

위임부족의 또 다른 이유는 관리자가 부하직원에 대한 신뢰 부족으로 스스로 모든 일을 완수하고자 하는 욕구 때문이다. 관리자는 업무 수행에 있어 경험이 필요하다고 믿거나 스스로가 어느 누구보다도 업무 수행을 빠르게 더 잘 할 수 있다고 믿기 때문이다. 다른 직원이 그 일을 잘 할 수 있도록 훈련시키는 데 시간을 투자하는 것은 가까운 미래에 열 배로 내게 돌아올 수 있다는 것을 기억하는 것이 중요하다. 위임은 생산성을 증가시킬 뿐만 아니라 부하직원으로 하여금 성취감을 맛볼 수 있는 기회를 제공할 수 있다.

위임할 수 있는 권리와 피위임자에게 위임된 과업을 성공적으로 완수한 것에 대해 공식적인 보상을 제공하는 것은 관리자의 역할이자 합법적인 권한이다.

관리자들은 업무 자체의 경험이 부족하거나 다른 사람들에게 위임해 본 경험이 부족한 이유로 위임을 적게 한다. 또한 일부 관리자들은 지나치게 통제하려 하고, 지나치게 완벽하려 하기 때문에 위임을 하지 않는다. 완벽함만을 추구하는 관리자는 부하직원이 발전할 수 있는 기회를 제공하는 데 있어 제약적이 되고, 위임한 업무를 다시 하는 데 시간을 낭비하게 된다.

또한 어떤 관리자는 필요한 도움을 받으려 하지 않기 때문에 위임을 적게 한다. 위임하는 가장 좋은 상황이란, 업무에 완전히 압도당하기 전에 위임하는 것이다(Huston,

2009). 대체로 우선순위를 재정비해야 할 어려운 상황에서 어렵고 복잡한 일이 생길 것을 예견하게 된다. 예를 들면, 퇴근시간이 임박할 때까지 꼭 수행해야 할 일을 위임하지 않고 있다가 뒤늦게 부하직원에게 이 일을 위임하는 것은 당신의 업무를 위임받는 부하직원에게 공평하지 않은 일이다(Huston, 2009).

마지막으로, 임상간호사에서 막 관리자가 된 신임관리자들이 자신들의 역할을 수용하지 못하여 위임을 못하는 경우이다. 이 경우, 이전에 관리자의 역할보다는 임상경험의 권위자로서 칭찬을 받아왔기 때문이다. 위임의 위계 질서적인 책임을 이해하고 받아들이게 되면, 더 생산적이 되고 직원들과의 관계도 더욱 긍정적으로 변한다.

위임과다

위임과다(overdelegation)는 위임부족과 정반대로 부하직원에게 부담을 주게 된다. 어떤 관리자들은 시간적인 여유가 없어서 지나치게 많은 위임을 하기도 한다. 또 다른 관리자들은 업무를 완수할 능력 면에 자신이 없어 위임과다를 하기도 한다.

관리자는 부하직원들의 업무량과 제약에 관한 전반에 세심해야 한다. 직원은 위임된 업무를 거절할 권리가 항상 있다. 섬기는 리더는 위임을 받는 부하직원이 그 일을 원하는지, 도와줄 시간은 있는지 항상 묻고 일을 맡기며, 리더의 요구사항이 직원의 요구사항보다 더 중요하다고 생각하지 않아야 한다. 특히, 능력이 뛰어난 부하직원에게 업무가 과다하게 위임되지 않도록 조심해야 하는데, 이는 부하직원을 과중한 업무로 지치게 하여 생산성을 감소시킬 수 있기 때문이다.

부적절한 위임

부적절한 위임(improper delegation)은 적절하지 않은 때, 적절하지 않은 사람에게, 혹은 부당한 이유로 위임되는 경우를 말한다. 또한 위임 받을 사람의 능력에 맞지 않게 직무와 책임을 위임하는 것과 관리자가 해야 할 일을 위임하는 경우도 포함된다.

적절한 정보제공 없이 의사결정을 위임하는 것 또한 부적절한 위임의 예이다. 만약 관리자가 만족스러운 정도 이상의 성과를 원한다면, 위임할 때 이를 명확히 말해야 한다. 위임되는 모든 일이 최고의 성과를 얻을 것이라는 기대를 해서는 안 된다. 주정부 간호협회 국가위원회에서 제시하는 **보기 20-4**의 '올바른 위임의 5가지 조건'을 준수한다면, 위임 시 거의 모든 오류는 피할 수 있을 것이다.

전문직 간호에서의 위임

간호전달모델(care delivery model)의 구축으로, 간호사들은 각기 다른 자격의 직원들에게 업무를 할당하고 감독해야 하는 임무가 증가하였다. 오늘날 보건의료기관에서 행해지

보기 20-4 올바른 위임의 5가지 조건

- **적합한 과제:** 특정 환자에 대한 위임 업무도 그 중의 하나임
- **적합한 환경:** 적절한 환자 상태, 사용가능한 자원과 기타 관련 요소의 고려
- **적임자:** 과업 수행에 적합한 적임자에게 적절한 과제를 위임
- **적절한 지시와 의사소통:** 과업의 목적, 범위, 기대를 포함하여 명확하고 간결한 설명
- **적절한 감독:** 필요에 따라 적절한 모니터링, 평가, 중재, 피드백

출처: National Council of State Boards of Nursing [NCSBN]. (2010). Delegation. Retrieved March 1, 2010, from https://www.ncsbn.org/323.htm.

는 많은 위임이 안전하지 않은 결과를 초래한다고는 볼 수 없지만, 조직은 그에 따른 적절한 조치를 취해야 한다. Huston(2010)은 이에 대해 다음과 같이 제언하였다. (a) 의료기관은 간호사가 보건의료계의 리더로서 인정받는 구조를 분명하게 정의할 것, (b) 역할과 책임 등을 구체적으로 명시할 것, (c) 직원들이 학습해야 할 역할과 책임 등에 관한 교육 프로그램을 개발할 것, (d) 리더십과 위임을 육성하기 위한 적절한 프로그램을 개발할 것.

상사나 위임자의 역할을 하는 간호사들은 이러한 리더십 업무를 준비해야 하는데, 인사 관리 감독과 위임 원칙 등에 관한 지침서가 그 중의 하나이다. 위임 원칙과 역할 구별 등에 관한 교육 프로그램을 여러 차례 교육하는 것이 일관성 있고 적절한 역할을 위임하는 데 자신감을 갖도록 해준다. 대부분의 경우 환자간호를 잘 하는 간호사가 적절한 위임자가 될 준비가 갖추어져 있는 것은 아니기 때문이다. Alcorn과 Topping(2009)의 연구에 의하면 면허 간호사들이 위임 원칙에 관해 교육을 받은 경우, 위임자로서의 역할을 편안하게 수행했을 뿐 아니라, 면허가 없는 직원들이 환자를 돌보는 일을 더 잘 수행할 수 있도록 도와주었다(**근거 조사 20-1**).

근거 조사 20-1

출처: Alcorn, J., & Topping, E. A. (2009, June 24). Registered nurses' attitudes towards the role of the healthcare assistant. Nursing Standard, 23(42), 39-45.

이 연구는 영국의 급성기 병원 내과병동에 근무하는 면허 간호사(registered nurse, RN)들이 간호보조인력(healthcare assistants, HCA)에 대한 책임감과 관련하여, 권한 위임, 개발, 책임에 관련된 것이다. 이 조사는 편의 표본으로 선정된 219명의 면허 간호사를 대상으로 실시하였다. 면허 간호사 148명이 질문지를 작성하여 제출하였고, 68%의 응답률을 보였다.

조사 결과, 대부분의 면허 간호사들이 위임 업무에 있어 책임의식이 있었으며, 그들의 역할과 HCA의 역할을 구분할 수 있다고 보여주었다. 실제로, 면허 간호사의 98%가 환자간호 업무를 HCA에게 위임했을 때 책임을 느낀다는데 동의하였다. 또한, 면허 간호사들은 HCA들이 정식 등록으로 규제되어야 하며, 그들 각자의 행동에 책임을 져야한다고 믿고 있었다. 대부분의 간호사들은 HCA 개발 투자로 환자간호는 향상되었지만, 면허 간호사들이 권한을 위임하거나 이들을 감독하기 위한 준비를 갖추도록 적합한 기술 개발에 착수해야 한다고 믿었다.

면허 간호사가 직접 간호제공자로서 잘 훈련받았을지라도, 위임자의 역할을 수행할 적절한 준비가 되어있는 것은 아니다.

더불어 간호대학과 보건의료조직은 전문직 간호사들이 위임자의 역할을 잘 수행하기 위한 준비를 해줄 필요가 있다. 여기에는 각 지역에서 간호사의 실무범위를 규정하는 간호법에 대한 교육, 적절한 사람에게 적절한 시기에 적절한 이유로 업무를 위임하는 기본 원칙, 그리고 부적절하고 안전하지 않은 위임에 대해서는 어떠한 조치를 취해야 하는지 등을 포함한다.

학습과제 20-2

간호사들의 위임에 대해 평가하기

당신이 근무하는 기관의 간호사를 대상으로 비공식적인 설문조사를 하거나 임상 실습을 해본다. 간호사들은 위임 원칙에 관하여 어느 정도의 정규 교육을 받았는가? 간호사들이 권한 위임을 누구에게 할지 결정하는 데 어느 정도의 편안함을 느끼는가? 당신은 보건의료직의 다른 직원에게 권한을 위임할 때 어느 정도의 편안함을 느끼는가?

무면허 보조인력에게 위임하기

증가하는 보건의료비를 억제하기 위한 노력으로 많은 보건의료 제공자들은 1990년대에 면허 간호사 자리를 없애거나 무면허 보조인력(UAP)이나 간호보조인력(NAP)으로 대체하였다. 2007년에 미국간호사협회는 무면허 보조인력(UAP)이라는 용어를 사용하지 못하도록 하고, 대신 간호보조인력(NAP)으로 부르도록 하여, 이들이 다양한 방법으로 공식적인 면허를 받도록 제안하였다. 이 두 용어는 모두 간호 분야에만 국한된 것은 아니고, 보살펴 주는 인력, 간호 보조, 병원의 잡역부, 조수, 기사 등을 포함한 것이다(Huston, 2010).

현재 급성기 의료기관과 장기요양시설에서 근무하는 거의 모든 간호사들은 간호 수행 과정에서 간호보조인력의 배치와 위임, 관리 · 감독에 관한 일을 하고 있다. 급성기 의료기관에서 간호보조인력의 활용 시 주요 논쟁은 비용이다(비록 전문간호인력의 부족이 기여 요인이긴 하지만). 간호보조인력은 낮은 비용으로 사용할 수 있으며, 교육 수준이 낮은 인력도 할 수 있는 비전문간호 업무를 간호사를 대신하여 수행한다.

그러나 이처럼 간호보조인력에게 위임하고 감독하는 역할은 간호사의 책임 영역을 증가시키는 것이다. Swinton(2009)은 "위임한 업무가 잘못되면 결국 위임자의 책임이기 때문에 위임자가 업무의 위임을 결정하기 전에 실패 위험을 평가하고, 어떠한 위험도 적절히 관리해야 한다"고 말한다.

간호사들은 그들이 관리하는 도중 발생하는 모든 과실 행위에 대해 자동적으로 책임이 있는 것은 아니지만, 부하직원의 과실이 자신의 감독 태만에 있다면 책임을 질 수 있다.

이러한 책임은 관리자가 환자의 요구를 안전하게 부하직원에게 위임하거나 관리가 필요한 부하직원을 면밀히 관찰하지 못한 데서 비롯한다. 위임하는 간호사는 업무를 위임받게 될 직원의 능력을 잘 알고 있어야 한다. 관리의 책임은 제5장에서 자세하게 다루고 있다.

간호보조인력의 업무 배정에서, 간호사는 각 인력의 직무 기술, 기반 지식, 그리고 입증된 능력을 파악해야 한다.

1987년에 간호보조인력의 교육과 자격 취득(최소 75시간 이상의 이론과 실습 교육을 이수하고, 두 영역의 시험을 모두 통과할 때 자격증이 주어짐)을 위한 총괄예산조정법(Omnibus Budget Reconciliation Act)이 제정되었음에도 불구하고, 연방 정부나 주 단위에서는 이들 간호보조인력의 교육 프로그램에 대한 구체적인 표준을 수립하지 않았다는 것을 간호사들이 인지해야 한다(Huston, 2010). 노인요양원이나 전문 노인요양시설들이 인가를 받기 위해서는 간호보조인력을 활용하고 교육시키기 위한 표준과 지침을 마련하도록 요구받고 있으나, 주 경계와 관할권을 넘은 급성기 의료기관들이 간호보조인력을 활용하는 데는 이러한 교육 표준이나 지침을 요구받지 않고 있다.

간호보조인력은 '행위의 범위를 초과하는 것'에 대해 잃을 면허증이 없고, 국가적으로도 간호보조인력의 행위 범위를 제한하는 표준이 마련되어 있지 않다.

모든 간호보조인력이 요청받은 역할에 대해 교육받지 않았거나 준비되지 않았다는 뜻은 아니다. 사실 간호보조인력의 교육 수준은 고졸 이하부터 석사, 박사 학위까지 다양하다. 따라서 간호사는 간호보조인력에게 업무를 위임하기 전에, 각각의 간호보조인력이 보유하고 있는 능력과 지식을 파악하고, 위임업무를 실패했을 경우 자신에게 돌아올 책임의 위험성을 신중히 판단해야 한다(Huston, 2010).

유감스럽게도 많은 기관들은 간호보조인력의 명확한 업무 범위를 명시하는 직무기술서가 없다. 어떤 의료기관은 간호보조인력의 업무를 비간호직 업무로 제한하는 반면, 어떤 의료기관은 면허를 받은 간호사가 전통적으로 하는 업무를 대신 수행한다. 어떤 간호보조인력은 보건의료에 대한 배경 지식이 미미하고, 기초적인 교육만 받은 경우도 있다. 그러나 이들이 도관 삽입, 심전도 측정, 기관절개관 흡인, 무균 드레싱 교체 등 전통적인 간호 업무를 수행하고 있다. 환자들이 지나치게 불안해하는 것을 방지하기 위해 몇몇 의료기관은 직책을 나타내는 이름표를 달지 못하게 한다(Huston, 2010).

일부 기관에서는 전문간호협회나 주정부 간호협회에서 주장하는 것보다 이러한 업무 규정에 대해 광범위하게 해석하여 간호보조인력에게 폭넓은 업무범위를 허락한다. 몇몇 주에서는 미국간호협회나 주정부 간호협회 국가위원회에서 정하는 위임, 감독, 업무할당 규정을 따른다. 그러나 대부분의 주에서는 급성기 병원에 고용된 간호보조인력을 위한 획일화된 교육기준을 보고하지 않는 실정이다(Huston, 2010).

일부 주정부 간호협회는 간호보조인력을 위한 업무범위를 명확히 규정하려는 노력의 일환으로 간호보조인력의 업무 목록을 발행하였다. 간호보조인력의 교육이 간호보조인력의 독자적인 간호활동을 유도하려는 것은 아니다. 이 업무 목록은 간호사의 위임이 필요 없이, 간호보조인력이 수행할 수 있는 간호 활동의 목록이다. 하지만 환자 상태가 달라지면 어떤 일이 벌어지겠는가? 75시간의 짧은 교육을 받은 간호보조인력이 환자의 상태변화를 인지하고, 면허 간호사에게 알릴 만큼 기민하게 행동할 수 있겠는가?

1990년대 후반에 주정부 간호협회 국가위원회는 업무의 위임 여부를 결정할 때 사용하는 점진적 분석을 포함한 '위임에 대한 의사결정도'를 개발하였다. 많은 주정부 간호협회도 웹사이트에 나와 있는 '위임에 대한 의사결정도'를 참고하였다. 켄터키 주의 간호협회는 무면허 직원에게 간호업무를 위임할 때, 간호사에게 지침이 되는 '위임에 대한 의사결정도'를 활용할 것을 권고하였다(**그림 20-1**).

주정부 간호협회 국가위원회와 주정부 간호협회가 만든 '의사결정도'는 면허 간호사가 무면허 간호보조인력에게 간호업무를 안전하게 위임할지 결정하는 데 지침이 된다.

간호사는 환자가 양질의 적절한 간호를 받도록 하는 데 궁극적인 책임이 있다는 것을 명심해야 한다. 다시 말해서, 간호보조인력이 목욕 보조, 활력징후 측정, 섭취량과 배설량의 측정 및 기록과 같은 보조적 간호업무를 수행하는 동안, 간호사는 그 정보를 분석하여 원하는 환자 결과를 성취할 수 있도록 진행되는지 간호과정을 통해 점검해야 한다. 그리고 면허 간호사만이 수행할 수 있는 공식적 권한을 가진 업무, 간호과정이나 특별한 기술이 필요한 활동, 전문 지식과 전문가의 판단을 요하는 업무는 절대 위임해서는 안 된다.

면허가 있는 간호사만 수행할 수 있는 업무를 간호보조인력에게 수행하도록 위임하는 경우 법적 책임은 간호사에게 있다.

간호보조인력의 활용 증가가 어떤 영향을 주는지에 관한 연구 결과는 아직 발표되지 않았다. 최근 많은 연구들은 간호사 수의 감소가 환자 결과의 질 저하와 직접적인 관련이 있다고 제언한다. 문헌에서 주목한 환자 결과의 질 저하를 살펴보면, 낙상발생률 증가, 병원감염률 증가, 투약오류의 증가 등이 있다(Huston, 2010).

분명 보건의료의 복잡성이 증가하고 환자의 중증도가 높아진 것을 고려해 볼 때, 직원채용의 분배에서 위반되어서는 안 되는 간호보조인력의 최대치가 있다. 그 수준이 결정될 때까지 간호사는 간호보조인력의 활용이 지속적으로 증가할 것이라고 예상할 수 있다. 환자 보호와 간호전문직의 면허 보호를 위해 면허 간호사는 간호보조인력의 업무범위 표준화와 관련된 국가적 노력 전반에 대한 정보와 간호보조인력에게 안전하게 위임할 수 있는 전문직 지침 등에 관한 최근 정보를 계속 찾아야 한다.

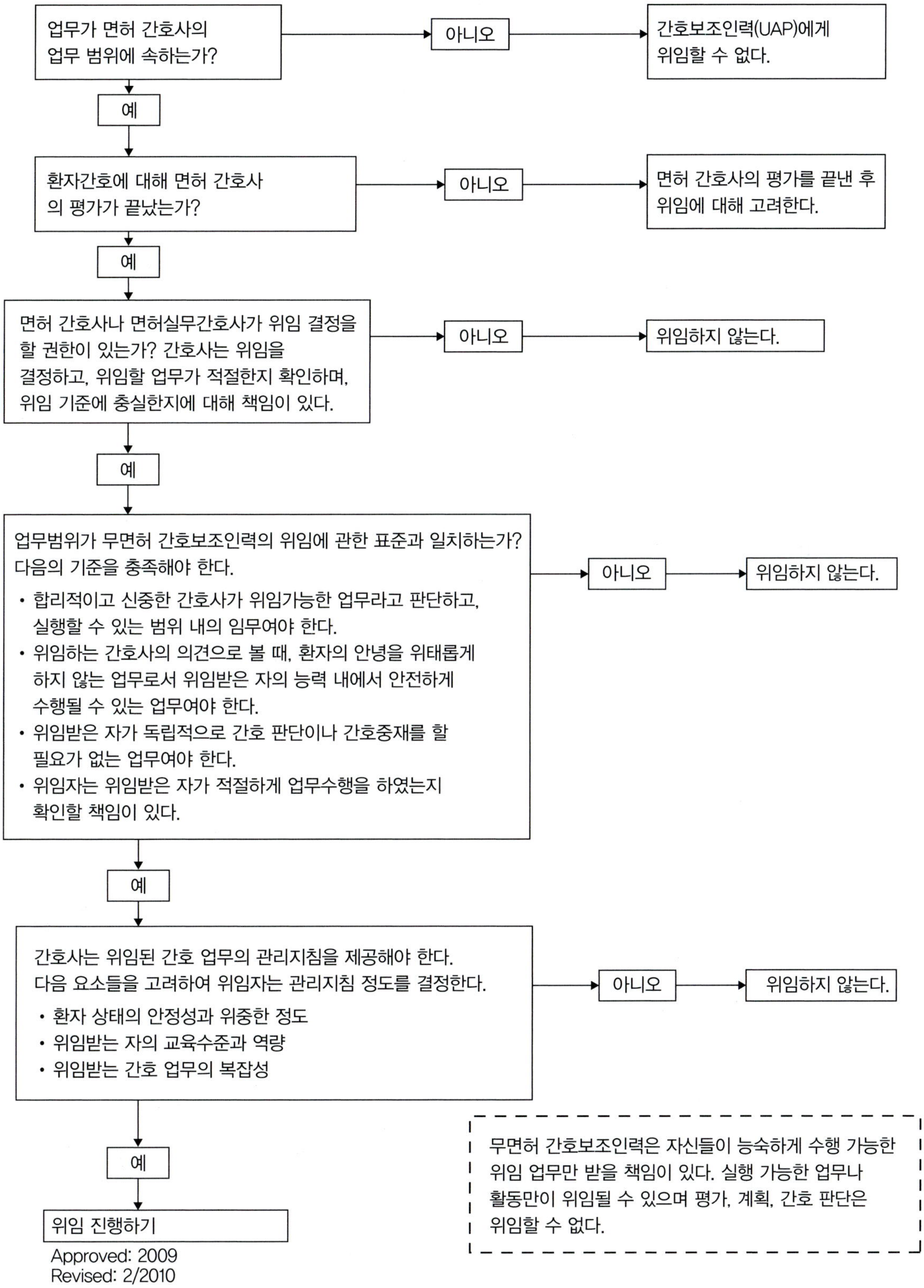

그림 20-1 무면허 간호보조인력에의 위임에 대한 의사결정도

위임에 대한 부하직원의 저항

저항은 위임에 대한 부하직원의 흔한 반응이다. 부하직원이 위임 업무를 저항하거나 거부하는 가장 흔한 이유 중의 하나는 위임자가 부하직원의 관점에서 보지 못하기 때문이다. 간호보조인력에게 배정되는 업무량은 대체로 육체적으로나 정신적으로 상당히 과중한 것이다. 게다가 이들은 한 명 이상의 상사로부터 강요받으므로 어느 것이 더 우선순위인지 빠르게 적응해야 한다. 만일 부하직원이 정말로 업무가 과다하다면, 추가 업무의 위임은 부적절하다. 이 경우 간호사는 본인이 업무를 직접 수행하거나 업무를 대신할 다른 사람을 찾아 위임하는 것을 재검토해야 한다.

리더-관리자는 피위임자의 관점에서 보려고 노력해야 한다.

어떤 부하직원은 단순히 자신이 위임받은 업무를 완수하지 못할 것이라고 생각하기 때문에 위임받는 것을 꺼려한다. 직원이 그 업무를 완수할 수 있음에도 자신감이 부족하다면, 민첩한 리더는 부하직원을 임파워시키고 자신감을 높여 주도록 해야 한다. 하지만 직원이 정말 실패할 가능성이 크다면, 위임의 적절성을 검토하여 그 직원의 능력에 적절한 업무를 위임해야 한다.

부하직원이 위임에 저항하는 또 다른 이유는 권위에 대한 내재적 저항이다. 어떤 부하직원은 단순히 '발만 담그고' 위임 업무를 완수하지 못했을 때, 어떤 결과가 초래될지 판단하게 된다. 이런 경우, 위임자는 필요 시 적절한 권한과 권력 차이를 유지하면서 그 직원에게서 기대하는 바와 분명한 업무 제시를 침착하고 확실한 어조로 지시해야 한다. 이는 위임자와 부하직원 간 조직정신을 주입시키기 위한 리더의 계속되는 도전이다.

마지막으로 위임에 대한 저항은 전문성에 있어 업무가 과다위임될 때 생긴다. 모든 부하직원이 위임 업무에 대해 창조성과 독립적 사고의 여지가 있다는 것을 믿게 할 필요가 있다. 이러한 인간의 본능이 충족되지 못하면, 위임 업무에 대한 책임과 의무를 다하지 못하는 냉담한 부하직원으로 만들게 된다. 간호보조인력에게 위임할 때, 간호사는 일상 업무와 지루한 업무를 좀 더 도전적인 보상 과제와 함께 혼합하려는 시도를 해야 한다. 또 다른 전략은 간호보조인력에게 일관성 있고 건설적인 피드백(긍정적이건 부정적이건)을 주어, 자기성장과 자긍심을 높이도록 해주는 것이다.

부하직원이 위임에 저항할 때, 위임자는 대립을 피하려고 위임 업무를 철회하고 자신이 직접 할 수도 있지만, 이는 결코 적절한 조치가 아니다. 대신 위임자는 왜 부하직원이 위임 업무를 수행하지 못하는지 알아내고, 이러한 제지 요소들을 없애려는 적절한 행동을 취해야 한다.

학습과제 20-3

위임저항 해결하기

당신은 환자 10명을 담당하는 팀의 리더이다. 이 팀에는 경험 있는 간호사와 간호조무사도 배정되었다. 오늘은 해야 할 일이 아주 많은 바쁜 날이다. 벌써 수차례 간호사가 환자 업무 처리는 뒷전으로 한 채, 휴게실에서 긴 휴식 시간을 가지며 안내 데스크에서 허물없이 수다를 떨고 있는 것을 발견했다. 그때마다 그녀에게 위임업무를 언제까지 하도록 명확하게 지시하였다. 몇 시간 후, 위임업무의 진행경과를 다시 확인했지만 끝나지 않은 상태였다. 그녀를 찾았으나 아무에게도 알리지 않고 점심식사를 하러 나간 것을 알게 되었다. 당신의 권위에 대한 그녀의 명백한 무시에 당신은 몹시 화가 났다.

과제

간호사가 위임 업무를 따르지 않는 이유는 무엇일까? 당신은 이 간호사를 어떻게 다룰 것인가? 그 행동의 근거가 되는 목표는 무엇인가? 근거를 들어 당신의 선택을 정당화한다.

다문화 팀에게 위임하기

직원과 환자의 다양성 증가는 위임에 영향을 준다. 위임의 어려움은 위임자와 피위임자의 문화적 다양함에서도 볼 수 있다. Giger and Davidhizar(2008)에 따르면, 문화적으로 다양한 배경에서 온 직원과 일할 때 고려해야 할 여섯 가지 문화적 현상이 있는데, 이는 의사소통, 공간, 사회 조직, 시간, 환경 조절, 생물학적 편차이다.

첫째, 문화적 현상인 의사소통(communication)은 직원의 문화적 다양성에 의해 상당한 영향을 받는데, 이는 방언 · 음량 · 접촉 · 말하기의 맥락 · 몸짓 · 자세 · 눈의 움직임과 같은 동작 하나하나가 어떻게 메시지를 보내고 받는지 영향을 주기 때문이다. 예를 들어, 위임 업무가 똑같이 중요하더라도 부드러운 어조로 전달하는 위임은 큰 목소리로 하는 것보다 덜 중요한 것처럼 인식될 수 있다. 마찬가지로, 관리자는 부드럽게 말하고 수동적인 행동을 더욱 중요하게 여기는 문화에서 자란 사람이 중요한 위임 업무를 수행하는 데 있어서 무능력하다고 부적절한 추측을 할 수도 있다.

둘째, 공간(space)은 위임에 영향을 미치는 두 번째 문화적 현상이다. 공간은 타인과 언어적으로나 비언어적으로 관계할 때 거리와 친밀감이 사용되는 기술을 말한다(Giger and Davidhizar, 2008). 따라서 위임자는 각 직원의 공간 개념을 이해하고, 이에 합당하게 행동하는 것이 중요하다. 만약 이러한 공간에 대한 필요성이 인지되지 않고 존중되지 않으면, 위임 업무를 적절하게 듣고 따를 가능성이 줄어들 것이다.

셋째, 사회 조직(social organization)은 한 개인의 인생에 있어 사회적 지지를 해주는 집단이나 부서의 중요성을 말한다. 많은 문화에서 가족은 가장 중요한 사회 조직이다. 어떤 문화에서는 가족에 대한 의무가 조직의 필요성보다 항상 우선한다. 어떤 문화에서는 이러한 가치 순위가 덜 명확하여, 직원이 위임 업무와 가족에 대한 의무 중 어디에 우선순위를 두어야 할지 많은 내적 갈등을 경험하기도 한다. 그러므로 위임자는 직원의 가치가

보기 20-5 다문화 팀에 위임 시 고려해야 할 문화적 현상

- 의사소통: 특히 방언, 음량, 접촉, 눈맞춤
- 공간: 문화마다 대인-관계적 공간은 다르다.
- 사회 조직: 일부 문화에서는 가족 단위가 가장 중요하다.
- 시간: 문화는 과거지향적, 현실지향적, 미래지향적인 경향이 있다.
- 환경 조절: 문화는 주로 내재적 또는 외재적 통제성을 지닌다.
- 생물학적 편차: 질병에 대한 민감성(예: 테이-색스병)과 생리학적 차이(예: 키, 피부색)

서로 다른 것을 깨닫고, 가족 단위에서 스트레스를 겪는 직원에게 과중한 업무를 위임하지 않도록 세심한 주의가 필요하다.

넷째, 시간(time)은 위임에 영향을 주는 문화적 현상이다. 문화적 집단은 과거지향적이거나, 현실지향적이거나, 미래지향적일 수 있다. 과거지향적 문화는 과거를 보존하고 전통을 유지하는 것에 관심을 갖는다. 현실지향적 문화는 현재의 상황을 유지하고 일상 활동에 중점을 둔다. 미래지향적 문화는 성취해야 할 목표와 문제에 대한 접근에 더욱 예지력을 가지려는 데 초점을 맞추고 있다. 예를 들어, 비록 리더-관리자가 새로운 통찰력을 가지려는 기회와 부하직원이 더 많은 기회를 갖도록 항상 기민해야 하지만, 전략 계획은 미래지향적 문화에서 온 직원에게 가장 잘 위임할 수 있다.

다섯째, 문화적 현상인 환경 조절(environmental control)은 환경을 조절하는 개인의 지각을 뜻한다(내적 통제성). 어떤 문화는 다른 문화보다 운명, 행운, 기회를 더 강하게 믿는 경향이 있는데, 이러한 경향이 위임 업무에 접근하고 수행하는 데 영향을 줄 수 있다. 내적 통제성을 가지고 있다고 믿는 사람은 의사결정에서 좀 더 창의적이고 자율적일 가능성이 높다.

마지막 현상인 생물학적 편차(biological variations)는 인종과 민족, 집단 간 질병에 대한 민감성과 생리학적 차이와 같은 생물 · 정신 · 사회적 차이를 말한다. 보기 20-5는 다문화 팀에 위임할 때, 고려할 사항을 요약한 것이다.

위임에서의 리더십 역할과 관리 기능의 통합

위임한 권리와 위임 업무를 성공적으로 수행했을 때, 공식적으로 보상할 수 있는 능력은 관리 역할에 내재되어 있는 합법적인 권한을 반영한다. 위임은 공동체의 생산성 증가 수단이다. 또한 부하직원이 성취감을 얻게 하는 경영 도구로 쓰일 수 있다.

그러나 위임은 쉬운 일이 아니다. 효율적인 위임은 위임받는 사람의 자격, 유효성, 경험 여부를 고려하여 적절한 이유로 적합한 사람에게 적절한 시기에 해야 하기 때문에 수준 높은 관리 능력이 필요하다(Huston, 2009). 초보관리자는 간혹 너무 늦게 위임하거나, 일부만 위임하거나, 적임자가 아닌 사람에게 위임하거나, 그릇된 이유로 위임하는 경우도 있다. 또한 위임 업무에 관해 적절한 관리와 지침을 제공하지 못하는 실수를 저지르기도 한다.

위임은 부하직원의 능력과 요구에 대한 민감성, 명확하고 직접적인 의사소통 능력, 위임이 가져올 부하직원의 성장과 공동체의 생산성 증가와도 같은 고도의 리더십 능력이 필요하다.

환자간호에서 간호보조인력 활용의 증가에도 불구하고, 간호사가 가져야 할 고도의 위임 능력에 대한 필요성은 그렇지 못하였다. 환자 개별 요구나 간호사의 능력과 판단이 필요하지 않은 간호 업무에만 간호보조인력을 활용하는 이상, 이러한 도전은 계속될 것이다. 환자의 증가와 간호사의 부족이라는 현실은 많은 의료기관과 간호사들로 하여금 전문간호행위로 규정되어 있는 간호업무까지도 간호보조인력을 활용하게 만들었다. 그러나 환자가 보호받고 간호보조인력이 업무 범위를 초과하지 않는지 확인하는 책임은 결국 간호사가 해야 할 일이라는 것을 명심해야 한다. 간호보조인력이 전문 간호행위를 하게 될 때, 환자들은 위험에 처하게 된다(Huston, 2010).

위임 능력을 적절히 활용하는 것은 간호보조인력을 감독하고 위임하는 일과 관련된 개인 책임을 감소시키는 데도 도움이 될 것이다. 또한 환자의 요구가 충족되고 환자의 안전이 위태롭지 않도록 보장해 줄 것이다.

핵심 개념

- 전문간호조직과 규제기관은 무면허 직원의 업무 범위와 면허 간호사의 위임 한도를 명확히 하는 데 활발히 참여하고 있다.
- 위임은 관리자에게 선택이 아니라 필수이다.
- 위임은 일상적인 업무와 관리자가 시간이 없어 못하는 업무에 활용되어야 한다. 또한 문제해결, 관리자의 주안 업무, 부하직원의 능력 개발을 위한 도구로 적절히 사용된다.
- 위임할 때 관리자는 수행해야 할 업무가 무엇인지, 업무의 목적이 무엇인지 명확하게 소통해야 한다. 이에 대한 제한점이나 자격여부는 상세히 설명해야 한다. 관리자는 원하는 결과를 구체적으로 제시하되, 부하직원에게 업무 수행에 대한 결정과 적절한 자율권을 주는 것이 중요하다.
- 관리자는 업무가 완수되는 데 필요한 권한과 책임을 위임해야 한다.
- 관리자와 위임간호사는 이러한 리더십 업무를 맡기 위한 준비가 필요하다.
- 간호보조인력에게 위임을 하는 관리자와 간호사는 책임 영역이 넓어지는 것이다.

- 면허 간호사는 팀원이 최소 안전 기준에 부합하거나 초과하는지 항상 확인할 최종 책임이 있다.
- 부하직원이 위임 받기를 저항할 때, 위임자는 그 이유를 확인하고, 이러한 저항을 없애기 위한 적절한 행동을 취해야 한다.
- 위임에서 다문화적 민감성은 생산적인 다문화 팀을 만드는 데 필요하다.

부가적인 학습활동과 적용

학습과제 20-4

즉각적인 위임의 필요성

당신은 종양병동에서 오전 7시부터 오후 3시까지 일하는 수간호사이다. 아침 보고 직후, 다음과 같은 일로 정신이 없다.

- 간호조무사는 존스(Jones) 부인이 혼수상태가 되어 빈사상태에 이르렀다고 보고하였다. 당신이 예상하지 못했던 일은 아니었으나, 그녀의 가족은 현재 병동에 없고, 당신은 그들이 이 사실을 바로 통보받길 원한다는 것을 알고 있다.
- 0730 비경구 인슐린 투여가 필요한 환자가 세 명 있다. 이들 중 한 명은 혈당수치가 400의 0600 인슐린을 투여하는 환자이다.
- 존슨(Johnson) 씨는 침대에서 몸을 뒤집다가 실수로 중심정맥관이 빠졌다. 그의 아내가 호출벨로 병동사무원에게 알렸고, 본인이 빠진 부위를 누르고 있다고 말하였다.
- 병동의 공동화장실 변기가 넘치면서 소변과 대변이 넘치고 있다.
- 아침 식사가 15분 전에 도착했는데, 환자들이 식사를 못하고 있다고 호출하고 있다.
- 병동의 의료부장은 환자 한 명이 3일 전에 지시한 화학치료제 투약을 시작하지 않은 것을 방금 알아냈다. 의료부장은 몹시 화를 냈고, 당신과 당장 이야기할 것을 요구한다.

과제

다른 간호사들은 환자간호로 바쁘고, 당신은 당신 자신, 병동사무원, 정맥주사를 놓을 수 있는 간호사에게 위임하려고 한다. 누가 무엇을 어떤 순서로 해야 할지 결정하고 결정 근거를 제시한다.

학습과제 20-5

위임 원칙에 관한 이슈

당신은 종양병동의 감독이다. 친한 친구이자 동료인 폴라(Paula)는 내과병동의 감독이다. 서로는 종종 결근이나 위급상황이 있을 때 도움을 준다. 오늘 폴라는 당신의 사무실에 들러 그녀가 동부로 경영 워크숍을 가기 위해 7일간 자리를 비울 것임을 알렸다. 폴라는 자신이 자리를 비운 동안 대신 당신이 내과병동의 감독을 요청했는데, 특히 메리 존스(Mary Jones)라는 직원에게 특별한 주의를 기울일 것을 당부했다. 메리는 병원에서 4년간 근무하는 동안 잦은 무단결근을 한 경험이 있고, 최근에는 한 번 더 무단결근 시 근로계약을 종료하겠다는 서면상의 문책을 받았다. 폴라는 자신이 자리를 비운 사이 메리가 규약을 어길 거라 예상하고 있으며, 메리가 무단결근 시 정해진 징계 절차대로 따라줄 것을 부탁하였다. 폴라가 말하는 징계 지침은 메리가 어떤 이유를 막론하고 이번 주 결근할 경우, 그녀를 해고하라는 것이다.

다음날 당신이 출근하여, 메리가 근무시간 시작 20분 후 전화로 병결을 알렸다는 보고를 받게 된다. 병원의 규칙은 직원 근무시간 시작 2시간 전에 병결을 보고하도록 하고 있다. 당신은 메리의 집에 전화했으나 아무런 응답이 없었다.

뒤늦게 메리와 연락이 닿았고, 메리에게 부적절했던 병결통지에 관해 이야기하기 위해 당신의 사무실로 다음날 일찍 오라고 요청하였다. 메리는 다음 날 45분 늦게 도착하였고, 당신은 메리에게 이미 짜증과 화가 나있다. 당신은 메리에게 폴라가 없는 동안 규율을 어긴 것과 관련해 계약은 해지될 것이며, 이전에 정해진 징계 계약서에 따라 진행될 것이라 알렸다.

메리는 이에 격분하였고, 당신은 진짜 상사가 아니므로 자신을 해고시킬 수 없다며 폴라가 처리해야 할 문제라고 말하였다. 메리는 "폴라가 내게 말하길, 그 징계계약서는 우리가 이 문제를 대화했다는 것을 의미한 것일 뿐 심각하게 받아들일 필요 없다고 말했다."라고 말했다. 메리는 "출근준비를 할 때까지는 아프지 않다가 출근을 하려는데 아팠고, 병원 규칙대로라면 연간 12일의 병가가 가능하다"라고 주장하였다. 당신은 비록 폴라가 메리와 징계계약서를 작성할 때, 그녀의 지위에서 확실하게 처리했으리라 확신했지만, 이전에 한 번도 징계검토위원회를 개최하지 않은 상황에서 이러한 조치를 취해야 하는 것이 매우 불편하였다. 그러나 당신은 메리가 이미 이전에도 규율을 어겼음을 알고 있으며, 이번 사건 또한 그 중 하나라는 걸 잘 알고 있다. 당신은 폴라가 출장 가 있는 사이에, 당신이 일관된 리더십을 보여주기를 기대하고 있다는 것을 잘 알고 있다.

과제

이 상황을 어떻게 처리할지 토론해 본다. 폴라가 당신에게 이런 책임을 부여하는 것이 적절하였는가? 다른 담당자의 징계 절차를 처리하는 것이 옳은 일인가? 서면상의 문책서를 미리 작성한 것이 문제가 되는가?

학습과제 20-6

안전요원 채용 평가

지역 의료기관에 있는 중간 정도나 상위급 관리자를 인터뷰하고, 그 기관의 직원 배치를 알아본다. 간호보조인력의 최소 채용 기준이 있는가? 이들에게 적합한 과제를 위임하는 것에 대한 서면 지침서가 있는가? 정기적으로 과제를 위임해야 하는 직원에게 어떠한 교육이나 연수기회가 주어지는가?

인터뷰 결과를 근거로, 그 기관에 면허가 있는 직원, 면허가 없는 직원과 환자를 보호하는 적절한 안전요원이 있다고 생각하는지 평가 에세이를 작성한다. 당신은 그 기관에서 일하는 것이 편하게 느껴지는가?

학습과제 20-7

부정적인 위임 경험에 대해 생각해 보기

상사의 위임과 관련하여 아래 상황의 경험을 한 페이지 분량의 에세이로 작성한다.

- 당신의 능력을 초과하는 과업 수행을 상사로부터 요구받은 경험
- 당신에게 과업을 위임하면서 수행에 필요한 권한을 위임하지 않은 경험
- 당신에게 위임한 과업에 대해 노골적인 지시를 같이 하여 사기가 저하된 경험

REFERENCES

Alcorn, J., & Topping, E. A. (2009, June 24). Registered nurses' attitudes towards the role of the healthcare assistant. *Nursing Standard, 23*(42), 39-45.

Barishansky, R. M. (2009, August). Pass it on: Don't be afraid to delegate. *Journal of Emergency Medical Services, 34*(8)26, 28. Retrieved March 1, 2010, from *http://www.journals.elsevierhealth.com/periodicals/jems/article/PIIS0197251009702104/fulltext.*

Barnett, R. (2009, January 7). Effective delegation tips. Retrieved February 27, 2010, from *http://ezinearticles.com/?Effective-Delegation-Tips&id = 1855529.*

Does your staff understand delegation? (2009, January). *OR Manager, 25*(1), 21-23.

Giger, J., & Davidhizar, R. (2008). *Transcultural nursing: Assessment and intervention.* 5th Edition. St Louis, MO: Mosby Year Book.

Huston, C. (2009, March). 10 tips for successful delegation: Improve patient care and save time by recognizing when to delegate and learning how to do it wisely. *Nursing, 39*(3), 54-56.

Huston, C. (2010). *Professional issues in nursing: Challenges and opportunities.* 2nd Edition. Philadelphia, PA: Lippincott Williams & Wilkins.

Kasianiuk, R. (2009, December 22). *Need more time? 7 tips on how to delegate effectively.* Retrieved February 1, 2010, from *http://www.calgarybeacon.com/2009/12/need-more-time-7-tips-on-how-to-delegate-effectively/.*

Kentucky Board of Nursing. (2010). *Decision tree for delegation to unlicensed assistive personnel (UAP).* Retrieved March 1, 2010 from *http: //www.kbn.ky.gov/NR/rdonlyres/E1591ED0-5C3E-425 C-ACE6 396268CE1774/0/DecisionTreeforDelegationtoUAP.pdf.*

National Council of State Boards of Nursing [NCSBN]. (2010). Delegation. Retrieved March 1, 2010, from *https://www.ncsbn.org/323.htm.*

Swinton, L. (2009, January 31). *Top tips for effective delegation: Skills towards work-life balance !!* Retrieved February 28, 2010, from *http://ibslibrarychandigarh.wordpress.com/2009/01/31/top-tips-for-effective-delegation-skills-towards-work-life-balance/.*

Veres, B. (2010, January 12). *Tip of the month: Delegation tips.* Future of Planning Blog. Retrieved February 28, 2010, from *http://blog.fpanet.org/2010/01/12/delegation-tips/.*

Wu, A. (2009, December 19). *Tips for effective delegation.* Retrieved February 1, 2010, from *http://ezinearticles.com/?Tips-For-Effective-Delegation&id=3454404.*

BIBLIOGRAPHY

Association of Women's Health, Obstetric and Neonatal Nursing. (2009, December/2010, January). The role of unlicensed assistive personnel (nursing assistive personnel) in the care of women and newborns. *Nursing for Women's Health, 13*(6), 526 - 528.

Bittner, N., & Gravlin, G. (2009, March). Critical thinking, delegation, and missed care in nursing practice. *Journal of Nursing Administration, 39*(3), 142 - 146.

Block, D. (2009, March/April). Reflections on school nursing and delegation. *Public Health Nursing, 26*, 112 - 113.

Brooke, P. (2009, October). Ask about skill level. *Nursing, 39*(10), 14.

Delegation of medication administration to medication aides in nursing homes and residential care facilities. (2009, Spring). *Momentum (Ohio Board of Nursing), 7*(2), 14 - 17.

Dobson, G., & Pinker, E. (2009, November/December). Delegating work in primary care: A false ideal? *Journal of Medical Practice Management, 25*(3), 173 - 176.

Eaton, J. (2009, October). Delegation: A powerful tool in the right hands. *Learning Disability Practice, 12*(8), 30 - 31.

Employing healthcare assistants in paediatric oncology units. (2009, November), *Paediatric Nursing, 21*(9), 32 - 34.

Gordon, S., & Barry, C. (2009). Delegation guided by school nursing values: Comprehensive knowledge, trust, and empowerment. *Journal of School Nursing (Sage Publications Inc.), 25*(5), 352 - 360.

McInnis, L., & Parsons, L. (2009, December). Thoughtful nursing practice: Reflections on nurse delegation decision-making. *Nursing Clinics of North America, 44*(4), 461 - 470.

Nuñez, D. (2009, October). Delegation hesitation.. . "Pass it on," August JEMS. JEMS: *Journal of Emergency Medical Services, 34*(10), 14.

Patient chokes, dies: Nurse ruled negligent, delegated supervision of patient to aide. (2010, January). *Legal Eagle Eye Newsletter for the Nursing Profession, 18*(1), 1.

Spriggle, M. (2009, April). Developing a policy for delegation of nursing care in the school setting. *Journal of School Nursing (Sage Publications Inc.), 25*(2), 98 - 107.

The role of unlicensed assistive personnel (nursing assistive personnel) in the care of women and newborns... 'position statement'. (2009, November/December). *JOGNN: Journal of Obstetric, Gynecologic & Neonatal Nursing, 38*(6), 745 - 747.

Touchstone, M. (2009, April). Professional development. Part 3: The art of delegation. *EMS Magazine, 38*(4), 25 - 26.

Ulsenheimer, K. (2009, May). Delegation of medical responsibilities to non-medical personnel. Options and limits from a legal viewpoint. *Anaesthesist, 58*(5), 453 - 458.

Chapter 21

갈등관리

Managing Conflict

평화란 갈등이 없는 상태가 아니라 갈등에 대한 창조적인 대안–수동적이거나 공격적인 반응에 대한 대안, 폭력에 대한 대안–이 존재하는 상태를 의미한다.

- Raphael M. Barishansky

협력을 이루는 과정에서 갈등의 발생은 자연스럽고 예견되는 부분이라는 것을 기억하는 것이 중요하다.

- Susanne A. Quallich

학습목표

- 질적 · 양적인 갈등, 개인적 갈등, 개인 간 갈등을 구별한다.
- 갈등의 단계를 확인한다.
- 가능한 순간마다 서로 윈윈하는 갈등 해결책을 추구한다.
- 다양한 갈등 해결 방법의 기능적 혹은 역기능적 측면을 확인한다.
- 다양한 갈등 상황을 해결하기 위해서 적절한 갈등 해결 전략을 선택한다.
- 바람직한 결과들의 성취 가능성을 증가시키기 위하여 협상 전, 중, 후에 사용될 수 있는 전략들을 서술한다.
- 갈등 협상에서 일반적으로 사용되는 전술들에 대응하기 위하여 효과적인 방식들을 확인한다.
- 효과적인 협력의 요소들을 확인한다.
- 협상이 성공적이지 않을 때 대안적인 분쟁 해결책이 어떻게 갈등 해결에 사용되는지 기술한다.
- 집단갈등을 언급하기 위하여 합의를 추구하는 데 있어 도전과 보상을 인식한다.

갈등(conflict)이란, 일반적으로 둘 이상의 개인 간의 생각과 가치관 혹은 감정의 차이로 인한 내적 혹은 외적인 불화로 정의된다. 관리자들은 다른 가치관과 신념이나 배경, 목적을 가진 다양한 사람들과 상호작용하기 때문에, 갈등은 항상 예견된다. 또한 갈등은 경제적 · 전문적 가치관들의 차이가 있을 때, 전문직들 간의 경쟁이 있을 때 발생하며, 부족한 자원이나 구조조정, 부적절한 역할 기대 또한 조직에서 갈등을 일으키는 요인들이다.

갈등은 좋지도 나쁘지도 않으며, 어떻게 관리되느냐에 따라 성장 혹은 파괴를 초래한다.

전통적인 관점에서 조직 갈등은, 조직의 업무성과에 부정적인 영향을 미치기 때문에 피해야 하고 갈등 발생 시 즉시 해결되어야 한다. 이러한 한 세기 전 사회학자들의 전통적인 관점은 현대 사회에서 상당히 많은 변화를 보이고 있다. 현대적인 관점에서, 조직적 갈등은 피해야 하는 것도 부추겨야 하는 것도 아닌, 관리되어야 하는 것이다. 관리자의 역할은 갈등이 조직의 성장과 혁신, 생산성을 위한 계기가 될 수 있는 작업환경을 조성하는 것이다. 조직 갈등이 역기능적일 때 관리자는 갈등의 초기 단계에서 이를 인식하여 조직구성원들의 동기부여나 조직의 생산성에 부정적인 영향을 미치지 않도록 적극적으로 중재해야 한다.

갈등해결이나 문제해결은 발달과정에서 자연스럽게 학습되지 않으며 오히려 의식적인 학습을 통하여 효과적인 갈등 관리 기술들은 학습될 수 있다.

이 장에서는 성장-생성과 역기능적 조직 갈등에 대한 개괄적인 내용을 소개한다. 갈등관리의 역사, 갈등의 범주, 갈등과정, 성공적인 갈등해결책이 논의되며, 갈등해결전략으로서 협상(negotiation)이 강조되고, 간호단위수준의 갈등해결에 필수적인 리더십 기술과 관리 기능을 **보기 21-1**에 제시하였다.

갈등관리의 역사

20세기 초, 갈등은 제대로 조직 관리가 안 되고 있음을 의미하였으며, 파괴적이고 무슨 수를 써서라도 피해야 하는 것으로 인식되었다. 따라서 갈등이 발생하면, 무시되거나 부정적 혹은 즉각적으로 강경하게 다루었다. 이 당시, 갈등 이론가들은 구성원들에게 업무를 수행하는 한 가지 올바른 방법을 교육하거나, 혹은 근로자의 불만족 표현이 즉각적인 비난과 직면한다면, 갈등은 회피될 수 있는 것으로 믿었다.

조직들이 근로자 만족과 피드백을 중요하게 인식하는 20세기 중반에는, 갈등은 정상적이며 예견 가능한 것으로 수동적으로 받아들여지고 인식되었다. 관리자들은 갈등을 어떻게 예방하는가보다는 갈등을 어떻게 해결하는지를 교육하는 데 관심을 집중하였다. 갈

보기 21-1 갈등해결 관련 리더십 역할 및 관리 기능

리더십 역할

1. 개인 내 갈등을 해결하기 위한 자기인식과 의식적인 작업이다.
2. 갈등이 감정적이 되거나 가시화되기 전, 갈등이 지각되자마자 갈등을 언급한다.
3. 가급적 윈윈하는 해결책을 추구한다.
4. 갈등 당사자들 간에 존재하는 지각적 차이는 줄이고 문제에 대한 이해를 증가시킨다.
5. 구성원들이 갈등의 대안적인 해결책들을 확인할 수 있도록 지지한다.
6. 구성원들의 개인적 차이를 인식하고 수용한다.
7. 설득을 증가시키는 자기주장적 의사소통 기술을 사용하고 개방적인 의사소통을 만든다.
8. 정직하고 협력적인 협상 (collaborative negotiation)을 하는 역할모델이다.
9. 갈등을 해결하기 위하여 집단의 지지가 요구될 때, 합의를 이루도록 고무시킨다.

관리 기능

1. 갈등을 일으키는 선행요인을 최소화하는 작업환경을 조성한다.
2. 빠르거나 대중적이지 않은 의사결정이 필요한 경쟁적인 접근에서는 합법적인 권위를 적절하게 사용한다.
3. 팀 구성원들 간의 갈등해결책을 공식적으로 촉진한다.
4. 미리 결정한 최우선 목적 달성에 대한 상호적인 책임감을 수용한다.
5. 효과적인 협상전략을 통하여, 필요한 간호단위 자원을 획득한다.
6. 간호단위가 기능하는 데에 요구가 결정적이지 않고 더 높은 관리자가 동등한 가치 몇 가지를 포기할 때만 간호단위 요구들과 타협한다.
7. 최저 수준에 대한 결정과 가능한 교환을 포함한 간호단위 자원에 대해 협상하기 위하여 적당하게 준비된다.
8. 협상의 종결과 계속관리가 필요함을 언급한다.
9. 갈등이 전통적인 갈등관리 전략으로 해결될 수 없을 때 분쟁 해결책을 추구한다.

등이 일차적으로 역기능적인 것으로 간주됨에도 불구하고, 갈등과 협조(cooperation)는 동시에 일어날 수 있다고 믿게 되었다. 그러나 1970년대 상호작용 이론가들은 갈등을 필수적인 것으로 인식하며, 조직들에게 갈등을 성장 창출 수단으로 향상시키도록 적극적으로 촉구하였다. 이러한 관점에서, 갈등의 정도를 알기 어려움에도 불구하고, 어떤 갈등은 바람직하다고 생각할 수도 있다. 그러나 갈등의 수량화보다 더 중요한 것은 이러한 갈등이 조직에 미치는 영향이다.

어느 한 시점에서, 특정한 사람이나 간호단위를 위한 최적의 갈등 수준을 결정하는 것은 어렵지만, 어떤 수준의 조직 갈등은 바람직한 것처럼 보인다.

너무 갈등이 없다면 조직은 정체된다. 반대로 갈등이 너무 많다면, 조직의 효과성은 감소되어 결과적으로는 근로자들을 움직이지 않도록 한다(**그림 21-1**). 조직의 갈등 수준

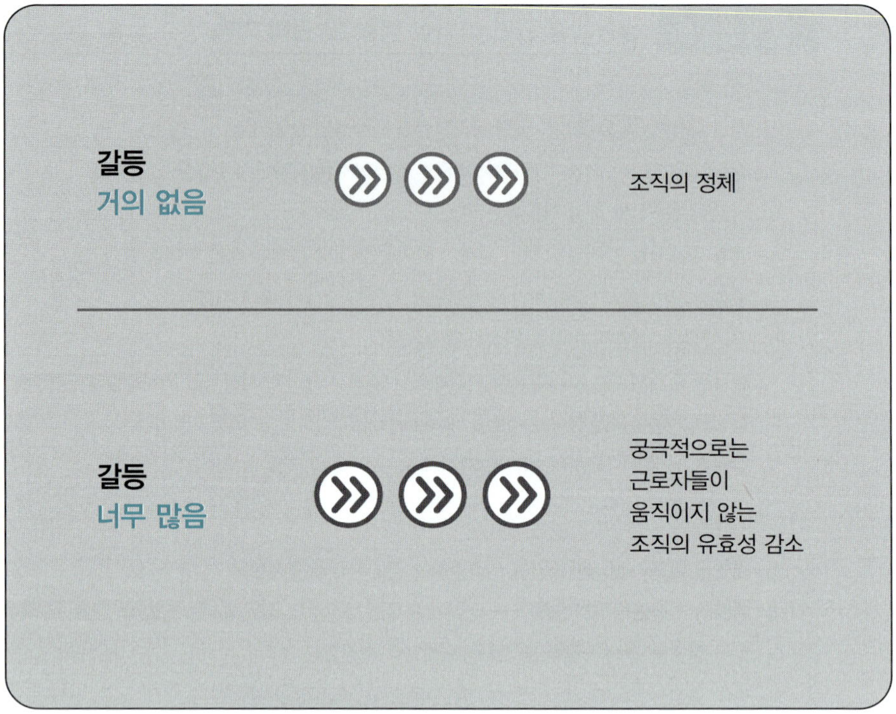

그림 21-1 조직적 갈등과 유효성과의 관계

이 너무 높은지 혹은 너무 낮은지를 평가할 수 있는 공식적인 도구는 거의 없으나, 개별적인 간호단위에서 적절한 갈등수준을 결정하고 해결책을 창출하는 책임은 보통 관리자에게 있다.

갈등은 또한 질적인 특성을 지닌다. 어떤 사람은 한 가지 갈등상황에서 압도될 수도 있

학습과제 21-1

갈등에 관해 생각하고 글쓰기

- 당신은 보통 갈등을 긍정적으로 생각하는가? 혹은 부정적인 것으로 생각하는가?
- 갈등은 당신에게 인지, 정서, 신체 등 어느 측면에서 더 영향을 미치는가?
- 당신이 성장한 가정에서 갈등은 어떻게 표현되었는가?
- 당신이 갈등을 다루는 방식은 역할모델의 방식을 반영한 것인가?
- 당신의 삶에서 갈등이 너무 많거나 혹은 거의 없다고 믿는가?
- 당신의 삶에서 지금 갈등을 일으키는 문제들에 대해 극복한다고 느끼는가?

과제

한 쪽 분량의 에세이로 위의 질문에 대해 답한다.

지만, 나중에는 동시다발적으로 발생하는 갈등을 다룰 수도 있다. 차이점은 갈등의 질 혹은 갈등을 경험하는 개인에게 있어 그 갈등의 의미이다. 양적 혹은 질적인 갈등은 일단 발생하면 스트레스를 가져오지만, 새로운 생각과 해결책을 창출함으로써 성장과 에너지, 창의성을 가져올 수 있다. 갈등이 부적절하게 관리되면, 질적 혹은 양적인 갈등은 조직구성원의 사기를 떨어뜨리고 동기부여를 감소시키며 생산성을 낮출 수 있다.

갈등을 회피하거나 억압하는 등의 전통적인 갈등 반응은 비생산적이기 때문에, 간호관리자에게는 더 이상 허용되지 않는다. 의료비 절감에서, 관리자들이 적절하게 갈등에 직면하고 갈등을 관리하는 것이 점차 중요해지고 있다. 갈등을 이해하고 적절하게 다룰 수 있는 능력은 핵심적인 리더십 기술이다.

갈등의 분류

갈등에는 집단 간 갈등, 개인 간 갈등, 개인 내 갈등(그림 21-2)이 있다. 집단 간 갈등은 둘 이상의 집단이나 부서, 조직 사이에서 일어나며, 예를 들어 차이가 크고 서로 상반되는 신념을 가진 두 개의 정당 사이에서 일어날 수 있다. 간호사들은 종종 가족과 직업 문제로 집단 간 갈등을 경험한다.

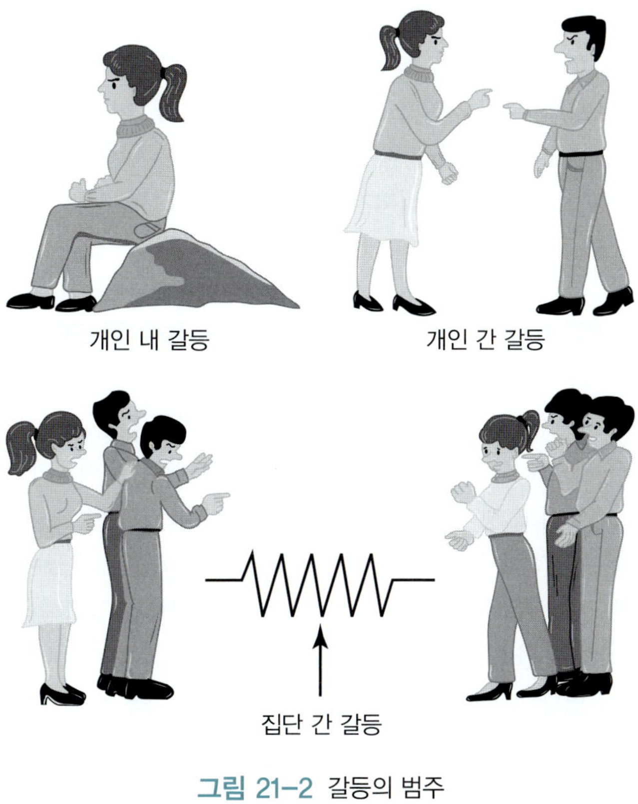

그림 21-2 갈등의 범주

개인 내 갈등(intrapersonal)은 특정 개인 내에서 발생한다. 상반된 가치관이나 욕구를 가지고 있을 때 이를 명료화하기 위한 내적인 싸움(struggle)을 포함한다. 관리자들의 경우, 관리자의 역할과 관련하여 많은 책임 때문에 개인 내 갈등이 생길 수 있다. 조직과 하급자, 소비자, 전문직, 자신에 대한 관리자의 책임감은 때때로 갈등일 수 있으며, 갈등은 내면화될 수 있다. 갈등이 처음 느껴지자마자 개인내적 갈등을 해결하기 위하여 자기인식과 의식적인 노력은 리더의 신체적 · 정신적 건강에 필수적이다.

개인 간 갈등(interpersonal conflict)은 다른 가치관, 목적, 신념들을 가진 둘 이상의 사람들 사이에서 일어나며, 이는 "수평적 폭력"과 "왕따(bullying)"와 거의 관련된다. 그러나 왕따는 단순한 거칠게 구는 것 혹은 무례를 넘어서는 것으로, 구성원들이 한 개인에 대하여 집단적으로 공격할 때(gang up), 개인 간 갈등은 군중(폭도)(mobbing)으로 특징될 수 있다. 간호사가 왕따나 집단따돌림을 경험하는 경우, 그 피해는 종종 사용된 행위나 책략의 빈도와 강도, 지속기간에 따라 다르다.

불행하게도, Hutchinson(2009)는 간호계에서 왕따의 위험성은 너무 크며, 따라서 모든 간호사는 아니더라도 대부분의 간호사들이 일하는 동안 때때로 왕따를 경험하게 될 것이라고 하였다. Roche, Diers 등(2010)의 연구에서는 간호사들의 1/3이 최근 다섯 번 전환 근무 동안 감정적 학대를 경험하였고, 14%는 위협적이라고 보고하였으며 20%는 실제적인 폭력을 경험했다고 하였다. Hauge 등(2009)은 스트레스적인 작업환경에서 왕따는 자주 발생하며, 작업장에서 왕따를 당한 개인이 계속적으로 다른 사람들을 왕따를 시키기 때문에 일어난다고 하였다. 불행하게도 많은 신입 간호사들은 다른 간호사들을 포함한 동료 근로자들에 의해 왕따를 당한다고 보고되었다. 이러한 행위들은 긴 시간 동안 지속되는 경우, 개인의 자존감을 해치고, 무가치함이나 좌절감을 줄 수 있다. 또한 이러한 대인간 갈등은 보고되거나 관리되지 않을 수 있기 때문에, 종종 결근이나 이직과 같은 결과를 가져온다.

직장에서의 폭력이나 공격성은 의료기관에서도 점차 많아지고 있다는 인식이 증가하고 있다.

직장 폭력(work violence)에 대한 일관적인 정의는 어렵지만, Hockley(2010)는 신체적 폭력 이외에 다양한 반사회적 행위를 기술하는 용어들과, 사람들이 그 경험으로부터 상처를 받았다고 생각하는 사건들이라고 하였다. 그것은 편들기와 같은 행위에 국한되지 않고, 언어적 학대 · 학대적인 반응 · 왕따 · 장난과 구성원들이 실패하도록 설정하는 것 등이 포함되며, 구성원의 승진기회 부정과 같은 경제적 공격성을 포함한다. 셀 수 없는 많이 임상현장들은 간호사를 희생시키고 환자간호에 영향을 미치는 비적응적인 사회적 행위가 은폐되어 있다. Hockley는 이러한 갈등 유형을 다루는 책임이 초기에는 일선 간호사들에게 있지만, 그 갈등이 해결되지 않으면 관리자가 개입해야 한다고 하였다.

갈등과정

갈등에 대하여 중재를 시도하기 전, 관리자들은 다섯 단계를 정확하게 평가할 수 있어야 한다. 첫 번째 단계, 잠재적 갈등(latent conflict)은 인력 부족이나 급속한 변화와 같은 선행 요인의 존재를 암시한다. 이 단계에서 실제적으로 일어나는 갈등이 일어나지 않거나 일어날 수 있는 갈등이 없을 수도 있지만, 갈등 발생의 가능성이 많다. 관리자들이 선행 요인적 상황에 대해 더 세밀하게 조직을 평가한다면, 많은 불필요한 갈등이 예방되거나 감소될 수 있다. 예를 들어, 변화나 예산 감축 등은 거의 언제나 갈등을 발생시킨다. 그러므로 그런 사건들이 갈등을 촉발시키기 전에 중재가 이루어지도록 그러한 사건들을 충분히 고려해야 한다.

만약 갈등이 진전된다면, 두 번째 단계인 지각된 갈등(perceived conflict)으로 진행된다. 지각된 혹은 현실적인 갈등은 합리적으로 분석되며, 종종 이슈들과 역할과 관련된다. 사람들은 그것을 논리적이고 객관적으로 일어나는 것으로 인식한다. 어떤 경우에는 갈등이 내면화되거나 느껴지기 전에 이 단계에서 해결될 수 있기도 한다.

세 번째 단계, 감정적 갈등(felt conflict)은 갈등이 감정화될 때 발생한다. 감정적 갈등은 적대감, 공포, 불신과 분노를 포함한다. 또한 감정의 갈등(affective conflict)이라고 일컬어진다. 갈등을 지각하기는 하지만 느끼지 않는 것은 가능하다(예를 들면, 갈등에 부가되는 감정 없이, 그 당사자는 단지 그것을 해결되는 한 문제로 본다). 또한 어떤 사람은 갈등을 느낄 수 있지만 문제로 지각하지 않는다(예를 들어, 그 사람은 감정적 갈등의 원인을 규명할 수 없다).

네 번째 단계, 가시화된 갈등(manifested conflict)은 명백하게, 드러난 갈등이라고도 하며, 이때는 어떤 갈등 행동이 수행된다. 여기에서 행동이란, 철회, 완수, 논쟁이나 갈등해결책 찾기일 수 있다. 개인들은 많은 이유들로 갈등을 언급하는 것을 불편해하거나 마지못해 한다. 이는 보복에 대한 두려움, 조소에 대한 두려움, 다른 사람들에게서 소외되는 두려움, 털어놓는 것이 옳은 방법이 아니라는 느낌, 갈등 상황에 대한 과거의 부정적 경험들을 포함한다. 실제로 사람들은 종종 그들의 생활 속에서 이전에 가시화된 갈등을 다루는 패턴을 학습하기도 하며, 가족배경과 경험들은 종종 성인기에 어떻게 갈등을 다루는지에 직접적으로 영향을 미친다.

성별 또한 우리가 갈등에 어떻게 반응하는지에 영향을 미친다. 역사적으로 남성은 갈등에 공격적으로 반응하도록 사회화된 반면에, 여성은 갈등을 회피하거나 갈등을 진정시키도록 교육을 받아왔다. Al-Hamdam(2009)은 여성은 일반적으로 관계를 형성하고 사람들과 함께하고 분리되지 않도록 사회화되었으며, 여성은 남성보다 관계의 대인간 측면에 관심을 더 기울이며, 종종 자신의 이익 · 선호 · 욕구들을 다른 사람들에게 종속시킨다고 하였다.

이러한 신념들은 Al-Hamadam의 연구에서 비롯되었는데, 여성 간호관리자는 갈등해결에 있어 협력 유형보다는 회피 유형을 선호하는 반면에 남성 간호관리자는 통합 유형보다는 타협 유형을 선호하였다고 보고하였다(생산성과 관계에 초점을 둔 균형). 그는 여성 간호사는 종종 갈등과 거리를 두며 따라서 그들이 긍정과 지지를 추구할 수 있는 것을 한다고 결론지었다(**근거 조사 21-1**).

마지막 단계는 갈등 여파(conflict aftermath)이다. 언제나 갈등의 여파는 긍정적이거나 부정적이다. 갈등이 잘 관리되면, 갈등 당사자들은 자신들의 지위가 공정한 발언 기회를 가져다주었다고 믿을 것이다. 갈등이 제대로 관리되지 않으면, 갈등 관련 이슈들은 여전히 남아 있으며 나중에 더 많은 갈등을 발생시킬 수 있다. **그림 21-3**은 갈등과정을 보여준다.

갈등이 건설적으로 관리되지 않으면, 갈등 자체보다도 갈등의 여파가 더 중요할 수 있다.

학습과제 21-2

개인적 갈등 해결

관리자들이 갈등을 어떻게 바라보고 다루는지에 대한 자기 인식은 중요하다. 개인적 삶에서 당신은 갈등을 어떻게 해결하는가? 당신이 승리하는 것이 중요한가? 당신이 다른 사람과 함께 최우선적인 목적에 도달함으로써 갈등을 해결할 수 있었던 것은 언제인가? 당신은 갈등 상황에서 다른 사람의 직위를 알 수 있는가? 가족과 친구들과의 갈등에서 당신의 가치관, 역할기대를 거의 타협하지 않는가?

근거 조사 21-1

출처: Al-Hamdan, Z. (2009). Nurse managers, diversity and conflict management. Diversity in Health & Care, 6(1), 31-43.

오만(Oman) 소재 병원에서 근무하는 321명의 간호관리자들을 대상으로, 간호관리자들의 다양한 배경이 어떻게 그들의 갈등관리 유형에 영향을 미치는지 탐색하였다. 9개 병원의 다른 수준의 간호관리자들이 참여하였다. Rahim Organizational Conflict Inventory II (ROCI-II)의 적용버전에 근거하여 조사방법을 설계하였다. 도구는 미국의 185명 병원관리자를 포함하여 서로 다른 관리수준의 1,219명 미국관리자들을 대상으로 개발되었다. 갈등관리 유형은 국적, 성, 연령, 결혼상태, 간호관리자로서의 경력에 따라 차이가 있었으며, 간호관리자의 교육수준과 직위가 갈등관리에 영향을 미쳤다.

통합(integrating, 사람과 생산품 사이의 관심을 통합)이 가장 일반적으로 사용된 갈등관리 전략이었으며, 협상(compromising), 의무를 지우기(obliging), 위압적(dominating), 회피(avoiding) 순이었다. 연령과 지배적(dominating) 유형과 의무(obliging) 유형 간에 유의한 상관관계가 있으며, 간호학 석사와 학사 관리자들이 협상 유형을 선호하였고, 학사학위 관리자들은 통합(integrating) 유형을 선호하였다.

사용된 갈등관리 유형에 영향을 미치는 중요한 요인은 성(gender)이었다. 성 간에 선호하는 유형은 서로 반대였다. 즉 남성 간호관리자들은 협상, 위압적, 통합, 회피 유형 순으로 선호하였으며, 여성 간호관리자들은 회피, 통합, 의무, 위압, 협상 유형 순으로 선호하였다.

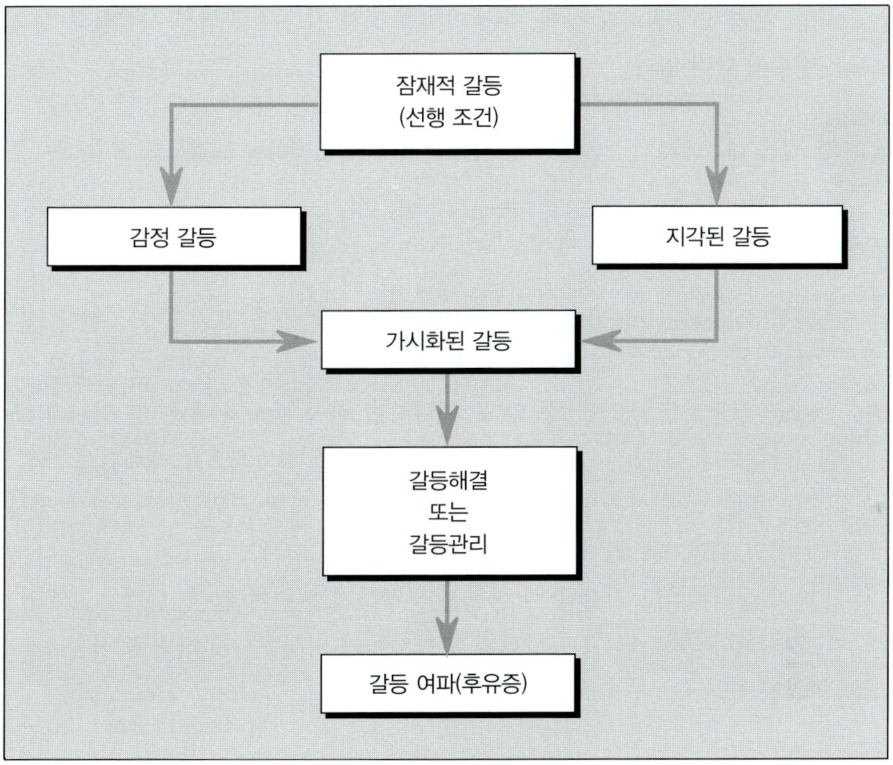

그림 21-3 갈등 과정

갈등관리

갈등해결의 궁극적인 목적은 관련된 모든 이들이 윈윈하는 해결책을 도출하는 데에 있다. 이러한 결과가 모든 상황에서 가능하지 않으며 종종 관련 당사자들 간에 존재하는 지각 차이를 감소시키는 방식으로 갈등을 관리하는 것이 관리자의 목적이 되기도 한다. 리더는 갈등관리 혹은 해결전략이 각 상황에 대체로 적절하다고 인식한다. 일반적인 갈등관리 전략은 보기 21-2에 제시되었다. 가장 적절한 전략을 선택하는 것은 상황 자체, 결정의 긴급

보기 21-2 일반적인 갈등해결 전략

- 타협(Compromising)
- 경쟁(Competing)
- 협조/수용(Cooperating/accommodating)
- 달래기, 얼버무리기, 완화, 수습(Smoothing)
- 회피(Avoiding)
- 협력(Collaborating)

성, 운영자의 권력과 상태, 논쟁의 중요성과 갈등에 관련된 사람들의 성숙도와 같은 많은 변수에 달려 있다.

갈등 해결에서 최상의 목적은 관련된 모두가 윈윈하는 해결책을 창출하는 것이다.

타협

타협(compromising)에서 각 당사자는 원하는 것을 포기하기도 한다. 많은 사람들이 타협을 최적의 갈등 해결책으로 간주함에도 불구하고, 상반적인 타협은 실패-실패(lose-lose) 상황으로 결과될 수 있다. 왜냐하면 한쪽 당사자 혹은 양 당사자 모두 그들이 다른 사람들보다 더 많은 것을 포기했다고 지각하며 결과적으로 패배감을 느낄 수 있기 때문이다. 실패-실패 상황으로 결과 되지 않기 위한 타협을 위해서는, 양쪽 당사자 모두 똑같은 가치의 무언가를 기꺼이 포기해야 한다. 양쪽 당사자 모두가 그들이 다른 사람들보다 더 많이 승리했다고 지각할 때 타협은 분명하게 윈윈이 된다. 협력(collaboration)이 가능하고 실현가능하다면, 갈등상태의 당사자들이 미성숙하게 타협을 적용하지 않는 것이 중요하다.

경쟁

경쟁(competing)은 한쪽의 당사자가 상대방을 희생시켜서라도 자신이 원하는 바를 추진할 때 사용되는 방법이다. 한쪽 당사자만이 승리하기 때문에, 경쟁 당사자는 다른 사람의 희생과 상관없이 이기는 것을 추구한다. 승리-실패(win-lose) 갈등 해결 전략은 실패한 사람들에게 분노와 좌절감을 남겨준다.

빠른 의사결정이나 비대중적인 결정이 요구될 때 관리자들은 경쟁을 사용할 수 있다. 또한 한쪽 당사자가 다른 쪽보다 상황에 관한 정보나 지식을 더 많이 갖고 있을 때도 적절하게 사용되기도 한다. 저항(resistance) 형태의 경쟁은 또한 한 개인이 안전하지 않은 환자 치료 정책이나 절차, 공정하지 않은 치료, 권력남용 혹은 윤리적 염려에 저항하기 위하여 필요할 때 또한 적절하게 사용된다.

협조/순응

협조(cooperating)는 경쟁과 반대적이다. 상대방은 중요한 관심사이지만 자신에게는 중요하지 않을 경우, 협조적 접근방법에서는 자신의 신념을 희생하고 상대방의 의견을 받아들여 승리하도록 한다. 그러나 실제적인 문제는 대개 이러한 승리-실패(win-lose) 상황에서 해결되지 않는다. 순응(accommodating)은 이러한 전략을 위해 사용될 수 있는 또 다른 방식이다. 갈등상태의 문제가 수용하는 당사자에게 중요하지 않은 관심사라면, 협조와 수용은 적절한 정치적 전략이다.

완화

완화(smoothing)는 갈등상황을 관리하기 위하여 사용된다. 한 사람이 갈등의 감정적 구성요소들을 감소시키는 노력으로 갈등상태의 상대방을 "달랜다." 관리자들은 종종 어떤 사람이 다른 당사자와 수용하거나 협조하도록 하기 위하여 완화를 사용한다. 완화는 갈등의 한쪽 당사자가 다른 쪽 당사자를 칭찬하거나 자신과의 차이점보다는 합의하는 데에 초점을 두고자 할 때 일어난다. 완화는 사소한 불일치일 때 적절할 수 있지만, 실제적인 갈등의 해결책은 되지 않는다.

회피

회피(avoiding)는 관련 당사자들이 갈등에 대해 자각하지만 그것을 인정하거나 해결하고자 하지 않을 때 사용된다. 갈등을 다루는 비용이 갈등해결로 인한 이득을 초과할 때, 갈등 문제가 당신보다는 다른 사람에 의하여 해결되어야 할 때, 한쪽 당사자가 상대방보다 더 힘이 있을 때 혹은 문제가 저절로 해결될 때, 사소한 불일치에서 회피가 나타날 수 있다. 회피 사용 시 가장 큰 문제점은 갈등이 남아 있다는 것이며, 종종 그 갈등이 더 가중된 형태로 나중에 재출현한다는 점이다.

협력

협력(collaborating)은 윈윈하는 해결책으로, 자기 주장적이며 협력적인 갈등해결 수단이다. 협력에서 모든 당사자들은 자신들의 목적을 유보하고 상위의 혹은 우선순위의 공통적인 목적을 설정하기 위하여 함께 일하며, 모든 당사자들은 상위의 목적 달성을 위한 상호적인 책임성을 수용한다.

사람들이 원래의 목적을 유보하는 것이 매우 어렵지만, 이것이 일어나지 않는다면 협력은 발생하지 않을 수 있다. 예를 들어, 휴가를 받지 않아서 불행한 간호사는 자신의 상급자와 만나서 협력적으로 근무일정 작성이 환자 안전 기준을 충족하는 데 적절할 것이라는 상위의 목적을 설정할 수도 있다. 진실로 협력적으로 새로운 목적이 설정된다면, 각 당사자는 중요한 목적이 달성되고 상위의 목적이 가장 중요하다는 것을 지각할 것이다. 그렇게 하는 데 있어, 초점은 문제해결에 있는 것이지, 상대방을 좌절시키는데 있지 않다.

관련된 집단이나 개인들 간의 권력에 큰 차이가 있을 때 협력은 거의 일어나지 않는다. 많은 사람들은 협력을 협조(cooperation)의 한 형태로 생각하나, 협력에 대한 정확한 정의는 아니다. 협력에서 문제해결은 상위의 명령을 주고 명령을 받는 관계가 아닌 협력적 노력이다. 진정한 협력은 상호적인 존경이 필요하며 개방적이고 정직한 의사소통, 평등하고 공유된 의사결정 권력 등을 필요로 한다.

의료조직에서 갈등이 널리 퍼져 있는 현상이지만, 갈등해결을 위한 진정한 협력은 자주 사용되지 않는다.

협력은 상호적인 목적을 수행하는 의사결정에의 참여를 증가시키며, 따라서 장기적 이득을 성취하기 위해서 갈등을 해결하는 최상의 방법이다. 그러나 관리자가 통제할 수 없는 사람들이 관련될 수도 있고 그 과정이 종종 길어지기 때문에, 모든 상황에서 최상적인 접근이 아닐 수 있다.

더구나 그것은 쉽지 않다. Vaughn(2009)은 다학제적인 의료팀의 구성원들간 협력에 대한 가장 일반적인 장애점은 독재적(가부장적)인 관계, 시간부족, 성이나 세대 간 차이, 문화적 차이, 팀 구성원의 역할 명확화 결여 등이라고 하였다. 또한 그는 원원하는 결과로서 간호 리더십에 긍정적으로 피드백되는 반면에, 협력은 수행하기 어렵고, 갈등 의사소통 기술뿐 아니라 높은 자기 인식 또한 요구된다고 하였다.

학습과제 21-3

개인적 · 직업적 · 조직적 의무 간의 갈등

당신은 1년 전에 대학을 졸업한 후 종양내과 병동에서 일하고 있는 간호사이다. 상관인 메리(Mary)는 당신의 업무수행을 칭찬하였다. 최근 책임 간호사가 근무하지 않는 3~11시에 당신에게 책임 간호사 대행을 하도록 하였다. 간호부서에서는 종종 당신에게 내외과 병동에서 일하도록 하였다. 자신의 병동을 떠나기를 싫어하지만 당신은 당신이 다른 임상적 과제를 다룰 수 있다고 느끼고 당신의 유연함을 보여주고 싶은 마음도 있어 그 요구에 협력하였다.

오늘 밤 출근하였을 때, 간호부에서는 당신이 바쁜 분만실을 도와주도록 요구하였다. 당신은 산과에 대해서 알지 못하고 임무를 수행하는 것이 불가능하다고 반대하였다. 간호부 상관인 캐롤(Carol)은 당신이 가장 적합한 사람이라고 주장한다. 그냥 가서 당신이 할 수 있는 것을 최선을 다해서 하라고 이야기한다. 병동 관리자는 근무일이 아니었으며, 책임 간호사는 자신은 이런 갈등에 대해 당신에게 충고하는 것이 편안하지 않다고 이야기한다. 당신은 전문직 · 개인적 · 조직적 의무 사이에서 충돌을 느낀다.

과제

당신이 해야 하는 일은 무엇인가? 가장 적절한 갈등해결전략을 선택하고, 당신의 선택과 다른 사항에 대한 거부 근거를 만든다.

간호단위 갈등관리

효과적인 갈등관리는 갈등 원인에 대한 이해가 필요하다. 보기 21-3에서 조직적 갈등 출처를 제시하였다. 간호단위 갈등의 공통적인 원인은 불분명한 기대, 취약한 의사소통, 분명한 권한 결여, 성격이나 태도의 차이로 인한 불화나 이견, 개인 혹은 집단 이해 갈등과 운영이나 인력조정 변화 등이다.

보기 21-3 일반적인 조직갈등의 원인

- 의사소통 부족
- 부적절하게 정의된 조직구조
- 개인의 행동(기질이나 태도의 차이점에 근거한 양립할 수 없음 혹은 불일치)
- 불명확한 기대
- 개인 혹은 집단의 이해 갈등
- 운영상 변화 혹은 인사측면의 변화
- 다양한 성(gender)과 문화, 연령

성이나 연령, 문화의 다양성은 갈등해결에 영향을 미칠 뿐만 아니라 갈등 자체를 발생시킬 수 있다. 이는 언어나 읽고 쓰는 능력을 포함한 의사소통의 어려움의 결과로 발생하거나, 어떤 요인들은 동화될 수 없다는 인식이 증가하면서 발생한다. 더구나 사람들은 그들의 차이점을 더 드려내려고 하지, 하나의 동질한 집단으로 동화되려고 하지 않는다.

이런 종류의 간호단위 갈등은 업무 관계를 파괴할 수 있으며 낮은 생산성을 초래할 수 있다. 협력적이지 않지만 협조적인 갈등 해결책을 향상시키기 위해 관리자들이 간호단위 갈등의 원인을 확인하고 중재하는 것이 우선적으로 필요하다.

종종 간호단위 갈등은 관리자에게 다른 사람들 간의 갈등 해결책을 촉진하는 것을 요구한다. 갈등 해결 프로그램을 위한 리더 지침(2009)은 갈등과 관련된 개인들 자신이 해결하려는 것이 거의 최상적이지만, 때때로 그들은 단순하게 할 수 없거나 하지 않을 수 있다고 하였다. 갈등상황에 있는 다른 사람을 도와주고자 하기 전에, 리더-관리자는 먼저 중재의 적절성을 분석해야 한다. 문제가 그들이나 조직에게 매우 중요하다면, 중재할 가치가 있다. 한쪽 혹은 양쪽과의 관계가 그들에게 매우 중요하다면, 그 문제가 중요하지 않을 때조차도 관리자가 중재하기 원할 수도 있다. 마지막으로 리더 지침은 관리자가 어떤 한 가지 중재라도 하지 않는다면 무엇이 일어날지를 고려해야 한다고 제시한다. 단기적 혹은 장기적인 결과가 매우 부정적이라면, 문제나 관계가 중요한지의 여부를 떠나 중재하는 것이 현명하다.

다음은 관리자가 직장에서 구성원 간의 갈등해결책을 촉진하기 위하여 사용될 수 있는 전략 목록이다.

- **대결(confrontation).** 많은 경우 팀 구성원들은 관리자가 그들의 대인관계 갈등을 해결할 것으로 부적절하게 기대한다. 대신에 관리자들은 이메일, 응답기계 메시지, 노트의 부정적인 단어들의 민감한 특성이 너무 비인간적이라고 생각되면, 갈등을 해결하기 위하여 하급자들이 면대면 의사소통을 이용하여 자신의 문제를 다루도록 할 수 있다.

- **제3자 상담(consultation).** 때때로 관리자들은 다른 사람들이 건설적으로 갈등을 해결하도록 도와주기 위한 중립적인 역할을 할 수 있다. 이러한 역할은 모든 당사자들이 문제를 해결하고자 하고 관련된 당사자들의 상태나 권력의 차이가 없을 때만 수행해야 한다. 갈등이 여러 당사자를 포함하고 많은 감정이 부과된다면, 관리자는 의사소통을 촉진하고 문제를 전면으로 가져오는 데 도움이 되는 외부 전문가를 찾을 수도 있다.
- **행동변화(behavior change).** 이것은 역기능적인 갈등이 심각한 경우에 가능하다. 교육적인 방법, 훈련개발 또는 민감성 훈련 등은 관련 당사자의 자기 인식과 행동변화를 가져옴으로써 갈등을 해결하기 위하여 사용될 수 있다.
- **책임 기록(responsibility charting).** 불명확하거나 새로운 역할이 모호할 때, 당사자들이 함께 모여 역할의 기능과 책임을 구별하도록 하는 것이 중요하다. 공동의 책임이 존재한다면, 관리자는 그런 영역을 궁극적인 책임 · 승인 기전 · 지원서비스와 정보제공에 대한 책임 등으로 분명하게 정의해야 한다. 이것은 기본적인 판단적 갈등의 경우에 유용한 기술이다. 예를 들어 인사관리에 대한 병실 감독자와 간호단위 관리자 간의 갈등이나, 혹은 간호단위 교육 요구나 프로그램을 결정하고 기획하는 데 있어 직무교육자와 간호단위 관리자 간에 잠재적인 판단적 갈등이 일어날 수 있다.
- **구조 변화(structure change).** 때때로 관리자들은 사람들을 이동시키거나 퇴원시킴으로써 간호단위 갈등에서 중재를 할 필요가 있다. 다른 관리자 밑으로 간호단위를 이동시키고, 옴부즈맨을 추가시키거나 적소에 불만(고충) 처리절차를 설치하는 것이 또 다른 구조적 변화일 수 있다. 종종 갈등의 한 구성원에 대한 권한범위를 증가시키는 것 또한 간호단위 갈등을 해결하기 위한 효과적인 구조적 변화로 작용할 것이다. 직책을 변화시키고 정책을 창출하는 것 또한 효과적인 기술이 된다.
- **한쪽 당사자를 달래기(smooting).** 이것은 효과적으로 갈등을 다룰 시간이 없을 때나 당사자들이 너무 격분하여 즉각적인 갈등 해결이 이루어지지 않을 때와 같은 위기상황에 사용되는 일시적인 해결책이다. 대부분의 개인들이 자신의 격한 감정 상태를 다루고 그 문제에 대해 더 객관적일 수 있도록 시간을 며칠 주고 기다려 볼 수 있다. 어떻게 당사자들이 완화되는지와 상관없이 관리자들은 나중에 잠재적인 문제들을 언급하거나 이러한 기술이 비효과적으로 될 수 있음을 언급해야 한다.

협상

창의적으로 잘 적용된 경우에 협상(negotiation)은 협력(collaboration)과 유사하며, 잘 관리되지 못한다면 경쟁적인 접근과 유사할 수도 있다. 협상이 갈등해결 전략으로 사용될 때는 보통 타협(compromise)과 비슷하다. 협상을 하는 동안, 각 당사자는 무언가를 포기하며 당사자들 간의 차이점을 수용하는 것을 강조한다. 사람들은 계속적으로 타협해야 하는 욕구, 원함, 바람에 갈등한다. 모든 욕구나 목적을 충족할 수 있는 사람은 거의 없다. 대부분의 일상적인 갈등은 협상으로 해결된다. 다른 간호사에게 "당신이 마약(narcotics)을 카운트하면 그동안 나는 간호사 호출벨을 누른 환자들의 요구를 처리하고 있을께요"라고 이야기하는 한 간호사는 협상의 기술을 수행하고 있는 것이다.

협상이 양쪽 당사자에게 승리와 패배를 암시함에도 불구하고, 각 당사자가 같은 정도로 패배하거나 승리해야 한다는 규칙은 없다. 대부분의 협상가들은 그들이 잃게 되는 것보다 더 많은 승리를 원하지만, 모든 비용 면에서 승리해야 한다고 강조할 때에는 협상은 파괴적이고 경쟁적이 된다. 효과적인 협상의 주요 목적은 다른 당사자가 결과에 만족감을 느끼도록 하는 것이다. 협상에서 강조점은 윈윈 상황을 창출하는 데 있어야 한다.

많은 소규모 협상은 일상적으로 자연스럽게 일어나며, 어떤 선행준비가 없는 상태에서 계속된다. 그러나 모든 간호사들이 유능한 협상가들은 아니다. 관리자가 병동 자원에 대한 중요한 협상에서 성공하기 원한다면, (a) 적절하게 준비해야 하고, (b) 적절한 협상 전략을 사용할 수 있어야 하며, (c) 적절한 종결과 추후관리를 해야 한다. 더 성공적인 협상을 위해서 관리자들에게 협상 전, 중간, 후에 여러 가지 일들이 요구된다(보기 21-4).

협상 전

성공적이기 위하여 관리자는 협상에 대해 체계적으로 준비해야 한다. 협상가로서 관리자는 협상문제에 관한 가능한 한 많은 정보를 수집해야 한다. 지식이 권력이기 때문에, 협상

보기 21-4 협상 전, 중간, 후

협상 전

1. 당신의 과제를 함으로써 정신적으로 준비하라.
2. 협상에서의 당신의 시작점, 거래 및 협정시점, 그리고 협상의 하한선을 결정하라.
3. 당신과 당신이 협상해야 하는 당사자 모두에게서 숨겨진 아젠다를 찾아라.

협상 중간

1. 평정을 유지하라.
2. 훌륭한 의사소통기술(말하기와 듣기), 자기주장적 행동, 유연성에 대해 역할모델을 하라.
3. 파괴적인 협상기술 사용을 피해야 하나, 이런 기술들이 당신에게 반대로 사용된다면 이에 대응하기 위하여 준비하라.

협상 후

1. 동의하는 사항에 대하여 언어적 그리고 문서적으로 재진술하라.
2. 성공적인 협상에 대하여 모든 참여자들의 기여를 인식하고 감사하라.

가가 더 많은 정보를 수집할수록 관리자의 협상(bargaining)하는 힘은 커진다. 적절한 준비는 협상을 하는 동안 상대방이 협상가 자신이 방심하는 것을 알거나 정보를 알리지 않는 것을 방지한다.

또한 개인들은 테이블에서 시작하는 협상은 거의 없음을 기억해야 한다. 문제에 대한 '누가, 무엇을, 언제, 어떻게'에 대해 아는 것은 특히 중요하다. 예를 들면, Witzler(2010)는 가능하면 언제든지, 협상의 상대방의 유인책을 결정하는 것은 중요하다고 하였다.

그러나 또 다른 준비는 감정적 수준으로, 이는 모든 협상과 상호작용의 인간적 측면에 해당한다. 협상테이블을 사이에 두고 당신이 대면하는 상대방은 당신과 같은 개인들 이라는 것을 기억하라. 상대방이 당신을 협상에 공정하고 개방적이라고 인식하는 방법은 협상에 도달하게 되는 결론에서 중요한 역할을 하기도 한다.

관리자들이 협상에서 시작 지점을 결정하는 것 또한 중요하다. 관리자들이 타협을 하려고 하기 때문에, 높지만 터무니없지 않은 시작 지점을 선택해야 한다. 이러한 선택된 시작 지점은 그들이 더 실제적인 목적 때문에 낮아질 필요가 있음을 깨달으면서, 기대치의 상한점이어야 한다. 예를 들어, 당신의 병동에 편성된 추가적인 4명의 전임 RN과 한 명의 전임 사무보조원에 대해 정말 만족하는 것처럼 말하자. 당신은 3명의 전임 RN과 한 명의 시간제 사무보조원과 함께 일을 할 수도 있음을 알고 있지만, 이상적인 상황을 요구함으로써 협상을 시작한다.

어떤 협상에서도 요구사항을 상향조정하는 것은 거의 불가능하다. 따라서 관리자는 최대한 그러나 타당한 지점에서 시작해야 한다. 또한 어느 정도 타협될 수 있는지, 수용가능한 하한선(혹은 전혀 수용할 수 없는 해결책)은 사전에 결정되어야 한다. 최소한 관리자가 한 명의 전임 RN, 혹은 두 명 혹은 세 명을 수용할 수 있는지?

당신이 설정할 최소 수준이 협상의 하한선이다.

또한 현명한 관리자는 중요한 자원들을 협상할 때 다른 선택을 염두에 둔다. 대안적 선택이란, 관리자가 자신의 하한선을 사용할 필요는 없으나, 여전히 전체적인 목적을 충족하기 위하여 사용될 수 있는 협상의 기본설정 세트이다. 실례로 당신은 4명의 전임 RN과 한명의 전임 사무보조를 요구하였다. 당신은 3명의 전임 RN과 한 명의 시간제 사무보조로 잘해낼 수 있었다. 그러나 당신은 두 명의 RN과 한 명의 시간제 보조원(당신의 하한선)이 배정되지 않는다면, 당신이 계속적으로 안전 환자간호를 제공할 수 없다고 믿는다. 그러나 처음의 협상이 성공적이지 않다면, 인력증원을 요구하지 않고 병동 사무보조원을 매일 4시간씩, 한 병동에서 일하도록 하며, 린넨을 교환하고 모든 환자들의 식사를 제공하는 두 번째 옵션을 언급함으로써 협상을 다시 시작하라. 간호인력이 충원되지 않더라도 이러한 방식은, 간호인력에 의한 직접적인 환자간호를 더 제공한다는 전체적인 목적을 충족시킬 수 있다.

관리자는 이러한 상황에서 가능한 또 다른 거래(trade-off)를 고려할 필요가 있다. 거래는 갈등의 결과로 현실화될 수 있는 추가적인 이득이며 미래지향적이다. 예를 들면, 대학을 다니는 동안 어떤 부모는 자신의 아이들과 원하는 시간만큼 지낼 수 없기 때문에 내적 갈등을 느낄 수 있다. 부모는 거래를 고려함으로써 타협할 수 있다. 최종적으로 모든 이의 생활은 현재의 희생 때문에 더 잘 될 것이다. 현명한 관리자는 만족적인 타협을 도달하기 위한 한 수단으로 미래의 무언가에 대하여 오늘날의 무언가를 거래할 것을 고려할 것이다.

관리자는 또한 숨겨진 아젠다를 찾고 인식해야 한다. 아젠다는 협상의 숨겨진 의도이다. 대개 모든 협상은 숨겨진 혹은 명백한 아젠다를 가진다. 예를 들면, 새로운 관리자들은 병동의 공급품 부족을 토론하는 데 대해 설정된 아젠다를 가지고 그들의 상급자와 함께 회의를 할 수도 있다. 그러나 숨겨진 아젠다는 관리자에게 불안감을 느끼게 할 수도 있으며 토론 동안 수행 피드백을 정말로 찾게 할 수도 있다. 숨겨진 아젠다를 가지고 있는 것이 일반적이지 않은 것은 아니며, 어떤 수단에 의해 잘못되지는 않는다. 또한 모든 사람들은 숨겨진 아젠다를 가지고 있으며 숨겨진 아젠다를 공유하는 것이 필요하거나 현명하지는 않다. 그러나 아젠다가 공개되어 협상하는 동안 관리자들에 반대하여 사용될 때 자신들이 무력화되지 않기 위하여, 관리자들은 숨겨진 아젠다를 깨닫기에 충분히 성찰적이어야 한다. 관리자의 숨겨진 아젠다가 발견되지 않는다면, 그는 그것을 고려해야 하지만 협상의 핵심은 아니라는 것을 인정해야 한다. 예를 들어, 병동 인력충원에 대한 숨겨진 아젠다가 직원의 시각에서는 관리자의 자존감을 형성하는 것일 수 있지만, 인력충원에 대한 합법적인 요구가 존재할 수도 있다. 협상 동안, 예산 통제자가 권력을 얻기 위하여 인력충원을 요구하는 관리자를 비난한다면, 관리자는 "성공적인 관리자에게 병동 자원을 얻을 수 있는 것은 언제나 중요하지만 여기서 진정한 문제는 부적당한 인력이다"라고 말함으로써 대응할 수도 있다. 아젠다를 숨기지 않았다고 너무 강력하게 주장하는 관리자들은 방어적이고 취약하게 보인다.

협상 중간

협상에는 경험이 필요하기 때문에, 협상가들은 언제나 조용하고 침착하며 자기 확신적으로 보이기를 원한다. 이러한 자기 확신의 최소한의 부분은 협상을 적절하게 준비하는 것으로부터 나온다. 사람들은 다양한 인격유형을 가지고 있으며, 그들의 경력 과정을 속이고, 관리자들은 다양한 협상에서 여러 인격 유형을 만날 것이다. 그러나 준비는 항상 충분하지 않다. 결국 협상가는 의사소통, 자기주장, 좋은 청취기술, 빨리 재집단화하는 능력, 융통성에서 분명해야 한다.

협상은 심리적이고 언어적이다. 효과적인 협상가는 언제나 침착하고 자기 확신적인 것으로 보인다.

덧붙여 협상가는 상태(status)에 관한 염려가 거의 모든 협상에 스며들어 있음을 기억해야 한다. 예를 들어, Witzler(2010)는 대부분의 사람은 현재 직무에서 실질적인 승진이 있는 경우에도 동료에게 적용되었던 제안보다 더 좋지 않다면, 직무 제안을 수용할 가능성이 낮아진다고 제시하였다. 즉 "다른 사람보다 더 좋은 결과를 성취하고자 하는 바람(경쟁하기 위한 친구나 동료)은 개인에게 협상을 그만두도록 하는 원인이 될 수 있다". Witzler는 협상가들이 종종 다른 사람들과 암묵적인 비교를 하며, 그 다음 상대방이 왜 특정 요구를 불쾌해하는지를 이해하는 데 실패한다고 하였다.

협상가들이 그들의 설득력을 향상시키고 개방적 의사소통을 형성하기 위하여 협상하는 동안 리더가 사용하는 일반적인 전략들은 다음과 같다.

- 연구에서 수집된 사실적 진술만을 사용하라.
- 주의깊게 경청하고 비언어적 의사소통을 보라.
- 협상은 언제나 학습의 가능성을 제공하기 때문에 개방적 태도를 유지하라. 미리 판단하지 않는 것이 중요하며, 대신에 협조적인 분위기가 형성되어야 한다.
- 상대방이 어디서부터 오는지를 이해하기 위하여 노력하라. 한 사람의 지각은 다른 사람의 지각과 다를 가능성이 있다. 협상은 단순한 동의가 아닌 이해에 집중할 필요가 있다.
- 언제나 갈등을 토론하라. 협상에 관련된 당사자들과 토론함으로써 갈등을 개인화하지 않는 것이 중요하다.
- 어떻게 갈등이 일어나는지 혹은 갈등에 대한 비난에 초점을 두지 않도록 노력하라. 대신 갈등의 재발을 예방하는 데 초점을 두어야 한다.
- 정직하라.
- 양보가 가능하도록 강하게 시작하라. 협상에서는 양보하는 것보다 요구를 강화하는 것이 더 어렵다.
- 협상 동안, 전체적으로 비예측적인 무언가에 직면할 때는 협상을 연기하라. 그런 경우에, 협상가는 "나는 이것을 지금 당장 토론할 준비가 안 되었다" 혹은 "미안하지만, 이것은 우리의 아젠다가 아니다. 우리는 그것을 토론하기 위하여 별도의 약속을 잡을 수 있다"라고 반응해야 한다. 만약 협상가가 알지 못하는 무언가에 관한 질문을 받는다면, 단순히 "나는 이번에 그 정보를 갖고 있지 않다"라고 이야기해야 한다.

- 당신이 전적으로 협상하려고 하는 것을 상대방이 말해서는 안 된다. 당신은 배를 너무 일찍 포기할 수도 있다.
- 하한선을 알아라. 그러나 그것을 사용하기 위해 결코 노력해서는 안 된다. 하한선이 사용된다면, 협상가는 그것을 뒷받침할 준비를 해야 하거나 혹은 모든 신용을 잃을 것이다. 협상은 언제나 양쪽 모두의 지위를 향상시키는 결과가 나와야 한다. 그러나 실제적으로, 모든 협상이 각 당사자들이 동의하는 것으로 결과가 나오지 않기 때문에 상황이 개선될 수 없다면, 사람들은 때때로 협상 테이블로부터 걸어나와야 한다. 만약 하한선에 도달한다면, 협상가는 상대방에게 막다른 상태에 도달했으며, 이때에는 추가 협상이 불가능함을 말해야 한다. 그런 다음 상대방이 그것을 다음날까지 미루도록 하거나 다시 고려하도록 해야 한다. 추후 협상에의 문은 언제나 개방된 채 있어야 한다. 다른 약속이 이루어질 수 있다. 당사자들 모두가 체면을 세우도록 허락해야 한다.

파괴적인 협상 전술

어떤 협상가들은 특정의 위협적이거나 혹은 조작적인 전술을 사용함으로써 승리한다. 이러한 전술을 사용하는 사람들은 협상에서 협력적 접근보다는 경쟁적 접근을 취한다. 이러한 전술들은 의식적이거나 비의식적일 수도 있지만 당사자에게는 성공적이기 때문에 반복적으로 사용된다. 성공적인 관리자들은 이런 종류의 전술을 사용하지 않지만 그들이 협상하는 상대방이 사용할 수 있기 때문에 이에 대응하기 위해 준비되어야 한다.

그런 전술 중 한 가지는 조롱(ridicule)이다. 조롱의 목적은 협상 관련자들을 위협하는 것이다. 당신이 조롱을 사용하는 다른 누군가와 협상을 하고 있다면, 이완된 자세, 안정된 시선, 참을성 있는 미소를 유지하라. 신체 언어 또한 이완되고 비위협적이어야 한다.

또 다른 전술은 모호하거나 혹은 부적절한 질문이다. 예를 들면, 어떤 협상이 이루어지는 상황에서, 중환자실 관리자는 개심술 환자를 다루기 위하여 인력 보충을 요구받았다. 교섭하는 동안, CEO는 갑자기 “나는 심장을 잘 모르겠다. 당신이 나에게 심장에 관하여 말해줄 수 있나?”라고 말하였다. 그 관리자는 이런 종류의 말에 넘어가지 않고 대신에 심장의 생리학이 이슈와 타당하지 않다고 대응하였다. 사람들은 권위적인 사람에게 대답하는 경향이 있기 때문에, 이런 종류의 다양한 전술에 대해 대응하는 장치가 필수적이다.

협상에서 진실된 협력을 어렵게 하는 또다른 기술은 아첨(flattery)이다. 아부를 받은 사람은 협상에서 마지못해 다른 당사자에게 동의하지 않을 수 있으며, 그의 관심과 초점이 딴 데로 향할 수 있다. 관리자들이 아첨과 다른 정직한 칭찬의 시도들과 구분하는 데 사용할 수 있는 한 가지 방법은 그들이 그런 말들을 어떻게 느끼는지를 깨닫는 것이다. 그들이 제스처와 말이 지나치게 아부한다고 느낀다면, 그들이 아첨을 받고 있다는 좋은 징후이다. 예를 들면, 충고와 가르침을 요구하는 것 또한 미묘한 형태의 아첨이거나 혹은 정직한 요구일 수도 있다. 관리자가 거의 전문적이지 않은 분야에 관한 충고를 요구받는다면, 의심할 바 없이 아첨이다. 그러나 협상을 시작할 때 서로 긍정적인 개방적 말들을 주고 받는 것은 수용가능하며 양쪽 당사자 모두를 즐겁게 하는 것이다.

간호사들은 또한 무력감(helplessness) 태도에 특히 공감한다. 간호가 봉사 및 헌신이 요구되고 전문직이기 때문에, 양육 경향이 높고 관리자들은 협상의 본래 의도(병동 기능을 최적화하기 위한 적당한 자원을 보장하기)를 잃지 않도록 조심해야 한다.

어떤 사람들은 다른 구성원이 무슨 일이 일어났는지 깨닫기 전에 빠르고 공격적으로 받아들여 협상을 통제함으로써 단순하게 협상에서 승리한다. 관리자들이 이런 일이 일어날 수도 있다고 믿는다면, 그들은 결정을 하기 전에 협상 중단을 요청해야 한다. 단순하게 "나는 이것을 생각할 시간이 필요하다"라고 말하는 것은 공격적인 인수를 멈추게 하는 좋은 방법이다. 관리자는 파괴적인 협상 전술에 대해 깨닫고 그러한 전술들이 협력과 대조적이기 때문에 그것들을 극복할 전략을 개발할 필요가 있다.

파괴적인 협상 전술은 결코 협력적인 갈등해결책의 일부가 될 수 없다.

리더는 정직하고 직접적인 접근방법을 사용하며, 갈등협상에 사용하기 위하여 자기주장적 기술을 개발한다. 인간 존엄성을 유지하고 의사소통을 촉진하기 위해서는 모든 갈등관계가 자기주장적이고, 직접적이며, 개방적임을 필요로 한다. 갈등은 문제에 초점을 두어야 하고 협력적 타협을 통하여 해결된다.

학습과제 21-4

협상 분석 연습

당신은 직무불만족의 일부분이 매일매일 달라지는 환자 할당 때문이라고 생각한다. 당신의 병동은 전체 환자간호 체계를 사용하며, 수간호사가 할당한다. 두 명의 간호사가 수간호사에게 가서 이전 할당과 간호사의 능력에 근거하여 각 간호사들에게 자신의 환자를 선택할 수 있도록 해달라고 요구하였다. 환자들이 할당되고 적당한 간호를 받는지 살펴보는 것은 수간호사의 책임이기 때문에, 수간호사는 간호사들이 협조적(수용적)이지 않다고 생각한다. 간호의 계속성이 목적임에도 불구하고, 병동에는 많은 시간제 간호사들이 배치되어서 모든 간호사들이 모든 유형의 환자들을 간호할 수 있는 상황은 아니었다. 집담회 끝에 두 명의 간호사는 화가 났고, 수간호사도 불안정해졌다. 그러나 다음날 수간호사는 기꺼이 그 간호사들을 만났다. 다른 간호사들은 이것이 수간호사가 타협을 협상하고자 하는 표시라고 믿었다. 그들은 내일의 회의 전략을 위하여 오늘밤 함께 계획할 것이다.

과제

각 당사자의 목적은 무엇인가? 각 당사자에게 숨겨진 아젠다는 무엇인가? 갈등이 가속화된다면, 무엇이 발생할까? 양쪽 당사자의 목적을 달성할 수 있는 계획을 마련하고 수행 전략을 개발한다.

협상종결과 추후관리

몇 가지 농담으로 공식적인 협상을 시작하는 것이 중요한 것처럼, 친근한 언급으로 종결하는 것 또한 중요하다. 일단 타협을 이루게 되면, 동의한 모든 사항을 분명하게 재진술한다. 관리자 자신이 예견했던 이상으로 협상에서 승리한다면, 그들은 자신의 놀람을 숨기도록 노력해야 한다. 다른 RN들과 함께 현관에서 나누는 2분의 짧은 갈등협상이든 혹은 한 시간의 공식적인 임금협상이든지, 어떤 협상이든 그 종결에서, 그 결과는 당사자 각자가 무언가를 승리했다고 생각하고 모든 당사자들에게 만족스러워야 한다. 동의한 사항들에 대하여 진술한 편지나 메모를 보냄으로써 공식적인 협상을 명문화하는 추후관리 또한 필요하다.

대안적 분쟁해결방법

Pawl(2009)은 "대부분의 분쟁(만약 그것들이 진정한 분쟁이라면)은 비공식적인 형태로 성공적으로 해결될 수 있다"라고 하였다. 그러나 때때로 당사자들은 타협을 통한 동의에 이르지 못할 수 있다. 이러한 경우에 대안적 분쟁해결방법(alternative dispute resolution, ADR)은 사생활을 보호하며 값비싼 소송을 피할 수 있도록 한다. 대안적 분쟁해결방법의 유형에는 조정, 사실 찾기, 중재, 정당한 청문 절차와 옴부즈맨의 사용이 포함된다.

중립적인 제3자를 이용하는 조정(mediation)은 당사자들이 함께 갈등 해결책을 고안하도록 도와주기 위해 계획된 비밀적이고 법적인 구속력이 없는 과정이다. 그것으로서 조정가는 한쪽 편을 들지 않아야 하며 결과 이익에 귀속되지 않는다. 대신에 조정가는 바로 앞에 놓인 문제들을 분명히 하도록 질문한다(사실 찾기). 양쪽 당사자 청취, 필요하다면 사적으로 당사자들과 토의하기, 양쪽 당사자가 동의할 수 있는 해결책을 마련하도록 돕는다. Pawl은 다른 정형화된 분쟁해결 유형들과 대비하여 조정은 조정가가 그 당사자에 대한 어떤 결정을 할 힘은 없다는 것이 다른 점이라고 하였다.

그러나 조정가들이 분쟁중인 당사자들이 동의에 이르도록 도와줄 수 없을 때가 있다. 이런 상황이 발생할 때, 공식적인 중재(arbitration)가 사용될 수도 있다. 중재는 조정과는 달리, 갈등 당사자들이 그들 스스로 함께 결론에 도달하도록 도와주고, 최종 결정을 내리는 조정자가 갈등의 당사자들로부터 사례관련 사실들을 청문하는 들어보는 하나의 구속력 있는 갈등 해결 과정이다.

적법절차에 의한 청문은 실제적인 법적 청문회로서, 발견 · 증거 제시 · 전문가의 목격을 포함한 선서를 하고 한 증언과 반대심문을 통하여 분쟁을 평가하고 해결하는 데 초점을 둔다. 청문가가 문제에 대한 양측 모두의 의견을 객관적으로 청취하고 법률 조문에 따라 결정한다. 선행 사례를 통하여 설정된 판례법이 종종 결과를 결정한다.

갈등을 경험하는 개인들을 위한 또 다른 옵션은 옴부즈맨으로부터의 지도일 수 있다. 옴부즈맨은 일반적으로 한 조직 내에서 공식적인 직함을 가진다. 그들의 기능은 상대방에 대한 당사자의 민원을 조사하고 갈등과 관련된 개인들이 갈등을 보고하고 해결하는 과정뿐 아니라 그들의 권리를 이해하도록 한다.

합의 도출

합의(consensus)가 모든 당사자들에게 첫 번째 우선순위가 아니지만 협상하고 있는 모든 당사자들이 지지할 수 있는 동의에 이르는 것을 의미한다. 합의적 의사결정은 당초의 만장일치된 결정처럼 협상에 관련된 모든 사람에게 완벽한 만족감을 주지 않지만, 모든 당사자들이 합의된 상태를 수용하고자 하는 의지를 암시한다.

공유된 목적을 지향하는 위원회나 집단에서, 합의는 종종 집단 내에서 발생하는 갈등을 해결하기 위해 사용된다. 합의에 도달하기 위해서는 종종 경험 있는 촉진가가 필요하며, 훌륭한 리더십에는 합의를 구축하는 기술이 요구된다. 합의 구축은 집단 내 모든 사람들의 의견을 듣지만 집단은 궁극적으로 한 가지 합의된 행동과정으로 종결된다. 합의적 의사결정은 핵심적인 문제와 관련된 의사결정을 위해 가장 잘 사용되거나 혹은 성공적으로 수행하기 위하여 심도 있는 집단의 지지를 필요로 한다.

갈등해결전략으로서 합의를 사용하는 데 가장 큰 도전은 아마 협력과 같은 것으로, 시간이 요구된다는 점이다. 그것은 또한 협상에 관련된 모든 당사자들이 훌륭한 의사소통 기술을 가지고 개방적인 자세와 유연한 태도를 지닐 것을 요구된다. 또한 합의가 이루어지기 어려울 때를 리더가 인식하는 것도 중요하다.

갈등관리에서의 리더십 기술과 관리 기능의 통합

조직에서 적절한 양의 갈등을 설정하고 유지하는 것은 조직의 조화와 생산성 증가 등 많은 이점이 있다. 즉, 즐거운 작업 환경, 스트레스와 불안 감소, 희생, 피해적인 행동 감소이다. 덧붙여서 갈등의 선행요인을 감소시키는 안정적인 작업환경을 창출하는 관리자는 조직과 인적자원 요구를 충족시키는 데 초점을 두기 위해 많은 시간과 에너지를 사용한다. 갈등이 간호단위에서 발생할 때, 관리자들은 파괴적인 갈등과 건설적인 갈등을 구분할 수 있어야 한다. 건설적인 갈등은 창조성, 혁신과 간호단위의 성장을 촉진한다. 갈등이 파괴적인 것으로 보일 때, 관리자들은 원래의 갈등보다는 더 파괴적일 수도 있는 갈등이나 위험 후유증(여파)을 적절하게 다루어야 한다. 승리-패배나 패배-패배 결과를 갈등해결전략으로 시종일관 사용하는 것은 간호단위 내 불협화음을 발생시킬 것이다. 원원하는 결과를 최상의 갈등 해결전략으로 사용하는 리더는 직원 만족과 조직의 생산성 증가를 촉진한다.

협상은 또한 관리 기능과 리더십 기술 모두를 필요로 한다. 잘 준비된 관리자는 그들이 협상을 하게 될 상대방을 알고 있으며 그에 따라 협상을 준비한다. 관리자들은 간호단위의 필요한 자원 요구를 분명히 하기 위하여 거래, 여러 대안, 분명한 하한선을 준비한다. 성공적인 협상은 자기 확신과 위험 감수와 같은 리더십 구성요소들을 사용하도록 한다. 이러한 속성들이 존재하지 않는다면, 리더-관리자는 협상에서 거의 힘을 발휘할 수 없으며 따라서 원하는 자원을 보장하기 위해 간호단위의 능력과 타협한다. 협상에서 리더를 효과적이게 하는 다른 속성들은 다른 사람과 환경에 대한 민감성, 대인적 의사소통 기술이다. 리더의 파괴적인 전술보다는 자기주장적 의사소통 기술의 사용은 협상 종료 시 모든 당사자들에게 수용가능한 만족감을 가져다 줄 수 있다.

핵심 개념

- 갈등은 둘 이상의 사람들의 생각과 가치관, 느낌의 차이로 인한 내적 불협화음으로 정의될 수 있다.
- 관리자들은 다른 생각과 신념, 배경, 목적을 가진 사람들과 다양한 대인관계를 맺기 때문에 갈등은 예견된 결과이다.
- 가장 일반적인 조직적 갈등의 원인은 의사소통 문제, 조직구조, 조직 내 구성원의 행위이다.
- 갈등이론은 지난 100년 동안 극적으로 변화되었다. 현대에서는 갈등은 어떻게 관리되느냐에 따라 성장이나 파괴적일 수 있기 때문에 좋지도 나쁘지도 않는 것으로 간주된다.
- 갈등이 거의 없다면 조직의 정체가 일어나며 갈등이 너무 많으면 조직의 효과성이 감소되고 결과적으로 조직 구성원들을 움직이지 못하게 한다.
- 갈등은 또한 질적인 구성요소를 가지며, 어떻게 지각하고 다루느냐에 따라 갈등의 영향력은 다르다.
- 개인 내 갈등, 개인 간 갈등, 집단 간 갈등이 있다.
- 갈등 과정의 첫 번째 단계는 선행 상황이 존재하는지 암시한다. 잠재적 갈등은 지각된 갈등이나 감정적 갈등으로 진행될 수 있다. 가시화된 갈등이 또한 계속될 수 있다. 마지막 단계는 갈등 여파이다.
- 갈등 해결에서 최적의 목적은 관련된 모든 사람들을 위한 윈윈 해결책을 창출하는 것이다.

- 일반적인 갈등 해결전략은 타협, 경쟁, 수용, 달래기, 회피와 협력이다.
- 협상가로서, 가능한 한 많이 승리하고 가능한 한 거의 패배하지 않으며, 다른 당사자들이 협상 결과에 대해 만족감을 느끼도록 하는 것이 중요하다.
- 지식이 권력이기 때문에, 협상가가 더 많은 정보를 가질수록 거래하는 힘은 더 커진다.
- 리더는 협상의 기술을 인식하고 대응하는 동안에, 언제나 정직하고 협력적인 협상 접근방법을 실행하도록 노력한다.
- 관리자는 자신의 하한선을 알아야 하나 결코 그것을 이용하려고 해서는 안 된다.
- 협상과정에서 중요한 부분은 종결과 추후관리이다.
- 대안적 분쟁해결방법은 최소한 조정(mediation), 사실 찾기, 중재(arbitration), 옴부즈맨 사용 등을 포함한다.
- 시간이 걸리더라도 합의추구, 의견 일치는 가장 효과적인 갈등해결과 협상전략이다.

부가적인 학습활동과 적용

학습과제 21-5

가장 적절한 해결 접근 방법 선택

다음과 같은 상황에서 가장 적절한 갈등해결 전략을 선택한다(회피, 달래기, 수용, 경쟁, 타협 혹은 협력). 결정에 대한 근거를 제시하고 왜 다른 갈등관리 방법을 사용하지 않았는지 설명한다.

상황 1

당신은 수술장 순환(circulating) 간호사이다. 대개 당신은 일반외과 수술방 3에 배정되는데 오늘은 수술방 4, 정형외과에 배정되었다. 당신은 정형외과 의사의 일상적인 업무에 익숙하지 않고 오늘 수술하기 전에 의사들의 기호 카드를 읽어서 재빨리 그것들을 복습하려고 하였다. 지금까지 당신은 사고 없이 두 번의 수술을 관리하였다. 다음 수술 환자가 방으로 들어오고 당신은 모든 사람들이 특히 긴장하고 있는 것을 깨달았다. 이 환자는 개인병원 의사의 부인이었고, 의사들은 악성종양 가능성 때문에 골(bone) 생검을 수행하고 있다. 당신이 생검 영역에서 준비하고 있는 동안 성격 급한 외과의사가 수술방으로 들어왔다. 당신은 당신이 베타딘 영역을 준비하였다는 것을 갑자기 알았으며, 그 외과의사는 다른 용액을 선호하였다. 그 의사는 당신이 했던 일에 대하여 고함치며 "당신은 바보 간호사이다"라고 이야기하였다.

상황 2

당신은 중환자실 책임 간호사이며 방금 8시간의 근무를 마쳤다. 당신은 오늘 12시간 교대제인 간호사 두 명과 일을 하였다. 당신들은 각각 2명의 급성 환자들이 배정되었다. 당신은 꽤 피곤했기 때문에, 중요한 세미나 때문에 오늘 밤에 도시 밖으로 나간다는 게 기뻤다. 또한 당신은 오늘이 8시간 교대근무인 것과 다음 교대근무자가 문으로 들어오는 것이 기뻤다. 당신은 이제 인계시간을 가질 것이고 비행기를 탈 것이다.

12시간 근무 간호사가 계속적으로 이전 환자를 맡고 8시간과 12시간 근무자가 함께 일하고 있을 때에는 담당이 바뀌지 않는 것이 관례였다. 따라서 당신은 환자들에 대한 인계를 출근한 8시간 근무 간호사에게 하였다. 당신의 환자 한 명은 불명의 고열이 있어 격리실에 있었으며, 뇌수막염이 의심되고 있었다. 다른 환자

학습과제 21-5(계속)

는 복합 외상환자였다. 당신의 보고 중간에, 인계받는 간호사가 임신중인 것을 방금 알았다고 말하였다. 그녀는 "나는 뇌수막염 의심 환자를 돌볼 수 없다. 나는 이 환자를 12시간 근무 간호사에게 인계하겠다"라고 말한다. 당신은 12시간 간호사들에게 갔고 12시간 근무 간호사들은 화를 내었다. "우리는 임신했을 때 온갖 환자들을 돌봤으며, 우리 근무에서 4시간밖에 남지 않은 상태에서 환자를 바꾸지 않겠다"라고 말하였다.

당신이 이 메시지를 다음 근무자에게 반복하였을 때, 그녀는 "그들이 바꾸거나 내가 집에 가겠다"라고 말하였다. 당신이 그런 상황을 보고하기 위해 간호부 사무실로 전화했을 때, 독감이 유행하기 때문에, 근무 들어올 인력은 없으며, 모든 다른 병동들도 이미 인력 감축 상태임을 알았다.

상황 3

당신은 학사학위과정(RN-BSN)을 졸업한 간호사이다. 당신은 6개월 전에 졸업했기 때문에 외래 응급실에서 근무하고 있으며 최근에서야 당신의 새로운 역할에 자신감을 느끼기 시작했다. 그러나 당신과 같이 일하고 있는 경력자, 전문대 졸업 간호사들 중 한 명은 지속적으로 학사 학위 간호교육을 무시하였다. 당신이 문제해결이나 새로운 기술 학습에 도움을 청할 때마다 그녀는 "간호대학에서 당신에게 아무것도 가르치지 않았다"라고 말하였다. 외래 관리자는 당신을 3개월과 6개월 평가에서 만족 점수를 주었으나, 당신은 다른 간호사들의 의견들에 대하여 점차 방어적으로 변해가고 있다.

상황 4

당신은 준중환자실(step-down unit)의 책임 간호사이다. 오늘은 2주간의 휴가를 마치고 복귀하는 첫째 날이다. 근무는 10분 후에 시작하며 당신은 인력 배정을 위하여 앉아있다. 중앙 인력 사무실은 당신이 암병동으로 간호사 한 명을 보내야 한다고 하였다. 당신이 유동적인(일정하지 않은) 근무일정표(floating roster)를 확인해보니 오늘 당신 병동에 일하기로 배정된 RN 중 한 명인 제니(Jenny)가 마지막 유동적인 근무자(어제 유동하였다)였음을 알았다. 이제 당신이 다른 2명의 RN인 마크(Mark)와 리사(Lisa)중 한 명을 선택해야 한다. 근무일정표에 따르면 마크는 10일 전에 유동하였고 리사는 11일전이었다. 당신은 리사에게 유동할 순서라고 말하였다.

리사는 마크가 지난달 2주간 휴가 가는 동안 자신이 잇따라 3번이나 유동되었다고 이야기한다. 마크는 휴가는 카운트하면 안 되며 그의 순서가 아니기 때문에 유동되어서는 안 된다고 말한다. 리사는 제니가 어제 암병동으로 유동되었고 이미 환자들을 알고 있기 때문에 제니가 유동되어야 한다고 말한다. 제니는 병동을 도와주기 위해 오늘(그녀의 휴일) 근무에 들어와서 일하는 데 동의하였고, 그녀가 유동적이어야 한다는 것을 그녀가 알았다면, 그녀는 이것에 동의하지 않았을 것이라고 이야기한다. 마크는 오늘이 연속적인 6일 주간 근무의 마지막 날이며, 그는 유동적이기를 원하지 않는다고 말한다. 제니는 자신의 유동근무 순서가 아니며 그녀는 자진해서 유동하기를 원하지 않는다고 말한다.

학습과제 21-6

행동적 전술 – 적절한가? 혹은 그렇지 않은가?

당신은 의료행정으로 석사학위를 받은 여성 간호단위 관리자이다. 당신은 남성인 CEO에게 당신이 제안한 예산안을 발표하려고 한다. 당신은 그 예산안을 철저하게 연구하였고 예산 증액에 대한 당신의 요구를 뒷받침할 적절한 근거를 가지고 있다. CEO는 기분파였기 때문에 그의 반응을 예측하기는 어려웠다.

당신은 또한 CEO가 직장에서 여성의 역할에 대하여 약간 전통적인 시각을 가지고 있으며, 그가 생각하는 여성의 역할에는 주요 관리 역할을 포함하고 있지 않음을 알고 있다. 그가 꽤 가부장적이기 때문에, "그의" 간호사들에게서 직무를 지원하는 것을 요구 받을 때, 그는 매혹되며 아첨을 받았다. 또한 여성이었던 당신의 전임자는 CEO에 의해서 그녀가 무례하고 거들먹거리며 예의가 없다고 인식되었기 때문에 해고되었다. 사실상 이전 간호단위 관리자는 이러한 특성들 때문에 과거 여러 해 동안 대체되어 왔던 간호관리자들 중 하나였다.

당신은 앉아서 이번 회의를 위한 당신의 전략을 계획하기 시작한다. 당신은 당신이 보수적으로 옷을 입고 발표하는 동안 CEO의 지원과 지지를 청하며 수동적으로 접근한다면, 당신의 예산 요구안들이 더 충족될 것이라는 것을 알고 있다. 즉 당신은 전통적으로 여성적이고 무기력한 역할을 가정하도록 요구 받을 것이다. 당신이 능력이 있고 말을 잘 한다면, 당신은 당신의 예산 목적을 성취하지 못할 수도 있으며 당신의 직무를 유지하는 것조차도 어려울 수 있다. 당신이 CEO와의 상호작용하지 않는다면, 아마도 당신이 계속적으로 이런 식으로 행동하는 것은 필요하지 않다.

과제

결과가 바람직하다면 그러한 행동적 전술이 적절한가? 그런 전술은 단순히 영리한 협상인가, 아니면 파괴적으로 조작적인가? 이러한 상황에서 당신은 무엇을 하는가? 당신의 예산안 발표에 대한 전략을 세우고, 그 선택에 대한 근거를 제시한다.

학습과제 21-7

환자-간호사 갈등 다루기

당신은 재활병동의 감독자이다. 두 명의 어린 여성 간호조무사들이 오늘 당신의 사무실에 와서, 그들이 기본간호를 수행하고 있을 때 젊은 남성인 편마비 환자가 외설적인 성적인 말과 행동을 했다고 보고하였다. 환자의 행동에 대한 그들의 반응에 관하여 당신이 질문하였을 때, 그들은 그의 행동 때문에 기분이 상했음에도 불구하고, 정상적으로 단순하게 시선을 돌려서 그를 무시하려고 노력했다고 하였다. 그들은 환자를 직접적으로 접촉하는 것을 주저하고 있다.

이 환자가 적어도 한 달 동안 당신의 병동에 있을 수 있다고 예측되기 때문에, 간호조무사는 당신에게 환자에게 이야기를 하거나 그의 간호를 다른 간호사들에게 배분하여 이 갈등을 중재해달라고 요청하였다.

과제

당신은 이러한 직원-환자 갈등을 어떻게 다룰 것인가? 이 상황에서 적절한 갈등해결전략은 회피(다른 인력을 그 환자간호에 배분)인가? 당신은 간호조무사에게 환자를 직접 마주하라고 격려할 것인가? 만약 당신이 이러한 접근을 선택한다면, 당신은 어떤 코칭이나 역할 연습을 그들에게 사용할 것인가? 당신은 무슨 말을 했어야 하나?

학습과제 21-8

전문적인 방식으로 개인적 문제 다루기

당신은 어린이병원 외상병동의 남성 감독자이다. 3년 전, 당신은 같은 도시의 다른 병원에서 일하는 수잔(Susan)이라는 간호사와 연인 관계를 끝냈다. 헤어짐은 상호 합의하에 이루어지지 않았으며 수잔은 상처받고 분노하였다.

6개월 전, 수잔은 어린이병원 내 한 병동의 감독자 직위를 받아들였다. 이런 상황은 당신과 수잔에게 공식적으로는 부서 수간호사 회의에서 그리고 비공식적으로는 정기적으로 인력 문제에 대해 상호작용할 것이 요구됨을 의미한다. 종종 이러한 상호작용은 수잔의 측면에서 적개심, 비언어적 공격이나 저격적인 말투에 의해 드러났다. 당신이 그녀의 행동에 관하여 수잔과 대면하고자 하였을 때, 그녀는 "나는 문제를 가지고 있지 않으며 자만하지 마라"라고 하였다.

그 상황은 회피하기에는 점차 더 어려워지고 있으며, 양측의 직원과 동료들은 계속되는 긴장을 알게 되었다. 당신은 당신의 직위를 좋아하며 어린이병원을 떠나고 싶지 않다. 그러나 이미 그 상황이 계속될 수 없다는 것은 점차 분명해지고 있다.

과제:

1. 성(gender)이 이러한 상황에서 잠재적인 상황, 지각되거나 감정적인 갈등, 발현된 갈등과 갈등후유증에 어떻게 영향을 미칠 수 있는가?
2. 이 갈등을 해결하기 위한 노력으로 어떤 갈등전략을 사용하겠는가?
3. 이 상황에서 중재자가 도움이 될 것인가?

학습과제 21-9

가장 적절한 해결 접근 선택

다음 상황 중 하나를 선택하여 이 상황에서 어떤 갈등해결전략이 가장 적절한지 논의하면서 한 페이지의 에세이를 작성한다. 왜 다른 갈등해결전략이 거부되었는지 설명한다.

상황 1

당신은 외과병동의 간호사이다. MJ는 수술 2일째 되는 정형외과 환자이다. 그녀의 주치의는 PRN으로 매 3~4시간마다 데메롤 IM뿐 아니라 몰핀을 사용하여 PCA까지 오더를 냈다. 환자는 계속적으로 통증을 호소하였다.

오늘, 의사 존(John)은 PCA뿐 아니라 1시간 전에 100mg 미만으로 오더를 냈음에도 추가적으로 지금 데메롤 100mg을 주도록 오더를 냈다. 그가 처방 내린 용량은 당신의 약물 핸드북과 반대된다. 당신은 환자의 통증 수준에 대한 당신의 의문뿐 아니라 그러한 용량의 안정성에 관한 염려 때문에 의사 존에게 접근하였다. 의사 존은 당신이 말하자마자 말을 못하게 하고 거칠고 적의적인 목소리로 "나는 의사이고 투약 처방을 내렸다. 당신은 간호사이고 당신의 책임은 내 치료계획을 수행하는 것이다. 지금 투약해라. 그렇지 않다면 나는 당신이 해고되는지 볼 것이다"라고 말하였다.

상황 2

오늘은 수요일이다. 당신이 관리자로 있는 병동의 장기 근로자인 줄리(Julie)는 근무일정에 관하여 어떤 특권이 있다고 믿는다. 당신은 그녀에게 주말과 주간근무 휴일에 관한 정책을 검토하도록 말하였다. 줄리는 그녀가 모든 다른 주말 휴일과 그녀가 일한 주말의 금요일과 월요일에 휴일을 받을 만하다고 믿었다.

당신은 다른 근무자가 주말근무를 원했기 때문에, 지난 3년 동안 줄리의 요구를 충족시켜 주었다. 그러나 최근 주말 근로자가 이직을 하였고 따라서 줄리엣의 이러한 요구가 더 이상 가능하지 않았다. 근무자가 부족하기 때문에 줄리는 월요일에 근무하도록 하였다. 그러나 그녀는 월요일이 그녀의 정규 휴일이라고 말하면서 거부하였다. 당신은 매주 정규적으로 2일 이상의 주간 휴일을 보장하는 근무자는 없다고 믿는다. 그래서 줄리를 금요일에 근무하도록 하였다.

REFERENCES

Al-Hamdan, Z. (2009). Nurse managers, diversity and conflict management. *Diversity in Health & Care, 6*(1), 31-43.

Hauge, L., Skogstad, A., & Einarsen, S. (2009, October-December). Individual and situational predictors of workplace bullying: Why do perpetrators engage in the bullying of others? *Work & Stress, 23*(4), 349-358.

Hockley, C. (2010). Violence in nursing: The expectations and the reality. In C. J. Huston (Ed.), *Professional issues in nursing: Challenges and opportunities*. 2nd Edition. Philadelphia, PA: Lippincott Williams & Wilkins.

Hudson, K. (2009, September 28). *Conflict resolution. Dynamic nursing education*. Retrieved March 6, 2010, from *http://dynamicnursingeducation.com/class.php?class_id=70&pid=14.*

Hutchinson, M. (2009, April-June). Restorative approaches to workplace bullying: Educating nurses towards shared responsibility. *Contemporary Nurse: A Journal for the Australian Nursing Profession, 32*(1-2), 147-155.

Leaders Guide for the CRM Program Resolving Conflict. (2009, September 22). *The decision to get involved—4 things to consider*. Retrieved March 6, 2010, from *http://www.crmlearning.com/blog/?tag=conflict-management.*

Mueller, T. (2009, June). Alternative dispute resolution: A new agenda for special education policy. *Journal of Disability Policy Studies, 20*(1), 4-13.

Pawl, R. (2009, April). Smoothing legal rough waters with mediation. *ED Legal Letter, 20*(4), 42-43.

Roche, M., Diers, D., Duffield, C., & Catling-Pauli, C. (2010). Violence toward nurses, the work environment, and patient outcomes. *Journal of Nursing Scholarship, 42*(1), 13-22.

Vaughn, P. (2009, September-November). Collaboration and conflict management: A brief review of current thought. *Oklahoma Nurse, 54*(3), 4.

Witzler, L. (2010a, March 2). *Understand your counterpart's incentives*. The President and Fellows of Harvard College. Retrieved March 5, 2010, from *http://www.pon.harvard.edu/daily/business-negotiations/understandyour-counterparts-incentives/.*

Witzler, L. (2010b, February 16). *How status conscious are you?* The President and Fellows of Harvard College. Retrieved March 5, 2010, from *http://www.pon.harvard.edu/daily/business-negotiations/how-status-consciousare-you/.*

BIBLIOGRAPHY

Abrahamson, K., Anderson, J., Anderson, M., Suitor, J., & Pillemer, K. (2010, January). The cumulative influence of conflict on nursing home staff: A computer simulation approach. *Research in Gerontological Nursing, 3*(1), 39 - 48.

Arndt, M. (2009, April - June). Social identity and interrole conflict for hospital superintendents in the early 1900s. *Nursing Forum, 44*(2), 129 - 143.

Cohn, K. (2009, January - February). A practicing surgeon dissects issues in physician-hospital relations. *Journal of Healthcare Management, 54*(1), 5 - 10.

Cornett, P. (2009, October - December). Managing the difficult employee: A reframed perspective. *Critical Care Nursing Quarterly, 32*(4), 314 - 326.

Davis, M., Kraus, L., & Capobianco, S. (2009). Age differences in responses to conflict in the workplace. *International Journal of Aging & Human Development, 68*(4), 339 - 355.

Dellasega, C. (2009, January). Bullying among nurses. *American Journal of Nursing, 109*(1), 52 - 58.

De Raeve, L., Jansen, N. W. H, van den Brandt, P. A., Vasse, R., & Kant, I. J. (2009, January). Interpersonal conflicts at work as a predictor of self-reported health outcomes and occupational mobility. *Occupational & Environmental Medicine, 66*(1), 16 - 22.

Dewitty, V., Osborne, J., Friesen, M., & Rosenkranz, A. (2009, May). Workforce conflict: What's the problem? *Nursing Management, 40*(5), 31 - 33, 37.

Kantek, F., & Gezer, N. (2009, January). Conflict in schools: Student nurses' conflict management styles. *Nurse Education Today, 29*(1), 100 - 107.

Northam, S. (2009, June). Professional development. Conflict in the workplace: Part 1: Sex, age, hierarchy, and culture influence the nursing environment. *American Journal of Nursing, 109*(6), 70 - 73.

Northam, S. (2009, July). Conflict in the workplace: Part 2: Strategies to resolve conflict and restore collegial working relationships. *American Journal of Nursing, 109*(7), 65 - 67.

O'Sullivan, A., & Lynch, J. (2009, October). Lateral violence and bullying in the workplace. *Illinois Nurse, 5*(4), 11 - 13.

Padrutt, J. (2010, January). Resolving conflict—now more important than ever. *Nursing Management, 41*(1), 52 - 54.

Raisbeck, E. (2009, February). The art of negotiation. *Independent Nurse*, 2009 Feb 2: 38 - 39.

Rushton, C., & Adams, M. (2009, July - September). Asking ourselves and others the right questions: A vehicle for understanding, resolving, and preventing conflicts between clinicians and patients and families. *AACN Advanced Critical Care, 20*(3), 295 - 300.

Schmalenberg, C., & Kramer, M. (2009, February). Nurse-physician relationships in hospitals: 20,000 nurses tell their story. *Critical Care Nurse, 29*(1), 74 - 83.

Tarrant, T., & Sabo, C. (2010, January - March). Role conflict, role ambiguity, and job satisfaction in nurse executives. *Nursing Administration Quarterly, 34*(1), 72 - 82.

Unit VII

통제에서의 역할과 기능

Roles and Functions in Controlling

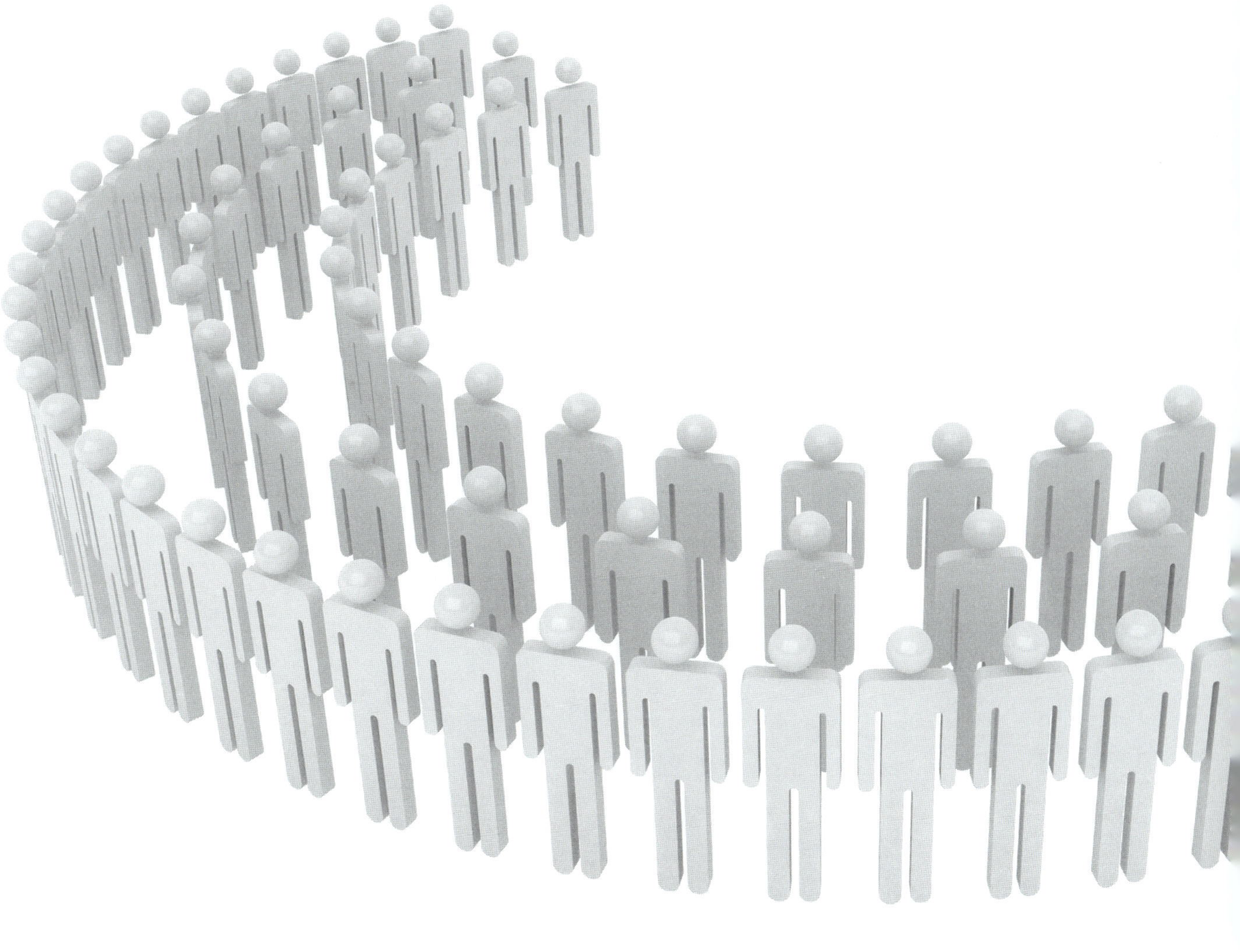

Chapter 22

질통제

Quality Control

근거기반 치료과정을 창출하기 위하여 선구자적인 조직들이 전자의무기록, 컴퓨터화된 제공자 처방 입력, 그리고 다른 임상정보체계에서 성취하였던 결과들은 치료의 표준을 향상시킬 가능성이 많음을 분명하게 보여주었다.

- Jo Manion

질적인 의료는 복잡한 현상이다. 따라서 파악하기 어려운 목적을 성취하는 데 요구되는 전략처럼 의료의 질에 기여하는 요인 또한 다양하다.

- Henry Ford

학습목표

- 질 측정을 위한 적절한 기준이나 표준을 결정한다.
- 설정된 표준이 충족되는지를 결정하기 위하여 질통제 자료를 수집하고 분석한다.
- 표준이 충족되지 않을 때 요구되는 적절한 교정조치를 확인한다.
- 과정, 결과, 구조와 동시적 · 후향적 · 전향적 감사를 구별한다.
- 과정, 결과, 구조적 감사를 위한 간호 기준을 작성한다.
- 총제적 질관리(TQM)와 토요타 생산체계(Toyota Production System) 철학의 주요 구성요소를 기술한다.
- 특정 상황에서 질을 측정하기 위하여 적절한 양적 · 질적 도구를 선택한다.
- 의료기관과 의료전문인들을 위한 실무표준과 임상실무 지침을 설정하는 데 있어 JCAHO, 미국간호협회, AHRQ와 같은 조직의 역할을 서술한다.
- 입원환자 의료의 질에 대한 DRG와 전향적 지불제도의 영향을 주관적 · 객관적으로 분석한다.
- 질적인 의료 자료수집을 표준화하기 위하여 NMDS, NIC, HEDIS, ORYX와 같은 국가적 차원의 노력을 기술한다.
- 의료의 질을 측정하는 데 있어 간호에 민감한 결과 측정을 표현하는 중요성에 관하여 논의한다.
- 계속적인 질향상 프로그램에 참여하도록 구성원들을 격려한다.

관리과정의 통제단계에서는 이미 설정된 표준에 대하여 업무성과(performance)가 측정되고 표준과 실제 수행간의 차이를 개선하기 위한 활동들이 수행된다. 자신들이 작업환경에서 결과의 질에 영향을 미칠 수 있다고 느끼는 조직구성원들은 더 높은 수준에서 동기화되고 직무 만족을 경험한다. 조직들 또한 생산성, 혁신, 질 결과들에 대한 약간의 통제를 필요로 한다. 이때 통제는 성공이나 실패를 결정하는 수단으로 간주되지 않아야 하며 개인적으로나 전문직 측면에서나 학습과 성장의 기회로 간주되어야 한다.

이번 장은 관리과정으로 다섯 번째 단계이자 마지막 단계인 통제를 탐색할 것이다. 간호과정처럼 관리과정 또한 순환적이기 때문에, 통제는 그 자체로 종결되지 않는다. 즉, 관리의 모든 단계에서 수행된다. 예를 들어, 관리 통제기능에는 간호단위의 철학과 미션, 목적, 목표에 대한 주기적인 평가, 이미 설정된 표준에 대한 개인 및 집단 성과 측정, 환자 목적과 결과감사 등이 포함된다.

질통제(quality control, 통제의 특별한 형태)는 소비자에게 제공되는 서비스를 평가하고 모니터링하거나 조절하는 데 사용되는 활동들이다. 어떤 질통제 프로그램이 효과적이기 위해서는 특정 요소들이 필요하다(보기 22-1). 첫째, 최고 경영층의 지지가 필요하다. 질통제 프로그램은 단순하게 다양한 정부 규제들을 충족시키기 위하여 운영될 수 없다. 의료기관의 재정 및 인적자원 지원과 헌신은 서비스의 질을 결정하고 향상시키는 결정적 요인이 될 것이다.

조직은 제공된 서비스의 경제성에 관하여 현실적이어야 하지만, 간호가 수월성을 위해 노력하는 것이라면, 개발된 질통제 기준은 최소한으로 수용되는 수준이라기보다는 최적의 수준으로 추진되어야 한다. 마지막으로 질통제 과정은 계속적이어야 한다. 즉 질 향상결과에 대한 탐색은 계속적이며 의료는 언제나 향상될 수 있다는 신념을 반영하여야 한다. 통제가 일반적으로 관리 기능으로 정의됨에도 불구하고, 효과적인 질통제는 리더십과 관리 기술을 가진 관리자를 요구한다. 질통제에 내재된 리더십 역할과 관리 기능은 보기 22-2와 같다.

질통제를 이해하기 위하여 관리자는 질관리 과정과 질측정, 향상활동 관련 용어들에 익숙해져야 한다. 이 장은 구체적이고 체계적인 과정으로서 질통제를 소개한다. 감사(aduit)는 질 사정도구로 제시되었다. 덧붙여서 의료기관 질통제 프로그램의 개발과 수행에 대한 외부 압력의 역사적 영향들을 살펴볼 것이다. 미국의 질 활동 설정과 모니터링과 관련된 주요 기관들이 논의되었으며 또한 질통제 전략, 질 측정 도구, 벤치마킹, 임상실무 지침들이 소개되었다. 마지막으로 안전문화 창출 전략이 확인되었다. 그것은 전체 조직에 걸친 변화에 대한 요구보다는 모든 것을 너무 자주 개인적인 실수들에 초점을 두는 한 체계(조직)를 변화시키는 도전이다.

보기 22-1 효과적인 질통제 프로그램의 특징

1. 상층 관리자 수준의 지원
2. 재정적 자원 및 인적 자원 측면에서 조직의 헌신
3. 목적은 최소 수준보다는 수월성에 대한 탐색을 반영
4. 과정은 진행형(계속적) 유지

보기 22-2 질통제와 관련된 리더십 역할 및 관리 기능

리더십 역할

1. 부하직원들이 질통제 과정에 능동적으로 참여하도록 격려한다.
2. 치료의 기대되는 표준을 하급자들에게 분명하게 의사소통한다.
3. 최소한의 안전적 표준 설정 대신에 질을 극대화시키는 높은 수준의 표준을 설정하도록 격려한다.
4. 계속적인 과정으로 질향상을 수용하고 옹호한다.
5. 왜 목적이 충족되지 않았는지를 결정하는 방법으로 통제를 사용한다.
6. 질통제 결과와 적용을 다른 의료전문직과 고객들과 능동적으로 의사소통한다.
7. 간호활동의 책임과 의무를 수용하는 데 있어 하급자들의 역할모델로 활동한다.
8. 환자들이 적어도 최소한으로 수용가능한 질적인 의료를 제공받음을 보장하면서, 임상적 표준과 자원이용 표준 간을 구별한다.
9. 간호에 민감한 환자 결과를 확인하고 측정하는 연구 작업을 지원하며 능동적으로 참여한다.
10. 실수에 대한 비난을 강조하지 않고 대신 근접과오(near miss), 의료과오, 적신호사건을 유발하는 요인들과 원인에 초점을 두는 조직문화를 창출한다.
11. 질향상 목적을 위한 벤치마킹으로서 6시그마 사용을 격려한다.

관리 기능

1. 조직의 다른 인력들과의 협력에서, 명쾌하고 측정가능한 의료의 표준을 설정하고 표준이 충족되는지를 측정하기 위한 가장 적절한 방법을 결정한다.
2. 질통제 도구로서 과정, 결과, 구조적 감사를 선택하고 적절하게 사용한다.
3. 질통제를 위한 자료수집 시, 적절한 정보출처에 접근한다.
4. 제공된 의료 서비스와 병동 표준 사이의 차이를 결정하고 왜 표준이 충족되지 않았는지에 관한 추가 정보를 찾는다.
5. 직원 교육과 코칭에 대한 필요한 영역을 결정하는 데 있어 질통제 결과를 이용한다.
6. 질통제에 영향을 미치는 현 정부, 인증기구, 면허 통제에 대응한다.
7. 국가적인 벤치마킹과 '훌륭한 실무적' 계획에 능동적으로 참여한다.
8. 발생하고 있는 과오를 규명하고 범주화하기 위하여 간호단위 혹은 조직적 환경을 계속적으로 평가하며 과오를 유발하는 과정들을 전향적으로 수정한다.

의료의 질 정의

1980년대 이래로 질 측정과 결과에 대한 책무는 의료분야에서 유행어가 되어 왔으며, 지속적으로 오늘날 거의 모든 의료 아젠다, 의제의 최선두에 있다. 의료의 질을 정의하고 측정하는 것은 보험자 · 환자와, 합법적인 조정 기구에 대한 책임을 보여주기 위하여 의료서비스 제공자에게 중요하다. 그러나 질적인 의료를 성취하는 것은 단지 제공자를 더 훈련하거나 의료서비스를 더 제공하는 문제는 아니다. 문제는 다영역적이며, 그것의 복잡성은 의료 질 자체에 대한 정의로 시작된다.

미국의학원(the Institute of Medicine, IOM, 1994)은 의료의 질(healthcare quality)을 "개인이나 인구집단을 위한 의료서비스가 바람직한 건강 결과의 가능성을 증가시키는 정도로 이는 최근의 전문적 지식과 일관성이 있어야 한다"로 정의하였다. 이러한 고전적인 정의가 광범위하게 수용되고는 있지만 일부는 추후 논의가 필요하다. 첫 번째, '바람직한 건강 결과가 성취되지 않는다면 질은 존재하지 않는다' 라는 논의이다. 결과(outcomes)는 질에 대한 하나의 지침(indicator)일 뿐이다. 종종 환자들은 적용가능한 정보와 함께 가능한 최상의 의료서비스를 받지만 좋지 않은 결과가 발생하기도 한다. 또 어떤 때에는 좋지 않은 의료가 좋은 결과로 보일 수도 있다. 의료의 질을 측정하기 위한 방식으로 결과만을 사용하는 것은 위험하다.

결과는 의료 질을 측정하는 중요한 방법이지만, 질 측정을 위한 유일한 기준으로 사용하는 것은 위험하다.

IOM 정의의 두 번째 시사점은 의료가 높은 수준의 질로 고려되어야 하기 때문에, 현재 전문적 지식과 일관성이 있어야 한다는 것이다. 오늘날 기술정보의 폭발적인 발전 상황에서 현 전문적 지식 추세와 일관성이 있다는 것은 가장 헌신적인 의료서비스 제공자들조차도 어렵다. 어떻게 의료의 질이 정의되고 측정되는지는 종종 의료제공자와 환자들 간에 차이가 있다. 분명하게 의료체계의 모든 관련자들의 입장들을 대표하는 하나의 공통적인 의료의 질 정의를 찾는 것은 어렵다. 심지어 더 어려운 것은 의료의 질이 존재하는지를 결정하는 무수한 요인들을 확인하고 밝히는 것이다.

질관리 과정

의료의 질을 정의하는 것이 문제라면, 의료의 질 측정은 더 어렵다. 그 과정을 더 효과적이고 효율적으로 하기 위해서 양적 · 질적 자료수집 또한 구체적이고 체계적인 과정에 사용된다. 단순하게 본다면, 이러한 과정은 3가지 기본 단계로 나눌 수 있다.

1. 기준이나 표준 결정
2. 표준을 충족하는지를 결정하기 위하여 정보수집
3. 기준이 충족되지 않았다면, 교육 활동 혹은 개선 활동 수행

첫 번째 단계는, 그림 22-1에 제시된 바대로, 통제 기준 혹은 표준 설정이다. 표준이 명확하게 설정되지 않는다면 측정은 불가능하다. 표준이 정의되어야 할 뿐 아니라, 리더-관리자들 또한 조직구성원들이 그 표준을 알고 이해하는지를 확인해야 한다. 기관들마다 표준이 다양하기 때문에, 조직 구성원들은 그들의 조직에서 자신들에게 기대되는 표준을 알아야 한다. 구성원들 또한 기존에 설정된 표준에 대한 수행/성과(performance) 평가가 수행될 것이라는 것을 알아야 한다. 예를 들면, 병원 간호사들은 그들의 기관에서 설정한 구체적인 표준을 충족시키는 수술 후 환자간호를 제공해야 한다. 간호사의 성과는 미리 설정된 표준과 비교될 때에만 측정될 수 있다.

많은 조직들은 조직적 성과의 바람직한 표준을 확인하는 도구로 벤치마킹(최상의 성과

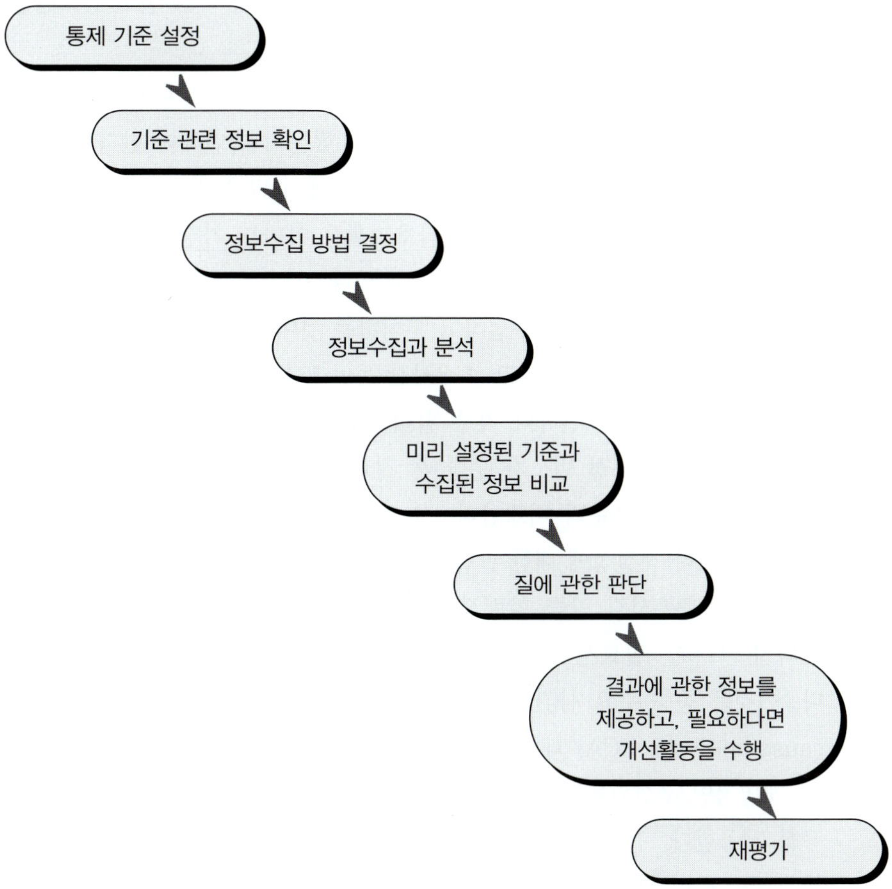

그림 22-1 질통제 단계

를 보인 조직들과 비교하여 생산품, 수행과 서비스를 측정하는 과정)을 사용하기 시작하였다. 조직들은 어떻게, 왜 자신들의 성과가 이러한 모범적인 조직과 다른지를 확인하고, 이러한 모범적인 조직들을 표준개발과 성과 향상을 위한 역할모델로 사용할 수 있다.

벤치마킹은 최상의 성과를 보이는 조직들과 비교하여 생산품이나 수행, 서비스를 측정하는 과정이다.

미국의 많은 주에서는 의료기관에 삶의 질, 의료의 질, 인력개발 혹은 비용 효과적인 실무 향상과 관련된 프로그램이나 프로토콜 기술서 등을 제출하도록 요구하는 우수 실무 프로그램을 주도하여 왔다. 전문가들은 제안서를 검토하고 결과를 심사한 다음 우수한 실무로 명시한다. 최우수 성과 의료기관과 국가 표준 사이의 성과 차이를 질 간격(quality gap)이라고 한다. 질 간격은 많은 비의료 산업체들에서는 작은 반면에, 의료 기관들에서는 종종 유의한 차이를 보인다.

질통제 과정에서의 두 번째 단계는 기준과 관련한 정보를 확인하는 것이다. 기준을 측정하기 위하여 필요한 정보는 무엇인가? 수술 후 환자간호의 예에서, 이러한 정보에는 활력징후 측정 빈도, 드레싱 확인, 신경학적 혹은 감각적 사정 빈도가 포함될 수 있다. 종종 그러한 정보는 연구 고찰이나 근거에 의해 결정된다.

세 번째 단계는 정보수집 방법을 결정하는 것이다. 모든 자료수집에서처럼 관리자는 자료수집에서 적절한 모든 자료 출처를 사용했는지 확인해야 한다. 수술 후 환자에 대한 질통제를 평가할 때, 관리자는 환자 의무기록에서 많은 정보를 찾을 수 있다. 수술 후 경과기록지(flow sheet), 의사 처방, 간호기록은 아마도 가장 도움이 될 것이다. 환자나 간호사와의 대화 또한 정보를 제공해 줄 수 있다.

네 번째 단계는 정보를 수집하고 분석하는 것이다. 예를 들어, 수술 후 활력징후를 2시간 동안 30분마다 체크하고 그 후 8시간 동안 1시간마다 체크하는 것이 표준이라면, 수술 후 처음 10시간 동안 얼마나 자주 활력징후를 확인했는지를 살펴보는 것이 필수적이다. 따라서 할력징후 측정 빈도가 수술 후 경과기록지에 기재되어야 하고 그 다음 이를 간호단위에서 설정한 표준과 비교한다. 그 결과 차이 혹은 일치 정도는 관리자들에게 그들이 간호의 질이나 적절성에 대한 판단을 할 수 있도록 정보를 준다.

표준을 충족시킬 만큼 할력징후를 자주 측정하지 않았다면, 관리자는 왜 표준이 충족되지 않는지, 필요시 구성원을 상담하여 이에 관한 정보를 더 얻을 필요가 있을 것이다. 이것은 종종 주요 사건 분석(critical event analysis, CEA)이나 근본원인 분석(root cause analysis, RCA) 과정을 이용하여 수행된다.

개별적인 구성원들의 업무성과 평가에 덧붙여, 질통제는 간호단위 목적을 평가하는 도구를 제공한다. 간호단위 목적이 계속하여 충족되지 않는다면, 리더는 그 목적을 재검토하고 목표들이 부적절한지 혹은 비현실적인지를 결정해야 한다. 간호단위 목적을 충족시키도록 압력을 느끼는 리더는, 너무 낮은 수준으로(달성을 위한 노력이나 질로서의 의미가 없는) 표준을 낮게 설정할 위험이 있다. 이것은 처음에 표준을 결정하고 그 다음 그에 따라 목적을 평가할 필요가 있음을 시사한다.

마지막 단계는 재평가이다. 질통제가 20건의 수술 후 기록에서 측정되고 이미 설정된 표준에 비교하여 높은 비율이 나타나면, 단기적인 재평가의 필요성은 낮아진다. 그러나 표준이 계속적으로 충족되지 않거나 부분적으로만 충족된다면, 재평가는 자주 이루어져야 한다. 그러나 질통제 측정은 문제에 대한 단순한 네 번째 단계가 아니라 계속적이어야 할 필요가 있다. 효과적인 리더는, 질통제가 최상의 수준으로 표준을 끌어올리도록 해주며, 생산성이나 질이 손상되기 전 초기 단계에서 전향적으로 문제를 제거하도록 한다고 믿는다.

질통제는 문제에 대한 대응으로서만 수행되어서는 안 된다.

학습과제 22-1

감사도구 설계

당신은 작은 비영리 방문간호소의 간호사이다. 간호부서장은 당신의 감사기준개발 경력 때문에 당신이 새로 설정된 질향상위원회의 위원장을 맡도록 요구하였다. 가정방문에서 모자보건실 방문 횟수가 가장 많은 부분을 차지한다는 것이 환자 집단의 검토에서 나타났기 때문에, 위원회는 초기 산후 방문의 질을 모니터링하기 위하여 후향적-과정 감사 도구를 개발할 것을 선정하였다. 기준은 감사에 포함된 대상자들이 합병증 없이 정상분만 후 출생센터나 산과에서 영아와 함께 퇴원해야 하는 것으로 하였다. 가정방문은 분만 후 72시간 이후에 이루어질 것이다.

표준 개발

표준(standard)이란 실무를 위한 지침의 역할을 하며, 미리 설정한 수월성 또는 우수성(excellence) 수준을 말한다. 표준은 구별되는 특징들이 있다. 표준은 미리 한 기관에 의해 결정되며, 표준에 의해 영향을 받는 사람들에게 의사소통되어 수용된다. 표준은 측정도구로 사용되기 때문에, 객관적이고, 측정가능하며 성취 가능해야 한다. 한 가지 유일한 표준은 없다. 각 조직과 전문직은 개별적인 실무가들이 안전하게 업무수행을 하고 효과적으로 간호하도록 안내하기 위한 표준과 목표들을 설정해야 한다. 실무 표준(standard for practice)은 전문 간호의 범위와 영역들을 정의한다.

미국간호협회(ANA)는 거의 80년 동안 전문직 표준을 개발하는 데 주도적이었다. 1973년, ANA는 처음으로 간호실무표준을 설정하였으며, 전문 간호사 단독으로 제공하는지 혹은 비전문 지원인력과 제공하는지에 상관없이, 환자가 제공받는 간호의 질을 결정하는 수단을 제공하였다.

ANA는 전문직 표준 개발에 중요한 역할을 하였다.

최근 ANA는 전문간호실무의 다른 영역을 반영하는 28가지 간호실무표준을 발표했다. 1991년 처음 개발하여 여러 번 수정된 임상간호실무표준(the Standards of Clinical Nursing Practice)은 임상실무에서 모든 간호사에게 기초/근거를 제공한다. 이 표준은 간호의 표준(Standards of Care)과 전문직 성과 표준(Standards of Professional Performance)으로 구성된다(**보기 22-3**). 개정판은 표준 영역 밑에 측정 기준과 확대된 실무표준 목록과 역량(competency)에 대한 진술을 통합하는 중요한 변화들을 포함하고 있다.

덧붙여서, ANA의 간호행정을 위한 범위와 실무표준(Scope and Standards of Practice for Nurse Administration)은 간호관리자에게 특별한 관심이 된다. 또한 전문

보기 22-3 ANA의 간호수행 범위와 표준

간호수행표준(Standards of Practice)

1. **사정:** 간호사는 환자의 건강이나 상황에 적절한 포괄적인 자료를 수집한다.
2. **진단:** 간호사는 진단을 내리기 위하여 사정 자료를 분석한다.
3. **결과 확인:** 간호사는 환자나 상황에 따른 개별화된 계획에 대한 기대되는 결과를 확인한다.
4. **계획:** 간호사는 기대되는 결과를 성취하기 위하여 전략과 대안을 기술하는 계획안을 개발한다.
5. **수행:** 간호사는 확인된 간호계획을 수행한다.
6. **평가:** 간호사는 결과 성취를 위한 과정을 평가한다.

전문직 수행 표준(Standards of Professional Performance)

7. **간호의 질:** 간호사는 간호수행의 질과 효과성을 체계적으로 평가한다.
8. **교육:** 간호사는 현재 간호실무를 반영하는 지식과 역량(competency)을 획득한다.
9. **전문적인 실무 평가:** 간호사는 전문직 수행 표준과 지침, 관련 법령, 규칙과 관련하여 자신의 간호 수행을 평가한다.
10. **행정참여(collegiality):** 간호사는 동료들과 상호작용하며 전문직 향상에 기여한다.
11. **협력(collaboration):** 간호사는 간호실무 수행에서 환자와 가족, 다른 의료인력과 협력한다.
12. **윤리:** 간호사는 모든 분야의 실무에 윤리적 규정을 통합한다.
13. **연구:** 간호사는 실무에 연구 결과를 적용한다.
14. **자원 이용:** 간호사는 간호서비스를 계획하고 전달하는 과정에서 안전, 효과성, 비용, 환자에 대한 영향과 관련된 요인을 고려한다.
15. **리더십:** 간호사는 전문직 실무 상황과 전문직에서 리더십을 발휘한다.

출처: American Nurses Association (2004). Nursing: Scope and standards of practice. Washington, DC: Nursebooks.org

직 성과 표준(Standards of Professional Performance)뿐 아니라 실무 표준(Standards of Practice)을 포함한다. 이러한 표준은 간호 행정가들이 완벽하게 수행하도록 기대되는 의무를 기술하는 권위있는 진술로 여겨진다.

개발된 다른 표준들은 당뇨간호, 법의간호실무, 가정간호실무, 노인간호, 교정시설에서의 간호실무, 교회간호, 암환자간호, 학교간호, 정신간호실무, 간호정보, 보건간호와 같은 다양한 실무 현장을 반영한다. 이러한 모든 표준은 간호전문직에 대한 바람직한 업무성과 기대를 제시하며 국가적 차원의 조직과 간호단위 표준 개발을 위한 기초를 제공하였다.

조직적 표준(organizational standards)은 기관 내에서 수용가능한 실무 수준을 약술한다. 예를 들면, 각 조직은 조직의 특성에 맞는 표준을 요약한 정책과 절차 매뉴얼을 개발한다. 임상실무지침(clinical practice guideline)이나 표준화된 임상 지침은 진단에 근거하여, 자원 이용과 비용을 통제하는 동안 제공자들이 높은 수준의 간호를 촉진하기 위해 노력하도록 하는 단계별 중재를 제공한다. 미의료관리품질조사국(the Agency for Health Care Research and Quality, AHRQ)이 개발한 임상실무지침은 심도 있는 문헌 고찰에 근거하여 개발되었으며, 최상의 환자 결과로 이끄는 중재와 절차를 제시한다. 즉, 임상실무지침은 최근의 연구 결과와 최상의 실무를 반영해야 한다.

임상실무지침은 근거기반실무를 반영한다. 즉, 표준은 최첨단의 연구와 최상의 실무에 근거되어야 한다.

1998년, AHRQ, 미국복지부, 미국의료협회, 미국의료보험-건강보험협회는 미국 국가지침홍보기관(the National Guideline Clearinghouse, NGC)을 서비스하기 시작하였다. NGC는 무료로 대중들이 사용가능한 포괄적인 근거기반 임상실무지침 데이터베이스이며, 접근이 용이한 지역의 문서와 관련되어 있다. NGC의 주요 특징이 보기 22-4에 제시되어

보기 22-4 The National Guideline Clearinghouse: 주요 구성요소

1. 각 지침에 관한 구조화되고 표준화된 초록(요약)과 개발
2. 유용한 전문 지침과의 연결 혹은 인쇄된 복사본에 대한 정보 주문
3. 데이터베이스에서 제시하고 있는 모든 지침에 대한 완벽한 NGC 요약의 다운로드
4. 두 가지 이상의 지침을 근접 비교하여 그 속성을 비교하는 유용성
5. 유사성과 차별적인 영역을 강조하면서 유사한 주제를 다루는 지침의 합성
6. 임상실무지침에 대한 정보 교환과 개발, 적용 및 사용을 위한 전자포럼
7. 지침개발방법론, 구조, 이행 및 평가에 대한 주석을 단 참고문헌 목록
8. NGC/NQMC 편집위원회에 의해 작성/검토된 전문가 특집기사

출처: National Guideline Clearinghouse (2010). About NGC. Retrieved March 12, 2010 from http://www.guideline.gov/about/about. aspx

있다.

그러나 Newhouse(2010)는 최근 많은 지침들이 대개 연구에 근거하기보다는 전문가 의견에 기초한다고 경고하고 있다. 또한 그녀는 어떤 지침들은 지침이 근거하고 있는 근거들의 강점을 포함하지 않는다고 하였다. 이것은 지침들이 신뢰할 만한 연구 결과에 기초한다고 가정한 사용자들을 불편하게 한다. 마지막으로 Newhouse는 어떤 지침들은 잠재적인 선입견(이해 갈등)에 의해 영향을 받고 복잡하고 불일치하는 환자 집단의 경우, 유연성이 결여되기 때문에 유용하지 않다고 제시한다.

또한, 몇몇 제공자들은 임상실무지침이 "의학요리책"이라고 주장하면서 임상실무지침의 적용을 피한다. 그러나 현실은 임상실무지침들이 오늘날 존재하는 특정 환자 집단을 위한 치료에서 가능한 최상의 지침의 역할을 한다. 따라서 실무지침을 사용하지 않을 때에는 개별 사례의 특정 요인을 반드시 규명해야 한다.

감사: 질관리 도구

표준들이 의료 질측정을 위한 척도를 제공한다면, 감사(audit)는 측정도구를 의미한다. 감사는 성과를 평가하기 위한 기록, 과정, 구조, 환경 혹은 회계에 대한 체계적이고 공식적인 조사이다. 의료조직에서 감사는 제공된 서비스의 질을 결정하기 위하여 관리자들에게 통제과정을 적용하는 수단을 제공한다. 감사는 후향적 · 동시적으로 또는 전향적으로 일어날 수 있다. 후향적 감사는 환자가 서비스를 받은 이후에 수행되며, 동시적 감사는 환자가 서비스를 받고 있는 동안 이루어진다. 전향적 감사는 앞으로의 성과가 현재의 중재들에 의해 영향을 받을지를 규명하기 위한 시도이다. 질통제에서 자주 사용되는 감사는 결과 · 과정 · 구조적 감사이다.

결과감사

결과(outcomes)는 간호의 최종 결과로 정의될 수 있다. 결과감사는 환자를 위한 특정 간호중재의 결과로 어떤 결과가 산출하는지를 결정한다. 결과감사는 정확하게 제공된 의료의 질을 결과가 나타낸다고 가정한다. 많은 전문가들은 결과 측정을 가장 타당한 의료의 질 지표(indicator)로 여기지만, 과거 수십 년 동안 대부분의 병원간호 평가는 구조와 과정에 초점을 두었다.

결과는 간호의 최종 결과 혹은 환자의 건강상태가 중재의 결과로써 어떻게 변화되었는지를 반영한다.

그러나 결과감사는 새로운 것이 아니다. 나이팅게일은 크림전쟁 동안 낮은 의료의 질을 알리기 위하여 사망률과 유병률 통계를 사용하였으며, 이때 환자결과 평가를 주장하였다. 오늘날 비용 억제 시대에서, 결과 연구는 관리의료(managed care) 과정, 재구조화, 다른 새로운 임상실무가 환자간호의 질을 떨어뜨리지 않고 바람직한 비용 절감을 유발하는지를 결정하기 위하여 필요하다.

결과는 복잡하며, 많은 요인이 환자 결과에 영향을 미친다는 것을 아는 것이 중요하다. 그러나 환자 결과에 대한 간호의 기여를 구별하는 것이 가능하다는 점에 대한 인식이 점차 증가하고 있다. 이러한 간호 민감한(nursing sensitive) 결과에 대한 인식은 전문직으로서 간호사에 대한 의무를 창출하며, 전문직으로서 간호를 개발하는 데 있어 중요하다. 결과가 전통적으로 사망률, 유병률, 재원기간을 포함하는 병원 간호의 질을 측정하기 위하여 사용됨에도 불구하고, 이러한 결과들은 간호에 매우 민감하지는 않다. 간호에 더 민감한 결과는 급성간호 현장에서 측정된다. 급성간호 현장의 간호에 민감한 결과측정에는 환자 낙상률, 병원감염률, 욕창유병률, 신체 억제 사용, 환자만족도 등이 포함된다.

간호에 민감한 결과를 더 잘 규명하는 한 가지 방법은 표준화된 간호 언어의 개발이다. 표준화된 간호 언어(standardized nursing language)는 간호사들이 그들의 사정, 중재, 수행의 결과를 서술하고 기록하기 위한 일관적인 용어를 제공한다. Rutherford(2008)는 간호사들은 표준을 더 잘 설정하고 그들의 실무를 안내하는 조절/규제에 영향을 미치기 위하여 분명한 언어가 필요하다고 주장하였다. 덧붙여 Rutherford는 직접 간호를 수행하는 간호사에 의한 표준화된 간호 언어의 사용은, 간호사와 다른 의료제공자들 간의 더 좋은 의사소통을 가져오며, 간호중재의 가시화를 향상시키고, 간호표준 준수 향상, 간호 수월성 및 역량 사정을 촉진시키는 결과를 가져온다고 제안하였다.

최근 10가지만이 간호에 특정적인 언어로 간주되기는 하지만, 실제로 13가지 표준화된 간호언어가 존재한다(Rutherford, 2008). 가장 오래된 것 중 하나는 간호최소자료세트(nursing minimum data set, NMDS)이다. Werley와 Lang이 개발한 NMDS은 간호자료수집을 표준화시키기 위해 수십 년 동안 지속한 노력을 나타낸다. NMDS와 함께, 일정한 정의와 범주로 최소정보문항세트가 많은 자료이용자들의 요구를 충족시키기 위하여 수집된다. 따라서 다른 의료 전문직과 연구자들뿐 아니라 간호가 제공되는 어떤 현장에서의 간호사들이 사용할 수 있는 공유된 언어를 창출한다. 이러한 자료는 임상현장과 간호중재들 간의 간호 효과성, 비용, 결과를 비교하는 데 사용될 수 있다.

간호중재와 환자결과를 연결하는 데 도와주는 또 다른 도구는 아이오와 간호대학의 중재프로젝트가 개발한 간호중재분류(nursing interventions classification, NIC)이다. NIC는 간호사들을 위한 공통적이고 표준화된 언어를 제공하는 연구기반 분류체계이다. 모든 전문 영역과 모든 임상현장에서 간호사들의 독립적이고 협력적인 중재들로 구성된다. 약물관리, 자녀양육, 지역사회 건강증진, 신체적 안위 향상과 관류 관리와 같은 30가지 간호군(class)과 여러 중재 영역(domain)으로 NIC는 환자 결과를 향상시키기 위하여 북미간호진단(NANDA), NMDS와 간호결과를 연결시킬 수 있다.

마지막으로, 국제간호협의회(ICN)는 국제적으로 적용 가능한 간호실무를 위한 구성적 용어로 국제간호실무분류(international classification for nursing practice, ICNP)를 개발하였다. ICNP는 전문적인 의료서비스의 중요하고 보완적인 부분 간호실무, 의사결정, 건강상태 및 의료서비스를 향상시키는 데 목적을 둔 정책개발 영역을 제시한다(ICN, 2009).

과정감사

과정감사(process audits)는 어떻게 간호가 제공되는지를 측정한다. 감사는 간호의 과정과 간호의 질 사이에 관련성이 있다고 가정한다. 주임상경로(critical path ways)와 표준진료지침은 간호과정을 표준화하는 노력들의 예이다. 과정감사는 또한 수용된 최상의 실무 과정 표준과의 편차를 측정하는 도구를 제공한다.

과정감사는 간호의 과정 혹은 어떻게 간호가 수행되는지를 측정하기 위해 사용되며, 간호사가 수행한 과정과 제공된 간호의 질 간에 관련성이 존재한다고 가정한다.

과정감사는 직무 지향적이며 실무 표준이 실행되는지에 초점을 둔다. 과정 표준은 환자간호 계획과 과정 매뉴얼 혹은 간호 프로토콜에 문서화될 수 있다. 과정감사는 설정된 정책에 따라 태아 심음이나 혈압이 체크되는지를 조사할 수도 있다. 지역건강기관에서, 과정감사는 부모가 첫 번째 산후방문 동안 신생아 교육을 받았는지의 여부를 평가할 수 있다.

또한 과정감사는 환자의 전환기 지점(transition points)에서 투약오류를 예방하기 위하여, 사용된 투약조정과정(medication reconciliation)에 대해 적용될 수도 있다. 투약 조정은 환자의 투약 처방을 환자가 받은 모든 투약과 비교하는 과정이다(Joint Commission, 2010c). "이러한 조정은 누락, 중복, 용량실수나 약물상호작용과 같은 투약오류를 예방하기 위하여 적용된다. 새로운 투약이 처방되거나 현재 처방이 재발행되는 모든 간호의 전환기에서 적용되어야 한다"(para 1).

구조감사

구조감사(structure audits)는 간호의 질과 적절한 구조 간에는 관련이 있다고 가정한다. 구조감사는 의료가 제공되는 환경과 같은 자원투입요소를 포함한다. 또한 환자와 의료기관 종사자들 간의 상호작용 이전에 별도로 존재하는 모든 요소들을 포함한다. 예를 들면, 인력 비율, 인력 구성(staffing mix), 응급실 대기 시간, 환자간호단위의 소화기 배치 등이 간호의 질에 대하여 구조적 측정을 하는 것이다.

종종 면허 및 인증기구에 의해 설정되는 구조적 표준은 안전하고 효과적인 환경을 보장하지만, 제공된 실제적인 간호를 평가하지는 않는다. 구조적 감사의 예는, 간호 호출벨

학습과제 22-2

구조적 · 과정적 · 결과적 측정 확인하기

당신은 수술 후 간호병동의 책임 간호사이다. 후향적 조사자료는 많은 환자들이 수술 후 처음 72시간 동안 높은 수준의 수술 후 통증을 보고한다는 것을 밝혀주었다. 당신은 그 상황에 영향을 미칠 수 있는 가능한 구조적 · 과정적 · 결과적 변수 목록을 작성하기로 결정하였다. 당신이 규명한 구조측정 중 하나는 마약 투약 카트가 환자 방에서 약간 떨어져 위치하는지와 통증 투약 관리 지연에 기여할 수도 있는지이다. 과정측정은 간호사들이 통증수준을 평가하기 위하여 사용하는 도구뿐 아니라 얼마나 즉시 간호사들이 수술 후 환자의 초기 통증 사정을 하는지이다. 결과측정은 환자가 통증약을 요구한 시간부터 투약될 때까지 평균 대기시간이었다.

과제

이 문제를 해결하기 위한 노력으로 자료를 수집할 수 있는 최소한 세 가지 부가적인 구조적 · 과정적 · 결과적 측정을 규명한다. 이러한 측정 중의 최소 한 가지를 선택하고 어떻게 자료를 수집할 것인지 규명한다. 그 다음 간호단위에서 실무의 근거기반 가능성을 증가시키기 위하여 어떻게 그 결과물을 사용할지 기술한다.

불빛이 적절한 장소에 있는지 혹은 환자들이 그들의 물 주전자에 닿을 수 있는지를 알아보기 위해 체크하는 것을 포함한다. 또한 적당한 자원이 변화하는 환자요구를 충족 가능한지를 확인하기 위하여 인력 패턴을 검토할 수도 있다.

질관리 모형

과거 수십 년 동안 미국 의료체계는 질보장(quality assurance, QA)에서 질향상(quality improvement, QI)으로 그 초점이 이동하였다. 두 개념들 간의 차이는 QA 모형은 현재의 질을 표적으로 하며, QI 모형은 계속적이고 지속적인 질향상에 초점을 둔다는 점이다. QI의 지속적인 특성을 강조하는 두 가지 모형은 총체적 질관리(total quality managment, TQM)와 토요타 생산체계(Toyota production system, TPS)이다.

질향상 모형은 과정이 지속적이며 질이 언제나 향상될 수 있음을 가정하는 반면에, 질보장 모형은 현재의 질을 보장한다.

총체적 질관리 모형

총체적 질관리 모형(TQM)은 계속적인 질향상(continuous quality improvement, CQI)이라고도 하며, Deming에 의해 개발된 철학이다. TQM은 일본관리체계의 특징 중 하나로, 생산품과 서비스가 개인에 초점을 두며, 질은 항상 더 좋은 상태가 될 수 있다고 가정한다. 따라서 올바른 일을 규명하고 행하는 것, 올바른 방법, 첫째, 문제(예방 계획-감시에 대한 반응적인 문제해결이 아닌)는 질적인 결과를 가져온다.

TQM은 개인은 생산품과 서비스가 의존하는 집중 요소이며, 질에 대한 탐구는 계속적인 과정이라는 가정에 근거한다.

TQM은 결코 끝나지 않는 과정이기 때문에, 조직의 모든 부서와 모든 구성원은 계속적인 향상 노력을 한다. 생산품이나 서비스가 훌륭하다고 할지라도, TQM 철학은 언제나 향상의 여지가 있다고 말한다. 고객들의 요구와 생산품에 대한 경험은 지속적으로 평가된다. 조직 구성원들(중심적인 QA/QI 부서가 아닌)은 이러한 자료수집을 하고 따라서 행정가와 조직구성원, 소비자들 간의 피드백 고리를 제공한다. 직면한 어떤 문제들은 위기관리가 불필요해지도록 예방적 혹은 전향적 형태로 접근된다.

TQM의 또 다른 임상적 구성요소는 긍정적 피드백과, 질과 생산성을 지원하는 태도 및 행동 강화를 제공함으로써 구성원들을 임파워먼트 시키는 것이다. 조직구성원들이 자신의 직무에 대해 심도깊은 이해를 하고 있으며, 자신들이 가치가 있다고 믿고, 위험감수와 창의성을 통하여 생산품이나 서비스 질을 향상시키도록 격려 받고 있음을 느끼게 한다는 전제 하에, TQM은 구성원들에게 지식을 갖출 수 있게 하고, 책임감을 갖게 하며, 모든 수준에서 구성원들을 위한 교육과 훈련을 제공한다. 질이 이익보다 더 중요하다고 TQM 철학이 강조하고 있지만, 잘 적용된 TQM 프로그램을 통한 질향상은 더 많은 소비자들을 유인하여 결과적으로 이익이 증가하여 재정적으로 더 건강한 조직이 되게 한다. Deming(1986)이 제시한 TQM의 14가지 질관리 원칙이 **보기 22-5**에 요약되어 있다.

학습과제 22-3

데밍의 14가지 TQM 원칙

가장 오랫동안 일했던 조직으로 돌아가 생각해 보자. 데밍의 14가지 TQM 원칙이 그 조직에서 얼마나 적용되었는가? 당신은 14가지 원칙 중 몇 가지는 다른 것보다 더 중요하다고 믿는가? 왜 그러한가? 혹은 왜 그렇지 않은가? 원칙들 몇 가지만을 사용한다면, 조직은 질관리 프로그램을 성공적으로 운영할 수 있겠는가?

토요타 생산체계 모형

또 다른 소비자 중심의 질향상 모형은 TPS이다. 토요타 생산체계 모형(TPS)는 낭비의 완벽한 제거에 기초한 생산체계이며 가능한 가장 효율적인 생산방법의 추구에 초점을 둔다(Toyota Motor Company, 2010). TPS를 사용하는 의료 조직은 간호제공자들이 문제가 발생한 시점에서 직접적으로 문제를 해결하려고 시도하지 않고, 그들이 문제의 근본원인을 결정하여 문제 재발 가능성을 최소화하도록 한다. TPS는 개별적인 문제들을 이런 방식

보기 22-5 TQM 원칙

1. 생산품과 서비스 향상을 위한 목적의 일관성을 유지하라.
2. 계속적인 질향상 철학을 적용하라.
3. 생산품, 결과에 대한 감시가 아닌 과정 향상에 초점을 두라.
4. 가격만으로 사업을 보상하는 실무는 종결하라. 그 대신에 통합된 하나의 공급업자와 일함으로써 전체 비용을 최소화하라.
5. 기획과 생산품 및 서비스의 모든 과정을 지속적으로 향상.
6. 직무훈련과 재훈련을 마련하라.
7. 조직에서 리더십을 개발하라.
8. 구성원들이 과정에 능동적으로 참여하도록 격려함으로써 두려움을 떨쳐버려라.
9. 부서 간 협력을 형성하고 부서들 간의 장벽을 없애라.
10. 구성원들에 대한 슬로건과 권고, 표적을 없애라.
11. 양이 아닌 질에 초점을 두라. 만약 그것들이 적재적소에 있다면 할당 체계(quota system)를 없애라.
12. 개별적인 성과보다는 팀워크를 촉진하라. 연간 평가 및 인사고과체계를 없애라.
13. 조직구성원들의 개인적 성장을 극대화하도록 교육/훈련하라.
14. 모든 구성원들에게 총체적 질관리 활동을 수행하도록 책임을 맡겨라.

출처: Deming, W. E. (1986). Out of the crisis. Cambridge, MA: MIT Press.

으로 한 번에 하나씩, 문제가 발생한 곳에서, 발생한 시기에, 발생한 사람과 해결하는 것은 대형 문제를 예방한다고 주장한다. 따라서 단기적 · 재정적 목적에 대한 비용조차도, 관리적 의사결정은 장기간의 철학에 근거한다.

그러나 TPS 적용은 쉽지 않다. 문제해결에 대한 책임과 의무가 너무 분권화되기 때문에 대개는 조직문화, 가치, 역할의 변화를 요구한다. 또한 근본적으로 문제를 제거하는 것은 직접적이고 즉각적인 문제해결과는 다르다. 따라서 TPS를 조직에 적용하는 것은 실질적인 리더십과 시간, 자원의 몰입을 요구한다. 또한 막대한 인력의 준비와 참여가 필요하다.

누가 질향상 활동에 참여해야 하는가?

각 개인이 이득의 수혜자이기 때문에 이상적으로 조직에서 모든 사람들은 질통제에 참여해야 한다. 질통제는 근로자들에게 현재 의료의 질과 어떻게 그들이 제공하는 의료가 향상될 수 있는지에 관하여 피드백을 제공한다. 로버트 우드 존슨 기금(RWJF)과 의료 질향상 기관(the Institute for Healthcare Improvement, IHI)이 개발하고 주도한 새로운 국가 차원 프로그램인 TCAB(Transforming Care at the Beside)를 적용하거나 유지할 때는 특히 일선 직원들의 참여가 중요하다(Parkerton et al, 2009). TCAB는 리더들을 조직의 모든 수준에 참여시키며, 일선 직원이 간호과정을 향상시키도록 힘을 북돋우고 가족구성원과 환자들을 자신들의 간호에 관한 의사결정에 참여시킨다. 최종 결과는 환자안전지표에서의 향상이다.

그러나 많은 현대 조직들은 개인들(주로 간호사)을 환자안전 관리자(patient safety officer)로 지명한다. 의료의 질에 대한 책임이 공유되지 않는 인상을 줄 수도 있어 이 전략은 위험하다. 그러므로 직원이 질통제과정 전체에 관여하는 것을 기대한다는 것이 비현실적임에도 불구하고, 가능한 한 많은 직원들이 기준이나 표준을 결정하고 표준을 검토하며, 자료를 수집하거나 보고하는 데 관련되어야 한다.

질통제는 또한 다학제팀의 모든 구성원들의 업무성과를 평가하는 것을 요구한다. 의사, 호흡기치료사, 영양사, 물리치료사와 같은 전문직들은 환자 결과에 기여하며 따라서 감사과정에서 고려되어야 한다. 환자들 또한 조직의 의료 질의 결정에 능동적으로 관련된다. 그러나 의료의 질이 언제나 환자만족과 동일하지 않음을 기억하는 것은 중요하다.

환자만족은 종종 환자의 건강이 입원기간 동안 향상되는 것과 관련 없는 경우가 많다.

예를 들어, 음식의 질, 사생활 제공, 병실 환자에 대한 만족 혹은 간호사실의 소음이 병원당국에 대한 환자만족도에 따라 다를 수도 있다. 또한 환자만족도는 간호사 호출벨에 대한 반응과 방사선 부서와 같은 부가적 서비스를 위한 이동과 장시간 대기에 의해 부정적으로 영향을 받을 수 있다. 입원부서 직원의 친절조차 환자만족과 의료의 질 지각에 유의한 영향을 미칠 수 있다(Gallo, Minsley, & Wright, 2009). 이러한 요인들이 환자 안위와 의료의 질의 중요한 구성요소임에도 불구하고, 질은 더 포괄적이며 언제나 환자가 제때 가장 적절한 제공자로부터 가장 적절한 치료를 받는지 여부에 대한 검토를 포함한다.

질평가: 조직의 책임으로서의 질 측정

질과 환자안전에 대한 내부 모니터링에 대한 조직의 책무는 지난 30년 동안 기하급수적으로 증가하였다. 대부분의 오늘날 의료조직은 QI프로그램을 갖추고 있으며 환자결과와 환자안전을 향상시키기 위하여 적극적으로 활동하고 있다. Bankowitz(Hagland, 2010, para 9)는 가장 높은 성과를 보이는 조직들은 일반적으로 여러 특징을 가진다고 하였다. 첫째, "그들은 조직의 모든 사람들이 질을 자신의 직무로 여기는 질 문화를 조성하였다. 둘째, 이러한 조직들은 자료 중심의 문화(data-driven culture)를 가진다. 즉, 그들은 자료를 검토하고 작업하는 것과 그렇지 않은 것을 이해하며, 소규모 검사를 하고 그들의 자료 이용에서 매우 투명하다. 셋째, 사람들이 자신의 간호단위나 집단팀의 결과에 대하여 책임을 지는 책무의 문화(culture of accountability)이다".

그러나 변화하는 질통제에 관한 정부 규제는 관리적 결정에 계속적으로 큰영향을 미친다. 관리자들은 그들의 간호단위의 질통제와 표준 설정에 영향을 주는 변화하는 정부와 면허 규제에 대해 인식해야 한다. 이러한 자각은 관리자가 전향적으로 질통제를 수행하도록 한다.

질통제에 대한 외부 영향

잘 개발되어 적용되고 있는 질통제 프로그램의 중요한 이득을 논쟁하려는 조직들은 거의 없지만, 의료기관의 질통제는 일차적으로 의료기관 내의 자발적인 감시 노력이 아닌 외부의 영향을 받아 시작되었다. 미국의 경우, 메디케어와 메디케이드(노인과 장애인, 빈곤층에 대한 정부보상체계)가 1960년대 초에 적용되었을 때, 의료기관들은 제공된 서비스의 비용을 정당화하거나 제공된 서비스가 환자의 요구를 충족시키는지를 증명할 필요가 없었다. 보상체계는 제공된 서비스에 따라 발생하는 비용에 근거하였으며, 의료서비스에 부과되는 비용의 한도 또한 없었다. 그러나 이러한 프로그램의 급상승된 비용 때문에 정부에서는 서비스에 대한 요구를 정당화하고 서비스의 질을 모니터링하는 규제를 수립하였다.

전문직 표준검토기관

1972년 법제화되었던 전문직 표준검토위원회 법안[Professional Standards Review Board legislation(PSRO, PL 92-603)]은 미연방 정부가 의료비용과 질을 검토하고자 하는 최초의 노력들 중 하나이다. 전문직 표준검토위원회 PSRO는 환자의 입원에 대한 요구와 계속적인 의료 검토에 대한 인증, 의료서비스 평가, 환자 프로필과 병원, 실무자들에 대한 분석을 하도록 하였다.

이러한 새로운 종류의 감시와 외적 통제는 의료기관들에게 커다란 영향을 주었다. 의료기관들은 기본적인 가치에 문제제기를 하기 시작하였으며 자료수집, 기록보존, 서비스 제공, 일반회계에 대한 새로운 방법들을 수립하도록 요구되었다. 메디케이드와 메디케어와 같은 정부 프로그램들은 오늘날에도 환자들을 대표하는 대규모 집단을 차지하기 때문에, 이러한 변화하는 요구를 기꺼이 만족시키지 않거나 할 수 없었던 의료기관들은 경제적으로 생존할 수 없었다.

선불지불제도

1980년대 초 포괄수가제(diagnosis-related groups, DRG)의 출현은 조직들이 비용억제를 모니터링하지만 최소 수준의 질을 보장하도록 증가하는 요구를 더하였다. DRG의 결과로서, 병원들은 선불지불제도(prospective payment system, PPS)의 일부가 되었으며, 그것으로 인하여 제공자들에게는 의료 제공을 위한 실제적인 비용에 상관없이 입원 환자당 고정된 비용이 지불되었다. 이러한 체계는 입원기간을 단축하고 의료의 질을 낮추는

학습과제 22-4

환자간호의 질

당신은 간호의 질을 어떻게 정의하는가? 당신의 간호의 질은 언제나 당신이 제공하고 싶은 것인가? 만약 그렇지 않다면 왜 그렇지 않는가? 어떤 요인들이 당신이 양질의 간호를 제공하는 측면을 통제할 수 있는가? 당신의 임상 경험에서 DRG는 제공된 간호의 질에 영향을 미쳤는가? 만약 그렇다면, 어떻게 미쳤는가? 대상자들이 간호에 대한 지불 능력 혹은 그들의 보험 유형에 근거하여 자신에게 제공되었던 간호의 질의 차이를 알고 있는가?

서비스를 촉진하는 것으로 비판받았다. 분명하게, DRG는 입원환자의 급성 수준을 증가시키며, 재원기간을 감소시키고 많은 의료 제공자들에게 환자를 조기 퇴원시키려는 생각을 갖게 했다. 이런 모든 요인들이 간호사들이 제공한 간호의 질에 대하여 간호사의 불만족을 증가시켰다.

PPS에 대한 비판은 DRG가 증가하는 의료비용을 억제하는 데 도움이 될 수 있지만, 재원기간과 제공된 서비스의 급속한 감소는 의료의 질 하락을 초래했다고 주장한다.

합동위원회

합동위원회[the Joint Commission(이전에는 미국의료기관신임위원회 the Joint Commission for Accreditation of Healthcare Organizations, JCAHO)로 알려진]는 급성기 치료 병원의 질통제 계획에 역사적으로 커다란 영향을 미쳤다. 합동위원회는 처음으로 모든 의료기관에게 1981년까지 QA프로그램을 설치하도록 하였다. 이러한 QA프로그램은 모든 임상부서, 분야와 실무자들에 의해 제공된 의료서비스에 대한 검토, 질통제 활동의 결과들에 대한 조정과 통합, 알려진 혹은 의심되는 환자문제를 위한 특정 계획 개발을 포함하는 것이었다. 1982년 다시 한번 합동위원회는 간호 표준에 대한 분기별 평가를 문서화된 기준에 대비하여 측정하도록 하였다.

1990년대 후반에는, 합동위원회는 변화를 위한 의제(agenda for change) 인증의 초점을 조직구조에서 조직적 성과 혹은 결과로 이동함으로써 인증과정 현대화를 지향하는 일련의 다단계적이고 다영역적인 조치(initiatives)를 제정하였다. 이것은 제공된 의료의 질을 측정하기 위하여 임상지표 개발(clinical indicator)을 요구하였다. 이러한 목적에 더하여, 합동위원회는 1997년 2월에 ORYX로 알려진, 획기적인 조치를 승인하였다. 이 조치(initiative)는 결과와 다른 성과 측정을 인증 과정에 통합하였다.

ORYX하에 합동위원회에 의해 인증된 모든 조직들은 적어도 60가지 성과측정 체계 중 하나를 선택하고 특정 임상측정에 대한 자료수집을 하도록 요구되었다. 조직들은 또한 ORYX 플러스(32가지 성과 측정에 대한 국가적 표준화된 데이터베이스를 만들기 위한 합동위원회의 노력)에 자발적으로 지원할 수 있었다. 또한 합동위원회는 의료의 질에 대한 더 좋은 측정을 위한 노력으로 적신호 사건 전체 과오율(sentinel event overall error rate), 가능 오류 혹은 근접사고(possible error or near misses) 보고 건수, 병원 재입원율, 병원 감염률 등 결과 측정에 대한 자료수집을 시작하였다.

결국 2002년에 합동위원회는 타당하고 신뢰할 수 있는 근거기반 자료 세트를 더 표준화하는 노력으로 ORYX의 일부로서 핵심 측정 프로그램(병원 질 측정(hospital quality measures)이라고도 함)을 시행하였다. 초기에는 급성 심근경색증, 임신과 관련된 상태, 심부전(heart failure), 폐렴 등 4가지 영역에서 시행되었다. 그 후 또 다른 핵심 측정으로 병원입원환자의 정신과 서비스, 아동 천식간호, 외과적 치료 향상 프로젝트, 병원 외래 환자 측정, 정맥혈전색전증, 뇌졸중이 더해졌다(Joint Commission, 2010 b). 핵심 측정 항목을 증가시키고 환자안전을 향상시키기 위하여, 합동위원회는 또한 매년 국가차원의 환자안전 목적(National Patient Safety Goals, NPSGs)을 발행하였다.

핵심측정과 NPSGs에 대한 순응정도가 실제적으로 핵심측정 시행과 관련된 환자결과를 향상시키는지, 다른 결과들과 차이가 없는지를 확인하는 것이 남아있다. 덧붙여, Masica, Richter, Convey와 Haydar(2009)는 핵심측정과 안전 목적 그리고 관련된 질 지침이 광범위하게 보급되어 있지만, 향상된 결과에 대한 의료/치료 과정과 관련된 근거에 대한 지각 결여와 함께 병원들 간의 적용에서 유의한 차이가 있다고 하였다.

메디케어 및 메디케이드 서비스센터

이전에는 의료재정관리(the Health Care Financing Admisnistration, HCFA)였던 CMS(Center for Medicare and Medicaid Services) 또한 의료의 질 표준을 설정하고 측정하는 데 적극적인 역할을 하였다. 2001년 11월 메디케어의 질 이니셔티브(the Medicare Quality Initiative, MQI)에 대한 소개와 함께, 건강결과들이 자료 출처원이 되었다. HQI의 일부로서, 양로원, 가정간호기관, 병원, 투석기관으로부터 이해하기 쉬운 의료의 질 자료를 다양한 매체를 통하여 모든 소비자들이 이용 가능하게 되었다. 소비자와 그들의 의사들이 최상의 병원 치료를 얻는 방법에 관하여 토론하고 더 나은 정보가 제공된 결정을 하며, 병원들이 의료서비스를 향상하도록 인센티브를 창출하고 대중에 대한 책무를 지원하도록 격려하는 데에 그 목적이 있다(Hospital Quality Initiative, 2008).

메디케어를 통하여 CMS 또한 성과별 보상인 Pay for Performance(P4P)를 설정하였다. P4P은 보상과 질 인센티브를 제휴시키고 향상된 질과 효율성을 통한 비용 감소를 가져왔다. 예를 들면, 의료진 질 보고 (physician quality reporting initiatives, PQRI)는 메디케어에 대한 질 정보에 대해 만족적으로 보고하는 의료전문인들에게 지불이 가능하도록 한다. 덧붙여 2005년에는 10가지 집단이 4년 동안 의료진집단 실무표출(physician group practice demonstration)에 참여하기 시작하였다. 매년 집단들은 그들이 합병증과 입원을 예방함으로써 메디케어에 적립되었던 절감액의 80%까지 돌려 받을 수 있다. 보너스 지급은 절감액과 의료의 질에 달려 있다. 그러나 미국의사협회는 현 프로젝트의 지불 기회가 질 향상보다는 '절감'에 더 근거하고 있다고 우려를 나타내었다.

의료질보장위원회

의료조직의 질통제를 평가하는 또 다른 외적 영향력은 의료질보장위원회(National Commitee for Quality Assurance, NCQA)이다. 관리의료(managed care) 조직들을 신임하는 민간 비영리 조직인 NCQA는 관리의료 조직의 의료의 질을 비교하기 위하여 의료보험 · 고용주데이터 · 정보 세트(the Health Plan Employer Data and Information Set, HEDIS)를 개발하였다. HEDIS 2010은 8가지 의료 영역 전반의 76가지 측정으로 구성되어 있으며, 이것은 의료의 질, 환자결과, 서비스의 접근성 및 가용성, 이용도, 보험료, 계획의 재정적 안정성 및 운영 정책들에 관한 숫자로 표시되고 서술적인 정보를 제공한다. 관리의료에 등록되는 인구집단의 매디케이드와 메디케어 부문과 더 많은 특정적인 성과지표들이 증가함에 따라 앞으로의 버전은 더 많은 성과 지표들을 제공할 것으로 기대된다.

NCQA의 가장 중요한 약점 중 하나는 그러한 인증이 자발적이라는 점이다. 그러나 1999년 이래로, 메디케어와 메디케이드는 NCQA가 인증한 의료보험에서만 그들의 매니지드케어 계획을 계약해 왔다. 더 많은 고용주들 또한 대부분의 매니지드 조직들이 재정적으로 생존하기 위하여 앞으로는 이 인증을 필요로 할 것이라는 결과를 이러한 정책에 적용하고 있다.

메릴랜드병원협회의 질지표 프로젝트

급성기 치료 현장에서 질을 측정하기 위한 또 다른 주요 조치는 메릴랜드병원협회의 질지표프로젝트(QI 프로젝트)이다. QI 프로젝트(메릴랜드 7개 급성기 치료병원들을 대상으로 1985년에 시작된 연구 프로젝트)는 현재 1,800개 이상의 급성기 치료병원과 의료시설이 참여하고 있다. 합동위원회에 승인된 시설들 가운데, QI 프로젝트는 ORYX 요구를 충족하기 위하여 가장 빈번하게 선택되는 성과측정 체계이다. 거의 1,000명가량의 프로젝트 참여자들은 JCAHO의 요구를 충족하기 위하여 그들의 QI 프로젝트 자료를 사용한다(Wisconsin Hospital Association, 2010).

요양원 환자구성과 질 표출

장기의료시설에서 질지표 개발을 위한 주요한 움직임이 있었다. 가장 중요한 노력 중의 하나는 CMS가 지원하였던 MNCM & QD(Multistate Nursing Home Case Mix &

Quality demonstration)이다. 이는 메디케어와 메디케이드 지불을 위한 근거로 사용하는 환자구성 분류체계와 질에 대한 환자구성 지불의 영향을 평가하기 위한 질 모니터링 체계를 개발하고 적용하며, 조사과정 중 요양원에 더 좋은 정보를 제공하는 것을 추구하고 있다.

병원서비스 분석표

객관적인 질 측정 요구에 대응하여 많은 의료보험, 의료제공자, 경영주 구입 집단, 소비자 정보조직, 주정부에서는 의료 질 보고카드를 만들기 시작하였다. 대부분의 주에서 몇 가지 유형의 자료를 보고하도록 제공자들에게 요구하는 법률을 가지고 있다. 미 의료관리품질관리국 AHRQ 또한 국가적인 의료전달체계를 위한 보고카드 개발을 탐색해 왔다.

그러나 최근 많은 보고카드들은 의료보험의 네트워크상의 특정한 진료소, 집단적인 실무 혹은 의사들에 의해 제공된 의료의 질에 관한 정보를 포괄하지 않는다. 덧붙여 의료보고카드에 대한 몇 가지 비판은 의료보험들이 다른 보고카드들에서 일치하지 않는 평가를 받을 수 있음을 지적하고 있다. 이것은 다른 성과측정 사용과 각 보고카드가 어떻게 개별적인 요인들을 모으고 평가하는가의 결과이다. 또한 보고카드는 일반적인 소비자들이 쉽게 접근하지 못할 수 있거나 이해하기 어려울 수 있다.

의료사고: 지속되고 있는 의료의 질 위협 요인

지난 20년 동안 많은 연구들은 의료사고가 많이 발생하고 있음을 제시하였다. 가장 잘 알려진 연구는 1999년 미국의학원(Institute of Medicine, IOM)의 보고로, "인간은 실수를 한다(To Err Is Human)"이다. 이 보고서는 매년 의료사고(더 낮은 추정치를 사용할 때조차도 의료사고는 8번째 주요 사망원인)의 결과로 44,000~98,000명의 미국인이 사망한다고 보고하였다. IOM 연구는 또한 발생하였던 의료사고 유형을 탐색하였다. 투약 사고가 가장 높은 위험 요인이었으며, 이는 환자 손상으로 이끌 수 있기 때문에 위해 투약사건(adverse drug events, ADEs)이라고 불리기도 한다.

그러나 IOM의 가장 중요한 기여는 이러한 사고 대부분이 개인의 부주의함 때문에 일어나지 않는다는 결론이었다. 대신 그러한 사고들은 의료전달체계의 기본적인 결함 때문에 발생한다. 최근 의료사고 연구에서 초점은 이러한 결함을 바로잡고 사고 발생 가능성을 최소화하는 환경을 만드는 데에 있다. 그러한 환경을 창출하기 위한 전략은 발생하는 오류에 대한 보고를 더 잘하는 것, 립프라그(leapfrog initiatives), 의료적 법적 책임 체계 개선, 바코딩이나 스마트 TV, 투약 조정과 같은 다른 의료서비스의 전략을 포함한다.

의료사고 보고 및 분석

의료체계에서 과오를 언급하는 데 중요한 전략 한 가지는 의료과오에 대한 강제적이고 자발적인 보고 향상 요구이다. 간호단위 수준에서, 개인을 비난하는 대신에 초점을 어떻게 조직이 앞으로 같은 사고의 발생 가능성을 낮출 수 있는지에 초점을 맞추는 조직문화가 형성되어야 한다. 그런 때만이 의료조직의 종사자들은 그들의 임상현장에서 날마다 발생하는 과오나 근접과오(near-miss)를 살펴보고 보고할 것이다.

그러나 그들이 모든 것을 안전하고 완벽한 의료를 제공할 수 있어야 한다는 개별적인 실무가의 책임과 책무가 없다는 것을 의미하지 않는다. 이것은 비난이 없는 문화(모든 과오를 체계의 실패로 귀속하고 개인들에게 책임을 지라고 이야기하지 않는)와 과도하게 처벌적인 문화(모든 과오에 대하여 개인들을 비난하는) 사이의 중간적인 측면, 단지 "공정한 문화(just culture)"라고 명명할 수 있는 지점을 의미한다(Landro, 2010). 설계가인 David Marx가 개발한 공정한 문화는 두 가지 극단적인 사이에있는 중간적인 측면의 발견을 강조한다. 또한 피할 수 없는 과오를, 부주의한 행동이나 부당한 위험과는 구별하도록 한다(Landro).

Gaskill(2008)은 직원의 자발적인 보고를 격려하고 사고 발생률을 감소시키는 현장에서의 공정한 문화(just culture)의 적용을 지지한다. 공정한 문화는 사실에 근거한 평가 동안 능숙한 방식으로 건설적인 피드백과 중요한 분석을 하며, 상황의 복잡성에 대하여 존중하는 것을 포함한다. 이러한 종류의 중재는, 조직들이 자신들로부터 배울 수 있도록 하기 위하여 자신들이 행한 사고를 드러내도록 한다. 덧붙여, 공정한 문화 철학은 사고 혹은 근접오류를 보고하는 직원에게 보상할 것을 제안한다.

의료과오의 문제를 무시하거나 의료과오의 존재를 부정하거나 혹은 그 과정과 관련된 개인을 비난하는 것은 잠재적인 문제를 제거하는 데 아무런 도움이 되지 않는다.

강제적이고 자발적인 의료과오 보고를 향상시키기 위하여 또한 국가적 차원에서 법률을 제정할 수 있다. 예를 들면, 환자안전 및 질향상 법안(Patient Safety and Quality Improvement Act)이 2005년에 제정되었다. 이 법률은 새로운 민간 조직[환자안전조직(patient safety organization)]에 자발적으로 보고된 의료과오 정보를 반공개하거나 법적인 발견에 사용되는 것으로부터 보호하며, 일반적으로 정보가 기밀로 취급되어야 할 것을 요구한다. 의료조직들은 또한 과오가 발생하는 것을 규명하고, 그런 과오를 분류하며 과오로 이끄는 과정을 조사하고 개정하는 더 좋은 직무를 수행하는 것을 필요로 한다. 이러한 위험을 최소화시키는 작업환경을 전향적으로 창출하는 책임을 지는 사람은 바로 리더-관리자이다.

립프라그 집단

덧붙여, 환자에게의 위험을 최소화하는 것을 돕기 위하여, 감독집단, 보험자, 전문직 집단들의 표준과 기대들이 증가하고 있다. 그러한 노력 중 한 가지가, 최근 의료체계를 현대화하는 데 헌신하는 비의료 포춘 500기업의 집합체인 립프라그 집단 (leapfrog group)이다. 현 연구에 근거하여, 립프라그 집단은 의료과오를 감소시키는 데 커다란 영향을 줄 것으로 믿는 4가지 근거기반 표준을 규명하였다. 바로 컴퓨터화된 의사-제공자 처방 입력(computerized physician-provider order entry, CPOE), 근거기반 병원의뢰체계(evidence-based hospital referral, EHR), 중환자실 의사 인력관리(ICU physician staffing, IPS)와 립프라그 안전실무점수(Leapfrog Safe Practices Scores)가 그것이다(Leapfrog Group, 2009). 그것들의 사용을 지원하는 이러한 전략들과 근거가 보기 22-6에 자세하게 서술되었다.

보기 22-6 립프라그 계획안/주도

컴퓨터화된 의사-제공자 처방 입력(computerized physician-provider order entry, CPOE)

일차의료제공자들이 수기 대신 컴퓨터로 처방을 입력할 것을 요구한다. 이것은 부정확한 필사에 의한 투약과오를 줄인다. 또한 개별 환자들의 진단, 치료, 간호계획과 관련된 결정에서 의료제공자들을 지원하는 정보 도구에의 접근성을 통하여 의료 제공자들의 중요한 임상 의사결정을 지원한다.

근거: CPOE는 병원의 심각한 처방 오류를 50% 이상 낮추고 있음을 보여준다.

근거기반 병원의뢰체계(evidence-based hospital referral, EHR)

고위험 환자들은 더 좋은 결과를 보이는 병원에서 치료되어야 한다.

근거: 특정한 복잡한 의료 절차를 요구하는 환자를, 매년 병원이 그 절차나 다른 과정을 수행하는 횟수나 혹은 결과 자료와 같은 과학적으로 타당한 기준에 근거하여 가장 좋은 생존위험도를 제공하는 병원으로 의뢰하는 것은 환자의 사망률을 40%까지 감소시킨다.

중환자실 의사 인력관리(ICU physician staffing, IPS)

중환자실 의료인력 훈련 수준을 조사하고 병원 중환자실의 의료의 질이 (a)중환자실에서 특별히 훈련된 의사들과 (b)중환자실의 인력조직이 의료를 제공하는지 여부에 큰 영향을 받는다

근거: IPS는 중환자실에서의 환자 사망의 위험을 40%까지 감소시킨다.

립프라그 안전실무점수(Leapfrog Safe Practices scores)

국가질포럼(the National Quality Forum, NQF)을 사용한다면, 특정 과정, 체계 혹은 의료 환경에서 위해 위험도를 줄일 수 있는 안전한 실무(safety practice)를 승인하였다. 34가지 실무에는 전술한 3가지 이니셔티브가 포함되며, 네 번째 이니셔티브는 나머지 31가지 NQF 안전한 실무에 대하여 병원의 발전/진전을 평가한다.

출처: Collated from Leapfrog Group. (2009). The Leapfrog Group fact sheet. Retrieved March 13, 2010 from http://www.leapfroggroup.org/about_us/leapfrog-factsheet and Huston, C. (2010). Chapter 14. Medical errors: An ongoing threat to quality health care. In C. Huston (Ed.), Professional issues in nursing: Challenges and opportunities (2nd edition),
Philadelphia: Lippincott Williams & Wilkins.

과학적인 근거는 이러한 계획들이 예방 가능한 의료과오를 줄일 것임을 보여주고 있다. 그것들의 적용은 이미 단시간에 진행 중이거나 가시적으로 나타나고 있다. 소비자들은 그들의 가치를 이해할 수 있다. 의료보험, 구매자들 혹은 소비자들은 의료제공자들을 선택하는 데 있어 쉽게 그들의 존재 혹은 부재를 확인할 수 있다. 그러나 Hagland(2010)는 "근거기반 의료를 용이하게 하는 EMR, CPOE, eMAR과 다른 핵심 임상정보들을 적용뿐 아니라, 성공에 중요한 데이터 웨어하우스(data warehouse, 의사결정지원시스템의 데이터베이스)와 자료보고 과정(data reporting process)을 개발하고 극대화하는 데에는 여러 해가 걸린다. 이러한 측면에서 주도적인 조직들은 십년 전이나 그 이전에 근거기반 의료를 추구하였으며 이제 그 결과가 현실화되고 있다"라고 하였다.

립프라그는 또한 의료현장의 투약사고를 감소시키기 위하여 바코드 사용을 승인하였다. 미국식약청(FDA)이 제시한 대로, 병원에서 사용되는 모든 처방과 장외 투약은 약물의 용량과 형태, 효과 정도 등을 나타내는 국가약물코드(national drug code, NDC) 번호를 포함해야 한다. FDA는 CPOE 체계와 함께 바코드 체계는 투약의 "5가지 원칙 (정확한 투약시간에 정확한 방법으로 정확한 용량으로 정확한 약을 정확한 환자에게 투약)"을 모든 의료 종사자들이 따르도록 한다고 하였다. 그러나 Perschke(2008)는 CPOE와 함께 사용되는 때조차도 5가지 원칙만이 안전을 보장하지 않는다고 경고하였다. 투약 안전에 역효과를 일으키는 체계의 취약점과 구성원 측면의 요인을 규명하고 거론하기 위하여 간호사에게 비판적 사고가 계속적으로 요구된다.

또한 병원들은 점차 소위 스마트 펌프라고 하는 IV 인퓨전(infusion)으로 선회하고 있다. 이러한 스마트 펌프는 의사의 재량권을 넘어설 수 없도록 사전에 설정할 뿐 아니라 최저 및 최고 용량을 설정함으로써 IV 투약 오류를 예방하는 고급 인퓨전 치료시스템(advanced infusion therapy system) 안에서는 안전한 소프트웨어이다.

6시그마 접근

개인수준에서 안전관리 문화를 창출하는 데 사용되는 또 다른 접근은 6시그마 접근(six sigma approach)의 적용이다. 시그마는 생산품이나 과정이 얼마나 잘 수행되었는지를 반영하는 통계 용어이다. 시그마 값이 더 높다는 것은 더 좋은 성과를 의미한다. 역사적으로 의료산업은 3시그마 과정(모든 자료들이 3 표준편차 내에 있다)에 대하여 노력하였다. 이것은 왜 의료가 6시그마가 기대치인 은행이나 항공 산업보다 더 많은 과오를 가지는지의 이유이기도 하다. 조직들은 모든 QI 측면에 대하여 6시그마 방법론을 조심스럽게 적용하는 표적을 위하여 목적을 세워야 한다.

의료에서의 안전 기록은 항공산업과 마찬가지로 복잡하지만 항공산업에서 부러울 만한 바람직한 기록과는 큰 차이가 있다.

의료의 법적 책임 체계 개선

마지막으로 질적인 의료가 성취된다면, 의료계의 법적 책임과 논쟁을 좋아하는 사회(소송을 일삼는 사회)가 의료계에서 실수를 감추기보다는 그 경험에서 배우기 위한 노력에 대한 잠재적인 장애물이라고 인식될 것이다. 환자 안전에 영향을 미칠 수 있는 위험을 보고하는 데 거리낌이 없도록 조직문화는 변화될 필요가 있다. 많은 전문가들은 의료조직의 문화가 한 사람을 비난하는 것에서부터, 과오를 규명하고 시의적절한 방식으로 대응하는 것으로 이동해야 한다고 제시한다.

우리는 진보하는가?

Lavizzo-Mourey와 Berwick(2009)은 "힘든 현실은 환자가 받아야 하는 의료와 그들이 실제적으로 받은 의료 사이에 깊고 위험한 차이가 계속된다는 점"이라고 하였다(2009, p 3). 이것은 사람들이 받아야 하는 예방적이고 급성 및 만성 의료와 그들이 실제적으로 받은 의료 사이에 커다란 차이를 보고하였던, IOM의 추후 연구인 "질 간격을 넘어서: 21세기 새로운 의료체계(Crossing the Quality Chasm: A New Health System for the 21st Centry)"를 포함한 수많은 연구들에서 지지되고 있다.

비슷하게 실질적으로 거의 모든 5천 개 비정부 병원들의 2004~2006년 4천백만 메디케어 환자 기록에 대한 Healthgrades(2008)의 대규모 연구는 238,337건의 잠재적으로 예방 가능한 사망을 보고하였다. 전체적인 사고율은 대략 모든 메디케어 입원환자의 3%로 3년 연구기간 동안 1천백만 환자 안전사고로 추정된다. 그 연구는 모든 병원들이 환자 안전을 위한 뛰어난 병원(Distinguished Hospitals for Patient Safety) 수준에서 환자 관리를 수행하였다면, 연구기간 동안 20억 달러를 절감하며 대략 220,106건의 환자 안전사고와 37,214건의 메디케어 사망이 예방될 수 있었다고 결론을 내렸다.

IOM 연구들로부터 도출된 모든 중재들과 많은 조직들이 의료의 QI에 기여함에도 불구하고, 의료과오의 문제를 언급하는 데 있어서는 제한적이다. 더구나 Wachter(2010)는 "인간은 실수를 한다(To Error is Human)."를 발표한 이래로 10년 동안 의료에서의 QI는 천천히 실현되었다고 확인하였으며, 미래의 변화들 또한 증가될 것이라고 하였다. 그러나 그는 또한 우리가 저지른 과실로 더 많은 것을 배웠으며, 새로운 중요하고 거론되지 않은 영역들은 이제 환자안전 아젠다에 놓여있다고 하였다(근거 조사 22-1).

질관리와 리더십 역할 및 관리 기능의 통합

질통제는 관리자들에게 체계적이고 과학적이며, 객관적인 시각에서 조직적 성과를 평가할 기회를 제공한다. 그렇게 하기 위하여, 관리자들은 그들의 간호단위에서 의료의 질을 측정하기 위하여 사용될 표준을 결정하고, 그 표준에 대비하여 결과를 측정하는 질통제 프

근거 조사 22-1

출처: Wachter, R. (January, 2010). Patient safety at ten: Unmistakable progress, troubling gaps. Health Affairs, 29(1), 165–173.

2009년 12월 1일, "To Error is Human" 출판 10주년을 기념하는, 획기적인 IOM 보고서는 종종 현대 환자-안전 운동의 시작으로 인정된다. 이 저널에서, Wachter는 환자안전 향상의 진전 측면에서 의료체계에 대하여 2005년에 C+ 등급을 부여한 것보다 조금 향상된 B 등급을 부여하였다. 등급평정 시 Wachter가 검토했던 기준은 통제와 인증을 통하여 새로운 안전 표준을 창출하고 강화하는 노력들을 포함하였다. 의료체계가 어떻게 과오를 추적하고 보고하는지에서의 약점, 환자안전을 향상시키는 유망한 IT의 실망스러운 활용, 미국 의료과오 상황을 개혁하고 의료제공자들간의 증가된 책무를 형성하는 진전 부족, 환자안전 연구에서 의사 및 간호사 참여의 부족, 환자 참여, 제공자 조직 리더십 참여, 국가적 및 국제적 조직들의 이니셔티브, 안전을 추구하는 지불체계 이용.

Wachter는 의료만큼 복잡하고 거대한 분야에서 축적된 진전은, 희망할 수 있는 최상의 것과 같으며, 일어났던 대부분의 변화들은 진정한 진전을 야기한다고 하였다. 그는 또한 우리의 잘못된 시도들조차도 가치로운 교훈을 주며, 이전에 언급되지 않았던 분야(진단적 과오와 같은)는 이제 환자안전 아젠다 한가운데에 놓여있다고 제안했다. 그는 앞으로의 10년이 이러한 진전들에서 형성될 것이며 이러한 교훈이 장점이 될 것이라고 예측하였다.

로그램을 개발 · 적용해야 한다. 모든 관리자들은 그들의 단위가 생산하는 산출의 질을 모니터링할 책임이 있다. 의료조직에서 산출은 환자간호이다. 관리자들은 또한 가능한 한 언제든지 환자만족을 평가하고 향상시켜야 한다.

그러나 관리자는 질이 무엇인지, 어떻게 측정되어야 하는지를 혼자서 결정할 수 없다. "주요 정보 담당관(Chief Information Officers, CIOs)과 정보기술팀으로부터 매우 강력한 촉진과 지지가 있더라도 근거 중심의 간호 개발은 분명하게 임상간호사가 도출하고 주도해야 한다"(Hagland, 2010, p. 38).

질에 관한 어려운 자료 요구는 통제기관, 환자, 지불자, 병원관리자들이 제공된 서비스에 대한 정당화를 요구함에 따라 점차 증가되었다. 관리자들은 급속하게 변화하는 질통제 규제들에 대하여 인지하고, 전향적으로 이런 변화된 요구들을 충족하기 위하여 간호단위 표준을 조정해야 한다. 20년 전까지, 의료분야에서 질측정에 대한 관심은 제한적이었다. 그러나 21세기에 들어서면서, 의료의 질과 질 표준자료수집에 대한 관심은 증가하고 있으며, 결과에 대한 책무가 체계수준에서 개별 제공자들로 점차 증가되고 있다.

하급자들이 높은 간호 표준을 설정하고 성취하도록 고무시키는 것이 리더십 기술이다. 리더는 자신의 간호에서 높은 표준에 대한 역할모델로서 하급자들이 최소 표준보다는 표준 극대화를 추구하도록 격려한다. 이것이 달성될 수 있는 한 방법은 질통제 과정에 하급자가 참여하는 것이다. 직접적인 인과관계를 연구함으로써, 하급자들은 제공된 간호의 질을 개선하기 위하여 개인과 집단 성과를 수정하는 것을 배운다.

비전은 질통제에 내재된 또 다른 리더십 기술이다. 비전적인 리더는 무엇을 살펴보고 해야 하는지를 결정한다. 이런 미래적 시각은 리더가 조직 목적을 전향적으로 형성하고 간호의 질을 개선하도록 한다. 더구나 질통제에서 통합된 리더-관리자는 기꺼이 위험을 감수하고 책임지는 사람이어야 한다. 한정된 자원과 비용 절감의 시대에서, 비용을 절감하기 위한 노력으로 질을 희생하는 것은 커다란 압력이다. 자기 인식적인 리더-관리자는 이러한 위험을 깨닫고 환자와 하급자에 대한 전문직의 의무를 훼손하지 않는 질과 비용-절감 간의 균형적인 성취를 추구한다.

의료를 향상시키는 전쟁에서의 승리는 질을 향상시키는 방식으로 의료체계를 체계적으로 변화시키는 계기나 모멘텀을 창출하기 위한 지속적인 대중의 관심에 달려 있다. 점차 증가하고 있는 소비자의 의료에 대한 지식과 참여는 이러한 노력에서 불가피할 것이다. 덧붙여 변화주체들은 자신들의 간호의 질에 대한 소비자의 지각과 실제적으로 제공된 질 간에 아직 존재하고 있는 단절을 성공적으로 언급할 수 있어야 한다.

핵심 개념

- 통제는 관리의 모든 단계에 적용된다.
- 질통제는 소비자에게 제공된 서비스를 평가하고 모니터링하거나 조절하기 위해 사용된 활동들을 말한다.
- 표준은, 따라야 되고 수행되는 모델을 구성하는 미리 결정된 기본 상태 혹은 우수성/수월성 정도이다.
- 일련의 표준들이 없기 때문에, 각 조직과 전문직은 안전하고 효과적인 간호를 수행하는 데 있어 개별 실무가들을 안내하기 위하여 표준과 목표를 설정해야 한다.
- 임상실무지침은 간호사가 근거기반의, 질높은 간호를 향상시키기 위한 노력으로 이어지도록 하고 자원 이용과 비용을 통제하는 진단-근거한 단계별 중재들을 제공한다.
- 벤치마킹은 가장 우수한 성과를 보이는 조직들에 반하여 생산품, 실무, 서비스를 측정하는 과정이다.
- 상위 의료조직들과 국가 평균 간의 성과 차이는 질 차이(quality gap)라고 한다. 제조업체나 항공사, 은행과 같은 산업체에서의 질 간격은 전형적으로 작은 반면에, 의료분야에서는 보통 큰 간격을 보인다.
- 중요사건 분석(critical event analysis)과 근본원인 분석(root cause analysis)은 예방가능한 부정적인 결과가 재발하지 않도록 하는 궁극적인 목적과 함께 무엇이 어떻게 일어났는지뿐 아니라 왜 일어났는지도 규명하도록 도와준다.
- 결과감사(outcome audits)는 환자를 위한 특정 간호중재의 결과가 무엇인지를 결정한다.

- 과정감사(process audits)는 간호의 과정 혹은 어떻게 간호가 수행되었는지를 측정하는 데 사용된다.
- 구조감사(structure audits)는 (재정, 간호서비스 구조, 의무기록, 환경적 구조와 같은) 환자간호가 이루어지는 구조 혹은 상황을 모니터링한다.
- 환자 결과에서 간호의 기여를 구별하는 것이 가능하다는 인식이 증가하고 있다. 간호에 민감한 결과에 대한 이러한 인식은 전문직으로서 간호사의 책무를 형성하며, 전문직으로서 간호가 발전하는 데 중요하다.
- 표준화된 간호 언어는 간호사들이 그들의 사정, 중재, 간호활동의 결과를 서술하고 작성하기 위한 일관적인 용어체계를 제공한다.
- 질향상 모델이 과정은 계속 진행중이며, 질은 언제나 향상될 수 있다고 가정하는 반면에, 질보장 모델은 현재 존재하는 질을 보장한다.
- 의료기관의 질통제는 제공된 서비스의 질을 모니터링하는 자발적인 노력이 아닌, 일차적으로 외적 영향으로부터 유도되었다.
- 선지불제도에 대한 비판은 DRG가 의료비용 증가 억제에 도움이 됨에도 불구하고, 입원 재원기간과 제공된 서비스의 급속한 동반 감소가 의료의 질 하락으로 이어진다는 점을 지적한다.
- 합동위원회는 미국의 의료조직과 프로그램을 인증하는 주요 기관이다. 또한 급성치료병원들 간의 자료수집을 잘 표준화하기 위한 노력에서 ORYX 이니셔티브를 운영하며 핵심적인 측정에 관한 자료를 수집한다.
- 매니지드케어 조직을 인증하는 민간 비영리조직인 질보장위원회는 또한 관리의료 조직의 의료 질을 비교하기 위하여 미국 의료보험 고용자 데이터 정보 세트를 개발하였다.
- 이상적으로, 조직의 모든 구성원들은 질통제 활동에 참여해야 한다.
- 객관적인 질측정 요구에 대한 반응으로, 많은 의료보험들, 의료제공자들, 경영자 구매집단, 소비자 정보조직과 정부는 의료 질 보고서를 만들기 시작하였다.
- 과거 20여 년 동안의 많은 연구들은 의료과오가 의료체계에서 만연해 있다고 제시했다.
- 2005년에 발의된 환자안전 및 의료질 향상 법안은 반공개되거나 법적인 발견에 사용되는 것으로부터 자발적으로 새로운 민간조직(환자안전 조직)에 제공된 의료과오 정보를 보호하며 정보를 기밀처럼 다루도록 요구한다.
- 립프라그 집단은 의료과오 감소에 커다란 영향을 미치는 4가지 근거기반 표준을 규명하였다: 컴퓨터화된 의사-제공자 처방 입력, 근거기반 병원 의뢰체계, 중환자실 의료인력 관리, 립프라그 안전실무 점수의 사용.
- 미국 FDA는 컴퓨터화된 의사 처방 입력 시스템과 함께 약물 바코드 사용이 투약과오

의 위험을 줄인다고 제안하였다.

- 역사적으로, 의료산업은 의료의 질 측면에서 6시그마(질 측면에서 가장 높은 성과를 보이는 조직들이 적용하는) 대신 3시그마 과정을 추구하는 게 편하였다(모든 자료들이 3 표준편차에 위치하는).
- 직접적인 간호제공자로서 일반 간호사들은 환자간호에 가장 커다란 영향을 미치는 문제들을 규명하고 개선활동들을 수행함으로써 간호실무를 모니터링하는 가장 좋은 위치에 있다.

부가적인 학습활동과 적용

학습과제 22-5

간호에 민감한 결과 기준 규명

어떤 환자들은 간호의 결과인지는 확인하기 어렵지만 결과가 좋아졌다. 그러나 간호의 질은 환자 결과에 많은 영향을 미칠 수 있다. 당신은 간호의 질이 환자 수명의 차이를 만든다고 믿는가? 간호의 질을 정의하기 위해 사용할 수 있는 5가지 기준을 확인한다. 이러한 기준들은 간호사가 환자 결과의 차이를 만든다는 것을 반영해야 한다. 당신이 열거한 기준은 측정 가능한가? 어떻게 가능한가?

학습과제 22-6

인력 부족 상황에서 일하기

당신은 일반 간호사이다. 지난 6개월 동안 병원의 환자 수와 환자의 중증도는 매우 높았다. 많은 간호사들이 퇴직하였다. 퇴직자들을 충원하기 위한 조직의 채용 노력은 성공적이지 않았다. 간호사들은 사기가 저하되었으며, 자주 아프다고 전화하거나 일하러 나오지 못하였다. 오늘 당신은 출근하였고 인력이 부족하여 다시 일해야 하는 것을 알았다. 당신은 30명 환자가 있는 병동의 유일한 간호사가 될 것이다. 일반 간호사 두 명과 당신과 일하도록 배정된 두 명의 간호보조인력이 있었지만, 당신은 환자안전이 보장될 수 있을지 걱정되었다. 중앙간호부서는 추가적인 인력 충원은 없다고 하였다.

당신은 당신이 밧줄 끝에 있다고 느꼈다. 병원의 행정부서는 인력 부족과 관하여 조직구성원의 피드백에 수용적이며, 당신은 그들이 문제를 완화시키는 약간의 노력은 한다고 믿는다. 그러나 당신은 한편, 그 노력이 그들이 해야 하는 수준에서 하지 않으며, 어떤 중요한 영향력이 변화될 때까지 병원이 계속적으로 인력 부족 상태에서 간호사가 일하기를 기대할 것이라고 믿었다. 당신은 그만두는 것을 생각하지만, 당신은 하고 있는 일을 정말 사랑하며, 동료와 환자들, 상관에게조차도 도덕적으로 책임감을 느낀다. 당신은 정부에 익명으로 전화하여, 불안전한 환자간호로 이끄는 지속적인 간호인력 부족에 대하여 병원을 고발하였다. 당신은 이것이 간호의 질을 향상시키는 데 필요한 자극이 될 것이라고 믿는다. 그러나 당신은 이러한 행동의 정치적 위험을 알고 있다.

과제

당신이 이러한 행동을 할지 여부에 대하여 토론한다. 조직과 당신, 환자에 대한 당신의 책임은 무엇인가? 당신은 이처럼 도덕적 의무와 갈등을 일으키는 결정을 어떻게 하는가?

학습과제 22-7

사망률 검토

당신은 지난 6개월 동안 중간 규모의 도시병원에서 심장계 간호서비스의 코디네이터로 일했다. 병원의 심장 환자간호는 개심술, 침습적 및 비침습적 진단 검사, 포괄적인 재활 프로그램이다. 지난 3개월 동안, 당신은 당신의 시설에서 심장수술 후 환자들의 사망률에 대하여 걱정이 되기 시작하였다. 의무기록 감사는 간호단위의 사망률이 국가 기준보다 약 30% 이상 높음을 보여주었다. 당신은 병동 진료과장에게 결과물을 가져갔다. 그는 방어적이 되면서 결과가 매우 왜곡된 이상한 상황을 보여주고 있으나, 개심술 프로그램은 국가에서 가장 훌륭한 프로그램 중의 하나라고 말하였다. 당신이 통계치를 더 검토하는 데 대하여 문제제기를 하였을 때, 그는 매우 화가 났으며 방을 떠나버렸다. 문에서 멈추어 그는 "이 환자들은 모두 살아서 수술장을 떠났다는 것을 기억해라. 그들은 당신의 병동에서 사망했으며, 만약 당신이 문제를 자극한다면, 매우 유감이다"라고 말하였다.

과제

계획의 윤곽을 그려 본다. 결과를 잘못 도출하거나 왜곡시킬 수 있는 자료를 수집하는 영역을 확인한다. 당신이 만약 활동이 여전히 보장된다고 믿는다면, 인력 및 전문적 위험이 관련된 것은 무엇인가? 이러한 위험을 무릅쓰기 위하여 당신의 힘을 어떻게 잘 개발할 것인가? 당신은 누구에게 가장 큰 책임을 가지는가?

학습과제 22-8

상충되는 의무

당신은 내외과 간호단위의 감독자이다. 3년 전에 간호대학을 졸업한 병동 간호사인 샤우나(Shauna)는 과거 몇 달 동안 여러 가지 작은 과오를 일으켰으며, 그녀는 그 모든 것을 자발적으로 보고하였다. 이러한 과오들은 투약을 빠뜨린 것, 늦은 투약, 때때로 다른 환자에게 투약하는 것과 같은 일들을 포함한다. 이러한 과오 결과로 환자에게 피해는 발생하지 않았지만, 샤우나는 매번 자신이 앞으로 더 관심을 가지고 주의할 것이라고 언급하면서 당신의 코칭노력에 대응하였다.

그러나 오늘 샤우나는 당신의 사무실에 와서 처방된 헤파린 100unit이 아니라 10,000unit을 환자 IV 라인에 주입하였음을 인정하였다. 약병 viral은 비슷하게 보였고 그녀는 라벨에 있는 용량을 확인하지 않았다. 샤우나는 과오를 환자 주치의에게 보고하였고 모든 투약사고에 대하여 병원이 요구하는 적신호 사건 보고서를 작성하였다. 이때 환자는 과용량으로 인한 영향을 보이지 않았으나 24시간 동안 세심한 모니터링이 필요할 것이다.

당신은 샤우나의 반복적인 투약 오류 패턴이 환자를 위험에 처하게 한다는 것을 알았다. 그러나 오늘까지 그녀의 과오가 정말로 환자안전을 위협한 것은 없기 때문에 그녀가 자신의 과오를 공개적으로 보고하는 처벌적인 방식으로 샤우나를 다루는 것에 관하여 유보적이다. 그러나 당신은 또한 환자들을 위하여 간호사의 간호활동이 유능하며, 환자가 해로부터 보호되어야 한다는 의무를 가지고 있다는 것을 깨달았다. 당신은 또한 "창피를 주고 비난하는" 것이 아니라 공개적으로 보고하도록 하는 병동문화를 형성하려고 하였으며, 직원들은 당신이 샤우나의 또다른 과오에 어떻게 반응하는지를 주시하고 있음을 알았다.

과제

이 과오뿐 아니라 샤우나가 몇 달 동안 저지른 과오들을 언급하기 위하여 당신은 무엇을 할 것인가? 유용한 선택사항은 무엇인가? 샤우나와 조직, 환자에 대하여 가지는 의무는 무엇인가? 당신은 과오에 대한 공개적인 보고를 격려하고 환자를 잠재적으로 불안전한 실무자들로부터 보호하는 문화를 어떻게 창출할 것인가?

학습과제 22-9

적신호사건 및 투약오류 회피

과제

당신의 지역 병원에서 환자안전 관리자 혹은 위험관리 부서의 관리자를 인터뷰한다. 인터뷰를 시작하기 위한 지침으로 다음 질문을 사용한다. 결과에 관하여 동료들에게 보고서를 제시한다.

1. 이 시설에서 투약오류의 가장 일반적인 원인은 무엇인가?
2. 투약오류에서 어떤 투약이 더 공통적으로 관련되는가? 이러한 오류를 일으키는 원인으로 이 기관에서 규명한 요인은 무엇인가?
3. 환자에게 영향을 미치는 가장 일반적인 적신호사건은 무엇인가? 이러한 적신호사건 가능성을 증가시키는 것으로 확인된 촉발 요인은 무엇인가?
4. 환자안전을 증가시키기 위하여 적용되는 새로운 기술은 무엇인가? IV 스마트 펌프, 투약의 바코딩화, 컴퓨터화된 의사-제공자 처방 입력 등
5. 어떻게 투약오류나 적신호사건이 보고되는가? 자발적인 과오 보고를 격려하기 위하여 설정된 보호수단은 무엇인가? 누군가가 그런 과오를 보고하는 것을 못하도록 하는 방해요인이 존재하는가?
6. 질통제 과정에 직원이 관련되는가? 그렇다면, 어떻게 관련되어 있는가?
7. 합동위원회의 핵심 측정에 대하여 자료는 수집되고 있는가? 이러한 자료수집 과정은 무엇인가?

학습과제 22-10

집단토의를 위한 질 관련 주제

과제

소규모 혹은 대규모 집단 토론을 위하여 아래 주제들 중 하나를 선택하고, 가능한 한 많은 시각을 도출한다.

- 의료의 질은 양적으로 측정 가능해야 한다는 명제를 지지하거나 반대한다.
- 과거 30년 동안의 공공 및 민간 부문의 이니셔티브는 질을 유지하는 동안 의료비용을 감소시키는 데 성공적이었다는 명제를 지지하거나 반대한다.
- 실험방법과 같은 전통적인 자연과학 연구 설계가 질과 의료전달에 관한 가설을 검증하는 데 적절한 모델이라는 명제를 지지하거나 반대한다.
- 의료의 질은 전통적인 결과 측정보다는 환자 만족도에 의해 더 측정되어야 한다는 명제를 지지하거나 반대한다.
- 전문 간호사의 정리해고와 같은 축소와 비면허 보조인력 사용의 증가는 현재 환자안전의 질에 부정적으로 영향을 미친다는 명제를 지지하거나 반대한다.

REFERENCES

Amednews.com (2008, September 8). *Practices hit Medicare P4P quality targets, but bonuses still fall short.* Retrieved March 13, 2010, from *http://www.ama-assn.org/amednews/2008/09/08/gvl10908.htm.*

American Nurses Association (2004). *Nursing: Scope and standards of practice.* Washington, DC: Nursebooks.org.

American Nurses Association (2009). *Scope & standards of practice. Nursing administration.* Silver Springs, MD: Nursesbooks.org.

American Nurses Association. (2010). *Nursing standards.* Retrieved March 13, 2010, from *http://nursingworld.org/MainMenuCategories/ThePracticeofProfessionalNursing/NursingStandards.aspx.*

American Nurses Association (2010b). *Call for public comment. Nursing: Scope & Standards of Practice.* Retrieved March 13, 2010, from *http://www.nursingworld.org/HomepageCategory/NursingInsider/Archive_1/2010-NI/Jan10-NI/Public-Comment-Nursing-Scope-Standards.aspx.*

Deming, W. E. (1986). *Out of the crisis.* Cambridge, MA: MIT Press.

Gallo, C. L., Minsley, M. A., & Wright, J. (2009, October). Do patients say good, or not so good, things about your access staff? *Hospital Access Management, 28*(10), 109-112.

Gaskill, M. (2008, April 21). Learning from mistakes. "Just culture" is replacing blame in some California hospitals. *NurseWeek, California, 21*(8), 14-15.

Hagland, M. (2010, January). Show us the evidence. *Healthcare Informatics, 27*(1), 34-38.

HealthGrades (2008, April 8). *Medical errors cost U.S. $8.8 billion, result in 238,337 potentially preventable deaths according to HealthGrades Study.* Retrieved March 14, 2010, from *http://www.healthgrades.com/media/DMS/pdf/HealthGradesPatientSafetyRelease2008.pdf.*

Hospital Quality Initiative Overview (2008, July). *Centers for Medicare & Medicaid Services.* Retrieved March 14, 2010, from *http://www.cms.hhs.gov/HospitalQualityInits/Downloads/Hospitaloverview.pdf*

Huston, C. (2010). Chapter 14. Medical errors: An ongoing threat to quality health care. In C. Huston (Ed.), *Professional issues in nursing: Challenges and opportunities* (2nd edition). Philadelphia, PA: Lippincott Williams & Wilkins.

Institute of Medicine (1994). *America's health in transition: Protecting and improving quality.* Washington, DC: National Academy Press.

International Council of Nurses (2009, January 26). *International Classification for Nursing Practice (ICNP®) now included as a related classification in the WHO Family of International Classifications.* Retrieved October 22, 2010, from *http://www.icn.ch/images/stories/documents/news/press_releases/2009_PR_03_ICNP_now_included_as_a_Related_Classification_in_the_WHO_Family_of_International_Classifications.pdf.*

(The) Joint Commission (2010). *Facts about the Joint Commission.* Retrieved March 11, 2010, from *http://www.jointcommission.org/AboutUs/Fact_Sheets/joint_commission_facts.htm*

(The) Joint Commission (2010b). *Facts about ORYX® for hospitals (National Hospital Quality Measures).* Retrieved March 11, 2010, from *http://www.jointcommission.org/AboutUs/Fact_Sheets/oryx_ facts.htm.*

(The) Joint Commission (2010c). *Using medication reconciliation to prevent errors.* Retrieved March 14, 2010, from *http://www.jointcommission.org/sentinelevents/sentineleventalert/sea_35.htm.*

Landro, L. (2010, March 16). *New focus on averting errors: Hospital culture.* Wall Street Journal-Digital Network. Health. Retrieved March 17, 2010, from *http://online.wsj.com/article/SB10001424052748704588404575123500096433436.html?mod=WSJ_hps_MIDDLEThirdNews.*

Lavizzo-Mourey, R., & Berwick, D. (2009, November). *Nurses transforming care.* Foreword. *American Journal of Nursing, 109*(11), 3.

Leapfrog Group (2009). *The Leapfrog Group fact sheet.* Retrieved March 13, 2010, from *http://www.leapfroggroup.org/about_us/leapfrog-factsheet.*

Mascia, A., Richter, K., Convery, P., & Haydar, Z. (2009, April). Linking Joint Commission inpatient core measures and National Patient Safety Goals with evidence. *Baylor University Medical Center Proceedings, 22*(2), 103-111.

National Committee for Quality Assurance (2010). *HEDIS and quality measurement.* NCQA 20 Years. Retrieved March 13, 2010, from *http://www.ncqa.org/tabid/59/Default.aspx.*

National Guideline Clearinghouse (2010). *About NGC.* Retrieved October 22, 2010, from *http://www.guideline.gov/about/about.aspx.*

Newhouse, R. P. (2010, February). Clinical guidelines for nursing practice. Are we there yet? *Journal of Nursing Administration, 40* (2), 57-59.

Parkerton, P. H., Needleman, J., Pearson, M. L., Upenieks, V. V., Soban, L. M., & Yee, T. (2009, November). Lessons from nursing leaders on implementing TCAB. *American Journal of Nursing, 109* (11), 71-76.

Perschke, A.L. (2008, August 25). *Building on the five rights. How the foundation for safe medication delivery gets stronger.* Nurse.com. Retrieved March 14, 2010, from *http://include.nurse.com/apps/pbcs.dll/article?AID=/20080825/DC02/108250078.*

Rutherford, M. A. (2008, January). *Standardized nursing language: What does it mean for nursing practice?* Online Journal of Issues in Nursing, No. 1. Retrieved March 12, 2010, from *http://www.nursingworld.org/MainMenuCategories/ANAMarketplace/ANAPeriodicals/OJIN/TableofContents/vol132008/No1Jan08/ArticlePreviousTopic/StandardizedNursingLanguage.aspx.*

Toyota Motor Company (2010). *Toyota production system.* Toyota Motor Corporation. Retrieved March 11, 2010, from *http://www2.toyota.co.jp/en/vision/production_system/index.html.*

Wachter, R. (2010, January). Patient safety at ten: Unmi-stakable progress, troubling gaps. Health *Affairs, 29*(1), 165 - 173.

Wisconsin Hospital Association (2010). *What is the Maryland Quality Indicator Project?* Retrieved March 14, 2010, from *http://www.wha.org/qualityAndPatientSafety/marylandqip.aspx.*

BIBLIOGRAPHY

Dalton, D., Novario, M., Humphrey, M., Scoates, G., Neptune, C., & Wakefield, R. (2010, January). Using six sigma methodologies: Creating a revised discharge medication reconciliation process. *Joint Commission Perspectives on Patient Safety, 10*(1), 1.

de Korne, D., Sol, K., van Wijngaarden, J., van Vliet, E., Custers, T., Cubbon, M., et al. (2010, January-March). Evaluation of an international benchmarking initiative in nine eye hospitals. *Health Care Management Review, 35*(1), 23 - 35.

Despins, L., Scott-Cawiezell, J., & Rouder, J. (2010, February). Detection of patient risk by nurses: A theoretical framework. *Journal of Advanced Nursing, 66*(2), 465 - 474.

Devine, E., Hansen, R., Wilson-Norton, J., Lawless, N., Fisk, A., Blough, D., et al. (2010, January-February). The impact of computerized provider order entry on medication errors in a multispecialty group practice. *Journal of the American Medical Informatics Association, 17*(1), 78 - 84.

Dodge, B., Johnson, L., & Morris, S. (2010, January-March). Communicating quality via "road shows". *Journal of Nursing Care Quality, 25*(1), 13 - 16.

Fowler, S., Sohler, P., & Zarillo, D. (2009, March-April). Bar-code technology for medication administration: Medication errors and nurse satisfaction. *MEDSURG Nursing, 18*(2), 103 - 109.

Garcia-Caban, I. (2010, January-February). Pay-for-performance: Quality programs at the crossroads. *Journal for Healthcare Quality: Promoting Excellence in Healthcare, 32*(1), 3 - 7.

Goldfield, N. (2010, January-March). The evolution of diagnosis-related groups (DRGs): From its beginnings in case-mix and resource use theory, to its implementation for payment and now for its current utilization for quality within and outside the hospital. *Quality Management in Health Care, 19*(1), 3 - 16.

Gunzenhauser, J., Eggena, Z., Fielding, J., Smith, K., Jacobson, D., & Bazini-Barakat, N. (2010, January-February). The quality improvement experience in a high-performing local health department: Los Angeles County. *Journal of Public Health Management & Practice, 16*(1), 39 - 48.

Heenan, M., Khan, H., & Binkley, D. (2010). From boardroom to bedside: How to define and measure hospital quality. *Healthcare Quarterly, 13*(1), 55 - 60.

Mukamel, D., Glance, L., Dick, A., & Osler, T. (2010, February). Measuring quality for public reporting of health provider quality: Making it meaningful to patients. *American Journal of Public Health, 100*(2), 264 - 269.

Rantz, M., Flesner, M., & Zwygart-Stauffacher, M. (2010, January-March). Improving care in nursing homes using quality measures/indicators and complexity science. *Journal of Nursing Care Quality, 25*(1), 5 - 12.

Richardson, A., & Storr, J. (2010, March). Patient safety: A literative review on the impact of nursing empowerment, leadership and collaboration. *International Nursing Review, 57*(1), 12 - 21.

Selby, J., Schmittdiel, J., Lee, J., Fung, V., Thomas, S., Smider, N., et al. (2010, February). Meaningful variation in performance: What does variation in quality tell us about improving quality? *Medical Care, 48*(2), 133 - 139.

Stanford, J., Swaney-Berghoff, L., Recht, K., & Orsagh-Yentis, D. (2009, September). Improved cardiac surgical outcomes with use of total quality management. *Journal of Clinical Outcomes Management, 16*(9), 405 - 409.

Tiessen, B., Deter, C., Snowdon, A., & Kolga, C. (2010). Continuing the journey to a culture of patient safety: From falls prevention to falls management. *Healthcare Quarterly, 13*(1), 79 - 83.

Wide-ranging collaborative drives improvement in patient safety: PDAs provided to staff for safer medication administration. (2010, January). *Healthcare Benchmarks & Quality Improvement, 17*(1), 1 - 5.

Wiegmann, D., & Dunn, W. (2010, February). Changing culture: A new view of human error and patient safety. *CHEST, 137*(2), 250 - 252.

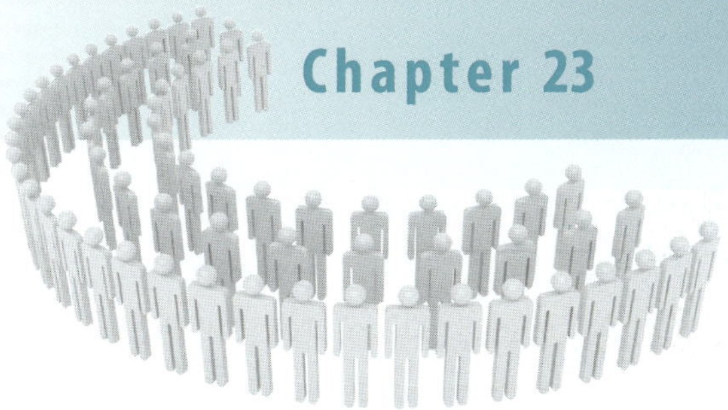

Chapter 23

업무수행평가

Performance Appraisal

업무평가는 모순적이기는 하나, 사실에 기초하며 정말 중요한 삶의 원칙이다.
목표에 도달하는 가장 좋은 방법은 목표 자체를 조준하는 것이 아니라
목표를 넘어선 더욱 불확실한 어떤 목표를 조준하는 것이다.

- Arnold Toynbee

효과적인 업무수행평가 과정은 생산적인 직원에게 보상을 주며,
경험이 없고 비생산적인 직원의 성장과 발달을 돕는다.

- Mable H. Smith

학습목표

- 전문적인 업무수행을 측정할 수 있는 적절한 업무수행평가 도구를 사용하고 확인한다.
- 업무수행평가는 직원을 동기화시키고 개발하는 것과 같은 요소임을 확인한다.
- 건설적이고 자기주장적인 방법으로 동료의 업무수행에 대해 피드백을 제공한다.
- 업무수행에서 직원의 성장을 촉진하는 코칭기술에 대하여 기술한다.
- 정당하고 객관적이고 체계적인 방법으로 업무수행평가에 대한 자료를 수집한다.
- 정당하고 객관적인 업무수행을 위해 개인의 능력에 영향을 주는 편견에 대한 인식을 개발한다.
- 평정척도, 체크리스트, 에세이, 자기평가, 목표에 의한 관리 등 업무수행평가도구의 차이점을 구분한다.
- 업무수행평가 전, 중, 후에 어떠한 상황이 긍정적인 결과를 유발할 수 있는지 확인한다.

관리자의 중요한 통제 책임 중 하나는 어떻게 직원이 할당된 업무를 잘 수행할 수 있는지를 결정하는 것이다. 이는 업무수행을 검토하는 업무수행평가를 통해서 이루어진다. 업무수행평가는 직원들에게 그들의 업무수행 수준을 알려줄 뿐만 아니라 조직이 그들에게 어떠한 기대를 하고 있는지를 알도록 해준다.

업무수행평가는 급여조정, 승진, 근무지이동, 훈육활동 및 해고 등에 대한 정보를 제공한다.

업무수행평가에서는 의도된 것이 아닌 실제의 업무수행에 대해 평가해야 한다. 직원의 업무수행을 평가하는 것은 관리자의 개인적인 행동이 아니다. 일은 개인의 정체성의 일부분이며, 사람들은 자신이 어떻게 업무수행을 하는지에 대한 의견에는 매우 민감하기 때문이다. 이러한 이유로 업무수행평가는 조직이 직원을 동기화시키고 개발해야 하는 중요한 도구 중의 하나이다. 정확하게 사용된다면, 업무수행평가는 직원을 격려하고, 생산성과 직원의 이직을 감소시킨다. 부적합하고 경험이 없는 관리자의 경우 업무수행평가 과정은 직원의 사기와 동기를 저하시킨다.

관리자의 의견과 판단은 직원의 직장생활에 지대한 영향을 미칠 수 있는 결정이 될 수 있으므로 관리자들은 객관적이고, 체계적이며, 공식화된 방식으로 결정해야 한다.

업무수행 검토에 대한 공식적인 시스템을 사용하여 평가자의 주관성을 감소시킬 수 있다. 직원들이 전문적인 집단일수록 더욱 더 복잡하고 민감한 평가과정이 뒤따르게 된다. 공식화된 시스템을 활용하는 훈련된 리더관리자들은 환자간호에 대해 팀 접근을 적절하게 구축한다.

이 장에서는 업무수행평가와 동기화의 관계에 대하여 집중하면서 업무수행평가가 어떻게 직원의 발달적 요구를 확인하는지 토의할 것이다. 적당한 자료수집과 사용가능한 업무수행평가 도구의 종류에 대하여 강조할 것이다. 또한 업무수행평가면담을 개발하고, 평가자의 편견을 감소시키고 평가 자체가 성장을 촉진할 수 있는 가능성을 증가시키는 전략을 제시할 것이다. 마지막으로 업무수행평가관리가 전통적으로 해마다 시행되는 업무수행평가에 대한 대안으로 소개될 것이다. 업무수행평가에 내재되어 있는 리더십 역할과 관리 기능이 보기 23-1에 제시되어 있다.

직원 동기화를 위한 업무수행평가의 사용

체계적인 직원의 업무수행평가가 1920년대 이후 관리에서 사용되어 왔으나, 1950년대까지는 직원의 성장을 촉진하는 도구로 업무수행평가가 사용되지는 않았다. 업무수행평가의 발전은 그 용어의 변화에서 찾아볼 수 있다. 한동안 평가는 인사고과, 근무평정으로 불렸으며, 임금인상과 상당히 밀접하게 연결되어 왔고, 최근 들어 업무수행평가로 부르고 있

보기 23-1 업무수행평가와 관련된 리더십 역할 및 관리 기능

리더십 역할

1. 직원을 동기화시키고 성장을 촉진시키는 평가과정을 사용한다.
2. 평가과정에 내재된 불안을 감소시킬 수 있는 적절한 기술을 사용한다.
3. 업무수행평가의 모든 과정에 직원을 참여시킨다.
4. 자신의 편견과 선입견이 있음을 알고 이를 업무수행평가 과정에서 배제한다.
5. 업무를 평가할 때 정직하고 공정하게 하여 직원의 신뢰를 얻는다.
6. 전문적인 직원 간의 동료평가 과정을 격려한다.
7. 양방향의 의사소통을 위하여 평가면담을 사용한다.
8. 업무수행 부진을 교정하려는 노력을 보이는 직원을 지속적으로 지지한다.
9. 직원이 업무수행에서 성장해나가도록 코칭기술을 사용한다.
10. 문화적으로 다양한 직원의 고유한 욕구를 충족시키기 위하여 평가면담과 업무수행의 목표를 개별화한다.

관리 기능

1. 업무수행평가의 공식화된 시스템을 사용한다.
2. 평가기간을 통하여 공정하고 객관적인 자료를 수집하여 직원의 업무수행평가에 사용한다.
3. 직원의 훈련과 교육적 요구를 결정하기 위하여 평가과정을 사용한다.
4. 문서화된 표준에 근거하여 업무수행평가의 토대로 한다.
5. 업무수행평가는 가급적 객관적으로 한다.
6. 평가 과정에 대한 적당한 기록을 유지한다.
7. 확인된 업무 부진에 대하여 추후 관리를 한다.
8. 긍정적인 결과를 촉진하는 태도로 평가면담을 수행한다.
9. 업무수행에 대해서 자주 비공식적인 피드백을 제공한다.

다. 그러나 평가라는 용어가 개인적인 가치를 업무수행평가로 대치되는 의미를 내포하고 있으므로 평가라는 용어를 많이 사용하지는 않는다. 어떤 조직은 이러한 용어를 역량평가, 효과성 보고서 혹은 노무등급, 인사고과와 같은 용어를 사용하기도 한다. 그러나 대부분의 의료기관에서는 업무수행평가란 용어를 사용하고 있는데, 이는 이러한 용어가 직원들이 그들의 업무기술서에 의한 업무에 대한 책임을 어떻게 잘 수행하는지를 평가한다는 의미를 내포하고 있기 때문이다. 중요한 것은 평가가 긍정적인 결과를 가져오려면 직원이 평가를 어떻게 바라보느냐 하는 점이다.

만약 직원이 평가가 관리자들이 그들을 인정하기보다는 그들의 업무기술서에 근거를 두고 있다고 믿는다면, 직원들은 평가를 보다 더 의미 있는 것으로 바라볼 것이다.

관리연구에서 평가가 궁극적으로 동기화와 생산성 증가에 영향을 주는 것으로 확인되고 있다. 이러한 요인의 몇 가지는 다음과 같다.

- 직원은 평가가 다른 직원도 같은 유형으로 설명되어질 수 있는 표준에 근거하고 있다고 믿어야 한다. 표준은 직원들이 채용될 때 분명히 의사소통되어야 하고, 업무수행평가 목적으로 직원들에 의해서 개별적으로 설정된 목표나 업무기술서가 될 수 있다.
- Touchstone(2009)은 이러한 객관적인 표준은 의견의 대상이 아니라고 했다. "만약, 표준이 '15개의 시도가 최소한 90%의 성공률을 달성한다.'라면, 직원은 이러한 표준을 달성하거나 못하거나 할 것이다(Touchstone, p 63)". 만약 표준이 융통성이 있거나 평가대상이 되는 직원에 따라 해석을 허용한다면 객관적인 업무수행표준을 일정수준까지 달성하기 위해 열심히 일한 직원들에게 혼돈과 좌절을 가져다준다.
- 직원들은 자신들의 업무수행이 판단될 목표나 표준을 개발하는 데 일정한 노력을 해야 한다. 이는 전문적 직원들에게는 필수적인 것이다.
- 직원들은 만약 기대되는 업무표준을 달성하지 못할 경우에 어떠한 일이 일어나는지를 알고 있어야 한다.
- 직원들은 업무수행에 필요한 정보를 어떻게 얻는지 알고 있어야 한다. 다양한 정보의 형태와 정보원이 알려진다면, 평가는 훨씬 더 정확해질 것이다. 정보원은 동료, 협력자, 간호계획, 환자, 개인적인 관찰 등이 포함될 수 있다. 직원들에게 정보원이 사용되고 그러한 정보가 어떠한 비중을 가지는지에 대해 알려줘야 한다.
- 평가는 직원의 직접적인 관리자 한 사람에 의해 이루어진다. 예를 들면, 간호사와 같이 일하는 책임 간호사는 업무수행평가 과정이나 면담에 참여해야 한다. 대부분의 경우 수간호사와 관리자가 평가과정에 참여하는 것이 적당하며 권고되고 있다. 그러나 직원들은 평가의 주요한 부분을 수행하는 사람이 그들의 업무를 실제로 관찰한다고 믿어야 한다.
- 업무수행평가는 평가자가 신뢰받고 전문적으로 존경받는다면 긍정적인 결과를 가져온다. 이는 직원들이 자신들의 업무가 공정하고 정확하게 평가받는다고 여길 확률을 높여준다. 효과적인 평가에 영향을 주는 요소들이 **보기 23-2**에 요약되어 있다.

보기 23-2 효과적인 평가에 영향을 주는 요소

- 평가는 표준에 근거해야 한다.
- 직원들은 표준의 개발에 참여해야 한다.
- 직원들은 사전에 표준을 알아야 한다.
- 직원들은 평가에 수집될 자료원에 대하여 알아야 한다.
- 평가자는 직원의 작업을 관찰한 사람이어야 한다.
- 평가자는 직원이 신뢰하고 존경하는 사람이어야 한다.

학습과제 23-1

업무수행평가에 관한 기록

당신은 일생 동안 업무수행평가를 받아 왔다. 간호대학의 학생으로서 또는 급여를 받는 직원으로서 임상수행에 대해 평가를 받아 왔다. 이러한 평가에 대해 생각해 볼 때, 보기 23-2에 제시된 6가지 권고사항이 얼마나 포함되어 있었는가? 이러한 권고사항과 배제되어야 할 사항이 당신이 평가결과를 수용하는 데 얼마나 영향을 미쳤는가?

과제

제시된 6가지 권고사항 중 강력하다고 느끼는 한 가지를 선택하고, 이러한 권고사항과 관련된 개인적 경험에 대하여 세 문단 분량의 에세이를 작성한다.

업무수행평가의 정확성과 공정성 확보 전략

업무수행평가의 목적이 조직의 요구를 만족시키는 것이라면, 업무수행평가는 시간낭비이다. 반대로, 직원이 평가를 가치 있고 타당하며, 성장을 촉진하는 것으로 인식한다면, 평가는 많은 긍정적인 효과를 가져올 것이다. 업무수행평가 동안 수집된 정보는 직원의 잠재능력 개발에 사용될 수 있고, 직원들이 업무를 완수할 때 경험할 수 있는 어려움을 극복하는 데 도움을 줄 수도 있으며, 직원이 인식하지 못하는 그들의 장점에 주목하게 할 수도 있고, 직원들이 목적을 설정하는 데에도 도움을 줄 수 있다.

업무수행평가가 단지 규정을 만족시키고 목적이 직원의 성장이 아니라면, 이는 시간낭비이다.

부정확하고 불공정한 평가는 부정적이며, 사기를 저하시키므로 관리자가 정확하고 공정한 평가를 할 확률을 높이는 것은 매우 중요한 것이다. 비록 다소간의 주관성을 피할 수 없다 하더라도, 다음의 전략은 관리자들이 보다 공정하고 보다 정확한 평가를 할 수 있도록 도와줄 것이다.

1. 평가자는 자신의 편견이나 선입견을 인식해야한다. 이는 평가에 영향을 미칠 수 있는 주관적인 가치나 태도에 대비하도록 돕는다.
2. 자주 찾아서 조언을 받도록 한다. 관리자들은 개인적인 편견이 있을 때나 다른 많은 상황에서 조언을 받을 수 있다. 예를 들면, 새로운 관리자가 직원이 업무수행에 많은 어려움을 가지고 있을 경우, 다른 관리자에게 도움이나 자문을 요청하는 것은 매우 중요하다. 자문은 특히 직원이 몇 개의 근무조에서 일할 때, 다른 근무조의 관리자로부터 정보를 얻는 것은 유용하다.
3. 자료를 적절하게 수집한다. 직원의 업무수행에 대해 많은 다른 정보원과 상의를 할 수 있으며, 수집된 자료는 평가 전체 기간 동안을 반영하는 것이어야 한다. 흔히,

관리자는 자료를 수집하고, 평가를 수행하기 전에 직원을 관찰하는데, 이는 업무수행에 대한 부정확한 모습을 보여준다. 모든 직원들은 덜 생산적이고 덜 동기화되어 있는 기간이 있으므로, 자료는 체계적으로 규칙적으로 수집되어야 한다.

4. 업무수행평가에서 정확한 기록의 유지는 정확성과 공정성을 유지하는 또 다른 중요한 부분이다. 부하직원의 업무수행에 대한 정보(부정적이거나 긍정적인)는 기억에 의존하기보다는 기록으로 남겨야 한다. 업무수행기간 동안 긍정적이고 부정적인 행동에 대한 기록은 자주 중대사건기록으로 불린다(11 Performance Appraisal Methods, 2009). 관리자는 관찰과 다른 주석에 대한 기록을 남기는 습관을 갖고, 주기적으로 간호계획이나 기록을 검토한다. 직원의 업무수행에 대한 정기적인 노트작성은 평가 전체 기간의 업무보다는 최근의 업무를 호의적으로 보는 근접효과를 방지하는 방법이다.

평가기간 동안 지속적인 일화적인 기록이 유지되지 않을 때, 평가자는 과거의 업무수행보다는 최근에 일어난 일에 대해 더 비중을 두는 근접효과를 훨씬 더 많이 경험하게 될 것이다.

5. 수집된 자료는 성장과 성취에 긍정적인 예와 개발되어야 할 예를 포함해야 한다. 직원들은 상사가 그들의 성장과 성취를 인정하고 좋은 임상적 판단사례로 구체적으로 인용하여 사용하면 매우 즐거워한다. 그동안 자료수집은 업무성취의 부정적인 측면에만 너무 집중되어 왔다.

6. 직원의 업무에 대한 자가평가에도 일정한 노력을 해야 한다. 자가평가는 여러 가지 방법으로 가능하다. 자신의 업무성취에 대한 비공식적인 생각을 가지고 평가면담을 할 수도 있으며, 관리자와 공동으로 평가사정을 할 수도 있다. 목표에 의한 관리방법(MBO)의 장점은 목표설정과 평가사정에 직원을 참여시킨다는 점이다.

7. 평가에서 흔히 발생할 수 있는 3가지 함정을 방지해야 한다. 현혹 효과, 가혹화 효과, 중심화 경향. 현혹효과는 직원의 한두 가지 좋은 행동이나 결과가 좋으면, 평가자가 다른 모든 업무도 좋게 부당하게 평가하는 것이다. 가혹화 효과는 직원의 한두 가지 행동이나 결과가 부정적이면, 평가자가 정확하게 기록이 안 된 다른 모든 업무까지 나쁘게 평가하는 것이다.

   중심화 경향의 함정에 빠지기 쉬운 관리자는 제대로 된 평가를 하기가 어려워 모든 직원의 평가가 평균으로 나타나기 쉽다. 이러한 평가자의 행위는 직원들이 업무평가를 무시하게 만든다. Accel–Team(2010)은 관리자는 평가를 나쁘게 받은 직원은 문제를 일으킬까봐 혹은 높은 점수를 받은 직원은 즉각적인 보상을 기대할까봐 업무평가에 대하여 얼버무린다고 기술하였다. "그러한 경우, 공식적인 업무평가는 부정적인 결과를 가져오고, 평가자는 과거업무에 대해 요약하지 않고, 미래 업무를 그린다(Accel–Team, para 7)."

8. 마지막으로 평가자는 매튜(Mathew)효과로 알려진 편견을 피해야 한다. 매튜효과는 평가대상이 해마다 같은 평가 결과를 받는 것을 말한다. 처음에 좋은 평가를 받은 사람은 계속 잘할 것이다. 문제를 일으킨 사람은 계속 문제를 일으킬 것이다. 흔히 매튜효과는 "부자는 더욱 부자가 되고, 가난한 사람은 더욱 가난해진다"라는 속담에 비유된다. 따라서 과거의 업무평가는 개선하려는 직원의 노력에 대해 편견을 갖게 한다. 보기 23-3에 업무수행평가 전략이 제시되어 있다.

보기 23-3 정확한 업무수행평가 전략

- 자신의 편향과 편견에 관한 자기인식을 한다.
- 적절한 조언을 구한다.
- 긴 시간 동안 자료를 적절히 수집한다.
- 평가기간 동안 내내 정확한 일화를 기록한다. 현혹 효과, 가혹화 효과, 중심화 경향 함정, 매튜효과를 방지한다.
- 긍정적인 자료를 수집하고 개선이 필요한 부분을 확인한다.

학습과제 23-2

기획과 직원의 첫 업무평가

존(Jones) 양은 신입 간호사로 장기요양 간호단위에서 오후 3시에서 오후 11시 근무조로 오랫동안 일해 왔다. 3개월 업무평가 시기가 되었다. 이 의료기관에서는 업무수행평가에 대한 측정표준으로 업무기술서를 사용한다. 기본적으로 당신은 존 양이 업무를 잘 한다고 믿는다. 그러나 아직도 환자간호에 대한 사소한 의사결정에서 일반 간호사에게 의존하기 때문에 다소 염려가 된다. 비록 존 양이 자신의 업무를 완전하게 하지는 못하지만, 곧 독립적이 될 것이라고 생각하기 때문에 당신은 기쁘다. 환자는 존 양이 열정적이고 환자들의 요구와 요청을 충족시켜 준다고 우호적으로 말했다.

존 양은 다른 간호사와도 잘 지내고, 당신은 때때로 그들이 존 양이 열심히 하는 점과 긍정적인 성향을 업무에 적용한다고 생각한다. 아주 가끔 그들은 존 양에게 자신들의 업무 일부를 부적절하게 위임한다고 생각한다. 다가오는 존 양의 업무수행평가를 준비하면서 가능한 객관적인 평가를 위해서 당신은 무엇을 할 수 있는가? 당신은 존 양의 첫 업무수행평가가 성장을 촉진하기를 원한다.

과제

어떻게 진행할 것인지 계획을 세운다. 이러한 경우, 이미 존재하는 긍정적인 힘은 무엇인가? 당신은 부정적인 힘을 어떻게 극복할 것인가?

업무수행평가 도구

1920년대 이후 많은 업무수행평가 도구가 개발되었다. 1990년대 초반 이후, JCAHO (Joint Commission on Accreditation of Healthcare Organization)에서 업무수행평가에 대한 표준으로서 직원들의 업무기술서를 사용하도록 권장하였다. 이것은 직원들이 간호해야 할 환자의 연령에 맞는 간호를 어떻게 계획하고, 수행하고, 평가하는지를 보여주기 때문이었다. 중요한 것은, 능력평가는 업무수행평가와는 다른 것이라는 점이다. 능력평가는 지식과 기술을 평가하는 것이다. 그러나 업무수행평가는 과제의 실행을 평가하는 것이다.

능력평가는 개인이 업무를 수행하는 데 지식, 교육, 기술 혹은 경험을 가지고 있는지를 평가하는 것인 반면에, 업무수행평가는 개인이 업무를 실제로 어떻게 잘 실행하고 있는지를 조사하는 것이다.

업무수행평가 체계의 효과성은 이러한 평가를 하는 데 사용하는 도구만큼이나 중요하다. 효과적인 능력평가 도구는 관리자가 업무수행을 우선적으로 측정하도록 초점을 주는 것이다. 다음은 의료기관에서 흔히 사용하는 업무수행평가 도구이다.

특성평정척도

특성평정척도(trait rating scales)는 표준세트에 맞추어서 사람을 평가하는 방법으로, 표준은 업무기술서, 바람직한 행동, 개인적인 특성 등이다. 특성평정척도는 많은 사용가능한 방법 중에서 가장 널리 사용된 방법의 하나이다. 그러나 많은 전문가들은 특성평가의 주관성과 직원의 개인적 특성보다는 수행된 업무의 양이나 질이 보다 정확하게 평가되어야 한다고 주장해왔다. 평정척도는 현혹효과, 가혹화 효과, 중심화 경향 같은 오류를 일으키기 쉬우므로 과거에 비해서 오늘날 많이 사용되지는 않는다. 그 대신 많은 조직에서는 두 개의 다른 평정척도를, 즉 업무차원과 행위기준평가법을 사용한다. 보기 23-4는 간호사에게 기대되는 특성의 예를 나타낸 평정척도의 일부분이다.

보기 23-4 특성평정척도 예

업무지식				
필수지식과 심각한 차이	루틴에 대한 만족할 만한 지식	직무의 대부분의 단계에 대해 충분히 알고 있음	직무의 모든 단계에 대해 좋은 지식	직무에 대해 우수하게 알고 있음
1	2	3	4	5
판단				
문제에 대해 옳지 못한 판단	가끔 판단의 오류	좋은 판단	건전하고 논리적인 사고자	훌륭하고 복합적인 판단
1	2	3	4	5
태도				
제안에 대해 분노하고, 열정이 없고, 새로운 아이디어를 수용하기를 꺼려함	무감각하나 협력적이며 수용적임	일반적으로 협력적이며 새로운 아이디어를 수용함	개방적으로 협력적이며 새로운 아이디어를 수용함	일관되게 협조적이며 새로운 아이디어를 제안함
1	2	3	4	5

직무특성척도

직무특성척도(job dimension scales)는 각 직무분류에 따라 구성된 평정척도가 필요하다. 평정요소는 명문화된 업무기술에서 도출된다. 비록 직무특성척도가 특성평정척도와 마찬가지로 약점이 있으나, 애매모호한 업무량이라는 용어 대신에 직무요구에 초점을 둔다. 보기 23-5는 산업 간호사에 대한 직무특성척도의 예를 보여준다.

보기 23-5 산업 간호사의 직무특성척도 예

직무차원	5	4	3	2	1
응급조치를 하고 직무와 관련된 상해나 질병을 다룬다.					
고용자들을 위해 운동 교실을 주최한다.					
건강교육과 영양교실을 운영한다.					
고용자들을 위해 해매다 건강검진을 수행한다.					
적절한 기록을 유지한다.					
작은 상해에 대해 투약과 치료를 한다.					

(5=우수, 4=양호, 3=만족, 2=보통, 1=미흡)

행위기준평가법

행위기준평가법(behaviorally anchored rating scales, BARS)은 가끔 행동기대척도로 불리는데, 다른 평가체계의 약점을 보완한다. 직무특성 방법에서와 마찬가지로 행위기준평가법은 각 직무 분류에 따라 개발된 평가형식이 있다. 따라서 직무특성척도평가에서 각 직위에 있는 직원은 주요한 직무의 책임을 관리할 수 있다. 그러나 행위기준평가법은 각 영역에 대한 책임을 구체적으로 기술한 예를 많이 가지고 있어야 한다. 이러한 예는 1에서 9까지 중요한 정도를 순위로 매겨서 나타내야 한다. 만약 직무특성 방법에서 직무가 충족되어서 최고점수를 매긴 경우, 직무가 충족되지 않은 낮게 매겨진 경우보다 덜 중요하다.

업무수행평가 도구는 바람직한 행동이 업무수행 개선에 사용되고, 직원들이 조직의 비전과 미션에 집중할 수 있도록 기초가 단단해야 한다. 그러나 개별화된 행위기준 평가는 각 직무에 대해 필요하므로, 이 방법의 가장 큰 단점은 직원이 많은 경우 시간과 비용의 소요가 크다는 단점이 있다. 또한 이 방법은 개념화된 기술보다는 물리적으로 관찰가능한 기술에 일차적으로 적용할 수 있다. 그러나 이 도구는 특별한 행동에 초점을 두므로 직원들이 그들에게 무엇을 기대하는지를 알게 하므로 실수를 줄일 수 있는 효과적인 방법이다.

비록 모든 도구는 약점이 있고, 대인적인 편견이 있을 수 있음에도 몇 가지 장점이 있다. 많은 도구는 구매할 수 있으며, 조직에 따라 개별화할 수 있어서 비싼 인력이 그것을 개발할 필요는 거의 없다. 평정척도 역시 몇몇 편견만을 배제한다면 업무수행의 한 가지

차원보다는 보다 더 많은 면을 평가자가 볼 수 있도록 한다.

체크리스트

체크리스트에 의한 평가방법에는 몇 가지 형태가 있다. 가중된 척도는 가장 흔히 사용되는 체크리스트이며 이는 바람직한 업무기술을 나타내는 행동적인 진술로 구성된다. 이러한 각 진술은 가중치가 부여된다. 직원들은 행동이나 특성에 근거하여 전반적인 업무수행평가 점수를 받는다. 흔히 장점은 전체 총 점수에 연동되어 나타난다(예를 들어 직원이 일정 점수 이상을 받게 되면 급여가 인상된다).

다른 종류의 체크리스트는 강제로 할당된 체크리스트이다. 단순한 체크리스트는 다양한 직원의 행동이나 특성을 나타내는 수많은 단어나 구로 구성된다. 이러한 기술내용은 흔히 덩어리로 만들어져 자기주장이나 대인관계 기술 등의 행동차원의 다른 측면을 대표한다. 평가자는 각 체크리스트에 따라 직원을 묘사하는 것을 모두 체크해야 한다.

체크리스트의 큰 단점은 업무 수행 표준세트가 없다는 것이다. 또한 행동의 특별한 요소는 강조되지 않는다. 그러나 체크리스트는 직무와 관련된 행동의 다양성에 초점을 두고 있으며, 특성 평정척도의 고유한 편견을 예방할 수 있다.

에세이

에세이 법은 흔히 자유로운 형태의 평가로 불린다. 평가자는 직원의 장점과 개선이나 육성이 필요한 분야를 서술식으로 기록한다. 비록 이 방법은 비구조화되어 있으나, 사용이 강조되는 데에는 몇 가지 이유가 있다. 이 방법은 평가자가 직원의 업무수행에 대한 긍정적인 측면을 적절히 강조할 수 있도록 한다. 그러나 개인적인 편견을 높일 기회가 크다는 점은 의심할 여지없이 존재한다.

많은 조직에서는 평가절차의 질을 개선하기 위하여 다양한 형태의 업무수행평가 방법을 조합하여 사용한다. 에세이 방법은 소모적인 개발을 요하지 않으므로, 다른 형태의 구조화된 형식에 빠르게 부가적으로 적용할 수 있다. 이는 조직에서 편견을 감소시키고 직원의 강점에 집중하게 한다.

자가평가법

자가평가법은 자가평가 과정의 한 부분으로 직원은 자신이 직무와 관련된 성취나 생산성에 대한 포트폴리오나 요약을 서면으로 제출해야 한다. 포트폴리오에는 흔히 계속교육, 전문적 자격취득, 수상 및 인정 등의 예가 제시된다. 포트폴리오는 일반적으로 직원의 목표와 목표 달성을 위한 행동 계획을 포함한다.

자가평가법은 장점과 약점을 가지고 있다. 비록 직원이 자기인식을 할 때 자기성찰과 자기평가 결과가 성장을 유도하지만, 심지어는 성숙한 직원의 경우라도 외부적인 피드백과 업무수행에 대한 타당성을 요구한다. 어떤 직원은 긍정적인 피드백을 받을 것이라 기대하면서 해마다 업무수행평가를 기다리기도 한다. 이렇게 자신들의 업무수행평가에 대해 요구하는 직원들은 긍정적으로 평가되기보다는 오히려 부정적으로 평가될 수 있다.

어떤 직원들은 해마다 업무수행평가를 자신의 상사로부터 긍정적인 피드백을 받는 기회로 여긴다. 특히 직원들이 매일매일 칭찬을 받지 못하는 경우에 그러하다.

어떤 직원들은 자신들의 업무수행을 낮게 평가하는데, 여러 분야에서 높은 점수를 주면 스스로 불편하게 느낀다. 이러한 잠재적인 영향력을 줄이기 위하여 관리자는 자기평가 분석을 읽기 전에 평가도구를 완성시키기를 원하거나, 혹은 관리자들은 오직 자기평가 결과를 직원들의 업무수행평가에 대한 수집해야 할 자료의 하나로만 여기기도 한다. 자기평가 결과가 다른 타당한 자료와 일치하지 않는다면, 관리자는 평가면담이나 평가미팅에서 이러한 차이에 대한 이유를 찾아야 한다. 이러한 교류는 직원에게 자기인식과 자신을 객관화시켜볼 수 있는 능력을 제공한다.

목표에 의한 관리방법

목표에 의한 관리방법(management by objective, MBO)은 조직과 개인을 통합하여 평가하기 때문에 직원개인의 발달을 확인하는 데 훌륭한 도구이다. 이 장에서는 목표에 의한 관리방법을 기획하는 기술보다는 어떻게 효과적인 업무수행평가 방법이 사용되는 개념인지에 초점을 두고자 한다.

목표에 의한 관리방법은 의료분야에서는 좀처럼 사용되고 있지는 않으나, 직원 개인의 성장과 우수성을 촉진시킨다는 면에서 직원의 업무수행평가에서 훌륭한 방법으로 인정받고 있다.

1. 직원과 관리자는 만나서 직원의 직무에 대한 원칙적인 임무와 책임에 대하여 합의한다(직무기술서는 단지 안내서로서 제공된다). 이는 채용 후 가급적 이른 시기에 시행하는 것이 좋다.
2. 직원들은 관리자와 협의하여 단기목표와 목표시한을 설정한다, 그리고 관리자는 과정을 안내하여 그것이 직위에 맞는 임무가 되도록 안내한다. 목표에 의한 관리방법에서는 어떻게 목표를 달성하느냐의 방법보다는 무엇을 달성해야 하는지, 즉 목표에 초점이 주어진다(11 Performance Appraisal Method, 2009). 또한 직원의 목표가 조직의 목표와 갈등이 있으면 안 된다. 이러한 목표설정에서는 관리자는 개인의 가치와 신념은 단지 많은 목표 세트 중에서 선택된 한 개의 세트를 나타낸 것임을 기억해야 한다. 특히 다문화 배경을 가진 직원들이 일하는 경우 정말로 그러하다. 전문적인 기대와 가치는 문화에 따라 매우 다양하다, 관리자는 목표설정에서 문화적 차이를 허락하고 비판적인 반응에 대항할 때 매우 주의하여야 한다.

3. 직원과 관리자 양측은 목표의 달성을 평가하고, 측정하는 데 사용되는 기준에 동의해야 한다. 또한 목표 달성에 대한 시간적 기준을 계획된 직무의 특성에 따라 설정한다. 보통 시간적 기준은 의료조직에서는 1개월부터 1년까지 다양하게 사용된다.
4. 보통, 일 년에 한 번 이상, 직원과 관리자는 목표관리 진도에 대하여 토의하기 위해 만난다. 이 미팅에서 양측이 동의한다면 원래의 목표를 약간 수정 가능하다. 정해진 시간 내에 목표를 달성하는 데 주요 장애물이 무엇인지 확인하여야 한다. 또한, 다른 사람의 도움이나 자원이 필요한지 확인하여야 한다.
5. 관리자의 역할은 지원이며, 코칭과 상담을 통하여 직원들이 목표에 달성하도록 도와야 한다.
6. 평가가 진행되는 동안, 관리자는 직원들의 목표 달성 여부를 결정한다.
7. 전반적인 평가과정에서 직원 개인의 특성보다는 결과와 성과에 초점이 맞추어져야 한다.

목표에 의한 관리방법의 장점 중 하나는 직원들이 스스로 목표를 설정할 수 있기 때문에 목표를 달성하도록 하는 데 있어서 확보된 이익을 창조한다는 것이다. 또한 자기 방어적인 개인의 기분이 최소화되고, 팀 정신이 확산된다. 업무수행평가 도구로서 목표에 의한 관리방법 또한 단점이 있다. 매우 지시적이고 권위주의적인 관리자는 이러한 방식으로 직원들을 이끌기가 어렵다. 또한 경계선상에 있는 직원들도 쉽게 달성할 수 있는 목표를 설정하려고 한다. 그러나 목표에 의한 관리방법은 연구 결과를 분석한 결과, 정확하게 사용된다면 업무수행평가에 매우 효과적인 방법이다.

동료평가

상사보다는 동료가 업무수행에 대하여 더 잘 지켜볼 수 있고 확인할 수 있으므로 동료평가(peer review)가 추천된다. 대부분 관리자에 대한 직원들의 평가에서 동료평가에 대한 자료가 수집되지 않는다면 완전할 수 없다. 동료평가는 성장을 촉진하는 피드백을 제공한다. 또한 동료평가자들에게는 학습의 기회를 제공한다.

간호실무에 대한 동료평가의 개념은 전문적 표준의 유지와 밀접하게 연관되어 있다.

대부분의 기관에서 관리자에 의한 평가로 실무가 좌우되지만, 동료평가에 대해서는 많은 견해들이 있다. 동료평가는 의료분야와 학문분야에서 널리 사용된다. 그러나 의료계에서는 다음의 5가지 이유 때문에 적용이 더디다.

1. 직원들이 동료평가 방법에 대하여 잘 모른다. 동료평가는 진행과정에 대한 적절한 지원과 절차에 대해 직원들에게 설명할 충분한 시간이 없는 경우에는 매우 위협적

학습과제 23-3

업무수행평가의 부분으로 목표에 의한 관리방법의 사용

지금은 낸시 어윈(Nancy Irwn)의 연간 업무수행평가 기간이다. 그녀는 고도의 간호 강도를 요구하는 복합외상환자를 다루는 수술 후 간호단위에 근무하는 간호사이다. 당신은 초번 책임 간호사이고, 낸시 어윈 양이 간호대학을 졸업한 후 2년 동안 같이 근무했다. 작년에 업무기대에 대해 1~5점 척도로 측정할 수 있도록 모든 책임 간호사는 목표에 의한 관리요소가 가미된 업무수행평가 양식이 추가되었다.

어윈 양의 업무수행평가 과정에서 당신은 기록된 노트와 어윈 양의 간호기록을 포함한 몇 가지 자료를 사용하였다. 당신은 어윈 양의 강점과 약점을 포함하여 전반적으로 그녀가 평균적인 간호사보다 낫다고 결론을 내렸다. 그러나 당신은 그녀가 지난 6개월간 다른 직원만큼 성장하지는 않았다고 믿는다. 다음과 같은 사항을 검토하고 이러한 관찰에 대한 결론을 내렸다.

객관적 자료	결과
1. 연 2회 집담회나 재직 교육에 참석하였다.	첫 2개월간 목표를 달성하였다. 마지막 10개월에는 집담회에 6회 참석하였다.
2. 5회 이상 직무과 관련된 교육에 참석하는데, 이 중 최소한 1회는 외부기관에서 시행한 교육에 참석하였다.	시에서 열리는 외과의 상처간호 집담회에 1회 참석하고, 원내의 TPN 교육에 1회 참석하였다.
3. 위원회에서 적극적으로 활동하는 위원이었다.	정책과 절차 위원회에 적극적으로 참석하였고, 회의에 정기적으로 참석하였다.
4. 지각 횟수가 50% 감소하였다(24회에서 12회로).	첫 3개월간은 지각이 없었으며, 두 번째 3개월간은 3회 지각, 세 번째 3개월간은 6회 지각, 마지막 3개월간은 6회 지각하였다.
5. 환자 차트에 모든 환자의 퇴원 후 환자간호 계획이 기록되어 있었다.	일지를 보면 어윈 양이 간호업무를 기록하는 것을 자주 잊었음을 알 수 있다.

과제

당신은 어윈 양의 수간호사로서 그녀에 대한 현재의 평가 결과가 그녀가 더욱 성장했음을 의미한다고 확신할 수 있는가? 지난해 MBO 계획에서는 무슨 문제가 있었는가? 앞으로의 업무수행평가 계획을 세워 본다.

이다.

2. 동료들은 그들과 밀접하게 일하는 사람에게 혹은 밀접한 사람으로부터 피드백 받는 것을 불편하게 여긴다. 따라서 동료평가는 평가보다는 옹호적이 되기 쉽다.
3. 동료평가는 전통적으로 상사가 부하직원을 평가하는 방식보다 많은 사람들이 시간이 더 많이 소모된다고 생각한다.
4. 많은 사회화 과정이 일터에서 일어나므로, 우정으로 부풀려진 결과를 초래하거나, 대인간의 갈등은 불공정한 평가를 유도할 수 있다.
5. 동료평가는 관리로부터 권한을 이동시키는 것이므로 불안정한 관리자는 위협적으로 느낄 수 있다.

대학 교수가 부당하게 정년을 보장받거나, 전문분야에서 개인적으로 적절한 질적인 통제를 유지하지 못하는 의사들이 생기는 경우와 같이 동료평가는 단점을 가지고 있다. 더구나, 동료평가는 위험부담이 크고 시간소모가 많으며, 많은 에너지를 요구한다. 그러나 전문직으로서 간호는 자신의 업무수행에 대한 표준을 설정하고 모니터링해야 한다.

동료평가는 여러 가지 방법으로 수행될 수 있다. 평가자는 평가 대상자에 대한 정보만을 공유할 수 있으며, 혹은 평가 대상자의 상급자와 평가자간에 결과가 공유될 수 있다. 동료평가가 성공하려면, 조직에서는 다음과 같이 동료평가 프로그램에 대한 사항을 지킴으로써 동료평가 고유의 단점을 극복할 수 있다.

- 동료평가도구는 업무기술서와 같이 측정가능한 표준을 반영해야 한다.
- 직원들은 시행 전에 과정에 대해 충분히 오리엔테이션을 받아야 한다. 관리자의 역할에 대하여 분명히 정의되어야 한다.
- 과정 동안 직원들이 사용가능한 지속적인 지지, 자원, 정보가 제공되어야 한다.
- 동료평가에 필요한 자료는 관찰이나 차트, 환자간호계획 등과 같이 미리 결정된 자료원에서 얻을 수 있어야 한다.
- 무기명으로 피드백을 할 것인지에 대해 결정해야 한다. 이는 논란의 여지가 있으며, 절차에서 강조되어야 한다.
- 동료평가가 인사상의 결정에 영향을 주게 할 것인지에 대하여 결정해야 하고, 만약 그렇다면 어떠한 방식으로 할 것인지 결정해야 한다.

동료평가는 업무수행평가의 정확성을 제공한다. 또한 전문성과 전문적 학습에 대한 많은 기회를 제공한다. 간호에서 동료평가는 전문직 지위와 자율성을 증가시킨다. 보기 23-6은 업무수행평가 도구의 종류에 관한 요약표이다.

보기 23-6 업무수행평가 도구의 종류 요약

- **특성평정척도**: 표준에 대하여 개인을 평가함
- **직무특성척도**: 직무요구에 대한 업무수행을 평가함
- **행위기준평가법**: 직위에 맞는 중요성의 척도로 바람직한 업무기대에 대하여 평가
- **체크리스트**: 직무행위에 대한 일련의 업무수행 리스트와 비교하여 평가함
- **에세이**: 업무수행에 대한 서술적인 평가
- **자가평가법**: 직원 스스로 업무수행에 대하여 평가함
- **목표에 의한 관리법**: 평가자와 직원이 달성해야 할 목표에 대한 합의
- **동료평가**: 동료에 의하여 업무수행에 대해 평가됨

학습과제 23-4

행동변화에 대한 주목

공식적인 동료평가 절차가 없는 조직의 경우에도 전문인들은 동료의 업무수행에 대하여 평가를 할 책임을 가지고 있다. 다음 시나리오는 동료참여의 요구를 예시해 준다.

당신은 간호대학을 졸업하고 병원에서 줄곧 일해 왔다. 학교시절 룸메이트였던 메리(Mary) 역시 졸업 후 같은 병원에서 쭉 일하고 있다. 첫 해에 당신과 메리는 다른 간호단위에 배치되었다. 그러나 당신과 메리는 6개월 전에 종양내과병동에 같이 이동되었다. 둘은 오후 3시에서 오후 11시 근무조에서 일했으며, 정규직 간호사 3명이 교대로 책임 간호사 업무를 하도록 병원규칙에 정해져 있었다. 따라서 당신과 메리도 책임 간호사 업무를 돌아가면서 하도록 할당받았다. 최근에 당신은 메리가 책임 간호사일 때 그녀의 인격이 달라지는 것을 느꼈다. 그녀는 처방을 소리 지르며 말하고, 매우 긴장되어 보이고, 불안해보였다.

메리는 훌륭한 임상간호사이다. 많은 간호사들이 환자들에게 문제가 있을 때 그녀를 찾아서 상담을 하였다. 그러나 당신은 메리가 책임 간호사를 맡을 때 몇몇 간호사들로부터 그녀에 대한 불평하는 것을 들었다. 메리의 좋은 친구로서 당신은 그녀의 감정이 상하는 것을 원하지 않았다. 그러나 동료로서 마음을 터놓고 솔직하게 이야기해줄 필요성을 느꼈다.

과제

개인적인 상황과 업무적인 상황이 복합되는 매우 힘든 상황이 발생하였다. 만약 당신이 하고 싶은 것이 있다면 무엇인지 기술하고, 계획을 작성하는 데 도움이 된다면 참고자료를 읽어 본다.

360도 평가

동료평가와 비교적 최근에 도입된 업무수행평가인 360도 평가는 평가 대상자에게 영향을 미치는 반경 내의 모든 개인으로부터 평가를 받는 것이다. “기본개념은 평가자에 대하여 여러 층에서 어떻게 인지하느냐에 대한 것이다”. 이는 의사, 환자, 피평가자의 동료, 그들이 보고하는 사람, 그들이 일하는 다른 부서의 근무자 등 누구나 될 수 있다(Gallo, Minsley, & Wright , 2009p. 110). 예를 들면, 병동서기에 대한 360도 평가는 간호사, 환자, 일상적으로 병동서기와 상호작용하는 다른 부서 직원들로부터의 피드백을 포함할 수 있다.

다양한 사람들로부터의 피드백은 직원들의 업무수행에 대한 보다 더 광범위화고 보다 정확한 관점을 제공한다. 예를 들면, Ogunyemi 등(2009)의 연구에 의하면 레지던트에 대한 평가에서 간호사들의 평가와 그들을 감독하는 의대 교수들의 평가 사이에 유의미한 차이가 있었다(**근거 조사 23-1**).

이는 다른 사람들이 생각하지 못하는 독특하고 소중한 관점을 제공할 수 있는 다양한 개인을 평가과정에 참여시켜야 함을 시사한다.

Heathfield(2007)는 대부분의 360도 평가에서는 직원들은 상사와 간호사 동료와 협력관계 직원과 고객을 포함하여 4~8명 정도로부터 업무수행에 대하여 피드백을 받고 있다고 하였다. Heathfield에 따르면 360도 평가를 통하여 “타인들에 의해서, 개인이 고용

근거 조사 23-1

출처: Ogunyemi, D., Gonzale, G., Fong, A., Alexander, C., Finke, D., Donnon, T., et al.(Spring, 2009) From the eye of the nurses: 360-degree evaluation of residents, Journal of Continuing Education in the Health Profession, 29(2), 105-110.

역사적으로 레지던트 평가의 대부분은 교수들에 의해 이루어져 왔다. Cedar Sinai 메디컬 센터의 산부인과에서 레지던트의 평가에 대한 보다 심층적인 이해와 그들을 위한 피드백을 제공하기 위하여 레지던트 360도 평가의 일환으로 간호사에 의한 평가가 포함되었다.

목표를 달성하기 위하여 2004년에서 2007년까지 26명의 레지던트에 대하여 1,642명의 간호사들에 의한 익명의 평가가 후향적으로 분석되었다. 간호사들은 레지던트의 환자와의 의사소통, 동료와의 상호작용, 전문성에 대하여 평가하였다. 이러한 평가를 교수에 의한 평가와 표준화된 의사시험 성적과 비교하였다.

연구 결과 간호사들의 평가는 서로 강한 상관성을 보였으나, 교수 평가와 상관성은 없었다. 간호사들의 평가는 강한 내적 일관성 신뢰도를 보여 간호사들이 레지던트 행동에 대해 분명한 관점을 가지고 있음을 나타냈다. 간호사, 교수 간 평가의 상관성이 낮은 것은 평가자 간에 레지던트를 서로 다르게 평가하고 있다는 개념을 확인한 것이다. 이러한 연구 결과는 훈련 중에 있는 레지던트의 공식적인 평가에서, 간호사들의 레지던트 업무수행에 대한 평가가 매우 유용하고 특별한 관점을 제공하고 있음을 시사한다.

된 직원으로서, 동료로서, 같은 간호직원으로서 어떻게 평가되고 있는지를 직원들은 효과적으로 이해할 수 있다"(para 6).

Gallo 등(2009)은 많은 조직에서 360도 평가를 위해서 직원들이 누구와 접촉하기를 원하는지 이름을 적을 것을 제안하였다. 놀랍게도 일부 직원들은 다면평가에서 무엇이 중요하게 반영되는지 듣지 못했다고 말했다. 또한 대부분의 360도 평가도구에는 자기평가가 포함되어 있다.

평가면담 계획

수집된 정보가 부적절하게 사용되면 정확하고 완벽한 업무수행평가는 직원의 성장을 촉진시키는 데 실패할 것이다. 많은 평가면담이 관리자들이 직원의 장점보다는 잘못한 점에 초점을 맞추어 가르치려 하기 때문에 부정적으로 여겨진다. 관리자들은 흔히 실제적인 자료수집보다는 평가면담을 좋아하지 않는다. 평가면담을 좋아하지 않는 이유 중의 하나는 관리자들 자신이 부당하게 평가되거나 비판받았던 부정적인 경험 때문이다. 평가과정에서 양측은 면담전에 상당히 불안해하는 경향이 있다. 따라서 평가면담은 정서적으로 격한 일이다. 많은 직원들에게 과거 평가는 상처가 되어있다. 비록 관리자가 과거 경험으로 인한 부정적인 정서를 제거할 방법이 거의 없다고 하더라고, 직원들이 더 이상 상처받지 않는 태도로 관리자는 면담을 다루어야 한다.

평가면담의 어려움 극복

피드백은 관리자가 직원의 행동을 변화시키는 데 가장 훌륭한 도구이며, 적합한 방법으로 주어져야 한다. 면담 전, 중, 후에 만약 피드백을 할 수 있다면, 업무수행평가는 긍정적인 결과를 가져올 수 있을 것이다.

면담 전

- 앞서 제시한 상황을 만든다(예를 들면, 직원들은 자신의 업무가 무엇에 의하여 평가되는지를 알아야 한다). 그리고 그들은 평가양식 사본을 가진다.
- 평가 미팅을 하기에 적합한 시간을 선택한다. 평가 대상자가 상처받을 만한 개인적인 일이 있거나 너무 바빠서 의미 있는 미팅을 할 만한 시간이 없을 때는 피한다.
- 최소한 면담일 2~3일 전에는 미리 면담계획을 알려주어서 그들이 정신적으로나 정서적으로 면담을 준비할 수 있게 한다.
- 면담이 방해되지 않도록 시간을 조정한다. 면담은 개인적이고 조용하고 편안한 장소에서 시행한다. 전화는 미리 다른 선으로 돌려놓고, 평가면담 동안은 다른 관리자에게 페이지에 응답해주도록 부탁해놓는다.
- 권위보다는 협력적인 의자 배치를 한다. 큰 책상을 두고 평가자와 마주보는 좌석은 권위적 위치를 나타낸다.

면담 중

- 조직과 관리자는 직원의 성장에 진심으로 관심이 있음을 보여주도록 직원을 따뜻하게 맞이한다.
- 즐겁고 비공식적인 말로 면담을 시작한다.
- 직원에게 지난번 업무수행평가 이후 자신의 발전에 대하여 말하도록 요구한다.
- 평가면담에서 놀라지 않게 한다. 효과적인 리더는 직원과 지속적으로 비공식적으로 의사소통하고 코칭을 하므로 평가면담에서 새로운 정보가 없다.
- 평가면담에서 코칭기술을 사용한다.
- 새롭거나 혹은 오래된 몇 가지 문제가 있는 직원은 면담에서 놀라지 않게 한다. 만약 문제가 너무 많다면 가장 중요한 문제만을 선택하여 강조한다.
- 면담은 비지시적이면서도 참여적인 방법으로 한다. 면담 동안 직원에게 말을 하도록 요청해야 한다. 그러나 어떠한 문화권에서는 이러한 요청에 머뭇거린다는 것을 알아야 한다. 이러한 상황에서는 관리자는 지속적으로 직원의 의견이 수용 가능할 뿐만 아니라 바람직하다는 것을 알려야 한다.

- 직원이 무엇을 이야기하는지 주의 깊게 경청한다. Touchstone(2009)은 평가면담 진행과정에서 가장 어려운 점의 하나는 경청인데, 이는 관리자들은 직원들이 말을 끝내기도 전에 머릿속에서 반응을 만들기 시작하기 때문이라고 지적했다. Touchstone(2009)은 적극적인 경청의 기술은 침묵인데, 이는 내적인 목소리로 직원들에게 말하는 것으로 온전한 관심을 직원에게 집중할 수 있게 한다.
- 직원의 인격이 아닌 업무수행에 집중한다.Touchstone(2009)은 업무표준은 관찰 가능한 행동에 근거해야 하며, 평가는 관찰된 행동에 의해야 한다고 했다. 중요한 것은 사람이 아닌 평가되어야 하는 행동이다.
- 긍정적이거나 부정적인 애매한 일반화, 예를 들면 "당신의 기술은 별 볼일 없어", "당신의 업무수행은 좋아요" 등은 피한다. 분명한 업무수행에 대한 예를 준비한다. 긍정적인 업무수행에 대한 예는 개방하고, 부정적인 업무수행에 대해서는 삼간다. 직원이 자기인식을 하는 데 어려움이 있거나 문제영역에 대한 구체적인 증거를 요구할 때는 몇 가지 예를 제시한다.
- 업무수행에 대한 피드백을 제공할 때는 직설적으로 하고 직접적으로 언급하여 메시지를 혼동하게 하거나 의사소통을 지연시키지 않는다.

애매모호함이나 간접적인 방법은 의사소통을 증진시키기보다는 방해할 수 있으며, 직원들이 메시지의 중요성을 알지 못하게 할 수 있다.

- 어떠한 태도로 위협하거나 협박하거나 지위를 사용하지 않는다. Holder와 Schenthal(2007)은 대상자와 전문인 간의 의미 있는 관계를 형성하는 것을 저해하는 요인으로 전문적 경계선(전문인의 권력과 대상자의 허약성 간의 공간)과 권력불평등(전문인과 대상자 간에 존재하는 불평등성)에 대하여 논의하였다. 이러한 이슈는 관리자와 부하직원 간에도 발생하여 의미 있고 건설적인 관계형성을 저해할 수 있다. 이것은 관리자는 직원들과 적당한 합법적인 권한을 유지하지 말라는 것이 아니다. 이는 권한과 지위에 따른 이슈가 최소화되어 직원의 업무수행과 욕구에 초점을 두고 적합하게 평가하는 것을 의미한다.
- 관리자와 조직은 직원에게 그들의 고유한 특성과 특별한 관심 및 조직단위에 가치 있게 기여하는 점을 인식하고 있음을 알게 해야 한다. 특히 모든 직원들은 일터에서 어떤 특별한 기여를 하고 있음을 반드시 기억해야 한다.
- 면담 동안 어떠한 방해도 받지 않도록 노력해야 한다.
- 이해하기 쉬운 분명한 용어와 언어를 사용하여 양측에게 같은 의미가 전달되어야 한다. 부정적인 의미가 내포된 용어는 사용하지 않는다. 직원을 깍아 내리거나, 직원의 교육 수준에 맞지 않는 용어는 사용하지 않는다.

- 직원의 업무향상과 개선을 위하여 양측이 목적을 수립한다. 그리고 목적성취를 위한 방법과 평가기준 및 필요한 지원 등에 대하여 논의한다.
- 직원을 위해서 가능한 계획을 세우고 앞으로 평가에 대하여 논의한다. 면담이 잘 진행이 안 된 경우나 기대하지 않은 새로운 정보를 가지고 있는 경우에 직원들의 과거의 업무에 대하여 세심하게 살펴볼 필요가 있다. 특히 신입직원인 경우에 더욱 그러하다.

면담 후

- 관리자와 직원은 면담이 진행되었다는 기록에 서명하고 직원은 평가에 대한 정보를 받았음에 대하여 서명한다. 이것은 직원이 평가에 대한 정보에 동의한다는 것을 의미하는 것은 아니다. 이는 단지 직원이 평가서를 읽었음을 의미한다. 보기 23-7은 형식의 예를 보여준다.
- 평가면담을 종료한다.
- 양측에 의해 합의된 미래개발목표를 기술한다. 이러한 기술은 목표시한과 필요한 지원, 목표평가 시기를 포함한다. 흔히 이러한 기술은 평가 양식의 한 부분이다.

보기 23-7 업무수행평가 기술형식

평가 대상자

이름: ____________________

소속단위: ____________________

준비자: ____________________

이유: ____________________
(공로, 사직, 수습기간 종료, 일반적 면담)

평가면담 일시: ____________________

직원의 의견:

평가자 서명: ____________________

(서명은 평가서를 읽었다는 것을 의미하며, 이를 수용하였거나 이에 동의하였다는 것을 의미하지는 않음. 직원의 희망사항을 기록할 수 있도록 공간을 둔다)

평가자 의견:

(이는 평가면담 당시 평가자 앞에서 작성한다)

____________________ 평가 대상자 서명과 날짜:

____________________ 평가자 서명과 날짜:

- 만약 면담에 특별한 코칭기술을 요한다면, 관리자는 다음에 코칭을 진행할 수 있도록 방법을 개발한다.

평가관리

어떤 인사관리 전문가는 연간 업무수행평가는 매일매일의 업무수행 관리로 대치되어야 한다고 주장한다. 업무수행평가관리에서 평가는 배제되어야 하고, 관리자는 그들의 노력을 매일의 코칭과 상호목표 설정과 부하직원의 리더십 훈련에 주어져야 한다고 주장한다. 이 초점은 관리자가 부하직원들과 매일 얼굴을 맞대고 정규적으로 계획된 만남을 더 많이 가져야함을 강조하는 것이다.

흔히 채용된 날짜와 연관된 연간평가에 비하여, 평가일정은 일반적으로 조직의 업무 일정과 연관되어 있다. 이렇게 평가기획은 전체 조직을 통하여 기획된다. 일 년의 전략적 목표가 확인되고, 이러한 목표 달성을 위한 직원들의 역할에 대하여 개방적으로 논의되고 계획되어야 한다. 그러나 어떠한 조직에서는 업무수행평가는 지속적인 주기로 평가하기도 한다. 그럼에도 불구하고, 모든 업무수행평가를 관리하는 조직에서는 모든 직원에 대하여 직무기술서와 상관 없이 역할에 근거한 역량기대를 설정한다. 그리고 직원들은 이러한 역량이 어떻게 모든 구체적인 직무에서 업무완수로 나타나는지를 보여준다.

코칭: 비공식적인 업무수행평가 기전

코칭은 문헌에서 “개인이 일대일 상호작용 하에 특별한 발달적인 이슈에 대하여 강조하거나 조직 내에서 혹은 직원의 개인적인 역할에서의 과도기에 안내나 지지를 받거나 혹은 참여에 대한 기회나 강점에 대한 피드백을 받는 것이다”로 정의되어 있다(Karsten & Baggot, 2010, p. 140). 다시 말하면, 코칭은 리더의 정신이나 관리자의 역할을 비공식적인 매일의 업무수행에서 전달하므로 팀 구축을 하고 업무수행을 촉진시키는 것이다. 코칭은 타인의 능력과 헌신, 자신감을 증가시키고, 동시에 현재와 미래계획 사이에 중요한 연결이 되는 어떠한 대책을 세우도록 돕는 것이다.

업무수행에 대한 매일매일의 피드백은 팀 구축 접근과 업무수행 개선의 가장 좋은 방법의 하나이다.

Manthey(2001)는 성찰적인 실천과 임상적인 코칭이란 용어를 업무수행 코칭과 업무수행 관리란 개념을 결합시켜서 관리전략을 묘사하는 데 사용하였다. 임상적인 코칭에서 관리자 혹은 멘토는 직원들을 규칙적으로 만나서 업무에 대하여 토의한다. 양측은 직원들의 경험을 전문적이고 개인적인 측면을 포괄하는 학습 환경을 목표로 하여 의제를 공동으로 정한다. 임상적인 코칭을 하는 동안 직원들은 그들을 화나게 하거나 사기를 저하시키는 일에 대하여 토의할 수 있다. 또한 같은 문제나 이슈에 대하여 흔히 경험을 한 누군가로부터 상황을 다루는 방법에 대한 새로운 아이디어나 정보를 얻을 수 있다. 이러한 관리자와 직원들 간의 공유된 연결은 직원들로 하여금 타당하게 느끼고 큰 팀의 일원으로 느끼게 한다. 코칭이 업무수행평가와 결합되면, 결과는 행동의 긍정적인 수정으로 나타난다. 이러한 변화가 일어나기 위해서는, 리더는 아이디어를 자유롭게 교환할 수 있는 분위기를 조성해야 한다.

효과적인 코칭

다음 전략은 관리자가 보다 효과적인 코칭을 하도록 도와준다.

- 구체적이되 일반적이지 않고 개선을 요하는 행동을 기술한다.
- 업무수행에서 무엇이 잘못인지를 알릴 때 묘사적이되 비평적이지 않게 한다.
- 피드백에서 자기 이익만 챙기지 않고 양측의 요구가 충족되는지 확인한다.
- 변화되어야 할 행동을 대하여 피드백을 해준다.
- 피드백 시점을 정하는 데 민감해야 한다.
- 직원들이 피드백을 분명히 이해하였는지, 의사소통은 정확하게 되었는지 확인해야 한다.

업무수행평가에서 리더십 기술과 관리 기능의 사용

업무수행평가는 관리의 통제기능 중 중요한 책임이다. 의미있고 효과적인 업무수행평가를 수행하는 능력에는 시간의 투자와 노력, 관리자로서의 실무가 요구된다. 업무수행평가는 결코 쉽지 않다, 적절히 사용된다면, 직원들의 성장과 조직의 생산성을 증가시킬 수 있다.

성공적인 업무수행평가를 위해서 관리자는 공식화된 업무수행평가시스템을 사용하여 체계적인 방법으로 많은 정보원을 이용해 직원들의 업무수행에 대한 자료를 수집한다. 관리자는 업무수행평가에 대해 수립된 표준을 활용하고, 가능한 객관적이 되도록 노력해야 한다. 평가과정의 결과는 관리자에게 미팅훈련에 대한 정보와 직원의 교육적 욕구에 대한 정보를 제공한다. 확인된 업무수행에 대한 결점은 의식적으로 깨닫게 하고, 추후관리로 직원의 업무문제는 습관이 되기 전에 수정되어야 한다.

관리과정의 통제 단계의 부분으로 통합된 리더십은 공유, 의사소통, 성장에 대한 기회를 제공한다. 통합된 리더십은 자신의 편견에 대한 자기인식이다. 이러한 자기인식은 업무수행평가에서 공정함과 솔직함에 이르게 한다. 반대로 직원들에게는 관리자에 대한 신뢰와 직원들의 팀 정신을 고양시킨다.

리더는 직원들의 업무를 개선하고 업무수행평가에 대한 불안을 감소시키는 데 코칭기술을 사용할 수 있다. 평가면담 시 불안이 감소되면 리더관리자는 상호 목표설정 관계를 수립할 수 있으며, 이는 결점을 교정하고 동기를 촉진하는 결과를 가져오는 훌륭한 잠재력을 발휘할 수 있다. 리더십과 관리의 통합은 조직이 생산성을 증가시키고 직원들이 성장을 촉진하는 업무수행평가를 가져올 것이다.

핵심 개념

- 직원 업무수행평가는 민감하고 중요한 관리과정의 일부분이며 많은 기술을 요한다.
- 정확하고 적합한 업무수행평가를 수행하면 매우 긍정적인 결과를 얻을 수 있다.
- 직무수행평가는 직원들이 얼마나 일을 잘 하느냐를 평가하는 것이므로 평가는 의도가 아니라 정확한 행동을 측정해야 한다.
- 업무수행평가에서 직무기술서는 객관적인 기준을 제공한다.
- 업무수행평가 도구와 방법은 여러 가지 형태가 있다. 측정하고자 하는 것의 종류와 측정하고자 하는 기준에 따라 가장 적합한 것을 사용해야한다.
- 직원들은 평가과정에 참여해야 하며, 평가를 정확하고 공정한 것으로 여겨야 한다.
- MBO는 직원들의 생산성과 헌신을 증가시키는 것으로 입증되었다.
- 동료평가는 전문직 책무성을 개발할 가능성이 있으나, 시행하기는 매우 어렵다.
- 적합하고 효과적인 방법으로 평가면담이 이루어지지 않으면 아무 소용이 없다.
- 과거 경험 때문에 대부분의 직원들에게 평가면담은 매우 격렬하고, 감정적인 일이다.
- 평가면담 시 직원의 성장에 진정어린 관심을 보이고 면담 시 직원들의 조언을 참고한다면 평가과정에서 긍정적인 결과가 나올 것이다.
- 직원에게 피드백이 주어졌다는 증거로 업무평가서에 서명을 하여야 한다.
- 비공식적인 업무수행평가는 중요한 관리 기능이다.
- 리더는 직원들에게 힘을 북돋우고 업무수행을 증가시키기 위해여 매일매일 규칙적으로 코칭을 해야 한다.
- 평가관리에서 평가를 배제하고, 대신 관리자는 매일 코칭에 더 노력을 기울이고, 직원과 상호목표를 설정하고 리더십 훈련에 지속적인 노력을 해야 한다.

부가적인 학습활동과 적용

학습과제 23-5

직원에게 피드백 요청하기

당신은 가정간호기관의 과장이다. 당신은 방금 관리자 과정을 마치고 돌아왔으며, 관리자로서 업무수행평가에 대하여 직원들의 의견을 들어야겠다는 생각에 부풀어 있었다. 당신은 거기에 약간의 위험이 있다는 것을 알았다. 그러나 그러한 위험을 상쇄하고도 남을 만한 이득이 있다고 믿었다. 그러나 당신은 평가에 구조화된 어떤 양식을 제공하기를 원하였으며, 그것을 고안하기 위하여 시간을 투자하고 평가에 대한 계획을 세웠다.

과제

당신은 어떠한 양식의 도구를 사용할 것인가? 당신의 전반적인 목표는 무엇인가? 당신은 그 결과를 다른 누구와 공유할 것인가? 당신은 평가를 기명으로 할 것인가? 아니면 익명으로 할 것인가? 당신을 평가하는 집단에 누구를 포함시킬 것인가? 타당한 근거를 가진 당신의 생각은 지지를 받을 것이다.

학습과제 23-6

상처받지 않고 평가면담하기

당신은 전부 RN으로 구성된 큰 중환자실에서 새롭게 밤 근무 책임 간호사를 맡았다. 당신이 이 직무에 대해 제안을 받았을 때, 당신의 감독은 지난번 책임 간호사가 평가과정에서 많은 불평을 들었노라고 이야기해주었다. 따라서 당신은 이러한 실수를 반복하고 싶지 않았으므로, 상처를 덜 받으며 평가면담을 할 수 있는 것들에 대하여 목록표를 작성하였다.

평가도구가 합리적으로 보였기 때문에, 당신은 문제가 면담 그 자체에 있다고 믿었다. 목록표 맨 위에 평가 대상자들에게 미리 평가에 대하여 알릴 것이라고 기록하였다.

과제

당신은 얼마나 일찍 미리 알릴 것인가? 좋든 나쁘든 평가에서 흔히 일어나는 상처의 많은 부분을 없애기 위하여 당신은 어떠한 기준을 더 추가할 것인가? 목록에 6~9개 항목을 추가하였다. 이러한 항목이 왜 업무수행평가와 관련된 불안을 경감시키는 데 도움이 되는지 설명해 본다. 자신의 목록을 개발하는 데 도움이 되는 목록으로 사용하거나 보다 구체적인 목록을 만들 수 있다.

학습과제 23-7

경험 많은 노련한 직원이 성장하도록 돕기

패티 브라운(Patty Brown)은 당신의 간호단위에서 10년간 근무한 간호사이다. 그녀는 비평에 대하여 매우 민감하다. 그녀의 업무는 일반적으로 질적으로 우수하다. 그러나 10년간 제 시간에 출근하지 않아서 7번 불만족으로 평가받았고, 직원개발 프로그램 회의에 참석하지 않아서 8번 불만족으로 평가받은 것을 볼 수 있었다. 당신이 새로운 책임 간호사였으므로 그녀를 이 두 가지 영역에서 성장시키려고 하였다. 당신은 그녀에게 업무수행평가 도구와 업무기술서를 복사하여 제공하였으며, 간호단위가 조용할 때 평가면담 일정을 계획하였다. 당신은 회의실에서 평가면담을 진행할 수 있다.

과제

당신은 이러한 업무수행평가를 어떻게 수행할 것인가? 당신이 계획을 잡고, 어떻게 시작할 것인지 생각해 본다. 이러한 영역에서 개선이나 방향을 제시하기 위하여 당신은 어떠한 창의적이고 개혁적인 방법을 사용할 것인가? 그리고 어떻게 평가절차를 종료할 것인가? 당신의 결정에 근거를 제시한다.

학습과제 23-8

이러한 갈등은 예방 가능한가?

존스(Jones) 씨는 49세 자동차 영업사원인데, 심한 요통으로 입원하였다. 당신은 그의 일차간호사로서 존스 씨와 라포를 형성하였다. 그는 전형적인 A형 성격으로 입원에 대한 많은 것에 대해 매우 비판적이었다. 그는 추궁절제수술 후에 통증이 너무 심하고 오래간다고 흥분하였다. 당신은 근무조 동안 3회(오후 4시, 오후 7시, 오후 10시 반) 운동하기로 그와 합의를 하여 낮번 근무조 동안 한 번 운동하기로 되어 있었다. 그는 낮번 근무조 간호사들을 좋아하지 않았으므로 다른 누구보다 당신이 운동하는 것을 도와주는 것을 편하게 느꼈다. 당신은 간호지시에 운동에 대한 것을 기록하였다.

어제 낮번 간호사인 조안 마틴(Joan Martin)은 그의 장운동 소리가 다소 감소되었다고 생각하였다. 그녀는 존스 씨가 낮번 동안 좀 더 운동을 많이 해야 한다고 말했다. 마틴 간호사는 근무조마다 한 번씩 운동해야 한다고 존스 씨에게 말했다. 그녀는 의사에게 더 이상 설명하지는 않았다. 의사는 존스 씨에게 매우 엄격하였으며, 오늘 침대에서 3회 이상 하도록 말했다. 마틴 간호사는 인수인계 시간에 이러한 시항에 대해서 언급하지 않았다.

당신이 근무에 나와서 인계를 받을 때, 존스 씨는 매우 화가 났다. 그는 의사의 치료를 거부하며 퇴원하겠다고 하였다. 당신은 의사와 이야기하였으며, 의사는 처방을 변경하여, 최종적으로 존스 씨를 진정시켰다. 당신은 간호지시서에 "마틴 간호사에게 다시는 존스 씨를 담당시키지 말라"라고 기록하였다. "마틴 간호사가 아침에 근무를 나왔을 때, 밤번 간호사는 당신의 이러한 간호지시를 말하였다. 그녀는 매우 화가 났으며 수간호사 면담을 원하였다.

과제

당신이라면 다르게 할 것인가? 당신과 마틴 간호사에 의한 업무수행평가는 이러한 갈등을 초래하지 않는 방식으로 수행될 수 있었을까? 만약 당신이 마틴 간호사였다면, 이러한 갈등을 예방하기 위하여 어떠한 조치를 취하였을까? 이 사례를 전문직 신뢰, 동료 평가, 주장적인 의사소통과 연관하여 토의할 수 있을 것이다.

학습과제 23-9

샐리의 판단에 대한 실수에 대하여 말하기

당신은 간호대학 4학년이다. 내 · 외과 상급간호 실습의 6주차이다. 당신의 실습교수는 4-6명의 환자를 두 명의 학생에게 배정해주어 같이 간호하도록 하였다. 학생들을 리더와 하급자 역할을 번갈아가면서 하도록 하였으며, total patient care를 제공하였다. 샐리(Sally)와 팀이 되어 같이 실습한 이틀째 날이다.

지난주에 당신은 샐리와 같이 실습하도록 배정 받았을 때 그녀는 리더였으며 판단에서 많은 실수를 저질렀다. 그녀는 절대안정을 취해야 하는 환자를 일으켰다. 정맥주사를 다른 환자에게 투여하여 투약실수를 저질렀다. 그녀는 몰핀을 너무 빠르게 주입하였으며, 투약기록에 투약시간을 기록하는 것을 잊어버렸으며, 자기 환자에게서 무엇이 잘못되어가고 있는지를 자주 알지 못하였다.

오늘, 당신은 리더였으며, 그녀가 드레싱을 오염시키는 것을 관찰하였으며, 투약을 할 때 환자이름을 확인하는 것을 잊어버리는 것을 관찰하였다. 당신이 그녀에게 비위관의 위치를 확인하라고 했을 때, 그녀는 시행하는 기술을 몰랐다. 당신은 샐리에 대해서 다른 학생들이 불평하는 것을 들었다.

과제

환자, 동료 학생, 의료기관, 임상교수에 대한 당신의 의무는 무엇인가? 당신이 할 수 있는 것을 생각해 본다. 그러한 당신의 결정에 대한 근거를 제시한다.

REFERENCES

Accel-Team (2010). *Self assessment. A system to set your own performance goals.* Retrieved March 13, 2010, from *http://www.accel-team.com/techniques/employee_evaluation.html.*

Articlesbase.com. *11 performance appraisal methods* (2009, October 20). Retrieved March 15, 2010, from *http://www.articlesbase.com/human-resources-articles/11-performance-appraisal-methods-1357743.html.*

Gallo, C. L., Minsley, M. A., & Wright, J. (2009, October). Do patients say good, or not so good, things about your access staff? *Hospital Access Management, 28*(10), 109-112.

Heathfield, S. M. (2007). 360 degree feedback: The good, the bad, and the ugly. About.com: Human Resources. Retrieved February 28, 2007, from *http://humanresources.about.com/od/360feedback/a/360feedback.htm.*

Holder, K. V., & Schenthal, S. J. (2007). Watch your step: Nursing and professional boundaries. *Nursing Management, 38*(2), 24-30.

Karsten, M., & Baggot, D. (2010, March). Professional coaching as an effective strategy to retaining frontline managers. *Journal of Nursing Administration, 40*(3), 140-144.

Manthey, M. (2001). Reflective practice. *Creative Nursing, 7*(2), 3-5.

Ogunyemi, D., Gonzalez, G., Fong, A., Alexander, C., Finke, D., Donnon, T., et al. (2009). From the eye of the nurses: 360-degree evaluation of residents. *Journal of Continuing Education in the Health Professions, 29*(2), 105-110.

Touchstone, M. (2009, June). Professional development part 5: Performance evaluation. *EMS Magazine, 38*(6), 63-64.

BIBLIOGRAPHY

AHC Media LLC (2009, December). Take these steps if a staff person isn't measuring up: Documentation is key. *Hospital Access Management, 28*(12), 137 - 139.

Belschak, F., & Den Hartog, D.(2009, April). Consequences of positive and negative feedback: The impact on emotions and extra-role behaviors. *Applied Psychology: An International Review, 58*(2), 274 - 303.

Bipp, T. (2010, March). What do people want from their jobs? The big five, core self-evaluations and work motivation. *International Journal of Selection & Assessment, 18*(1), 28 - 39.

Cassidy, S. (2009, January). Subjectivity and the valid assessment of pre-registration student nurse clinical learning outcomes: Implications for mentors. *Nurse Education Today, 29*(1), 33 - 39.

Davis, K., Capozzoli, J., & Parks, J. (2009, July-September). Implementing peer review: Guidelines for managers and staff. *Nursing Administration Quarterly, 33*(3), 251 - 257.

Goffin, R., Jelley, R., Powell, D., & Johnston, N. (2009, March-April). Taking advantage of social comparisons in performance appraisal: The relative percentile method. *Human Resource Management, 48*(2), 251 - 268.

Haggard, A. (2009, March-April). Administration. Validating competency - Can it really be done? *Journal for Nurses in Staff Development, 25*(2), 102 - 103.

Harton, B. (2010, February). Want keepers? Regularly recognize. *Nursing Management, 41*(2), 15 - 17.

Holecek, A., & Foard, M. (2009, December). Promoting a culture of professionalism: The birth of the nursing portfolio. *Nurse Leader, 7*(6), 30 - 35.

Houghton, A. (2010, January 8). Performance reviews: It's about 'how,' not 'why.' Bloomberg Businessweek. Retrieved October 23, 2010, from *http://www.businessweek.com/managing/content/dec2009/ca20091230_542178.htm*

Jefferson, A. (2010, February). Performance appraisal applied to leadership. *Educational Studies, 36*(1), 111 - 114.

Mason, R., Power, S., Parker-Swift, J., & Baker, E. (2009). 360-degree appraisal: A simple pragmatic solution. *Clinical Governance: An International Journal, 14*(4), 295 - 300.

Medland, J., & Stern, M. (2009, May/June). Coaching as a successful strategy for advancing new manager competency and performance. *Journal for Nurses in Staff Development, 25*(3), 141 - 147.

Overeem, K., Wollersheim, H., Driessen, E., Lombarts, K. G., Grol, R., et al. (2009, September). Doctors' perceptions of why 360-degree feedback does (not) work: A qualitative study. *Medical Education, 43*(9), 874 - 882.

Schraeder, P. (2009, October). Professional performance review process: Your best PR tool. *Perspectives on School-Based Issues, 10*(3), 78 - 81.

Tol, R. (2009, February). The Matthew effect defined and tested for the 100 most prolific economists. *Journal of the American Society for Information Science & Technology, 60*(2), 420 - 426.

Topjian, D., Buck, T., & Kozlowski, R. (2009, April). Employee performance: For the good of all. *Nursing Management, 40*(4), 24.

Walsh, M., Bailey, P., & Koren, I. (2009, August). Objective structured clinical evaluation of clinical competence: An integrative review. *Journal of Advanced Nursing, 65*(8), 1584 - 1595.

Chapter 24

문제 직원
규칙 위반자, 비생산적인 직원, 화학적 · 심리적 장애

Problem Employees
Rule Breakers, Marginal Employees, and the Chemically or Psychologically Impaired

환자 옹호자로서, 간호 리더들은 업무에 대한 적합성을 보장하도록 도와야 한다.

- Richard Hader

까다로운 직원들은 먼저 당신에게 왜 관리자가 되려고 했는지 질문할 수 있다.

- Mark Pipkin

학습목표

- 가능한 한 공정하고 성장을 돕는 규율을 만들기 위해 McGregor에 의해 묘사된 '뜨거운 난로(hot stove)' 규칙을 확인한다.
- 진보적인 분야에서 보통의 단계에 대해 설명한다.
- 건설적인 규율과 파괴적인 규율을 구별한다.
- 직원의 자기 훈련 분위기를 조성하기 위해 존재해야 하는 요인을 확인한다.
- 오래되었거나 환경에 더 이상 적합하지 않은 규칙을 제거한다.
- 어떤 분야의 상황을 분석하고 건설적으로 수정하는 행동을 위한 적절한 계획을 확인한다.
- 특정 상황에서 규칙 위반에 대한 규율의 적절한 수준을 결정한다.
- 직원 인력의 구성원에 기여하도록 비생산적인 직원을 지원하는 전략을 개발한다.
- 간호 전문직에서 화학 물질 중독에 대한 위험이 증가되는 위험 요인을 설명한다.
- 직원 또는 동료의 화학적 손상을 나타내는 행동과 조치를 확인한다.
- 어떻게 약물에 중독된 직원의 감정, 가치, 편견 등을 바꾸고, 약물중독 직원을 도와주는지 분석한다.
- 상담자의 역할을 고려하고 화학적 또는 심리적으로 제 기능을 못하는 직원들에 대한 치료를 제공하는 관리자의 중요성을 인식한다.

직원들의 인식은 그들이 조직에 무엇을 빚지고 조직이 자신에게 무엇을 빚졌는지에 따라 달라진다. 가끔은 조직적이고 개인적인 요구, 원하는 것 그리고 책임 등이 충돌한다. 조직의 목표를 달성하기 위한 조정과 협력이 리더 관리자에게 필요한데, 목표에 역효과를 주는 개인 직원의 욕구를 관리하기 위함이다. 직원은 자제력을 가지고 일해야 한다. 관리자들은 설정된 규칙, 정책 그리고 절차를 적용하여 조직의 목표를 달성해야 한다. 리더들은 지원과 동기부여 분위기를 만들고 지도를 해야 한다.

직원이 조직의 목표 달성에 실패했을 때, 관리자는 이 실패에 대한 원인을 확인하고 그에 따라 직원을 상담해야 한다. 만약 직원이 그들이 규칙, 정책, 절차 등을 따르기 싫어하거나 관리자들의 도움과 격려에도 불구하고 적절하게 자신의 임무를 수행하지 않아서 실패했다면, 관리자는 징계 조치를 취할 의무가 있다. 그러나 진보적인 규율은 질병이나 능력 때문에 제 기능을 못하는 직원들에게는 부적절하다. 이런 직원들은 특별한 문제가 있으므로 생산성을 유지하기 위한 활동지도, 지원, 그리고 종종 전문적인 상담을 해야 할 필요가 있다. 직원을 가장 적절하게 관리하기 위해서, 관리자들은 규율이 필요한 직원과 제 기능을 못하는 직원을 구별할 수 있어야 한다. 그러나 원인과 상관없이, 감독자는 즉시 부적절한 행위와 근무 성적 불량을 해결해야 한다. 지연은 이런 상황들을 악화시킨다. 누군가 잘 실행하지 못할 때, 모든 사람이 안다. 그리고 관리가 제대로 되지 않을 때, 직원들은 리더들이 조직을 성공적으로 만들기 위한 노력이 부족한 것으로 인식할 수 있다.

징계해야 하는 직원을 징계하지 않으면 조직의 사기가 위태로워진다.

이 장에서는 직원의 성장을 촉진하고 조직의 목표와 부합하는 징계, 지도, 위탁 도구에 초점을 둔다. 공정하고 효율적으로 규율을 관리하기 위해 징계조치와 전략을 세우는 과정을 기술해야 한다. 또한 공식적이고 비공식적인 불만을 논의해야 한다.

여기에서는 특별한 요구를 가진 직원의 두 가지 유형에 초점을 맞춘다. 비생산적인 직원(marginal employee)과 제 기능을 못하는 직원이다. 비생산적인 직원은 작업의 양과 질이 최상의 기준에서 늘 최소한 충족되기 때문에 병동 기능을 방해하는 직원이다. 이 장에서는 비생산적인 직원들의 작업에 내재하는 문제와 이러한 문제 직원을 다루는 전략을 제시할 것이다.

제 기능을 못하는 직원은 화학적이나 정신적인 질병의 결과로 자신의 작업을 수행할 수 없는 직원이다. 이 장에서 강조하는 것은 화학적 손상(약물이나 알코올중독으로 인한 손상)과 정신적 손상이 점점 더 직원들에게 중요한 문제로 인식된다는 것이다. 두 가지 손상 유형을 관리하는 전략은 흔히 중복된다. 이 장에서는 화학 중독은 화학적으로 간호사를 손상시키는 공통 행동일 뿐 아니라 간호사들 사이의 중독도 언급하고 있다. 복귀 과정과 직업 전선에서 화학적으로 손상된 간호사가 업무에 복귀하는 단계를 논의할 것이다. 리더십 역할과 관리 기능은 **보기 24-1**에 나타난 문제 직원에게 사용하기에 적합하다.

보기 24-1 문제 직원을 다루는 데 리더십 역할 및 관리 기능

리더십 역할

1. 긍정적인 자기 이미지를 유지하기 위하여 각 직원의 고유한 자아존중감과 성공적인 업무 수행의 역할을 인지하고 강화한다.
2. 직원들이 제정된 규칙과 규율을 따르는 데 있어 자기 훈련을 하도록 격려한다.
3. 직원들이 조직 목표를 알 수 있도록 한다. 조직이 수용 가능한 수행의 표준을 증가시켜 직원들이 수용하게 한다.
4. 규칙을 정하고 직원을 훈육할 수 있는 공식적인 권한이 내재하고 있는 권력과 책임에 관해 자기인식을 한다.
5. 성과결핍 코칭에서 코치의 역할을 한다.
6. 화학적 남용에 대한 가치, 편견, 믿음에 관해 자기인식을 한다.
7. 화학적 혹은 정신적으로 문제가 있는 부하직원과 일할 때 적극적인 경청을 지지 도구로 활용한다. 그러나 상담에 있어서는 자신의 한계를 인식하고 문제 직원이 외부 전문가의 적절한 상담을 받도록 한다.
8. 지속적인 남용에 기여하는 스트레스 요인이 되는 업무환경을 조사한다. 그리고 가능하면 언제든 그 요인을 제거한다.

관리 기능

1. 모든 직원의 업무수행 기대를 명확히 한다. 그리고 그 기대가 충족되지 못했을 때 직원들을 면담한다.
2. 직원들에게 성공적으로 도전하거나 최대한 능력을 발휘할 수 있는 역할과 상황을 맡긴다. 직원들이 반복적으로 실패하는 것을 허락하지 않는다.
3. 업무 설계에서 화학적 남용에 대한 광범위한 교육을 개발하고 수행한다. 직원들에게 이러한 기회를 제공한다.
4. 화학적으로나 정신적으로 문제가 있는 직원에게 상담과 지지를 제공하는 전문적인 서비스와 단체에서 제공하는 자원을 연결해 준다.
5. 직원의 화학물질 남용 문제가 의심될 때 충분한 객관적인 자료를 수집하고 기록한다.
6. 근본적인 문제나 중독의 원인이 아닌 직원이 직면한 성과 부족에 집중한다.
7. 규칙 위반자, 화학적 손상 직원, 비생산적인 직원과 함께 행동교정 계획을 세운다. 직원이 조직의 업무수행 기대와 이러한 기대의 불충족 결과를 이해한다는 것을 확인한다.

건설적 규율 대 파괴적 규율

규율은 바람직한 행동을 초래할 수 있도록 훈련 또는 생각이나 성격을 바꾸는 것을 포함한다. 규율은 종종 처벌의 한 형태로 고려되지만 처벌과 같은 것은 아니다. 처벌은 받아들일 수 없는 행동에 뒤따르는 바람직하지 않은 일이다. 비록 규율이 부정적인 결과가 있더라도, 그것은 교육적 요소뿐만 아니라 교정이 있기 때문에 긍정적인 변화를 위한 강력한 동기가 될 수 있다.

체계적 관리 이론은 의욕이 없고 자기중심적인 직원을 제어하기 위해 징계를 필요한 수단으로 보았다. 전통적 철학 때문에 관리자들은 주로 위협과 두려움을 이용하여 행동을 제어하려 하였다. 이는 관리하는 접근 방법의 하나로, 조직의 목표와 충돌한다고 간주되는 모든 행동을 제거하는 데 초점을 맞추었다. 비록 이 접근은 단기간 성공할 수도 있지만, 보통 의욕을 꺾고 장기적으로 생산성을 감소시킨다. 왜냐하면 사람들은 그들이 처벌을 피하기 위해 필요하다고 생각하는 수준으로 목표를 달성할 것이기 때문이다. 이 접근은 또한 파괴적이다. 왜냐하면 규율은 종종 독단적으로 관리되고 규칙의 적용이나 처벌의 결과가 불공평하기 때문이다.

처벌과 달리 규율은 그것이 직원의 성장에 도움을 줄 때 건설적인 징계라고 불린다. 처벌은 규율을 정의할 때 자주 추론되지만 규율은 훈련, 교육 또는 변화와 같이 정의될 수 있다. 사실, 규율이라는 단어는 가르침, 배움 그리고 성장이라는 뜻을 가진 'disciplina'라는 라틴어에서 왔다. 건설적인 규율에서, 처벌은 부적절한 행동에 대해 적용될 수 있지만, 이것은 지원하고, 정정하는 방식으로 수행된다. 직원들은 그들이 누구라서가 아니라 그들의 행동 때문에 처벌을 받기 때문에 안심하게 된다.

건설적인 규율은 징벌적인 조치가 아니라 직원 성장에 도움의 수단으로 규율을 사용한다.

학습과제 24-1

건설적 규율과 파괴적 규율

부모님, 선생님 그리고 상사와 같이 권한을 가진 사람이 당신을 더 나은 아이, 학생 그리고 직원이 되도록 이러한 방식의 한계와 시행규칙을 설정했을 때를 생각해 본다. 무엇이 이러한 징계조치를 파괴하는 것 대신 성장을 촉진하도록 만들었는가? 당신이 경험했던 것 중에 무엇이 제일 파괴적인 징계였는가? 그것이 어떤 방식으로 당신의 행동을 변경시켰는가?

자기 규율과 집단 규범

규율의 최고 수준의 가장 효과적인 형태는 자기 규율이다. 직원이 그들의 본질적인 가치, 독자성, 진실성에서 안심하고 적합하며 확실하다고 느낄 때, 자기 규율이 드러난다. 이상적으로, 모든 직원은 조직 목표를 추구하는 데 충분한 자기통제와 자발성을 가진다. 그러나 항상 그런 것은 아니다. 대신 집단 규범은 종종 개인의 행동에 영향을 미치고 자기 규율을 더 어렵게 만든다. 집단 규범은 사회적 압력에 의해 강요된 예상되는 행동의 표준 집단 설정이다. 집단 규범을 이해하는 지도자는 집단행동을 형성하기 위한 이러한 규율 없이 일할 수 있다. 결국, 집단 규범의 수정은 각각의 행동과 자기 훈련에 영향을 미친다.

자기 규율이 내면화임에도 불구하고, 지도자들은 직원들의 자기 규율을 촉진시키는 환경이 발전할 수 있도록 활동적인 역할을 한다. 직원들이 행동이 용인되는 경계선을 이해하지 못한다면 자기 통제를 갖는 것은 불가능하고, 그들이 기대하는 것이 무엇인지 이해하지 못한다면 자발적이 되는 것이 불가능하다. 그러므로 경영자는 하급자들의 모든 규칙과 정책들을 명백하게 논의해야 하고, 규칙과 정책들의 존재 이유에 대해 설명해야 하며, 질문들을 장려해야 한다.

자기 규율은 하급자들이 규칙을 알고 그것이 유효하다고 받아들여야만 가능하다.

자기 규율은 또한 상호 신뢰의 분위기를 필요로 한다. 경영자들은 직원들이 할 수 있고 자기 규율을 활발하게 추구한다는 것을 믿어야만 한다. 비슷하게, 직원들은 그들의 경영자들을 존중하고 그들이 정직하고 신뢰할 만하다고 이해해야만 한다. 직원들이 그들의 경영자들의 동기를 믿지 않는다면 그들은 자기 규율을 가지기 위한 보안이 부족하다. 결국, 자기규율을 발전시키기 위해서, 정중한 지위권이 분별력 있게 사용되어져야만 한다. 만약 정중한 규율이 빠르게 널리 사용된다면, 하급자들은 자기 규율을 적용할 기회를 가질 수 없다.

공정하고 효과적인 규칙

만약 규율이 하급자들에 의해 성장과정이라고 여겨진다면 몇 가지 지침이 준수되어야 한다. 이것은 하급자들이 통제되는 것을 즐기거나 규율이 직원 성장을 촉진하는 규칙적인 의미여야만 하는 것을 암시하지 않는다. 그러나 규율은 정확하게 시행된다면 직원들이 소외감을 느끼게 하거나 의기소침하게 만들지 않는다. McGregor(1967)는 규율을 공정하게 만들고 성장을 가능하게 만드는 네 가지 규칙을 개발했다(보기 24-2). 이 규칙들은 그들이 누군가에게 뜨거운 난로(hot stove)가 될 수 있기 때문에 '뜨거운 난로(hot stove)' 규칙이라고 불린다.

대부분 규칙위반은 McGregor의 규칙을 사용하도록 강요하지 않기 때문에 발생한다. 예를 들면, 많은 사람들은 운전할 때 제한 속도를 넘어선다. 일반적으로 사람들은 속도 제한 규정에 대해 잘 알고 있고, 표지판들은 그 규칙을 상기시켜주는 것으로 길을 따라 게시되어 있다. 따라서, 사전경고가 있다. 그러나 직접성, 일관성, 불편부당성은 없다. 많은 사람들은 그들이 멈추고 통제되기 전까지 오랜 시간 동안 속도 제한을 넘어서거나, 또는 통제되지 않는다. 비슷하게, 어느 사람은 하루는 멈추고 통제되고, 그 다음에는 그와 같은 규칙을 어겨도 통제되지 않는다. 결국 몇몇 사람들은 그들의 규칙 어김에 대해 처벌되지만 어떤 사람들은 아니기 때문에, 처벌은 일관성이 없다. 처벌은 사람들에 따라 달라진다.

만약 운전자들이 제한 속도를 넘어섰을 때 매번 알람이 울리고, 속도위반 딱지를 발송하기 위해 지역법의 집행을 위반한 것을 전송하도록 자동차가 개발된다면 무슨 일이 일어나게 될 것인지 상상해보라. 속도위반의 발생은 극적으로 감소할 것이다. 게다가 운전자들은 그들이 속도 제한 규칙을 어겼을 때부터 그들이 속도위반 딱지를 받는 것에 대한 엄청난 책임을 받아들이게 되고, 그들은 이런 규칙들이 모든 운전자에게 지속적이고 편견

보기 24-2 공정하고 효율적인 훈육에 대한 McGregor의 뜨거운 난로 규칙

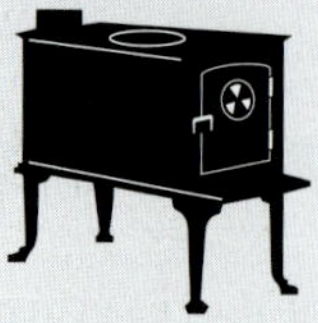

최대한 공정하고 성장을 이룰 수 있는 효율적인 훈육을 위해서는 4가지 요소가 존재해야 한다.
1. 예비 가열
2. 즉각적 결과
3. 일관성
4. 공평성

1. 모든 직원은 뜨거운 난로를 만질 경우(규칙을 어길 경우), 화상을 입을 것(처벌받는 것 혹은 훈육 받는 것)에 대해 예비 가열되어 있어야 한다. 그들은 미리 규칙을 알아야 하고 처벌을 알고 있어야 한다.
2. 만약 그 사람이 난로를 만진다면(규칙을 어긴다면), 즉각적인 결과(화상을 입는 것)가 있을 것이다. 모든 훈육은 규칙이 깨진 직후 즉시 시행되어야 한다.
3. 만약 그 사람이 또 다시 난로를 만진다면, 또 다시 화상을 입을 것이다. 따라서 규칙을 어길 때마다 즉각적이고 일관성 있는 결과가 따른다.
4. 만약 다른 사람이 뜨거운 난로를 만진다면, 그 사람 역시 화상을 입을 것이다. 훈육은 공정해야 하고 모두가 규칙을 어겼을 때 같은 방법으로 다루어져야 한다.

없이 강요된다는 것을 알게 된다.

만약 규칙이나 규제가 가치가 있는 것이라면, 그것은 강요되어져야만 한다. 규칙위반이 처벌받지 않는 것이 허락된다면, 다른 사람들은 규칙위반자의 행동을 모사하는 경향이 있다. 평균적인 직장인은 규칙을 따르려는 자연적인 성향을 가지고 있다. 그러나 경영자가 규칙들이 지켜지지 않는 것을 허용한다면, 직장인들도 경영자를 무시하게 되기 때문에, 결국 직장인의 자연적인 성향이 없어진다. McGregor의 뜨거운 난로 규칙을 사용하여 규칙을 강요하는 것은 위반하지 않도록 사기를 유지하고, 조직 안에서 구조를 갖도록 한다.

그러나 조직은 될 수 있는 대로 적은 규칙과 통제를 가지려고 한다. 만약 그것이 어떤 점에서 버려지거나 수정된다면, 리더십 역할은 정기적으로 모든 규칙, 통제, 정책을 보기 위해 검토하는 것을 포함한다. 만약 경영자가 스스로 많은 시간을 특정한 한 가지 규칙을 강요하기 위해 소비하고 있다는 것을 안다면, 규칙을 재정비하는 현명함이 있어야 하며, 규칙에 잘못된 부분이 있는지, 그것이 어떻게 의사소통되는지 고려해 보아야 한다.

학습과제 24-2

규칙 위반자와 시대에 뒤떨어진 규칙

Part 1: 당신이 알고 있는 규칙 위반자에 대해 다시 생각해 본다. 그들은 집단 내에서 어느 정도 비중을 차지하는가? 집단 행동에서 그들의 영향력은 얼마나 큰가? 그들이 일반적으로 가지고 있는 특징은 무엇인가? 집단에서 규칙 위반자의 행동을 수정했는가? 아니면 규칙 위반자가 집단 행동을 수정했는가?

Part 2: 규칙들은 빠르게 시대에 뒤처지고, 어떤 점에서는 폐기되거나 변화되어야 할 필요가 있다. 최신화될 필요가 있는 정책이나 규칙에 대해 생각해 본다. 왜 그 규칙은 더 이상 적절하지 않은가? 왜 당신은 그 규칙을 최신화시켜야 하는가? 그 규칙은 새 것으로 교체될 필요가 있는가?

단계적인 과정으로서의 규율

직원들이 기대하는 성취의 표준에 이르지 못할 때, 관리자들은 규율을 단계적으로 강화해야 할 공식적인 권한과 책임이 있다. 그러나 부적절한 규율(너무 많거나 너무 적은)은 팀 전체의 사기를 약화시킬 수 있다. 그 다음으로 적절한 징계 처분을 알아내는 것은 종종 어렵고, 많은 요인들이 고려되어야만 한다.

규율은 일반적으로 단계적인 모델을 사용하여 관리된다. 이것은 노동조합에 가입된 조직에서 특히 그렇다. 그러나 노동조합에 가입하지 않은 조직의 경우에도 관리자들은 문서화되고 의사소통이 잘 이루어진 징계의 절차를 가져야 한다.

고용인들이 규칙을 어기거나 그들의 직무를 충분히 수행하지 않는, 바람직하지 않은 행동을 계속할 때에는 조치가 취해져야 한다.

일반적으로, 진보적인 징계 과정의 첫 번째 단계는 격식에 얽매이지 않는 질책 또는 구두로 꾸짖는 것이다. 이 질책은 고용인과 고용주 사이의 규칙위반이나 수행 결핍에 대한 논의를 하기 위한 격식에 얽매이지 않는 만남을 포함한다. 고용주는 고용인이 규칙을 다시 어기지 않도록 예방할 수 있는 방법을 제안한다. 종종 격식에 얽매이지 않는 질책이 행동 변화를 위해 필요하다.

두 번째 단계는 격식을 차린 질책이거나 서면으로 꾸짖는 것이다. 만약 구두로 경고한 뒤에 규칙 어김이 재발한다면 관리자는 고용인과 다시 만나서 수정되어야 하는 행동에 대하여 서면으로 경고해야 한다. 서면 경고는 위반된 규칙이나 정책, 조직의 기대를 만족시키기 위해 행동이 바뀌지 않을 시 나타날 수 있는 잠재적 결과, 고용인이 기대되는 변화를 성취할 때 조치될 것이라고 예상되는 행동의 계획 등을 구체적으로 포함해야 한다. 고용인과 관리자는 문제나 사건이 논의된 것을 의미하는 서면 경고에 서명해야만 한다. 고용인의 서명은 보고서의 모든 것에 동의했다는 것을 의미하는 것이 아니라 논의된 것만 동의했다는 것을 의미한다. 고용인이 서면 질책에 대응하여 서식이나 징계 보고서의 자료를 첨부하는 것이 가능해야 한다. 이것은 고용인이 관리자와 인식의 차이가 있음을 보여줄 수 있는 기회를 준다. 서면 질책의 복사본을 고용인에게 주고, 한 부는 고용인의 직원 파일에 보관한다. **보기 24-3**은 서면 징계양식의 예이다.

세 번째 단계는 '정직'으로, 급여를 주기도 하고 안 주기도 한다. 만일 구두와 서면으로 경고를 받고도 고용인이 바람직하지 않은 행동을 계속한다면, 관리자는 이 직원을 단기간, 일반적으로 며칠에서 몇주 동안, 그들이 맡은 업무에서 제외시켜야 한다. 이러한 정직은 직원들에게 자신의 행동을 성찰하게 하는 기회를 주고, 미래에 행동을 수정하는 방법을 계획하게 만들어준다.

마지막 단계는 비자발적인 퇴사 또는 '해고'이다. 실제로는 많은 사람들이 이 단계에 이르기 전에 자발적으로 일을 그만두지만, 관리자는 이런 일을 기대해서는 안 된다. 해고

보기 24-3 징계양식 샘플

직원 이름 ____

직위 ____________________ 고용일 ____________________

보고서 작성자 ____

직위 ____________________ 보고서 작성일 ____________________

사건 발생일 ____________________ 시간 ____________________

사건 개요:

본 행동과 관련하여 직원과 이전에 상담한 내용:

훈육 계약(수정에 대한 계획)과 일정:

재위반 시 결과:

직원 진술:

보고서 작성자 서명 ____________________ 직원 서명 ____________________

날짜 ____________________

향후 훈육 계약에 대한 검토 날짜와 시간:

는 항상 최후의 방법이어야 한다. 해고는 직원, 관리자, 병동에 모두 어렵고 큰 충격을 주는 것이지만, 이런 직원이 계속 있을 경우 병동의 사기저하, 관리자와 직원들의 시간 비용 소비 등은 매우 크다.

단계적인 훈육을 할 때, 똑같은 규칙의 반복적인 위반에 대해 각 단계를 적용한다. 미리 정해놓은 기간이 끝나는 시점에서 새롭게 시작해야 한다. 예를 들면, 이전에 어떤 직원이 무단결석에 대하여 공식적 질책을 받았더라도, 지각을 처음 했다면 이에 대해서는 첫 번째 단계의 훈육부터 시작해야 한다. 또한 훈육이 일반적으로 단계적으로 진행되어야 하지만, 일부 규칙 위반이 너무 심각한 경우 첫 번째 위반 시에 정직 또는 해고시킬 수 있다. 표 24-1은 관리자를 위한 단계적 훈육의 지침이다.

단계적 훈육을 사용할 때 미리 정해놓은 기간의 끝에서는 새롭게 시작해야 한다.

간호관리자를 위한 훈육 전략

한 사람의 직업(때때로 자부심의 일부이고, 생계수단의 하나로서)은 누구에게나 중요하기 때문에 직원들을 평가하고 직원행동을 교정할 수 있는 관리자의 힘을 인정하는 것은 중요하다. 훈육을 하거나 한 사람의 직업을 빼앗는 것은 심각한 행위이고 가볍게 다뤄져서는

표 24-1 단계적 훈육 지침

위반행위	첫 번째 위반	두 번째 위반	세 번째 위반	네 번째 위반
환자에 대한 총체적인 부당대우	해고			
환자에게 무례함	구두상의 권고	서면상의 권고	정직	해고
불복종	서면상의 권고	정직	해고	
근무 중 중독물질의 사용	해고			
근무태만	구두상의 권고	서면상의 권고	정직	해고
절도 혹은 자산의 고의적 손상	서면상의 권고	해고		
거짓말	구두상의 권고	서면상의 권고	해고	
무단결근	구두상의 권고	서면상의 권고	해고	
잘못된 휴가 사용	구두상의 권고	서면상의 권고	정직	해고
지시에 대한 고의적 위반	구두상의 권고	서면상의 권고	정직	해고
안전규칙 위반	구두상의 권고	서면상의 권고	해고	
싸움	구두상의 권고	서면상의 권고	정직	해고
표준화된 작업 수행의 불능	구두상의 권고	서면상의 권고	정직	해고
변명이 안 되는 과도한 지각	구두상의 권고	서면상의 권고	해고	

학습과제 24-3

징계처분에 대한 결정

당신은 NCU의 감독자이다. 어느 날 아침, 당신은 밤번 간호사 두 명으로부터 보고를 받았다. 머리를 다친 어린 환자가 적대적이고 공격적이라는 것을 제외하고는 콜드웰(Caldwell)과 존스(Jones) 모두 어떤 특별한 것에 대해 보고한 것이 없었다. 이 어린 환자는 이성이 있는 것처럼 보이고 나서 갑자기 폭력적으로 행동했기 때문에 유난히 짜증이 난 것처럼 보였다. 그의 언어는 특히 저속했다. 당신은 이것이 두부손상이 있는 환자에게 정상적인 행위라는 것을 인지했다. 어제 아침, 환자의 행동이 너무 공격적이라서, 담당 신경외과 의사가 비눗물로 환자의 입을 씻겠다고 위협했다.

밤번 간호사 두 명 모두 퇴근한 후, 당신은 밤번 감독자로부터 전화를 받았다. 감독자가 신경외과 부서를 평상시처럼 순회할 때 간호사 콜드웰은 휴식시간을 가지고 있었고 간호사 존스는 두 명의 간호사와 함께 부서에 있었다. 간호사 존스는 간호사 콜드웰이 두부 손상을 입은 환자가 공격적이고 저속한 언어를 사용했기 때문에 화가 나있었다고 보고했다. 그리고 간호사 콜드웰은 환자의 입에 4인치 테이프를 붙여놓았는데, 간호사 존스는 그의 행동을 관찰했고 그의 옆으로 가서 테이프를 떼었다. 그리고 간호사 콜드웰에게 커피를 사러 가자고 말했다.

감독자는 이 병동을 이후 여러 번 관찰했고 태만해 보이는 것은 없어 보였다. 그리고 환자에게 해가 될 만한 것이 없었다고 말했다. 간호사 존스는 이 사건에 대해 말하기 꺼려했지만 감독자 중 한 명이 간호사 콜드웰과 면담해야 한다고 생각하고 있었다. 당신은 밤번 감독자에게 감사함을 표시하고 다음의 사실들을 고려한다.

학습과제 24-3(계속)

- 간호사 콜드웰은 뛰어난 간호사지만 때때로 개인적으로 판단한다.
- 간호사 콜드웰은 매우 신앙심 있는 젊은 여성이고 안전한 삶을 살았다.
- 의심쩍은 흉부와 복부 부상, 신경학적 부상을 가진 환자에게 4인치 접착 테이프로 입을 붙여 놓는 것은 매우 위험하다.
- 간호사 콜드웰은 이전에 질책을 받은 적이 없다.

당신은 외과의사에게 전화를 하고 어떤 일이 일어났는지 설명한다. 외과의사는 환자에게 아무런 해가 없었음을 믿었고 그 간호사를 징계할 것인지, 어느 정도로 할 것인지 당신이 판단하라고 말했다. 그러나 외과의사는 대부분의 의료진들은 그 간호사를 해고할 것을 바란다고 말했다.

당신은 간호사에게 전화를 했고 그녀와 면담 약속을 잡았다. 그녀는 슬프게 그녀가 했던 것에 대해 인정하였다. 그녀는 분별력을 잃었었다고 말했다. 그녀는 자신이 한 행동이 해고당할 만한 것이지만 당신에게 해고하지 말아달라고 요청했다. 당신은 관리자와 상의했고 모두들 당신이 징계 행위를 결정하는 데 동의했다.

과제

무엇을 할지 결정하고, 환자, 병원, 직원에 대해 책임을 져야 한다. 이 경우 가능한 4가지를 기술한다. 이러한 결정 중에서 하나를 선택하고, 당신의 결정을 정당화한다.

안 된다. 관리자는 훈육을 통해 공정하고 성장을 증대시킬 수 있는 중요한 몇 개의 전략을 시행할 수 있다.

관리자가 사용해야 하는 첫 번째 전략은 직원을 훈계해야 하는 상황을 신속하고 주의 깊게 조사하는 것이다. 감독자는 위법행위와 관련된 모든 주장을 조사해야 한다. 심지어 그 위법행위가 익명으로 보고되거나 근거 없이 행해진 것일지라도 면밀히 조사해야 한다.

관리자는 아마도 이 같은 질문을 할지도 모른다. 규칙이 명확했는가? 이 직원들은 자신이 위반한 것을 알았는가? 이 직원들은 이전에도 이와 같은 상황에 연루되었는가? 이러한 행동에 대해 훈육 받았었는가? 교정받은 행동에 대한 반응은 무엇이었는가? 현재 문제 혹은 위반이 얼마나 심각한가? 혹은 얼마나 잠재적으로 심각한가? 이 외에 누가 이 상황에 연루되어 있는가? 이 근무자가 또 다른 징계를 받은 적이 있는가? 근무 환경 안에서 이 근무자의 성과의 질은 어떠한가? 이 조직 안의 다른 근무자들이 이 문제를 겪은 적이 있었는가? 그들은 어떻게 징계 받았는가? 규칙이나 정책에 문제가 있을 수 있는가? 문제를 만드는 특별한 상황이 있었는가? 이러한 유형의 위반에 대하여 조직 정책이 어떤 규율상의 조치를 제안하였는가? 판례들이 정해져 있는가? 징계조치의 유형이 되풀이하여 나타나는 위반을 막을 수 있을 것인가? 현명한 관리자는 이 모든 질문들을 물어볼 것이고 적절한 행동절차에 대해 공정한 결정을 할 수 있을 것이다.

관리자가 사용해야 하는 또 다른 전략은 고용자를 해고시키기 전에 상급자나 인사과 직원들과 상의하는 것이다. 대부분의 조직들은 해고에 대한 근거를 가지고 해고 처리 방법에 대한 명확한 정책을 가지고 있다. 고의적이거나 차별적인 해고의 기소로부터 보호하기 위해서 관리자는 직원들을 면담하려는 어떠한 시도들과 나타난 행동들에 대해서 신중히 기록해야 한다. 관리자는 다른 직원들과 해고하는 이유를 토론하거나 관리자에게 신뢰가 적었던 과거 직원들에 대한 부정적인 의견을 갖지 말고 신중히 행동해야 한다.

성과결핍 코칭

성과결핍 코칭(performance deficiency coaching)은 관리자가 잘 조절된 근무 환경을 만드는 데 사용하는 또 다른 전략이다. 이 코칭 유형은 진행형이거나 문제 중심일 것이다. 문제 중심 코칭은 진행형 코칭보다 덜 자발적이고 더 많은 관리적 계획이 필요하다. 성과결핍에 대한 코칭을 할 때 관리자는 수용할 수 없는 행위나 성과에 집중해서, 부족함을 교정하기 위한 계획을 세우기 위해 해당 직원과 함께 일한다. 왜냐하면 코치의 역할은 실행자보다 덜 위협적이고, 관리자는 지지자나 도우미가 되는 것이다. 성과결핍 코칭은 직원들을 도와서, 그들이 할 수 있는 최고 수준의 수행을 할 수 있도록 한다. 성과결핍 코칭을 개발하고, 사용하며, 마스터하는 것은 임상에서의 수행을 잘 할 수 있게 한다. 보기 24-4

보기 24-4 성과결핍 코칭 사례

코치: 나는 당신이 자주 인계를 늦게 하는 것이 우려됩니다. 이것은 인계를 들으려는 다른 직원들을 방해하고 초과근무를 하게 만듭니다. 왜냐하면 밤근무는 머무르면서 당신이 놓친 환자에 대한 보고를 반복하게 되기 때문이에요. 만약 전체 팀이 그곳에 없거나 7시에 일을 시작할 준비가 되어 있지 않다면 당신 팀 구성원들은 그 날의 환자계획의 우선순위를 정하는 것이 어렵게 될 수 있습니다. 이런 문제가 왜 발생할까요?

직원: 나는 최근에 신뢰할 수 없는 베이비시터와 문제가 있었고 내 차에 시동이 걸리지 않았습니다. 그것은 항상 어떤 것 혹은 다른 것으로 여겨집니다. 나도 제 시간에 직장에 오지 못하는 것이 화가 납니다. 나도 불리한 입장에서 일을 마치는 것이 싫습니다.

코치: 우리 병원은 출근에 대한 오랜 정책이 있어요. 이것이 당신의 수행평가 시 성과를 판단하는 기준 중 하나로 사용됩니다.

직원: 네, 나도 압니다. 나는 당장 내가 그것에 대해 무엇을 할 수 있는지 확신할 수가 없습니다.

코치: 이 문제를 해결하기 위해 당신이 시도한 방법에 무엇이 있습니까?

직원: 음, 나는 새 차를 샀고, 출근 문제를 해결했습니다. 베이비시터는 확신할 수 없습니다. 그녀는 너무 어리고 매우 책임감이 없어요. 그래서 그녀는 늦게 전화를 해서 못 온다고 했어요. 그럼에도 불구하고 나는 그녀를 해고하지 못했어요. 그녀는 일하는 시간이 정해져 있지 않아서 시간과 조건이 적합하고 공식적인 어린이집처럼 많은 돈을 요구하지 않아요.

코치: 이 근처에 아이를 돌보는 데 도움을 줄 만한 가족이나 친한 친구는 없나요?

직원: 네, 어머니가 몇 블록 안 떨어져서 살고 계시면서 도움을 주시지만 어머니에게 의지하고 싶지 않아요.

코치: 아이를 돌보는 데 관심 있는 학생들을 위해서 지역 대학의 고용 등록 리스트가 있어요. 한 번 해볼래요? 학생들은 시간활용에 융통성이 있고 공공 어린이집 센터보다 적은 돈을 요구해요.

직원: 좋은 생각인데요. 사실, 나는 몇 가지 아이디어를 주는 보육 참조 서비스에 대해 들었어요. 나는 일을 끝내고 거기 가보려고 해요. 내 행동이 우리 부서에 영향을 미친다는 것을 알았어요. 가능한 빨리 이 일을 할 것을 약속해요.

코치: 나는 이 문제가 수정될 수 있을 거라고 확신해요. 2주 후 어떻게 이 일이 해결되고 있는지 다시 찾아 올게요.

학습과제 24-4

성과결핍 코칭 계획 작성하기

당신은 작은 응급전문병원의 코디네이터이다. 예전부터 이 병원은 음주운전 사고, 칼로 찌르는 사고, 총기사고가 많이 발생하는 주말 오후에 바쁘다. 외과의사의 근무시간 동안 진료받지 못한 문제를 진료받기 위해 많은 사람들이 주말에 병원에 온다. 제인(Jane)은 2년 전부터 이 병원의 정식간호사로 일했다. 그녀는 모든 직원들에게 인기가 많고, 유머감각이 있고 매우 스트레스 많은 환경에서도 근심이 없다.

제인(Jane)은 "파티족"이라는 명성을 가지고 있다. 그녀는 금요일 밤 퇴근 후 파티를 시작하고 토요일 아침에 술집으로 마감하는 것으로 유명하다. 지난 3개월 동안, 제인은 그녀가 근무하기로 한 7번의 토요일 오후 중 5번을 병가를 냈다. 다른 직원들은 일반적으로 가장 바쁜 주말 밤에 인원이 부족한 채로 일을 했고 그들은 화가나 보였다. 그들은 제인에게 이것에 대해 말하거나 제인에게 배당된 업무가 있는 토요일 오후에 추가 직원을 충원해달라고 당신에게 요청했다.

과제

당신은 제인과 성과결핍 코칭을 시작하기로 결정했다. 다음 사항을 포함시켜 실현 가능한 코칭 시나리오를 작성한다.

- 행동 용어로 기술된 문제
- 문제와 조직기능의 관련성을 직원에게 설명
- 원하지 않는 행동에 대한 결과들의 명확한 명시
- 직원에게 투입 요청
- 문제를 해결하는 것에 직원들의 참여
- 추후 문제에 대한 계획

는 성과결핍 코칭의 예이다.

징계회의

코칭이 문제 행동을 교정하는데 성공하지 못했을 때 관리자는 더 적극적인 행동을 취해야 하고, 징계회의와 같이 더 공식적인 방법을 사용해야 한다. 직원들의 위반을 철저하게 조사한 후, 관리자들은 반드시 그들의 결과물과 함께 직원들과 대면해야 한다. 이것은 징계회의와 같은 형식을 발생시킨다. 다음 단계는 징계회의의 한 부분이다.

징계 문제를 만약 인지하지 못하거나 무시했을 때, 일반적으로 그것은 사라지지 않는다. 그들은 더 나빠지게 된다.

징계의 조치에 대한 이유

왜 직원들이 징계를 받는지 명확하게 명시하는 것부터 시작하라. 관리자들은 주저하거나 사과해서는 안 된다. 관리자들의 역할은 권한을 포함한다. 권한의 부여에도 불구하고, 초보 관리자들은 종종 징계 과정을 불편하게 느끼고 불명확하거나 직원들에게 본래의 혹은 징계문제의 심각성과 관련하여 혼란된 메시지를 제공할 수도 있다. 이 역할에서 주요 책임은 직원 수행을 평가하고, 개선되거나 받아들여지는 수행에 대한 적절한 행위를 제시하는 것이다.

징계회의에서 관리자들은 반드시 그들의 역할에 따라 권한을 감당해야 한다.

조치에 대한 직원의 반응

직원에게 왜 규칙을 따르지 않았는지 설명할 기회를 주어라. 징계과정에서 직원들의 피드백을 허용하는 것은 인간으로서 그들을 인정하는 것이다. 이는 당신의 궁극적인 목표가 공정하고 그들의 성장을 촉진시키는 것임을 재확인시키는 것이다.

징계 조치에 대한 근거

당신이 시행하고 있는 징계 조치와 왜 당신이 그것을 할 것인지에 대하여 설명하라. 관리자가 두 번째 단계에서 얻게 되는 새 정보에 대해 열린 마음을 유지해야 함에도 불구하고 적절한 징계 조치와 관련된 예비 평가는 이미 시행되어져야 한다. 이 훈육은 직원들과 의사소통이 되어야 한다. 이전 징계 회의에서 상담했던 직원들은 이 처벌에 대해 놀라지 않아야 하며 이것은 마지막 회의에서 논의되어야 한다.

변화에 대한 기대를 명확하게 하기

기대하는 행동 변화를 기술하고, 이 변화를 성취하기 위해 필요한 단계를 기술하라. 변화 실패 시 결과를 설명하라. 미안해하거나 망설이지 말라. 그렇지 않다면, 직원은 문제의 심각성에 관해서 혼돈할 수 있다. 자기통제력이 부족하기 때문에, 반복적으로 규칙을 위반하는 직원에게는 방향을 확실하게 보여주어야 한다. 적절한 시기에 직원을 추후관리 해야 한다.

행동 계획의 동의와 승인 얻기

동의와 그 계획의 승인을 얻어라. 지지를 주고, 당신이 그들에게 관심이 있음을 알게 하라. 또한 리더-관리자들은 처벌을 하기보다 직원들의 성장을 촉진시키기 위해 훈육을 한다는 것을 기억하라. 또한 기대되는 표준은 명확해야 하지만, 리더들은 직원에게 진심어린 관심을 전하고 이들이 성장할 수 있게 돕기를 바란다는 것을 전해줘야 한다. 이러한 접근은 훈육이 개인이 아니라 잘못된 행동에 대한 것임을 직원들이 깨닫게 해준다. 리더는 신중해야 하지만, 양육하고 충고하려는 노력에 있어서 관리의 역할을 포기해서는 안 된다. 리더십 역할은 직원들이 변화할 수 있도록 지지하는 환경을 제공하고 만드는 것이다.

징계회의에서 다루는 이해와 더불어 리더들은 훈육이 수행되는 환경에 민감해야 한다. 직원들이 규칙을 위반한 후 가능한 한 빨리 부적절한 행위에 대한 피드백을 받아야 하지만, 관리자는 환자나 동료 앞에서가 아닌 철저히 비밀리에 훈육을 시행해야 한다. 만약에 비공식적인 충고 이상이 필요할 때, 관리자는 용납할 수 없는 행위에 대해 직원에게 알리고, 공식적인 징계회의를 이후에 계획해야 한다.

모든 훈육, 비공식적 충고는 개인적으로 시행되어야 한다.

모든 공식적 징계 회의는 직원과 관리자 모두에게 적절한 시간에 동의하에 미리 계획되어져야 한다. 양측은 이 같은 일이 발생한 상황에서 되돌아볼 시간을 원할 것이다. 이런 되돌아보는 시간을 갖는 것은 감정적으로 흐르는 상황을 줄이고 직원의 자기 훈육을 촉진시킨다. 왜냐하면 직원들은 재발하지 않도록 스스로 계획할 수 있기 때문이다.

사생활 보호와 사전 계획과 더불어서, 징계회의의 길이도 중요하다. 너무 길어서 토론으로 빠져서도 안 되고, 너무 짧아서 직원과 관리자 모두에게 조언을 주지 못해도 안 된다. 만약 직원이 지나치게 감정적으로 보이거나 관리자와 직원의 인식의 차이가 크다면 추가적인 회의를 계획한다. 직원들은 종종 그들이 말하고자 하는 것이 무엇인지 받아들일 시간과 적극적인 계획을 개발할 시간이 필요하다.

해고회의

해고회의는 항상 징계회의여야 한다. 많은 원칙들이 같지만 해고회의는 미래의 향상과 관련된 계획이 없다는 점에서 징계회의와 다르다. 다음 단계는 해고회의에서 지켜야 할 것들이다.

1. 해고에 대한 이유들을 조용히 언급하라. 관리자는 화를 내거나 방어적임을 드러내서는 안 된다. 관리자가 그 결과가 고용의 종결(해고)을 의미하는 것이라고 유감스럽게 표현할지도 모르지만, 그들은 이곳에 거주하지 않거나 직원들에게 그 결정이 마지막이 아니라고 생각하는 이유를 얘기해야 한다. 관리자는 논의가 되고 있는 행동의 예시를 제시할 준비를 해야 한다.
2. 고용 종결과정에 대해 설명하라. 고용이 끝난 날짜를 언급할 뿐 아니라 직원과 조직단체의 역할을 차례로 언급하라.
3. 직원에게 조언을 요청하라. 해고 회의는 항상 예민하다. 자발적이며, 감정적인 반응이 당연하다. 직원의 말을 들어라. 그러나 당신 스스로 감정적으로 직원의 화나 슬픔에 이끌리지 마라. 항상 사건의 사실에 대한 초점을 두고 반응 없이 대답하려는 시도를 하라.
4. 만약 가능하다면, 긍정적인 분위기로 모임을 끝내라. 관리자는 다른 직장에 추천을 해줄 수 있음을 직원에게 알려야 한다. 결국, 즉시 조직에서 해고되어서 떠나야 하

는 직원에게 가장 좋은 것이다. 만약 해고가 논의된 이후에 그 직원이 계속 그 부서에서 일을 한다면, 그곳에서 일하는 직원들 모두의 사기를 떨어뜨릴 수 있다.

불평 처리 절차

직원들이 피드백과 훈육이 공평하고 정당하다고 인지할 때 성장은 일어날 수 있다. 직원들과 관리자가 '공평함'과 '정당함'을 다르게 인지할 때, 훈육은 '불평 처리 절차(grievance procedure)'라 불리는 좀 더 공식적인 방법에 의해 해결될 수 있다.

불평 처리 절차는 범법행위를 보이거나 어떤 사람이 잘못된 행위를 한다고 믿을 경우 나타나는 과정이다. 직원들은 그들이 관리되지 않는다고 여겨질 때 언제든지 그것을 사용할 수 있다. 그러나 이 책은 불평은 훈육과정에서 분명하게 나타날 수 있음에 초점을 둔다. 관리자들과 직원들 사이의 대부분의 불평 혹은 갈등은 평상시에 대화, 협상, 타협, 협동을 통해 해결될 수 있다. 일반적으로 비공식 절충안이 잘 정리된 단계로 제시되어 있다.

공식 과정

만약에 직원과 관리자가 비공식적으로 그들간의 차이점을 해결할 수 없을 때, 공식적인 불평 처리과정을 시작한다. 공식적인 불평 처리 절차의 단계는 일반적으로 모든 노조협약 혹은 관리자 정책과 절차매뉴얼에 개요가 나와 있다. 일반적으로 이러한 단계는 지휘하에 공식적인 불만을 처리하는 진보적인 방법을 포함한다. 만일 이 수준에서도 해결이 되지 않는다면, 공식적인 청문회가 열린다. 배심원 같은 사람들을 선출해서 무엇을 해야 하는지 결정한다. 배심원들은 모든 강력한 기관들에 대항하여 우위에 있는 개개의 직원들에게 위험을 초래하기도 한다. 따라서 직원들의 문제 행동과 상담하려는 시도에 대한 명확하고 객관적이면서도 포괄적인 서면기록을 가지는 것이 관리자에게 필요하다.

중재

만약 공식적인 불평 처리 절차를 통해 차이점이 합의될 수 없다면 문제는 마침내 중재라고 불리는 과정에서 해결되어야 한다. 중재에서는 사람들 모두의 불평을 검토하고, 사실을 찾고 결정하기 전 증인들과 인터뷰를 할 수 있는 전문중재자를 선별한다.

비록 불평 처리 과정이 직원들과 관리자 모두에게 많은 시간과 에너지를 쓰게 하지만 그들은 여러가지 가치 있는 의미들을 제공한다. 불평 처리 과정은 상황이 더 크게 악화되기 전에 문제를 해결할 수 있게 한다.

불평 처리 과정에서 가장 중요한 결과는 직원들에게 감독자와의 갈등을 해결할 수 있는 정당한 기회를 제공한다는 것이다.

직장에서 갈등을 해결할 수 있는 출구를 갖지 못한 직원들은 사기가 떨어지고, 화가 나고 불만족스러울 것이다. 이러한 감정은 병동의 기능과 생산성에 영향을 미친다. 심지어 결과가 불평으로 가득 찬 사람에게 호의적이지 않다면, 객관적인 제 3자에게 사건을 보여줄 수 있는 기회가 있다는 것을 직원이 알아야 한다. 건설적인 갈등 해결의 기회가 점차 증가되고 있다. 게다가 직원들이 임의적인 관리 조치에 대해 바로잡을 수 있는 방법이 있다는 것을 알 때 관리자가 더 공정하고 일관성 있게 할 것이다.

불평 해결에서 권리와 책임

직원들과 관리자들은 나누어져 있고 불평 해결에서 구별되는 권리와 책임이 있다. 그러나 많은 권리와 책임들이 겹쳐 있다. 그들이 인지하고 있는 권리에 초점을 맞춘 불평의 감정을 끄집어내는 것은 쉽지만, 관리자와 직원들은 권리와 그 권리에 수반된 책임들을 가진다는 것을 기억해야 한다. 예를 들면, 양측이 들을 수 있는 권리를 가지고 있지만, 똑같이 방해하지 않고 경청할 책임을 가지고 있다. 직원은 긍정적인 근무 환경에 대한 권리를 가지고 있지만 관리자에게 불평과 필요성에 대해 의사소통할 책임을 가진다. 관리자는 직원으로부터 일정 수준의 생산성을 기대하는 권리를 가지지만 이런 것이 가능하게 하는 근무환경을 제공하는 책임을 가진다. 관리자는 직원들이 규칙을 잘 준수할 것을 기대하는 권리를 가지지만 이러한 규칙이 명확히 의사소통되고 실시되는 것을 보여주는 책임을 가진다.

관리자와 직원들 모두 불평 해결에 의지를 보여야 한다. 이것은 양측이 숨김없이 의논하고, 협상하고, 타협해야 하며 가능한 한 빨리 불평을 잘 해결하려는 노력을 해야 한다는 것을 의미한다. 불평에서 이러한 궁극적인 목표는 이기려는 것이 아니라 양쪽 모두를 만족시킬 수 있는 해결책을 찾으려는 것이다.

많은 경우에서, 관리자는 명확한 의사소통과 공정함, 적극적인 훈육을 강조하는 근무환경을 조성함으로써 불평과 관련된 위험을 줄이거나 제거할 수 있다. 확실히, Edwards(2009)는 고용주들은 사건의 진실을 파악하기 위한 조사를 철저히 하고, 결정에 이르기 전 직원이 자신이 한 행동에 대해 대응할 기회를 줘야 한다고 말했다.

직원들은 또한 노동조약, 정책, 절차, 조직의 규약에 대해 잘 인지하여 불평과 관련된 위험을 줄이거나 제거할 수 있다. 만약 모든 직원들과 고용주들이 그들의 권리와 책임을 인지한다면, 직장에서 불평은 감소할 것이다. 상호적인 문제해결, 협상 그리고 타협이 갈등을 해결하는 데 비효과적일 경우, 불평 처리 과정은 훈육 갈등에서 긍정적이고 성장이 가능한 해결책을 제공할 것이다.

비생산적인 직원

적극적이지 못하고 비생산적인 직원은 문제직원의 다른 유형이다. 그러나 전통적인 훈육은 일반적으로 그들의 행동을 교정하는 데 건설적이지 않다. 비생산적인 직원은 종종 능력을 맞추기 위한 막대한 노력을 하지만 기껏 잘해봐야 오직 최소한의 표준지침에만 맞추어 일하기 때문이다. 모든 조직에는 적어도 몇 명의 그러한 직원들이 있다. 이런 직원을 관리하는 것은 혼란스럽고 지치게 한다.

비생산적인 직원은 해고를 요청하지 않지만 전반적으로 조직의 효율성에 거의 기여하지 못한다.

관리자는 보통 비생산적인 직원들을 다루는 다양한 전략을 시도한다. 공통적인 전략은 그 직원을 다른 부서나 다른 병동으로 전근을 보내는 것이다. 몇몇 비생산적인 직원들은 전근된 다른 부서에서 성공할 수도 있지만, 문제는 한 부서에서 다른 부서로 이동한 비생산적인 직원은 또 다른 실패를 경험한다는 것이다.

어떤 관리자는 비생산적인 직원들을 해고하거나 이른 퇴직 혹은 사임에 대한 이야기를 시도한다. 다시 말해, 이러한 행동은 비생산적인 직원의 성공을 도와줄 수 있는 기회를 감소시킨다. 또 어떤 관리자는 이런 문제를 무시하거나 이런 직원들을 "work around(피하면서 일하기)"를 시도한다. 그러나 결국 마지막에는 비생산적인 직원이 수행하지 못했던 작업을 동료들이 끝내야 하는 부담을 가지게 되고 이들의 분노를 사게 된다.

비생산적인 직원들을 다루는 데 가장 시간 집중적인 방법은 코칭(coaching)이다. 관리자는 적극적인 코칭과 상담을 통해서 비생산적인 직원의 실적을 향상시키기 위한 시도를 한다. 이 전략이 비생산적인 직원을 성장시키는 데 가장 크게 기여한다고 여겨지지만 이 전략은 그 직원의 실적이 향상된다거나 그 결과가 시간과 에너지를 소비한 만큼 나타난다는 것을 보장하지는 않는다. 비생산적인 직원을 다루는 데 사용된 전략은 관리자의 수준에 따라 달라진다. 문제를 무시하는 것은 수동적인 반응이며 낮은 수준의 관리자에 의해 사용된다. 높은 수준의 관리자는 코칭, 전직보내기, 해고 등의 더 능동적인 방법을 사용하는 경향이 있다.

그 조직의 성향에 따라 비생산적인 직원을 다루는 전략을 결정하기도 한다. 정부가 개입된 조직들은 수동적인 방법을 더 많이 사용하는 반면, 비정부 조직들은 능동적인 방법을 더 많이 사용한다. 또한 그 조직의 크기는 관리자들이 미미한 생산성이 있는 직원들을 다루는 방법에 영향을 미친다. 크기가 큰 조직에서 비생산적인 직원을 다룰 때 수동적인 관리 대처 전략을 사용하는 경향이 있다.

각 개인과 상황은 다를 수 있고 가장 적절한 전략은 여러 변수에 따라 달라질 수 있음을 관리자는 기억해야 한다. 과거 실적을 보는 것은 직원들이 단지 극도로 피곤한 것인지,

교육이나 훈련의 기회가 필요한지, 의욕이 없는 것인지 혹은 단지 힘이 적은 것인지, 그 직업에 대해 아주 적은 기술을 가지고 있는지 등을 결정하는 데 도움을 줄 것이다.

만약 후자가 정답이라면, 그 직원은 어떤 관리 기술이나 리더십 기술을 사용했느냐에 관계없이, 비생산적인 직원에서 탈피할 수 없을 것이다.

학습과제 24-5는 이런 직원들을 해결하는 데에 사용할 수 있는 대안에 대해 설명하고 있다.

학습과제 24-5

비생산적인 직원

당신은 400개 병상이 있는 병원의 혈액종양내과 관리자이다. 당신의 과는 35개 병상이 있고 거의 가득 차 있다. 그 과는 매우 바쁘며, 환자간호에 높은 수준의 사정과 의사소통 기술이 필요한 간호인력이 배치되어야 한다. 이 층에서 사용하는 간호기술은 조금 특별하고, 전담 간호를 하기 때문에, 과거에는 추가로 인력이 더 필요할 때 다른 과에서 사람을 데려오는 것이 매우 힘들었다. 현재까지는 당신이 매일매일 직원을 맞춰가며 잘 해왔지만, 지금 당신의 과에는 2명의 간호사가 더 필요하다.

여태까지 직원들은 매우 훌륭한 직원이었다. 그들은 자신의 일을 좋아하고, 매우 생산적이었다. 병동의 사기도 예외 없이 좋다. 하지만 지난 3개월간 직원들은 주디(Judy)에 대해 불평을 했다. 그녀는 풀타임으로 4개월간 일해 온 사람이다. 주디는 간호사가 된 지 거의 15년 가까이 되었으며, 다른 병원에서도 혈액종양내과에서 일했다. 이전의 고용자들의 평가는–그다지 많은 정보는 없었지만–그녀가 일에 능숙하다고 하였다. 주디의 3개월 6주째의 업무평가에서, 당신은 그녀의 부적절한 업무 습관, 부족한 사정과 의사소통 능력에 대해 지도하였다. 그녀는 현재 하는 일이 그녀의 가장 큰 목표 중 하나였기 때문에, 업무 능력을 높이기 위해서 더욱 더 노력할 것이라고 말했다.

주디는 당신의 지도에 대해서 수용적이었고, 당신에게 자신의 노력에 대해 얘기하였지만, 그녀의 행동에는 눈에 띄는 변화가 보이지 않았다. 당신은 점차 그녀가 능력 내에서 최선을 다하고 있지만, 그녀의 한계가 여기까지가 아닐까 하는 결론을 내리기 시작했다. 다른 간호사들은 주디가 자신이 맡은 일을 제대로 하지 않기 때문에, 당신에게 주디를 이 병동에서 내보내 달라고 요청하고 있다.

과제

전통적인 방식의 문제해결능력을 사용해서 이 문제를 해결한다.

약물에 중독된 직원

물질 오용은 계속되는 직업적, 사회적, 정신적 또는 육체적 문제와 맞닥뜨리고, 위험한 상황에 처하게 되면서, 사용하던 향정신성 약물을 지속적으로 남용하게 되는 경우를 말한다. 환자의 안전을 위해 일터에서 그런 직원들을 빨리 제거하는 것은 효율적인 관리를 위해 기관이 나서서 해야 할 일이다. 하지만 관리자들은 이들이 미래에 생산적인 직원으로 다시 일터에 복귀하기 위해 도와줘야 할 의무가 있다.

간호관리자가 물질남용을 하거나, 정신적으로 문제가 있는 직원들을 관리하는 것만큼 비용이 들고, 감정적으로 힘든 일은 없다.

1940년에 후반, Modlin과 Montes(1964)는 의료인들의 물질 의존에 대해 처음으로 논문을 발표하였다, 하지만 Monroe(2009)는 이 문제가 1980년에 National Nurses Society of Addiction이 중독대책위원회를 설립하기 전까지는 사람들에게 인식되지 않았다고 주장했다. 이것이 비교적 최근에 제기된 문제임에도 불구하고, 사실은 물질남용이 마약과 알코올중독만큼 오래 존재했던 것이 아닐까 하는 생각에는 의심의 여지가 없다. 사실, Darbo(2009)는 '중독'이 의료전문가들에게 가장 장애를 입히는 것이라고 말했다.

간호계에서의 약물중독의 규모는 알려져 있지 않고, 수치들도 범위가 넓다. 하지만 문헌들에 따르면 간호사의 8%에서 16%가 약물중독에 빠져 있다. 그리고 일반적으로도 약물중독인 의료인의 비율이 공무원의 비율보다 더 높다고 알려져 있다.

Talbert(2009)는 간호사들 사이에서 물질남용을 조장하는 데에는 여러 가지 요인들이 밝혀졌다고 주장했는데, 그 예로는 감정적 장애, 알코올중독, 마약사용, 정서적 학대의 가족력 등이 있다. 이는 낮은 자존감, 과로, 연장근무로 인한 것들이다.

가족력은 의지할 수 있는 가족들과 함께하는 환경이 유용한 행동을 만들 수 있기 때문에 중요하다고 고려된다. 일터에서의 스트레스는 간호사들에게 물질남용의 또 다른 주원인이 된다고 얘기되는데, 연장근무, 교대근무, 그리고 일터에서의 왕따 등이 만성 스트레스, 피로, 그리고 소외감을 줄 수 있기 때문이다. 물질사용이 아마도 그런 것들을 해결하는 방법이 되는지도 모른다.

하지만 약물중독이 된 의료인과 중독자들의 한 가지 다른 점은, 의료인은 약물을 불법이 아닌, 처방된 합법적인 방법으로 얻는다는 것이다. 간호사들이 엇나가지 않은 방법으로 약물을 획득할 방법이 더 다양하기 때문에(동료들이 처방전을 써주거나, 처방전을 위조하기도 함), 그리고 다른 사람들의 약물을 관리하는 경험이 많기 때문에, 자신이 약물복용을 조절할 능력이 있다고 믿는 오류를 범하게 된다(Talbert, 2009).

마약의 이런 이탈을 방지하기 위해서 마약류를 폐기하는 기계가 있음에도 불구하고, 임상 현장은 불법으로 마약을 얻을 수 있는 장소가 되었다. 사실 면허관리국에 의한 규율의 대부분이 개인의 약물 남용, 마약 및 마약용품의 판매 등과 관련된 위법행위와 관련이 있다(Lillibridge, 2010).

물론 알코올이 가장 흔한 남용 물질이긴 하지만, meperidine(Demerol)이 남용이 많은 마약이고, oxycodone(OxyContin)과 clonazepam(Klonopin)은 남용이 증가하는 추세이다(National Institute on Drung Abuse, n. d.). 흔하게 사용되는 다른 약물로는 벤조다이아제핀 계인 diazepam(Valium), 그리고 마약류인 morphine과 pentazocine(Talwin)이 있다. Barbiturate계 약물이 알코올 대신 사용되기도 하는데, 호흡에서 느껴지는 알코올 냄새 없이 알코올과 같은 효과를 갖기 때문이다.

약물중독인 직원을 구별하는 법

대부분의 간호사들이 환자들의 문제를 파악하는 데 예리한 통찰력과 사정 능력을 가지고 있지만, 동료들의 약물중독의 증거나 행동에는 조금 둔할지 모른다. 다른 사람들을, 그리고 주위환경을 섬세하게 파악하는 것은 리더십 기술의 하나이다. 약물중독인 간호사들의 이력은 다양하지만, 비슷한 행동 양상과 변화가 종종 관찰된다. 이 행동 변화들은 세 가지 기본 영역으로 나눌 수 있다. 성격/행동 변화, 업무능력의 변화, 그리고 출근율과 시간사용의 변화이다.

직원이 약물중독에 빠져들게 되면, 관리자는 조금 더 쉽게 이런 행동들을 파악할 수 있을 것이다. 전형적으로 약물중독 초기에는 그저 행복감을 위해서 약물을 사용하게 되는 경우가 많다. 과도한 음주나 마약복용이 흔하긴 하지만, 일단은 재미로 외부에서 많이 사용한다. 그러므로 물질사용은 보통 업무시간에 행해지지 않는다.

약물중독이 심해지면서 내성이 생기게 되고, 그러면 효과를 얻기 위해 더 큰 용량을 사용해야 한다. 이때 사람은 의식적으로 약물을 사용하는 삶을 선택하게 된다. 약물 사용에 대한 방어기제에는 합리화 · 부정 · 협상 등이 있다. 이때 직원은 일터와 일터 밖 모두에서 약물을 사용한다. 이 단계에서 업무능력이 서서히 감소하게 되는데, 출근 · 판단능력 · 업무의 질, 그리고 사교 능력 등이 떨어진다. 그리고 이런 믿음직스럽지 못하고 비생산적인 직원으로부터 야기된 병동의 사기저하도 점점 뚜렷해진다.

약물중독의 마지막 단계에서, 직원은 행복감과 만족감을 느끼지 않더라도 지속적으로 약물을 사용해야 한다. 육체적 · 정신적으로 중독된 직원은, 자신과 다른 사람들을 철저하게 무시하기 시작한다. 물질에 대한 욕구가 너무나 강하기 때문에, 직원의 사적, 공적인 삶 모두가 약물을 구하는 데에 집중되기 시작한다. 그리고 일터에서도 직원은 예측할 수 없고 의지할 수 없는 직원이 되고 만다. 일은 아예 되어 있지 않거나 되다 말고, 기록은 엉성하고 읽을 수가 없으며, 판단 오류가 잦아진다. 이 단계에 있는 직원은 자주 약물을 사용해야 하기 때문에, 일을 하는 도중에도 약물을 사용하는 모습을 보일지도 모른다. 마약류의 약이 사라지기 시작한다. 직원은 잠시 동안 사라지는데, 그것에 대한 합리적인 이유를 대지 못한다. 감정기복이 매우 심해지며, 자주 아파 보인다.

결론은 이 단계에 오기까지 그들은 일터에 남아 있지 말아야 한다. 하지만 현실에서 약물중독의 증거를 발견하는 것은 매우 어렵다. 간호교육과정은 일반적으로 알코올과 약물의 정신적인 영향에 대해서만 이야기하고 있지, 정신적 중독의 과정에 대해서는 다루지 않는다. 특히 간호사의 약물사용에 대해서는 더 다루지 않는다. 약물중독에 대한 이런 제한적인 지식 때문에, 많은 간호사들은 약물중독을 해결할 준비가 되어 있지 않다.

약물중독 직원 대면하기

대부분의 알코올중독자나 주사기로 마약을 사용하는 사람들과는 달리, 의료인은 그들의 약물중독 행위에 대해 동료의 암묵적인 허락을 받지 못한다. 그러므로 의사들과 간호사들은 동료에게마저도 약물을 사용하고 있다는 것을 감추려 하며, 자신에게조차 약물중독을 부정한다.

이런 부정은 영구히 지속되는데, 왜냐하면 전통적으로 간호사와 관리자는 동료를 인지하고, 돕는 것을 꺼려하기 때문이다. 그러나 이러한 흐름이 변화되면서 몇몇 간호관리국에서는 간호사를 위한 치료 프로그램들이 생겨났다. 그리고 관리자가 약물중독을 어떻게 발견하는지, 어떻게 중재하는지에 대한 정보를 많이 알아가면서 많은 중독 직원들을 만나고 있다.

약물중독 직원을 해결하는 첫 번째 단계는 사실 대면의 단계 전부터 일어난다. 정보(또는 증거) 수집의 국면에서, 관리자는 직원의 약물중독에 대해 의심스러운 증거들을 최대한 많이 모으기 시작한다. 이 장의 보기에 제시된 모든 행동, 업무상황, 그리고 시간과 출석에 대한 변화들이 객관적으로 관찰되고, 서면으로 기록되어야 한다. 만약 가능하다면, 제3자가 관리자의 감시를 입증해 줄 수 있도록 해야 한다. 의심되는 약물중독의 경우, 관리자는 환자에게 처방된 것과 간호사가 실제로 간호를 수행한 양이 일치하는지를 확인해 보아야 한다.

몇몇 간호사들은 그들이 일하는 중에도 알코올을 섭취하기도 하므로, 관리자는 호흡에서 나는 알코올 냄새 등 좀 더 미묘한 실마리를 관찰해야 한다. 만약 기관의 정책이 허락한다면, 약물중독이 의심되는 직원이 즉시 알코올, 마약사용 테스트를 받을 수 있도록 요구해야 한다. 직원이 협조하기를 거부한다면, 이것을 기록하고 보고할 수 있도록 기관의 정책을 적용해야 할 것이다.

알코올중독을 증명하는 것은 종종 약물중독을 감지해 내는 것보다 더 힘들다. 왜냐하면 직원이 그것을 좀 더 쉽게 숨길 수 있기 때문이다.

만약에 관리자가 직원이 약물의 영향을 받고 있고, 그것이 환자의 안전에 잠재적인 위험을 가져온다고 생각된다면, 그 직원은 즉시 일터에서 퇴출되어야 한다. 관리자는 결단력 있고, 감정적이지 않게 직원에게 약물중독이라고 생각하기 때문에 더 이상 일을 하지 않아야 된다고 얘기하여야 한다. 관리자는 직원이 약물중독인 상태로 집에 운전해 가지 않게 데려다 주어야 한다. 이 사건에 대한 형식적인 미팅은 다음 24시간 안에 행해져야 한다.

이런 형식의 관리자와 직원간의 대면은 약물중독이 의심되는 직원을 대하는 두 번째 단계이다. 많은 직원이 이런 식으로 대면되었을 때 그들의 문제를 인정하지만, 어떤 이들은 그들 자신에게도 인정하지 않기 때문에, 방어기제(부정을 포함한)를 사용하기도 한다.

보기 24-5 약물중독 직원에게서 보이는 변화들

성격과 행동의 변화

- 환자나 동료들에게 짜증을 많이 내고, 그 후에 매우 차분해진다.
- 사회적으로 고립된다. 밥을 혼자 먹고, 사회적 모임을 피한다.
- 감정기복의 변화가 격하고, 심해진다.
- 좋았던 감정만 과도하게 기억하며, 행동에 대한 변명이 늘어난다.
- 마약류와 마약류 보관함에 비정상적인 관심을 보인다.
- 차림새에 극적인 변화가 생긴다.
- 작은 건망증에서 시작해서부터 기억상실까지, 다양한 범위의 기억 상실이 생긴다.
- 체중감소, 상기된 얼굴, 충혈된 눈, 불안정한 보행, 명료하지 않은 말, 진전, 불안정함, 발한, 멍이나 담배자국, 황달, 복수 등의 육체적인 변화가 생긴다.
- 투약과오가 생겼을 경우 극도의 방어적 자세를 취한다.

업무능력의 변화

- 스케줄이나 기한을 준수하는 것에 어려움을 느낀다.
- 비논리적이고 엉성하게 기록을 한다.
- 투약과오가 빈번해지고, 환자간호에 중요한 결정들에 오류를 자주 범한다.
- 투약을 자발적으로 하려는 횟수가 늘어난다.
- 담당한 환자들 중 자신의 진통제가 효과가 없다고 하는 환자가 늘어난다.
- 가장 최소한의 일만 하려고 하거나, 실제로 그렇게만 한다.
- 판단 오류를 범한다.
- 일하는 시간에 졸거나 잔다.
- 다른 직원들에게서 불평이 잦아진다.

시간사용과 출근율

- 합당한 이유나 알림 없이 일에 늦거나 결근한다. 월요일이나 금요일이 많다.
- 점심시간이 길어진다.
- 병가를 과도하게 사용하거나, 며 칠 간의 휴무 후에 병가를 낸다.
- 대체 휴가를 요구하기 위한 전화를 자주한다.
- 뚜렷한 이유 없이 일찍 출근하거나, 야근을 한다.
- 지속적으로 지각을 한다.
- 설명하지 않고 갑자기 일하는 도중 사라진다.

그들과 대면했을 때 '부정'과 '분노'를 볼 수 있을 것이다. 만약 직원이 문제가 있다는 것을 부정한다면, 업무능력이 현저히 떨어졌음을 지적하는 증거를 제시해야 한다. 관리자는 이 대면이 그 직원의 숨겨져 있는 문제와 중독에 대한 것이 아니라, 업무능력의 저하에 집중되도록 해야 할 것이다. 그런 문제들은 관리자만 언급해야 하는 것은 아니다. 관리자는 또한 직원을 나무라거나, 비난하거나, 야단쳐서는 안 된다.

대면은 항상 그 문제가 너무나 진전되기 전에 시행되어야 한다. 하지만 몇몇 상황에서는 관리자가 제한된 증거만을 가지고, 오로지 병동의 사기저하나 업무능력 감소 때문에 대면되어야 한다고 주장하기도 한다. 하지만 이것은 직원을 도와준다는 점에서는 성공적이지 못한 대면이 될 가능성이 크다. 만약 직접적인 대면이 성공하지 못하다면, 너무 이른 것일 수도 있다. 아직 직원이 절박하지 않거나, '부정'의 단계에 있는 경우이다. 이런 상황에서는 업무능력이 지속적으로 한계를 보이거나 불만족스러울 것이며, 이에 따른 엄격한 규율이 필요할 것이다. 만약에 대면이 반복됨에도 불구하고 직원이 계속 부정하며 일 처리 능력이 떨어질 경우, 해고를 하는 수밖에 없다.

대면의 마지막 단계는 직원이 약물중독을 이겨내는 것에 관한 기관의 계획이나 바람을 확실히 하는 것이다. 이 방법은 징계문제에 대한 계약조건과 유사한데, 보통 이것이 서면으로 기록되며, 만약 개선책을 찾지 못한다면 재활요법이 시행되어야 한다는 점에서 그렇다. 대개의 경우 관리자가 비공식적으로 직원에게 외부의 약물중독 해결방안을 소개해주지만, 직원이 자신의 업무적 결함에 대해 해결책을 찾을 수 있어야 한다. 계획에는 시간표가 포함되어 있으며, 관리자와 직원은 계약서의 사본에 동의하고 서명해야 한다.

약물중독 직원을 돕는 데 관리자가 해야 할 일

분명히 의료인에게 약물중독이 일어나는 것은 잠재적이다. 개인적인 면에서 본다면, 어떤 병을 앓고 있는 사람이 몇 년간 그것을 모르고, 치료받지 못할 수도 있다. 전문적인 면에서 본다면, 약물중독인 직원이 의료계 전체에 영향을 미칠 수 있다. 손상된 기술과 판단능력을 가진 간호사는 환자의 안전에 위협이 될 수 있다. 약물중독인 간호사의 팀에서 그들의 자리를 채우려고 하다보면 팀워크와 지속성이 위태로워질 수가 있다. 개인적, 그리고 전문적인 면에서 보면 간호지도자와 관리자들은 최대한 빨리 약물중독 직원을 알아차리고 중재해야 한다.

간호의 본성 때문에 많은 관리자들은 아픈 사람을 대하는 것처럼 그들을 보살피고 싶어 하는 자신의 모습을 발견하게 된다. 하지만 이런 보살핌은 빠르게 그 사람을 망치게 한다. 이미 자존감을 과도하게 잃고, 자기 자신을 관리할 수 없게 된 직원은 관리자에게 자신의 회복에 참여해 달라고 부탁할 수도 있다. 이것이 약물에 중독된 직원과 일하는 점 중 가장 힘든 면이라고 볼 수 있다. 이 분야에 경험이 많고, 객관적으로 대할 수 있는 사람이 이 역할을 해야 한다.

관리자는 약물중독 간호사의 상담자나 치료제공자 역할을 하지 않도록 주의해야 한다.

관리자는 또한 약물중독의 원인을 진단해줄 필요를 느끼지 않도록 조심해야 한다. 부차적인 것들을 변명하는 것이나 보호해주는 것을 떠나서, 환자를 보호하는 일이 최우선이다. 관리자의 역할은 직원의 업무상황에 대해 기대하는 바를 정확히 하고, 그 기대에 미치지 못할 때 대면하는 것이다. 이것은 관리자가 병을 진단하는 것처럼 인간적으로 그의 문제를 알아차려 주라는 말이 아니다. 그리고 직원이 원하는 정도의 도움 그 이상을 줄 필요도 없다. 관리자가 다른 사람에게 그 직원에 대한 적당한 도움을 요청할지라도, 관리자의 우선적인 책임은 직원이 일에 복귀하기 전에 다시 기능적이고, 기관의 요구에 부합하는 사람이 될 수 있도록 해주는 것이다.

관리자는 일터에서의 약물중독의 위험을 줄이는 데 중요한 역할을 한다. 이것이 가능하다면 직원들의 일에 대한 스트레스가 줄고, 스트레스를 관리하는 데 필요한 절차가 형성될 수도 있다. 관리자는 또한 약물 분배에 대한 접근방법을 설정하고 그에 따른 절차를 시행하며, 강화하고, 감시해야 한다. 결과적으로 관리자는 직원들이 약물남용에 관하여 배우고, 그것을 감지하며, 약물중독이 되었을 경우 요청할 수 있는 도움에 대해서 알 수 있도록 기회를 제공해야 할 것이다.

회복 과정

대부분의 권위자들이 회복단계의 명칭이나 절차에 대해서는 일치한 견해를 보이지 않지만, 특정한 국면이나 진전을 보이는 행동들이 약물중독인 사람이 회복되는 과정에서 나타나는 것에는 동의한다. 첫 번째 단계에서 약물중독 직원은 약물사용의 의의와 심각성을 계속 부정하지만, 가족, 친구들, 그리고 관리자들의 요구를 들어주기 위해서 약물을 조금 줄이거나 자제하기는 한다. 이런 직원들은 미래에 그들의 약물 남용을 재개하기를 원한다.

부정이 진정될 때 두 번째 단계에서는 약물중독 직원이 약물중독이 그들 인생에 부정적인 영향을 끼친다는 사실을 알고 그것을 바꾸길 원하기 시작하는 것이다. 종종 사람들은 이 단계에서 희망과 의지로 자신감에 차있다. 하지만 그들이 맞닥뜨리게 되는 고통에 대한 참을성은 약하다. 이런 단계가 보통 3개월 동안 지속된다.

세 번째 단계 동안 사람은 자신의 가치와 숨겨진 능력을 검토하고 그리고 더욱 실질적인 잠재력 향상을 위해 일한다. 흔히, 이런 단계는 비약물중독의 삶을 강화시키는 집단의

학습과제 24-6

약물중독 동료

다음 질문에 답하기 위해 에세이를 두 장 이내로 작성한다. 당신의 사적 · 공적인 삶이 약물에 중독된 직원에 의해 영향을 받은 적이 있는가? 있다면 어떤 방식으로 영향을 받았는가? 그것이 당신의 약물 오용과 중독에 대한 시각을 바꾸었는가? 당신은 관리자로서 약물중독 직원에게 해야 할 일들을 그들에 대한 사적인 감정과 분리할 수 있다고 생각하는가? 당신은 동료직원을 의심해 본 적이 있는가? 만약에 그렇다면, 그것을 어떻게 해결했는가? 만약 동료를 의심한다면, 관리자에게 말하기 전에 그를 관찰해 볼 것인가? 이 상황과 관련된 위험을 설명해 본다.

지지와 함께 자기 자신을 통제하게 된다. 이 단계에서 약물중독 직원은 자신이 약물에 중독된 시기에 얼마나 아팠는지 깨닫게 되고 수치심과 창피한 감정들이 가득차기도 한다.

마지막 단계에서 사람들은 약물중독되었던 이유에 대한 자의식을 가지게 되고 스트레스 요인들을 효과적으로 다루고 도울 수 있는 능력이 발달한다. 그 결과로 자기인식, 자존감, 자아존중감이 향상된다. 이런 변화가 일어날 때 그 사람은 의식적으로 자신이 일자리를 원하는지, 일자리로 돌아가야 하는지 결정내릴 수 있다.

약물중독 직원의 복직

약물중독 간호사의 일정치 않은 회복률 때문에 이 과정의 소요시간을 예상하기는 쉽지 않다. 많은 전문가들은 약물중독된 직원들은 반드시 최소 1년은 약물사용, 초과근무와 업무교대에 대한 스트레스 없이 회복을 위해 노력해야 한다고 말한다. 일자리로의 성공적인 재기는 회복과정과 개인의 환경과 같은 요인에 달려 있다. 다시 말하면 관리자들이 약물중독 직원의 복직에 대한 진정한 관심을 보여줘야 하지만 관리자의 가장 우선시되는 역할은 일자리에서의 정상적인 업무와 관련된 기관의 권리를 고용자에게 확실히 이해시키는 것이다. 다음은 회복중인 간호사들에게 일반적으로 사용되는 복직 지침서이다.

- 정신신경계에 작용하지 않는 약은 사용할 수 있다.
- 직원들은 처음 1년 동안 낮 근무만 배정 받아야 한다.
- 가능하면 성공적으로 회복한 간호사와 짝을 이루도록 한다.
- 언제든지 독성, 알코올 검사가 포함된 소변검사를 받을 수 있어야 한다.
- 매주 시간을 내어 모임에 참석하는 것을 꺼리지 않아야 한다. 반드시 지지집단에 지속적으로 참석했다는 증거를 제출해야 한다.
- 체계적인 추후 프로그램에 참여하도록 한다.
- 필요할 때 개인적인 상담이나 치료를 찾아보도록 한다.

이 지침서는 직원들의 복직에 대한 계약서의 일부분에 포함되어야 한다. 하지만 법적인 검사는 개인의 권리에 대한 의문을 불러일으킨다. 또 변호사 또는 인사과의 통보 없이는 시행되어서는 안 된다. 인도주의적 리더는 직원 개개인의 있는 그대로의 가치를 알아채고 그들 개인 각각에게 필요한 것들을 이해하려고 노력해야 한다. 만약 지도자가 진심으로 직원들 개개인에게 관심을 표하고 돌봐준다면 직원들은 신뢰를 배우고 이런 배려의 관계는 전환의 기회를 갖게 된다.

문제 직원 관리에서의 리더십 역할과 관리 기능의 통합

리더는 모든 직원이 그들만의 고유한 가치가 있다는 것을 파악하고, 그들이 최대한의 잠재능력을 발휘하게끔 도와주어야 한다. 직원들 개인의 능력, 성취욕구 그리고 상황들이 너무나 다양하기 때문에, 리더는 개인으로서의 독특한 욕구를 가지는 각 직원들을 인정하고 개인의 요구에 따라 중재해야 한다. 빈번히 규칙을 어기는 것과 같은 일부 상황에서, 규율은 직원이 성공하기 위한 가장 효과적인 방법이 될 것이다. 약물중독이나, 정신적으로 문제가 있는 직원의 경우, 환자의 안전을 걱정하는 것과 직원의 건강을 걱정하는 것의 우선순위에 의문이 생기게 된다(Lillibridge, 2010). 이런 경우 직원이 필요한 치료를 받도록 하는 것이 관리자의 중요한 책임일 것이다.

건설적인 규율은 리더십과 관리기술을 필요로 한다. 시행 중인 규율에서 리더는 집단규범을 적극적으로 만들고 자기훈련을 고취시킨다. 리더는 지지자가 되기도 하고, 조력자 · 코치가 되기도 하는 것이다. 인본주의적 리더십 역할은 직원들이 그들의 리더, 나아가서는 기관마저도 따르고 싶게 만든다. 특별한 조치가 필요한 직원(약물중독이거나, 정신적으로 문제가 있는)을 상대하는 데에는, 리더는 권력자나 · 상담원 · 규율주의자 보다는 코치나 책임자의 역할을 하게 될 것이다.

그러나 관리자는 정해진 규칙과 정책, 절차들을 강조해야 한다. 그리고 좋은 관리의 방법은 규율에 대한 필요를 크게 줄이지만 조직의 목표를 달성하기 위해 일부 직원들은 부수적인 지시와 규율이 계속 필요하다. 규율은 직원들이 조직의 기대와 기대에 맞지 않을 때의 처벌을 분명히 이해하게 한다. 관리자의 가장 우선시되는 의무는 환자의 안전이 보장되는지, 부서 목적에 부합되는 적절한 생산성이 있는지를 보는 것이다. 관리자는 조직 목표를 달성하기 위해 노력하는 직원의 태도에 대해 긍정적이고 부정적인 제재를 제공

학습과제 24-7

과음한 상태에서 근무하는 것

당신이 맡은 병동의 밤근무 간호사 중 한 명인 클라크(Clark)에 대한 루머가 퍼지고 있다. 그것은 바로 그녀가 과음한 상태로 일하러 오고 있다는 것이다. 그녀의 동료들은 그녀의 숨결에서 술냄새가 나며, 그녀의 말이 종종 불분명하다고 하였다. 밤근무 관리자는 "이것은 제 문제가 아니에요"라고 말했고, 밤근무 책임 간호사는 클라크가 이런 행동을 보였을 때 근무한 적이 없다. 오늘 아침, 한 환자가 당신에게 클라크가 어제 저녁 근무하러 왔을 때 술에 취한 상태였던 것 같다고 얘기해주었다. 당신이 환자와 더 얘기해 보니, 그는 "Mrs. 클라크는 그녀의 일은 그럭저럭 하는 것 같지만, 나를 불안하게 해요"라고 말했다. 당신은 그녀와 얘기해 보아야겠다고 결정했다. 당신은 그녀의 집에 전화하여, 당신의 방에 3시까지 오라고 하였다.

과제

클라크에게 어떻게 다가가야 하는지 결정한다. 당신의 계획을 정확히 하고, 그것에 대한 근거를 서술한다. 당신의 선택에 어떤 유연성을 적용하였는가? 그것이 클라크에게 어떻게 적용되겠는가?

하기 위해 직원의 지위에 내재된 권한을 사용한다.

균형 잡힌 관리자는 병동 생산성의 요구와 인력 요구를 잘 혼합한다. 그러나 두 가지 목표를 충족하는 적절한 전략을 선택하기와 실행하기는 어렵다. 관리자는 각 직원이 병동에서 성공적이고 가치 있는 구성원이 될 수 있는 잠재력을 가지며, 각 직원이 가지는 특별한 요구들을 충족하기 위해 적절하게 중재하고 있다는 것을 믿어야 한다.

핵심 개념

- 관리자는 약물중독 직원을 사전에 미리 확인하고 감별해야 하는 책임을 가진다. 즉각적이고 적절한 중재는 좋은 결과를 위해서 필수적이다. 기관들도 이런 직원들을 적극적으로 도와 생산적인 직원으로 되돌려 놓아야 하는 윤리적 책임을 가진다.
- 징계는 대개 성장을 촉진하는 데 필요한 긍정적인 도구이다.
- 건설적인 징계의 최고 목표는 기관목표에 맞춰 직원이 자기주도적으로 적절한 행동을 하게 도와주는 것이다.
- 체계적인 훈련에서의 이상적인 목표는 직원이 기관의 목표에 부합하는 자발적이고 적절한 행동을 하게끔 돕는 것이다.
- 공정성을 보장하기 위한 규칙들은 McGregor의 사전경고, 즉시적용, 일관성, 공평성 등이 '뜨거운 난로(hot stove)' 요소에 포함되어야 한다.
- 규칙과 규정이 가치 있다면 시행되어야 한다. 규칙을 위반할 시 처벌되지 않는다는 것이 수용될 때 단체들은 이에 적응하게 되며 낮은 단계의 규칙위반자의 행동을 모방할 것이다.
- 가능한 몇 가지 규칙과 규정은 기관 내에 남아 있어야 한다. 모든 규칙, 규정, 정책들은 삭제되거나 수정되어야 하는 부분이 있는지 정기적으로 검토해야 한다.
- 매우 심각한 위반을 제외하고 징계는 구두경고, 서면경고, 정직, 해고(직위해제) 순으로 단계적으로 주도록 한다.
- 성과결핍 코칭에서 관리자는 용납할 수 없는 행동에 대해 적극적으로 직원에게 관심을 가지게 하고 부족함을 교정하도록 직원과 함께 단기계획을 세운다.
- 불만처리는 기본적으로 잘못된 행동에 대한 진술서 혹은 누군가가 옳지 못한 짓을 했다고 생각될 때 필요하다. 모든 직원들은 독단적이거나 공정하지 않다고 여겨지는 징계 결정에 대해 불만을 제기할 수 있는 권리를 가져야 한다.
- 약물과 정신적 문제는 질병이므로, 전통적인 연속적 징계는 적절하지 않다. 왜냐하면 그런 징계는 직원 발전에 도움이 되지 않기 때문이다.

- 문제가 있는 간호사(약물중독, 정신질환 등)의 이미지는 매우 다양할 것이다. 이들은 일상적으로 세 가지 부분: 성격/행동 변화, 업무변화, 시간과 참석 변화에서 행동변화를 보인다.
- 간호사와 관리자는 원래 약물에 중독된 동료를 알아차리거나 대응하는 것에 둔감하다.
- 약물 문제가 의심되는 직원과 대면하는 것은 항상 문제가 증가되기 전에 또 환자의 안전에 위험이 생기기 전에 일어나야 한다,
- 관리자는 상담자의 역할이나 치료 제공자가 되어야 한다고 생각해서는 안 된다. 또는 약물중독의 원인을 진단하는 것에 대한 필요성을 느껴서는 안 된다. 관리자의 역할은 직원이 확실하게 수행하기를 기대하는 것이고 기대에 어긋날 때 직원들과 대면하는 것이다.
- 비생산적인 직원을 다루기 위한 전략은 관리 단계, 의료기관의 종류, 그리고 수동적 또는 적극적 중재 등 다양하다.

부가적인 학습활동과 적용

학습과제 24-8

증거가 없을 때 적절한 조치 알아내기

당신은 아동급성환자 치료병동의 감독관이다. 당신의 환자 중 조이(Joey)는 5세의 남자 아이다. 그는 30%의 3도 화상을 입어 피부 이식을 했고 현재 회복 중이다. 그는 약 두 달가량 병실에 있었다. 그의 엄마가 아이가 깨어있는 동안 내내 그의 옆에 있고 직원들에게 협조적이다.

최근 몇 주 동안 조이는 기본간호업무에 대해 짜증이 늘고 종종 비협조적이다. 게다가 다른 직원의 의견에 따르면 매우 교묘해졌다고 한다. 조이의 엄마는 아들의 행동에 힘들어 했지만 그가 겪은 충격으로 인한 자연스러운 일이라고 생각했다. 그녀는 서로 수용할 수 있는 행동교정 프로그램을 직원들과 함께 시작했다.

조이에 대한 간호는 가급적 같은 간호사가 배치되도록 시도하였지만, 오늘은 그럴 수 없었다. 빈번하게 짜증과 비협조적인 행동을 보였다고 밤근무 근무자가 말했었기 때문에 특히 이런 일관성의 부족은 방해가 될 것이다. 당신이 조이에게 배정한 간호사는 모니카(Monica)이다. 그녀는 좋은 간호사이지만 과거에 비협조적인 환자에게 인내심이 부족했다. 아침 동안, 당신은 조이가 계속해서 과잉행동을 하는 것을 알고 있었다. 모니카는 점점 더 공격적인 모습을 보였다. 그녀는 그 상황을 적절하게 처리하고 있다고 말하였다.

당신이 점심을 먹고 돌아왔을 때, 조이의 엄마가 당신의 사무실에서 기다리고 있다. 그녀는 몹시 화가 난 채로 말했다. 점심을 먹으러 간 뒤에 모니카가 자신 아들을 때리고 "넌 정말 못된 아이구나"라고 말했다고 조이가 엄마에게 말했다는 것이다. 체벌은 정말 부적절하다고 그의 엄마는 생각했다. 그리고 그녀는 그 간호사를 해고시키기를 원했다. 게다가 그녀는 조이의 주치의와 통화했으며 그가 오고 있는 중이라고 했다.

당신은 모니카를 사무실로 불렀다. 그녀는 완강히 혐의를 부인하였다. 점심시간 동안 모니카는 조이가 그의 드레싱 부위를 점검하는 것을 거부했다고 말했다. 그리고는 행동교정계획에 따랐고 그의 텔레비전 시청권을 중단했다. 그녀는 그의 진술이 그의 교모해진 행동을 잘 반영한다고 생각하였다. 그리고 당신은 조이에게 갔다. 그는 슬프고 강한 어조로 그가 엄마에게 진실되게 했던 이야기를 반복하였다. 세세한 부분들이 일관성이 있고 강하게 주장되었다. 그 사건 당시 조이의 방에서 나오는 소리를 들은 사람이 아무도 없었다. 주치의가 도착했을 때 그는 모니카를 해고하라고 요구하였다.

과제

당신의 조치를 결정한다. 당신은 모니카 또는 조이 누구의 말도 입증할 증거가 없다. 모니카가 그렇게 할 수 있다고 생각하지만 어쩔 수 없이 근거 없는 훈육방식을 시행했을 것이라고 생각한다. 어떤 요인들이 당신의 결정에서 가장 큰 원인이 되는가?

학습과제 24-9

어떤 방식의 징계가 적절할까?

수지(Susie)는 외과병동에서 18개월 동안 정식간호사로 있었다. 그러는 동안 그녀는 사정과 조직기술, 기술지식 면에서 고군분투했다. 하지만 그녀의 업무 습관은 개선이 필요하다. 종종 10분 늦게 출근했고 그녀는 미리 알리지도 않았다. 또 정해진 30분의 점심시간을 10분 초과했다. 당신은 수지와 과거 업무수행 과정에서 그녀의 업무 습관에 대해 간단히 상담했다. 지난 달 당신은 그녀에게 업무결점에 대한 서면상의 문책을 주었고 수지의 인사과 파일에 넣어두었다. 수지는 그런 것들에 대해 노력해야 한다고 인정하지만 지금 그녀는 편부모로서의 책임이 무겁고 일하는 데 있어 의욕상실을 느끼고 있다. 이번 주는 매일 수지가 15분 지각했다. 직원들은 수지의 잘못된 행동에 대해 불만을 토로하고 있다. 또 당신이 조치를 취할 것을 요구해왔다.

학습과제 24-9(계속)

당신은 추가로 취해야 하는 조치가 있을지 생각하고 있다. 진보적인 징계의 다음 단계는 봉급을 주지 않는 것이다. 많은 직원들이 이 상황을 어떻게 처리하는지 면밀히 지켜보고 있다는 것을 당신은 알고 있다. 그러나 당신은 이 처벌이 수지의 행동 교정에 영향을 줄 것인지 확신이 없다.

과제

수지에게 적절한 징계의 형태를 결정하고, 적절한 근거를 제시한다. 그리고 당신의 조치가 당신과 수지, 부서에 미치는 영향을 토의한다.

학습과제 24-10

징계와 불복종

당신은 호흡기 전문재활병동의 조정자이다. 당신은 두 명의 간호사와 함께 일한다. 모든 직원들이 전문적이기 때문에 당신은 관리와 지휘에 있어 민주적인 방법을 사용해왔다. 이런 방식은 잘 적용되었고 생산성은 항상 높았다. 평일 내내 두 명의 간호사들이 근무하도록 스케줄을 짰다. 또 주말에는 간호사 한 명만이 돌아가며 근무를 한다. 이런 배정에서는 만약 두 간호사들이 휴일이나 다른 휴무가 없는 스케줄에는 주 1회 3명이서 근무를 하게 된다. 몇 달 전 당신은 간호사들에게 주면허국에서 10월 16일 수요일에 병동을 살펴보기 위해 올 것이라고 말했다. 그러므로 두 간호사 모두 그날 근무를 해야 할 것이라고 말했다. 왜냐하면 당신은 검사관들과 온종일 함께 있어야 하기 때문이다. 그날 이후로 몇 번이고 그들에게 일러두었다.

오늘은 10월 14일 월요일이다. 검사시행에 필요한 서류들을 준비하느라 늦게까지 남아있는 중이다. 그런데 갑자기 한 간호사만 수요일에 근무하기로 되어 있다는 사실을 알게 되었다. 놀란 당신은 그날 비번인 마이크(Mike)에게 전화를 했다. 당신은 그에게 수요일 날 있을 조사와 상황에 대해 알려주며 수요일 날 그의 근무가 필요하다고 말했다. 그는 그것을 잊어버려 죄송하다고 사과했지만 그는 이미 3일짜리 크루즈여행이 예정되어 있었고 많은 돈을 지불하였으며 상당히 큰 액수의 예치금 환불도 받을 수 없는 상태라고 하였다. 오랫동안 이야기한 뒤 마이크가 계획을 바꿀 생각이 없다는 것을 분명하게 알게 되었다. 당신은 마이크에게 "마이크, 이건 불복종에 가깝다고 생각한다. 나는 16일에 당신이 필요하고 근무하기를 요청 중이다. 만약 근무하러 오지 않는다면 당신에게 조치를 취할 것이다"라고 말하였다. 마이크는 "실망시켜드려서 죄송한데요. 하실 것 하세요. 저는 이 여행 가야 합니다. 그리고 제 계획들을 변경하지 않을 거예요"라고 답했다.

과제

당신은 어떤 조치를 취할 수 있겠는가? 그리고 어떤 조치를 취해야 하는가? 대안을 기술해 본다. 특수 전문가가 요구되는 병동 특성상 다른 직원으로 대체하는 것이 불가능하다고 가정하고 어떻게 할 것인지 결정한다. 그리고 당신의 결정에 근거를 제시한다. 당신의 결정에 자존심이 작용했는가?

REFERENCES

Darbro, N. (2009). Overview of issues related to coercion and monitoring in alternative diversion programs for nurses: A comparison to drug courts: Part 2. *Journal of Addictions Nursing, 20*(1), 24 – 33.

Edwards, G. (2009, August). Employers must be aware of changes in dismissal laws. *Nursing & Residential Care, 11*(8), 419 – 420.

Lillibridge, J. (2010). The chemically impaired nurse: Discipline or treatment? In C. Huston (Ed.), *Professional issues in nursing* (2nd ed). Philadelphia, PA: Lippincott Williams & Wilkins.

Lovi, R., & Barr, J. (2009, October). Stigma reported by nurses related to those experiencing drug and alcohol dependency: A phenomenological Giorgi study. *Contemporary Nurse: A Journal for the Australian Nursing Profession, 33*(2), 166 – 178.

McGregor, D. (1967). The professional manager. New York, NY: McGraw-Hill.

Modlin, H. C., & Montes, A. (1964). Narcotics addiction in physicians. *American Journal of Psychiatry, 121*, 358 – 363.

National Institute on Drug Abuse (NIDA). (n.d.). *NIDA InfoFacts: Prescription and over-the-counter medications*. Retrieved March 23, 2010, from http://www.drugabuse.gov/infofax/painmed.html.

Talbert, J. (2009, February). Substance abuse among nurses. *Clinical Journal of Oncology Nursing, 13*(1), 17 – 19.

BIBLIOGRAPHY

Cook, G., & Benson, D. (2009, April). Employment torts: The overlooked threat. *Tennessee Bar Journal, 45*(4), 25 – 36.

Creating a just culture. (2009, May). *Nursing, 39*(5), 11 – 12.

Henle, C., Kohut, G., & Booth, R. (2009, July). Designing electronic use policies to enhance employee perceptions of fairness and to reduce cyberloafing: An empirical test of justice theory. *Computers in Human Behavior, 25*(4), 902 – 910.

It's 11 o'clock at night – Do you know where your medications are? Take steps to prevent employee and family theft of drugs. (2010, January). *Hospice Management Advisor, 15*(1), 1 – 3.

Kelleher, S., & Cotter, P. (2009, January). A descriptive study on emergency department doctors' and nurses' knowledge and attitudes concerning substance use and substance users. *International Emergency Nursing, 17*(1), 3 – 14.

Managing disruptive behavior. (2009, January). *Joint Commission Perspectives on Patient Safety, 9*(1), 8 – 10.

Mangan, A. (2009 January). 'We're not banks': Exploring self-discipline, subjectivity and co-operative work. *Human Relations, 62*(1), 93 – 117.

Monroe, T. (2009, May). Educational innovations. Addressing substance abuse among nursing students: development of a prototype alternative-to-dismissal policy. *Journal of Nursing Education, 48*(5), 272 – 278.

Murray, J. (2009, September-October). Workplace bullying in nursing: A problem that can't be ignored. *MEDSURG Nursing, 18*(5), 273 – 276.

Shao, R., & Perlow, R. (2010, January-March). Effects of perceived responsibility, injury severity, and injury target on discipline severity. *Human Performance, 23*(1), 41 – 57.

The art of discipline. (2009, April). *IDEA Trainer Success, 6*(2), 10 – 12.

Wick, J. (2009, September). Sticky fingers: Dealing with employee theft. *Consultant Pharmacist, 24*(9), 695 – 699.

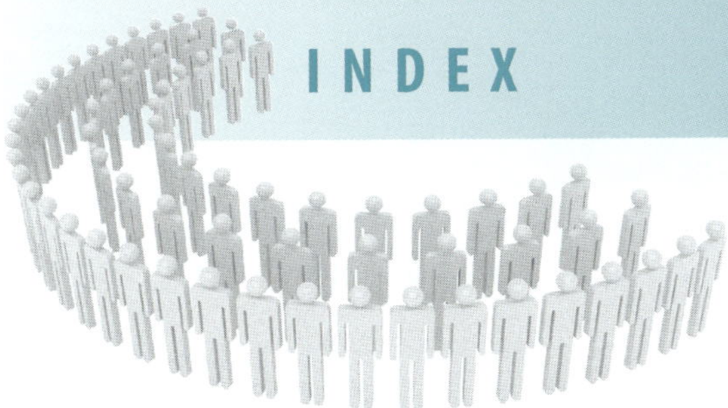

INDEX

찾아보기

ㄱ

가변형 지출 _ 223

가시화된 갈등 _ 543

간호 권력 _ 319

갈등 _ 538

갈등과정 _ 543

갈등관리 _ 538, 545

갈등 여파 _ 544

갈등 원인 _ 548

갈등해결 _ 538

갈등해결 전략 _ 545

감성지능 _ 65

감정적 갈등 _ 543

강압적 권력 _ 309, 313

개인 간 갈등 _ 542

개인 내 갈등 _ 542

개인적 권력 기반 _ 322

결과 감사 _ 578

경력사다리의 개발 _ 250

경쟁 _ 546

고정형 지출 _ 223

과정감사 _ 580

관리 가능 지출 _ 223

관리 불가능 지출 _ 223

관리의료 _ 239

구두 의사소통 _ 490

구조감사 _ 580

권고 _ 484

권력 _ 309, 310

권력과 권한의 사용 _ 330

권력 쌓기 _ 325

권력의 원천 _ 314

권력의 정치 _ 326

권위 _ 309

권한 _ 310, 314

권한-권력의 반응관계 _ 316

권한 위임 _ 519

근접과오 _ 590

ㄷ

대각선 의사소통 _ 489

대결 _ 549

대면 의사소통 _ 490

대안적 분쟁해결방법 _ 557

동료평가 _ 614

뜨거운 난로 규칙 _ 634

ㄹ

립프라그 _ 590

ㅁ

메디케어 _ 587

메디케이드 _ 587

목표에 의한 관리방법 _ 613

무능력 _ 312

무선 로컬 영역 네트워크 _ 501

ㅂ

배경 _ 484
변형적 리더십 _ 318
보상적 권력 _ 309, 313
봉급제 _ 236
부적절한 위임 _ 522
불평 처리 절차 _ 643
비공식 의사소통 네트워크 _ 489
비생산적인 직원 _ 630
비언어적 의사소통 _ 491
비언어적 의사소통 요소 _ 491

ㅅ

사정 _ 484
상향적 의사소통 _ 489
상황 _ 484
서면 의사소통 _ 490, 498
서번트 리더십 _ 61
선불지불제도 _ 585
수동적 의사소통 _ 494
수행예산 _ 233
6시그마 _ 592

ㅇ

언어적 의사소통 기술 _ 493
업무수행평가 _ 604
에세이 법 _ 612
영기준 예산편성법 _ 232
올바른 위임 _ 523
완화 _ 547
운영예산 _ 230
원격통신 _ 500
위임 _ 516, 528
위임과다 _ 522
위임 능력 _ 531
위임부족 _ 520
의사소통 _ 484
의사소통 과정 _ 486
의사소통의 도구로서의 SBAR _ 496
의사소통 채널 _ 489
의사소통 형태 _ 490
인두제 _ 236
인력예산 _ 227
인트라넷 _ 500
일당진료비 방식 _ 238
일차간호 _ 344
임파워먼트 _ 318

ㅈ

자가평가법 _ 612
자기주장적 의사소통 _ 493
자본예산 _ 231
자아 권력 _ 309
잠재적 갈등 _ 543
재정 계획 _ 220
저항 _ 528
전문가 권력 _ 309, 313
전자 건강기록 _ 501
전향적 지불제도 _ 239
전화 의사소통 _ 490
점진적 예산편성법 _ 231
정보적 권력 _ 309, 314
정치적 전략 _ 326
조직문화 _ 323
조직 의사소통 _ 484
조직 의사소통 전략 _ 488
준거적 권력 _ 309, 313, 319
지각된 갈등 _ 543
직무특성척도 _ 611
직장 폭력 _ 542
진료비 지불제도 _ 236
질보장 _ 581
질향상 _ 581
집단 간 갈등 _ 541
집단 역동 _ 502
집단의 업무 역할 _ 503
징계 _ 640

ㅊ

책임 회계 _ 222
체크리스트 _ 612
총액계약제 _ 237
총체적 질관리 모형 _ 581

ㅋ

카리스마적 권력 _ 309, 313
코칭 _ 622

ㅌ

타협 _ 546
탄력예산법 _ 233
토요타 생산체계 _ 582
통제 _ 595
특성평정척도 _ 610

ㅍ

파괴적인 협상 전술 _ 555

포괄수가제 _ 237, 585

ㅎ

하향적 의사소통 _ 489

합동위원회 _ 586, 596

합법적 권력 _ 309, 313

합의 _ 558

해결전략 _ 545

해고 _ 642

행위기준평가법 _ 611

행위별수가제 _ 236

협력 _ 547

협상 _ 550

협조 _ 546

회피 _ 547

훈육 전략 _ 636

A

alternative dispute resolution(ADR) _ 557

authority _ 310

avoiding _ 547

B

bundled-payment _ 237

C

capitation _ 236

collaborating _ 547

competing _ 546

compromising _ 546

conflict _ 538

conflict aftermath _ 544

confrontation _ 549

consensus _ 558

controllable expense _ 223

cooperating _ 546

D

daily charge or per diem fee _ 238

delegation _ 318

diagnosis related groups _ 237

DRG _ 237

E

EHR _ 501

empowerment _ 318

F

fee-for-service _ 236

felt conflict _ 543

fixed expense _ 223

G

global budget _ 237

GRRRR _ 497

I

improperly delegation _ 522

interpersonal conflict _ 542

intrapersonal _ 542

L

latent conflict _ 543

M

managed care _ 239

manifested conflict _ 543

N

near-miss _ 590

negotiation _ 550

noncontrollable expense _ 223

O

overdelegation _ 522

P

perceived conflict _ 543

power _ 310

powerlessness _ 312

PPS _ 239

Q

quality assurance(QA) _ 581

quality improvement(QI) _ 581

R

responsibility accounting _ 222

S

salary _ 236

SBAR _ 484, 496

smoothing _ 547

T

TQM _ 581

U

underdelegation _ 520

V

variable expense _ 223

W

WLAN _ 501

work violence _ 542